健康心理学导论

[英]瓦尔·莫里森
Val Morrison

[英]保罗·班尼特
Paul Bennett

著

滕洪昌 李月华 译

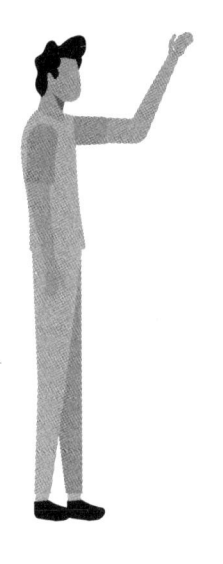

（第5版）
上

华东师范大学出版社

图书在版编目(CIP)数据

健康心理学导论:第5版/(英)瓦尔·莫里森,(英)保罗·班尼特著;滕洪昌,李月华译. -- 上海:华东师范大学出版社, 2025.
(心理学经典译丛).
ISBN 978-7-5760-6048-5
Ⅰ. R395.1

中国国家版本馆 CIP 数据核字第 2025M2C579 号

心理学经典译丛
健康心理学导论(第5版)

著　者　[英]瓦尔·莫里森　[英]保罗·班尼特
译　者　滕洪昌　李月华

策划编辑　王　焰
责任编辑　曾　睿
特约审读　严　婧
责任校对　王丽平　时东明
装帧设计　膏泽文化

出版发行　华东师范大学出版社
社　　址　上海市中山北路3663号　邮编200062
网　　址　www.ecnupress.com.cn
电　　话　021-60821666　行政传真　021-62572105
客服电话　021-62865537
门市(邮购)电话　021-62869887
地　　址　上海市中山北路3663号华东师范大学校内先锋路口
网　　店　http://hdsdcbs.tmall.com

印　刷　者　青岛双星华信印刷有限公司
开　　本　16开
印　　张　54.75
字　　数　1029千字
版　　次　2025年7月第1版
印　　次　2025年7月第1次
书　　号　ISBN 978-7-5760-6048-5
定　　价　238.00元

出版人　王　焰

(如发现本版图书有印订质量问题,请寄回本社客服中心调换或电话021-62865537联系)

Introduction to Health Psychology, 5th Edition by Val Morrison and Paul Bennett

© Pearson Education Limited 2006, 2009, 2012 (print)

© Pearson Education Limited (print and electronic) 2016, 2022

This Translation of An Introduction to Health Psychology 5e is published by arrangement with Pearson Education Limited.

All rights reserved. No part of this book may be reproduced or transmitted in any form or by any means, electronic or mechanical, including photocopying, recording or by any information storage retrieval system, without permission from Pearson Education Limited. This edition is authorized for sale and distribution in the People's Republic of China（excluding HongKong SAR, Macao SAR and Taiwan）.

CHINESE SIMPLIFIED language edition published by EAST CHINA NORMAL UNIVERSITY PRESS LTD. Copyright © 2025.

本书译自 Pearson Education Limited 出版的 Introduction to Health Psychology, 5th Edition by Val Morrison and Paul Bennett。

版权所有。未经 Pearson Education Limited 许可，不得通过任何途径以任何形式复制、传播本书的任何部分。本书经授权在中华人民共和国境内（不包括香港特别行政区、澳门特别行政区和台湾地区）销售和发行。

简体中文版 © 华东师范大学出版社有限公司，2025。

本书封底贴有 Pearson Education（培生教育出版集团）激光防伪标签，无标签者不得销售。

上海市版权局著作权合同登记 图字：09-2022-0836 号

前　言

一、本版书的背景

本书的第 5 版即将出版了，再更新一个新版本了。与往常一样，新版本为作者提供了更新、修订和全面"改进"文本的机会。然而，这一次，为了反映 21 世纪世界最具挑战性的健康威胁——新型冠状病毒感染，文本更新面临着新材料的额外需求。这种情况激发了重大的医学发展，也对健康（和临床）心理学家、公共卫生专业人员以及全球各地的一级、二级和三级保健卫生从业人员提出了一些挑战。我们的读者，包括所有这些专业的学生。从群体层面的问题，如何影响整个人群的健康或安全行为，到个人层面的问题，例如大流行对人们的心理影响是什么，以及我们如何满足经历过新冠疫情或参与到大流行病护理中的人的心理需求，所有这些以及其他问题都在本书中得到了阐述。这本书出版的时候，健康心理学家正在向政府提供建议，对政策和实践的影响可能比以往任何时候都大——因此，现在是向您介绍这一情况的令人兴奋的时刻了。

本书第 5 版不仅仅是对以前版本的更新，还增加了一些重要的修订，反映了正在变化发展的研究基础、大学课程中健康心理学教学的学术规定以及健康心理学实践方面的变化。我们忠于最初的信念，即相信健康心理学是一门令人兴奋和充满活力的学科，无论是在本科生还是研究生水平上都是如此。它已发展成为一门令人兴奋的专业学科，具有明确的培训途径，在医疗保健系统和其他背景下的相关工作也越来越多。我们撰写本书的第 1 版是因为我们认为需要一本全面的以欧美等国家为中心的教科书，关注的重点并非健康行为和疾病预防，而是健康差异、疾病经历、医疗实践和医学干预等问题。此外，我们认为，医疗保健培训教科书的编写应该以心理学理论和结构为主导，而不是由行为或疾病为主导。疾病在临床上可能各不相同，但从心理学角度来说，它们有许多共同之处：生存或死亡的可能性、行为改变、痛苦和情感成长、应对挑战、康复的可能性、参与医疗保健和与卫生专业人员的合作。我们坚持这一理念，这显然得到了其他许多人的支持，因为我们被要求编写本书第 5 版。

本书第5版的内容依然全面地涵盖了健康、疾病和医疗保健方面，同时更新和纳入了重要的新研究，完善了部分章节，重组了其他章节，并致力于使这个新版本与众不同，甚至比上一版更强大！我们相信，理解健康心理学理论和原理在现实生活中的应用，是充分理解其益处的关键。考虑到我们的读者包括许多已经参与（或考虑参与）健康专业角色培训的人，我们将许多经验定性的研究发现和一些案例研究整合到本书第5版中，使人类视角和临床视角的观点更加生动。

二、本版书的目的

本版书的总体目标是提供一本均衡的、合理的和全面的教科书，为入门学生提供足够广泛的材料，同时，提供足够的研究深度，以使大学最后一学年的学生或那些进行健康心理学项目的人有收获，当然也包括硕士水平的学生在内。除了涵盖主流健康心理学的主题，如健康和疾病信念、健康行为、健康和疾病结果，本版书还包含了一些重要的主题，如社会经济对健康的影响、生物学基础、个人和文化差异、疾病对家庭和照顾者的影响，以及健康、疾病和医疗保健的心理干预。这些对于健康心理学的研究都是必不可少的。

在这个版本中，对备选方案进行了一些细致的考量，我们坚持使用以下格式，即各章节均遵循问题第一，理论第二，研究证据第三，最后是该理论的应用的一般原则，并在适当的情况下，提及某种干预的有效性。本版书旨在全面覆盖当前健康心理学的核心主题，但它也涉及了这样一个事实，即许多人既没有保持健康，也没有生活在疾病中，而是独立于这些情况之外。自2006年以来，对于家庭和更广泛的社会圈子在疾病经历中扮演的角色的关注，如他们对饮食或吸烟行为的影响，或在应激期间提供的支持，一直是这本教科书的独特特征之一。尽管其他主流健康心理学教科书现在更好地认同了照顾者和家庭在疾病经历中的作用，但在本书的第5版中，我们将继续利用第十五章的全部篇幅来讨论这个话题。

本版书的另一个目标是提醒西方理论学家不应该假定健康和疾病的观念或行为具有跨文化的相似性。在全面地获取研究样本时，我们的模型可能不会普适化或获得支持。因此，从第1版到本版，我们尽可能地整合了具有文化包容性的理论和研究实例。始终贯穿本书的主题是差异，无论是文化、性别、年龄/发展阶段的差异，还是社会经济的差异。正如前几版的评论者和读者所了解的那样，我们对这一点的承诺将会得到清楚地展现，在本版书中，我们用了一整章的篇幅专门讨论健康领域的社会经济差异（第二章）。

三、本版书的结构

本版书仍然分为三大部分，自从 2006 年本书出版以来，该结构看起来很有效并且很受欢迎！

第一部分，"康健之基"包含七章。

在第一章中，我们考虑了什么是"健康"或被视为"健康"，并介绍了促进健康的社会因素和人际（认知和情感）因素。另外，还简要介绍了心物之论的历史，这为我们的研究提供了基础。我们考虑了当前健康状况、寿命、老龄化和文化对健康的重要影响，以便更好地说明支撑健康心理学的生物—心理—社会模型。

第二章描述了社会阶层、收入甚至邮政编码等因素如何影响一个人的健康、行为和获得医疗保健的机会。事实上，普通民众的健康受到我们所生活的社会经济环境的影响，这种环境在同一个国家和文化内部，以及不同的国家和文化之间都有所不同。当今的许多"致命"疾病，如某些癌症、心脏病和中风，都有行为成分。

在第三章和第四章中，我们描述了诸如自我检查或锻炼等行为如何保护或增强健康的效果，而其他行为，如不遵守用药规定、吸烟或使用非法药物，则有损健康。几十年来，健康和社会心理学家利用社会学习理论和社会认知理论等几个关键理论对这些行为进行了研究。

在第五章中，我们介绍了几个主要的模型，这些模型经过了严格的检验，以确定哪些信念、期望、态度、控制和规范因素与健康或风险行为相关。通过提供行为与健康和疾病之间相联系的证据，我们强调健康心理学家在干预中针对个别目标因素方面的理解和建议可以提供许多见解。因此，本部分以关于干预的两章来结束。

第六章着重于行为改变的理论，并将它们置于更广泛的、战略性的、改变行为的方法背景下。首先，"格林模式"（PRECEDE-PROCEED Model）现已成为一种行之有效的公共卫生方法，用于确定涉及整个人群的健康行为改变的目标。其次，是"行为改变轮"（Behaviour Charge Wheel），是由米基（Michie）和他的同事开发的一个更加复杂的心理框架，用于在个人和群体层面上实施改变。

第七章将接着讨论如何应用这些理论和框架，以及在预防人们生病和健康状况不佳的干预措施方面取得了哪些成功，本章内容涉及针对个人和针对群体的干预措施。

第二部分，"疾病之始"包含六章，让读者了解渐染疾病的过程：可能在疾病中失灵的生理系统；第一次检测时的身体变化带来的症状感知、解释和应对措施，无论是自我用药、转诊行为或被介绍到医疗保健系统；以及可能影响疾病过程的心理社会因素。我们更广泛地介绍了应对生活应激的理论，并在审视对应激体验的影响时，描述了各种各样的管理应激的方法。

第八章作为本部分的开篇，用一整章篇幅专门描述与健康和疾病的生理体验相关的生物和身体过程。

第九章描述了我们如何感知、解释和应对身体体征和症状，强调了影响就医行为过程的个人、社会文化和背景因素，包括对非专业的以及在线转诊系统的使用（在某些时候，我们中有多少人没有上网搜索过自己的症状）。

在第十章中，我们向卫生专业人员介绍如何与患者沟通，并举例说明了"好的"和"不太好的"的做法。患者参与决策的作用是当前卫生政策和实践中的一个重要议题，本章回顾了有关患者参与的益处的证据。本章还讨论了卫生从业人员如何在时间压力和信息匮乏的情况下做出临床决定，以及为什么他们有时会出错。

第十一章和第十二章主要讨论应激领域，我们中很少有人能逃脱这种时不时会发生的经历！我们对应激理论进行了概述，其中应激被定义为一个事件，对一个事件的一个反应或一系列的反应，或者对事件个人经历和评估之间的处理及其实际特征。我们还关注个人层面以外应激的各个方面，如职业应激，以及通过日益发展的心理神经免疫学来看待应激如何对健康产生影响。

第十二章介绍了与以下因素有关的研究证据：从社会经济资源、社会支持和个性方面（如乐观、尽责）等远端前因，到具体的应对方式和策略，这些因素被证明可以缓解看似充满应激性的事件的潜在负面影响。

第十三章转向缓解应激的方法，描述了一系列认知、行为和认知-行为方法，很显然，没有一种治疗方法可以适用于所有人。

第三部分"疾病生成"分四章，很大程度上借鉴了来自患者和家庭经验的定性研究以及定量研究的结果。

第十四章回顾了疾病和相关治疗对受疾病影响个体的情绪、幸福和生活质量的影响，确定了潜在的积极和消极后果。

第十五章致力于应对疾病和相关治疗对患者的家庭和照顾者的影响——也许这在健康心理学教科书中是独一无二的。

第十六章论述了一种可以解释大多数人去寻求医疗专业人员就诊的起因的现象——疼痛——已被证明远远不止是一种身体体验。这一章是书中唯一专门针对疾病特异性的章节，但是我们选择用一章的篇幅描述关于疼痛的内容，并把它放在书的最后，是因为通过阐述疼痛的多维性质，我们能将之前的大部分内容（如疾病的预测因子和相关因素、医疗保健过程等）汇集在一起。疼痛极好地阐释了健康心理学家努力坚持的生物心理社会学方法。

第十七章探讨了通过诸如运用应激管理培训、利用社会支持和疾病管理方案等干预措施提高与健康有关的生活质量的方法。

最后，我们用第十八章"从理论到实践"来结束本书的第5版，就同第1版一样。随着时间的推移，这一章内容已经发生了显著的变化，现在聚焦于三个关键点：（1）如何整合众多心理学理论来指导心理干预；（2）健康心理学的职业如何在不同国家以不同的方式实现发展；（3）心理学家如何能够在他们以前没有涉及的领域（地理和医学）促进心理干预的使用或者开展具有心理学性质的实践活动。因此，在本书的结尾，我们着重讨论了健康心理学研究已经或者将来可能"有所作为"的领域。

与前面的版本相比，本版书的主要变化包括增加了学生参与批判性反思和对许多领域内容进行开发的机会。首先，主要的流行病学内容更新和对全球健康问题（如对健康和健康行为的文化影响）的更广泛的讨论在第一到第五章中呈现。在第二章中，我们试图更多地反映与健康不平等相关影响的多样性。在第三章和第四章中，除了大量更新关于健康风险行为和健康保护行为的流行病学统计数据（这些数据正在不断更新），并概述了现有的卫生政策和目标，我们继续介绍健康行为中存在的个人、寿命、文化和性别差异的证据。例如，在第四章中，我们更加关注全球健康以及对免疫接种和筛查行为的影响，部分原因与新冠病毒大流行有关。第五章中，在讨论健康和健康行为变化的理论时，我们更充分地考虑了人类行为的时间动态，在可能的情况下，从纵向数据中证明了人格、认知、情感、社会等因素对健康相关行为的影响的复杂性。我们特别将讨论建立在社会认知模型的基础上，以便更充分地解决情绪的作用以及调节（或不调节）情绪在健康行为中如何发挥重要作用的问题。新版本的第六章也进行了彻底的修订，例如，对"行为改变轮"进行了更为详细的介绍，自上一版本以来，使用这种方法的人越来越多。

在疾病经历方面，第八章内容涉及生理过程，涵盖了包括新冠病毒感染在内的更广泛的疾病，更新了一系列的治疗方法，呈现了一些个案研究的例子，另外作为对评论的反馈，还提供了与本书其他章节出现的心理学内容相关的论点。在第九章中，我们进一步考虑了对疾病症状的反应过程，特别是人们在决定是否寻求医疗保健时如何使用"外行转诊网络"或媒体——这一点的重要性在最近的新冠病毒疾病大流行期间也得到了强调。常规更新意味着考虑了对疾病感知和反应的动态和变化性质的纵向研究，这些研究更充分地解决了基本的理论假设。在将疾病纳入更广泛的应激的讨论方面，第十一章和第十二章与其他章一样，增加了对文化影响、寿命问题和情绪调节的覆盖，并且根据相应的评论反馈，本书更多地使用职业应激来说明应激过程和潜在结果，包括创伤后应激障碍或倦息。我们还融入了对应激和幸福感更为积极的看法，重点关注"积极心理学"、适应力和幸福感的概念。对积极情绪作为应激或疾病经历的调节因素的讨论将我们带到第十三章，其中介绍了越来越有价值的正念概念和基于正念的干预措施。事实上，积极的信念成为一个反复出现的主题，在第十四章和第十五章中也会再次出现。本版书进一步强调了对双方（最典型的是患者及其配偶）的经验、健康、疾病和医疗保健进行检验的研究，并展示了这些研究如何增强我们的理解和干预。本版书增加的新内容包括对照顾动机或照顾意愿的详细讨论，在老龄化社会中，我们需要更好地理解所面临的显著的"护理鸿沟"问题。鉴于自2016年以来这一领域已有大量研究，第十四到第十七章对此也进行了全面更新！

鉴于以上所有，我们希望你喜欢本版书，并能从中学到和我们在写这本书时学到的一样多。好好享受吧！

四、致谢

本书的修订工作量巨大，很多工作是我们在全球疫情大流行期间在家完成的。感谢科技！这些内容的修订需要阅读由健康、社会和临床心理学家发表的数以百计的实证和评论文章，以及来自全球不断变化的统计报告、书籍及其章节以及报纸，以帮助我们确定一些热门的健康话题。感谢所有这些工作背后的研究人员对该领域的贡献。

我们还要感谢培生教育不屈不挠的编辑团队，他们近年来也面临着许多变化。几位开发编辑轮流掌舵，带领我们度过了艰难时期。在修订本书的过程中，学术方面的要求和我们自己的研究阻碍了我们花时间在本"书"上。感谢在我们将工作交付给制作团队前所有推动、拉动和给我们建议的人，也感谢制作团队满足我们对设计排版的要求，特别是第5版的封面图片——读者似乎很喜欢我们的封面，所以我们再次坚持我们的主题：走出家门，活动起来。即使有些活动会带有一些风险，我们的目标依旧是幸福和健康！

瓦尔·莫里森，保罗·班尼特

2021年10月

目 录

上册

第一部分 康健之基

第一章 何为健康？ 003
第一节 行为、死亡和疾病 005
第二节 健康是什么？——从衍变的视角 011
第三节 关于健康的个体、文化和生命观 017
第四节 什么是健康心理学 036

第二章 健康差异和不平等 045
第一节 健康差异 047
第二节 压力、社会经济地位和健康 054
第三节 工作状态和压力 059
第四节 少数群体身份和健康 062
第五节 性别和健康 066

第三章 健康风险行为 073
第一节 什么是健康行为？ 074
第二节 吸烟 078
第三节 饮酒 084
第四节 毒品（非法药物）使用 091

第五节　无保护措施的性行为……107
第六节　不健康的饮食……116
第七节　肥胖……120

第四章　健康保护行为……128
第一节　依从性行为……130
第二节　健康饮食……135
第三节　锻炼……143
第四节　健康筛查行为……156
第五节　免疫/疫苗接种行为……168

第五章　健康行为阐释……175
第一节　健康行为的远端影响因素……176
第二节　健康行为的模型……187
第三节　行为改变的社会认知模型……192
第四节　行为改变的阶段模型……214

第六章　行为改变：机制和方法……227
第一节　制定公共卫生干预措施……228
第二节　改变行为的方法……230

第七章　健康问题预防……254
第一节　从个人做起……255
第二节　通过媒体的大众说服……259
第三节　环境干预……265
第四节　公共健康方案……270
第五节　利用科学技术……281

第二部分　疾病之始

第八章　健康之躯和患病之躯 ········· 289
第一节　大脑的行为解剖学 ········· 290
第二节　自主神经系统 ········· 293
第三节　免疫系统 ········· 296
第四节　消化系统 ········· 307
第五节　心血管系统 ········· 313
第六节　呼吸系统 ········· 322

第九章　症状感知、解释和反应 ········· 330
第一节　我们怎样感知疾病 ········· 331
第二节　对症状的感知和解释 ········· 334
第三节　计划和行动：对症状做出反应 ········· 364

第十章　看诊及以后 ········· 378
第一节　医疗咨询 ········· 379
第二节　影响看诊的因素 ········· 383
第三节　改善沟通 ········· 387
第四节　看诊之后 ········· 394

下册

第十一章　应激、健康和疾病：理论 ········· 413
第一节　应激的概念 ········· 414
第二节　应激的类型 ········· 427
第三节　应激是一种生理反应 ········· 438

第四节　应激和疾病的关系……………………………………………………………451

第十二章　应激与疾病调节因素……………………………………………………460
　　第一节　应对的定义……………………………………………………………………462
　　第二节　应激、人格和疾病……………………………………………………………471
　　第三节　应激与认知……………………………………………………………………485
　　第四节　应激与情绪……………………………………………………………………491
　　第五节　社会支持与应激………………………………………………………………498

第十三章　应激管理…………………………………………………………………509
　　第一节　情绪管理基础…………………………………………………………………510
　　第二节　应激管理训练…………………………………………………………………512
　　第三节　第三波疗法……………………………………………………………………517
　　第四节　预防应激………………………………………………………………………521
　　第五节　尽量减少医院环境中的应激…………………………………………………530

第三部分　疾病生成

第十四章　疾病的影响和后果：患者视角………………………………………539
　　第一节　慢性病和多发病的流行………………………………………………………540
　　第二节　疾病带来的挑战………………………………………………………………541
　　第三节　疾病的影响……………………………………………………………………542
　　第四节　应对疾病………………………………………………………………………556
　　第五节　疾病的后果……………………………………………………………………560
　　第六节　生活质量………………………………………………………………………565
　　第七节　生活质量测量…………………………………………………………………580

第十五章　疾病的影响和后果：家庭和非正式护理人员………………………593
　　第一节　疾病：家庭事务………………………………………………………………594
　　第二节　护理期望………………………………………………………………………602

第三节	家庭系统和家庭成员	607
第四节	护理人员照顾的结果	614
第五节	护理结果的影响因素	620

第十六章 疼痛 ... 639

第一节	疼痛体验	640
第二节	社会交往和疼痛	647
第三节	疼痛的生物学模式	648
第四节	疼痛的心理生物学理论	655
第五节	神经递质	659
第六节	帮助人们应对疼痛	660

第十七章 改善健康和生活质量 ... 678

第一节	应对慢性疾病	679
第二节	减轻痛苦	680
第三节	管控疾病	687
第四节	阻止疾病发展	698

第四部分 从理论到实践

第十八章 从理论到实践 ... 709

第一节	理论驱动型实践的需要	710
第二节	化证据为实践	715
第三节	保持积极的心态	723

术语表	727
参考文献	751

第一部分 康健之基

第一章　何为健康？

学习成效

学完本章，你应该了解：
- 当前全球面临的健康挑战。
- 历史上关于健康、疾病和残疾的模型，包括关于身心的辩论。
- 生物医学和生物心理社会模式提供的观点。
- 心理学，特别是健康心理学学科对理解健康、疾病和残疾的贡献。
- 生命历程、文化和卫生状况对健康和疾病的影响。
- 健康不仅仅是身体没有疾病或残疾。

健康是全球议题

根据定义，全人类健康观需要在国际背景下理解健康、疾病和医疗保健，需认识到各国人口的日益多样性和人口健康的变化，同时依靠国家政策支持和医疗保健投入，以及创新和效用。

全人类健康观让我们意识到，国际旅行的显著增加（这使个人"大开眼界"），迫切要求增强全球性的健康安全，并深化对新环境下出现的非典型疾病的认识。例如，在英国某个人身上出现的热带病症状可能比本土常见病症状更难识别。

人口多样性还要求更高的文化敏感性，并承认跨文化和微文化中可能存在的关于行为、健康、疾病和医疗保健的不同解释模式和信念。这在2019年冬季新型严重急性呼吸综合征冠状病毒（SARS-CoV-2）出现时表现得很明显，并且大多数读者将会了解到新冠疫情正是这种病毒导致的。就在该病毒出现之前，世界卫生组织（WHO）推出了新的五年战略规划——第13个工作总体规划，该规划承认：

"世界正面临多重健康挑战。这些问题包括麻疹和白喉等通过注射疫苗可预防疾病的频发、耐药病原体报道频出、肥胖和缺乏运动的比例不断上升，以及环境污染、气候变化和多重人道主义危机对健康的多方面影响"（世界卫生组织，2019）。

世界卫生组织呼吁国际社会应对十大健康威胁：污染和气候变化；非传染性疾病（如糖尿病、癌症、心脏病）患病率的增加以及这些疾病的副作用；全球流感大流行；抗药性（抗生素效力降低）；埃博拉和高威胁病原体的爆发；初级保健护理脆弱；疫苗延迟供应导致麻疹等传染病爆发；充斥着干旱、饥荒和冲突的恶劣环境；控制不住的登革热；持续不断的艾滋病毒。他们呼吁从多个角度解决这些问题，并强调全球卫生政策和实践应以从一系列学科如流行病学、医学、公共卫生，当然还有人类行为的心理学研究中获得的可靠证据为基础。以上所说在新冠病毒大流行期间得到了证实，大家对此有目共睹。

虽然这些对健康的威胁在世界各地的规模和影响程度可能不同，但毫无疑问，许多威胁与我们每个人息息相关，对人类和社会行为有明显影响。

本书已然迅速将全球对新型冠状病毒感染疫情研究的新的且不断出现的证据与其他威胁健康相关的长期证据整合起来。在世界各地，基于行为的常见疾病正在夺去大批人的生命。虽然健康和疾病主要是个人体验，但地理、文化和社会经济背景，占主导地位的政府及其卫生政策，甚至我们生活的时代，都在更广泛的个人和社会福祉中发挥作用。

之所以将全球健康作为健康心理学这本书的开篇，是因为社会面临的健康和福祉挑战要求提供有效干预的证据。我们希望在这里汇集证据，不仅可以培养有抱负的健康心理学家，还有助于使大家了解健康政策和实践——我们在多大程度上实现这种效果将取决于最后一章所述的我们如何"处理"证据。

章节概要

在世界范围内，尽管大家对预期寿命的看法存在巨大差异，但在疾病的"头号杀手"方面的认知却是一致的。人们认识到，大多数（如果不是全部）疾病都有行为因素，因此有可能受到个人的影响。知道这一点并不意味着行为会改变，因为人类在健康行为方面的思想、情感和行动是复杂的。

本章介绍了死亡的常见原因，然后对历史上不同的健康概念进行了解读。同时，本章还介绍了从古至今人们对身心如何相互作用不断发展的理解，这有助于读者了解学科建立的关键模式——疾病的生物医学模式和生物心理社会模式。除此之外，还说明了健康和疾病信仰体系如何根据年龄和发展差异、文化和文化规范以及健康状况等因素而变化。在本章的结尾部分，我们概述了健康心理学的研究领域，并着重指出健康心理学研究可以解决的问题。

第一节　行为、死亡和疾病

20世纪西方国家预期寿命的显著增长（部分原因是医疗技术和治疗手段的进步）使得人们普遍相信（至少在西方文化中）传统医学的功效及其去除疾病的能力，这在20世纪40年代引入抗生素后尤为显著（尽管弗莱明在1928年就发现了青霉素，但青霉素和其他抗生素普遍可用还是在许多年之后）。这些药物治疗，加上通过疫苗接种和改善卫生条件加强了对传染病的控制，是全球预期寿命延长的部分原因。

联合国数据显示，2018年全球的人均预期寿命为72.56岁（男性70.39岁，女性74.87岁）。各国之间差异明显，有时差异之大令人震惊（World Bank, 2019）（见表1.1）。值得注意的是，欧盟国家的预期寿命比全球均值几乎高出十岁，达到81岁（Eurostat, 2019）。表1.1显示了根据世界银行数据采集而成的预期寿命"排行榜"，这些数据来自联合国和一些国家发布的数据。人口平均寿命最长的国家仍然是日本，尽管过去的十年里其人口寿命下降了几岁，性别差异也扩大了。在俄罗斯，男女预期寿命差超过十岁。英国人预期寿命从1900年的47岁增加到2015年的81岁以上，现在已经进入前20名，这是在相对较短的时间内发生的巨大变化（WHO, 2016）。健康风险暴露和一些行为因素被认为是导致性别差异的原因（包括女性较早寻求医疗保健的行为）（见第九章）。

在这个"排行榜"的另一端，塞拉利昂和许多其他非洲国家的人均预期寿命从70多岁大幅下降到仅仅只有53岁，这种变化相当惊人，且性别差异很小。

这些预期寿命的统计数据告诉我们，在一些国家，人能活到60岁是比较少见的。这些文化差异在很大程度上可以用政治和环境挑战来解释，例如一些非洲国家的连年战争或饥荒，或者如在莫桑比克的高艾滋病毒流行率。

表 1.1 部分国家的预期寿命（2018 年）

	全部群体（岁）	男性群体（岁）	女性群体（岁）
日本	84.2	81.1	87.1
西班牙	83.0	81.0	86.0
澳大利亚	83.0	81.0	85.0
希腊	82.0	79.0	84.0
瑞典	83.0	80.6	84.1
荷兰	82.0	80.0	83.2
英国	81.0	80.0	83.2
美国	79.0	76.0	81.0
塞尔维亚	76.0	74.0	78.0
匈牙利	76.0	73.0	80.0
保加利亚	75.0	72.0	79.0
俄罗斯	73.0	68.0	78.0
孟加拉国	72.0	71.0	74.0
缅甸	67.0	64.0	70.0
埃塞俄比亚	66.0	64.0	68.0
阿富汗	64.0	63.0	66.0
莫桑比克	60.1	57.7	63.0
尼日利亚	54.0	53.0	55.0
塞拉利昂	53.1	52.5	55.0

来源：世界银行，2021。

生活方式和饮食的差异对健康也是有影响的（见第三章）。人们对儿童肥胖率的提高及其对健康的影响比较担忧，虽然这些影响可能会在成年后才出现，但可能导致未来几代人的预期寿命缩短。这方面的影响在英国和美国等发达国家尤其明显，因为这些国家人们的肥胖率和缺乏运动比例很高。事实上，大约自 2011 年以来，欧盟国家每十年预期寿命的增长一直在放缓。到 2015 年，包括英国、法国、德国和意大利在内的 19 个欧盟国家的预期寿命都有所下降。自 2010 年以来，威尔士的男女预期寿命都下降了 0.1 岁（ONS，2017）。可能因为多种因素共同起作用，需要进行更多的研究来解释这种放缓的原因。例如，有研究指出英国医疗支出紧缩带来了破坏性影响（Raleigh，2018）。

值得注意的是，预期寿命与健康预期寿命并不相同——健康预期寿命是在健康状况良好的情况下实现的，而不是在健康状况不佳、患有某种疾病或残疾的情况下实现的。显然，年龄越大，一个人拥有健康的比例越低。例如，在欧洲，据预测从出生起，人们80%的时光没有残疾；而一旦到了65岁，剩余生命中只有大约一半的时光处于健康状态（OECD，2017）。当然，对"健康"的衡量通常依据个人自我报告，这会因为国家和个人而异，我们将在本章后面部分进行讨论（"健康是什么？"）。

发达国家年死亡率（mortality）[①]（各种原因引起的死亡）的下降大部分发生在主要免疫计划之前，这可能反映了随着时间的推移，社会环境因素的变化更加广泛，公共卫生事业取得了一些进步。这些进步包括教育和农业领域的发展，进而带来饮食的变化或公共卫生和生活水平的改善（另见第二章）。自20世纪90年代中期以来，欧盟国家的总体死亡率下降了25%，西部、东部和中部地区之间出现了一些差异（2015年出现"短暂"升高，这可以归因于75岁以上人口的死亡）。主要由于心血管和呼吸系统疾病死亡的减少，一些国家，如爱尔兰，死亡率下降超过了30%，这可能反映了生活水平的提高和保健投资的增加。在下降幅度接近20%的国家中，例如比利时、希腊和瑞典，其最初死亡率是比较低的。

导致死亡的物理原因也发生了明显的变化。如果生活在1900年的人被问及他们认为健康意味着什么，他们可能会回答，"避免感染，喝干净的水，活到五六十岁"。在没有免疫或完善的卫生条件保护的社区，肺炎、流行性感冒或肺结核等传染性很强的疾病就会成为流行病，常常导致死亡。然而，至少在20世纪，发达国家传染病导致的死亡人数是下降的，而"排行榜"中也没有提到结核病、伤寒、破伤风或麻疹。相比之下，循环系统疾病如心脏病和中风、肺部和呼吸系统疾病是世界范围内的"最大杀手"（以及"事故"）。这些死亡原因在过去几十年中一直相对稳定。2019年阿尔茨海默病和痴呆症占英格兰和威尔士死亡人数的12.5%，且女性的比例高于男性，其原因是女性的寿命更长（Office for National Statistics，2020）。

2019年全球十大死亡原因（所有年龄）情况记录如下：循环系统疾病，如心脏病和中风以及其他非传染性疾病（肺癌、慢性阻塞性肺疾病、肾病、痴呆症、糖尿病），

[①] 死亡率（mortality）：通常以死亡率统计数据的形式呈现，即特定人群和/或特定年份中归因于特定疾病的死亡人数（例如，2020年女性癌症死亡人数）。

占到全球死亡人数的44%以上,并在不断上升,如今占到所有欧盟国家死亡人数的60%。下呼吸道感染虽然是最致命的传染病,但致死率正在下降。全球因新生儿疾病和腹泻疾病而死亡的人数也在下降——这可能是由于医疗保健的进步。同样,艾滋病毒/艾滋病导致的死亡在过去20年间下降了51%,从2000年的世界第八大死亡原因降为2019年的第十九位。相比之下,糖尿病首次进入全球前十,这在很大程度上可以归因于肥胖(见第三章)。

尽管不是在所有情况下统计数据都有类似记录,但我们在下面提供了可供比较的欧盟数据(2017年可用;Eurostat,2020),参见图1.1。

从这些数字中可以发现,死亡原因存在较大的地域差异(见图1.1),但循环系统疾病始终是死亡的主要原因。除了肺癌,其他癌症没有出现在全球死亡原因前十名中。然而,在发达程度更高的国家和地区,包括澳大利亚、美国和欧盟,癌症一直位列死亡原因前五。在一些国家,例如丹麦、爱尔兰、法国和荷兰,癌症是死亡的主要原因(Eurostat,2020;见图1.2)。从欧盟的数字来看,2017年26%的死亡可以归因于癌症(女性癌症死亡率23%,男性癌症死亡率29%,OECD/EU,2020)。

2017年主要死亡原因(%)

全球(世界卫生组织,2020)	欧盟(欧盟统计局,2020)
缺血性心脏病(890万)	循环系统疾病(170万,心脏病和中风,占所有死亡人数的37%)
中风(620万)	癌症(120万,占所有死亡人数的26%)
慢性阻塞性肺疾病(300万)	呼吸系统疾病(慢性阻塞性肺疾病,肺炎,37万,占所有死亡人数的8%)
下呼吸道感染(260万)	阿尔茨海默病和老年痴呆症(占所有死亡人数的5%)
新生儿疾病(210万)	
气管、支气管、肺癌(180万)	事故(包括自杀)(占所有死亡人数的5%)
阿尔茨海默病和老年痴呆症(170万)	糖尿病(占所有死亡人数的2%)
腹泻疾病(150万)	
糖尿病(140万)	
肾脏疾病(130万)	

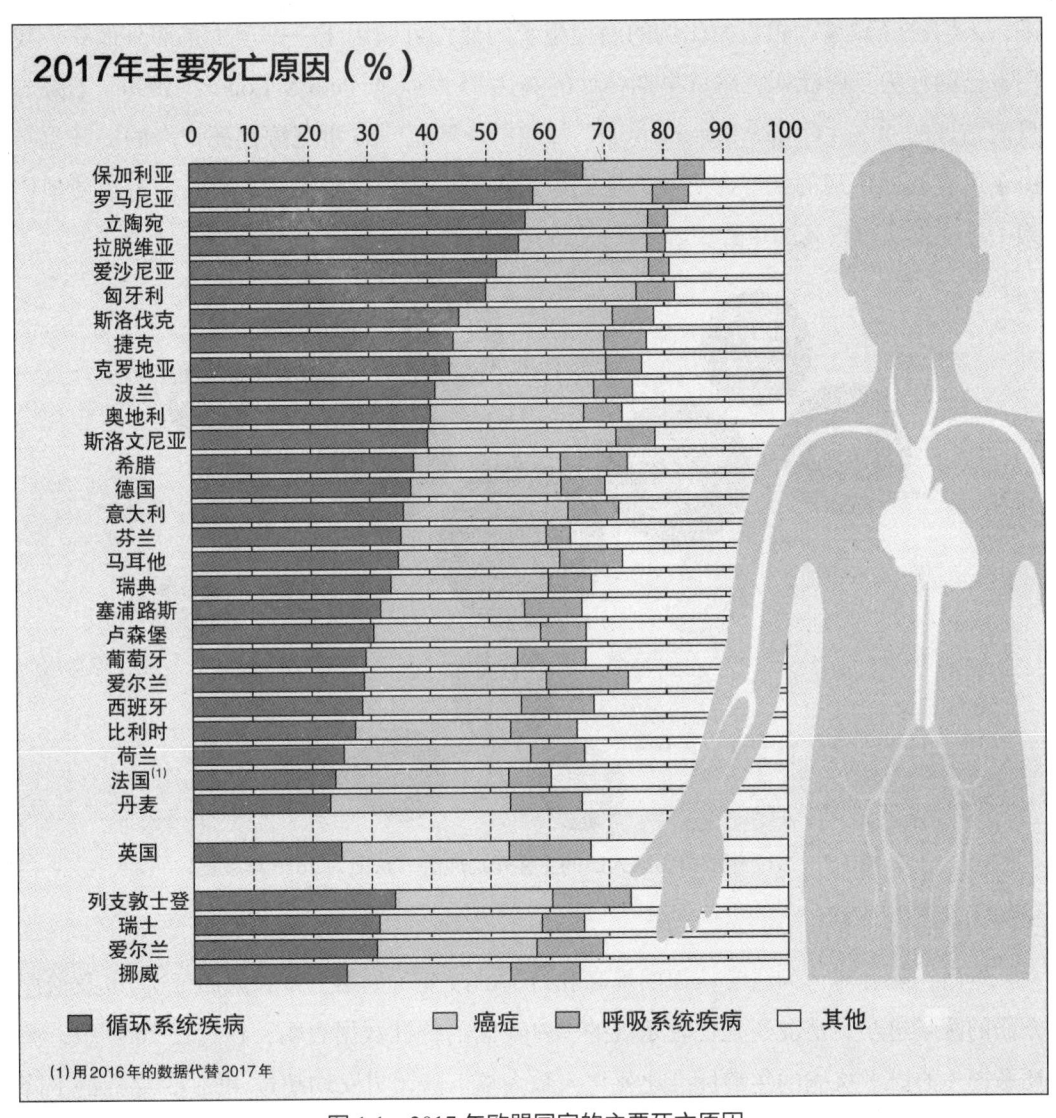

图 1.1 2017 年欧盟国家的主要死亡原因
资料来源：欧盟死亡原因和发生情况，欧盟统计局。

在阅读本书的过程中，将发现一件显而易见的事情，即死亡的主要原因有行为因素，例如吸烟、过量饮酒、久坐不动的生活方式和不良饮食/肥胖。男性癌症死亡的更高发病率（incidence）[①]是由于生活方式造成的，如吸烟、饮酒等行为，再加上较低的筛查率。然而，心血管/循环系统疾病导致的女性死亡率更高，则可以考虑是由于女性的一些危害健康的行为实际上可能比男性更高（参见吸烟的变化，第三章）。几十年

---

① 发病率（incidence）：在一个指定的时间段内出现的新病例的数量——不可与患病率（prevalence）混淆，后者指在任何一段时间里人群中的已有病例数。

来，人们已经知道，相当大比例的癌症患者的死亡可归因于——至少是部分地——我们自己的行为。癌症死亡率从早期估计的高达75%（e.g. Peto & Lopez，1990）下降到目前估计的40%（Cancer Research UK，2021）。然而，20世纪癌症死亡率的上升也是由于患有其他疾病的人寿命更长，他们以前可能会死于这些疾病，更长的寿命使他们到了癌症发病率较高的年龄。

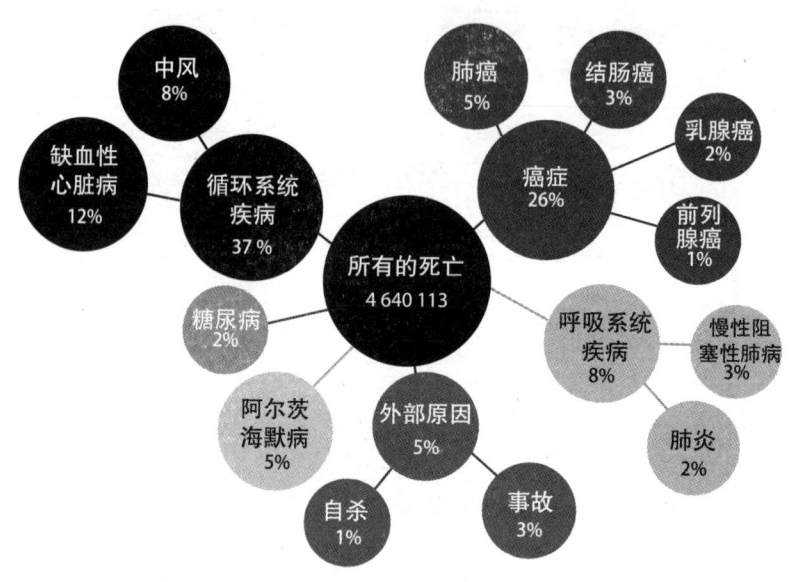

图1.2 2017年欧盟国家人口的主要死亡原因（法国为2016年数据）
资料来源：欧盟国家人口死亡原因和死亡率，欧盟统计局。

然而，随着对行为风险认识的提高和行为的改变（见第三章和第四章），以及治疗方面的医学进步，情况还是比较乐观的——英国的统计数据表明，在过去20年中，循环系统（心脏）疾病的年龄标准化死亡人数大幅下降（男女均超过40%），癌症的下降幅度（13%—15%）和呼吸系统疾病的下降幅度（20%—26%）虽小但意义重大（Office for National Statistics，2020）。

> **你怎么看？**
>
> 如上所述，世界正面临多重健康挑战。新冠疫情需要我们在迅速反应的公共卫生倡议（检测、追踪、免疫）、生物医学科学（疫苗和治疗发展）以及卫生和社会保健系统这三个领域进行投资与合作。对这些倡议和我们做出的反应，你认为心理学已经并能够在多大程度上继续做出贡献？

所以，如果你作为读者一直在问自己"为什么这些数字都很重要"，答案现在应该很清楚了。我们自己的行为对健康和死亡有很大影响。作为健康心理学家，理解人们为什么会这样做，以及行为是如何改变或被改变，是我们职责的核心部分。由此，我们在这一章和随后的六章中会多次涉及这方面的内容！对于关键行为，在第三章和第四章中有更全面的探讨。但是，个体行为在很大程度上决定了身体是否健康，对这一点的深刻认识是本书的关键起点。

首先，我们将讨论关于人类对心身关系不断演变的思维方式，以及关于健康、疾病和功能的主要思维模式。

第二节　健康是什么？——从衍变的视角

健康是一个大多数人都会使用的词，但人们却没有意识到对不同历史时期、不同文化背景、不同社会阶层，甚至同一个家庭中的不同的人，健康也许都具有不同的含义。这取决于年龄或性别等因素。对健康的看法可能存在差异，会给那些关注评估、保护、提升或恢复健康的人带来挑战。健康（health）的词根是"整体性"（wholeness），且在盎格鲁撒克逊语中，"神圣的"（holy）和"健康的"（healthy）的词根实际上是相同的：这也许就是许多文化将两者联系在一起的原因。例如，巫医兼有两种角色。健康植根于"整体性"一词也表明，在早期就存在一种广泛的健康观，它将精神和肉体都包含在内。然而，正如我们在下文描述的那样，这种观点并没有始终占据主导地位。

基于石器时代人类头骨的考古发现，我们可以了解当时人们对疾病的理解。在一些头骨上发现的整齐的小孔，被认为是"钻颅术"过程导致的。通过钻孔，人们可以将进入肉体并导致疾病的恶魔驱赶走。古希伯来文中对疾病的另一个比较早的解释是，疾病是神的惩罚（公元前1000—公元前300）。如第九章所述，类似的信仰在今天的一些文化中仍然存在。因此，理解信仰体系中的这种差异对于我们理解个体对疾病的反应非常重要。然而，理解人们对身心关系的看法是随着时间的推移而形成的也同样重要。

一、身心关系

人类的物质身体是由分子、遗传、生物、生化和其他可测量的要素部分组成的，正是这些要素使人类这部"机器"能够运转，同时这些组成部分都拥有一个物质大脑。然而，"精神"这个更广泛的概念，被认为是非物质的，反映了我们的意识、思想和情感，但它们本身并没有物理属性。历史上大部分时间内，人们把身心看作是分开的、独立的实体（二元思维），或者是肉体影响精神，或者是精神影响肉体，这可以部分地被看作是健康心理学发展的故事。

古希腊医生希波克拉底（Hippocrates，约公元前460—公元前377）认为精神和肉体是一个整体。他的体液疾病理论（theory）①将健康和疾病归因于四种循环体液（被称为humours）间的平衡。这四种体液为：黄胆汁、痰液、血液和黑胆汁。该理论认为当一个人健康时，四种体液就会处于平衡状态，但当它们因为外部"病原体"而失衡时，疾病就会应运而生。体液与季节变化以及冷、热、干、湿的状态相关，其中痰液与冬天（冷—湿）相关，血液与春天（湿—热）相关，黑胆汁与秋天（冷—干）相关，黄胆汁与夏天（热—干）相关。希波克拉底认为特定体液的水平与特定的个性有关：过多的黄色胆汁与急躁易怒的性情有关，黑色胆汁与悲伤和忧郁症联系在一起，过多的血液与乐观或自信的性格有关，过多的痰液则会造就平和淡漠的气质。体液理论将疾病状态归因于身体机能，但也承认身体因素会对精神产生影响。当时的治疗包括尝试重新平衡体液，例如通过出血或饥饿，甚至是很久以前，通过健康饮食来恢复平衡（Helman，1978）。

这种观点延续到了古罗马另一位影响卓著的希腊内科医生盖伦（Galen，约129—199）那里。盖伦认为，所有的健康不佳（肉体的或精神的）都有生理或病理基础。他不仅认为希波克拉底提出的四种体液是四种主要气质的基础，还认为这些气质可能推动特定疾病的产生。例如，他提出，忧郁的女性更可能患乳腺癌。这一解释并非是心理学的，而是生理学的，因为抑郁质本身的依据是靠过高水平的黑胆汁支撑的。从其观点可以发现，他认为精神和肉体是相互联系的，但这种联系仅限于由潜在生理因素导致的身体障碍和精神障碍之间。人们并不认为精神会在疾病的病原学（aetiology）②中发挥作用。这一观点在随后多个世纪占统治地位，但到了18世纪失去了主导地位。当时有机医学特别是细胞病理学发展了起来，但并没有对体液说的证据形成支持。然而，盖伦对人格类型的描述到20世纪后半叶仍在使用（Marks et al.，2000：76-7）。

到了中世纪早期（6至6世纪），人们更多地将健康与信仰和精神联系在了一起。在那个时代，疾病被视为上帝对不道德行为的惩罚。这与非常早期的观点相似——疾病是恶魔进入一个人的灵魂所致。在他们看来，人对自己的健康无能为力，而牧师却

---

① 理论（theory）：对我们所生活世界的某个方面或世界上的事物的普遍看法或信念，它们可能有证据支持，也可能没有。例如，女人开车没有男人好。
② 病原学（aetiology）又称病因学（etiology）：疾病的起因。

可以做到，因为牧师有能力通过驱除恶魔来恢复健康。当时教会处于社会的最顶端，所以对非宗教的、科学的解释的探索进展得很慢，像解剖这样的科学研究是被禁止的！精神和肉体通常被认为是共同发挥作用的，或者至少是平行的。对医学研究的限制，导致对科学的理解发展缓慢，从精神和神秘层面对疾病的解释占了主导地位。这种因果解释倡导通过自我惩罚、远离罪恶、祈祷或努力工作来进行治疗。

这些宗教观点一直持续了数个世纪，直到14世纪初和15世纪，开始了"重生"时期，即文艺复兴时期。在文艺复兴时期，个体的思维变得日趋重要，使得宗教观点变成了沧海一粟。17世纪初期的科学革命掀起了学术和科学研究的巨大浪潮，由此，人们越来越重视从机体器官和生理角度理解人体、解释疾病（应该注意的是，这给心理学解释留下了很小的空间）。

在17世纪早期，法国哲学家勒内·笛卡尔（René Descartes，1596—1650）像古希腊人一样，提出精神和肉体是相互独立的存在。医生是身体的守护者，且身体被视为一台接受科学调查和解释的机器。神学家是精神的守护者，不接受科学调查的验证。这种观点被定义为二元论（dualism）[①]。在二元论中，精神是存在的，但被认为是"非物质的"（即不客观的或不可见的，如思想和感觉）并且独立于肉体。而肉体是"物质的"（即由真实的"东西"构成，如我们的大脑、心脏和细胞等机体物质）。古希腊人认为身体是"掌控者"，而古典二元论则认为心灵是掌控者——非物质的心灵被认为是控制肉体及其反应的。笛卡尔提出心身两个"领域"之间的相互作用是有可能的，尽管最初对相互作用如何发生的理解十分有限。例如，没有物质属性的精神思想如何引起身体反应（例如发射神经元）（Solmes & Turnbull，2002）？在假定中，心身之间的交流是由中脑的松果体控制的（见第八章）（相互作用，笛卡尔二元论），但这种相互作用的过程并不清楚。然而，由于笛卡尔相信人死时灵魂会离开身体，因此解剖和尸检研究在当时已经被教会所接受，于是在18和19世纪人们见证了医学理解方面的巨大发展。解剖学研究、尸检工作和细胞病理学得出如下结论，疾病发生在人体细胞中，而不是在失衡的体液中。二元论认为身体是一台机器，这是一种机械论（mechanistic）[②]的观点。只有从身体组成部分（分子的、生物的、生化的、遗传的）的角度才能理解该观点，这意味着疾病可以通过对细胞和生理过程的研究来理解。

在这几个世纪里，治疗变得更加技术化和诊断化，而且更注重身体证据。个体可

---

① 二元论（dualism）：认为精神和肉体是相互独立的存在的观点（参见笛卡尔）。
② 机械论（mechanistic）：一种还原论的方法，可将行为减少到器官或生理功能的水平，与生物医学模式有关。

能比以前更被动地参与其中（在以前至少人们被期望通过祈祷或驱魔以恢复健康）。这种方法为疾病的生物医学模式（biomedical model）[①]提供了支持。在该模式中，由于"思维"是大脑的一种功能，因此它被视为"物质"的一部分，然后通过大脑的物理、神经过程来映射对心理过程的研究。这种一元论（monist）[②]唯物主义将思维简化为可客观化的大脑过程，并得到了神经心理学和脑成像研究的大力支持。行为主义（behaviourism）[③]同样是一元论的，在极端情况下，它拒绝研究不可见的心灵及其思维过程，转而研究可观察的刺激和反应。相比之下，人本主义（humanism）[④]（如卡尔·罗杰斯）认为，只有通过理解人类独特的主观经验，我们才能理解个体的行为。

我们今天在心智—大脑—身体方面的辩论，是在寻求科学证据来帮助解释人类的经验——无论是客观的、主观的，还是证明它们之间的关系——尽管神经科学的发展可能表明唯物主义目前占了上风。

二、疾病的生物医学模式

在该模式中，健康被定义为没有疾病，任何疾病的症状都被认为有潜在的病理，这些症状很有希望但不是百分之百会通过医疗干预得到治愈。机械地坚持生物医学模式会导致人们只处理客观事实，并假设疾病或残疾其症状或潜在病理（疾病）与其调节结果之间存在直接的因果关系。

这种生物医学思维在世界卫生组织于1980年发布的《国际残损、残疾和残障分类》（世界卫生组织ICIDH模型，也是疾病后果的分类）中得到体现。书中引入了一个分层模型，该模型在探索疾病反应的大量研究中得到了应用。在这个模型中，损伤（一个人的器官、组织、结构或外观的异常或丧失）导致残疾（定义为限制或无法发挥"正常人"的功能），这将残疾的解释牢牢地置于个体内部因素。反过来，残疾又造成了不可避免的个人障碍（一个人在履行正常社会角色时处于不利地位）。

该模式假设通过医疗干预去除（即治疗）病理将使健康得以恢复（即生病或残疾由源自体外的疾病因素，如细菌导致；或无意识的内部变化，如细胞突变导致）。这种关于身体及其器官如何工作、失效以及如何治疗的相对机械的观点，给主观性解释留下了很小的空间。

[①] 生物医学模式（biomedical model）：认为疾病和症状具有一种潜在的生理解释的观点。
[②] 一元论（monist）：非物质思维不能与物质大脑分开研究的观点。
[③] 行为主义（behaviourism）：这种方法强调客观的行为以及行动/行为的环境因素（参见斯金纳，经典条件反射）。
[④] 人本主义（humanism）：这种方法强调个人的内心感受和需求（参见罗杰斯，马斯洛）。

生物医学观一直被描述为还原论，即精神、物质（肉体）和人类行为都可以还原到细胞、神经活动或生物化学活动的水平，并得到解释。那么，我们将如何处理微弱但医学上无法解释的症状的证据呢（见第九章）？这种医学和实证主义/功能主义的观点对损伤的治疗有什么意义呢（特别是如果我们相信需要"正常化"的话）？例如，对于听力障碍患者来说，植入人工耳蜗是否比听力障碍患者周围的人学习手语更合适？听力障碍是谁的"问题"？

还原论往往会忽视这样的证据：不同的人会因为他们在个性、认知、社会支持资源或文化信念等方面的差异，而对相同的潜在疾病做出不同形式的反应（见后面的章节）。

尽管生物医学模式支撑了许多成功的治疗方法，包括有助于消除许多威胁生命的传染病的免疫方案，但二元论和纯粹生物医学模式依然存在重大挑战，对此我们在后文将进行充分的讨论。

三、二元论，生物心理社会模式挑战的出现

就身心关系而言，正如我们今天所理解，也许更接近"真相"的是，只存在一种"东西"（一元论），但它可以以两种不同的方式被感知：客观地和主观地。例如，许多疾病都有器质性的潜在原因，但也会因精神的作用而诱发独特的个体反应，即主观反应。对一些人来说，残疾意味着生命的终结，意味着被排除在正常的功能和角色之外，正如许多研究所表明的那样，抑郁症也会增加。对其他人来说，残疾是一种挑战，是一种生活的事实，但不是阻碍他们充分生活的东西（见第十四章）。正如在疾病的发展概念方面所看到的，个体对损伤和残疾的反应存在差异的证据挑战了生物医学模式，并为生物心理社会模式打开了大门。即使损伤相似，人们也不会不可避免地变成同样或相似的"残疾"或"残障"（Johnston & Pollard, 2001）。

当然，还原论和二元思维的某些方面还是有用的，例如，在加深我们对许多急性疾病和传染病的病因和病程的理解上，"精神"在疾病表现和反应中的作用加深了我们对健康和疾病复杂性的理解。心理学在这种不断变化的观点中发挥了重要作用。例如，西格蒙德·弗洛伊德（Sigmund Freud）在20世纪20年代和30年代发挥了关键作用，他将身心问题重新定义为"意识"之一，并假设在他称之为"转换性癔症"（conversion hysteria）的情况下存在"无意识思维"。在对有身体症状但无法确定原因的患者进行检查后，通过使用催眠和自由联想技术，他发现了被压抑的无意识冲突。这些无意识的冲突被认为"引起"了身体失调，包括一些无法提供潜在生理解释的患者的麻痹和感觉丧失（即癔症性麻痹，Freud & Breuer, 1895）。弗洛伊德引发了很多关

于无意识冲突、人格和疾病的研究，这些研究将精神与肉体联系起来，最终推动了心身医学领域的发展（见后面的部分）。

作为一门学科，心理学强调医学需要结合心理和社会因素来考虑疾病的病因、过程和结果。例如，有很多证据可以证明截肢者经历的"幻肢疼痛"——但失去了的肢体如何存在疼痛？想想众所周知的安慰剂效应———种无活性（假）物质何以能使报告的疼痛或其他症状减少，且这些症状的减少程度与那些接受了活性药物或治疗的人所描述的程度是相同的（见第十六章）？此外，线性模型（如世界卫生组织 ICIDH 中的模型）无法解释有感官或身体障碍的残奥会运动员如何能和我们当中许多没有此类障碍者具备同样水平的体能。我们如何描述患有胰腺功能障碍（见第八章）的青少年糖尿病患者，只要他们坚持服药，就可以像任何普通的青少年一样生活，而看不出任何残疾迹象？然而，同样的青少年可能会因为感到耻辱而逃学，从而错失相关的社会关系和潜在的长期就业福利（即没有残疾的"障碍"）。个人的背景和他们在信念、期望和情感方面的主观性与身体反应相互作用，在疾病或压力体验中发挥了重要作用（参见第九章症状感知和第十一章应激反应）。

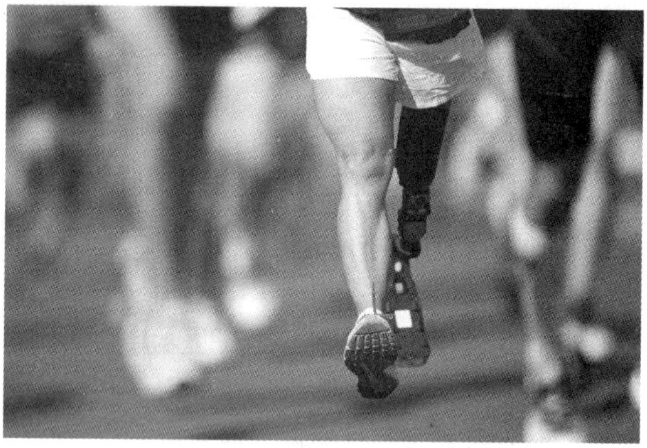

插图 1.1　身体残疾并不等同于缺乏健康和良好的身体素质
来源：flySnow/iStock/Getty Images.

20 年前，《英国医学杂志》（*British Medical Journal*）的一篇社论很好地阐述了这种思维变化的证据（Bracken & Thomas, 2002）。作者提出，是到了"超越心身分裂"之时了。同时，作者还注意到，仅仅因为神经科学使我们能够使用越来越复杂的扫描设备和测量手段来"客观地"探索"精神"及其运行，这并不意味着我们正在深化对"精神"——思想、情感等构成我们的生活并赋予其意义的种种——的理解。他们评论说，"将我们的精神生活概念化为某种居于我们头骨内的封闭世界并不符合人类经验的现实"，再加上这篇社论发表在一本持传统生物医学立场的医学杂志上，表明笛卡尔的"传奇"渐行渐远了。

这并不是说医疗保健专业人员不相信心理或社会因素在疾病中所起的作用，只是他们的操作框架中没有明确这一部分，在很大程度上这也不是他们培训中不可或缺的一部分。随着时间的推移，人们思想的转变使得健康心理学领域得以兴起，该领域采用生物心理社会视角看待健康、疾病和残疾/活动受限，可以为一系列干预措施提供潜力，而不仅仅是针对病理学或身体症状学。这种方法在本书中将得到体现。

四、疾病的生物心理社会模式

生物心理社会模式（biopsychosocial model）[①]标志着疾病或健康的生物医学模式已经扩展为一种包含并强调身体和精神之间、生理过程和心理及社会影响之间的相互作用的模式（Engel,1977,1980）。通过这种方式，提供了一个复杂多变、但可能更为全面的模式来检验人类的疾病经验。作为针对上文所列的生物医学方法发起挑战的结果，生物心理社会模式被应用于多个相关的健康专业领域，如职业治疗以及健康心理学。尽管在医疗行业内看法越来越一致，认为解决所有部分的问题是可行的，但鉴于我们的医疗保健系统面临的限制，无论该项工作多有价值，仍然存在一些悲观情绪（见Lane 的社论，2014）。然而，健康被认为不仅仅是没有疾病。本书将说明心理、行为和社会因素可以加强生物学或生物医学的解释，不是取代其对健康和疾病经验的解释，而是建立在它们的基础之上。

随后的 WHO 模型——《国际功能、残疾和健康分类》（ICF，WHO，2001）反映了近几十年来思想上的变化，这一模型采用了比其最初 ICIDH 模型更为全面广泛的方法。ICF 提出了一个通用的、动态的和非线性的模型，该模型认为身体结构或功能（取代"损伤"）、活动和限制（取代"残疾"）、参与或限制（取代"障碍"）的改变都可能相互作用、相互影响。此外，ICF 还认识到结构、活动和参与之间的关系受到外部、环境和个人因素的影响。一个人发挥"才能"的能力（即考虑到他们的身体状况所能达到的最佳状态）不仅仅取决于损伤程度（想想残奥会运动员）。残疾不再存在于个人内部，而是个人对其他因素的反应，包括个人试图在其中发挥作用的物理、社会和文化环境，以及他们自己的个人特征、行为和与疾病相关的信念和感受（Quinn et al., 2013）（见第九章）。

第三节　关于健康的个体、文化和生命观

考虑到之前提出的关于人们死亡原因变化的证据，以及关于精神是否以及如何影响身体的观点的变化，人们对健康的看法随着时间的推移而改变也许就不足为奇了。

[①] 生物心理社会模式（biopsychosocial model）：一种疾病和症状可以通过身体、社会、文化和心理因素的结合来解释的观点（参见 Engel，1977）。

在18世纪，健康被认为是一种"平等主义的理想"，所有人都渴望健康，并且健康可能为个人所控制。然而，医生对富人来说是保持健康的"帮手"，但对穷人来说就不那么容易得到了。到了20世纪中期，伴随着抑或是在有关疾病津贴的新法律出现、诊断和治疗相关医疗和技术进步之前，健康越来越不可避免地与"适合工作"联系在一起。医生被要求声明个人是否"适合工作"，或者是否可以扮演"生病的角色"（参见第十章）。今天，许多人仍然认为疾病对他们的工作生活有影响，尽管研究越来越多地关注相反方向的影响，即工作角色和条件对疾病的影响（见第十一章关于职业压力的讨论）。

也许随着时间的推移，传统医学能够并且终将治愈我们所有疾病的假设也会改变。近几十年来，越来越多的人认识到某些药物治疗的潜在负面后果（例如，长期使用安定等抗焦虑药物），因此，"补充"和"替代"医药行业蓬勃发展起来。

考虑到疾病性质（从急性传染病到慢性病）和人口（老龄化）的变化，大多数国家都在探索更好地衡量其人口的健康和福祉，这也被称为"2015年后发展议程"。在联合国，2030年可持续发展议程的部分内容即包含17项可持续发展目标（联合国，2015），其中的目标之一是确保健康的生活并促进所有人的福祉。在这一目标中有一个具体的子目标，即通过预防和治疗将非传染性疾病引起的过早死亡人数减少三分之一，并让人们认识到健康不仅仅是没有身体疾病，以促进心理健康和幸福感。他们力求其成员国的每个公民都能增加生命中两年的"健康时光"（healthy life years）。

一、健康的常人理论

健康和幸福感在政策层面显然很重要。然而，如果要更全面地了解健康和疾病，就必须弄清楚人们认为什么是健康和疾病。最简单的方法就是问他们！

在一项探索普通人对健康的看法的经典研究中，鲍曼（Bauman，1961）问道："健康意味着什么？"她发现，被诊断患有严重疾病的人对健康的反应主要有以下三种：（1）被认为是"一般的幸福感"；（2）以"无疾病症状"为特征；（3）参见"身体健康的人能够做的事情"。

鲍曼认为，这三种类型的反应揭示了健康与以下内容相关：

- 感觉；
- 症状取向；
- 表现。

然而，值得注意的是，在这项研究中，研究对象没有在单独的范畴中回答问题，近一半的样本提供了上述两种类型的回答，并且12%的样本使用了所有三种类型的回答，这突显了人们思考健康的方式通常是多方面的。此外，鲍曼的样本由那些患有严重疾病的人组成。我们现在知道，当前自身的健康状况会影响人们对健康的主观看法和对"健康是什么"的报告。例如，近500名老年人被要求根据他们对于健康的主观判断为健康因素的重要性排序，结果显示最重要的因素与身体机能和活力（能够做你需要/想做的事情）有关。然而，被试当前的健康状况（差/一般，良好，很好/极好）会影响这些判断：健康状况处于差/一般状况的人根据最近健康状况评估中不佳的症状或指标进行回应，而健康状况良好的人则考虑更积极的指标（能够运动、心情愉快）。与此一致的是，主观的健康判断与"更健康的"人的健康行为（health behaviour）[①]更相关（Benyamini et al., 2003）。

虽然有些人发现很难将健康与没有疾病区分开来，但健康通常被视为人的各个方面都处于平衡状态，包括生理、心理、情感和社会福祉（e.g. Herzlich, 1973）。班尼特（Bennett, 2000: 67）对健康的这些表征进行了区分："在"（being），即没有生病就是健康的；"有"（having），即健康是一种积极的资源或储备；"为"（doing），即健康体现为身体的强健或功能完善（如上文Benyamini的研究所示）。鲍曼的受访者似乎更关注"在"和"为"的方面，这可能部分是因为"有"健康作为一种资源在其患者样本的思维中不具有主导性。当健康不复存在时，人们会从不同的角度去考虑它。当人们觉得没有任何问题时（可能老年人中更常见），或自己是以保持健康的方式行事时（可能在年轻人中更常见），人们就会认为健康是好的。

关于健康概念的另一个经典、但更具有代表性的概念可能来自于对9003名普通公众进行的大规模调查，即"健康与生活方式调查"（Health and Lifestyles Survey）。其中5352人在七年后还完成了评估检查（Cox, Huppert & Whichellow, 1993）。这项调查要求受访者：

- 想出一个你认识的非常健康的人。
- 定义你想到的这个人（朋友或亲戚等，不需要具体的名字）。
- 注意他们的年龄。
- 想想是什么让你认为他们健康。
- 想想你健康的时候是什么样子。

大约15%的人想不出一个"非常健康"的人，大约10%的人无法描述他们自己

[①] 健康行为（health behaviour）：无论自身健康状况如何，一个人为了保护、促进或维持健康而从事的活动，如健康饮食。

"感觉健康"的样子。这种无法描述健康感觉的情况在年轻男性中尤为明显,他们认为健康是一种常态,一种理所当然的背景条件,以至于他们无法用语言表达。相比之下,一小部分老年妇女未能做出回答则出于完全相反的原因——她们长时间处于身体状况不佳的状态,以至于她们要么不记得感觉良好的样子,要么她们向访谈者表达了对自己状况的悲观情绪(Radley, 1994: 39)。

从调查结果中确定的健康类型有:

- 健康是不生病:即没有症状,不看医生,因此我很健康。
- 健康是资源储备:即来自强大的家庭,手术后迅速恢复。
- 健康是行为:通常适用于他人而非自身,例如他们很健康是因为他们会照顾自己、锻炼等。
- 健康是身体强健和有活力:更多被年轻受访者使用,通常与男性有关——男性的健康概念更常与"感觉健壮"联系在一起;而女性则更倾向"感觉精力充沛"的概念,并认为健康的概念更多地植根于社交世界中,即有活力,与他人建立良好的关系。
- 健康是心理社交幸福力:根据一个人的精神状态来定义健康,如身心和谐;感到自豪;或者更为具体的,如喜欢他人。
- 健康是功能完善:是指履行职责或满足角色期望的能力,即在你想做某事时能够付诸行动,而不会被健康不佳或身体缺陷等原因以任何方式加以阻碍(与世界卫生组织有关阻碍的概念相关,现被描述为参与/参与限制,如前所述,并可见图1.3)。

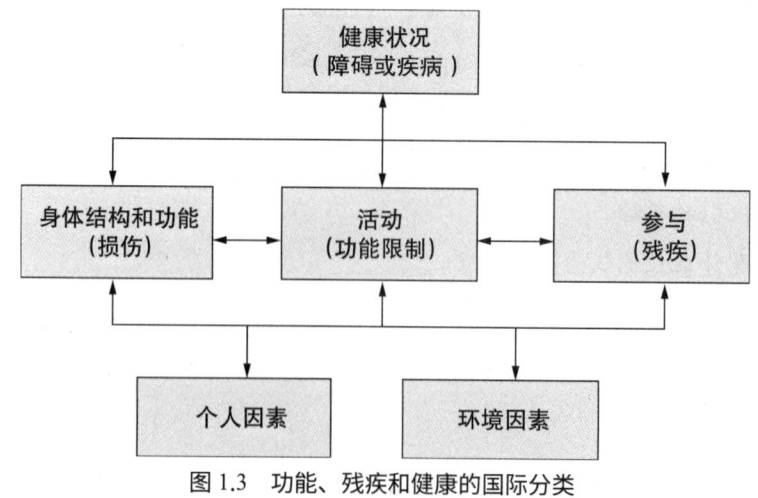

图1.3 功能、残疾和健康的国际分类

资料来源:世界卫生组织(2002b)

这些发现表明，健康概念可能比最初想象的还要复杂，而且有证据表明健康是某种超越了身体的存在，即包含心理社会（psychosocial）[①]福祉。其概念范畴似乎通常符合"在"和"为"的维度以及"健康就是不生病"的观念，并且看起来相当稳固（至少在西方文化中如此，见后文有关文化差异的内容）。

研究还发现，主观的健康评估通常是通过与他人比较得出的，一个人关于健康是什么或不是什么的概念也可以通过同样的方式形成。例如，卡普兰（Kaplan）和巴伦-埃佩尔（Baron-Epel，2003）发现，报告了健康状况不佳的以色列年轻人不会与同龄人群进行比较，而许多健康状况不佳的老年人会与同龄人进行比较。这表明人们试图从自己的评估中得到最好的结果——年轻人往往会认为他们的同龄人普遍健康，所以如果他们觉得自己不健康，便不愿意进行这种比较。相比之下，健康状况不佳的老年人更有可能将自己与同龄人进行比较，同龄人的健康状况通常也很差，因此他们自己的健康状况似乎也没那么非同寻常了。要求一个人思考当他们处于"健康状态"时会是什么样子，就不可避免使其做出这些比较。健康是一种相对的存在状态。

二、世界卫生组织对健康的定义

前文所述的健康维度在世界卫生组织（1947）对健康的定义中则体现为："身体、精神和社会适应良好的完满（complete）状态……不仅仅是没有疾病或不虚弱。"考虑到人口年龄和慢性病的流行程度不断变化，以及我们中的大多数人随着年龄的增长可能会出现一些症状，一些人质疑世界卫生组织在身体健康方面使用"完满"一词是否不切实际（Huber et al.，2011）。除此之外，该定义认为个人理想情况下应该拥有积极的状态及总体的幸福感，且机能运转充分。对健康的此定义从那时起就帮助制定了全球健康目标，同时也推动了许多持特定目标的国家政策文件的出台。总体而言，正如本章前面所述，减少主要疾病（如心脏病、肺病、中风、癌症等）导致的死亡人数，或者更明确地针对相关行为（见第三章和第四章），已经或者即将成为设定的健康方向和目标。例如，在荷兰（"A longer and healthier life"，Ministry of Health，2003），其设定的目标是减少发病率。而在比利时，其目标更多地涉及行为方面：减少吸烟行为、脂肪摄入量、致命事故，提高接种疫苗的覆盖率和增加 50 岁以上人口的健康普查。在过去 20 年左右的时间里人们在健康方面已经取得了进展，男性的肺癌、结肠癌和前列

[①] 心理社会（psychosocial）：一种寻求将心理学方法（更微观和以个人为导向）与社会学方法（宏观、更以社区和互动为导向）相结合的方法，例如，在健康领域使用。

腺癌，女性的乳腺癌和结直肠癌的死亡率有所下降，年轻人饮酒和吸烟的发病率也降低了（见第三章）。

很明显，卫生政策已经指出了人们的行为、生活方式和健康（广义）之间的清晰关系。然而，社会经济和文化对健康、疾病和健康决策的影响往往没有被明确认识和解决，这就是为什么自从这本教科书于2006年首次问世以来，我们始终用整整一章来阐述这些重要影响，以建立人们意识的原因（见第二章）。近期的卫生领域转移到承认健康和疾病的社会决定因素以及个人决定因素的政策上，例如在英国，健康基金会于2017年推出了"健康生活战略"（Health Foundation，2017），优先考虑将健康视为一种资产，而不是将疾病作为一种负担，并在实践中寻求促进健康生活方式的社会政策。这与2020年和2021年英国公共卫生促进健康运动（Public Health England，2021）相吻合（见第三章和第四章）。

其他关注背景与环境视角的健康定义确实存在，例如伯奇（Bircher，2005）将健康定义为"一种动态的幸福状态，其特点是具有身体和精神潜力，能够满足与年龄、文化和个人责任相称的生活需求"。这一观点将个人置于健康和疾病体验的中心位置，而世界卫生组织的定义则不然。个人信念在健康、疾病和残疾的体验中起着重要作用。此外，正如安东诺维斯基（Antonovsky，1987）所描述的那样，健康不应该被看作是一个维度，或者是非黑即白的，而应该是从最佳健康状态到小病和大病再到死亡的连续体。对许多健康心理学家来说，他们感兴趣的是人们如何对这一连续体的经历做出不同的反应，以及健康心理学如何帮助识别可能有助于优化健康或减少疾病的负面影响的因素。

三、健康的跨文化视野

关于什么是"正常的"（normal）健康的看法因文化而异，对其观点是人们所生活时代的经济、政治和文化氛围的结果。不同的文化有不同的健康信仰体系、健康特征和健康实践。想想大多数西方文明是如何对待怀孕的（即医学化），与之相对的是许多发展中国家又是如何对待怀孕的（自然化）。在非洲、南亚和一些东欧群体中，身体残疾、精神疾病或痴呆症的耻辱可能会对家庭产生在白人家庭中不会被考虑的后果：例如，有一个残疾的兄弟姐妹或孩子，或一个患有痴呆症或抑郁症的亲戚，可能会影响兄弟姐妹的婚姻机会或家庭的社会地位（Ahmad，2000；Grischow et al.，2018；Mackenzie，2006）。这种信念，通常与疾病因果关系和责备的负面归因有关，可以影响症状的披露和寻求健康的行为（Vaughn et al.，2009）（见第九章）。

西方化的健康观在许多方面不同于非西方文明中的健康概念。在早期的工作中，查尔莫斯（Chalmers，1996）敏锐地注意到，西方人根据心理学家和精神病学家、医疗人员和神职人员之间的护理分配来划分思想、身体和灵魂，而在一些非洲文化中，根据一个人如何看待它们以及如何护理它们，这三个"人性要素"是整合的。这种整体观类似于东方和澳大利亚土著文化中的观点（e.g. Swami et al., 2009），其中社会（例如社会和社区规范和仪式）以及生物学、精神和人际关系，是解释健康和疾病状态的组成部分。

精神健康作为健康的一个方面，在许多生活质量评估中得到认可（见第十四章），然而，虽然信仰或上帝的奖赏有时可能被视为健康的支持因素，但如果将一个人的健康归功于一个令人满意的祖先的观点表达出来，可能会引起一些人的不满。有时，疾病和残疾被视为诸如"巫术"或"邪恶之眼"之类的负面超自然力量对人们的惩罚。例如，格里绍及其同事对加纳的耻辱和残疾的报告（Grischow et al., 2018）显示，有证据表明，儿童的残疾可能被视为对父母错误的惩罚。特别是在印度教徒和锡克教徒中，研究表明残疾甚至痴呆也可能被认为是对家庭内部过去罪行的惩罚（Katbamna et al., 2004；Mackenzie，2006）。这种信仰体系可以对患者的生活产生深远的影响，或者对疾病或残疾的照顾者产生深远的影响——在加纳，残疾儿童可能被视为非人类的"精神儿童"，值得庆幸的是，相关的杀婴行为被认为是比较少见的（Grischow et al., 2018）。

除了相信精神对健康的影响外，对一些非洲地区的研究还认为，社区或家庭为所有人的幸福而共同努力。这种保持健康和避免疾病的集体主义（collectivist）[1]方法不同于我们的个人主义（individualistic）[2]的方法［想想被动吸烟的证据被忽视了多久，或者最近社交媒体上和政策上围绕强制戴口罩以保护他人免受潜在冠状病毒[3]（coronavirus）传播的争论］。总体而言，西欧文化被认为更加注重个人主义，而东欧和非洲文化则更注重整体性（holistic）[4]和集体主义的保健方法。例如，在一项关于马拉维避免地方性热带疾病的预防行为的研究中，预防感染的社会行动（例如清理芦苇床）

---

[1] 集体主义（collectivist）：一种文化哲学，强调个人是更广泛的单位的一部分，强调义务高于权利，个体行动的动机来源于相互联系、互惠和团体主义，而不是个人的需求和愿望。
[2] 个人主义（individualistic）：一种文化哲学，将责任置于个人的脚下，强调权利而不是义务。因此，个体行为往往是由个人的需要和愿望驱动的，而不是由群体的需要或愿望驱动的。
[3] 冠状病毒（coronavirus）：一组可导致多种疾病的核糖核酸病毒，最近的一种是SARS-CoV-2病毒，曾导致新冠病毒感染（SARS：严重急性呼吸综合征）。
[4] 整体性（holistic）："wholeness"的词根。整体性方法关注整体的存在及其福祉，而不是单纯解决物理或可观察到的问题。

比个人预防措施（例如，用自来水洗澡或服用一定剂量的氯喹）的坚持度更高（Morrison et al.，1999）。与个人主义文化相比，集体主义文化在更大程度上强调群体需求，并通过与他人和社区的联系找到意义，而个人主义文化强调其成员的独特性和自主性，即促进和确认"独立的自我"（Morison et al.，1999：367）。然而，如果一个人生病或残疾就被认为无法做出贡献，那么这种个体共同为所有人的利益而团结协作的信念可能会引发问题，产生羞辱、剥夺公民权，有时甚至发生人身伤害（Grischow et al.，2018）。

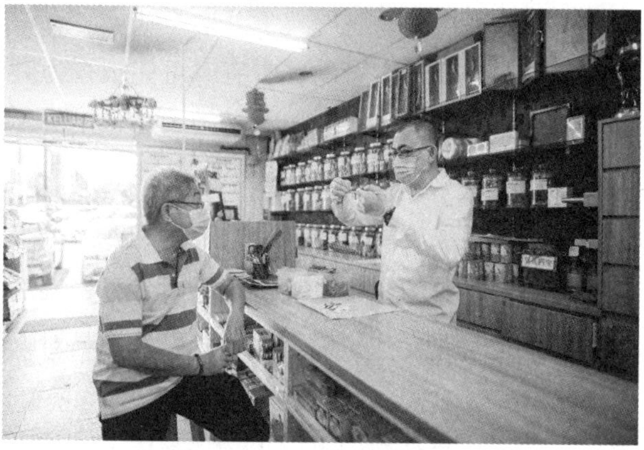

鼓励发展相互依赖的自我的文化更有可能从社会功能的角度看待健康，而不仅仅局限于个人功能、健康。例如，乔治·毕晓普及其同事的经典研究（e.g. Bishop & Teng，1992；Quah & Bishop，1996）指出，新加坡华裔成年人认为健康是一种和谐的状态，在这种状态下，内部和外部系统处于平衡状态，如果它们变

插图1.2 拜访中医医生，选择量身定制的疗法
来源：Marcus Chung/E+/Getty Images。

得不平衡，健康就会受到损害。阳（正能量）需要与阴（负能量，也被认为是女性！）保持平衡。其他亚洲文化，如越南，遵奉应保持"热"和"冷"两极之间平衡的神秘信仰。在东方文化中，疾病或不幸通常归因于宿命，非裔美国人和拉丁裔美国人比白人更有可能将疾病原因归因于外部因素（例如上帝的意志）（e.g. Vaughn et al.，2009）。

因此，很明显，为了最大限度地提高健康促进工作的有效性，认识这些不同的信仰体系的存在及其影响和由此产生的行为至关重要（见第六章和第七章）。另外还值得注意的是，文化内部和文化之间也存在差异，特别是在可能受到多种文化影响的情况下。例如，王等人（Wong et al.，2011）在对新加坡的研究中发现，亚洲和西方对新加坡的影响共存，但对主观幸福感评级有不同的影响。在西方世界，替代医学和补充疗法行业的发展体现了替代疗法对维持健康或治疗疾病症状方面的价值，但是，西医占主导地位。相比之下，在非西方国家，经常可以找到西医和非医学/传统医学的结合。例如，在马来西亚，虽然西医占主导地位，但也有信仰治疗师（bommohs）的传统医学实践存在（Swami et al.，2009）。同样，在一些土著部落中，对疾病原因的精神信仰与使用西药控制症状并存（Devanesen，2000），一些人仍在使用与文化和精神信仰相一致的传统医学和治疗方法来治疗癌症（Shahid et al., 2010）。

这些例子表明，生物医学的观点在不同文化的信仰体系中得到了承认和吸收，并表明，尽管获得和理解西医的方法和疗效的机会越来越多，但更好地理解与疾病和健康行为有关的文化认知同样重要（e.g. Kitayama & Cohen, 2007; Vaughn et al., 2009）。同时，我们还需要更多的研究来探究宗教在不同文化之间和文化内部对健康所起的作用。例如，斯瓦米等人（Swami, 2009）在对721名马来西亚成年人进行的研究中发现，穆斯林参与者比佛教或天主教参与者更相信宗教因素和命运对疾病康复的影响，而且他们也更有可能相信自己生病的可能性是无法控制的。正如我们将在后面的章节（第九章）中讨论的那样，人们对症状的反应，包括使用传统还是西方的医疗保健方法，在一定程度上将由这些文化价值观和宗教信仰的性质和强度决定。疾病话语会反映个体文化和宗教的主导概念，反过来，人们对健康和疾病的看法将影响其对健康促进和医疗保健资源的预期、行为和使用。在第二章将描述健康方面的社会不平等，并进一步阐述文化和社会经济的影响，但这里值得注意的一个问题是社会排斥（social exclusion），该概念由麦克劳德（Macleod, 2016）等人提出并给出定义[①]。根据英国家庭纵向研究《理解社会》（*Understanding Society*）的四波数据（Sacker et al., 2017），健康状况不佳既是社会排斥的因素，也是社会排斥引起的结果。那些来自少数族裔文化和年龄较大的人，更有可能遭遇社会排斥。

四、寿命、衰老以及对健康和疾病的信念

停下来，想一想

与本书相似的教科书中陈述的结论一般仅基于研究报告（即调查反馈）。正如一家大型欧洲统计报告机构所指出的（Health at a Glance, OECD/EU, 2018: 98）："由于社会和文化因素可能会影响人们的反馈，因此很难解释不同国家在感知健康状况方面的差异。"对某些行为的看法会因文化不同而不同，也会随着时间的推移而改变，这可能会影响自我报告。例如，对酒精依赖的主流看法已从将其视为一个法律和道德问题、将滥用者视为离经叛道者，转变为将其视为一种疾病，酒精

---

① 社会排斥（social exclusion）：一个多层面的过程，通过这个过程，个人脱离主流社会，并被剥夺了大多数人能获取的权利、资源和服务。

依赖患者将在诊所接受治疗。同样，吸烟曾经被视为一种迷人的，甚至是可取的行为（20世纪30年代至80年代），现在则更普遍地被视为不受社会欢迎的行为，是意志薄弱的表现——吸烟率的下降也许反映了这一点。此外，在特定文化中，什么是正常的（或异常的）、什么是病态的（反映疾病），可能会对其他人的反应产生影响：思考一下社会对非法药物使用的反应是如何从禁止到刑事定罪，再到认为其是需要治疗的疾病（见第三章）。

心理健康、社会和情绪健康受到疾病、残疾、治疗和住院因素的影响，这些情况在任何年龄都可能经历。虽然功能减退和残疾或依赖增加可能与衰老有关，但当然不只是老年人会患慢性病，比如想想儿童哮喘、青少年关节炎或糖尿病。如果健康专业人员要促进他们的患者或客户的身体、心理、社交和情绪的健康，无论患者的年龄如何，在疾病可能破坏健康的情况下，让他们了解一些"典型的"认知和心理社会发展对其是有帮助的。接下来的部分介绍了与健康观念有关的寿命问题，但建议感兴趣的读者也可以参考发展健康心理学的书籍，以获得更全面的报道（如Turner-Cobb，2014）。

■ 发展的理论

发展过程是三个因素相互作用的结果：

1. 学习：由于经验引起的在知识、技能或能力上的相对持久的变化。
2. 经验：我们的所做、所见、所听、所感、所想。
3. 成熟：思想、行为或身体的成长，归因于基因决定的发育和衰老顺序，而不是经验。

已有的一个认知发展早期成熟框架（Piaget，1930，1970）为理解有关健康、疾病和健康程序概念的发展过程提供了良好的基础。皮亚杰提出了一个分阶段的框架，他认为，所有人都按照以下阶段循序渐进发展。

1. 感知运动阶段（出生—2岁）：婴儿通过感觉和运动来理解世界，并从反射性活动转向自主性活动，但缺乏象征性思维。
2. 前运算阶段（2—7岁）：象征性思维得到发展，幼儿出现简单的逻辑思维、游戏和语言，使想象力和智力得以发展，但是前运算阶段儿童通常仍以自我为中心（egocentric）[①]。

[①] 自我中心（egocentric）：以自我为中心，例如在儿童的学前阶段（2—7岁），他们只从自己的角度看待事物（参见皮亚杰）。

3. 具体运算阶段（7—11岁）：逻辑思维得到发展，可以进行心理运算（例如数学心算）和操控物体以解决问题，也可以理解他人的观点。
4. 形式运算阶段（12岁—成年）：抽象思维和想象力得到发展，同时演绎推理、元认知和内省也得到同样的发展。不是人人都能达到这个水平。

皮亚杰的理论具有广泛影响力，因为它为看待认知发展提供了一个总体结构，尽管有人注意到他可能低估了儿童的能力，也低估了复杂的成人语言和交流在儿童发展中的作用。在上述方面，更具体地解决儿童对健康和疾病不断发展的信念、理解和表达的理论则更具有相关性。

埃里克·埃里克森（Erikson 1959；Erikson et al., 1986）描述了人生的八个主要阶段（五个与儿童期发展有关——婴儿期、幼儿期、学龄前、学龄期、青春期，三个与成年期有关——青年期、中年期、成熟期）。每个阶段在不同的维度上都有差异，这些维度包括：

- 认知和智力功能；
- 语言和沟通能力；
- 对疾病的理解；
- 健康护理和维护行为。

这些维度对健康心理学家和医疗工作者来说都很重要。例如，认知功能的缺陷或限制（由于年龄、事故或疾病）可能会影响一个人理解或执行医学指导、报告自己的症状或情绪，甚至其医疗保健评估需求的程度。儿童对语言的掌握是其发展的基础，因为语言能使他们在社会世界中进行互动，从而促进自身社会发展（维果斯基，参考丹尼尔斯的报告，1996）。沟通障碍或有限的语言技能会损害个体将自己置于社交场合的意愿，或阻碍他们向健康专家或家庭成员表达自己的痛苦或困扰的能力。智力发展会进一步影响个体对其症状或疾病的理解，这对他们寻求健康服务的行为和坚持任何保健干预的行为也是至关重要的。最后，个体的行为，特别是危害健康或促进健康的行为，也随着人的一生而变化，并影响其感知的和/或实际的患病风险。本书广泛涉及了与健康和疾病体验有关的认知、沟通和行为方面的内容，但我们不能假设成人的思想、情感或行为的解释或模型可以应用于儿童（考虑到规范的认知发展）或青少年（考虑到社会影响的显著性变化）（Holmbeck, 2002）。我们在这里使用皮亚杰的阶段论作为一个广泛的框架，提出了一些与健康和疾病概念相关的儿童发展更为深入的细节。

■ 感知运动和前运算阶段的儿童

由于处于感知运动阶段的婴儿的语言水平非常有限，所以在识别健康和疾病认知方面不大可能有所作为。在前运算阶段，儿童在语言和认知方面都有所发展，象征性思维的发展意味着他们意识到如何通过模仿和学习来影响外部世界，尽管他们仍然是非常以自我为中心的。对于前运算阶段的儿童，健康和疾病被视为非黑即白，即两种对立的状态，而不是连续存在的状态。儿童看到或接受他人的观点或视角时非常迟缓，也就是说，他们缺乏"心理理论"（theory of mind），而这一点对于能够掌握同情他人的能力至关重要。因此，前运算阶段的儿童不能很好地同情生病的家人，不理解为什么这可能意味着他们将受到更少的关注。

◎ 疾病概念

随着时间的推移，学会承担一些维护自己健康的责任对儿童来说非常重要。然而，很少有研究探讨儿童的健康概念，而这些概念可能会影响其健康行为。取而代之的是，研究更多地集中在疾病概念的形成上。比贝斯和沃尔什（Bibace & Walsh, 1980）对3—13岁儿童的研究结果表明，儿童的疾病概念是逐渐发展起来的。儿童被问及下列问题：关于疾病知识——"什么是感冒"，经验——"你曾经生病过吗"，归因——"人怎么会感冒呢"，以及康复——"人怎么样才会好起来呢"。儿童的反馈揭示了其对疾病原因的理解和归因的进程，及关于疾病如何定义及其发生缘由和治疗的六个发展顺序的描述。

7岁以下的儿童对疾病的解释通常处于一种"魔法"的水平——解释是建立在联想基础上的：

- 现象性（phenomenonism）：4岁左右，疾病对儿童来说，在某些时候是和生病相联系的一种迹象或声音，但他们对因果关系知之甚少。例如，感冒使你经常打喷嚏。
- 传染性（contagion）：从4岁左右开始，儿童认为疾病是由附近的人或物体引起的，但不一定要接触，或者可以归因于生病前发生的活动。例如："你从别人那里感染了麻疹。"如果被问到是如何感染的，"只要从他们身边走过。"

■ 具体运算阶段的儿童

皮亚杰认为7岁以上的儿童能够针对物体和事件运用逻辑思维，尽管他们在11岁之前，还不能区分精神和肉体。

◎ 疾病概念

比贝斯和沃尔什发现 8 至 11 岁儿童对疾病的解释更为具体，且基于一种因果顺序：

- 污染（contamination）：即儿童明白疾病可能有多种症状，他们认识到细菌，甚至他们自己的行为，都可能导致疾病。例如，"如果别人对着你打了个喷嚏，你就会感冒，然后它会进入你的身体"。
- 内在化（internalisation）：即疾病存在于体内，儿童可以部分理解症状发生的过程。感冒的原因可能来自吸入或吞咽并进入血液的外部细菌。儿童可以区分身体器官和功能，并能理解有关自身疾病的具体和简单的信息。

对于具体运算阶段的儿童，医务人员依旧被他们视为拥有绝对的权威，但他们也可以看到个人行动对他们健康恢复的作用。儿童可以开始权衡行动的利弊，医务人员的行为可能会受到批评/避免，例如，不愿献血，指责不必要的伤害。另外重要的一点是，该阶段的孩子可以被鼓励去对自身的疾病或治疗进行一些个人控制——这可以帮助他应对疾病或治疗。同时，还需要鼓励他们表达自己的恐惧，并认识到沟通的重要性。父母需要在监控患病儿童的健康和行为与过度保护之间取得平衡，因为这可能对儿童的社交、认知和个人发展产生决定性的影响，并可能助长其依赖感和无能感（关于如何应对家庭疾病的进一步讨论，见第十五章）。

■ 青春期和形式运算阶段的思维

青春期是一个从社会和文化角度创造的概念，只有几代人的历史。事实上许多原始社会不承认青春期，相反，他们认为儿童通过一种仪式性的表演即从儿童期进入成年期，而不是西方社会认为的人生中独特的、为时数年的一个过渡期。青春期是一个身体和心理都发生变化的时期。在青春期早期（11—13 岁），随着个体开始为更大的自主性做准备，相比于父母，独立自主及同伴在该阶段发挥了更重要的作用，生活中许多有害健康的行为开始出现，例如吸烟（见第三章）。

◎ 疾病概念

比贝斯和沃尔什将这个阶段儿童的疾病概念描述为处于抽象水平，对疾病的解释是建立在个体与其环境之间的相互作用基础之上。

- 生理性（physiological）：儿童已经达到了生理层面理解的阶段，在这个阶段大多数人能够根据特定的身体器官或功能来定义疾病（例如细菌导致白细胞变得活跃，试图与细菌斗争），并开始重视多种物理原因，例如基因、污染和行为。
- 心理生理性（psychophysiological）：在青春期后期（大约从 14 岁开始）和成年

期，许多人掌握了身心相互作用的思想，理解或接受了压力、忧虑等能加剧甚至引起疾病。然而，许多成年人无法达到这种对疾病的理解水平，并继续使用在认知上较为简单化的解释。

应该注意的是，比贝斯和沃尔什的研究主要集中在疾病因果关系的问题上。其他研究表明，儿童和年轻人能够从其他维度来思考健康和疾病，如可控性和严重性，这些发现进一步扩展了对疾病的认知（e.g. Forrest et al., 2006; Gray & Rutter, 2007）（关于疾病认知更全面的讨论，请参见第九章）。

青少年认为自己对疾病的发作和病程拥有更多的个人控制权，并且更加清楚自己的行为可以影响结果。他们对建议和干预，以及复杂的补救和治疗程序有了更充分的理解，例如，他们知道采血有助于监测疾病或治疗的进展。然而，如果治疗被认为会影响个体的目标达成或使其失去同伴的认可，或者如果他们对向卫生专业人员披露其隐私的健康信息持不信任态度，他们可能会选择不坚持治疗（Berlan & Bravenderm, 2009）。此外，任何降低儿童自主性的努力（从青春期前开始）都会适得其反（Holmbeck et al., 2002）。

总而言之，童年时期是健康和疾病概念、态度和健康行为模式的发展时期，这些都会影响到个体未来的健康状况（见第三章）。根据这些阶段性的理论，儿童如何向父母和医护人员传达他们的症状体验，他们对健康建议采取行动的能力，以及对疾病管理所承担的个人责任水平，都是由所达到的认知发展水平决定的。这种观点没有得到普遍的支持，因为疾病概念被认为受到一系列因素的影响，例如过去的经验和知识，而不是仅来自相对固定的认知发展阶段。为了说明这一点，研究者对1674名5—12岁的加拿大儿童进行了一项调查（Normandeau et al., 1998），该调查要求参与者根据他们的日常经验来考虑健康问题（对他们的朋友来说什么意味着健康，什么行为是健康所必需的，负面的健康后果是什么，以及什么东西对健康是有害的），该调查显示被调查者持有三个主要的健康标准：

（1）身体机能良好（从事体育运动，无疾病）；
（2）心理健康（幸福，看起来健康，自我感觉良好，与他人关系良好）；
（3）健康的生活方式行为（健康的饮食，良好的卫生习惯，充足的睡眠）。

研究发现，儿童的年龄会影响这些维度的某些组成部分。例如，年龄较大的儿童的"身体机能"维度与运动参与和生理功能更相关，而年龄较小的儿童则认为其与"外出"更相关。年龄较大的儿童也认为"不生病"更重要。就"生活方式行为"而言，年龄较大的儿童比年幼的儿童更常提到良好的饮食。在"心理健康"方面，年龄

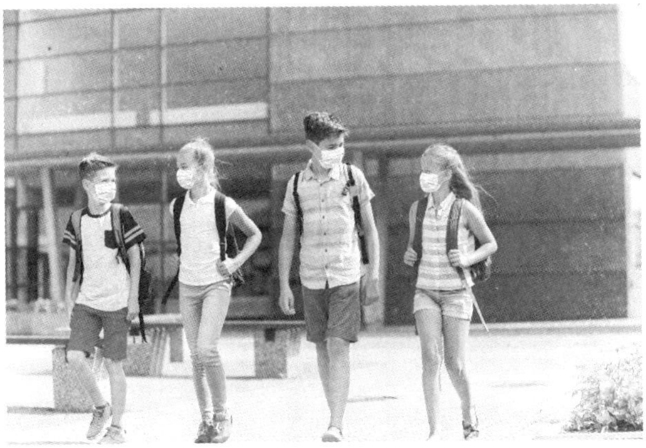

较大的儿童更多地提到自我概念，而年龄较小的儿童则更多地提到与他人关系的质量。研究没有发现性别或社会经济背景对健康看法的影响。在本节关于生命阶段和健康概念的内容中，重要的发现是 5 岁的儿童能够引出多维度的健康概念，这些概念比阶段理论家所描述的从具体思维到抽象思维的转变所暗示的要复杂得多。在很早的时候，儿童的健康概念

插图 1.3　这些人中哪个是健康的？你不能总是通过观察来判断。你也不知道这些人中哪一个认为自己"非常健康"，是吗？健康不仅仅是客观的症状。
资料来源：Syda Productions/Shutterstock。

就包括心理健康维度，这与早期研究中发现的相反。也许邀请儿童谈论他们与自己的生活和经历有关的概念，而不是采用更多进行假设性提问的方法，是造成结果差异的原因。此外，与儿童交谈的方式或提问的方式可能会影响他们的理解，从而影响他们的回答。与儿童沟通他们的健康、疾病或任何必要的治疗都需要使用与其年龄相适应的方法（e.g. Leonhardt et al., 2014）。

■ 成年期 17/18 岁

成年期一般分为成年早期（17—40 岁）、中年期（40—60 岁）和老年期（60/65 岁以上）。成年早期与青春期相交叉，在此期间，个体形成了自己的身份认同，承担起了成年人的角色和责任——这是一个巩固时期。拉斯莱特（Laslett, 1991）将 3—13 岁描述为"第一年龄"，其中依赖、童年和教育是关键。与之相反，青春期和成年期被认为是"第二年龄"，这是一个发展独立、成熟和责任的时期。成年早期通常会经历各种各样的转变，比如从中学和大学毕业、从事新的职业、怀孕、结婚、生孩子，不少人会离婚，一些人会失去父母。虽然皮亚杰并没有进一步描述成年后认知的发展，但成年期个体会从一生的经验中发展出新的观点，并将所学到的东西完美地应用以实现未来的生活目标。在健康方面，与青少年相比，成年人不太可能习得新的健康风险行为，通常更有可能出于健康原因而从事保护性行为，如筛查、锻炼等（见第四章）。

与对成年早期的普遍积极看法不同，中年期被认为是一个充满怀疑和焦虑、重新评估和改变的时期。其中一些原因可能是由于孩子长大离开家后对自己角色的不确定性，即"空巢综合征"，而另一些则是由于意识到与衰老相关的身体变化——头发变

白、体重增加、关节僵硬等。从积极的角度来看，这些对衰老的看法可以引发积极的健康行为改变（见第三章和第四章）。

> **你怎么看？**
> 中年仅仅是一种精神状态吗？你是否"像你感觉的那么年轻"？想想你的父母、阿姨、叔叔或40多岁的家人朋友，他们的人生观、期望值和行为是否与你和你的朋友有显著不同？你如何看待变老？想想变老给你带来的感觉，并思考这种感觉。

■ 变老与健康

在英国，与世界其他地方一样，老龄化人口（以老年人的截断年龄为60岁或以上统计）迅速增长，但更为特殊的是，活到70多岁或80多岁的人的比例已经增加，预计还会进一步增加。在世界范围内，60岁以上的人口占11.7%（1980年为8.6%）；65岁以上的人口占7%；80岁以上的人口占1.7%，相当于120199000人（超过1.2亿）（United Nations, 2013）。65岁以上的人口比例预计将在全球范围内增加。在英国（ONS, 2018），预计到2030年，大约五分之一的人口将达到65岁或以上，另外10%的人口将超过75岁。在全球范围内，联合国预测到2050年60岁以上的人的增长率达到7.6%，到2047年老年人的数量将超过儿童，到2075年，老年人的数量将占被定义为"受抚养人"的人数的一半。

我们社会中，老年人比例的变化受到许多因素的影响，包括出生人数减少/人口增长放缓，以及前面提到的与预期寿命延长有关的原因。鉴于疾病的流行病学（epidemiology）[①]，即许多疾病的发病率随着寿命的延长而增加的观点，其对保健和社会护理资源的影响是显而易见的。当然，并不是所有人在步入老年后都会生病或虚弱，事实上，拉斯莱特（Laslett, 1996）将65岁以上的人的"第三年龄"描述为成就期。然而，关于英国老龄化的纵向研究（the English Longitudinal Study of Ageing）（另见第十四章）（Steptoe et al., 2012）指出，过早死亡的风险增加与生活乐趣减少有关，这凸显了主观幸福感的作用，无论年龄大小。然而，与健康状况下降更快的80岁以上的"老年人"相关的"第四年龄"则与残疾和依赖紧密相连。

---

① 流行病学（epidemiology）：对各种人群中的疾病模式及其与生活方式因素之类的其他因素之关系的研究。主要概念包括死亡率、发病率、传播、患病率、绝对风险和相对风险。典型问题：谁会生这种病？它有多普遍？

在老龄化社会中，失能很常见，85%的人可能会经历某种慢性疾病（Woods，2008），主要问题与记忆力丧失、大小便失禁、抑郁、跌倒或行动不便有关（UN，2014）。衰老的过程是否会影响老年人对自己和健康的看法？

实证研究表明，随着年龄的增长，自我概念（self-concept）[①]相对稳定（e.g. Baltes & Baltes, 1990; Coleman, 1999），自我概念的变化并不是衰老过程中不可避免的一部分。虽然变老可能会给个体带来新的挑战，但这不应该被理解暗示老龄化本身是一个问题，尽管许多工业化国家存在着年龄歧视的问题。

老年人经常认为自己将会健康状况不佳，这种臆想可能会导致他们对医疗检查维持糟糕的态度和行为，因为他们认为健康保护行为是毫无意义的。他们可能认为行动不便、足部健康不良和消化不良是衰老不可避免的一部分，因此可能不会对症状做出应有的反应（e.g. Sarkisian et al., 2001）。老年人倾向于减少锻炼，认为锻炼会使关节、心脏等过度劳累。事实上，老年人往往低估了自己的体能，但正如我们将在第四章中看到的那样，锻炼既是可行的，也是有益的。即使面对疾病的"客观"迹象，许多老年人仍然对自己的健康持积极态度。如果我们能够确定和"成功变老"相关联的因素，那么健康促进工作就可以针对与此相关的因素进行。什么是"成功变老"？

■ 成功变老

鲍林和艾利夫（Bowling & Iliffe, 2006）描述了五个逐渐递进的、更具包容性的成功老龄化"模型"以及每个模型内部需要考虑的变量。所有变量都被分类或被一分为二。例如，诊断的存在/不存在、目标感/无目标感等，以便让每个模型都能识别一个人是否"成功老龄化"。

生物医学模型（biomedical model）：基于身体和精神机能之上——诊断和发挥功能的能力。

更广泛的生物医学模型（broader biomedical model）：同上，但包括社会参与和活动。

社会功能模型（social functioning model）：基于可获得的社会机能、社交网络以及社会支持的性质和频率。

心理资源模型（psychological resources model）：基于乐观主义的个性特征和自我效

[①] 自我概念（self-concept）：那些和你自身相关的有意识的思想和信念，它使你觉得自己有别于他人，觉得自己是一个独立存在的人。

能感，以及目的感、应对和解决问题能力、自信和自我价值（见第十二章中对许多此类积极认知的讨论）。

常人模型（lay model）：基于上述变量，再加上社会经济变量，后者由自身收入和包括可获得的资源和设施、环境质量和问题（如犯罪、交通、污染、散步场所、安全感）在内的"知觉的社会资本"构成。

研究对 999 名 65 岁以上老人样本进行了所有上述变量的评估，并根据每个变量的"好"的得分（例如，"没有身体状况问题"与一种或多种身体状况问题），将他们划分为成功变老或不成功变老。然后，作者测试了哪些模型能"最好"地区分那些将生活质量（QoL）评为"好"（包括"太好了，不能再好了"或"好"）而不是"不好"（包括"还好"或"太糟了，不能再糟了"）的参与者。尽管每个模型都可以独立地预测生活质量（第十五章），但能够最准确地实现预测的模型是常人模型。那些在常人模型变量的基础上得分为"成功变老"的人，将自己的生活质量评为"好"的可能性是"不好"的五倍以上。另外，根据生活质量评级为"好"对"不好"的选择比率，更广泛的生物医学模型（优势比是 3.2）排名第二，高于生物医学模型（优势比是 2.6）、心理模型（优势比是 2.4）和社会模型（优势比是 1.99）。

这些发现凸显了多维健康模型的重要性，因为医学、心理或社会变量都很重要，但一个更全面的模型会"更好"。更广泛的模式也为干预提供了一系列机会，如何利用这些发现来制定和评估针对老年人口的健康促进干预措施是现在面临的挑战（见第六章和第七章）。然而，值得注意的是，这项研究中 98% 的样本是白人，因此该样本中与生活质量最相关的成功变老模型可能不适用于非白人样本。

焦点
测量自我评估的或主观的健康状况

健康通常被认为是我们的感受和我们的行为。我们的"健康状况"不仅仅是我们是活着还是死了，也不是简单地根据症状的存在或不存在来定义——它是我们自己感知的东西，有时被称为"主观健康状况"。事实上，主观健康和"客观"健康指标之间的关系通常很弱（如 Berg et al., 2006），然而，健康自我评级（SRH）通常作为一个简单的单一项目用于评估（例如，你的健康状况如何？是非常好、很好、一般、糟糕，还是非常糟糕？），已被发现可以预测主要的健康结果，包括死亡率（如 Bond et al., 2006；Sargent-Cox et al., 2010）。在几乎所有的欧洲国家，大多数成年人都认为自己的健康状况良好或非常好，但这并不意味着这些国家的实际健康状况"客观"更好（OECD，2018）。这些都是自我报告，随着这种类型的数据而来的是一些挑战。

例如，数据可能会受到样本年龄构成的影响，因为聚光灯下的老年人通常报告健康状况较差，而且男女之间数据也有所差异。在参与上述数据抽样的所有欧盟国家中（经合组织，2018），男性更有可能将自己的健康状况评价为好或更好，在许多国家，男性对自己的健康状况的评价在45岁后显著下降，65岁后再次下降（另见图1.4）。另外，此数据还报告了社会经济对健康经历和性健康状况报告的影响（经合组织，2018；林克等人，2017）（见第二章），其中收入最高的五分之一的人中，近80%的人报告健康状况良好，而收入最低的人群中，这一比例约为60%。

为了解决测量问题，萨金特-考克斯（Sargent-Cox）和同事对2000多名65岁以上的澳大利亚成年人进行了一项研究，在1992至2004年间进行了七次评估。他们使用了三种不同的SRH测量方法：将自我与之前的自我进行比较（时间比较），将自我与同龄人进行比较（按年龄组进行比较），以及不进行比较的全球评级（仅对当前健康状况进行评级）。他们假设，随着样本人群越来越多地进行向下的社会比较（与较差的人进行比较），按年龄组进行的社会比较的得分将升高，以提高他们的自我评级，而以时间进行比较将显示出更糟糕的SRH结果。

16–44岁	男性88.3%	女性86.3%
45–64岁	男性67.3%	女性65.4%
65岁及以上	男性43.1%	女性36%

图1.4 2018年欧盟自我感觉健康状况：良好和非常良好
来源：欧盟统计局（2020b）。

事实上，随着时间的推移，这三种评级结果都在恶化，但恶化的程度和速度各不相同：全球评级数据结果在12年间急剧下降；与预期相反，各年龄组的比较评级结果变得更加负面（男性样本的结果，但不是之前那些65岁的人）；当自我比较评级结果变得更加负面时，可以看到一个天花板效应，即随着时间的推移，参与者更有可能认为自己和以前一样。

这些发现证明了一个重要的事实，即我们使用的测量方法会影响我们最终得到的结果，从而影响我们做出的解释。例如，在人口老龄化的背景下，自我比较评级方式被视为停滞不前，这可能是出于"我的健康状况不能再差了"的感觉。鉴于时

> 间的推移以及认为实际健康状况会随着时间而恶化的假设，SRH 评级为"与前一年相同"的结果可能会被误解为健康状况好于预期。举例来说，这些发现也与自我评估健康以外的概念有关。第五章描述了在饮酒行为或疾病风险的问题中，使用的"比较器"是如何同时改变反应的。

本章描述了在通常情况下"健康"的含义。在关注健康问题时，我们承认，健康是一个连续体，不能简单地采用生病与健康的二分法。我们大多数人在一生中都会经历不同程度的健康和幸福，一个极端是疾病时期，另一个极端是最佳健康时期。有些人可能永远不会体验到最佳的健康状态。"健康在很大程度上被认为是一种理所当然的状态"（Radley，1994：5），并且通常只有在因疾病而失去的时候才会被重视。在本章的最后一部分，我们想要介绍什么是被广泛意义上认为的健康心理学。本书的最后一章也将讲述健康心理学领域的职业分类（第十八章）。

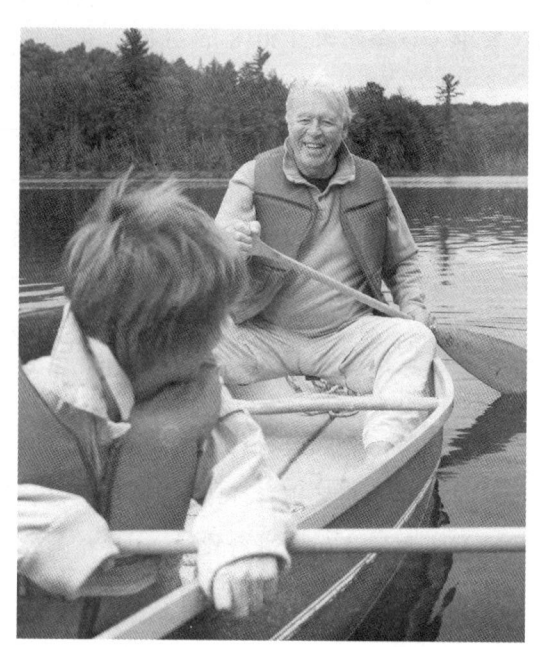

插图 1.4　许多活动在任何年龄都能参与
来源：Radius Images/Design Pics/Alamy Images.

第四节　什么是健康心理学

在定义健康心理学之前，让我们首先把心理学看作一门普遍的学科。心理学可以定义为对心理和行为功能的科学研究。然而，通过行为研究心理过程是有限制的，因为并非所有的行为，如我们的思想，都是可以被观察到的。因此，对于人类行为的许多方面，我们必须依赖于自我报告，其中产生的问题在其他地方也有描述。

心理学的目的是描述、解释、预测，并在可能的情况下进行干预，以控制或改变从语言、记忆、注意力和感知到情绪、社会行为和健康行为等各种行为和心理过程。心理学家采用的科学方法的关键在于遵循一个基本原则：通过观察可以认识世界［是经验主义（empiricism）[①]的］。经验方法超越了推测、推断和推理，是对数据进行实际和系统的分析。科学研究从一个理论开始，这个理论可以被定义为一套关于世界上的事物如何运作的一般性假设。理论可以是模糊的和不明确的（例如，我有一个关于为什么体育科学的学生通常坐在我们心理学讲座后排的理论）；也可以是非常具体的（例如，体育科学的学生总是一起坐在讲座的后排，因为当被与大量的心理学专业研究联系起来时，他们觉得像"局外人"）。心理学家用科学的方法检验他们的假设和理论的有效性。在学术层面上，这可以增加对某一特定现象的了解；在应用层面上，它可以为制定干预措施提供有用的知识。

心理学家运用科学方法研究各种行为和心理过程，从单个神经细胞的反应活动到老年所需的身体调节，所采用的研究方法取决于提出的具体问题。很显然，你研究一个两岁孩子的语言能力使用的方法，和研究说话时大脑的哪个区域被激活所使用的方法肯定是不同的。本节内容重点介绍了健康心理学家最常用的方法，例如问卷调查、访谈和心理测量学评估（如人格测量）的使用。

一、心理学和健康有什么联系？

正如已经介绍过的，人们对健康抱有信念，在面对健康时经常是情绪化的，并在维护健康方面采取积极行动。因此，我们可以解决以下问题：

- 为什么有些人的行为方式是健康的，而有些人则不是？这都是性格的问题吗？
- 一个人在某一方面的行为健康，例如选择不吸烟，是否在其他方面也会表现得健康，例如参加牙齿检查？我们是理性和一致的存在吗？
- 性别、年龄或社会经济地位是否通过对生活方式等其他事物的影响而直接或间接地影响健康？
- 为什么有些人似乎总是生病，而另一些人却保持健康？心理和身体之间有什么关系？
- 什么样的心理社会因素和背景因素可以帮助一个人适应疾病或从疾病中恢复？这些因素是否可以作为心理干预的目标？

健康心理学整合了许多认知、发展和社会理论，并将它们专门应用于健康、疾病和保健领域。在早期阶段，马塔拉佐（Matarazzo）将健康心理学描述为"心理学学科是促进和维护健康、促进和治疗疾病及相关功能障碍的具体教育、科学和专业贡献的

---

① 经验主义（empiricism）：由一个认为所有知识都可通过经验获得的学派提出的观点。

整合"（1980：815）。这一定义突出了健康心理学的主要目标，即我们力求发展对以下方面涉及的生物心理社会因素的理解：

- 促进和保持健康；
- 改善医疗保健系统和卫生政策；
- 疾病的原因：例如脆弱性／风险因素；
- 预防和管理疾病。

与心理学的其他领域（如认知科学）不同，健康心理学可以被视为一门应用科学，尽管并非所有的健康心理学研究都具有预测性。例如，一些研究的目的只是量化（如未成年学生饮酒的比例是多少）或者描述（如未成年饮酒者对酒精的影响有何看法）。描述性研究为更多因果关系问题的产生提供了很好的基础。例如，小学生对酒精的看法能否预测未成年人饮酒的开始年龄？通过简单地测量健康观点和态度，我们可以开始解决预测因子的问题（见第三到第五章）。换句话说，我们首先需要发展对其的理解，然后是预测，最理想的是，我们可以探索出能够在实践中应用和进行评估的，且基于证据的干预措施。

二、健康心理学和其他领域

健康心理学已经从社会科学的许多领域中发展出来，它采用并发展了最初在社会心理学、行为主义、临床心理学、认知心理学等领域中发现的模型和理论。事实上，你还应该拿起一本心理学入门书籍，更详细地看看学习、动机（motivation）[①]、社会、发展和认知部分。正如美国和澳大利亚一样，欧洲的健康心理学与其他健康和社会科学（例如心身疾病、行为医学、医学社会学以及越来越多的健康／行为经济学）以及医学和相关治疗学科联系在一起。很少有学术研究或实践领域的健康心理学家是单独工作的，大多数人参与了一系列跨学科和多学科的工作，事实上，这越来越受到大学雇主和研究资助者的重视和鼓励（见第十八章）。在上述提到的每一门学科中，关于身心分离的二元论思想都受到了挑战，但每门学科的理论基础（即社会学、医学、心理学）以及由此产生的评估、研究的方法和干预的建议都有所不同。

■ 身心医学

身心医学发展于20世纪30年代，最初是著名的精神分析学家，如亚历山大、弗

[①] 动机（motivation）：记忆、思想、经历、需求和偏好的共同作用，影响（驱动）我们行为的类型、强度和持久性。

洛伊德的研究领域，并对生物医学提出了初期挑战，这在前文已提及。"身心"指的是心理和身体都与疾病有关的事实，并且在不易识别的器质性原因的情况下，心理可能会触发可检测和可测量的身体反应。换句话说，心理和身体一起行动。早期的研究断言某种人格会导致某种疾病（例如，亚历山大的"溃疡性人格"，弗洛伊德的"癔症性瘫痪"），虽然直接因果关系的证据有限，但这些思想的发展确实为精彩的生理过程研究奠定了基础，这些研究可能会将人格类型与疾病联系起来（例如，参见第十一章关于敌意和心脏病联系的讨论）。直到20世纪60年代，身心研究主要是精神分析性质的，重点是对疾病原因的精神分析解释，如哮喘、溃疡或偏头痛是由压抑的情绪引发的。然而，这项工作的一个消极的连带影响是，在那些持有生物医学观点的人中，没有可识别的器质性原因的疾病往往被视为神经紊乱或心身疾病而不予治疗。没有物理证据的疾病被称为心因性疾病（参见第八章关于慢性疼痛的讨论，慢性疼痛有时属于这类情况；另可参见第九章对医学上无法解释的症状的讨论）。

今天的身心医学更多地关注对疾病的心理、社会和生物/生理解释，即疾病通常被视为"心理生理性的"。在20世纪70年代，人们越来越接受心理因素可以影响任何身体状况的观点，这使得一门被称为行为医学的综合学科出现，也催生了健康心理学本身。

■ 行为医学

行为医学本质上是一个跨学科的领域，吸收了一系列的行为科学，包括心理学、社会学、健康教育和行为经济学，并将它们应用于医学和身体状况（Schwartz & Weiss, 1977）。顾名思义，行为原则［即通过经典或操作性条件反射（operant conditioning）[①] 学习而产生的行为］被应用于预防、康复以及治疗的评估中。为了进一步证明心理与身体有直接联系（例如，焦虑可以提升血压，恐惧可以提高心率），学者们提出了一系列疗法，例如生物反馈（见第十三章）的工作原理就是操作性条件反射和反馈。然而，在行为医学中，疾病预防受到的关注少于疾病的康复和治疗，这凸显了行为医学与健康心理学之间的一个关键区别。

马塔拉佐（Matarazzo）区分了"行为健康"和"行为医学"，他认为前者更关注健康促进和疾病预防，而不是像行为医学那样关注患病的人。然而，"行为健康"并不是

---

① 操作性条件反射（operant conditioning）：由斯金纳提出，该理论基于这样的假设：行为直接受其结果影响（例如奖励、惩罚、避免负面结果）。

一门独立的学科，它已经融入了其他学科，这其中就包括我们在下面三章中将阐述的健康心理学领域，即与健康和疾病相关的行为和生活方式因素。

■ 医学心理学

在英国，医学心理学家现在倾向于被称为健康心理学家，他们不对健康和疾病的生物学基础提出异议，而是采用一种更全面的模式。在欧洲的其他地方，例如荷兰，"医学心理学家"指的是一个已经获得了心理学学位并完成了健康心理学硕士培训（一年或两年），还完成了两年的实习并获得全科医师认证，或者完成了临床心理学培训（就健康心理学而言，还要再加上四年才能获得全面的州专家认证）的医学领域专业人员（Soons & Denollet, 2009）。在美国，这个词则是指将躯体（生理）医学纳入精神疾病体系进行研究的临床心理学家，在某些情况下，他们甚至可以开具药方。因此，"医学心理学"这个术语更符合对一种职业的描述，而不是一个特定的同源学科。

■ 医学社会学

医学社会学体现了心理学和社会学之间的密切关系，健康和疾病被视为可能影响个人经验的更广泛的社会、政治和背景因素。它对个体采取了更广泛的（宏观）研究方法，在该种方法中，个体的家庭、亲属关系、文化均被考虑进去。虽然健康心理学也考虑外部因素对健康和疾病的影响，但在传统上它更关注个人对外部世界的认知/信念和反应，显然采取了心理学而不是社会学的观点。随着时间的推移，一种更具批判性和反思性的健康心理学的发展可能会使医学社会学和健康心理学之间的界限变得更加模糊，且在本书中，我们在每一章中都将讨论个体行为、思想和情感的背景化问题。然而，我们仍然将更多地从社会学的角度来考虑更广泛的社会政治因素。

■ 临床心理学

因为都将人类健康和行为的心理解释作为关注对象，健康心理学和健康心理学家经常被与临床心理学和临床心理学家混淆。在基本层面上，传统的临床心理学关注精神健康和精神健康问题的诊断和治疗（例如人格障碍、恐惧症、焦虑和抑郁症、饮食障碍）。临床心理学家通常是在医疗保健环境中工作的从业者，提供评估、诊断和心理干预，这些工作都基于行为和认知原则，例如认知行为疗法。虽然健康心理学的研究也可以用来指导认知行为干预（见后面的章节），而且越来越多的健康心理学家受雇于卫生部门，但我们工作的对象人群通常是那些经历身体健康问题或因为行为面临健康风险的人群。我们学科的专业从业者的地位在不同的国家有所不同，请参阅您所在国家的心理学协会以获取更多信息，也可以参考我们讨论健康心理学职业的第十八章的内容。

■ **健康心理学**

健康心理学从根本上说是心理学这个大学科中的一门学科：我们首先是心理学家。如前所述，健康心理学出现在20世纪70年代后期，采用生物心理社会学的方法来对待健康和疾病。这意味着它考虑身体疾病的病因、预防或治疗以及促进和维持健康过程中涉及的生物、社会和心理因素。健康心理学家还需要对身体系统及其功能，包括神经系统、内分泌系统、免疫系统、呼吸系统和消化系统有基本的（或良好的）了解（见第八章）。

健康心理学是随着时间的推移而发展起来的，无论是在学术上还是专业上，在全球不同的角落都有不同的专业术语和角色。一些健康心理学家越来越多地关注公共卫生，以解决诸如免疫接种、传染病控制、流行病以及对健康教育和健康促进的影响等问题（参见McManus，2014年，致《心理学家》的信）；其他人则是批判健康心理学的拥护者，他们对健康心理学注重个人主义、以牺牲社会为代价进行了批评，尽管该观点与15年前我们创作本书的第一版本时相比，现在已经不那么有道理了！为了解决批判健康心理学提出的早期问题，我们在整本书中纳入了对健康和疾病的更广泛影响的讨论，例如文化、寿命和社会经济变量（variable）[①]。人类并不是生活在真空中，而是相互作用的社会存在，其思想、行为和情感受到与自身关系密切的人、鲜为人知的人、政客、自身文化，甚至所处时代的塑造、影响和强化。例如，考虑一下女性和工作压力——这在20世纪还不是一个问题，当时社会既不期望也不特别支持女性工作，而在21世纪则产生了全新的女性健康问题的领域，部分原因可能与女性在社会中的角色转变有关。健康心理学家最初经常将生物心理社会模型的三个组成部分看作既同时又独立发挥影响（Crossley，2000），而今天的研究承认生物、社会和心理之间的相互作用和整合，文化和种族影响的作用也在更宏观的水平上被提倡（e.g. Suls & Rothman，2004），尽管这些问题并没有达成一致的解决方案。最近，雷曼等人（Lehman，2017）的动态生物心理社会健康模型针对健康提供了一个更具情境化的方

---

① 变量（variable）：（名词）可以测量或报告并记录为数据的东西，如年龄、情绪、吸烟频率或身体机能。

法，比恩格尔（Engel，1977）的典型生物心理社会模型更充分地考虑了人际动力学和（历史和发展）时间的流逝。雷曼模型借鉴了如布朗芬布伦纳的（Bronfenbrenner）的生态系统理论（1979；1986）等理论的概念，考虑了微观系统（microsystem）[①]因素，这些微观系统因素是一个人与家人、朋友、同事、医疗服务提供者的直接联系；中观系统（mesosystem）[②]因素是指微观系统因素之间的人际互动，例如，个体在得病期间与他们的家庭或医疗系统之间的相互影响（见第十五章）；宏观系统（macrosystem）[③]因素，如医疗保健政策、制度和获得它们的途径的背景因素，社会文化规范和共同价值观；以及外部系统（exosystem）[④]因素，例如大众媒体在描述健康状况（想想新冠疫情、艾滋病、肝功能衰竭）或医疗培训在随后接受护理中所起的作用等更间接的影响。这个模型承认，生物、心理、社会/人际关系和环境因素以一种互惠和动态的方式相互作用，随着时间的推移，某个因素或所有因素的改变会引起显著性或"中心性"的改变。例如，一个人的疾病观点可能随着疾病生物学方面的变化而改变；或者随着他们从医院搬到家里，或者从家里搬到工作场所，其护理形式和系统发生变化而变化。

　　社会（地方、区域、国家、全球）和政治在人类的健康和疾病体验中发挥着重要作用。人们越来越多地认识到，英国和欧洲其他国家文化的丰富多样性以及他们信仰和期望的差异是如何影响健康和疾病行为的。通过回顾、批判和反思，健康心理学这门仍然比较新的学科得到了发展和加强。作为未来潜在的健康心理学家，读者应该意识到自满的风险以及反思和批判的重要性！

　　现在，"健康心理学家"这一专业头衔在许多国家得到认可，例如英国心理学会、英国健康职业委员会、美国和澳大利亚心理学会。在英国，我们区分了 HPC 注册健康心理学从业人员和学术型健康心理学家的区别。前者具备在伦理实践、研究、教学、咨询和干预方面的能力，且他们在疼痛服务或康复等领域可能受雇于国家卫生服务部门；后者同样接受过博士教育，但其工作通常在高等教育范围内，仅限于教学和研究（通常与卫生专业从业人员合作）。学术健康心理学家没有资格直接在实践中与患者合作，但是可以与其他一线实践者共同商讨来制定有效的干预措施或对其进行评估。有

[①] 微观系统（microsystem）：个体的直接接触者，包括家人、朋友、同学或同事。
[②] 中观系统（mesosystem）：个体的微观系统的多个方面相互联系并作用于个人，例如一个人的家庭成员和医疗保健提供者之间的通信。
[③] 宏观系统（macrosystem）：个体更广泛的环境背景，包括社会经济、环境和文化因素，这些因素构成了所有其他系统之间的结构和关系。
[④] 外部系统（exosystem）：个人受到不属于他们的系统的影响，例如合作伙伴的不灵活的工作场所政策、媒体对健康问题的报道。

兴趣的读者应参考自己所在专业团体的情况，了解当前的职位描述和职业机会。

总之，本书综合考虑了个人、文化和社会对健康和疾病的看法，并与主流心理学思想保持一致。从理论出发，通过强有力和方法严谨的研究，我们强调了发展人类健康和疾病的理论和经验理解的中心目标。只有这样，我们才能将这一理解应用于医疗实践中的干预措施的发展，或应用于向负责制定卫生政策的人进行科学的传播。对于一个学科的持续发展，不断变化的方法论和理论反思、批判和完善都是重要的，因此我们指出了该领域的一些一般假设和研究结果的局限性。另外，希望读者能听到我经常对我的学生说的话——"仅仅因为它出版了并不意味着它是完美的"这个观点十分重要。虽然入门教科书试图总结一个领域当前知识的状况，但它们是以一种相对浅尝辄止的方式呈现的。读者还需要继续阅读书中引用的许多实证研究的参考文献。作为起点，请参阅德布鲁恩和约翰斯顿的评论（de Bruijn & Johnston，2012），它对健康心理学中的研究方法进行了适时的回顾，在欧洲健康心理学会内引发了激动人心的持续思考和辩论。

小结

本章介绍了健康心理学家感兴趣的关键领域，包括：

- 什么是健康？
  - 健康似乎包括"有""为"和"在"的广泛领域，其中健康是一种储备、没有疾病、心理和身体健康的状态；是拥有自由控制身体行为的能力，如从事健身行为。健康通常被认为是理所当然的东西，直到它受到疾病的挑战。
- 长期以来如何看待健康和疾病？
  - 人们对健康的看法已经从较为整体的观点，即心理和身体是相互作用的，转变为更具二元论的观点，即心理和身体是互相独立的。随着医学模式受到更多生物心理社会学方法的挑战，对健康的观点又回到了整体主义。
- 文化对人们如何看待健康有何影响？
  - 文化可以以集体主义或个人取向为基础，这将影响人们对健康和疾病的解释以及不同文化中的人们的行为。
- 寿命对人们如何看待健康产生何种影响？
  - 儿童可以用复杂和多维的术语来解释健康和疾病，人类对健康的期望会随着我们一生的经历和认知发展而改变。
- 什么是健康心理学？

- 健康心理学研究健康、疾病和保健实践（专业和个人）。
- 健康心理学旨在了解、解释并在理想情况下预测健康和疾病行为，以便制定有效的干预措施，减少危险行为和疾病的身心代价。
- 健康心理学为健康、疾病和医疗保健问题提供了一种全面而基本的心理学方法。

拓展阅读

S.Kitayama and D. Cohen（eds）（2007）. Handbook of Cultural Psychology. New York：Guilford Press.

如果有人对文化在感知自我和他人，以及认知、情感、动机与发展等各个层面上所发挥的作用感兴趣，那么这是一本具有里程碑意义的书。虽然书中没有特别关注健康问题，但值得一看。

Turner-Cobb, J.（2014）. Child Health Psychology. London：Sage.

这本书在填补健康心理学教科书市场的空白方面起了重要的作用，它特别关注了儿童健康和疾病的心理—社会和发展方面，包括对与本章相关的健康概念的讨论。

英国心理学网站，该网站有助于在英国将健康心理学定义为一门学科和一种职业（另见第十八章）：

http://www.bps.org.uk/careers-in-psychology.

欧洲健康心理学协会网站提供了有关欧洲研究和实践中有关健康心理学的有用信息，同时也提供《欧洲健康心理学家公报》：

http://www.ehps.net/index.php?option=com_content&view=article&id=1&Itemid=118.

对应用于公共卫生问题领域的健康心理学感兴趣的人可能会发现该组织很有用。该组织还会更广泛地讨论行为科学：

https://www.bsphn.org.uk/.

如果你对全球卫生问题和可持续发展目标感兴趣，这个网站值得一看，且它会定期更新：

https://sdgs.un.org/publications/transforming-our-world2030-agenda-sustainable-development-17981.

第二章　健康差异和不平等

学习成效

学完本章，你应该了解：
- 贫困对健康的影响。
- 国家之间和国家内部健康差异的原因。
- 社会经济贫困对健康的影响及其原因的理论。
- 工作压力、失业和健康之间的关系。
- 在社会中少数族裔的身份对健康的影响。
- 性别对健康的影响。

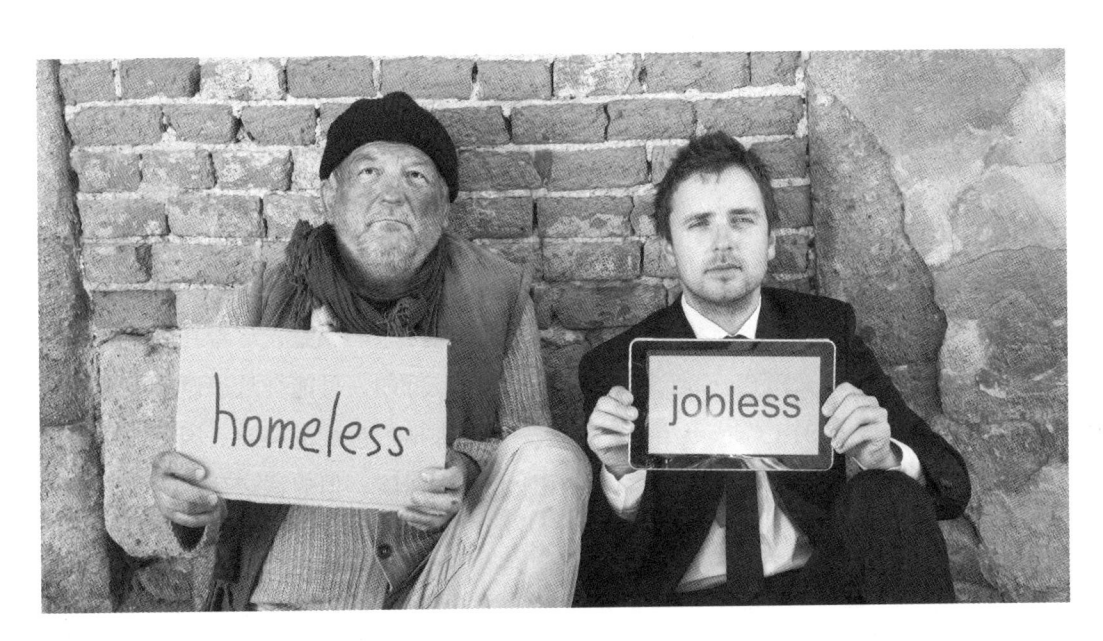

> **病毒在世界各地引起健康问题，但并不总是以你想象的方式**
>
> 世界各国政府都在努力让我们变得更健康。我们被要求健康饮食、锻炼身体，避免饮酒过量。但这种对健康行为的驱动是否隐藏了一个潜在的事实——一个政府希望我们忽略的事实？也许对我们健康最重要的影响不是我们做了什么，而是我们在社会中的地位。有一份工作比根本没有工作对你的健康更重要，而更好的工作对你的健康更有好处。生活在贫困地区的人可能比生活在非贫困地区的人要少活10年或更长时间。女性比男性更容易遭遇工作压力及其相关的健康问题。少数族裔人群可能会经历恶劣的工作条件和与偏见相关的压力。事实证明，他们更容易感染新冠病毒等整个社会普遍存在的疾病。这些因素很容易被识别，但很难改变。在许多工业化国家目前面临经济紧缩的时期，工作和社会压力以及困难的经济条件导致的健康差距可能会增加而不是减少。

章节概要

本章将探讨健康状况的差异，这些差异不是由个人行为引起的，而是由我们所处的社会环境引起的。除此之外，还探讨了为什么富裕的人往往比不富裕的人长寿，为什么女性通常比男性长寿，以及为什么少数族裔人群比主流族群的人更容易早逝。世界上最大的杀手是贫困，贫困与营养不良、不健康的水供应、落后的医疗保健以及其他会直接影响健康的因素息息相关。在没有经历过这种贫困的人群中，影响健康的则是更微妙的社会和心理因素。例如，男性的健康可能受到患病后普遍不愿寻求医疗帮助的影响。与经济状况较好的人相比，经济状况较差的人可能会因为获取医疗保健服务困难及承受了更大的压力而导致健康状况较差。本章将探讨人们如何以及为何会因其社会经济地位（socio-economic status，SES）[①]、种族、性别和工作条件的不同而在健康和寿命方面存在差异。本章将分别讨论每一个影响健康的因素，尽管在现实中每一个因素都可能紧密地交织在一起。例如，收入相对较低的人可能会从事更多损害健康的行为，并且其从事的工作或经历的工作实践会增加他们患病的风险。因此，尽管本章试图确定与不同社会背景相关的具体的健康收益或风险，但应该记住，许多人由于身处多个社会背景而面临具有多重优势或劣势的环境。

---

① 社会经济地位（socio-economic status）：对一个人的社会阶层的测量。不同的测量手段会使用不同的指标，包括收入、工作类型或受教育年限。较高的地位意味着较高的薪水或较高的工作地位。

第一节 健康差异

我们生活的地方及社会和经济环境，都会对我们的健康产生深远的影响。健康和疾病的生物医学模型通常关注生物因素，如胆固醇和血压对健康的影响。心理学观点通常关注健康行为，如运动和饮食，以及可能影响健康行为的因素，包括态度、感知规范和自我效能（见第三、第四和第十一章）。然而，有大量证据表明，环境和社会因素可能对我们的健康产生同等甚至更大的影响。富裕的人往往比不富裕的人活得更久。由于种族或其他因素，社会中占据少数人口的族裔可能比大多数人患有更多的疾病或死得更早。即使是女性比男性寿命更长的研究发现，现在似乎也有社会心理和生物学的解释。

一、健康差异的证据

各国之间存在显著的健康差异（health differentials）[①]。如表2.1所示，在所有国家中，非洲人口的预期寿命最短。健康状况最好的国家和地区分散在世界各地，尽管目前排名前五的国家和地区（只有一个例外）都是相对富裕的亚洲国家和地区。根据这些数据，人们可能会认为富裕国家和地区的人口比贫穷国家和地区的人口寿命更长。这通常是正确的，但并非普遍如此。例如，美国在2019年世界人口预期寿命排名中表现相当糟糕，仅排在第45位（比黎巴嫩低一位），总体预期寿命为79.7岁。显然，一个国家的财富并不是影响其公民健康的唯一指标。

表2.1 2019年《世界卫生评论》排名最高、最低国家和地区的预期寿命（按性别分列）

	男性	女性
前五名		
中国香港	81.88	87.66
日本	81.84	87.59
中国澳门	81.20	87.1
瑞士	81.76	85.53
新加坡	81.41	85.65
后五名		
科特迪瓦	53.39	56.37
尼日利亚	53.72	55.39
中非共和国	51.83	55.86
乍得	52.40	54.89
塞拉利昂	52.05	53.37

资料来源：http://worldpopulationreview.com/countries/life-expectancy/.

---

① 健康差异（health differential）：用于表示不同群体健康状况和预期寿命差异的术语。

根据数据显示，尽管近期健康状况有所改善（https://childmortality.org），发展中国家有近三分之一的死亡发生在 5 岁之前，另有三分之一的死亡发生在 65 岁之前。这与工业化国家平均三分之二的死亡发生在 65 岁之后形成了鲜明的对比。造成这些差异的因素是经济、环境和社会。由于缺乏安全饮用水、卫生条件差、饮食不足、固体燃料产生的室内烟雾以及医疗保健服务不足，许多发展中国家的人可能面临严重的健康风险。

世界卫生组织估计，贫困每年导致发展中国家约 1200 万 5 岁以下儿童死亡，最常见的死亡原因是腹泻、痢疾和下呼吸道感染（lower respiratory tract infection）[1]（https://afro.who.int/ healthtopics/poverty）。成年人口的主要杀手包括体重不足、肺结核和疟疾。这种因感染而死亡的高风险现状与工业化国家形成鲜明对比，工业化国家死亡的主要原因是慢性病和滥用烟草以及酒精等物质。

非洲许多国家仍然面临的一个特殊问题是艾滋病毒感染和艾滋病。在撒哈拉沙漠以南的非洲，2017 年估计有 1960 万人感染艾滋病毒，占总人口的 6.8%（Avert，2021）。非洲南部是受影响最严重的地区，被认为是全球艾滋病毒流行的"震中"。在这里，斯威士兰是世界上艾滋病毒感染率最高的国家，27.2% 的人口感染了艾滋病毒；南非的患病率（prevalence）[2]较低，但作为一个人口大国，仍然有近 900 万人感染了该病毒。相比之下，西非和东非的艾滋病毒流行率被认为是从"低"到"中等"，各国的平均流行率为 1.9%，而同期英国的流行率仅为 0.017%。

二、即使是"富人"也存在健康差异

尽管工业化国家可能不像发展中国家那样存在严重的贫困和疾病情况，但这些国家内部也存在着富裕的梯度，以及与之相匹配的健康差异。在大多数工业化国家中，富人可能比不太富裕的人活得更长，而且在活着时也更健康：参见侯赛因普尔等人（Hosseinpoor，2012）在 57 个国家的验证性数据。在拉苏洛（Rasulo）等人（2007）报告的数据中可以找到这方面的一个例子。他们计算了生活在英国 8797 个特定地区的个人预期"健康寿命"，并使用被称为"卡斯泰尔斯剥夺分值"（Carstairs's deprivation score）的剥夺衡量标准计算了每个地区的社会剥夺程度。该指数衡量的是家庭拥挤程度、男性失业率、经济贫困和汽车拥有率的水平。然后，他们计算了在不同程度剥

---

[1] 下呼吸道感染（lower respiratory tract infection）：包括喉、气管、支气管和肺在内的呼吸系统部分的感染。
[2] 患病率（prevalence）：某一特定人群中某一时间患病的百分比或总人数。与发病率形成对比，发病率（incidence）是指在特定时间范围内患上某种特定疾病的人数或百分比。患病率是指现有病例的数量或百分比，而发病率则是指新病例的数量或百分比。

夺中人们的平均健康预期寿命，发现贫困得分与"健康预期寿命"之间存在线性关系（见图2.1）。他们报告说，生活在社会剥夺最轻微地区和最严重地区的人的健康寿命之间存在着惊人的13.2年的差距。

更令人担忧的是，2012年4月至2015年7月期间英格兰和威尔士的类似数据显示，这段时间的不平等现象有所加剧（国家统计办公室，2019）。调查发现，根据数据，生活在威尔士社会剥夺最严重地区的女性比生活在剥夺最轻微地区的女性的健康状况时间之差长达11年。在英格兰，生活在社会剥夺最轻微地区的男性从65岁起预期拥有13.3年的健康时光，但如果他们生活在剥夺最严重的地区，则只能拥有5.8年的健康时光。尽管面对严峻的统计数据，但值得注意的是社会经济地位和健康之间的关系是线性的，这不仅表明非常贫穷的人比非常富有的人死得早，而且也表明相当轻微的财富差异也可以影响整个社会的健康。最后，应该指出的是，虽然大多数与社会经济地位和过早死亡或发病有关的疾病都是慢性的"生活方式"疾病，但经济贫困也会在一系列更严重的健康挑战（包括新冠病毒带来的死亡风险）之后产生不利的影响（e.g. Williamson et al., 2020）。

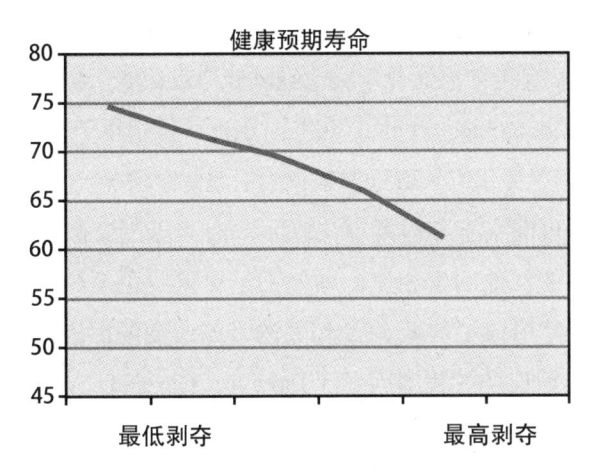

图2.1 根据卡斯泰尔斯剥夺分值计算的英国地区健康预期寿命年数

资料来源：《英格兰和威尔士健康预期的不平等：2001年人口普查的小区域分析》，卫生统计季刊，34（Rrasulo, d., Bajekal, M. & Yar, M. 2007）

三、健康不平等的社会-经济性解释

对于工业化国家内部的健康不平等的解释可谓众说纷纭，一些人将责任归咎于个体，另一些人则认为与处于不同的社会经济群体有关的因素本身可能会直接影响健康。但社会经济地位（SES）和健康之间的因果关系是必须解决的第一个问题，到底是SES影响健康，还是健康影响SES？

■ **社会原因与社会漂移**

对社会-经济健康差异的解释使社会性解释与个人化解释陷入对立。前者，即社会原因模型，认为低的 SES 会"导致"健康问题——也就是说，存在某些与身处低社会经济群体相关的东西会对个人健康产生不利影响。与之相反的观点，即社会漂移模型，认为当个人出现健康问题时，他们可能无法保住自己的工作，或不能保证足以维持生活水平所需的工作水平。因此，他们的社会经济水平得分就会下滑，也就是说，健康问题会"导致"低 SES。

已有的一些纵向研究已经为这些假设提供了相关的证据。这些研究通常会选取数千名有代表性的健康个体，然后对他们进行多年的追踪调查，看看他们患上了什么疾病以及死于什么原因。那些患病者和未患病者之间在基线测量方面的差异被视为疾病的风险因素，例如：死于癌症的人比那些未患癌症的人在基线水平上更有可能吸烟，这表明吸烟会增加患癌症的风险。

每项使用这种分析形式的研究都发现，SES 的基线测量值可以预测之后的健康状况，而健康状况对 SES 或 SES 降低的预测能力较弱（e.g. Pulford et al., 2018）。其他支持社会原因模型的数据显示，当人们由于非健康的因素从有工作变为失业或不稳定的工作时，青年人和中年人的健康状况可能会恶化（Van Aerden, Gadeyne, & Vanroelen, 2017），而老年人的死亡率更高（Montgomery et al., 2013）。因此，虽然由于健康状况不佳，SES 可能会出现一些轻微的下降趋势，但 SES 通常被视为引起健康状况差异的原因，而不是结果。

这种不平等甚至可能在童年时期就出现了。有新近的文献表明，童年因素在决定健康方面与同时存在的其他因素相比，即使不是更重要也至少是与之同等重要。这可能是由于在儿童早期就形成了与低 SES 相关的难以改变的因素，包括儿童肥胖，这些因素会导致如糖尿病等长期的代谢问题（Tamayo, Christian, & Rathmann, 2010）。以上的因素可能更为重要。奥斯汀等人（Austin, 2018）发现，早期的 SES 劣势直接预测了细胞老化的指标，而当前的 SES 或健康行为没有起到调节作用。而劳克斯等人（Loucks, 2016）发现，与儿童期肥胖相关的基因表达的变化与中年期的体重指数直接相关。看来，至少在儿童时期已出现的一些风险状况可能随着时间的推移而相对稳定。

■ **不同的健康行为**

我们在第一章中指出了许多影响健康的行为。基于此，对处于较低社会经济地位群体中的人更容易出现健康不良和早逝（premature mortality）[①] 的一个似乎较合理的解

[①] 早逝（premature mortality）：在通常预期的年龄之前死亡，通常设定为 65 岁以下死亡。

释是，与较高社会经济地位群体的人相比，他们所做的有害健康的行为更多，有利于健康的行为更少。事实似乎的确如此。与富裕群体相比，工业化国家中处于较低社会经济地位的人群通常会吸烟和饮酒，吃不健康的东西，休闲锻炼也较少（e.g. Casetta et al.，2017）。

然而，有持续的证据表明，尽管与健康相关的行为差异导致了一些健康方面的社会经济差异，但它们不能解释所有问题。例如，南迪等人（Nandi，2014）在一项针对 8000 多名美国老年男性和女性的研究中发现，吸烟、饮酒和低水平的体育锻炼可以解释十年期间死亡人数差异 68% 的原因，其余部分则可以由 SES 来解释。有趣的是，SES 的影响似乎因人而异。斯特林吉尼等人（Stringhini，2011）发现，健康行为将英国人群中 SES 与死亡率之间的关联度降低了 75%，而在类似的欧洲大陆人口中报告的降低程度平均只有 19%。

这里或许值得考虑的是，为什么社会经济地位较低的群体会做出更多危害健康的行为。这似乎不是缺乏知识的结果（Narevic & Schoenberg，2002）。相反，这可能是一种基于对此类行为的成本和收益进行计算后的深思熟虑的选择，如可能包括将吸烟作为一种应对压力的手段（e.g. Kobayashi & Kondo，2019），以及更微妙的原因，如个人戒烟后可能失去社交联系（Hitchman et al.，2014）。同样，伍德等人（Wood，2010）发现，身处工薪阶层的许多母亲都知道政府关于健康饮食的指导方针，但对这些知识的理解往往是肤浅的，只在他们饮食决策中发挥一部分作用。食物选择的优先级通常取决于口味、能否饱腹、是否是热食以及是否满足食欲。吃不健康的食物在很多方面都是合理的，许多母亲认为她们的饭菜是一种情感支持，可以改善家庭幸福的某些方面。我们选择的健康行为的类型，以及在某些情况下这种选择的可获得性，可能会受到生活的社会环境的强烈影响。

■ 获取医疗保健

因为每个人医疗保健系统的不同，其获得的医疗保健可能也会有所不同。例如，美国已经进行了许多关于这一现象的研究。在美国，不同的医疗保健系统跨越社会鸿沟进行运作。《平价医疗法案》（the Affordable Care Act，即"奥巴马医改"）改善了许多美国人获得医疗保健的机会，但在医疗保健的获得和质量方面仍然存在非常现实的差异（Dickman，Himmelstein，& Woolhandler，2017）。

相比之下，在英国，医疗保健的经济壁垒不像美国那么明显，社会经济地位较低的群体通常比社会经济地位较高的群体更频繁地获得医疗保健，这表明在英国没有发现这样的经济分化。不幸的是，这些数据并没有说明医疗保健资源使用的增加是否足以抵消与经济地位低下相关的健康状况不佳水平。现有的证据表明，事实并非如此。例如，苏格兰审计署（Audit Scotland, 2012）的一份报告强调，来自苏格兰贫困地区的患者接受的心脏病治疗比率比按发病率预测的要少20%以上，而来自最富裕地区的患者接受的治疗比率比预测的要高60%以上。《英格兰公共卫生》（Public Health England, 2017）随后报告了英格兰贫困地区的卫生和社会保健方面的类似问题。

除了服务的提供，还有一系列不易被察觉的因素也可能导致医疗保健方面的差异。生活在农村地区的人获得医疗保健的机会可能较低，或者他们会根据就医的交通困难做出选择。例如，尼尔森、本内特和兰斯（Nelson, Bennett & Rance, 2019）发现，生活在威尔士农村地区的男性比生活在城市中心的男性更有可能选择"观察和等待"（watch and wait）[①]，而不是积极治疗，如针对前列腺癌的放射治疗。这些选择反映了长途跋涉往返于能提供这些必需的放射治疗的医院的困难。类似的选择可能涉及临床医生和患者双方决定的参与，如在进行一系列诸如心脏康复计划等其他诊疗时（见第八章，e.g. Kachur et al., 2019）。

人们对医疗保健的态度或他们的文化信仰也与此相关。来自较低社会经济地位群体的人即使在可以获得服务的情况下，也可能不太愿意寻求适当的医疗服务（Wamala et al., 2007）。例如，穆斯林妇女可能不愿意接受男医生提供的医疗保健，在女医生短缺的情况下会导致该群体缺乏适当的医疗服务（见本章后面的讨论）。最后，即使在无需处方也可获得治疗的情况下，也可能存在获取治疗方面的不平等。例如，在美国，伯恩斯坦等人（Bernstein, 2009）发现，任何戒烟方案的核心要素——尼古丁替代疗法（见第六章）在纽约贫穷郊区的药店比富裕地区的药店更不容易获得，也更昂贵。相对之下，香烟在整个城市都容易买到。

■ 环境因素

对不同社会群体存在健康差异的第三种解释是，社会经济地位较低群体在整个职业生涯中会暴露在更有害健康的环境中，包括在建筑工地等危险环境中工作，并且比社会经济地位较高群体发生的事故更多。此外，与社会经济地位较高的群体相比，他们更可能会经历质量更差的住房，以及潮湿和空气污染水平更高的居住条件（WHO,

---

① 观察和等待（watch and wait）：前列腺癌的治疗通常相对均衡（见第十章），可以先选择"观察和等待"，以确定是否以及何时需要进行如放疗或手术等更积极的治疗，癌症通常发展缓慢，因此观察和等待可能是一种可行和安全的治疗选择。

2010）。经济上不太富裕的人可能住在交通繁忙的主干道、机场、污染严重的工业区、垃圾场和发电站附近。由于本身的身体状况和长期接触这类污染物，这些风险对儿童来说可能更成问题。学校往往离儿童的家很近，所以如果一个儿童生活在被污染的环境中，他们有可能在学校同样要经历这种不利的环境条件。过度暴露于不利环境可能与不良健康行为和健康状况相互作用，从而造成健康的风险倍增（WHO，2010）。

环境因素也可能通过社会和心理途径发挥作用。距离运动设施远、交通安全状况差或环境条件差可能会降低包括步行上学在内的运动水平（Panter et al., 2010），在儿童和成年人中都是这样（e.g. Page et al., 2010）。吉尔科特·皮茨（Jilcott Pitts）等人（2015）的研究指出，人们报告的社区里阻碍健康体重控制最常见的障碍包括没有足够的自行车道、人行道或负担得起的锻炼场所，犯罪率太高，预先准备好的健康食品供应不足，以及过多地光顾快餐店。阻碍运动的程度越高，BMI 指数也越高。许多美国穷人仍然难以获得健康食品，而在便利店更容易获得劣质食品与一系列不健康的生活方式的选择有关（Sharkey et al., 2013）。

第二种导致不健康的途径可能是恶劣生活条件的直接后果。例如，居住在恶劣住房条件中的成人和儿童更有可能患有呼吸系统健康不良和哮喘等一系列疾病（et al. Baker et al., 2016），改善房屋质量可在一定程度上缓解这一问题（Thomson et al., 2013）。

然而，住房条件的影响可能不仅仅是生理上的。这方面的例子可以在人们的住房所有权或其他所有权之间的关系中找到。简单地说，租户报告的长期患病率高于自住者。例如，伍德沃德等人（Woodward, 2003）发现，在对年龄因素进行校准后，男性租房者患冠心病（coronary heart disease）[1]的风险是男性自住者的 1.5 倍（见第八章），女性租房者患冠心病的可能性是女性自住者的两倍多。更重要的是，克莱尔和休斯（Clair & Hughes, 2019）发现，租房者的 C- 反应蛋白（C-reactive protein）[2]水平高于自有住房者。同样，那些住在独立住宅的人比住在半独立住宅、排屋或公寓的人的 C- 反应蛋白水平更低。

造成这些差异的一些原因可能是间接发生作用的，是存在于与经济困难的人租房有关的其他因素中的。例如，桑德尔等人（Sandel, 2018）发现，一系列因素，包括多次搬家和拖欠租金等产生的压力，对某个家庭中两个孩子的健康均产生了影响。收入非常低的租房者也可能面临食品不安全的问题，抑或收入本身就是一个压力因素，会导致个

---

[1] 冠心病（coronary heart disease）：向心脏供应血液和氧气的血管变窄，是脂肪物质和斑块（动脉粥样硬化）的积聚导致的结果，可导致心绞痛或心肌梗死。
[2] C- 反应蛋白（C-reactive protein）：与高水平压力和感染相关的免疫激活的标志物。

人和儿童的健康状况不佳（Frank et al., 2006）。然而，进一步导致不健康的潜在途径引发了一些有趣的心理学问题。麦金太尔和阿拉维（MacIntyre & Ellaway, 1998）发现，即使在控制了住房质量及居住者的年龄、性别、收入和自尊水平等变量之后，一系列心理和身体的健康水平仍与住房所有权呈显著相关。他们对这些数据进行了解释，认为房屋所有权的类型本身与健康直接相关。他们指出，我们对生活环境的控制程度可能会影响情绪、压力水平以及对更广泛的健康行为的感知控制，所有这些因素都可能导致不健康。此外，消极的社会比较，如认为自己的房子比别人的房子差，似乎对自尊、焦虑和抑郁有直接影响，而这些又可能反过来影响健康（Ellaway et al., 2004）。

第二节 压力、社会经济地位和健康

上一节内容提到恶劣的住房条件会导致压力，而压力又会导致不健康。根据这一论点可以进一步推断由于各种因素造成的压力差异可能共同造成社会群体之间的健康差异。这似乎是一个合理的假设，因为我们知道，社会经济地位较低的人群通常比富裕人群承受更多的压力（e.g. Marmot et al., 1997），他们拥有更少的个人资源来帮助自己应对这种压力（Finkelstein et al., 2007），而这种压力会对健康产生不利影响（见第十一章）。社会经济地位较低群体的人所经历的一些压力和受限制的生活机会包括：

- 童年期：家庭不稳定，过度拥挤，饮食不良，受教育机会有限。
- 青春期：家庭不和，被动或主动吸烟，毕业时学历不高，失业或从事低收入和不安全的工作。
- 成年期：在危险的环境中工作，经济收入不稳定，失业，对工作或家庭生活的控制程度低，消极的社会互动。
- 老年期：没有退休金或退休金很少，供暖和/或食物不足。

威尔金森（Wilkinson, 1990）将压力假说更推进一步。他比较了9个西方国家的收入分配和预期寿命数据，发现虽然每个国家的总体财富与预期寿命无关，但每个国家内部的各个社会群体的收入分配（即贫富之间的经济差距大小）与预期寿命相关。这两个变量之间的相关性达到了惊人的0.86。人口收入差距越大，整体健康状况越差。

在对这些现象的解释中，威尔金森提出了"健康等级假说"。根据其说法，意识到自己处于社会底层和相对缺乏资源本身就是一种压力，可能会导致消极的情绪反应，而不论财富或地位的更客观的衡量结果如何。辛格、马诺、马茂特和阿德勒（Singh, Manoux, Marmot, & Adler, 2005）的研究结果同样能够支持这种说法，他们发现主观

SES 比实际测量的 SES 更能预测健康状况。

威尔金森后来调整了这一解释，认为在社会经济地位较低的群体中，财富差距与较低水平的社会凝聚力和社会资本（social capital）①有关（Wilkinson & Pickett，2010）。低社会资本与个人的不信任感和不满意感，以及高犯罪率等社会因素都有关联，它涉及在自己所生活的社区中的不安全感：一种内在的压力感。在一项关于这一现象的研究中，谢弗等人（Scheffler，2008）调查了在加州不同地区中，社会资本与急性冠状动脉事件发生率之间的相关性，发现拥有较高水平的社会资本的地区冠状动脉事件发生率降低了 11%。这种保护作用主要局限于家庭收入低于 54,000 美元的人（大约是美国收入的第 60 百分位数）。实际上，虽然低社会资本与低社会经济水平相关，但它可能对健康产生独立的影响。例如，艾达等人（Aida，2013）发现社会经济地位和社会资本对健康都具有相互关联和独立的影响。

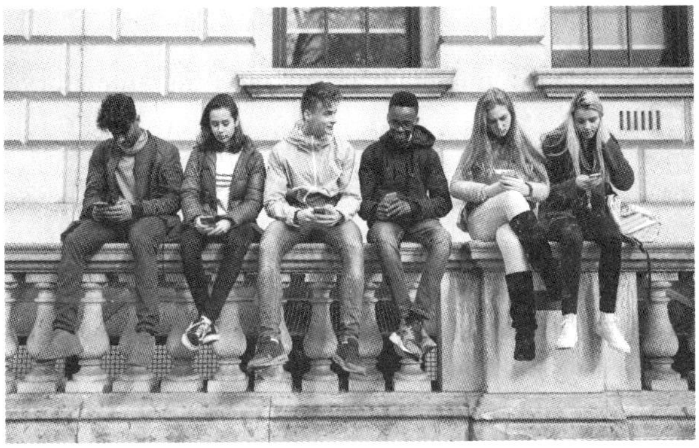

插图 2.1　儿童在附近玩耍。但是他们的生活环境将如何影响他们的健康（也许还有其他人的健康）？
来源：leopatrizi/e+/Getty images.

另一个可能与 SES 共变的且与社会资本相关的因素是个人可获得的社会支持。大量的积极社会关系和较少的冲突性社会关系可以缓解低经济资源相关压力给个人带来的不利影响。相反，不良的社会支持系统可能会增加患病的风险（Barth et al.，2010）。可悲的是，良好的社会支持的潜在保护作用可能不如以前那么容易获得。与 20 世纪 50 年代进行的研究相比，处于较高社会地位群体中的人现在显然比处于较低社会地位群体的人拥有更多的社会支持，特别是对比于社会经济地位低、社会流动性高和居住地址频繁变化相互交织的群体（Chaix et al.，2007）。

这种社会资本/支持模型与马修斯和加洛（Matthews & Gallo，2011）的理论一致，他们指出，压力很可能会导致健康不平等，但也发现健康状况不佳与缺乏应对这种压力的能力（社会资本和社会支持都对该能力有促进作用）之间存在更紧密的关系，他们把这种能力称为"储备能力"。例如，马修斯等人（Matthews，2008）进行的一项分析中指出，低教育水平（因此导致低 SES）与代谢综合征（metabolic syndrome）②相关，

---

① 社会资本（social capital）：社会凝聚感、团结性以及对邻里的信任感。
② 代谢综合征（metabolic syndrome）：存在以下症状中的三种：中枢性肥胖、高血压、高血糖、高血清甘油三酯、低血清高密度脂蛋白。这些症状增加了患心血管疾病和 2 型糖尿病的风险。

其影响途径涉及低水平的储备能力（被定义为低水平的乐观、自尊和社会支持）。因此，他们认为，疾病的风险可能与缺乏应对资源而不是与压力本身有关。

研究焦点
种族是否会影响新冠病毒感染的风险和冲击？

Lassale, C., Gaye, B., Hamer, M. et al.（2020）. Ethnic disparities in hospitalisation for COVID-19 in England: the role of socioeconomic factors, mental health, and inflammatory and pro-inflammatory factors in a community-based cohort study. *Brain, Behavior, and Immunity*, 88: 44-49.

作者注意到，在已知患有新冠病毒感染的英国和美国的患者中，某些种族群体似乎需要重症监护的风险最高，并且最有可能死于感染。这种风险增加的部分原因可能是邻里关系缺乏和并发症，但也需要考虑其他原因。需要考虑的问题包括过度拥挤的生活环境、涉及与公众接触的职业、心理健康以及引发炎症和慢性病的生活方式因素。少数族裔身份带来的长期压力或低社会经济地位也可能带来免疫功能受损，并导致风险。

方法

数据来自一项名为"英国生物银行"（UK Biobank）的大规模前瞻性研究数据库，该数据追踪了英国50多万年龄在40至69岁之间的人。如果在3月16日至4月26日期间新冠病毒感染拭子检测呈阳性，则该人群被视为患有新冠病毒感染，当时的检测主要局限于住院病例。因此，阳性检测结果表明存在严重的新冠病毒感染。这项研究只包括居住在英格兰的参与者，因为威尔士和苏格兰都没有这些数据。

测量

- 种族：分为六类，包括白人、混血、亚裔或亚裔英国人、黑人或英国黑人、华人和其他人种。
- 社会经济指标：包括最高学历、家庭收入、职业和城镇贫困指数。
- 生活方式测量：通过问卷测量体育锻炼、吸烟和饮酒情况。通过"国际体育活动问卷"来测量锻炼情况，主要测量不同活动水平的持续时间。测量结果被分类为不活动、低于标准的活动水平和符合标准的活动水平（标准水平为>150分钟/周的中度至剧烈活动，>75分钟的剧烈活动）。
- 共病：根据体重和身高计算的身体质量指数（BMI）。自我报告的其他情况/疾病。通过患者健康问卷测量心理健康，言语数字推理任务则用于测量认知功能。

● 生物标志物：血液样本测量C-反应蛋白（衡量炎症）、血红蛋白、HbA1c（糖尿病测试）（见第八章）以及总和和高密度脂蛋白（HDL）（见第八章）。

统计分析

通过t检验和卡方检验对住院患者和非住院患者进行比较。使用logistic回归估计反映种族和因新冠病毒感染住院之间关联的优势比（ORs）。为了量化各因素对种族差异的作用，研究者首先运行了一个"比较模型"，其中的ORs通过年龄和性别进行了调节。随后，他们用其他协变量拟合了五个模型：（1）社会经济，（2）生活方式，（3）共病，（4）生物标志物，以及（5）所有协变量。研究结果报告了加入每个协变量后的百分比变化。

结果

研究对340966人进行了分析，其中640人是新冠病毒感染病例。与非住院组相比，新冠病毒感染住院患者的特征是年龄较大、女性比例较小、受教育程度较低、生活在贫困社区、活动较少、吸烟较多、疾病和健康不佳标志物的共发率较高（这些标志物包括较高的BMI、HbA1c水平和总胆固醇，较低的HDL、胆固醇和肺功能。与白人参与者相比，因新冠病毒感染住院的黑人多出三倍，亚洲人多出两倍。下页表显示了一些主要发现）。

风险建模

回归分析表明，与白人参与者相比，黑人种族背景的人因新冠病毒感染住院的风险是与其年龄和性别相匹配的白人参与者的四倍以上（优势比〔OR〕：4.32；95%的置信区间〔CI〕3.00-6.23）。亚洲人住院的风险是后者的两倍（OR：2.12；95%的CI：1.37-3.28）。协变量在预测风险中的重要性是通过将它们按上述顺序添加来测量的。这些结果是根据每个种族中每个风险因素的衰减程度（例如，纳入这些因素降低了住院风险的程度）来报告的。结果显示，住院风险最高的是黑人，其次是亚洲人和"其他人种"。考虑了SES后，这一风险降低了，黑人的风险降低了24.5%，亚洲人降低了31.9%，其他人种降低了30.0%。与基础模型相比，生活方式、共病和疾病生物标志物因素的加入将黑人的风险进一步降低了33.0%，亚洲人的风险降低了52.2%，其他人种的风险降低了43.0%。

讨论

这些数据表明，在英格兰的非白人人群中，因新冠病毒感染而住院的风险增加。回归分析表明，风险的差异至少部分归因于一系列的协变量，包括生活方式、现有的健康差异和SES。尽管如此，这些差异对每个群体，尤其是黑人来说仍然很重要。显然，有一些心理社会因素可以预测风险，尽管在本研究中没有直接发现，但这些因素可能会对研究结果有所影响。这些因素包括少数族裔人群更多地从事面向公众的工作，以及居住在更拥挤的居住环境中（两者都导致社交距离更小）。生活方式因素也可能导致风险，而较差的心理健康和炎症也会带来风险。后者可能因种族主义等因素而加剧。未来的研究需要在更精细的水平上确定影响风险的因素，深入了解处于较低社会经济水平的群体中会如何带来风险，并探索本研究中确定因素以外的因素，这些因素导致了剩余的差异。

	未住院	住院	P 值
数值	427594	900	
种族（%）			<0.001
黑人	1.8	6.0	
亚裔	2.2	5.1	
其他	1.9	3.1	
白人	94.1	85.8	
女性（%）	55.0	44.4	<0.001
年龄，年（平均值，SD）	56.4（8.1）	57.2（9.0）	0.001
	%		
高等教育	32.6	26.0	0.001
家庭人口 ≥ 4 人	19.3	21.8	0.004
前 1/5 的邻居剥夺	19.6	33.0	<0.001
身体活动情况			
不活跃	18.2	26.3	<0.001
酒精摄入量			<0.001
从不／很少	31.4	41.7	
酗酒	32.7	29.8	
吸烟情况			<0.001
从不吸烟	55.4	46.7	
吸烟	10.0	11.4	
高血压	58.0	65.8	<0.001
糖尿病	5.0	9.9	<0.001
心血管疾病	5.3	10.3	<0.001
慢性支气管炎	1.4	3.1	<0.001
心理困扰 PHQ4 ≥ 3	23.7	28.6	0.001
	均值（标准差）		
体重指数 kg/m^2	27.4（4.8）	29.1（5.4）	<0.001
C- 反应蛋白（mg/L）	2.51（4.17）	3.5（6.39）	<0.001
HbA1c（mmol/mol）	36.0（6.6）	38.1（8.9）	<0.001
胆固醇（mmol/L）	5.70（1.14）	5.43（1.22）	<0.001
高密度脂蛋白	1.45（0.38）	1.32（0.33）	<0.001
肺功能	2.82（0.8）	2.70（0.82）	<0.001

资料来源：Lasale, Gaye, Hamer et al.（2020）

第三节 工作状态和压力

低 SES 群体的死亡率较高,可能源于不同社会经济群体中的人所经历的不同的工作环境。这可能在一定程度上反映了与特定工作相关的物理风险。然而,工作中一些不易察觉的因素也可能会影响行为。例如,过度饮酒与工作疏离、工作压力、前后不一致的社会控制和工作时的饮酒文化有关(e.g. Bacharach et al., 2004)。同样,工作时间长、对工作缺乏控制和社会支持差与蓝领工人的高吸烟率有关(e.g. Kouvonen et al., 2005)。其他的心理学研究已经聚焦于这样的理论,它们认为不同的工作环境中都存在着某种直接影响健康的内在因素——工作压力。

卡拉塞克和特奥雷尔(Karasek & Theorell, 1990)提出了第一个系统地考虑工作环境中导致压力和疾病的因素的理论模型。他们的模型(图 2.2)确定了导致工作压力的三个关键因素:

(1)工作要求;
(2)决定如何最好地应对这些要求的自由程度(工作自主性);
(3)可获得的社会支持的程度。

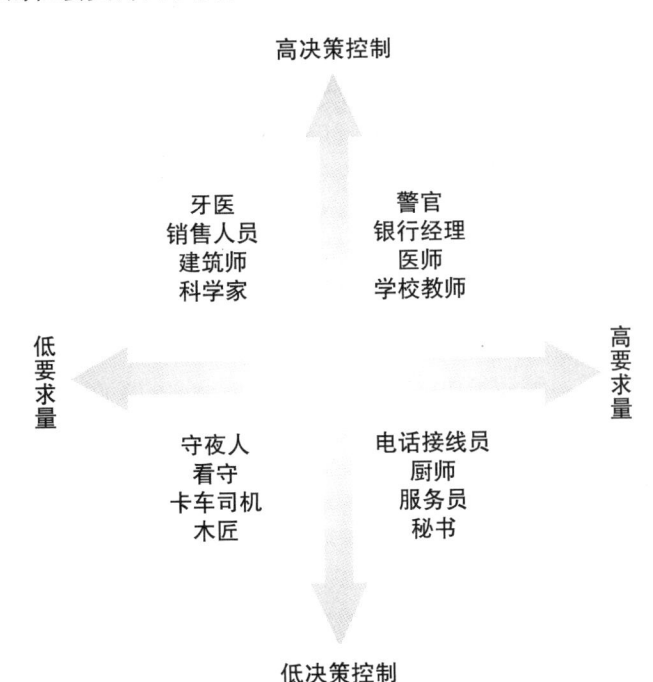

图 2.2 符合卡拉塞克和特奥雷尔模型四个象限的一些职业
资料来源:Karasek and Theorell(1990)

该理论与之前的理论有着明显的不同，之前的理论认为职业压力是来源于对人的要求——典型的"压力型高管"。相反，该理论提出，只有当高水平的工作要求与低水平的工作自主性以及可能低水平的社会支持（这种情况被称为高工作压力）相结合时，个人才会感到压力并面临疾病风险。当个人拥有高水平的自主性（例如，能够选择何时和如何解决问题）和良好的社会支持，当面对高水平工作要求时，他们会感受到更少的压力。与"压力型高管"模式不同，那些从事高压力工作的人往往是蓝领工人或处于相对低级管理岗位的人。

大多数致力于探索这些工作因素不同的组合方式的健康结果的研究都支持卡拉塞克的模型。例如，库珀和马尔默（Kuper & Marmot，2003）发现，在他们对超过10000名英国公务员的队列的研究中，决策自由度低、工作要求高的人患冠心病的风险最高。同样，克莱斯等人（Clays，2007）报告称，与其他人相比，工作压力大的工人在工作、家庭和睡觉时的平均动态血压（ambulatory blood pressure）[①]都明显更高。与这一发现一致，基维迈基和河内（Kivimäki & Kawachi，2015）的元分析显示，在高工作压力的个体中，冠心病和中风（以及2型糖尿病）的风险增加了10%—40%。相比之下，没有证据表明工作压力与癌症的发展有关。

西格里斯特等人（Siegrist，1990）提出了另一种工作压力的模型。他们认为，工作压力是努力和回报之间不平衡的结果。高努力和高回报被认为是可以接受的，高努力与低回报相结合会导致情绪困扰和不良的健康影响。在一项对一万多名英国公务员进行的为期五年的纵向追踪研究中（Stansfeld et al.，1998），卡拉塞克（Karasek）和西格里斯特（Siegrist）的理论都得到了一定程度的支持：缺乏自主性、工作中的社会支持水平低，以及努力-回报失衡，每个因素都独立预测了自我报告身体健康不佳的状况。后续的研究，如德拉加诺等人（Dragano，2017）对90000多名工人的研究，也揭示了努力-回报失衡与心脏病发作之间存在着适度但重要的关联。

更令人印象深刻的是，博施等人（Bosch，2009）发现，高水平的工作压力（表现为高工作量、低社会支持和高努力-回报失衡）与免疫功能日益受损相关，在某种程度上他们认为工作压力"导致了免疫老化"。对迄今为止的数据进行了总结后，西格里斯特和李（Siegrist & Li，2017）指出，努力-回报失衡始终与血脂变化和代谢综合征风险相关，而与高血压和/或心率、免疫功能变化和炎症以及皮质醇水平的相关性较低。

---

① 动态血压（ambulatory blood pressure）：使用自动血压监视器在一段时间内测量血压，个体可以在从事日常活动时佩戴该自动血压监视器测量血压。

最后，倒班工作也与健康状况不佳有关。凯科伦德和阿克塞尔松（Kecklund & Axelsson，2016）总结了来自38项元分析和24项系统性综述的数据，得出结论：倒班工作与事故风险的增加始终相关联，同时与2型糖尿病、体重增加、冠心病、中风和癌症风险有一定的、显见的相关性。重要的是，这种影响似乎主要与夜间和清晨倒班导致的睡眠不足有关，而不是倒班工作本身。它可能会通过对免疫功能的负面影响以及代谢变化（包括与肥胖和心脏病相关的变化）来起作用（Haus & Smolensky，2013）。

压力不会在工作中消失，也不会停留在家里。这两种环境中的压力可能会结合起来，共同影响心理和身体健康。这种综合风险的一种形式可以体现在名为"工作-家庭溢出"的现象中：下班后继续承担家庭责任。尽管有一些例外，但该现象对女性的影响依然高于男性（Mennino, Rubin, & Brayfield, 2016），如果发生这种情况，会对健康产生不利影响。例如，哈米格等人（Hämmig, 2009）发现，在他们的瑞士员工样本中，约12.5%的员工工作-生活溢出率很高，这一类别的员工最有可能报告健康状况不佳、焦虑和抑郁、缺乏精力和乐观态度、严重背痛、头痛、睡眠障碍和疲劳。高工作压力与高工作-家庭溢出效应相结合可能会产生特别有害的影响（Oshio, Inoue, & Tsutsumi, 2017）。

溢出效应也可能影响更广泛家庭的健康。迪瓦恩等人（Devine, 2006）发现，经历工作-家庭溢出效应的母亲，尤其是来自社会经济水平较低群体的母亲，可能会在食物质量等方面做出妥协，以应对工作中的时间挑战。岛津、贝克和德梅罗蒂（Shimazu, Bakker, & Demeroti, 2009）发现，日本工人的高工作-家庭溢出率与亲密关系质量下降之间存在明显的关联，这对员工伴侣的健康产生了负面影响。而更积极的出现是，当调整工作情况以减少溢出效应的频率时，可能会引起吸烟和过量饮酒减少、运动和健康饮食水平增加及睡眠改善等积极变化（Moen, Fan, & Kelly, 2013）。

不安全/不稳定的工作和失业

有压力的工作会影响健康，但没有工作也可能会对健康产生不利的影响。例如，加洛等人（Gallo, 2006）发现，51—61岁的非自愿失业者的健康风险特别高，与仍在工作的人相比，他们的心脏病发作和中风的概率明显更高。这并不令人惊讶，因为失业对那些储蓄少或财务保障性低的人的影响最为严重，这可能是个人是否健康不佳的关键决定因素（Tøge, 2016），尤其是在失业被认为可能持续很长时间的情况下（Lam, Cheung, & Wu, 2019）。失业的威胁也可能对健康产生不利影响。德拉加诺等人（Dragano, 2005）发现，在工作压力（基于努力-回报模型）和裁员威胁的双重影响下，自我报告的健康状况不佳的患病率比没有面临这些问题的人高出四倍。

现在，越来越多的人从事"不稳定"的工作：所谓的"零工经济"。有趣的是，这类工作有可能改善身心健康（Benavides et al., 2000）。然而，如果这种工作模式与低工作安全感或高工作-家庭冲突相交织，则会对心理健康和一系列生理健康问题产生负面影响（Virtanen et al., 2002；Mutamudzi et al., 2017）。

> **你怎么看？**
>
> 在经济紧张时期，工作变得更难找，职业也更难发展。不稳定的就业，找不到一份令人满意的工作从而获得理想的职业，或根本没有工作，都会影响人们的一生。这些不同的压力在个人职业生涯的早期、中年期和接近退休时是如何影响他们的呢？在工作生涯的每个阶段，个人、雇主，甚至政府可以如何调节负面影响？

第四节　少数群体身份和健康

在社会中划分人与人的第二个因素是他们在人口总数中是占多数还是占少数。这些差异可能通过皮肤颜色或残疾特征而在身体上表现得很明显。而另一些人则可能不太明显，如来自 LGBTQ+（性少数群体）的人，但他们同样可能由于类似的因素，包括"少数群体压力"、经历过或预期会受到的歧视、更高水平的健康风险行为（Westwood et al., 2020）、由于害怕歧视而不愿寻求照顾以及在经济上相对更多的困难经历（Phillips et al., 2020）。特别值得注意的是，包括有色人种在内的一些族裔似乎受到新冠病毒感染大流行的影响尤为严重，这些人群中因新冠病毒感染而发病和死亡的比例高于白人患者（e.g. Sapey et al., 2020；另见"研究焦点"）。相比之下，虽然 LGBTQ+ 社区成员似乎没有受到新冠病毒感染的直接影响，但他们可能因这一流行病而面临更大的精神健康问题风险，这可能是由于缺乏情感支持，甚至是由于歧视态度的增加（Phillips et al., 2020）。

在研究少数群体健康状况相对较差的原因时，必须考虑一些问题。其中可能最重要的因素是，他们中有较高比例的人也是社会经济地位较低的群体。在确认少数群体因素本身会影响健康之前，需要排除这些社会经济因素的影响。这可以通过将少数群体和与其收入或 SES 指标相匹配的主流群体之间的疾病率进行比较来实现；也可以通过在对主流群体和少数群体进行比较时，在统计部分剔除 SES 的影响来实现。一旦这样做，两组之间的死亡率差异就会显著降低。例如，在美国一项关于冠心病风险的种族差异的研究中，卡拉曼格拉等人（Karlamangla，2010）发现，黑人和西班牙裔男性中的大多数超额风险度差异在很大程度上与他们的社会经济地位有关，种族的影响虽然有，但相关性比较小。

社会经济地位也在族裔群体内部产生影响。与经济资源较少的人相比，社会经济地位较高群体通常寿命更长，在一生中健康状况更好（Karlamangla et al.，2010）。然而，在这一规律中也有一些例外。例如，在美国，梅尔金等人（Merkin，2009）发现在美国黑人中存在强烈的 SES 与健康的梯度关系，但墨西哥裔或白种人中没有。同样，托拜厄斯和叶（Tobias & Yeh，2006）在新西兰毛利人中发现 SES 与健康之间存在密切关系，但在太平洋地区人口和亚洲人口中却没有发现这种梯度。尽管有以上特殊情况，但科学家们已有一个普遍共识，即种族对健康有影响，尽管产生影响的程度有所不同，同时他们还对这些差异提供了一些解释。

一、不同的健康行为

行为假说认为，健康结果的差异可以通过社会和种族群体的行为差异来解释。例如，在英国的一项研究中，鲍帕尔（Bhopal，2002）等人报告称，孟加拉国男性移民的脂肪饮食高于大多数其他民族，而欧洲人通常比来自印度、巴基斯坦或孟加拉国的移民进行更多的身体锻炼（Hayes et al.，2002）。在美国，沙尔马（Sharma，2004）等人发现，抽样调查中的非西班牙裔黑人男性患冠心病风险相关行为的可能性是其他族裔（白人和西班牙裔）的两倍。斯莫利、沃伦和贝尔福特（Smalley, Warren, & Barefoot，2016）发现了不同性别身份或取向的群体在健康风险行为方面的一些"明显"差异。健康风险水平特别高的群体包括跨性别女性（饮食和运动不良）、顺性别男性（酗酒风险高）、双性恋者（药物使用）以及跨性别和泛性别男性（自我伤害）。同样，卢萨（Loza，2020）等人发现，性或性别少数群体的年轻人更可能从事危害健康的行为，包括吸烟、吸食大麻、酗酒和艾滋病毒风险行为。尽管存在这些差异，但它们可能只解释了这些个体所经历的健康风险增加的一部分。其他解释同样与之相关。

二、压力

对少数群体的健康劣势的第二种解释聚焦于拥有少数群体身份带来的心理社会影响。由于歧视、骚扰和保持或改变文化的要求等特定的压力因素，少数群体可能会比主流群体的人拥有更广泛的压力源。卡特等人（Katel，2019）发现，这种效应如此强大，早年的歧视经历甚至可以预测衰老更快的基因变化。在一项对非洲裔美国人的纵向研究中发现，10 至 15 岁之间经历的严重歧视预示着 20 至 29 岁之间的抑郁症发生（该队列研究的最终年龄），这反过来又与"细胞水平的加速老化"显著相关。歧视因素解释了当时 32% 的老化差异。这种影响与如吸烟和饮酒等健康相关行为无关。托多洛娃等人（Todorova，2010）同样从类似的角度出发，认为抑郁症是生活在美国的波多黎各人遭受歧视导致多种疾病发病率升高的途径。

压力、抑郁和疾病之间的联系为歧视与健康之间更广泛的相关性提供了可能性。例如，诺赫等人（Noh，2007）定义了他们所指的"显性"和"隐性"歧视，并发现显性歧视的经历与低积极情感相关，而隐性歧视的经历则与高度抑郁症状相关，这两者都可能增加患多种疾病的风险。在 LGBTQ+ 群体中，这些类型的个体歧视与抑郁症之间存在明显的关联（e.g. Logie et al.，2017）。更广泛的人口层面的歧视也会影响心理健康。"邻里种族歧视"一词是指在多个层面上的歧视，包括获得宝贵资源（包括工作、教育）的机会有限，以及更高的警察针对性。在这些功能性问题之上的是一种更高层次的认知，即一个种族群体在社会中被贬低了。这些过程和观点一直被证明可以预测包括抑郁症在内的心理健康问题（e.g. Russell et al.，2018），并且是"黑人的命也是命运动"（Black Lives Matter movement）的核心（https://blacklivesmatter.com）。这些影响也可能与 LGBTQ+ 等其他群体密切相关。

歧视可能通过多种生理途径产生影响，包括与慢性压力相关的免疫功能受损。例如，久尔杰斯库等人（Giurgesu，2016）发现，非洲裔美国孕妇的系统性炎症水平高于对照组，而居里（Currie，2020）等人发现歧视分数可以解释 22% 的应变稳态负荷分数（"磨损"和包括心脏、代谢和免疫系统等一系列系统累积的有效性损失的指数）。在一项关于某种潜在机制的有趣实验研究中，克拉克和加切特（Clar & Gochettk，2006）测量了血压、个体感知到的种族主义以及美国黑人青少年在回应种族主义时的应对反应。他们发现，血压并没有随参与者所报告的种族主义的程度而变化。然而，那些既受到种族主义伤害，但其应对方式又不是"接受它"的人——可能因种族主义行为而变得愤怒，血压是最高的。因此，导致年轻黑人高血压的一个因素可能是长期的高唤醒，这是对包括种族主义在内的各种压力源的负面情绪或行为反应的一部分。

三、获取医疗保健

针对一些族裔的健康状况相对较差的第三种解释可以从获得医疗保健时所面临的困境中找到。美国医学研究所（the US Institute of Medicine，2002）的一份报告简要总结了美国的情况，其中指出：
- 非洲裔美国人和西班牙裔美国人可能在一系列疾病中只能获得较低质量的护理，包括癌症、冠心病、艾滋病和糖尿病；
- 非洲裔美国人比白人更有可能接受不太理想的服务，比如全截肢或部分截肢；
- 即使考虑了疾病的严重程度等临床因素，也发现了不平等；
- 在一系列临床环境中都发现了不平等，包括公立和私立医院、教学和非教学医院；
- 护理方面的不平等与少数族裔群体的死亡率较高有关。

这种情况并不局限于这段时间（Becker & Granzotti, 2018），也不局限于美国（e.g., Szcepura, 2005）或由于其族裔群体被区别对待的人。例如，爱翰等人（Ayhan, 2020）的综述显示，在多项研究中，高达42%的受访者报告因其性别或性身份而遭受歧视。这种歧视通常以歧视性态度和拒绝提供必要的药物的形式出现。

焦点

正如正文所述，在英国，几乎所有的少数族裔都经历了较高程度的新冠病毒感染和更糟糕的预后。美国疾病控制中心（Centers for Disease Control）等一系列权威机构提出了导致风险增加的心理社会原因，包括：

- 在报告工作时间减少（如休假）方面，少数族裔的人数明显少于主流群体。此外，少数族裔中有较高比例的人在新冠病毒感染高风险的领域工作，包括工厂、公共交通和护理岗位。
- 与上一原因相关的另一个因素，少数族裔可能比主流族群的工作更不稳定，因此更难更换或离开可能会增加他们感染风险的工作。如果他们感到不舒服，也不太可能请假，从而导致更严重的症状和疾病传播。
- 少数族裔的人更可能居住在拥挤或简陋的住房中，因此很难遵循防疫策略。
- 少数族裔的人比主流族群的人更有可能已经存在包括心脏病和糖尿病在内的共病，这使他们更容易感染新冠病毒。

对某些族裔群体的人来说，获得预防性保健也可能是个问题，其中至少部分是因为他们可能选择不使用任何可用的服务。例如，在英国的一些地区，女性家庭医生的人数较少，这对亚洲女性接受筛查产生了负面影响。而即使在文化多元化的地区，语言问题和缺乏知识也可能成为障碍（Thomas, Saleem, & Abraham, 2005）。因此，一些族裔群体的人对医疗资源的使用存在差异，这可能是由他们可获得的医疗保健类型与他们就是否和如何获得医疗保健做出的选择之间的复杂互动造成的。

第五节 性别和健康

我们已经在少数群体地位和歧视的背景下考虑了LGBTQ+社区中人们的健康问题。在这里，我们回到更传统的性别二元方法，比较男性和女性的健康状况。几乎所有工业化国家的女性平均预期寿命都显著高于男性。例如，在英国，女性的平均预期寿命比男性长约4岁（女性为81.6岁，男性为77.4岁；www.statistics.gov.uk）。造成这一差异的一个主要原因是男性相对女性而言更易在更早期突发冠心病。在65岁之前死于心肌梗死（MI）（见第八章）的人中有近四分之三是男性。然而，在活到65岁的男性和女性中，女性仍然可能活得更长。例如，冈本（Okamoto，2006）发现，65岁的日本女性可能会再活22.5年，男性可能会再活17.4年。

如表2.2所示，65岁之前死于一系列疾病的男性比例高于女性。尽管疾病率和死亡率存在差异，但男性通常比女性报告更高的自我评估健康水平和更低的接触医疗服务频率，而女性报告的身体症状和长期疾病水平比男性更高（Lahelma et al.，1999）。值得注意的是，虽然这种死亡模式在已经实现工业化国家中很常见，但在正在实现工业化的国家中，健康优势模式往往不同。在这些国家，男性和女性的预期寿命差异较小，在某些情况下甚至是相反的：由于怀孕经历及其相关的健康风险，加之卫生服务不足，女性比男性更可能经历更高的早期患病率和早逝率。

表2.2 与女性相比，男性因各种疾病过早死亡（65岁之前）的相对风险

原因	男女比例
1. 心脏病	1.5
2. 癌症	1.4
3. 中风	1.0
4. 慢性阻塞性肺病	1.3
5. 意外事故	2.2
6. 糖尿病	1.4
7. 阿尔茨海默病	0.7
8. 流感和肺炎	1.4
9. 肾病	1.4
10. 败血症（血液感染）	1.2
所有原因	1.4

资料来源：英国国家统计局（https://www.ons.gov.uk）。

一、生物学差异

也许对男女之间的健康差异最明显的解释是，他们在生理上不同：出生时女性便可能带有长寿方面的天然生物学优势。例如，在整个生命周期中，女性似乎比男性对感染的抵抗力更强。其他生物学解释探讨了性激素的作用。多年来，人们一直认为绝经前女性体内的雌激素水平高，可以降低血液凝结的趋势，保持较低的血液胆固醇水平，从而延缓冠心病的发病，这一观点仍然具有一定的说服力。然而，来自各种来源的数据，包括劳勒等人（Lawlor，2002）报告的英国和日本女性的冠心病发病率，均未发现绝经前风险降低或绝经后风险增加的证据。此外，尚未发现绝经后补充雌激素可以降低冠心病的风险（The Women's Health Initiative Steering Committee，2004）。

随着时间的推移，我们对睾酮在男性中的作用的理解也发生了变化。曾经高水平的睾酮被认为会增加动脉粥样硬化（atheroma）[①]的风险，并增加心肌梗死的风险。现在，情况似乎相反，大多数研究（e.g. Malkin et al.，2010）表明，高水平的睾酮被认为可以预防冠心病，这可能是由于它对血液中脂质的影响：高睾酮与低水平的高密度脂蛋白胆固醇（HDL cholesterol）[②]有关。

男性患病率较高的第二个明显的生物学原因是，男性对压力的生理反应比女性更大。与女性相比，男性对压力源的反应通常会使应激激素和血压上升，这可能会使他们患冠心病的风险更高。然而，越来越多的证据表明，这些差异可能不是两性之间与生俱来的生物学差异的结果。斯威尔丁等人（Sieverding，2005）发现，男性和女性在模拟求职面试中的血压反应没有差异，但确实随着他们在面试中报告的压力程度而不同。牛顿等人（Newton，2005）发现，在与以前不认识的人讨论时，男性和女性的血压和心率没有性别差异。起主导作用的不是性别，而是与血压反应相关，受到强势男性同伴挑战的男性血压升高幅度最大（也可能是压力最大）。似乎与其说是个人的性别决定了他们的生理反应，还不如说是个人所面临的压力类型或他们被引起的心理反应具有决定作用。

二、行为差异

进一步的证据表明，性别在健康和死亡率方面的差异不是纯粹的生物学差异，这些研究表明，男女之间与健康有关的行为存在明显和一致的差异。在这类研究的典型

[①] 动脉粥样硬化（atheroma）：动脉内膜（内层）的脂肪沉积。
[②] 高密度脂蛋白胆固醇（HDL cholesterol）：所谓的"好胆固醇"，见第八章。

结果中，克里索塔基斯等人（Kritsotakis，2016）在100名年轻男性和女性的样本中调查了一系列健康促进/健康危险行为的流行率，以及它们是如何集合的。总体而言，男性总体风险得分较高，口腔保健等促进健康行为的发生率较低；不健康行为的发生率较高，包括食用红肉和垃圾食品、酗酒、使用大麻；性伴侣数量更多以及BMI指数更高。女性吸烟的可能性更低，在采取保护措施的性行为、早餐、水果和蔬菜的摄入量以及被晒伤的频率方面没有发现性别差异。在一项涉及更大人群的类似研究中，奥尔森、胡默和哈里斯（Olson, Hummer, & Harris, 2017）将这些分析拓展记在他们的总样本中，被归类到不健康行为（例如，糟糕的饮食习惯、不锻炼、使用药物）特征群体中的男性比例为40%，而女性的这一比例仅为22%。

男性不仅从事更多危害健康的行为，而且在必要时寻求医疗帮助的可能性也低于女性。即使排除了与儿童和"生殖保健"相关的就诊，男性就诊的频率也低于女性。与SES较高的男性相比，处于社会弱势地位的男性在生病时更不可能去看医生（Wang et al., 2013）。这些行为差异的原因可能根源自社会。例如，多兰（Dolan, 2011）开展的基于访谈的研究是众多将一系列男性气质观念联系在一起的研究之一，而这些观念导致人们对医疗的接受程度较低：

我认为男人必须更加坚强。他们不想成为一个总是去看医生的人……疑病症是让你会联想到女人的东西……女人也有她们的烦恼。她们有更复杂的部分……在某种程度上，女人承认自己身体不好是没关系的……不知何故，这在某种程度上更容易。但对于一个男人来说，说他身体有问题……这并不容易。

马哈里克等人（Mahalik, 2007）进一步证明了性别刻板印象的影响力，其研究发现男性观念比教育和收入等人口统计学变量更能预测包括吸烟和酗酒在内的健康风险行为。这些可能在生命的早期就已经形成：与那些传统观念弱的青少年相比，具有传统男性观念的青少年更不可能去看医生进行体检（Marcel et al., 2007）。我们之前注意到，男性比女性更经常参与的一种促进健康的行为是休闲锻炼。该行为也可以作为男性气概和权利的标志，传递社会信息，并对健康产生影响。

不幸的是，两性之间的权利不平等也可能对女性的健康产生不利影响。这方面的一个例子可以在性行为方面找到。在性行为中，女性的权利往往不如男性。例如，布莱斯等人（Blythe, 2006）发现，在美国样本中，41%的14至17岁年轻女性报告在三个月内有过自己不想要的性行为。这与缺乏性控制和较少使用安全套有关（另见

Hoffman et al., 2006）。同样，查查姆等人（Chacham, 2007）发现，年龄在 15 至 24 岁之间的巴西女性，如果曾遭受伴侣的身体暴力，或者被伴侣限制了行动，那么她们使用安全套的可能性要低于那些拥有更多自主权和控制权的女性。这种行为显然使她们面临各种性传播疾病的风险。

三、经济和社会因素

本章前面所讨论的不利的社会经济因素的消极影响对男性和女性的影响并不相同。例如，在英国，近 30% 的女性没有工作，而那些有工作的女性大都从事文书性、个体户和零售性部门的低薪工作（Office for National Statistics, 2020）。在英国最贫穷家庭的成年人中，大约三分之二是女性，而在依靠收入补助金生活（收入特别低的标志）的家庭中，女性占成年人比例的 60%（另见 2015 年世界经济论坛的讨论）。与男性相比，女性更容易被社会孤立，女性开车或拥有汽车的可能性比男性更小，老年女性比老年男性更有可能丧偶和独居。女性似乎比男性更容易受到干扰，社交圈子也较小。无规律的社交接触或对社交网络的不满与慢性病（Cantarero Prieto, Pascual Sáez, & Blázquez Fernández, 2018）和死亡率都息息相关。例如，岩崎等人（Iwasaki, 2002）发现，在日本的老年群体中，单身且与近亲属不定期联系或没有联系的女性，可能比有更多亲属联系的女性死得更早。在患有包括癌症在内的既往疾病的女性中，社会孤立也可能导致较差的预后（Kroenke et al., 2017）。

> **你怎么看？**
>
> 如果健康至少在一定程度上是我们所生活的社会和环境背景的结果，那么社会能够如何着手改变它们呢？大多数健康促进都侧重于改变个人行为，如吸烟、缺乏锻炼等。但这只是在边缘修修补补吗？社会是否应该努力改变与低 SES 相关的健康不平等？还是我们应该采用美国的"机会"模式，在经济上向上流动，让那些落后的人自食其力？如果社会确实承担了减少社会不平等的责任，那么它怎么才能做到这一点？少数族裔和有孩子的职业女性的健康劣势怎么办？社会，尤其是心理学家和其他参与医疗保健的人，应该投入多少精力来改善这些群体的健康？

小结

贫困是世界各地健康不良的主要原因。然而，在没有发现贫困的深远影响的地方，心理、社会因素也可能影响健康。

人们发现，不同群体的社会经济地位是导致社会健康状况显著差异的一个广泛社会因素。这种关系似乎是多种因素共同作用的结果，包括：

- 不同的行为水平，如吸烟和锻炼水平。
- 与生活环境、日常应激水平和是否振作有关的不同压力水平。
- 获得医疗保健的机会不同，以及能获得的医疗保健不同。
- 某些社区的低水平的社会资本及其相关压力。

工作与健康之间的关系是复杂的。有工作比没有工作对健康更有益。然而，如果工作压力与来自工作之外的高要求相结合，可能会对健康产生不利影响。例如，许多女性似乎有很高的工作-家庭溢出，对身心健康都产生了不利的影响。

- 与其他类型的工作相比，高要求、低自主性的工作似乎压力更大，与健康不良的关系更密切。
- 与失业相关的经济不确定性似乎也对健康有负面影响。

第三个可能影响健康的因素是处于社会的少数群体中，这是由于与主流群体存在有形的或无形的差异导致的。尤其是如果遭遇过社会偏见的经历，可能会对压力和疾病的程度产生重大影响。

- 由于少数群体中的许多人也可能处于社会经济水平较低的群体之中，他们也许会因这种双重不平等而承受更大的压力。
- 获得医疗保健的机会不平等也可能以明显和更不易察觉的方式产生影响。

性别可能会影响健康，但不仅仅是因为性别之间的生物性差异。事实上，许多表面上的生理差异可能是由于男性和女性不同的心理社会经验造成的。此外：

- 男性比女性从事更多有害健康的行为。
- 男性在发病后寻求帮助的可能性低于女性。
- 许多女性在经济上处于被动地位，或从事报酬比男性低的工作，这使她们容易受到与低社会经济地位相关的问题的影响。

拓展阅读

网站

http://www.instituteofhealthequity.org/.

伦敦大学学院健康公平研究所网站,旨在"减少在健康社会决定因素上的健康不平等"。这是一个公开的活动家网站,旨在提供信息以确保改善世界各地的健康状况。它的主要出版物是《土拨鼠评论》,在该网站上可以找到链接。

http://www.sphsu.mrc.ac.uk/.

另一个资源网站。隶属于格拉斯哥大学的医学研究委员会社会和公共卫生科学部门,可以找到关于各种社会因素对健康影响的研究链接。

书籍和论文

Wilkinson, R.and Pickett, K.(2010).The Spirit Level：Why Equality is Better for Everyone. Harlow：Penguin.

及其后续著作：

Wilkinson, R. and Pickett, K.(2018).The Inner Level：How More Equal Societies Reduce Stress, Restore Sanity and Improve Everyone's Well-being. Harlow：penguin.

非常容易理解的与健康不平等相关的心理社会经济论点,以及它的副本……

Snowdon, C.J.(2010).The spirit level delusion：fact-checking the left's new theory of everything. London：Democracy Institute/Little Dice.

Dolan, A.(2011). "You can't ask for a Dubonnet and lemonade!"：working class masculinity and men's health practices. Sociology of Health and Illness, 33：586-601.

一项有趣的定性研究,研究了男性对男性气质的态度将如何影响他们的健康行为和健康。

Hart, C.G., Saperstein, A., Magliozzi, D.et al.(2019). Gender and health：beyond binary categorical measurement. Journal of Health and Social Behavior, 60(1)：101-118.

本文在很大程度上将性别视为二元结果。但当然,新的性别模式正在出现,它们与这种简单的性别观念背道而驰。这篇文章探讨了对性别及其对健康的影响更复杂的理解。

Gaffney, A.and McCormick, D.(2017).The Affordable Care Act：implications for health-care equity. Lancet, 389：1442-1452.

奥巴马医改在多大程度上减少了现有的健康不平等?这篇评论文章探讨了这个问题。

视频网站

https://www.youtube.com/watch?v=h-2bf205upQ.

迈克尔·马莫特，一位研究健康不平等问题的领军人物发表的演讲。YouTube 网站上还有很多他的演讲。下面这个视频比较长，但是如果你能接受它的长度的话，视频内容还是很有意思的（https://www.youtube.com/watch?v=UZlYnE3OhRE）。

https://www.youtube.com/watch?v=r0cJ7CX1lCA.

格拉斯哥效应——邻里关系对健康的影响。

https://www.youtube.com/watch?v=T2mirYemCmo.

在奥巴马卸任后，对少数族裔的照顾远远谈不上最佳。医疗保健中隐性偏见的巧妙运用。

访问 go.pecrson.cnm/uk/he/resources，获取更多学习支持资源。

第三章　健康风险行为

学习成效

学完本章，你应该了解：
- 如何定义和描述健康行为。
- 与患病风险升高有主要关系的健康行为的流行情况。
- 对接受和维持健康风险行为产生影响的范围和复杂性。
- 健康行为研究面临的一些挑战。

行为的健康成本

世界卫生组织（2019年）指出，污染会对呼吸道疾病和某些癌症产生影响，因此已成为全球健康面临的最大环境风险。无论是大规模的工业或农业生产、有害化学品的使用，还是个人行为，如驾驶高排量汽车、不负责任的废物处理或气雾剂的选择，都可能导致这种情况。吸烟、过度饮酒、不健康饮食等行为是危害我们健康的第二大因素，这些行为会导致非传染性疾病，如心脏病、癌症和糖尿病，而这些疾病是导致死亡的主要原因。事实上，人们认为，这类疾病所导致的死亡中有大约三分之一可以通过改变行为来消除。不同国家记录的癌症统计数据表明，癌症与不同类型的行为显著相关，例如，持续的高吸烟率（如东欧国家），或肥胖和低活动率（例如英国、西班牙）。儿童、青少年或青年时期的行为往往对死亡率和发病率起着重要作用，但人们很少考虑这些行为的长期后果，例如，当我们开始吸烟时就不会考虑这些！

> **章节概要**

行为与健康息息相关。这个结论在近几十年众多艰苦的研究中得以确认，这些研究考察了个体的生活方式和行为，并确定了它们与疾病形成之间的关系。例如，据估计，多达四分之三的癌症死亡可归因于个人的行为。作为健康心理学家，我们的主要目标之一是更好地了解能够预测和维持人类行为的因素，以帮助制定干预措施，减少风险行为（本章）并增加健康保护行为（下一章）。我们概述了不健康饮食、吸烟、过度饮酒或暴饮暴食、非法药物使用和无保护的性行为等关键行为的流行情况，并回顾了每种行为对健康造成负面影响的证据。本章描述的健康风险行为和第四章中描述的健康保护行为都为世界各地的许多教育和公共卫生倡议提供了动力。

第一节　什么是健康行为？

卡斯尔和科布（Kasl & Cobb, 1966a: 246）将健康行为定义为"一个相信自己是健康的人，为了预防疾病或在无症状阶段发现疾病而进行的任何活动"。这一定义受到医学观点的影响，因为它假定健康人进行某些特定行为，如锻炼或就医，纯粹是为了预防疾病发作。相比之下，哈里斯和古坦（Harris & Guten, 1979）将健康行为定义为"个人为保护、促进或维持其健康而采取的行为，无论其感知到的健康状况如何"。根据这一定义，健康行为可以包括"不健康"人的行为。例如，一个患有心脏病的人可能会改变自己的饮食来帮助控制病情的发展，就像一个健康的人可能会改变自己的饮食来降低未来患心脏病的风险一样。

这两个定义提出了一个关键的假设，即这种行为的动机是为了实现健康的目标。然而，几十年的行为研究表明，除了促进健康或预防疾病之外，人们可能会出于其他原因而参与各种明显与健康有关的行为，如锻炼。例如，一个人可能为了减肥而锻炼，也可能是为了社交，或者仅仅是为了快乐！然而，无论是有意还是无意，从事健康行为可能会降低疾病风险，限制疾病的影响或减缓已经存在的疾病的进展。马塔拉佐（Matarazzo, 1984）详细阐述了健康行为的定义，区分了他所称的行为病原体（behavioural pathogen）[1]和行为免疫原（behavioural immunogen）[2]，在本书中，我们

---

[1] 行为病原体（behavioural pathogen）：一种被认为有害健康的行为方式，如吸烟。
[2] 行为免疫原（behavioural immunogen）：一种被认为有益于健康的行为方式，如锻炼。

分别称之为健康风险行为和健康保护行为。尽管在定义上存在差异，但健康行为研究一般认为，健康行为是与个人健康状况有关的行为，而不考虑个人当前的健康状况或动机。

世界卫生组织（2009a）将"健康风险"定义为"一个增加不良健康结果概率的因素"。正如我们将会在本章有关健康风险的内容中看到的，尽管一些风险是环境性的，如污染或贫困，但是大部分都是行为性的，所以我们需要在可能的情况下应对这些风险（见第二章）。值得注意的是，随着时间的推移，人们对行为的看法也会发生变化——例如，由于医学的进步，我们现在知道吸烟和过度暴露在阳光下会对某些癌症的发展带来重大风险，而我们的先辈却不这么认为。皮肤癌发病率在过去50年中有所增长，尤其是在年轻女性中（Ferlay et al., 2013）。我们对阳光或紫外线（UVR）照射（包括室内晒黑机的使用）所带来的皮肤癌风险的了解有所增加。然而，或许有时又会令人困惑，将我们的皮肤暴露在阳光下也有一些健康益处。例如，在20世纪早期，晒太阳被用于治疗皮肤结核，如今阳光疗法仍然可以作为治疗皮肤疾病的方法。此外，维生素D，一种因阳光照射（或食用多脂鱼、蛋和鸡肉）而在体内产生的激素原，对健康具有有益的效果。除了通过支持钙的吸收来保持健康的牙齿和骨骼并降低骨质疏松症的风险外，我们血液中的维生素D水平（以骨化二醇的形式，然后由肾脏转化为骨化三醇）可以通过参与调节细胞生长来预防某些癌症（Garland et al., 2009; Ware, 2017）。人们认为，典型饮食中的维生素D本身不足以实现这些好处。因此，在这种情况下，一点点（无保护的）阳光是有益的（每天20分钟）。

为了检验行为与健康之间关联的性质和程度，有必要进行纵向研究。一个典型的例子是阿拉米达县（Alameda County）的研究（Belloc & Breslow, 1972）。这项大型流行病学研究在1965年、1973年、1985年、1988年、1994年和1999年收集了数据，对6928名成年人（20岁以上）进行了30多年的追踪调查，这些人在研究开始时都是健康的（因为这种性质的研究非常罕见，所以在这里仍然进行引用）。研究分析比较了那些发病的人和保持健康的人的基线行为，确定了与减缓疾病发展和降低死亡率有关的关键行为因素。这些行为因素后来被命名为"阿拉米达七项"，包括：

- 每晚睡7—8小时；
- 不吸烟；
- 每天饮酒不超过1—2杯；
- 定期锻炼；
- 两餐之间不进食；

- 吃早餐；
- 体重不超出正常值的 10%。

尽管在后来的重新分析中，不吃零食或不吃早餐与死亡率没有独立的联系。但是在最后分析中发现，能保持上述 7 种行为中的 6 种的男性和女性的寿命要分别比只做到 6 种以下的男性和女性长出 7 年和 11 年。总的来说，阿拉米达的研究结果极大地促进了当时人们对个人生活方式的行为与疾病之间关系的认识的发展。许多发表的研究（Housman & Dorman, 2005）也得出结论，开展这些活动的好处是倍增和累积的，换句话说，不吸烟和积极活动所带来的好处是仅开展其中一种行为的两倍多，此外，开展"免疫原"（健康保护行为）的时间越长，对我们的健康和寿命的益处就越大。

流行病学家的研究一致证明，行为可以预测死亡率，并且特定行为与心脏病或癌症等重大疾病的发作之间存在关联。然而，如果我们要防止人们从事风险行为（公共卫生和健康促进的目标——见第六章和第七章），还需要了解那些有助于引起和维持风险行为、逃避改善健康或预防疾病行为的心理和社会因素。进行此类研究的多为健康和社会心理学家，而非流行病学家。另外，尽管本章和下一章都提到了这些研究，但在第五章中将更全面地讨论这些影响。

健康风险行为

我们对发达国家、发展中国家和不发达国家的健康风险进行了广泛的全球研究后发现，尽管世界各地的具体健康风险可能有所不同，但也有许多共同点——例如吸烟所带来的风险。2018 年，在介绍世界卫生组织的报告《世界卫生统计》（WHO，2018）时，作者描述了如何实现与健康有关的可持续发展目标，以及在所有国家（无论其发展水平如何）减少非传染性疾病导致的过早死亡，"需要加快采取行动减少关键风险因素（如烟草使用、空气污染、不健康饮食、缺乏运动和有害饮酒）以及加快疾病检测和治疗的进展"（WHO，2018：7）。报告指出，尽管自 2000 年以来，死于心血管疾病、慢性呼吸道疾病、糖尿病或癌症等非传染性疾病的风险有所下降，但 2016 年仍有 1300 万 70 岁以下的人死于这些疾病。上述确定的非传染性疾病导致死亡的人数占所有死亡人数的 71%（2016 年死亡人数为 5700 万，其中 4100 万为非传染性疾病）。这些数字令人震惊。

如第一章所述，关键风险因素是行为层面的。饮酒、吸烟、高血压、高体重指数、高胆固醇、高血糖、水果和蔬菜摄入量低以及缺乏运动等风险因素占全球心血管死亡原因（包括心脏病、心脏病发作）的 60% 以上。2017 年，在欧盟成员国中，心血管疾病占所有死亡人数的四分之一以上，如果将中风列为另一种循环系统疾病，这一比例将增至37%（EU Eurostat，2020）。有趣的是，女性的这一比例（占所有死亡人数的40%）高于男性——这可能反映了女性有更高水平的风险行为（OECD，2018）。2017年，因癌症死亡的人数占女性死亡人数的23%，主要是乳腺癌或肺癌；占男性死亡人数的29%，主要是肺癌或结肠直肠癌。

由于篇幅原因，我们无法在本章中讨论所有的风险因素，只是想强调在全球比较中所揭示的一个特别可怕的、发人深省的事实：低收入国家每年有超过200万的儿童死于体重过轻，而在中高收入国家（包括北美和欧洲）每年有几乎200万人死于与肥胖相关的疾病。虽然本文更详细地讨论了与发达国家的高死亡率（mortality）[①]相关的行为（因为迄今为止它们引起了健康心理学家的最大关注），但我们还是试图尽可能地介绍全球情况。

风险因素通常与以下健康状况有关：

- 心脏病：吸烟、高胆固醇饮食、缺乏运动；
- 癌症：吸烟、饮酒、节食、性行为；
- 中风：吸烟、高胆固醇饮食、饮酒；
- 肺炎、流感：吸烟、缺乏疫苗接种；
- 艾滋病：不安全/无保护措施的性行为。

除艾滋病外，这些疾病在中老年人中比年轻人更常见。鉴于全世界65岁以上人口比例的增加，在我们社区中这些疾病的患病率将对医疗系统提出越来越高的要求。为了进一步说明这一点，1950年世界人口中约5%的人年龄超过60岁；到了2015年，这一比例增加到12%（9亿人）；到2050年，预计将增加到22%，即这个年龄段将达到20亿人口（WHO，2018）。其中，80岁以上的老年人（"最年长的老年人"）在老年人中的占比可能会从1940年的11%增加到2050年的20%。这类统计数据对健康和社会护理服务的影响是显而易见的，针对老年人的健康促进需求也是如此（见第七章）。如图3.1所示，由于行为或与行为有关的状况而损失的健康寿命年数是相当大的。欧盟的这些数据涉及伤残调整寿命年（DALYs, disability-adjusted life years），即由于健康不良或伤残以及由于早逝而损失的年数，因此将死亡率和发病率合并为一个数字。

[①] 死亡率（mortality）：通常以死亡率统计数据的形式呈现，即特定人群和/或特定年份中归因于特定疾病的死亡人数（例如，2020年女性癌症死亡人数）。

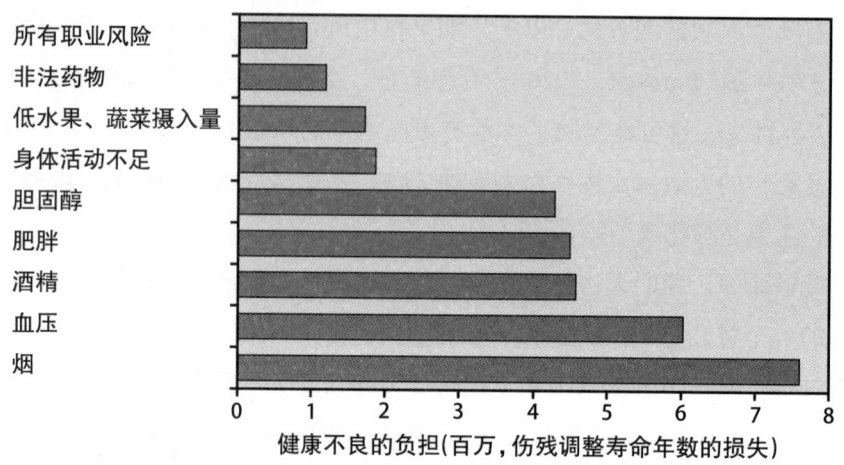

图 3.1　可归因于行为或行为相关情况的健康不良负担
资料来源：Anderson and Baumberg (2006).

为了了解风险行为，从而有效地指导干预措施的制定和实施（见第六章和第七章），以下内容将探讨吸烟、饮酒和其他非法药物的流行情况、模式和后果，之后再将关注点转向已知的心理社会影响。

如上所述，在全球范围内，吸烟和饮酒是导致死亡的主要风险行为，并导致包括身体病况（morbidity）[①] 在内的沉重的疾病负担。与非法药物使用一样，吸烟和饮酒这些合法行为具有严重的依赖性，并造成严重的社会后果。因此，多学科研究（流行病学、心理学、社会学、经济学）将它们置于审视之下也就不足为奇了，国家和全球卫生政策也提供了许多指导方针和建议。

第二节　吸烟

一、吸烟率

在当今社会，尼古丁是位列咖啡因和酒精之后的最常见的精神麻醉品。在过去的50年里，出现了一些积极的信号，吸烟的流行率和尼古丁摄入量都开始下降，这在一些癌症死亡的统计数据中也有所反映。20世纪50年代，英国有大约80%的男性和40%的女性吸烟；2002年，16岁以上的成年人的吸烟率下降到了20%多一点（ONS，2012；British Heart Foundation，2012；Health and Social Care Information Centre，2013）。到2016年，世卫组织数据库中有关英国的调查数据（WHO，2018）显示，15岁及以

[①] 病况（morbidity）：与诸如残疾和受伤等疾病有关的损失。

上人群中，男女当前的吸烟率均低于20%，远低于20世纪50年代，与欧洲其他许多地区相比也相对较低。总体而言，2014年每日吸烟者的比例（EU Eurostat，2015）从瑞典的8.7%到希腊的27.0%和保加利亚的27.3%不等（见表3.1）。据估计，到2020年，欧洲有四分之一的男性每天吸烟，六分之一的女性每天吸烟（Eurostat，2020）。

表3.1 每日吸烟比例（15岁以上），欧洲，2014年

	总计 %	男 %	女 %	性别差异（百分点）
欧盟[1]	18.4	21.9	15.1	6.8
比利时[2]	16.8	18.5	15.3	3.2
保加利亚	27.3	35.4	19.9	15.5
捷克	21.2	27.1	15.6	11.5
丹麦	12.3	12.6	11.9	0.7
德国	15.0	16.4	13.6	2.8
爱沙尼亚	22.7	31.8	15.0	16.8
爱尔兰				
希腊	27.0	33.3	21.3	12.0
西班牙	22.2	26.2	18.5	7.7
法国	20.5	22.9	18.3	4.6
克罗地亚	24.5	28.8	20.5	8.3
意大利	17.4	21.6	13.4	8.2
塞浦路斯	25.2	37.3	14.0	23.3
拉脱维亚	24.1	36.0	14.5	21.5
立陶宛	20.2	33.6	9.2	24.4
卢森堡	13.8	15.6	12.0	3.6
匈牙利	25.8	31.6	20.7	10.9
马耳他	18.9	21.4	16.5	4.9
荷兰	17.2	18.9	15.6	3.3
奥地利	23.9	26.0	22.0	4.0
波兰	21.9	27.8	16.6	11.2
葡萄牙	16.3	22.7	10.7	12.0
罗马尼亚	19.8	32.2	8.3	23.9
斯洛文尼亚	18.0	20.6	15.6	5.0
斯洛伐克	22.6	30.0	15.6	14.4
芬兰	11.6	12.7	10.5	2.2
瑞典	8.7	7.5	9.8	−2.3
英国	13.7	14.4	13.1	1.3
挪威	12.5	12.7	12.3	0.4
土耳其	27.2	41.7	13.1	28.6

1 估计。
2 可靠性低的数据。
资料来源：Eurostat, 2015.

英国的吸烟率较低，部分原因是2006/2007年（苏格兰在2006年，英国其他地区在2007年）生效的法律，禁止在封闭的工作场所或公共场所吸烟；然而，香烟费用和其他因素也可能起作用（另见第五章，可能的心理社会影响）。其他国家也采取了类似的控烟政策，但有些国家则晚了很多。例如，奥地利在2019年才出台了公共场所禁烟的法律。其他关于吸烟的立法改革，如增加税收、将法定年龄从16岁提高到18岁、减少赞助营销（例如一级方程式赛车比赛）或使用简单包装的规范，都被认为是潜在的威慑因素（Hiscock et al., 2019）。

虽然所采用的调查统计数据中的数字有一些小的差异（例如：英国卫生部数据 vs 英国健康调查），但总体而言，英国的数据超出了在2004年设定的到2010年达到21%的目标（UK Parliament, 2004）。一系列对英格兰居住在私人房产中的成人和儿童的健康及健康相关行为的年度调查，即2017年英格兰健康调查（NHS Digital, 2018）显示，这一数据甚至更低。这项调查采访了7997名成年人（16岁及以上）和1985名儿童（0至15岁），报告称17%的成年人目前为吸烟者，反映了上述的下降趋势。另外，曾经吸过烟的8至15岁儿童的比例也从1997年的19%大幅下降至2017年的5%（13至15岁儿童为11%），这是非常令人鼓舞的。最后，由于2013年出现的新问题，6%的人被确定为电子烟使用者。有人对25岁以下人群中电子烟使用的迅速增长提出了一些担忧（European Commission, 2017），目前关于长期后果的证据尚不清楚（见"焦点"）。

焦点

电子烟——电子尼古丁输送系统（ENDS）

自2012年以来，电子烟一直被当作可提供与卷烟相同感觉但不会对健康造成目前已知的负面影响的安全产品而上市销售。然而，这一卖点的有效性证据——来自对它们的化学和毒理学特性和影响的强有力的实证研究，随着时间的推移受到了挑战。虽然科学正在发展，但这一行为仍在继续传播扩大，18—25岁的美国年轻人自我报告显示，该群体使用电子烟的比例增加了一倍多，从2010—2011年间的19%到了2013年的41%（Ramo et al., 2015）。事实上，在美国，使用电子烟的青少年明显多于吸香烟的（Us Dept of Health & Human Services, 2016），这引发了人们的担忧，即社交营销正在引入电子烟作为吸烟的更安全的替代品。

2020年，世界卫生组织得出结论，电子烟"对你的健康有害"。即使在缺乏足够的长期数据的情况下，他们依然表示担心，已有证据表明大多数终端电子烟（包括尼古丁）中含有可导致癌症的有毒化合物（WHO，2020）。

对76项早期研究的回顾（Pisinger & Døssing，2014）引起了人们对烟雾成分固有风险的担忧，其中包括甘油或丙二醇等挥发性有机化合物，这些都是致癌化合物。尽管这些化合物的含量低于卷烟中的含量，但许多使用者将电子烟与卷烟结合使用，从而进一步提高了有害物质的摄入量。该综述强调，许多研究在方法上存在缺陷，并且与电子烟制造商进行的研究存在重大利益冲突。那些在青春期开始使用电子烟并因此面临长期接触情况的人受到了特别关注（Rubinstein, Delucchi, et al., 2018）。2020年，世卫组织呼吁电子烟"远离儿童"。他们指出，越来越多的证据表明，不吸烟的青少年开始使用电子烟后，以后吸烟的可能性增加一倍。这与美国在群体层面上进行的一项研究相矛盾，该研究认为，电子烟的增加与青少年吸烟者数量的减少是一致的（Levy et al., 2021）。很明显，有必要继续对青少年吸烟和吸电子烟之间的关系进行考察。

另一方面，则是那些经常使用电子烟作为戒烟辅助手段的老烟民。关于这些手段是否能取得长期成功，或者是否比尼古丁贴片或口香糖等替代方法更好，证据不一。早期的元分析认为不是（Grana et al., 2014），然而，最近的一项研究对886名参加英国NHS（国家健康服务，National Health Service）戒烟服务的成年人进行了随机试验，将他们分配到NRT（尼古丁替代疗法）组和电子烟组，并提供为期四周的行为支持，结果发现，电子烟组的人在12个月后仍然戒烟的可能性为18%，几乎是NRT组（9.9%）的两倍（Hajek et al., 2019）。与尼古丁替代品使用者相比，更多的电子烟使用者报告喉咙或口腔受到刺激；更多的人报告咳嗽和痰的减少；只有NRT组报告有恶心的感觉。这项研究的结论是，至少在伴随支持初始戒烟行为时，电子烟比尼古丁替代疗法在实现持续戒烟方面更有效。

我们可能还需要一段时间才能收集到足够有力的证据来证明电子烟在实现和维持戒烟方面的功效，甚至需要更长的时间，我们才能真正了解它是否有任何健康风险。虽然电子烟的使用量可能大大低于传统吸烟量，但电子烟的应用，特别是对那些以前不吸烟的人，还需要进一步研究。电子烟本身是否会成为传统吸烟行为的"通道"，这一问题也需要进一步研究。

在吸烟率方面的种族差异也已经有研究，少数族裔群体的总体数据表明，其吸烟率低于主体民族（ONS，2021）。在英格兰，2019年度人口调查的数据显示，成年人的吸烟率为13.9%，其中白人为14.4%，黑人为9.7%，亚裔为8.3%，华裔为6.7%，少数族裔男性的吸烟率一直高于女性。在东南亚群体中，孟加拉国男性被发现比其他群体更容易患冠心病，这部分归因于他们往往比白人男性更少锻炼和更多吸烟。相比之下，孟加拉国、印度和巴基斯坦女性吸烟的比例明显低于一般人口的正常水平（BHF，2012）。

除了文化差异，吸烟率也存在年龄差异。在整个欧洲，25至34岁、35至44岁的男性吸烟比例最高，而女性当中，45至54岁的吸烟比率最高，其次是20至24岁，而65岁以上人群的吸烟比率最低（男性约12%，女性约8%）（EU Eurostat，2015）。在年龄较大的人群中，吸烟行为通常是在有关吸烟有害健康的医学证据明确和公开之前就开始的。老年人吸烟会增加发病率、残疾和死亡率（Bratzler et al., 2002），因此，健康促进工作仍然需要以老年人戒烟为目标，以提高他们的生活质量，并可能延长他们的寿命。戒烟对健康的好处已得到充分证明。然而老年群体对健康教育工作者却提出了特别的挑战，因为研究一致发现，老年人将吸烟产生的许多与健康相关的后果归因于一般的衰老，而且他们往往高度依赖吸烟行为（心理上和生理上），结合与年龄相关的风险信息和支持的干预措施在实现戒烟方面可能与针对年轻人群的类似干预措施一样有效。

尽管一些国家的吸烟率已趋于稳定或有所下降，但在欧洲及其他地区，吸烟仍是最大的、可以避免的健康风险。例如，在美国，据估计，吸烟者比不吸烟者平均早死亡10年（Jha et al., 2013）；在欧洲，死亡年龄则估计平均提前14年（European Commission，2020）。

二、吸烟对健康的负面影响

在国际上，吸烟是导致肺、喉、口腔、食道、肾、肝、膀胱、胃、胰腺、结肠、直肠和宫颈等器官癌变的主要原因之一（National Cancer Institute，2016）。在世界范围内，直接使用烟草每年造成约700万吸烟者死亡（相比之下，20世纪80年代末此数据在全球范围内约为300万），另有120万非吸烟者死于二手烟间接接触（WHO，2021）。据预测，21世纪将有超过10亿人死于与烟草有关的各种疾病（WHO，2021）。

尽管80%的死亡发生在中低收入国家，但发达国家（如英国和欧洲大部分国家）没有理由自满。在英国，吸烟所致的死亡被认为占死亡总人数的五分之一，其中大约四分之一为与癌症相关的死亡（Cancer Research UK，2021c）。虽然吸烟行为因其附带的死亡人数而受到大量负面宣传，但尼古丁是一种合法药物，销售以尼古丁为基础的产品（香烟、电子烟、雪茄），为许多烟草公司和政府带来了巨额收入。

烟草制品中含有致癌的（carcinogenic）[1]焦油和一氧化碳，这被认为是大约30%的冠心病、70%的肺癌和80%的慢性阻塞性呼吸道疾病的原因。然而，对这一点的知识和认识却各不相同。例如，世界卫生组织（WHO）在中国进行的2015年全球成人烟草调查（Global Adult Tobacco Survey, GATS）（WHD, 2019: 6）显示，只有26.6%的中国成年人认为吸烟会导致肺癌、心脏病和中风。

对于吸烟者来说，直接吸入一氧化碳会减少血液中的循环氧气，从而显著地减少供养心肌的氧气量。尼古丁会增加血压和心率，从而加重心脏的负担。这些因素加在一起会导致动脉变窄，增加血栓形成的可能性。焦油会使肺部充血，从而损害呼吸系统，这是高发的慢性阻塞性肺病[2]（chronic obstructive pulmonary disease, COPD, 如肺气肿）的主要诱因（参见第八章）。总的来说，吸烟对健康的负面影响是无可争辩的。那些接触二手烟的人也有风险，有强有力的证据表明了被动吸烟有负面影响。在职场中暴露在吸烟环境中与严重呼吸道和心血管疾病风险的显著增加之间有明显的联系。此外，在非吸烟者肺癌死亡人数中，25%被认为是被动吸烟者。被动吸烟也会给未出生的婴儿带来风险，尽管许多妇女会在怀孕期间戒烟，但也有很多人不会戒烟，而这被认为与婴儿猝死综合征有关联（WHO, 2019）。

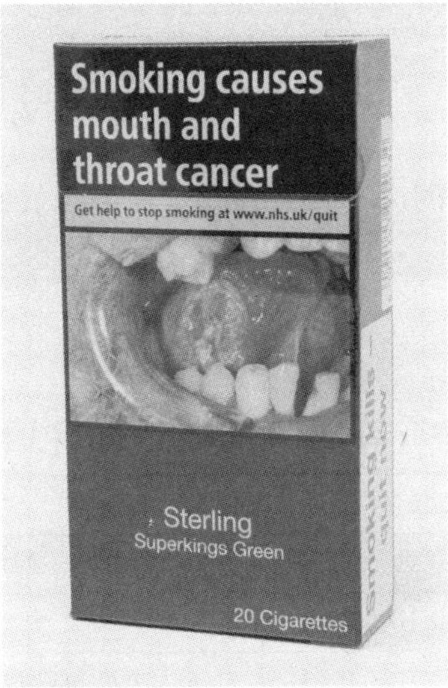

插图 3.1　健康警告有作用吗

资料来源：Roger Utting/Shutterstock.

---

[1] 致癌的/致癌作用（carcinogenic/ carcinogenesis）：与癌细胞发展有关的物质/正常细胞变成癌细胞（即癌）的过程。
[2] 慢性阻塞性（呼吸道）肺病［chronic obstructive pulmonary (airways) disease］：与慢性支气管炎、小气道病变、哮喘和肺气肿相关的持续性气道阻塞。

第三节 饮酒

酒精（乙醇）是世界上第二大最广泛使用的精神活性物质（仅次于咖啡因），在西方文化中，至少在社交场合饮酒被认为是许多生活事件中不可分割的一部分，比如婚礼、生日甚至葬礼。尽管如此，全球15岁及以上人口中有57%的人在过去12个月内没有饮酒（WHO，2018）。

一、推荐饮酒量

不同的人对相同酒精摄入量的反应有所不同，这取决于体重、食物摄入量和新陈代谢、饮酒的社交环境以及个人的认知和期望等因素。因此，很难确定饮酒的"安全"水平。

国际上对于酒精的"标准"计量或"单位"并不一致。许多国家都有关于酒精"标准单位"的具体国家准则（表3.2），以及关于"每天最大克数"的限值。"单位"大小（酒精克数）不同，男性和女性每周的建议限度也不同。通常情况下，欧洲国家遵循世界卫生组织的量化标准，一个单位的酒精相当于10克纯酒精。这大致相当于半品脱一般度数的拉格啤酒或标准单量的烈酒（1/6及耳）或一般度数的葡萄酒（11%—12%的酒精）。然而，在日本，政府出台的相关准则将一标准杯单位定义为19.75克酒精；在欧洲，"标准杯"中通常含有8至14克纯酒精（在美国，14克通常相当于一个单位）。这种差异对国家之间的比较和研究出版物中提供的数据提出了挑战，特别是在讨论什么是"酗酒"（见下文）时。这也符合最近一篇综述中阐述的观点（Kuntsche et al., 2017）。

表3.2 国际"标准单位"和每日限值（仅限选定国家，基于2018年数据）

国家	酒精单位（g）	每日限值
奥地利	8	男性24—32克，女性16—24克
法国	10	男女每天不超过20克
希腊、新西兰	10	男性不超过30克，女性不超过20克
立陶宛	10	男女每天不超过20克
新加坡、斯洛文尼亚	10	男性不超过20克，女性不超过10克
印度、拉脱维亚	10	男性不超过30—40克，女性不超过20—30克
芬兰、瑞典	12	男性不超过20克，女性不超过10克
德国	12	男性不超过24克，女性不超过12克

国家	酒精单位（g）	每日限值
意大利	12	男性不超过24—36克，女性不超过12—24克
加拿大	13.6	男性不超过41克，女性不超过27克
美国	14	男性28—42克，女性14—28克
日本	19.75	男性19.75克—39.5克，女性没有指导 日本还规定，如果超过65岁，每天10克
一些国家，如英国、马耳他、挪威和爱尔兰，不提供每日指南		

资料来源：AIM（适量饮酒），合理饮酒指南，2018年；日本厚生劳动省，21世纪全国健康促进运动（健康日本21）；意大利卫生高等研究院，公共卫生流行病学，ISTISAN 21/7报告。

对于儿童，该指南建议，在15岁之前不饮酒是最健康的选择（Donaldson，2009），因为有证据表明饮酒将导致下文描述的长期后果。尽管各国对成年人"安全"饮酒量的建议指南有所不同，但英国政府目前建议的每周饮酒量上限为男性28个单位，女性21个单位。欧盟委员会指出，男性每天的安全饮酒量应低于40克（约4标准杯，相当于每周28个单位），女性每天不超过20克（约2标准杯，低于英国的每周21个单位）。最近，英国首席医疗官建议男性和女性每周饮酒量不要超过14个单位，以避免有害的健康后果（Drinkaware，2019）。一些指南还建议每周有一两天不喝酒。从全国调查来看，大约三分之一的男性和四分之一的女性饮酒量超过了国家饮酒指南所建议的标准。

没有制定国家指南的国家（如比利时、中国、匈牙利和俄罗斯）倾向于遵循世卫组织的合理饮酒指南：

- 女性平均每天饮酒不超过两杯；
- 对于男性，平均每天饮酒不超过三杯；
- 在任何场合都不要超过四杯；
- 在某些情况下不要喝酒，比如开车、怀孕或在某些工作场合；
- 每周至少禁酒一次。

世卫组织目前正在制定一项行动计划（2022—2030），以有效实施减少有害酒精使用的全球战略，并将此作为公共卫生的优先事项。

二、谁喝酒？

在全球范围内，目前饮酒的人口超过了总人口的40%，在美洲、欧洲和西太平洋，这一比例上升到50%以上。在15至19岁的青少年中，超过26%的人饮酒（1.55亿青少年）（WHO，2018）。当然，不同国家之间也存在差异。与包括俄罗斯、白俄罗斯、捷克和立陶宛在内的这些具有高饮酒率的东欧国家相比，北非和中东地区的饮酒率较低（约为5%—10%）。然而，西欧的饮酒率也很高（例如，在法国，95%的成年人在前一年都喝过酒），平均酒精消费水平也很高，因此不能沾沾自喜。

在世界范围内，有记录的酒精消耗总量中有44.8%是以烈酒的形式消费的，其次是啤酒（34.3%）、葡萄酒（11.7%）（WHO，2018），国籍、年龄和性别对这些酒精类型的选择也有影响——例如，欧洲人喝啤酒和葡萄酒比喝烈酒多。

在过去20年中，尽管在以前高于平均水平的国家（包括法国、西班牙）出现了酒精消费缓慢下降的现象，但西欧老年群体的酒精消费量相对稳定（OECD，2014）。虽然65岁以上的人群酗酒率最低，但随着时间的推移，消费趋势确实有所不同。在1994至2012年期间，65至74岁人群和75岁及以上人群中，饮酒量超过英国建议的每日限度的人数增加了一倍（见下文），女性尤其如此（Health and Social Care Information Centre，2013）。鉴于老年人的生理变化、可能存在的合并症以及与其他药物的潜在相互作用，由此导致的约15%的患病率成为一个公共健康问题（Knott et al.，2015）。

另一方面，在对35个欧洲国家的比较中，英国儿童的饮酒量和酗酒率最高（Hibell et al.，2012）。虽然，国家社会研究中心和国家教育研究基金会（NFER）在2012年对7000多名11至15岁学龄儿童进行调查（Health and Social Care Information Centre，2013）的数据显示，与前十年相比，这一趋势有所下降。然而，由于青少年饮酒与其他行为有关（另见"问题"），许多欧洲国家仍对青少年饮酒感到担忧。

此外，令人欣慰的是，在16至24岁的人群中，酗酒率有所下降。事实上，2017年英国开展的针对7000多名16岁及以上成年人代表性样本的"观点和生活方式"调查（ONS，2017）报告显示，16至24岁的人比其他年龄段的人饮酒的可能性更小，尽管当他们饮酒时，他们一天最大的饮酒量超过了其他年龄段的饮酒量（见下文的酗酒）。此外，高收入者和专业人员或管理岗位的人在过去一周内饮酒的可能性最大。

三、酗酒

人们越来越多地认识到酗酒或"重度间歇性饮酒"是有问题的。酗酒被定义为男性在饮酒最严重的一天喝掉八个或更多单位的酒精（相当于大约四品脱标准度数啤酒或四分之三瓶葡萄酒），女性在饮酒最严重的一天喝掉六个或更多单位的酒精（相当于三品脱标准度数啤酒或半瓶葡萄酒）（Office of National Statistics，2018）。在某些人群中，酗酒更为普遍（见图3.2 英国年龄/年份与酗酒率的变化）。

年轻人通常比其他年龄段的人更易酗酒。这方面的一个例子来自对2215名英国大学生（65% 为女性）的调查（NUS，2018）。虽然该样本中有 24% 的人报告说在前一周没有喝过酒，27% 的人只喝了一次酒，但 37% 的人报告该周至少喝了两到三次酒，其余 10% 的人则喝了四次或更多次酒。四分之一的受访者报告说，他们每周至少有意喝一次酒，还有 6% 的受访者报告说，每周有意饮酒的次数超过了一次。尽管前一周的总平均饮酒量相对较低（10 个单位），但对一些人来说，酗酒意味着一次性喝完所有这些单位的酒。值得注意的是，学生和年轻人的饮酒量可能比前几代人更少了（Davoren et al.，2016），饮酒的态度和规范也可能正在改变（例如，在 NUS 的调查研究中，四分之三的参与者报告说，他们不喜欢与喝得酩酊大醉的人交往）。然而，仍有理由对少数人的危险酗酒表示担忧（Viner & Taylor，2006；NUS，2018）。

英国上周饮酒量最大的一天"酗酒者"的比例

上周饮酒量最大的一天"酗酒者"的比例。"酗酒"定义为男性在一天内饮酒超过8单位，女性在一天中饮酒超过6单位。

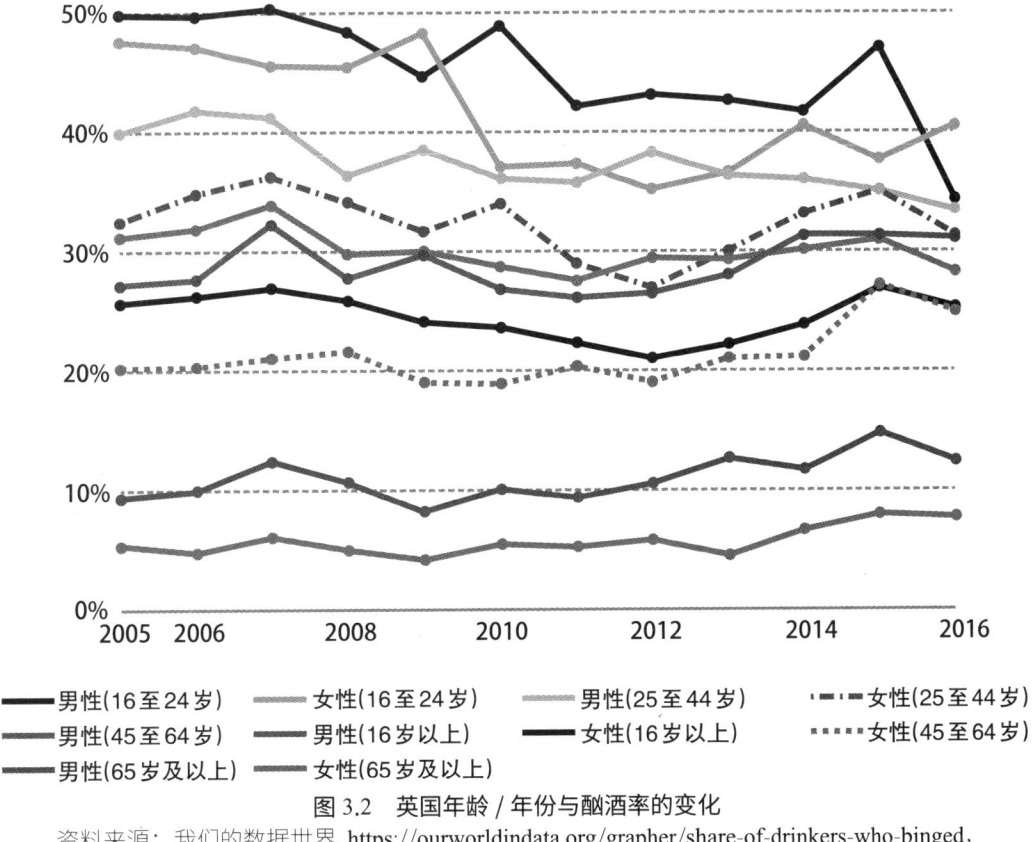

图 3.2 英国年龄 / 年份与酗酒率的变化

资料来源：我们的数据世界 https://ourworldindata.org/grapher/share-of-drinkers-who-binged，国家统计局，2017。

英国成年人的酗酒数据如图 3.2 所示，从图中可以看出，25 至 44 岁的人群中，通常有四分之一到三分之一的人酗酒，这个年龄段的女性报告的酗酒行为一直比男性多，而在所有其他年龄段，男性报告的酗酒行为比同龄女性多。

虽然 25 岁以下的人确实比老年人更倾向于"酗酒"，但图 3.2 中的数据表明，年龄较大的人群中也有相当比例的人酗酒，因此酗酒引起的社会（通常是反社会）问题绝不仅仅局限于 25 岁以下的人。例如，25 至 44 岁的人可能有工作，更可能有自己的家庭和其他责任，酗酒或经常饮酒可能会影响到他们的工作。

饮酒在学生文化中仍然是"常态"。在新加坡国立大学的一项调查（2019）中，绝大多数被调查者在一定程度上认同饮酒和醉酒是大学文化的一部分（79%，n = 1358）。然而，值得注意的是，他们的行为并不都遵循这种期望，只有 22% 的人感受到来自大学朋友的压力，经常喝酒和喝醉。对健康行为更积极的态度，而非支持过度饮酒的态度，可能正变得越来越普遍。此外，在某种情况下过度饮酒（如在大学期间）并不必然意味着一个人"发展"到酒精依赖或确实正在使用其他毒品药物。

另外，不应假设酗酒或其他饮酒问题在教育程度较低或社会经济地位较低的人群中更为常见，因为这方面的研究相当复杂。受过良好教育的人往往更有可能从事各种形式的冒险行为，但不太可能出现酗酒问题（Caldwell et al., 2008）。然而，一项令人印象深刻的研究对 10000 个当时 34 岁的人进行了调查（全部来自英国队列研究，该研究在 1970 年某一周出生的所有人中抽样），发现受教育程度高的人每天饮酒的概率更高，同时饮酒问题也更多，尤其是女性（Huerta & Borgonovi, 2010）。当然，这是一个非常特殊的 35 岁左右的人群，因此我们无法推断在其他年龄段，或其他形式的饮酒（如酗酒）上，是否也存在这种关系。

与此相关的是，一个人的社会经济地位与大量饮酒和超过推荐指南的饮酒量之间的关系已经得出了合理一致的结论。"管理或专业领域"类别中的男性和女性比"中级"或"常规和体力"职业中的男性和女性更多地参与这些行为（另见第二章）。能够通过可支配收入获得酒精是一个需考虑的重要因素。

四、饮酒对健康的负面影响

酒精通常被认为是一种兴奋剂，事实上，它是一种中枢神经系统的抑制剂。它的负面影响可以从三个方面考虑：生理或身体损害，对个人行为的直接影响，以及形成依赖性和长期的心理健康问题。人们普遍认为，随着时间的推移，饮酒量和与酒精有关的身体损害和疾病的积累之间存在着线性关系，包括肝硬化、肝癌、喉癌和食道癌、中风和癫痫等疾病。在每天约 3 至 3.5 杯标准杯的水平上的饮酒占癌症发病率的 4%，特别是头颈部癌症（如喉咙、食道、口腔、喉部）、结肠直肠癌、乳腺癌和肝癌（National Cancer Institute，2016）。就行为影响而言，即使是少量的饮酒也会导致行为抑制解除，而重度醉酒会导致发生事故的可能性增加 25 倍，极高的酒精剂量也会严重影响呼吸频率，从而可能导致昏迷甚至死亡。童年晚期和成年早期养成的酗酒行为往往会为成年后的酗酒行为奠定基础，而与酒精相关的健康问题，包括酒精依赖（以及肝硬化等疾病），往往会在中年时期累加起来。

事实上，世界卫生组织指出，酒精是 200 多种疾病的致病因素（WHO，2018）。尽管在过去十年里，死于酒精相关原因的女性人数的增加在英国引起了一些担忧，但一般来说，男性死于酒精相关原因的可能性是女性的两倍（ONS，2017）。英国最近的数据显示，55—59 岁的女性和 60—64 岁的男性的死亡率最高。

在与酒精相关的死亡人数、饮酒行为和饮酒量方面，欧洲和其他地方有很大差异（如图 3.2 所示）。不幸的是，对于生活在欧洲的人来说，因酒精导致的整体健康状况不佳和过早死亡的比例是世界上最高的（WHO Europe，2017）。然而，东欧的统计数据表明，其居民死于酒精相关原因的风险比地中海地区的人高出了 7 倍（WHO Europe，2017）。

青少年药物使用有可能给个人带来其他长期问题，包括药物使用增加和相关的问题行为（Collado et al.，2014）。虽然饮酒主要是一种社会行为，许多人不会因此出现重大问题，但在年轻人中，大量或定期饮酒与后续产生的神经认知障碍、身体或精神健康问题、行为问题、学习成就不佳有关（Windle et al.，2008；Spear，2018）。过量饮酒也与关系破裂、无计划或无保护的性行为有关，研究发现酒精损害了对（早期）性行为和无保护性行为的判断力（Wellings et al.，2001；Conner et al.，2008）。无计划或无保护的性行为显然会导致青少年怀孕或性疾病传播，包括艾滋病感染（Williams et al.，2016）。"醉酒"是青少年首次发生性行为的一个常见原因（Wellings et al.，2001）。正如我们在接下来的章节中将讨论的那样，考虑到影响因素的复杂性，改变青少年的危险行为往往具有挑战性。然而，也有一些研究表明，在解决"行为"问题（包括未成年性行为、吸烟和饮酒）之前，先解决自尊问题的干预措施比不解决自尊问题的干预措施更成功（Health Development Agency Magazine，2005）（另见第六章和第七章）。

在老年人中，饮酒问题已经被证实正在增加（Rao & Roche，2017），并且受到身体健康、社交机会和经济状况的影响，富裕的老年人比不富裕的老年人有更高的饮酒问题发生率（Kelly et al.，2018；Health and Social Care Information Centre，2013）。然而，凯丽（Kelly）的研究还发现，对于一些人来说，饮酒量的增加在一定程度上可以归因于孤独，通常表现在丧亲之痛后。

五、适度饮酒有好处吗？

有证据表明，适量饮酒可能对健康有益。饮酒与冠心病风险之间存在J形关系，即禁酒比适量饮酒具有更高的风险，尽管没有大量饮酒带来的风险那么高（BHF，2012）。这一令人惊讶的发现来自一些横断研究和前瞻性研究。就所提出的作用机制而言，轻度的或中度的酒精摄入似乎会降低循环系统中低密度脂蛋白（LDL，"坏脂肪"）的水平（高水平的低密度脂蛋白是冠心病的已知风险因素）。更具体地说，饮用适量红酒与降低心血管疾病的死亡有关，因为红酒来自红葡萄，红葡萄含有多种不同的多酚化合物，包括黄酮醇。饮食中的黄酮类化合物（主要来源于苹果、浆果和番茄，但也来源于茶和黑巧克力）被认为可以影响血管系统，降低血压，从而对预防冠心病（Wang et al.，2014）和中风（Rees, Dodd, and spemcerm, 2018）具有一些保护作用。里斯（Rees）将外周血管健康（血压和血流）方面的证据视为心脏病指标，认为大脑内血液流动的证据与中风或其他情况（如血管性痴呆）的发生有关。他们指出，这些证据非常复杂，均来自不同定量的研究，而且其中许多都不是对照研究，因此他们对随机对照研究的综述提供了一个更加谨慎的结论。

也有人基于实验室或动物研究的证据（Briviba et al.，2002），认为红酒多酚可能降低癌症风险，因为它们具有抗氧化或抗炎的特性，可以抑制癌变的发生，或者通过抑制突变细胞的生长或诱导细胞凋亡（即细胞死亡）来减缓癌症患者的病情进展。然而，正如上面提到的与冠心病有关的研究一样，许多探究多酚摄入对降低癌症风险的益处的研究也是未加控制的，并且是横断性的。因此，有必要对人类群体进行进一步的研究，并对其他影响因素进行严格控制。关于饮用红酒对已患癌症的人的影响，还需要几年的时间才能弄清楚。然而，与冠心病相关的证据由来已久，并且是有效的，即少量到中度饮酒（不仅仅是红酒）具有健康保护作用，这并不是毫无根据的（O'Keefe et al.，2018）。

《世界卫生报告》（World Health Report）指出，如果饮酒量为低到中等，且不包含酗酒行为的话，酒精对冠心病、中风和糖尿病的预防可能是有益的（WHO，2002a），甚至可能降低死亡率（Klatsky，2008）。还有一些证据表明，女性适度饮酒可能比男性更能预防冠心病（WHO，2002a）。

然而，在从这些报告中得出结论之前，建议谨慎行事。更安全的结论是，重度饮酒对健康有负面影响，并随着饮酒量的增加而增加；适度饮酒可能不会增加风险，实际上甚至可能对冠心病的预防有保护作用（尽管对吸烟的人没有任何保护作用）；完全不喝酒的影响还需要进一步的研究，一些研究报告称，不喝酒的人患冠心病的风险高于平均水平。然而，缺乏对照组的研究无法确定不饮酒是否会增加患心脏病的风险，或者是否存在另一种解释，即不饮酒的人之所以选择不饮酒，可能因为他们的健康状况已经不佳；或者因为他们是特定宗教或种族群体的成员，这些宗教或种族群体禁止饮酒，而这可能掩盖了冠心病的一些其他"原因"。

饮酒有益健康的关键点是"少量或适量饮酒"（女性每天饮酒 < 1 杯，男性每天饮酒 ≤ 1—2 杯）。有心脏病家族史的人去看全科医生时，医生不太可能建议他们将饮酒从轻度增加到中度，如果过量饮酒，确实会提升健康风险！他们可能会被建议遵循低脂饮食，且其他建议的健康保护措施也是类似的。

> **你怎么看？**
>
> 根据"酒精危害跨党派议会小组"（Alcoholchange.org, 2019）的建议，酒精饮料应与烟草产品一样提供书面健康警告，在内容、酒精单位含量、饮酒限量指导以及有关健康风险的关键信息方面保持透明。
>
> 关于饮酒潜在健康风险的提醒标签是否会鼓励你的同龄人采取负责任的饮酒行为？如果没有，为什么呢？这种改变健康行为的方法是否有效？想想自 2011 年英国香烟包装上出现提示图片以来的吸烟模式改变。在阅读第五至第七章之前，想一想你自己和周围其他人的行为。

第四节　毒品（非法药物）使用

2017 年，在整个欧盟，估计约有四分之一的成年人（15—64 岁）尝试过毒品——主要是大麻，但对一些人来说，还包括安非他明、可卡因、摇头丸和其他毒品（EMCDDA, 2018）。2015/2016 年，英格兰和威尔士 16—59 岁的居民中，29% 的人至少吸过一次大麻，超过了欧盟 25% 的平均水平，近 10% 的人在一生中吸食过可卡因。

然而，与酒精不同的是，很少有人会继续长期使用这些毒品。在过去的一年中，世界上有 3.5% 至 9% 的人曾使用过毒品［例如，2017 年英格兰和威尔士的成年人中有 8.5% 使用过毒品（NHS Digital, National Statistics, 2018）］，经常使用的毒品往往与大麻有关。就"过去的一年"而言，即使是大麻的使用率也相对较低（全球成年人的使用率为 7.6%）。然而，该数据存在区域差异和人口差异。例如，在 15—34 岁的欧洲成年人中，过去的一年中大麻的使用率上升到了 14%，法国和意大利的这一数字超过了 20%。相比之下，可卡因这一最受欢迎的兴奋剂的使用率仍保持在 2% 左右（英国、荷兰、丹麦和西班牙的使用率更高，为 3%）（OECD，2018）。在全球人口中，约有 0.25% 的人会注射可卡因。

在年轻人群中，A 类毒品的使用（见表 3.3）往往与大麻的使用有关，据报告，A 类毒品在过去二十年的使用率持续下降。例如，2017 年，英格兰和威尔士 16—24 岁的成年人中有近五分之一曾服用过一种毒品，这比十年前的数字低了 5%。此外，就 A 类毒品而言，这一数字下降到了 8% 左右。然而，英格兰 11—15 岁的儿童中"曾经服用过"任意一种毒品的比率（Smoking, Drinking and Drug use among Young People in England, 2016; NHS Digital, 2017）表现出了令人惊讶的显著增长，从 2014 年的 15% 增长到了 24%。该数据的增长与询问的问题中包含了"新精神活性物质"（NPAs）和"N_2O"（笑气）。然而，这可能只是部分原因，需要再等待随后几年的数据来判断这是否为真实的趋势。

就过去一年毒品的使用情况而言，2016 年估计有 18% 的英国在校学生报告了这一情况，如果排除上述 NPAs 和 N_2O，这一比例降至了 15%——仍比 2014 年的同类调查增加了 5%。在 15 岁的儿童中，这一数字约为 30%，而在 11 岁或 12 岁的儿童中，这一数字降至 10% 或更低。这些儿童中有近一半（49%）报告说从朋友那里得到这些毒品，通常是同龄的朋友。令人担忧的是，超过四分之一（26%）的人报告说他们从经销商那里获得了所使用的毒品。

表 3.3　毒品分类（英国）

毒品	使用方式	类别
安非他命（Amphetamines）	注射	A
摇头丸（Ecstacy）	口服	A
可卡因（Cocaine）	鼻吸、注射	A
快克（Crack）	注射、吸入	A
海洛因（Heroin）	吸入、注射、鼻吸	A
麦角酸二乙酰胺（LSD）	口服	A
致幻菌（Magic Mushrooms）	口服	A
美沙酮（Methadone）	口服	A
安非他命（Amphetamines）	鼻吸、口服	B

毒品	使用方式	类别
巴比妥酸盐（Barbiturates）	口服、注射	B
大麻（Cannabis）*	吸入、口服	B
合成大麻（Synthetic cannabinoids）（例如：Spice 香料）	吸入、口服	B
利他林（Ritalin）	口服	B
可待因（Codeine）	口服、注射	B
弱安定剂（Minor tranquillisers）	口服、注射	B/C，取决于毒品
甲氧麻黄酮（Mephedrone）	口服、注射	B
克他命（Ketamine）	口服、鼻吸、注射	B
γ-羟丁酸（"神仙水"）（gamma-hydroxybutyrate，GHB）	口服、注射	C
合成代谢类固醇（Anabolic steroids）	口服、注射	C（个人使用并不违法）
阿拉伯茶（Khat）	口服	C
亚硝酸酯（Poppers）	鼻吸	除持牌销售点（如药剂师）外，任何人供应戊基和亚硝酸盐烷基均属违法。其他类型，如亚硝酸丁酯和亚硝酸异丁酯，目前可合法拥有和供应。2016年《精神活性物质法》所涵盖的内容表示
胶水（Glue）	鼻吸	如果提供这些物品的目的可能是滥用，即属犯罪
燃油（Gas）	鼻吸	

资料来源：1971年《滥用药物法案》，英国文书局，伦敦（http://www.legislation.gov.uk/ukpga/1971/38/contents）；2005年《毒品法案修正案》：http://www.opsi.gov.uk/acts/acts2005/ukpga_20050017_en_1\。

* 2018年10月，英国政府宣布药用大麻是合法的，从2018年11月1日起，专科医生可以给患者开药用大麻处方。

一、使用毒品对健康的负面影响

药物滥用或药物依赖问题往往与阿片类药物的使用相关。2012年，每百万名15至64岁的人中约有40人死于非法药物使用（United Nations，2014），这些毒品的使用及其相关后果仍然是欧洲年轻人死亡的主要原因——既有过量使用等直接后果，也有相关事故、暴力和自杀以及与毒品和行为相关的疾病（如丙型肝炎和艾滋病）等间接后果。

如图3.1所示，由使用非法药物（illicit drugs）[①]导致的伤残调整寿命年的"负担"

[①] 非法药物（illicit drugs）：包括非法物质，但也包括以非法方式使用的合法物质，如嗅胶（sniffing glue）、注射安定。

明显小于由于饮酒、吸烟，甚至缺乏身体锻炼而造成的负担（见第四章）。与饮酒率或吸烟率相比，其使用率方面的数字也较小。然而，仅仅提到毒品（有些是合法获得的，如安定；有些不是，如海洛因）就会引起老师、父母、警察、政府，甚至年轻人自己的焦虑。

为什么如此多的负面情绪与毒品使用行为联系在一起呢？在某种程度上，这可以用以下两种模式来解释：一种是依赖模式，毒品使用者被认为是上瘾的、可能生病的和失控的；另一种是犯罪模式，他们被视为不负责任的、违法的，甚至是危险的。这些观点影响了对毒品依赖的处理方式，也影响了为那些表示希望戒毒的人所提供的治疗（见下文）。

吸食方法，可能比毒品本身更容易使人们将某些形式的吸毒——主要是注射吸毒——与包括艾滋病和丙型肝炎在内的严重疾病联系起来。一项全球性的系统评估估计，全世界 15 至 64 岁的人中大约有 1560 万人（根据报告，范围在 1030 万至 2320 万之间）注射毒品，其中五分之一是女性。注射毒品主要（约 83%）为阿片类药物（Degenhardt et al., 2017）。阿片类药物使用占全球药物使用"障碍"或依赖的一半以上，大麻依赖约占四分之一（Ritchie & Roser, 2019）。德根哈特（Degenhardt）等人的综述指出，约有 17.8% 注射毒品的人被诊断患有艾滋病（Degenhardt et al., 2017），其他综述指出，超过一半的注射毒品者患有丙型肝炎（Aceijas & Rhodes, 2007; United Nations Office on Drugs Crime, 2014）。

二、为什么人们会开始潜在成瘾的物质使用行为呢？

吸烟、饮酒和吸毒行为在年轻人中普遍存在。例如，挪威的一项纵向健康行为研究对 1000 多名参与者从 13 岁到 30 岁进行了追踪调查，发现 13 至 18 岁之间的吸烟率从 3% 上升到 31%（Tjora et al., 2011）。有相当数量的年轻人吸烟并造成了肺部和呼吸道损伤，或饮酒并导致了肝脏损伤，对许多人来说，这将在未来造成严重的健康和社会问题。人们早就知道，与成年后［约三分之一的吸烟者实际上在成年早期（19 岁以上）］开始吸烟相比，在童年时期就开始吸烟的人患肺癌的风险更高［约 66% 的吸烟者在 18 岁之前开始吸烟，40% 在 16 岁之前开始吸烟（ONS, 2012）］。然而，关于饮酒问题，有证据表明，对于年龄较大的群体（55 岁以上）而言，大约三分之一的人是在晚年期才达到有害饮酒的水平（Royal College of Psychiatrists, 2012）。

在健康心理学教科书中，当对健康行为进行广泛性描述时（如本章和第四章），通常会将重点放在人口统计学因素（年龄、性别、文化等）以及个人信仰和态度上，而忽略了可能与这些因素相互作用的潜在人格特征。因此，我们也将讨论这些问题。首先，我们关注经常被忽视的更广泛的文化和社会政策的影响，这些在预测个体行为方面极其重要。以芬兰为例，该国之前对酒精销售和消费的严格立法在20世纪70年代中期被放宽，导致肝硬化死亡率在20世纪80年代和90年代呈上升趋势。在英国也可以看到类似的立法产生的影响，针对2006/2007年禁烟令对戒烟的影响的研究显示，有证据表明吸烟率下降，特别是在女性中，部分原因可能是这一立法变化（Katikireddi et al., 2016）。预计随着时间的推移，禁烟令对儿童健康的好处将越来越多（Britton, 2016）。目前我们正在对"英国家庭小组调查"和1994至2016年"了解社会"研究中的英国数据进行二次分析，以研究此类禁令对特定人群的影响，例如，年幼儿童更少接触和模仿父母吸烟及其与社会经济地位的相互作用（Anyanwu et al., 2018）。

正如第二章所述，存在引发健康危险行为的社会经济相关因素和预测因素，有些人将其称为"远端"或更"宏观"的因素（Tjora et al., 2011）。一般来说，与大多数社会行为一样，年轻人开始吸烟、饮酒或服用毒品的原因也是多种多样的，其中每一种行为的原因都有很大程度的重叠。康纳和诺曼（Conner & Norman, 2017）在一篇期刊社论中总结了与吸烟、酗酒、健康饮食和体育活动行为相关的四项综述，指出环境因素与酗酒有关，社会经济地位和性别与吸烟有关，这两种行为也受到冲动性、社会影响、动机和态度的影响。这些评论有效地强调，虽然不同的健康行为可能有一些共同的影响因素，但每种行为也可能有独特的影响因素。我们将在第四章和第五章再次讨论这一点。

与开始从事上述行为相关的几个关键因素是：

- 遗传学。有一些证据表明，遗传因素和神经递质多巴胺的接收和传递与开始并保持吸烟行为有关，但不太可能有某种遗传影响单独起作用（Munaf & Johnstone, 2008）。遗传因素也可能影响"冲动"或"冒险"的倾向（Kreek et al., 2005; Stautz & Cooper, 2013）。
- 好奇心。好奇心是人们喝第一杯酒、吸第一支烟或第一支大麻的一个常见原因（Hecimovic et al., 2014）。想知道"味道如何""感觉如何"，这种行为通常发生在听到别人谈论或观察到别人这样做时（参见下文的"模仿"）。
- 模仿、社会学习和强化。家庭行为和家庭动力是重要的社会化过程。观察父母的某些行为，如吸烟，儿童会建立对这种行为的积极态度，并可能减少对该行为风险的认知，从而增加对这种行为的"准备"（Tjora et al., 2011）。再加上身边有吸烟或喝酒的同伴，这种准备更有可能转化为行动。与没有接触到这种行为模式的儿童相比，身边有同伴（实际的朋友，甚至只是想要成为朋友的人)、哥哥姐姐或父母吸烟或喝酒的儿童更有可能模仿这种行为（Mercken et al., 2007, 2011）。无论是通过模仿，还是通过感知的或实际的压力，兄弟姐妹可能比同龄人对儿童更有影响力。

- 同伴/社会压力。同伴/社会压力使药物使用行为被积极鼓励（包括媒体或电视中的描绘），并通过重要他人的反应予以强化，这种压力通常被认为是他们开始药物使用的原因，反映了社会传染或个人遵从的影响（见"研究焦点"中的"从众动机"）。使用大麻的动机通常包括社交的原因，无论是否有明显的压力（Hecimovic et al., 2014，见"研究焦点"）。有趣的是，登斯科姆（Denscombe, 2001）报告说，15 至 16 岁的人不认为"同伴压力"是他们开始吸烟的原因，他们更愿意把吸烟看作是他们自己选择的事情。这与开始吸烟是为了寻求名声和地位的观念相吻合。

- 形象和声誉对青少年时期很重要。一些理论家认为，大量的青少年行为是由向他人（主要是同龄人）展示自己的需要所驱动，以提高个人的声誉或社会认同（Emler, 1984）。想要"融入"社交圈子，被视为是善于交际的（喝酒可能比吸烟或使用毒品更重要），以及在自己的社交群体中有地位，被认为是社交功能的重要因素（Snow & Bruce, 2003; Stewart-Knox et al., 2005）。在一些社会群体中，有助于个人"融入"的"声誉"会引发冒险行为。

- 自我概念和自尊。对青春期女孩的研究指出了自我概念（即一个人"是什么"的概念）和自尊（即一个人的"重要性"或"价值"的概念）在决定是否参与吸烟等风险行为方面的重要性（Snow & Bruce, 2003）。

- 体重控制。控制体重被认为是年轻女孩比年轻男性开始吸烟和维持吸烟行为更经常出现的动机，尽管男性也不能幸免于这一控制体重的方法（Fulkerson & French, 2003）。在一项美国研究中，美国原住民和亚裔的男性比其他种族群体的男性更经常地将控制体重作为吸烟的原因，这突出表明了在考察或比较国家统计数据时需要考虑文化以及性别的差异。在一项针对4000多名18至29岁美国成年人的大型研究中，围绕吸烟和体重预期的问题（"吸烟有助于人们保持体重"）发现，体重偏轻（41.2%）和正常体重（40.6%）的参与者比超重（35.7%）和肥胖（28.3%）的参与者更可能同意或强烈同意这一说法（Coa, Augustson, & Kaufman, 2018）。这一结论支持了其他发现，即 BMI 较低的人更有可能关注体重。相比之下，酒精热量高，会导致体重增加，所以这不是开始饮酒的一个因素，而是戒酒的一个原因。

- 冒险倾向。吸烟、未成年饮酒和首次使用毒品（通常是大麻）已被发现是那些从事大量"冒险"或问题行为（包括逃学和小偷小摸）的人的共同特征（Johnston et al., 2009）。在毒品使用行为方面，一些去抑制性特征与冒险有关（Stautz & Cooper, 2013; Collado et al., 2014）。但是，正如我们下面讨论的，这些因素（以及它们的任何影响）可能会随着时间的推移而改变。

- 健康认知。许多吸烟者、饮酒者或毒品使用者报告称，他们期望这种行为能缓解压力、减少焦虑或带来其他好处。使用者还经常持有"不切实际的乐观"信念，认为有可能控制他们的行为和避免任何负面的健康后果，例如"喝酒会给我信心""使用大麻会减少我的焦虑"或"我不会像其他人那样大量吸烟或使用大麻，所以它不会影响我的健康"（参见第五章"全面介绍健康认知"）。

- 压力和其他共病。压力经常被认为是开始（和维持）包括吸烟在内的精神活性物质使用的一个因素。例如，在一项针对澳大利亚青少年的大型纵向研究中（Byrne & Mazanov, 2003），基线水平上的非吸烟者若报告在一年期间中经历过压力，则比没有压力的非吸烟者更可能成为吸烟者。对于男孩来说，吸烟与学校相关的压力只有微弱的联系，而对于女孩来说，吸烟与更多来自学校、家庭冲突、父母控制及非教育性的压力有关。这些可感知的压力源将开始吸烟的女孩与不吸烟的女孩区分开来。全国青少年健康纵向研究也指出了抑郁症状在初次吸烟中发挥的作用（McCaffery et al., 2008）。

- 环境和经济因素。经济困难对毒品等精神活性物质使用的影响趋势在不同的研究中有所差异。有的研究发现长期失业者对其使用量较高，有的纵向研究发现人们在经济有限的情况下吸烟和饮酒量减少了，但大多数研究报告支持前者的结果（Henkel, 2011）。父母较低的社会经济地位也与其青春期子女开始吸烟呈正相关（Tjora et al., 2011）。最近，美国一项使用1971—2008年弗雷明汉心脏研究子代队列大型数据库（the large Framingham Heart Study Offspring Cohort datasets）的研究发现，失业对女性使用精神活性物质的影响大于男性，即使失业的是男性配偶而不是她们自己（Arcaya et al., 2014），这增加了酒精使用影响的复杂性。

三、持续的不健康行为和不断发展的依赖性

在全球76亿人中，估计约有1.4%的人口有酒精依赖，虽然这一比例似乎很低，但值得注意的是，这相当于约有1.1亿人有酒精依赖（WHO, 2018）！由于只有一小

部分饮酒者对酒精产生依赖（也许十分之一），因此有必要记住，并不是所有与酒精有关的问题都是由依赖的情况引起的：事实上，大多数人并没有。

关于其他物质的使用，据估计，2017年全球约有0.9%的人口存在物质滥用障碍（不包括酒精和烟草），不同的国家和不同的年龄存在一些差异，例如，在全球范围内，上述数字在20至29岁的人群中上升至2%（IHME Institute of Health Metrics and Evaluation，2017；Global Burden of Disease，2019；Risk Factors Collaborators，2020）。

■ 什么是依赖？

一般认为，如果在上一年的某个时间同时出现以下三种或多种情况，则该物质使用行为符合依赖性诊断的定义：

（1）服用该物质的强烈欲望或强迫感；

（2）在开始、终止或使用程度方面，难以控制服用该物质的行为；

（3）停止使用物质或减少使用物质时的生理戒断状态，表现为：该物质的特征性戒断综合征，或使用相同（或密切相关）的物质以减轻或避免戒断症状；

（4）耐受性的表现，例如需要增加精神活性物质的剂量，以达到原来由较低剂量产生的效果（这方面的明显例子见于酒精和阿片类药物依赖者，他们每日服用的剂量足以使非耐受性使用者丧失活动能力或死亡）；

（5）由于使用精神活性物质而逐渐忽视其他快乐或兴趣，获得或服用该物质或从其影响中恢复所需的时间增加；

（6）尽管有明确的证据表明存在明显的有害后果，如过度饮酒对肝脏的伤害、大量使用药物后的抑郁情绪状态或与药物有关的认知功能损害，但仍坚持使用药物。应努力确定使用者实际上，或可能意识到自己将受到的伤害的性质和程度。

资料来源：由美国华盛顿大学健康指标和评估研究所（IHME）根据世界卫生组织的国际疾病分类（ICD-10）中的定义来进行的定义，Ritchie and Roser（2019）。

对药物的生理依赖，无论是合法的还是非法的，通常被认为是在（3）和（4）存在的情况下出现的（即当一个人对某种物质的作用产生了耐受性，因此需要更多量的使用来达到同样的效果或避免该物质的血液水平降低后的戒断反应）。戒断反应既表现出身体症状（如渴望、失眠、出汗、食欲增加），也表现出心理症状（如焦虑、不安、易怒）。在这种情况下，当个体试图避免这些症状时，药物使用就会形成自我强化。一些人报告说，他们在试图戒掉某种物质的过程中故意复发，以摆脱令他们和周围人感到痛苦的戒断症状。恢复这种行为会起到强化作用，使人更希望避免进一步出现戒断症状，这样就形成了一个恶性循环。

与吸烟或经常饮酒一样，并非所有非法药物的使用都会导致依赖性。这方面的一个例子是娱乐性摇头丸的使用，虽然有健康风险，但不太可能导致依赖。长期以来，研究人员一直试图将那些保持安全饮酒或保持使用药物安全水平的人与那些出现问题饮酒或药物依赖的人区分开来。研究考虑的主要方面包括遗传和家族史，其中有酒精和药物使用障碍的家族史是最为人所知的风险因素（Acheson et al., 2017）。遗传和社会化所起的作用很难区分，它们很可能结合在一起影响行为。为了支持这一观点，研究使用来自大型家庭健康模式项目的数据，比较家族史呈阳性（FH+）的成年人和家族史呈阴性的（FH-）成年人，确定两组表型差异原因，并可进一步预测家族史为阳性的个体患有酒精或物质使用障碍的概率。结果发现的表型包括神经质和抑郁的情绪（针对酒精，但不包括其他物质使用）、早年生活的逆境经历，以及较低的冲动控制和较高的反社会倾向等特征，而不包括智力、教育程度和社会经济地位的低下。

其他研究也强调了某些精神病理学、情绪或人格风险因素的存在，包括焦虑易感性（predisposition）[①]、感觉寻求或冒险倾向（e.g. Hittner & Swickert, 2006，对寻求感觉和酒精使用的元分析；Woiciket al., 2009，物质使用风险概况表）。此外，在一项为期十年的大型成人队列随访研究中，发现多动症和双相情感障碍是精神活性物质使用障碍的风险因素（Swendson et al., 2010）。

某些特征及其影响可能会随着时间的推移而改变（Morrison, 2003）。在一项对青少年的研究中可以证实这一点。该研究从青少年早期（9—13岁）到13—18岁期间，每年都会进行跟踪研究，为期五年（Collado et al., 2014），考察了去抑制因素的发展轨迹，这些因素通常与损害健康行为的发生有关，如感觉寻求、冒险倾向和冲动性。随着时间的推移，这些"特质"因素的稳定性与预期相反，有趣的差异出现了：

- 感觉寻求的得分在第1—2波（即1—2年）之间没有变化，但在第2—3波、第3—4波和第4—5波之间随年龄呈线性增长，非黑人参与者的增幅最大。总体上与性别没有关系。
- 相比之下，从第1波开始，冒险倾向相对急剧增加，但在第4—5波之间趋于平稳，没有性别或种族的差异。

[①] 易感性（predisposition）：易感因素会增加一个人从事某种特定行为的可能性，例如遗传对饮酒的影响。

- 冲动性从第2波才开始评估，在第2—3波之间没有变化，在第3—4波达到高峰（13—17岁），然后在第5波开始下降。

研究者解释了其中的一些差异，指出感觉寻求更多是一个目标导向的结构（有目的地寻求新的或积极的感觉和经验），而冲动性和冒险倾向与行为控制（或缺乏！）更相关。冲动性和冒险倾向的稳定可能反映了与年龄有关的神经调节的认知控制的发展（前额叶皮层的成熟，见Yurgelun-Todd，2007）。该研究还需要进行前瞻性研究，将风险行为与这些抑制性变量同时进行研究，这是科拉多（Collado）团队没有做的。然而，他们的研究结果表明，如果这些"人格方面"随着时间的推移自然发生变化，那么任何行为改变干预的时机都会受到影响，例如针对15岁以上的青少年的感觉寻求的干预。

这种对行为影响变化的证据与支持社会学习理论的证据相吻合，即精神活性物质使用或依赖被认为是一种获得性强化（内部或外部、身体、社会或情感奖励）的社会习得和学习行为。此外，较低的家庭凝聚力也与青少年中较高的饮酒问题相关。例如，针对美国青少年到成人健康的大型（<10000名参与者）全国性纵向研究表明，家庭凝聚力可能对美国白人青少年的酒精相关问题有特别的保护作用（Reeb et al.，2015）。这可能是因为当父母或家庭关系被破坏或减弱时，同龄人对年轻人的影响则更大。然而，随着年龄的增长和成熟，从其他人那里得到的对感觉寻求或冲动行为的强化可能会减少，这可能会导致饮酒等行为的衰退。与此相反，从内部来源而获得强化和维持行为则与年龄增长无关，即出于自身原因反复寻求物质带来的愉悦和增强的生理、行为或社会效果，或服用某种物质以避免戒断的负面影响，这都可能会导致依赖。

饮酒与吸烟有一个关键的区别——对于大多数人来说，饮酒并不是每天都会发生的事情，只是随意的或社交的，而吸烟却很少能够成为随意的或是用于社交。吸烟的成瘾性源于吸烟的生物性成瘾物质成分。香烟含有的活性成分是生物碱尼古丁，它作为一种大脑兴奋剂，激活了涉及大脑中神经递质多巴胺的"奖励途径"，释放我们的天然阿片类物质β-内啡肽（endorphins）[1]，因此吸烟者需要反复摄入尼古丁以避免"戒断"症状（Jarvis，2004）。

尽管有明确的证据表明人们对尼古丁和包括阿片剂在内的其他药物有生理上的成瘾性，但人们通常也会报告自己继续使用这些物质的心理原因，例如：

---

[1] 内啡肽（endorphins）：释放在大脑和脊髓中的自然存在的类似阿片类的化学物质，它们可以减少疼痛的体验，并能引起放松或快乐的感觉，与所谓的"跑步者快感"有关。

- 行为带来的愉悦或享受及其情绪增强效应会增加对行为的积极态度（O'Leary et al., 2017）。
- 一种自我管理压力的形式和情绪调节的方法，例如焦虑控制（Ferrer & Mendes, 2018，另见"研究焦点"）。压力与成年后对精神活性物质使用的维持有关，但很少有研究探讨在青少年时期这两者的联系。尽管如此，仍有一些证据表明压力与开始吸烟的行为有关。
- 不相信自己有能力停止这种行为。这种信念，通常被称为自我效能感，详见第五章。
- 此外，行为可能会变成"简单的习惯"。习惯的形成是行为改变的关键障碍。虽然习惯可能反映出心理和/或生理上的依赖性，但该行为已经成为外部（以及任何内部生理线索或渴望）的"条件反射"至关重要，例如在开车上班时吸烟或喝咖啡（见第五章）。

考克斯和克林格（Cox & Klinger, 2004）基于大量一致性研究发现，提出了人们对精神活性物质使用的动机模型，即人们对其使用的决定不一定是理性的，而是涉及一系列复杂的动机和情感成分，还取决于从行为中获得的奖励和激励。我们在"研究焦点"中讨论了动机和情绪调节因素。在奖励和激励方面，一个人考虑吸烟、喝酒或吸毒时可能会将其与自己生活的其他方面联系起来，他们可能会从这些方面获得满足感，也可能不会。没有健康生活目标或缺乏为实现这些目标而努力的动机的人不太可能认为自己对精神活性物质的使用是一个问题，并认为自己不太能够改变这种行为。当然，维持吸烟、喝酒或服用其他药物的原因不一定与开始这些行为的原因相同，而且这种行为模式及其影响也可能随着时间的推移而改变。虽然最初导致某种行为的一些原因可能会持续存在，例如为了放松而吸烟或喝酒，但其他因素，包括产生了依赖性，在后来可能会出现并维持该行为。如果要成功地停止这种行为，就需要在适当的背景下了解所有促成此目标的因素。

四、行为终止

随着年龄的增长、受教育程度的提高和吸烟时间的减少，戒烟的人数逐渐增加。一项对来自北欧七个中心机构的 4636 名吸烟者进行的为期 12 年的戒烟预测因素研究证实了这一点，并报告说，很少有健康状况（包括慢性呼吸系统疾病）会对戒烟产生影响（Holm et al., 2017）。后一项发现令人惊讶，因为即使是在 50 至 60 岁之间戒烟的人，也可以避免随后发生肺癌或其他吸烟相关疾病或残疾的大部分风险，如慢性阻塞性肺疾病、冠状动脉疾病或中风。男性在 55 岁时戒烟平均可以增加 5 年的寿命（基于对英国男性医生样本 50 年的追踪调查），更好的情况是，在 30 岁时戒烟可以增加大约 10 年的寿命（Doll et al., 2004）。虽然年纪很大的吸烟者不太可能尝试戒烟，但有一些迹象表明，他们戒烟的成功率更高（Ferguson et al., 2005）。

公众普遍认为帮助人们戒烟的努力是积极的，事实上，大多数吸烟者自己也会报告说他们希望戒烟。然而，一项关于普通成年吸烟者戒烟预测因素的研究（Vangeli et al., 2011）发现，虽然动机因素和以前的戒烟尝试可以预测进一步的戒烟尝试，但它们不足以解释成功和持续的戒烟。尽管研究结论不一致，但公平地说，社会和个人因素都对此起着作用。此外，虽然情绪调节（管理负面情绪，包括应对压力）通常被认为是进行健康风险行为的原因，但其他研究表明，戒烟实际上可以减少压力（West & Shifman, 2016; West, 2017）。

关于饮酒消费，最近的一项综述（Kuntsche et al., 2017）认为，提高酒的价格（通过对最低定价立法或增加税收）是在人口层面上减少饮酒量的最有效的政策工具。韦斯特（West）也在就同一问题（West, 2017）发表的一篇综述中得出结论，一包香烟的成本每增加 10%，香烟的购买数量就会相应减少 4%。

然而，价格对戒烟的影响可能不如对吸烟率的影响那么大。例如，据报道，社会经济地位较高的人更有可能戒烟，受教育程度较高的人戒烟也更成功（Holm et al., 2017）。这可能反映了对潜在健康后果不同程度的认知和理解水平，也可能是对比不戒烟者，成功戒烟者吸烟的熟人和朋友更少，而这也受到社会经济的影响。多项研究表明，吸烟者和非吸烟者的人际关系对戒烟尝试和成功的重要性，因此，不在吸烟群体中有助于戒烟（Blok et al., 2017）。戒烟的障碍，包括一些人对体重增加的恐惧（Pisinger & Jorgensen, 2007），将在第五章进行介绍。第六章和第七章将讨论旨在促进戒烟的干预措施。

五、关于治疗依赖性的思考

随着时间的推移，社会对物质使用障碍的看法也发生了变化。根据定义，物质使用障碍包括酒精和非法药物（处方药或非处方药），但不包括烟草的使用，或者称为药物依赖（排除对酒精和烟草的依赖）（根据世界卫生组织国际疾病分类 ICD-10 的定义）。关于酒精和阿片类药物的使用，人们的观点已经发生了变化。17 至 18 世纪，人们将依赖性视为个人软弱的不道德行为，无法对其物质使用行为进行个人控制；19 世纪，人们则将其视为一种邪恶而强大物质的被动受害者的行为。早期的"道德"观念认为个人要对自己的行为负责，因此治疗的精神就是惩罚。后一种观点认为个人对其行为的控制力较弱，因此20世纪初的禁酒令（如美国1920—1933年的情况）被认为是一种适当的社会反应。向"屈服"的"受害者"提供治疗，这种对有酒精问题的个人进行医学治疗反映了"成瘾"这一疾病概念的开始。然而，当禁酒令明显失效时，酗酒又重新成为个人的责任。1960年，耶利内克（Jellinek）将酗酒描述为一种疾病，但同时考虑了酒精这种物质的性质和使用酒精的人预先存在的特征（Jellinek，1960）。虽然大多数人使用酒精不会对自身产生任何伤害的观点被接受，但仍有少数人产生了酒精依赖，对于这些人来说，先前存在的基因和心理"弱点"仍然得到确认。成瘾被视为一种获得性的、永久的状态，个人只有通过戒酒才能重新获得控制。治疗也反映了这一点，例如，成立于1935年的自助组织——戒酒匿名会，其主要目标是帮助个人实现终身戒酒。

研究焦点

情绪、动机和健康行为

Hecimovic, K., Barrett, S. P., Darredea, C. & Stewart, S. H.（2014）. Cannabis use motives and personality risk factors. *Addictive Behaviors*, 39, 729-732.

O'Leary, D., Suri, G. & Gross, J.（2017）. Reducing behavioural risk factors for cancer: an affect regulation perspective. *Psychology & Health*, 33, 17-39.

这一研究焦点提出的观点强调了人格、情绪和动机的重要性，这与本章对健康风险行为的讨论有关，但也与对促进健康行为的讨论（第四章）、对健康行为变化理论模型的讨论（第五章）和对干预措施的讨论（第六章至第七章）有关。感兴趣的学生可以进一步探究每个章节中引用的研究。与人格一样，相比于其他因素（如个人信仰和期望），围绕健康或危险行为做出决定的情绪背景往往被更少地考虑（Ferrer & Mendes，2018）（见第五章）。

在第一项仅关注大麻使用者的研究中，赫西莫维奇（Hecimovic）等人发现，不同的人格因素与使用大麻的不同动机有关，即个人使用大麻的原因根据其在四种人格"风险"因素（其中两种已在上面提到）上得分的程度而不同：感觉寻求（SS）、冲动性（IMP）、内向/绝望（I/H）和焦虑敏感性（AS）。虽然样本中个体使用大麻的频率各不相同，但所有参与者都使用29项动机量表报告了他们使用大麻的动机，然后研究者对其进行因子分析，得出四个因子：

"增强动机"，即获得乐趣，享受这感觉；

"扩张动机",即以不同的方式看待事物,更有创造力;

"从众动机",即融入同伴,帮助社交;

"应对动机",即逃避,忘记问题。

感觉寻求(SS)与扩张动机呈显著正相关;焦虑敏感性(AS)与从众动机显著正相关,与扩张动机显著负相关(也有与应对动机相关的趋势);内向/绝望(I/H)与应对动机显著正相关。总的来说,冲动性(IMP)与这四个因子中的任何一个都没有关系,但通过项目分析发现,那些认为使用大麻的动机是"因为它比其他毒品更容易获得"的人的冲动性明显更高,即暗示了一个可获得性动机。

这些发现证实了之前关于物质使用和应对动机的证据,但也强调了对那些具有某种人格特征的人来说,这可能成为更强烈的动机,即内向或有焦虑倾向人格的人。从定义上看,冲动型的人的行为规划不怎么具体,动机可能更不稳定,因此,"毒品的可获得性"可能只是为冲动型的人创造了一个诱人的环境。值得注意的是,那些焦虑敏感性高的人也报告说使用大麻来适应社会,也许是为了减少社交焦虑。

人们的情感或情绪,以及它如何受到某种行为影响而产生积极反应,例如上述研究中的大麻使用,是促使人们继续吸食大麻的一个因素;或者也能反过来,促使人们进行积极的健康行为,如锻炼,即人们因为喜欢锻炼而继续这种行为(见第四章,van Cappellen et al., 2017)。然而,吸烟、饮酒、吸毒和暴饮暴食等危害健康的行为所产生的积极情绪显然对停止不健康行为的努力构成了挑战。"如果我戒烟,我怎样才能减轻压力?""如果我停止吸食大麻,我会想念那些快乐的感觉。"

正如我们所指出的,近一半的癌症是可以预防的,且其中大部分是行为原因,因此了解人们为什么从事这些行为至关重要,以便为干预措施提供依据。在此要介绍的第二篇文章从情绪调节(AR)角度和压力应对角度回顾了健康行为,并提出了一个风险健康行为模型,该模型强调了这两种理论方法的整合作用——这两个领域通常是被分开研究讨论的(见第十一章)。首先,奥利里等人(O'Leary, 2017)回顾了三种癌症的风险行为——烟草使用、酒精使用和暴饮暴食——"可以被理解为情绪调节(AR)的一种形式,既可以增加积极情绪,也可以减少消极情绪"。这三种行为产生的情绪作用都有相关的证据支持。对于吸烟,人们关注更多的是它如何减少消极情绪,即帮助人们应对压力或放松,但积极情绪或提神也被认为是吸烟的动机,且被认为是尼古丁产生的生理作用。对于饮酒,人们关注的焦点是获得积极情绪,也许酒精的镇静作用能让人平静下来,但人们也报告说饮酒可以消除消极情绪,并将其作为压力管理的一种手段。人们发现,在饮酒(包括酗酒)之前,往往会感受到压力。对于暴饮暴食者来说，增加积极情绪和减少消极情绪都是从事该行为的原因。美味、高热量的食物会像酒精和尼古丁一样激活大脑的奖赏系统（多巴胺的作用）（见第八章），对于"奖赏敏感"的人来说，吃饭更多是由情绪而不是饥饿决定的。同样，情绪低落通常会导致暴饮暴食，无论是急性还是慢性压力都可能引起此结果。肥胖者、暴饮暴食者或情绪性和限制性饮食者特别倾向于通过进食来缓解消极情绪或压力。

根据回顾的证据，奥利里等人参考了拉扎勒斯（Lazarus）关于应激和应对的著述〔见第十一章和"情绪调节"文献（Gross，2015）〕，提出了一个情绪调节的综合模型。在该模型中应激反应和情绪被认为是情感的两个子类型。这里我们并非要预先介绍第十一章将讨论的大部分内容，而关键要介绍的是奥利里强调了个体的信念——他们对可能是压力源的内部和外部事件的评估——以及他们相信某种应对方式能帮助自己管理这些压力源。个体的应对方法可以针对压力源的情绪反应，也可以针对压力源/问题本身。把这种方法与关注自己的感受和对有害或不愉快情绪评估结合起来，并相信饮酒、抽烟或吃奶油蛋糕将有助于缓解这些情绪，人们就可以开始清楚地看到压力评估、应对和情绪调节是如何同时影响行为的。关于情绪调节主题的文献会涉及广泛的情绪，包括急性的、短暂的情绪，例如沮丧；也有长期的慢性情绪状态，例如抑郁。

上述模型确定了第一层次评估系统，该系统确定了个人对当前世界的感知状态与他们希望的状态之间是否存在差距——如果存在差距，他们是否想在身体上或心理上采取行动来解决这个问题；如果想要解决，他们认为什么行动可以填补这个差距。接下来的目标是第二层次评估的一部分，即已经确定了自己想要调节的情绪（例如焦虑），并需要决定如何实施必要的行动。所选择行动的成功或失败，取决于是否消除了消极情绪或实现了积极情绪。

情绪调节成功的关键是能够认识/识别出一个人的情绪状态是消极的或是非典型的。然而，有些人可能对偶尔的悲伤情绪过度敏感，并可能通过饮酒进行不良的情绪调节。相反，有些人可能会过度强调积极情绪状态对他们生活的重要性，并以相关的奖励/收获作为动机，这也可能导致不健康的行为。例如，选择药物来调节感知到的负面情绪，而不是分散注意力，突显了应对反应的选择性差异。当然，如果物质使用行为成功地实现了减少焦虑的目标，那么人们就将保持这种行为，作为下一次应对焦虑或其他负面情绪的选择。

社会学习理论为酒精和其他物质滥用提供了强有力的理论和经验解释，情绪调节同样也提供了相应解释。值得注意的是，那些滥用物质或饮食失调（如暴饮暴食）的人报告的适应性情绪调节策略较少。与此相关的还有一种观点，即认为个体可以做任何必要的事情来管理/调节消极或积极的情绪，从而使自己受益。在这本书中多次提到此观点，且以与其他行为相关的形式出现，即自我效能感。如果积极的情绪调节策略很难实施（由于各种个人、社会或文化原因），例如在抑郁时向某人寻求支持，那么个体可能会选择不良的策略，例如饮酒。

奥利里的文章继续探究情感调节模型，涉及对不良健康行为进行选择的应对反应，并监测其对情感的影响。文章中还详细说明了如果要进一步发展综合模型，研究应该考虑的一些实验、方法和评估问题，包括需要考察个体和群体差异及其对情绪调节模型所有阶段的影响。

需要自己思考和研究的事情

需要在这里强调的是人格可能会影响个体执行某些风险行为的动机，同样，情感/情绪也会影响行为的开始。研究表明，某些行为可以调节情绪，例如，饮酒可以减少社交焦虑，吸食大麻也是如此。因此，情绪调节可能是行为维持的一个因素。

有些人会如何解释这些发现：干预人格是否有价值？干预不能更有效地针对情绪或动机吗？如果一种损害健康的行为被认为能产生有益的影响，一旦它被终止，它将被什么取代？

如果你发现某人有高度焦虑倾向，你会以什么作为目标？在阅读后面关于干预措施的章节时，也要考虑这些因素。

然而，在 20 世纪初的心理学领域，行为主义（behaviourism）[1]的发展为那些有成瘾问题的人带来了新的治疗方法，这些方法借鉴了社会学习理论（social learning theory）[2]和条件反射理论（conditioning theory）[3]的原理。这些观点认为行为是学习和强化的结果，正如我们在本章前面讨论的那样。如果过度饮酒是"学习"来的，那么根据这些理论，它可以被"解除学习"。通过将行为主义的原理应用于治疗，明确个人饮酒或吸毒行为的线索，以及个人的强化类型（见第六章）。因此，这些方法确实将个人及其行为和社会环境因素综合进行考虑。如今，戒酒被认为只是众多治疗结果中的一

---

[1] 行为主义（behaviourism）：认为心理学是对可观察事物的研究，因此行为是中心，而不是心理过程。
[2] 社会学习理论（social learning theory）：该理论的核心是相信结果预期和结果价值的结合将影响后续行为，强化是未来行为的重要预测因素。
[3] 条件反射理论（conditioning theory）：该理论认为行为直接受到其积极和消极后果的影响。

种,如控制饮酒或阿片类药物替代疗法(如美沙酮方案)。在控制饮酒中,鼓励个人将饮酒限制在某些场合、环境或一天中的某个时间,或控制饮酒的酒精含量,例如,改用低酒精替代品。

因此,健康促进工作有两个目标:一级预防(primary prevention)[①],即教育儿童了解吸烟、饮酒或吸毒的风险以及"安全"的使用水平;二级预防,即改变那些已经有此类行为的人的行为。这些例子将在第六章和第七章中进行介绍。

无论是受到人格、认知发展、同伴行为规范、对压力或可用性的反应的影响,还是出于逃避或调节消极思想、情绪或情境的动机,都可以而且应该用与饮酒或吸烟相同的方式来防止非法药物的开始使用。在减少使用方面,对少数人来说,和酒精一样,需要处理身体和心理的依赖问题。在很大程度上,阿片类药物依赖的治疗可以与酒精依赖的治疗相同,至少在认知或动机治疗并考虑到社会影响方面是如此(参见 Orford 2021 年关于支持"过度欲望"的共同主题的讨论)。人们对个人关注点的反应,以及他们如何得到健康和社会护理服务将是主要的差异之处。此外,使用某种物质的非法行为触犯了法律制度,PWID(注射毒品者)经常被送进监禁系统并承担其所有后果。本书的目的无非是向读者提出相关的社会判断问题。这方面的一个例子是关于非法药物的使用,尤其是许多人通过注射方法使用的阿片类药物。作为减少对使用者伤害的一种方法,药物滥用咨询委员会(2016 年)建议,在城市周围增加公用针头设施,甚至增加药物安全使用中心(受监督的药物使用室),这将在一定程度上减少吸毒过量导致的与药物相关的死亡,并减少共用针头可能引起的丙型肝炎和艾滋病毒等感染。然而,减少危害的办法本身并不能减少行为本身,因此还需要采取其他办法。公共卫生和教育资金应被用在增加知识、支持和必要的技能方面,以帮助那些刚开始使用非法药物的人,并获得更广泛的社会效益。

第五节　无保护措施的性行为

与本章所描述的其他行为不同,性行为不是固有的个人行为,从根本上说,是由两个个体之间的互动产生的"社会"行为(虽然一些物质的使用可能被认为是"社会"的,但实际的行为却落在个人身上)。因此,致力于无保护措施性行为的影响及其后果研究的人员,以及寻求促进安全性行为(如使用安全套)的健康教育工作者,都面临

[①] 一级预防(primary prevention):旨在疾病发展之前改变风险因素的干预措施。

着特殊的挑战（参见第五章）。有证据表明，持续使用安全套（定义为在所有插入式阴道性交行为中使用）可以使异性恋者的艾滋病毒发病率降低80%，因此坚持使用安全套具有价值（Cochrane Review by Weller and Davis–Beaty，2007）。

一、无保护措施的性行为对健康的负面影响

除了意外怀孕，无保护措施的性行为还会带来一些其他风险：如衣原体和HIV（艾滋病毒）的感染。自20世纪80年代初人体免疫缺陷病毒（HIV）的"到来"，以及人们认识到艾滋病（AIDS）会影响异性恋和同性恋人群以及共用针头注射的吸毒者，性行为作为疾病的一个风险因素越来越受到关注（Morrison，1991）。

■ HIV 流行率和发病率

世界卫生组织和联合国艾滋病规划署的最新数据显示，HIV/AIDS患者从1990年约800万人增至目前约3800万人，其中目前约170万HIV/AIDS患者是15岁以下的儿童（WHO，2018b）。抑制病毒复制的药物，通常被称为高活性抗逆转录病毒疗法（highly-active antiretroviral therapy，HAART）的可用性增加，使死亡人数下降，因此携带病毒的存活患者增多，或为流行率（即患病者）增加的主要原因。自2005年以来，死亡人数大幅减少了51%——2019年估计有69万人死于HIV相关的疾病，而2005年有190万人死亡（UNAIDS，2020）。值得注意的是，HIV/AIDS已经从2000年的世界第8大死亡原因降为2019年的第19大死亡原因（World Health Organization，2018，2020）。

在全球范围内，发病率（即确诊）的下降更有可能归因于个人风险行为的变化，包括安全套的使用和注射毒品使用者共用针头的减少。虽然大约70%的HIV病例集中在非洲（主要是撒哈拉以南的东部和南部）〔撒哈拉以南非洲的成人患病率为3.9%，相比之下，西欧的平均患病率为0.2%（英国为0.17%）, 中欧为0.1%〕，但东欧的情况令人担忧。根据一家在英国设立的专注于艾滋病预防和教育的组织在2018年发布的数据（AVERT，2018），在整个欧洲16万新确诊的HIV病例中，东欧占了13万例。值得注意的是，两个国家（俄罗斯和乌克兰）占世卫组织欧洲地区所有新确诊感染病例的75%，占东欧新确诊感染病例的92%。虽然部分原因可能是报告的开放性增加，但数据的上升也归因于"不安全"的异性性行为和吸毒者共用针头的增加（AVERT，2019b）。与此同时，西欧的新确诊病例下降了20%，主要原因是同性恋男性感染人数的下降。

在西欧，HIV在人群中的流行率有合理的一致性，西班牙、法国、德国、英国、

土耳其和意大利的感染数字较高,虽然大多数新感染者仍然是同性恋男性,但这在很大程度上归因于注射毒品的流行。相比之下,在爱沙尼亚、拉脱维亚和立陶宛这三个波罗的海国家,大多数的 HIV 传播来自毒品注射和异性性传播,包括由性行业引起的传播(详见 AVERT,2020,以及图 3.3 显示的进一步的区域差异)。2017 年(AVERT,2020)全球新感染病例分布如下:

- 1% 的变性女性;
- 3% 的性工作者;
- 8% 的注射毒品者;
- 18% 的男同性恋者和其他男男性行为者;
- 18% 的性工作者的客户和其他重点人群的性伴侣;
- 52% 的其余人群(异性恋者)。

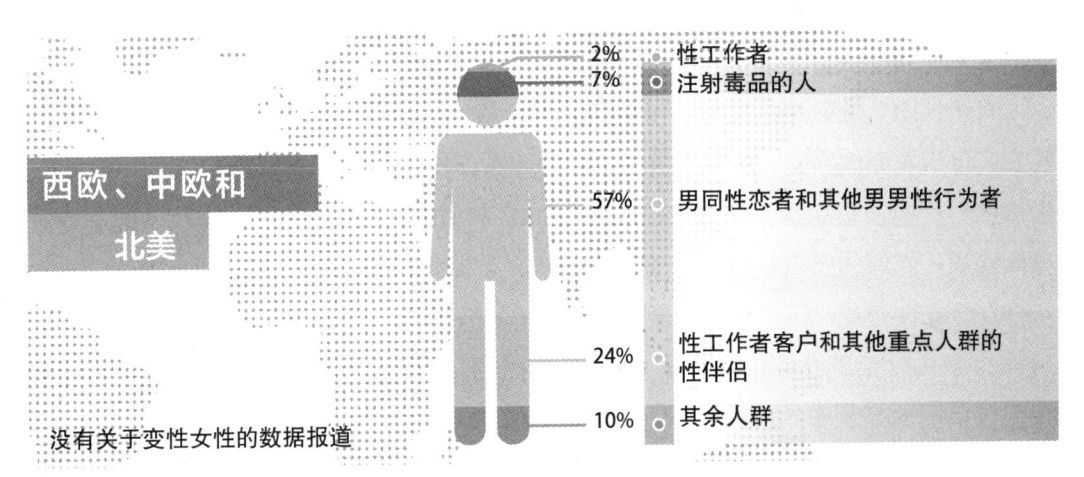

图 3.3 西欧、中欧以及北美新感染 HIV 人群的分布情况
资料来源:Avert.

其中,全球新增的 HIV 感染者中大约有 15 万为 15 岁或以下的儿童。

在许多国家,无保护措施的异性性行为在很大程度上取代了同性性行为和毒品注射(IDU),成为了一种明显的感染途径,这似乎支持了一些国家针对男性同性恋者的行为改变和注射毒品者针头交换计划的有效性的研究结果。尽管共用针头的情况仍在发生,但在英国,PWID(注射毒品的人)中 HIV 的确诊在过去 30 年里呈稳步下降趋势。然而,男性同性恋者的感染仍然占英国新确诊病例的大部分,一些人担心 HAART(高活性抗逆转录病毒疗法)的成功会导致人们认为艾滋病不那么严重和致命,从而削弱了实施安全性行为的隐性要求。这也可能是 2015 至 2019 年格拉斯哥(苏格兰)

PWID 中 HIV 阳性确诊人数出现了令人担忧的上升趋势的原因，但奇怪的是，同一时期英格兰的发病率却下降了。这表明，此现象可能会有一系列的原因解释，而非一种。例如，在格拉斯哥，据估计 45% 的 HIV 阳性 PWID 都无家可归，这使得获得服务或治疗等问题更加复杂化（National AIDS Trust，2018）。

年轻女性仍然最有可能受到 HIV 的影响，在全球范围内，15 岁以上的女性几乎占所有病例的一半（48%）。这在很大程度上是由于撒哈拉以南非洲女性的患病率很高（2019 年占所有新感染 HIV 的 59%，UNAIDS，2020）。尽管如此，与男性相比，感染对女性（作为性交过程中精液的"受体"）的影响更大（AVERT，2019）。值得注意的是，虽然联合国艾滋病规划署的数据显示，81% 的 HIV 呈阳性的人知道自己的 HIV 状况，但还有近五分之一的人不知道自己的状况，因此他们不太可能进行安全的性行为和降低传播的可能性，更不能寻求有效的高活性抗逆转录病毒疗法。

■ 衣原体、人乳头瘤病毒（HPV）和其他性传播疾病

当然，HIV 感染并不是唯一可能由无保护措施的性行为导致的性传播疾病，其他的疾病包括衣原体感染、单纯生殖器疱疹和生殖器疣，这在青少年和年轻人中最常见。虽然感染可能没有症状，但有些感染，如 HIV 和 HPV（人乳头瘤病毒），可能会导致身体疾病。衣原体感染是一种可治愈的疾病，由沙眼衣原体感染引起。衣原体感染在年轻女性异性恋者中最常见，是最可以预防的导致不孕不育的原因。据估计，每 20 名 14—24 岁的性活跃女性中就有 1 人被感染。欧洲各地的病例似乎已趋于稳定，26 个欧盟成员国的病例率约为每 10 万人 184 例（ECDC，2018）。相比之下，2016 年淋病新发病例的总发病率要低得多，约为每 10 万人 18.8 例，但自 2012 年以来，确诊病例增加了 47%，令人担忧。虽然国家间的差异很大，但淋病最常（几乎占所有新病例的一半）在男男性行为者中被诊断出来，特别是在 20—34 岁的男性中。梅毒是由细菌感染（梅毒螺旋体）引起的，在整个欧洲不像淋病那么常见，大约每 10 万人中有 6 例（英国每 10 万人中有 9.7 例）。然而，令人担忧的是，自 2012 年以来，确诊病例增加了 41%，尤其是在 25—34 岁的男性中，在男男性行为者中更是如此，占到了欧洲所有病例的 66%，占英国所有病例的 79.4%。由单纯疱疹病毒引起的生殖器疱疹于 2008 年在英国达到了高峰，但近年来已经稳定在每 10 万人中有 61.2 人的发病率。女性占病例的 63%，通常年龄在 20 至 24 岁之间（发病率为每 10 万人 343.4 例）。

人乳头瘤病毒（Human Papilloma Virus，HPV）是某一病毒种下属亚群的统称，与生殖器疣和宫颈癌的发展中的异常组织和细胞生长有关。生殖器疣是由 HPV 感染引

起的，在 20—24 岁的人群中最为常见。2015 年新确诊的生殖器疣约为每 10 万人 126 例，比上一年下降了近 9%。英国发病率的显著降低可以归因于 2008 年推出的针对女性的 HPV 疫苗接种计划（Public Health England，2016）。同时我们也呼吁将其推广到年轻男性中，该群体也有因与男性发生性行为或从无保护措施的女性那里感染的风险（Sherman & Nailer，2018）。

高危型病毒 HPV-16 和 HPV-18 共同导致了 70% 以上的鳞状细胞癌（在宫颈外表面的扁平细胞中形成的癌症），以及大约 50% 的腺癌（在宫颈内的腺细胞中形成的癌症）。还有一些低风险的 HPV 与生殖器疣的发展有关，它本身不会引起宫颈癌，但它是一种性传播感染，会引起严重的不适。HPV 本身不具有传染性，但可以通过与受感染者的单次性行为进行传播。虽然使用安全套可以降低感染风险，但 HPV "存活"在整个生殖器区域，因此仅使用安全套不足以阻止其传播。人乳头瘤病毒（HPV）非常普遍，因此，针对导致 70% 的宫颈癌（但不包括生殖器疣）的 HPV 疫苗的发现被称为一项重大的公共卫生发现。该部分内容将在第四章和第五章进一步讨论，其中将探讨筛查的关键心理因素和社会认知预测因素。

二、安全套的使用

当人们开始考虑实施"有保护的"性行为和使用安全套所能发挥的预防作用时，提供上述细节的相关性就变得显而易见了。使用安全套可以保护自己不被感染，也可以防止感染伴侣。在艾滋病出现之前，性行为通常被认为是"私密的"行为，并且在某种程度上对其的研究不足（除了对有性困难的个人的临床研究），这使得最初很难评估 HIV 感染传播的可能性。然而，一项重要的早期调查，即 1990—1991 年对生活在英国的近 19000 名成年人（16—59 岁）进行的全国的性态度和生活方式调查（Wellings et al.，1994）报告称：

- 年轻人比老年人更常用安全套；
- 女性比男性更少使用安全套；
- "新"性伴侣最常使用安全套；
- 有多名新性伴侣的人，使用安全套的比例急剧下降；
- 在有多名非新性伴侣的男性中，安全套使用率最低；
- 女性对安全套的使用较少受到性伴侣新旧的影响。

随后的全国性调查发现（ONS，2010），较年轻的受访者（如 18—24 岁）使用安全套的比例仍然高于较年长的群体以及上一任性伴侣是"新的"的群体。最近，由英国公共卫生部进行的一项 YouGov 调查（PHE，2017）发现，在 2000 多名 16—24 岁的受访者中，几乎一半（47%）的人在与新伴侣发生性行为时不使用安全套，这引起了人们对性传播感染风险的担忧。坚持使用安全套也是一个问题，在澳大利亚的一个样本中，只有 25% 的人报告说"在最近的性经历中"使用了安全套（de Visser et al.，2014）。一项针对 11000 多名 16—44 岁男性和女性的调查结果（NATSAL II；Erens et al.，2003）表明在研究中确保不同文化和宗教因素的重要性，其中非白人种族和非基督教信仰者更多地使用了安全套。最近，一项针对中国 903 名性生活活跃的未婚女农民工的研究发现，只有 13.8% 的人坚持使用安全套（Shen et al.，2019）。

人们对安全套的使用在一定程度上受到信仰、态度、期望和行为技能的影响（参见第五章）。预防怀孕被认为是使用安全套的主要原因，但许多人认为感染性传播疾病的风险不足以成为使用安全套的原因也许会令人感到惊讶（PHE，2018），尽管在这方面存在年龄差异，16—24 岁的人认为预防艾滋病和其他性传播疾病与避免怀孕同等重要或更重要。虽然安全套的使用水平仍远未达到最佳状态，但这仍能反映出人们对艾滋病和性健康意识的提高（见第六章和第七章）。当然，更安全的性行为不仅受到对性传播感染的担忧的影响，还受到个体性活跃关系的类型、数量和持续时间的影响。有多个性伴侣的人——"高风险"人群——使用安全套的比例普遍更高。在任何特定的关系中，安全套的使用通常在六个月后开始下降。

■ 使用安全套的阻碍因素

许多因素被发现会阻碍更安全的性行为，包括是否使用安全套与人格有关。感觉寻求的广泛特征一直是性冒险行为的预测因素，低水平的责任心（"大五人格"之一，见第十二章）同样如此，因此以上因素似乎适合在安全套使用中进行研究。哈格 - 约翰逊等人（Hagger-Johnson et al.，2011）探讨了人格、饮酒和特定性行为之间的关系，以检验人格是否对安全套的使用行为有直接影响，或者饮酒是否起到了中介作用。换句话说，人格对安全套使用的影响是否仅仅通过对饮酒行为的影响而起作用？他们发现，在近期的性行为中，责任心直接增加了使用安全套的可能性［将最近的性行为和伴侣类型（偶然／主要）作为控制变量］，并且没有证实其他研究表明的饮酒和不使用安全套之间的联系。因此，低责任心是无保护措施性行为的危险因素，而饮酒本身不是。

然而，正如兰（Lan）及其同事在一篇综述中所讨论的那样，研究发现酒精摄入会减少年轻人和老年人、异性恋者和同性恋者使用安全套的次数，这种结果有时归因于酒精的去抑制作用（Lan et al.，2017）。其他环境因素也需要考虑，例如，虽然一些研究报告了内隐和外显态度在不同环境下对安全套使用的影响，但最近的一项实验研究通过操控性唤起，并针对其对安全套使用意图及对安全套的外显和内隐/潜意识的态度的影响进行评估，使研究更加深入。研究结果显示，在未被性唤起时，包含外显态度的反思过程预测了安全套的使用意图，而被性唤起时，外显和内隐态度都预测了使用意图（Wolfs et al., 2017）。然而，这项研究关注的是意图，而不是行为。将反思和冲动双重过程均纳入考虑范围的行为模型将在第五章进一步阐述。

许多人际、个体内部、文化和环境因素已被证明是相互作用的，并对女性能否在性行为中控制安全套的使用产生影响作用（Downs et al., 2017; Shen et al., 2019）。尽管年轻女性对安全套使用持一些消极态度（例如安全套会降低行为的自发性或性快感），同时她们对个人传播感染的风险持不切实际的乐观估计，但在考虑使用安全套时，女性还面临着额外的阻碍。这些阻碍可能包括：

- 男性对女性建议使用安全套的反对意见（由于认为他们的快感被剥夺而抵制使用安全套）。
- 向男性伴侣提出使用安全套时感到困难/尴尬。
- 担心向潜在的伴侣建议使用安全套意味着她们自己或伴侣是 HIV 阳性或有其他性传播疾病。
- 缺乏使用安全套的自我效能感或掌控能力。

这些因素超出了个人自身的健康信念和避免怀孕或性传播感染的行为意图。研究者强调，性行为是一种复杂的人际互动。促进更安全的性行为需要多层次的干预措施，不仅应针对个体的健康信念（见第五章），还应包括其人际关系、沟通和谈判技巧（见第六章和第七章）。

个人行为，无论对健康产生积极还是消极的影响，都可能是一个敏感的问题，有些人宁愿把自己的做法和动机藏在心里。这为致力于测量健康或风险行为的研究者带来了挑战。虽然测量问题并不局限于健康行为的研究，但它们在这一领域尤其重要（见"问题"）。

问题

测量健康行为的挑战

传统研究中所假设的研究对象，如健康、疾病，或本章中阐述的行为，在人们的头脑中仍然是固定的实体概念。然而，如果没有研究人员实际在场并长时间观察个人行为，就很难知道个体向研究人员（或临床医生）报告的内容是否准确反映了他们的实际行为。当人们对可能被认为是"不受欢迎的"行为（例如过度饮酒或吸毒）感兴趣时，或对私密行为（如性行为）感兴趣时，进行有效的行为测量就变得越来越困难。

研究人员还面临着"如何最好地定义所研究的行为"的挑战，然而，只有通过恰当的定义，测量才能成为可能。例如，与其将锻炼定义为有组织的活动，不如将其定义为任何需要消耗能量的身体活动；再如在饮酒方面，"酒"可以用标准的"单位"（见饮酒部分）、杯子的大小或酒精的浓度来定义和计算。采用的定义将影响所提出的问题。此外，研究问题不仅需要明确所从事的行为类型，还需要明确诸如频率、持续时间、强度，甚至是所从事行为的社会背景等方面的信息。之前关于酗酒的讨论强调了这些因素的重要性，在对身体活动进行测量时，它们也同样重要（Kelly et al.，2016）。

在无法进行直接观察或客观测量的情况下（例如，采集血液或尿液样本来测量酒精或药物水平，佩戴加速计量器来测量运动），研究人员通常依据自我报告。当研究对某种行为发生的频率感兴趣时，通常会要求研究参与者完成日记，例如，记录所消耗的香烟/酒精/食物。这类研究的参与者通常被要求在一周内每天记录相关的活动（这对参与者的要求很高），或者回顾前一周的活动〔回顾性日记（a retrospective diary, RD）〕。后者对记忆力有明显的要求——你能准确地回忆起过去七天你喝了多少单位的酒吗？虽然没有证据表明系统偏向于高估或低估，但客观测量（例如血液酒精水平或运动时的心率）和主观报告之间的相关性可能相当低（Shakeshaft et al.，1999；Rhodes et al.，2017）。试图通过观察者评分来对自我报告进行交叉验证可能存在伦理风险，而进行生理测量或血液样本检测既有侵入性又花费昂贵。此外，对于某些行为，没有明显的短期范围内的生理/客观衡量标准，例如，与健康饮食有关的行为（de Ridder et al.，2017）。

作为报告一定时间段内行为替代方法，一些研究询问参与者的"典型或平均"行为。例如，典型的饮酒量（数量），以及他们饮酒的"典型或平均"天数（频率）。这种方法提供了所谓的数量/频率指数（QFI）。然而，当沙克什夫（Shakeshaft et al.，1999）将 RD 方法与 QFI 进行比较时，发现 RD 方法所报告的每周酒精消费水平高于 QFI。事实上，QFI 提供的信息可能过于笼统，因此两种方法都可能不完全准确。一些人主张使用"昨天"作为测量时间框架，以尽量减少漏报。例如，斯托克韦尔（Stockwell）等人在比较了英国、澳大利亚、加拿大和美国四个英语国家的饮酒行为漏报情况后采用了该时间框架方法（Stockwell et al., 2016）。

另一种降低自我报告不准确性的方法是使用持续的自我监测技术，比如佩戴录音设备，或者填写酒精或食物消费日记，记录的间隔时间更短，例如每小时一次。这可能是一种建立行为模式的有效方法，如果使用日记，还可以记录行为发生的环境。例如，饮食日记可以使用如减肥公司 WeightWatchers® 的应用程序，记录也可以在线生成。这些工具通常不仅要求使用者记录每顿饭或零食的食用时间，还要记录地点，是否有其他人在场，是否有任何特定的"提示"存在，以及食用的原因。一些研究还要求参与者记录他们的体育活动（Niamark & Shahar, 2015），或者他们目前是否正在经历积极或消极的情绪（Schoeppe et al., 2016）。自我监测或佩戴设备（如 Fitbits 或加速计量器）的一个重要特点和可能的限制是，它可能是反应性的。换句话说，它起到了干预的作用，参与者会根据他们对自己摄入量或行为的认识来调整自己的摄入量或行为。在监控下，不受欢迎的行为可能会减少，而受欢迎的行为可能会增加。这在临床环境中可能很有用，因为自我监测的目的是改变行为。事实上，最近许多关于日记"应用程序"的研究都是干预试验，与不进行监测的对照组相比，结果显示了监测干预作用的成功。然而，在研究背景下，此类测量工具的反应性可能会妨碍研究人员获得可靠的行为基线数据，并影响据此对干预方案效果的评估。依赖自我监测数据也会在临床上产生问题。例如，沃伦和希克森堡（Warren & Hixenbaugh, 1998）回顾了糖尿病患者编造血糖水平的研究，发现在一些研究中，患者这样做是为了向他们的医生展示更积极的临床情况，即自我表现偏差／社会期望偏差（social desirability bias）[①]。这种行为可能会对治疗效果或疾病管理和结果造成不利影响。

虽然自我监控技术可能会导致自我表现偏差，但有证据表明，通过面对面访谈收集的数据也会导致这种偏差。面对面访谈使研究人员能够通过开放式的问题对一个人的行为进行更多解释，例如："回想一下你未成年时第一次喝酒的情景。你认为是什么原因促使你这样做的？事后你的感觉如何？"访谈也有助于与参与者建立融洽的关系，如果研究要求参与者参加后续访谈或完成重复评估，这一点可能特别重要。融洽的关系可能会增加参与者对研究的忠诚度，并提高样本的留存率。然而，访谈的过程、内容和风格也会影响参与者的反应。有些人可能根本不报告他们

[①] 社会期望偏差（social desirability bias）：以一种被认为可能获得社会（或面试官）认可的方式回答有关自己或行为的问题的倾向。

的"风险行为"(例如吸毒、无保护措施的性行为)或预防行为的缺失(例如刷牙、锻炼),因为他们认为自己会被看作是"离经叛道"、健康状况不佳。有的人可能只是简单地说对自己的健康不重视〔例如印象管理是很常见的,即人们监督和控制(主动构建)自己所说的话,以便给特定的受众留下关于自己的特定印象或达到特定的效果(Allport,1920)。该行为最先在社会心理学领域被注意到〕。

那么,你如何判断所收集的健康行为数据是提供了行为的真实表现,还是仅仅是自我表现过程的结果呢?最好的假设是两者兼而有之,在阅读有关特定行为流行率的统计数据时,停下来考虑一下生成数据所使用的方法,并问问自己,这些数据可能存在哪些偏差(如果有的话)。

第六节 不健康的饮食

吃什么和怎么吃对我们的长期健康状况起着重要作用。心脏病和某些类型的癌症与饮食直接相关。由饮食引起的癌症风险程度可能会令人惊讶。虽然许多癌症死亡(约30%)归因于吸烟,但另一个也许鲜为人知和很少被讨论的事实是,35%的癌症死亡是由于饮食不当造成的,尤其是大量摄入高脂肪、高盐和低纤维的饮食似乎与此密切相关(American Cancer Society,2012)。

饮食摄入和行为(如吃零食、暴饮暴食)也可能通过对体重和肥胖的影响带来间接的疾病风险。更具体地说,一些数据估计,超重导致了20%的癌症死亡(特别是乳腺癌、结肠直肠癌、食道癌、子宫内膜癌、肾癌、胰腺癌、甲状腺癌和胆囊癌)(National Cancer Institute,2016)、超过7%的全球疾病负担、大约三分之一的心脏病和中风,以及60%以上的高血压发病率(WHO,2020b)。腹部肥胖,即高腰臀比("苹果形")与高血压和心脏病发作的关系尤其密切,比身体质量指数(BMI)更甚。如果男性腰围超过37英寸(94厘米)或女性腰围超过31.5英寸(80厘米),则需要注意腰围水平;如果男性和女性腰围分别超过40英寸或34.5英寸,则可能对健康构成极大威胁(BHF,2020)。超重和肥胖问题在儿童和成年人中都在显著增加。在许多西欧国家和美国,大约四分之一的成年人肥胖,高达60%的人超重(见后面的部分)。贫穷、暴饮暴食和不锻炼的行为是这种"流行病"的核心。然而,如下文所述,除了健康目的之外,我们吃东西还有很多其他原因。此外,有研究表明,对食物的渴望占我们日常欲望的三分之一(Hofmann et al.,2012),因此试图改变饮食习惯并不容易。

一、脂肪摄入和胆固醇

过量的脂肪摄入已被发现与冠心病和心脏病发作有关（Yusuf et al., 2004），在较小程度上与癌症有关，特别是结肠直肠癌、睾丸癌和乳腺癌（Freedman et al., 2008）。胆固醇是存在于我们身体细胞中的一种脂质（脂肪）。正常胆固醇（血清胆固醇）的目的是合成产生类固醇激素，并参与消化所需的胆汁的分泌。高脂肪饮食（以及年龄等其他因素）会导致血清胆固醇的水平升高。虽然饮食中的胆固醇和血清中的胆固醇之间并没有完全的对应性，但它们是相互关联的，这就是关注行为改变的健康心理学家对胆固醇感兴趣的原因！

脂肪含量高的食物，特别是饱和脂肪含量高的食物（动物产品和一些植物油）含有胆固醇，它是一种脂类物质，其含有密度不同的脂蛋白。这些被称为低密度脂蛋白（LDL）的胆固醇在血液中循环时会导致动脉中斑块的形成，因此低密度脂蛋白携带的胆固醇通常被称为"坏胆固醇"。低密度脂蛋白似乎与动脉粥样硬化有关（见下文），而高密度脂蛋白（HDLs）携带的胆固醇被称为"好胆固醇"，因为它似乎能增加肝脏对低密度脂蛋白的处理和清除。一些食物，如更容易在体内代谢的多不饱和脂肪酸，或含有Ω-3脂肪酸的鱼油和已被发现可提高高密度脂蛋白水平的食物，对人的健康是有益的。尽可能保持低密度脂蛋白的实际水平是很重要的，尤其是那些有高血压、家族史或吸烟等其他心脏病风险因素的人。

脂肪分子能很好地储存能量，如果在运动或活动中没有被代谢，那么它们的循环水平就会升高，斑块（脂肪层）就会沉积在动脉壁上〔动脉粥样硬化（atherosclerosis）[①]〕，导致它们变厚并限制血液流向心脏。当血压升高导致动脉壁失去弹性和硬化，从而影响心血管系统适应血流增加的能力（如运动期间）时，就会出现动脉硬化（arteriosclerosis）[②]，这是一种常见的相关疾病。这些动脉疾病被统称为CAD（冠状动脉疾病），是心绞痛（动脉阻塞限制氧气流动的痛苦症状）和冠心病（CHD）的主要风险因素。

减少脂肪的摄入是健康干预的目标，不仅仅是因为它对体重和潜在肥胖的影响（见下文），还因为它与冠心病有相关性。这种相关性的证据来自许多研究，包括三项大型的前瞻性研究（对69205名男性进行了16年追踪的多风险因素干预试验（MRFIT）研究，对11017名男性进行了25年追踪的比较历史分析（CHA）研究，以及对1266名男性进行了34年追踪的胃蛋白酶原（PG）研究），其中的研究结果表明，基线胆固醇水平与死于心脏病、中风或事实上的总体死亡率之间存在显著的线性关系（Stamler

---

[①] 动脉粥样硬化（atherosclerosis）：动脉中脂肪斑块的形成。
[②] 动脉硬化（arteriosclerosis）：动脉失去弹性和变硬。

et al., 2000)。最近，一项对 5000 多名在研究开始时没有血管疾病但胆固醇升高的苏格兰男性进行的为期 20 年的观察性追踪发现，接受他汀类药物治疗以降低胆固醇的人的心脏病发病率和全因死亡率比不接受这种治疗的人显著降低（Vallejo-Vaz et al., 2017）。虽然有一些相关证据表明，高脂肪摄入普遍的国家（如英国、荷兰、美国）的乳腺癌死亡率高于膳食脂肪摄入较少的国家（如日本、菲律宾），但无论是对乳腺癌（Löf et al., 2007）还是前列腺癌的风险（Crowe et al., 2008），确切的因果数据都是有限的。有证据表明，至少在欧洲，平均脂肪摄入比例约为 40%，转化为每天以克数计算，超过了建议的男性每日 30 克的饱和脂肪摄入量上限，超过了女性 20 克的上限。

基于以上和其他数据，许多国家政府制定了政策性文件，为健康饮食和饮食目标提供指导。在整个欧洲，利用媒体积极向儿童推销高卡路里和高脂肪产品的行为将受到监督，并且在欧洲范围内制定了自愿行为准则（European Commission, 2018）。在更广阔的范围内，世卫组织欧洲区委员会于 2014 年通过的

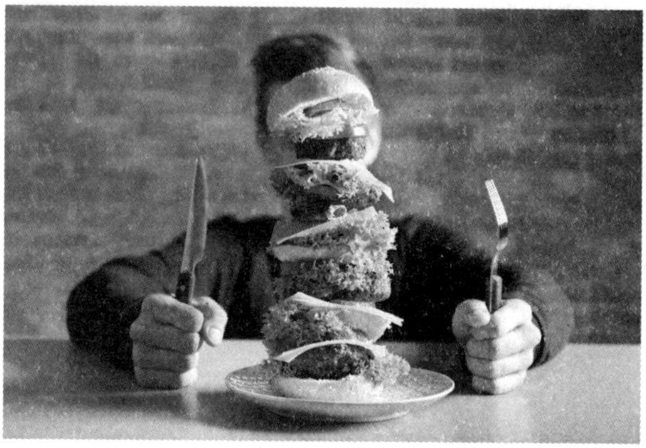

插图 3.2　饭量过大会导致体重增加的问题
资料来源：Africa Studio/Shutterstock.

《2015—2020 年世界卫生组织欧洲食品和营养行动计划》内容中涉及了食品标签和营销问题（WHO, 2015）。

种族因素已被证明对脂肪摄入量有影响。例如，生活在英国的孟加拉男性的脂肪摄入量高于大多数其他族裔（2012 年先天性心脏病统计数据）。然而，一项来自四项随机对照试验的系统综述（Cochrane review）认为，在超重或肥胖者的长期减肥方面，限制脂肪饮食并不比限制热量饮食更有效（Pirozzo et al., 2003），该结果应引起大家注意，它表明饮食改变不应仅聚焦于脂肪摄入量，而应关注总体摄入量。均衡的、更地中海式的饮食，多吃水果和蔬菜、坚果、豆类和种子食物，少吃鱼、肉、蛋和奶制品的饮食方式被推崇。然而，就老年群体而言，有证据表明低热量摄入而非高热量摄入对健康状况和认知功能有害，独居的老年男性似乎在这方面特别脆弱（Hughes et al., 2004）。

二、盐

高盐（氯化钠）摄入量，主要是由于对加工食品的过度依赖，与患有持续性高血

压的人有关。即使控制了体育活动、肥胖和其他健康行为，高盐摄入对血压的有害影响似乎仍然存在，因此试图改变盐的摄入量的教育和干预措施已经被实施。

一项对干预实验的系统综述和元分析评估了降低食盐摄入量对有正常血压、未接受治疗的高血压和正在接受药物治疗的高血压的成年人的影响（Hooper et al., 2002）。研究结果十分确定，虽然盐的减少使收缩压（systolic blood pressure）[①]和舒张压（diastolic blood pressure）[②]降低，但血压降低的程度与盐减少的数量无关，即不存在线性关系。此外，后续7个月到7年时长不等的研究发现，这些实验措施对心脏疾病相关死亡人数没有影响，死亡人数在干预组和对照组中平均分布。因此，针对食盐摄入量的干预措施似乎只能带来有限的健康益处。

尽管研究结果不一，但仍存在关于盐摄入量的建议指南（e.g. Action on Salt, 2018）。"高"盐摄入量是指成年人每天盐摄入量超过6克，7—14岁的儿童每天超过5克（British Medical Association, 2003a）。英国心脏基金会（BHF）2012的数据显示，2010年人们的平均盐摄入量为6.3克。当人们倾向于改变自己的饮食行为时，也许很难确定低盐饮食对健康的独特益处，英国医学协会（BMA）指南提醒人们注意，有必要从儿童早期就开始监控盐的摄入量。

问题

不断变化的信息

随着新的研究证据或综合性证据的出现，有时我们很难跟上健康建议的步伐。媒体通常会收集这些证据的信息，并以非批判性的方式进行总结。下面是一个案例。

加工过的红肉对健康的危害比想象的要小吗？

近年来，吃红肉和加工肉，如培根和香肠，一直是饮食指导的重点：尽量将红肉的摄入量限制在每周三天，或者至少保证每天低于90克，最好是每天70克左右（World Cancer Research Fund, 2019; US Dept of Health and Human Services, 2015; Public Health England, 2016）。自2015年以来，世界卫生组织的癌症国际机构一直认为加工肉具有"致癌性"（特别是与肠癌有关），红肉"可能致癌"。然而，来自

[①] 收缩压（systolic blood pressure）：左心室输出/收缩结束时动脉壁上的最高血压（相对于舒张压进行测量）。

[②] 舒张压（diastolic blood pressure）：两次心跳之间动脉壁上血液的最低血压（相对于收缩压进行测量）。

7个国家的专家团队对12项随机对照研究进行了系统回顾和元分析（共包括54000多人），同时还对17个数据队列进行了元分析（涉及170万成年人），其综合结果和结论于2019年10月发表在权威期刊《内科年鉴》上，其结论相比之前更为温和（Johnston et al., 2019）。研究结论是，少吃红肉或加工肉与减少癌症、心脏病或糖尿病发病率之间的关系，在统计学上并不显著，就对人类健康的益处而言，也没有足够的意义来支持当前的饮食指导。每周食用这些产品少于三次对个人有益的证据的有力度很低或非常低——尽管有很小的影响。他们将建议人们继续保持现状作为弱推荐，因为关于红肉或加工肉有害健康的证据尚不明确，而从减少摄入量中获益的证据也有限。这项研究的发表引起了媒体的极大关注——尽管世界卫生组织和其他机构坚持认为他们的建议是合理的，但约翰斯顿（Johnston）等人基于大部分相同的研究证据认为，他们没有理由采取行动。

诸如此类的媒体报道给公众留下了这样一种印象，即科学家并不真正知道什么对我们是最好的，或者至少，随着证据和检验方法的改变，说法也会发生变化。但是，人们对这样的报道会有什么反应呢？

你怎么看？

品尝之前你会加盐吗？为什么？你知道你每天消耗多少脂肪，是什么类型的脂肪吗？你的红肉或加工肉、鱼、水果和蔬菜的摄入量是多少？如果你是纯素食主义者或素食主义者，健康状况是否影响了你的选择，其他与环境有关的因素呢？

第七节 肥胖

尽管肥胖本身不是一种行为，但它在一定程度上是由不良饮食和缺乏锻炼共同造成的，这两种健康行为是本章和下一章的主题。在全球范围内大家对日益普遍的肥胖问题感到担忧，其中包括在过去40年里，5—19岁的肥胖者增加了十倍，导致2016年几乎五分之一的人超重或肥胖（WHO, 2018, World Health Statistics）。而这种担忧源于肥胖对发病率（包括残疾和一系列疾病）和死亡率的影响。

一、如何定义肥胖？

肥胖通常以个人的身体质量指数（BMI）来衡量，其计算方法是一个人的体重

（千克）除以身高（米）的平方（体重/身高²）。一个人被认为是：
- 正常体重：BMI 在 20—24.9 kg/m² 之间；
- 轻度肥胖或"超重"（1 级）：BMI 在 25 kg/m² 至 29.9 kg/m² 之间；
- 中度或临床肥胖（2 级）：BMI 介于 30 kg/m² 至 39.9 kg/m² 之间；
- 严重或病态肥胖（3 级）：BMI ≥ 40 kg/m²。

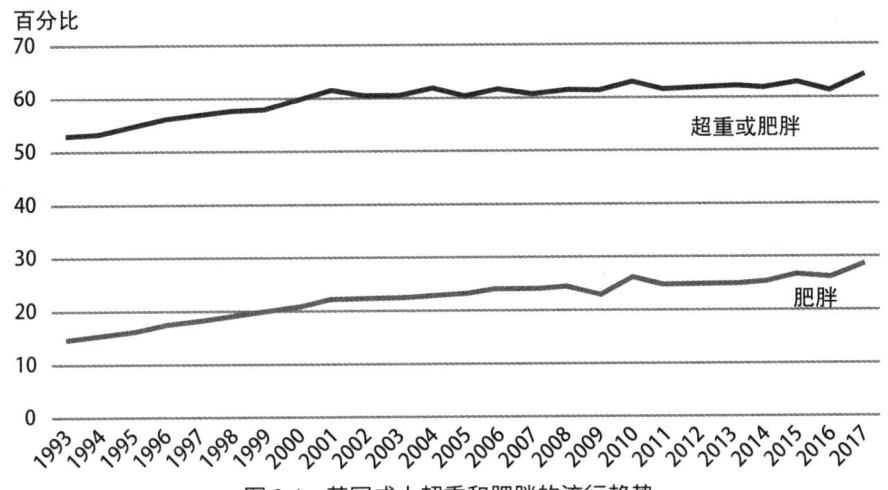

图 3.4 英国成人超重和肥胖的流行趋势
资料来源：NHS England，2018.

然而，BMI 并没有考虑年龄、性别或身材/肌肉构造（尽管 BMI 的临界值是基于比"中等"身材的人的身高体重标准高出 20%），因此该指数只能在与这些其他因素结合的情况下用作指导。除了考虑 BMI 之外，正如本章前面提到的，腰围、腰臀比和腹部脂肪沉积（通常被称为"苹果型"）等问题也进一步增加了超重和肥胖对男性（Smith et al.，2005）和女性（Iribarren et al.，2006）心脏病发作、女性 2 型糖尿病和全因死亡（Hu，2003）以及某些癌症（Williams & Hord，2005）的影响。

二、肥胖对健康的负面影响

如前所述，虽然体重过轻是全球最大的死亡原因，但越来越多的人（主要是在西方或发达国家）却面临着相反的问题——肥胖。肥胖是一系列身体疾病的主要风险因素，包括高血压、心脏病、2 型糖尿病、骨关节炎、呼吸系统疾病、腰痛和某些类型的癌症。

个体超重的百分比与疾病的相对风险之间存在线性关系的证据仍然难以确定。发表在《美国医学会杂志》（*Journal of American Medical Association*）上的一项元分析报告（Flegal et al., 2013）通过对280多万人的97项研究数据集进行分析回顾得出结论，2级和3级肥胖（HR 1.29）的死亡风险〔与正常体重的风险比（HR）相比较〕增加，但超重（HR 0.94）或1级肥胖（HR 0.95）的死亡风险没有增加。事实上，与"正常"体重相比，"略微超重"的死亡风险更低。尽管这些结果只是基于BMI而不是体重，但仍然是重要的发现，引发了一些关于略微超重对健康有潜在益处的学术争论，当然这是与体重过轻相比。相比之下，经典的纵向研究——弗雷明翰心脏研究（Framingham Heart Study）——表明了肥胖和死亡率之间存在关系，这种相关性可以持续20到30年。在他们的数据中，超重带来的风险略高于"正常"体重。然而，在这两项研究中，都存在一个J形曲线（见图3.5），这也提醒我们体重过轻同样存在风险。

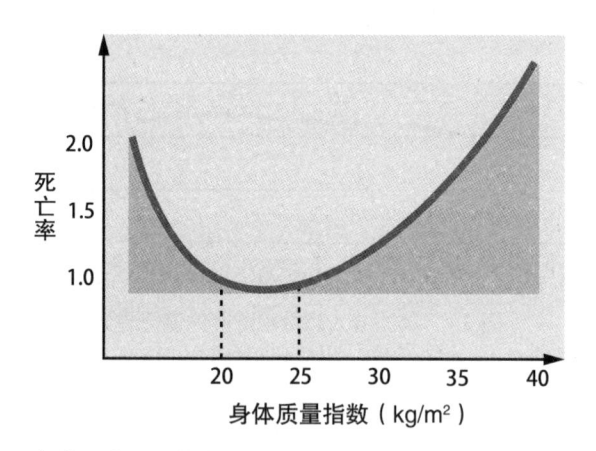

图3.5 根据23年的研究显示的身体质量指数与死亡率的关系（弗雷明翰心脏研究）
资料来源：Wilson et al.(2002).

除了身体健康问题，肥胖还与心理疾病有关，包括自卑、社交孤立和抑郁（Pereira-Miranda et al., 2017），这可能是由污名化行为的经历引起的（Ogden & Clementi, 2011）。儿童时期的超重与较差的健康生活质量相关（Williams et al., 2005），甚至与较早的死亡相关（Bjørge et al., 2008）。

三、肥胖率

世界卫生组织对流行病学数据的整理表明，在过去30年里，北美、澳大利亚、中国的部分地区以及英国的肥胖率增加了3倍。2017年，英格兰成年人中有29%的人肥胖（4%的人病态肥胖），大多数人（64%）超重。从图3.4中可以看出，自20世纪90年代初肥胖率开始呈缓慢上升的趋势，虽然自21世纪初以来水平有所稳定，但最近又开始有上升的趋势。令人担忧的是，超重已被确定为欧洲最常见的儿童疾病，在过去的40年里，全世界5—19岁的肥胖人数增加了10倍（WHO，2018）。

肥胖会影响所有年龄的人。然而，对于年轻群体，人们特别关注的是肥胖对心理健康和社会心理发展的早期影响，而随着年龄的增长，到了中年人和老年人阶段，肥胖对身体健康的影响开始显现。

儿童和青少年肥胖在发达的高收入国家往往更为普遍，但低收入和中等收入国家的肥胖增长速度要快得多。较低的社会阶层与年轻女性的肥胖率增加相关，但与男性无关，而且儿童期肥胖的孩子长大后往往会也肥胖（Magarey et al., 2003），需要尽早开始干预。为了取得成功，干预措施必须是多方面的，从政策层面的干预到对个人层面因素的理解。在健康心理学中，我们首先试图了解与肥胖发展相关的因素，并考虑其对食物选择、消费模式，以及关键的暴饮暴食行为的一系列影响。

人格在肥胖问题上发挥了作用，例如神经质倾向人格与饮食中的"挑剔"（哭闹）和恐新症（neophobia）[①]（例如，对451名11至15岁的苏格兰儿童的研究，MacNicol et al., 2003）相关。但大多数研究集中在社会学习理论的更广泛因素上，例如，重要关系人的行为或交流——同伴、兄弟姐妹、父母、媒体——的强大影响；或者在联结学习理论中，食物选择和饮食行为与获得内在、外在奖励或强化刺激（reinforcers）[②]有关，比如与家人和朋友一起吃饭的快乐，或者从"舒适的饮食"中缓解压力。除了考虑这些侧重于社会学习和模仿学习的发展理论外，健康心理学家还将认知理论应用于与过度饮食有关的行为改变上（见第五章）。事实上，许多正常体重的女性希望减轻体重，因此接受了"越瘦越好"的观念，这在许多媒体报道中是常见的（Wardle & Johnson, 2002）。尽管如此，我们仍然面临着肥胖的流行，那些超重的人因与所谓"完美"标准不符而面临被评判指责。

肥胖与疾病有很强的关联性，但在将下文讨论的对肥胖的影响因素考虑进去后，你会发现肥胖不仅仅是因为吃得太多。

四、是什么导致了肥胖？

对肥胖的一个简单解释是，由于能量摄入大大超过能量输出所导致的情况（Pinel, 2003）。然而，早期的双胞胎研究和对收养儿童的研究（其体重与生母而非养母相关）（Price & Gottesman, 1991; Meyer & Stunkard, 1993）提出了一些关于肥胖的基因解释，

[①] 恐新症（neophobia）：对任何新事物（地点、事件、人物、物体）的长期恐惧。
[②] 强化刺激（reinforcers）：奖励或提供特定行为或一系列行为后的积极反应的因素（积极强化物），使其消除或避免不希望的状态或反应的因素（消极强化物）。

通常有三种类型：

- 肥胖者天生脂肪细胞较多，这方面的证据有限。例如，在一个中等体重的人和许多轻度肥胖的人身上，脂肪细胞的数量通常都是 2500 万到 3500 万。在严重肥胖的人身上，细胞的数量会显著增加，这意味着新的脂肪细胞的形成。
- 肥胖的人遗传了较低的代谢率，导致他们燃烧卡路里的速度更慢，因此他们应该摄入更少的卡路里。然而，如果他们不知道这一点并"一向如此地"吃东西，就会发胖。但是，有研究证据表明，肥胖者的代谢率并不总是比相对瘦的人低，因此这种常见的解释似乎是没有根据的。
- 肥胖的人可能缺乏一种负责食欲调节或控制的激素，或者是缺乏控制：这更有可能成为促成因素。

最后一种解释自 20 世纪 50 年代开始受到关注，当时在一些高度肥胖的实验室小鼠中发现了一种基因突变（Coleman，1979）。随后对该基因突变的克隆发现，它只在脂肪细胞中表达，并编码了一种名为瘦素（leptin）的蛋白质激素（Zhang et al.，1994）。瘦素由脂肪组织产生，是中枢神经系统下丘脑调节体重的几种信号之一。瘦素水平低意味着脂肪储备不足，就会向机体发出进食信号，重新建立能量所需的脂肪储备（见第八章）。然而，研究并没有在所有肥胖人群中发现类似的基因突变，通过注射方式增加瘦素并没有持续地减少肥胖者的饮食行为或体脂。初步证据表明，高强度的体育活动可以减少甚至消除肥胖的遗传易感性（Rampersaud et al.，2008），并突出描述了常见脂肪量和肥胖相关基因变异对 BMI、体重、腰围和体脂的影响（Frayling et al.，2007）。

另一项研究发现，血清素作为一种神经递质（见第八章）直接参与产生饱腹感（感觉不到饥饿感）。早期的动物实验证实了服用 5-羟色胺兴奋剂（agonist）[1]对饥饿感的影响，这在人体中也得到了证实，即 5-羟色胺兴奋剂的引入会引起饱腹感，并能减少食物摄入的频率和数量以及降低体重（Halford & Blundell，2000）。

这些研究方向为未来的干预提供了希望。然而，基因或生理上的解释很可能是不够的，特别是当考虑到最近发达国家肥胖症的激增。肥胖更可能归因于生理和环境因素之间的相互作用，如久坐不动的生活方式、食品营销和产品供应，以及个人行为模式。各个年龄段的人越来越多地在室内度过时光，有证据表明，看电视或玩电脑等活

---

[1] 兴奋剂（agonist）：一种刺激神经递质作用的药物，如 5-羟色胺兴奋剂氟西汀（fluoxetine），它能引起饱腹感（减少饥饿感）。

动甚至会降低一个人的代谢率，从而使其身体燃烧现有卡路里的速度变慢。缺乏体育活动加上过度饮食或食用错误的食物都与肥胖相关，目前尚不清楚哪一个是主要的原因。

人们进食的原因各不相同，肥胖者和不肥胖者在这方面可能有所不同。对于许多人来说，进食带有积极的动机，比如味觉享受（感官进食）的内在奖励，以及社交进食的快乐等外在奖励（Pinel et al., 2000）。进食的风格也存在不同（van Strien et al., 1986），即一些人在看到食物或食物线索（外部进食）时进食，或者只是在身体发出饥饿信号时进食（内部进食）；另一些人则在无聊、恼怒或压力大的时候进食（情绪化进食）。有一些证据表明，肥胖者和过度饮食者对外部线索的反应更灵敏，更少受到内部饥饿线索的引导，可能会表现出更多的情绪化进食（Snoek et al., 2007; van Strien et al., 2007; O'Connor et al., 2008）。在有压力的情况下进食时，似乎不仅吃的数量会增加，所选择的食物类型也会增加，通常是选择高糖或高脂肪含量的食物（Oliver et al., 2000）。此外，进食行为的类型可能会根据压力源的性质而有所不同（O'Connor et al., 2008）。

你怎么看？

你的进食风格是什么？如果你刚吃过东西，而且并不觉得饿，你还会吃看起来或闻起来不错的东西吗？（"外部/感官进食"）当别人在你面前吃东西，你很容易被影响吗？（"外部进食"）你能控制自己吃什么、什么时候吃吗？例如，如果你认为你周末吃得比平时多，你会在第二天试着少吃点吗？（"克制进食"）你的情绪会对你什么时候吃以及吃什么有影响吗？有些人抑郁时吃得少；另一些人吃得更多，并会寻找特定类型的食物（通常是甜的或高脂肪的食物）。当你生气、沮丧或不耐烦时，你是会吃零食，还是多吃一点？（"情绪化进食"）

肥胖患者报告的进食风格应与不同的肥胖治疗方法"相匹配"。如果你有兴趣进一步阅读这方面的内容，可以参考上面的资料，也可以在网上搜索DEBQ（荷兰饮食行为问卷，van Strien et al., 1986），它是一套被用于多种进食风格研究的筛选工具，已被证明具有良好的结构效度和内部信度（Domoff, 2015）。

社会需要采取有效的干预措施，让"致胖"环境（Hill & Peters, 1998）和行为变得更健康，从而解决影响肥胖问题的各种复杂因素。同样，增加体育活动（减少肥胖的另一个主要因素）的干预措施也是公共卫生议程上的重要议题（见第四、第六和第七章）。

五、有关肥胖的最后思考

提醒一句：无论是个人还是社会，我们都必须小心谨慎，不要过度关注个别儿童的体重。随着肥胖量的增加，极端的饮食行为和饮食失调也在增加。一些研究指出，儿童和青少年，特别是女性（Schur et al., 2000; O'Connor et al., 2008）对身体的不满可能导致节制饮食，从而产生潜在的不良生理和心理后果，包括饮食失调（Stice et al., 2002）。

六、有关风险因素的最后思考

针对英国 3293 名成年人样本（Birch, Petty, Hooper et al., 2018）（见图 3.6）的非传染性疾病（如癌症、心脏病）的风险因素分析显示，健康风险行为往往会聚集在一起发生。在这项研究中，超过 77% 的样本至少涉及一种健康风险因素，这表明任何干预措施都需要考虑其对每种行为的不同影响和行为背后的动机（参见第四章和第五章）。

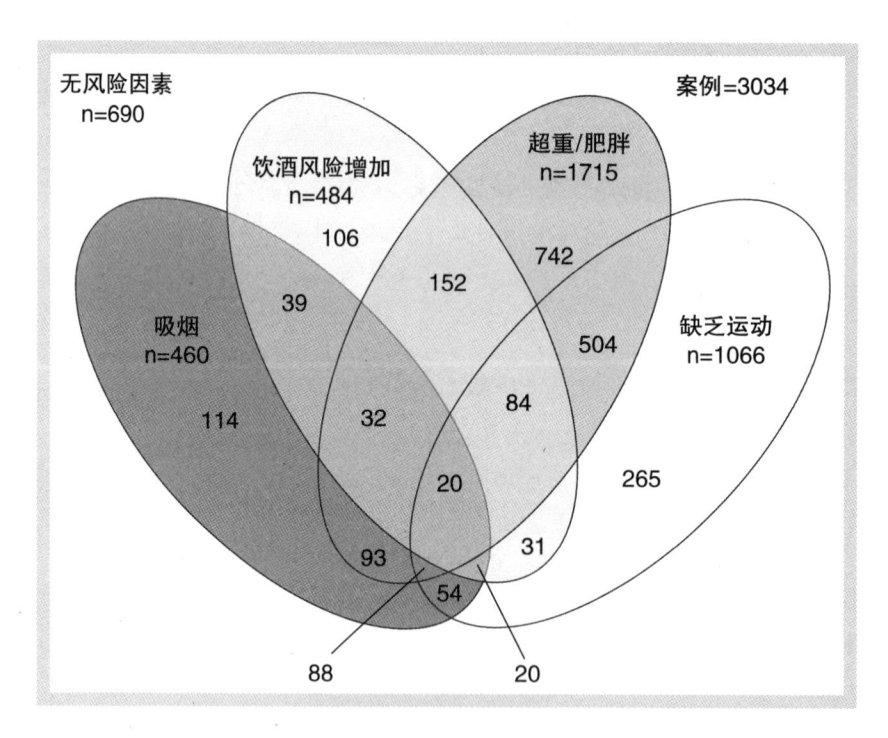

图 3.6　风险因素集群
资料来源：Birch et al., 2018.

小结

本章将健康行为界定为那些与健康状况有关的行为,无论这些行为是否以保护、促进或维持健康为明确目标。本章讨论的行为被称为"行为病原体"或有害健康的风险行为,包括吸烟、酗酒、无保护措施的性行为和不健康饮食。下一章将讨论"行为免疫原"或促进健康的行为,如运动、均衡饮食、健康筛查和免疫行为。

本章描述了与流行性疾病显著相关的行为,这些内容在健康心理学的研究中占了很大的比重。大量的研究工作致力于解决对引起和维持有害健康行为有促进作用的社会、情感和认知因素,在第五章中将详细描述健康心理学中发展起来并被验证的一系列健康行为理论和模型。

在本章中,我们还介绍了健康行为有效性测量面临的一些挑战。正如本文的其他部分一样,我们鼓励读者停下来思考许多研究证据的数据来源。为了做到这一点,读者可能需要进一步拓展阅读。

拓展阅读

Ferrer, R. A. & Mendes, W. B. (2018). Emotion, health decision making, and health behaviour. *Psychology & Health*, 33 (1), 1–16. DOI: 10.1080/08870446.2017.1385787.

费雷尔和门德斯在介绍特刊中描述了做出影响健康或风险行为决策的情感因素,与人格一样,该因素相对于个人信仰和期望等因素更少被研究者考虑(见第五章)。这期特刊值得一读,其中的许多文章在本教材中被引用。

West, R. (2006). *Theory of Addiction*. Oxford, Blackwell.

这本书会让感兴趣的读者对成瘾的心理和社会模型有很好的理解。

The World Health Statistics 2018: *Monitoring Health for the SDGs* (Sustainable Development Goals), Geneva: World Health Organization.

这份报告汇集了来自世界各成员国的全球数据,旨在实现"可持续发展目标"的艰巨目标。报告中有关传染病、非传染性疾病和肥胖方面的统计趋势的数据与我们的目标息息相关。

The World Drugs Report 2019, United Nations Office on Drugs and Crime, Vienna.

这份报告分为五个部分,其中第二部分与本章内容最相关,因为它提供了使用非法药物的趋势和后果的最新有效统计数据。(United Nations publication, Sales No. E.19.XI.8)

了解更多有关全球 HIV 和 AIDS 的数据、活动和新闻的信息:http://www.avert.org/.

第四章 健康保护行为

学习成效

学习完本章，你应该了解：
- 具有促进或保护健康作用的行为有哪些。
- 坚持药物和治疗、健康饮食、锻炼、体检和免疫接种与一生健康的相关性。
- 影响采取和维持健康促进行为的范围和复杂性。

到户外和自然环境中去对我们的健康有益吗？

在本章，我们将展示体育活动对身体健康和情绪健康有好处的证据。在开场白中，我们提出了这样一个问题：无论是作为一个社会团体，或者健康心理学家，我们是否应该主要关注定期的中等到高等强度的体育活动对身体健康的益处，或者是否也需要关注更多的休闲和反思的活动对健康的益处。例如，人们越来越多地研究与自然环境、绿色和蓝色空间（例如森林、田野、海岸和海洋）接触所带来的福祉益处，并且越来越多的证据表明它们确有好处。

可以接触到并利用社区的绿地一直与减少压力和焦虑以及改善情绪健康有关。最近的新冠病毒感染大流行表明了一件事，即城市和农村地区的人们都非常重视户外活动，无论是到封闭的小花园还是大型绿地。日本人在研究绿色空间对健康的影响方面走在了前列，他们有一个传统，叫做"森林沐浴"（Shinrin Yoku），在森林散步或简单地坐着，感受大自然提供的宁静的声音、气味和视觉上的感观体验。

这些证据有助于制定将人与环境联系起来以改善健康和福祉的政策，例如英国政府的 25 年环境计划（英国政府，2018）。大自然有益于我们的幸福并不是一个新观点，然而，在我们考虑气候变化、大流行病和潜在的封锁给我们的行为和生活方式带来的挑战时，我们也相信可能会在未来十年更好地解决现有的问题。另外必须指出的是，不仅是在获得健身房或休闲中心等正式活动空间方面（由于成本原因），还是在获得绿色空间方面（由于居住位置、交通系统等原因）都存在着巨大的社会不平等。在本书中，我们努力强调这种不平等对健康、行为和幸福产生的影响。

章节概要

行为与健康息息相关，正如第三章所述，我们的许多行为都对健康有负面影响，然而，值得庆幸的是，其他行为可以有益于健康，甚至可以预防疾病。这些有时被称为"行为免疫原"，在本章中，我们概述了围绕一系列此类行为的证据，包括药物或治疗依从性、健康饮食、锻炼行为、体检和免疫接种。我们考察了与这些行为的健康益处有关的科学证据，并将提供一些与这些行为有关的国家指导方针。本章向读者介绍了一系列影响采取或维持特定的健康保护或增强行为的因素，为第五章做基础。在第五章中，健康行为和健康行为改变的主流心理社会理论将得到充分的探讨。

在一个慢性病盛行和人口老龄化的社会中，采取积极措施实现健康生活和健康老龄化变得越来越重要。虽然媒体报道和公共卫生运动致力于提高人们对某些行为对健康有益的认识，但重要的是要记住，人们的行为并不总是为了保护自己的健康或降低患病风险，例如，他们锻炼是为了娱乐或出于社交原因。作为健康心理学家，重要的是不仅要了解某些行为对健康的后果，而且还要了解影响其表现的许多心理社会因素。个人行为可能会损害健康（见第三章），也可能起到保护和维持健康的作用（本章）。在这方面被应用和检验的主流心理社会理论将在第五章中描述，这类行为如何为全世界的教育和健康促进工作提供目标将在第六章和第七章中进行讨论。

本章一开始，我们将关注依从性行为，重点关注药物和治疗依从性。当然，这些因素也与上一章所述的行为（例如戒烟）或本章其他部分所述的行为（例如健康饮食、锻炼）有联系。

第一节 依从性行为

一、定义和测量

根据你阅读的是医学文献、药理学文献还是心理学文献,你可能会遇到"服从性""一致性"或"依从性"等术语,它们被用来指获得处方并适当服用药物的行为,或在医疗保健专业人员的建议下进行其他的自我管理疾病的行为,如康复练习。虽然经常被互换使用,但这些术语被认为表明了患者和医疗保健专业人员之间的不同关系,我们用下面的简要定义来说明。

- 服从性(compliance):这一术语最常用于医学文献中,表示患者服药行为符合"医嘱",因此不服从可能被解释为故意的或甚至无能力的。"患者服从性"一词于1975年作为官方医学主题词表(MeSH术语)被引入,用于进行系统的文献回顾,这是你在某一时刻可能需要做的事情。

- 依从性(adherence):这一术语表明一个人在更加合作的医患关系中坚持或配合有关药物治疗(或生活方式改变,行为)的建议(NICE, 2009a)(di Matteo et al., 2012; Vrijens et al., 2012)。依从性被视为一种行为,一个受个人和环境因素影响的过程,包括医疗实践和系统影响。"药物依从性"在2009年才成为一个MeSH术语(用于系统回顾中的电子检索),并且是健康心理学和行为医学中最常用的术语,尽管与下面的新术语"一致性"有明显重叠。

- 一致性(concordance):由英国皇家药学会于1995年引入,该术语更常用于药理学或治疗的文献中,用于描述医生和患者在充分了解坚持特定治疗方法的成本和收益后,就适当的治疗方法达成共同决定的协议。它并没有明确描述要遵守的行为,而是更多地描述了鼓励遵守行为的条件(参见第十章,对共享的决策过程的讨论)。

世界卫生组织对依从性的定义已经从"患者行为与临床处方相吻合的程度"(暗示意外匹配而非约定的行为)转变为强调"患者行为与医疗保健提供者商定的建议相一致的程度"的依从性伙伴关系(WHO, 2009b)。

不遵医嘱行为,即不遵循推荐的治疗或建议,在程度上可能有所不同,例如,从一开始就不按照处方来(估计发生率在14%至21%之间),到偶尔跳过一次剂量,再到跳过多次剂量或根本不服用。各种形式的不遵守会带来不同的后果,正如下面所描述的,可能会因不同的原因而发生。

根据服药量或为了不被归类为不遵守者而适当采取的行为量,阈值从70%到100%

不等，具体取决于疾病和有关治疗（如下所述）。这使得研究变得比较困难。然而，人们的共识是，只要可能，就应该使用与临床相关的临界值（Vitolins et al., 2000）。换句话说，如果一种药物每天需要服用60%才能有效，那么低于60%就应该被定义为不坚持服用。例如，谢尔等人（Sherr et al., 2010）报告说，尽管在接受HAART（高活性抗逆转录病毒疗法，也称为ART）处方的艾滋病毒感染成人样本中，多达57%的人在前一周的错误时间服用了药片，但那些在过去一周内错过两次或两次以上剂量的10%的人，结果更可能导致疾病预后的恶化。因此，就确定不坚持性的临床意义的阈值而言，在这种情况下，坚持HAART（每天一次的方案）需要70%或更高〔即为获得最佳效果需要服用5剂（共7剂）〕。

为什么定义很重要？因为如果我们要衡量坚持或不坚持的性质和程度，我们必须知道我们在评估的是什么。如果在这个领域进行研究的话，你们可能会发现概念上的重叠和概念上的混淆对整合文献是没有帮助的。在这方面，确定依从性障碍（Ascertaining Barriers to Compliance，ABC）小组的工作提供了一种帮助，这是一个由来自波兰、英国、比利时和瑞士的研究人员组成的跨国小组，对2009年4月之前发表的论文中使用的术语进行了系统审查后，提出了药物治疗管理的新的分类法，其中"药物依从性"是首选术语，并在其中具体规定了开始、实施（患者实际剂量与处方方案相对应的程度）和停药（Vrijens et al., 2012，见图4.1）。这个由欧盟资助的小组的工作包括一项对12个国家的高血压患者依从性行为的健康心理学和健康经济预测因素的调查（见第五章，Holmes et al., 2014；Morriso et al., 2015；www.abcproject.eu）。

除了上述统一定义的挑战之外，依从性研究人员在测量依从性时也面临着挑战。统计数据通常来自患者的自我报告，虽然这比询问参与护理的卫生专业人员（他们通常高估了依从性）更可靠，但可能会受到回忆和报告偏见的影响。因此，一些研究使用混合方法收集依从性数据，结合自我报告和他人报告以及生物学测量（例如尿液或血液检测）或药丸计数，包括使用电子监测系统（MEMS，计数器位于药瓶的盖子中，用于记录打开时间）。所有的方法都有其局限性，目前还不存在黄金标准，尽管MEMS经常被描述为比较客观（diMatteo, 2004a）。一篇对11项使用自我报告方法和电子MEMS系统来记录依从性研究（共1684名参与者）的元分析，令人欣慰地发现这两种方法之间总体上存在中度相关（0.46）。11项研究中有7项是针对接受艾滋病毒治疗的患者进行的，在对这些研究进行的单独元分析中，相关性略强（0.51）（Shi et al., 2010）。有趣的是，也有证据表明配药方法本身也会影响依从性。例如，在一项针对2型糖尿病成人患者的随机对照试验中（Sutton et al., 2014），使用MEMS设备记录每次打开容器的日期和时间的参与者比那些使用标准纸质包装的口服药物的参与者更有依从性。

那么，人们坚持的程度有多高，如果坚持了意义何在？

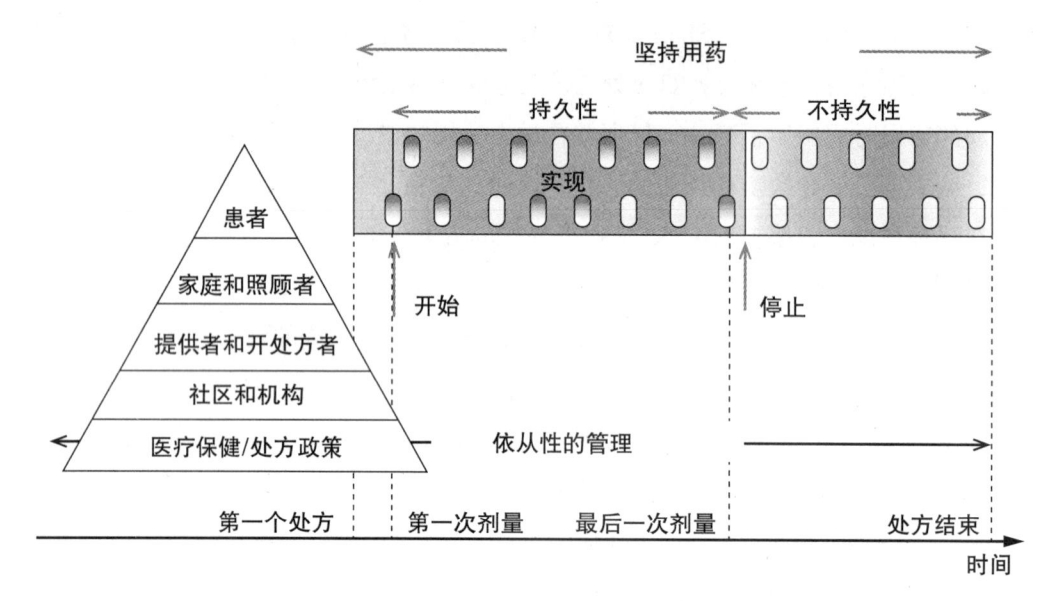

图 4.1　依从性分类
资料来源：vrijens et al.(2012).

二、人们会坚持吗？

希波克拉底（约公元前 400 年）是第一个记录病人不按医嘱服药的人，当他们似乎没有好转时，他们甚至会抱怨。目前，对全国和全球的估计，约有一半的慢性病患者未按处方服用药物（e.g. OECD/EU，2018），在所有急性和慢性疾病中，约有 25%的人没有坚持治疗。然而，依从率取决于许多因素，包括病情本身。一项对 569 个不同研究样本数据的元分析发现，不同条件下存在一些相似之处，例如，心血管疾病患者的依从性平均为 77%，与成人器官移植患者服用基本免疫抑制药物的情况类似（Dew et al.，2007）。然而，在许多情况下出现的差异部分可归因于治疗的复杂性（数量、剂量、给药类型、用药时间等），以及关于疾病严重程度的个人信念和实际情况，以及下文所述的许多其他因素。

三、不遵守的代价

病人自己也会认识到不坚持治疗的代价。例如，安娜玛等人（Annema et al.，2009）报告称，三分之一的心力衰竭患者认为，影响他们改善治疗方案依从性程度的最重要因素是为了防止再入院。然而，可能很少有患者意识到不坚持治疗的实际经济成本。例如，在整个欧洲，对处方药的低依从性导致每年约 20 万人过早死亡，且每年花费在过度住院、急诊或门诊预约方面的成本约为 1250 亿欧元。仅在英国国民保健服务体系内，估计每年这一数字约为 6 亿英镑，其中包括 3 亿英镑的药物浪费成本，例如，储存在个人家中未使用的和不需要的处方药、退回药房或在护理院内处置的处方药（York Health Economics Consortium and University of London，2010；OECD/EU，2018）。很难确定在疾病发生后，不遵守建议的行为改变（如改变饮食习惯或心脏病发作后戒烟）会带来哪些额外的成本，但它们可能会进一步增加这个巨大的数字。

四、为什么人们不坚持医疗建议和治疗呢？

不坚持治疗的原因多种多样，但经过系统审查发现这些因素可分为以下几类（Sabaté，2003；Kardas, Lewek, & Matyjaszczyck，2013）。

- 与个体相关的因素：例如文化、性格、知识、个人、家庭和文化信仰、对疾病和药物的态度、缺乏对医生或医疗保健的信任、自我效能感（见第五章）和社会支持水平低/家庭凝聚力低。
- 与病情相关的因素：例如症状类型、感知的严重程度（不是实际严重程度，diMatteo et al.，2007）、是否存在疼痛、是否存在共病、更好的预后。
- 与治疗相关的因素：例如药物剂量的复杂性（数量、类型、时间、频率和持续时间）、副作用的存在和程度、费用。
- 社会经济因素：教育程度低、失业、治疗费用（也涉及与种族有关的社会经济平等）、配药便利度、社会孤立、文化适应程度低。
- 系统相关因素：与医疗保健提供者就药物、必要性或功能、传统治疗信仰和系统的存在缺乏沟通。

对大多数人来说，不遵守规定会受到上述多种因素的影响，并非所有的不遵守都是有意的，也并非所有的不遵守都会对健康带来同样的风险。研究倾向于区分有意的不坚持（例如"我停止服药，因为它们让我感觉不舒服/太贵了"）和无意的不坚持（例如"有时如果我很忙，我会忘记服药"），因为它们可能有不同的预测因素（Holmes et al.，2014；Morrison et al.，2015）。

一项有用的测量方法是疼痛药物态度问卷（McCracken et al.，2006），通过七个分量表来评估对疼痛药物的关注和看法：

- 对成瘾的担忧；

- 对戒断的担忧（如果停止使用会产生负面影响）；
- 对副作用的担忧；
- 对医生的不信任；
- 对药物的感知需求；
- 对他人审查的担忧；
- 对耐受性的担忧。

对（非）依从性的影响可以从微观层面考虑，如人格（例如，老年人神经质和药物不依从性之间的关系，Jerant et al., 2011），也可以从宏观和中观层面考虑，如文化和社会系统。虽然大量研究已经确定了与不遵守规则有关的个人特征，如社会阶层（第二章和第十章），以及心理特征，如态度和期望（第五章），但很少有研究探讨对依从性行为更广泛的"结构性"影响，如社会、文化、经济和政治的影响。

五、考虑社会文化背景的必要性

很少有研究探讨非西方人群的非依从性。为了说明结构和系统层面影响的重要性，卡吉和德波特（Kagee & Deport, 2010）描述了坚持抗逆转录病毒疗法（ART）的障碍（一种可以显著降低艾滋病死亡人数，但需要充分和适当地采取措施才能有效的治疗方法）。通过对10名病人陪护的定性访谈，确定了微观系统（患者的直接环境、家庭、学校、工作）、宏观系统（文化和政治背景）和中观系统（社会机构，如医疗保健系统、交通系统、地方经济）的影响，他们被要求为南非艾滋病毒患者提供支持、指导和咨询。这项研究强调了与非洲文化背景相关的影响，例如贫困导致的饥饿被认为会增加ART的副作用，如果空腹服用抗逆转录病毒药物，会降低患者服药的意愿；许多人在感到疲劳无力却需要步行到诊所接受治疗时，步行去诊所的距离就是另一个障碍；一些人认为服用药物反映了对上帝的治愈能力或祖先的力量缺乏信心。如果样本是在西方文化中招募的，那么这些感知到的障碍就不太可能出现。作者认为，宗教和精神因素增加了干预措施需要处理的另一个敏感层面，可能是通过坚持咨询建立精神信仰。最后，在大多数与艾滋病毒相关的研究中，无论文化如何，都会出现一些已确定的障碍，例如在诊所的等待时间、被认为的耻辱限制了诊断的披露、健康素养和理解复杂医疗制度的挑战，以及其他令人混淆的问题，如注射毒品的行为。这些发现突显了对更好的教育和更容易获得的、更好的工作人员和保密服务的需求结构和社会因素本身可能不属于健康心理学的研究范围，但由于它们对患者体验有着潜在影响，因此我们需要考虑这些因素。微观文化差异也存在，例如，在英国（伯明翰）的一项针对糖尿病等疾病的口服药物治疗依从性的研究中，加勒比人、非洲人或"其他黑人"族群以及母语为乌尔都语或孟加拉语的人依从性最低。伯明翰初级保健人口中 70% 来自 BME（黑人和少数民族）群体（英格兰最高），因此人们希望服务能够更好地支持亚群体的依从性［Aston Medical Adherence Study（AMAS），2012］。

在我们探讨对其他健康行为的影响时，宏观（社会）和微观（个人）因素对行为的影响将在下章继续讨论（第五章）。第十章描述了为最大限度地提高依存性所做的努力，并给出了总体上存在中等影响的证据（e.g. Haynes et al.，for a Cochrane review and meta-analysis，2008），以及面临的一些挑战。

第二节　健康饮食

如前一章所述，饮食对我们的长期健康和疾病状况起着重要作用，饮食与疾病既有直接的联系，也存在着间接的联系。例如，脂肪摄入通过一系列生理机制与各种形式的心脏病直接相关，并通过其对体重的控制特别是对肥胖的影响而与疾病间接相关。世界卫生组织报告称，在过去 40 年里，全世界 5—19 岁肥胖儿童和青少年的数量增加了 10 倍以上，2016 年估计有 3.4 亿人超重或肥胖（WHO，2020b）。在英国，22% 的小学新生（4—5 岁）和 34.3% 的 10—11 岁学生都属于这一类（Public Health England，2002），64% 的成年人也属于这一类群体（NHS Digital，2018）。根据这些数据，世界卫生组织（WHO，2019）在 2019—2023 年的第十三个总工作规划中认识到，针对生命早期营养等风险因素为目标的循证干预，将增加当时和未来的"人力资本"，即儿童时期养成的健康行为习惯往往会延续到成年期。同样，儿童时期的肥胖与成年后肥胖及糖尿病和冠心病等相关疾病的风险增加有关，这些疾病会导致残疾甚至过早死亡（WHO，2018）。在营养方面（对肥胖的部分解释），水果和蔬菜摄入量低是导致全球每年 300 多万人死于癌症或心血管疾病的原因之一。此外，三分之一的癌症死亡可归因于不良饮食，特别是脂肪、盐和糖的摄入量高以及纤维的摄入量低（美国癌症协会，2012）（另见第三章）。只有 18% 的儿童每天食用推荐的 5 种以上的水果和蔬菜（NHS Digital，2020）。

鉴于这些报告，出现以下情况就不会奇怪了，政府机构、卫生部长和医疗权威在制定关于如何健康饮食的指导方针，而健康研究人员则在努力地鉴别促进我们在日常生活中运用这些指导方针的因素。

一、食用水果和蔬菜对健康的益处

水果和蔬菜含有维生素、叶酸、抗氧化剂（例如，番茄红色素中的 β-胡萝卜素或番茄红素，红葡萄中的多酚）和纤维，所有这些都是健康的身体所必需的。它们还可以预防慢性疾病和危及生命的疾病。例如，一项对前瞻性研究数据的大规模回顾和元分析发现，很少有证据表明饮食对降低癌症风险有好处，然而，水果和蔬菜的摄入量增加可显著降低所有原因的死亡率和心血管疾病风险（调查了 45 万到 50 多万研究参与者得到的数据）(Wang et al., 2014)。研究人员注意到一种剂量—反应关系，即每多摄入一份水果和蔬菜，心血管疾病死亡的风险就会降低，直到每天摄入 5 份左右的阈值，之后风险就不会进一步降低了。鉴于最近关于每天吃 5 份、7 份甚至 10 份水果和蔬菜的争论，这一发现非常重要。

关于癌症风险，早前就有关于水果和蔬菜摄入量与某些癌症风险之间存在关系的报告（e.g. Marmot et al., 2007）。同样，一项使用英格兰健康调查数据集的具有全国代表性的研究报告说，超过 65000 名 35 岁以上成年人因为每天摄入多达 7 份水果和蔬菜，患癌症的风险降低，所有原因的死亡和心血管疾病风险也降低了（Oyebode et al., 2013）。这项研究正确地控制了许多风险因素，如年龄、饮酒量和体力活动水平，但遗憾的是，吸烟并不是此类死亡的已知风险。与许多其他数据库（如 EPIC）不同，它也是一个具有全国代表性的样本（见下文）。

也可能由于其他生活方式因素的不同而导致不同国家之间的差异。例如，如果水果和蔬菜摄入与地中海饮食（例如低脂肪、新鲜农产品、多鱼、少肉类）相结合，那么水果和蔬菜摄入量与降低疾病风险之间可能存在更强的关联。这种强关联在 EPIC 研究的希腊队列中被发现（Trichopoulou et al., 2009），而十个国家的汇总数据却显示出较弱的关系（Wang et al., 2014）。然而，EPIC 研究中的样本严重依赖于那些获得医疗保健服务或系统的人，他们可能更有健康意识。

一项涉及 124706 名男性和女性的大型元分析（meta-analysis）[1]进一步证明了大量摄入水果和蔬菜的有益影响，其中素食者的癌症发病率和缺血性心脏病（ischaemia heart disease）[2]死亡率明显低于非素食者（Huang et al., 2012）。然而，在这一研究中，素食者也显示了比非素食者更低的吸烟率和饮酒量，这些风险行为在分析中并不总是能得到控制。在比较亚群体时，必须考虑这些和其他健康风险行为，因为可能存在重

---

[1] 元分析（meta-analysis）：回顾和重新分析先前存在的经过分析的量化数据集，以提供大样本和强大的统计能力，从中得出关于特定影响的可靠结论。
[2] 缺血性心脏病（ischaemia heart disease）：一种因流向心脏的血液受限而引起的心脏病。

要的样本差异，这可能是导致所声称的一些健康差异的原因。这样的结果不应该导致人们得出素食主义可以预防这些疾病的结论（Katz & Meller，2014）。

总的来说，研究证据在发现水果和蔬菜摄入量对健康的积极益处方面是相当一致的（e.g. Katz & Meller，2014）。为了了解为什么会出现这样的效应，研究指出了被称为"多酚"的抗氧化剂（antioxidan）[①]化合物的存在，如黄酮类化合物（特别是黄酮醇），就番茄而言，番茄红素（煮熟时比生吃时释放更多）。人类生物学、生物化学和生理学的研究人员也对其他的影响机制进行了研究，并在生命的基本组成部分——DNA中找到了一些答案！研究者对4676名健康女护士进行了为期十年的调查。研究发现以新鲜水果和蔬菜、鱼和白肉为主的健康、全面的地中海式饮食，与更长和更健康的端粒有关（Crous-Bou et al.，2014）。端粒（telomeres）[②]是位于染色体末端的一顶小帽子，储存着我们的DNA，当端粒缩短或减弱时，就被认为与一系列疾病有关，甚至与普遍衰老有关。饮食可能在缩短和减弱它们方面发挥作用，并因为地中海式饮食的抗氧化和抗炎作用而产生有益的效果（e.g. Vidacek et al.，2018）。

这项相对较新的工作开启了令人兴奋的研究，探索我们的行为可能影响健康的过程。在第三章中，我们探讨了吸烟与心脏病风险相关联的生理途径，即动脉硬化，但现在我们也可以考虑营养和"基因健康"（参见第十一章应激和基因健康的关系）。遗传生理学的科学进展超出了本书详细探讨的范围，因此，感兴趣的读者可以在自己的阅读中跟进这一点。

在降低冠心病风险方面，多摄入水果和蔬菜的健康饮食也可能通过对体重的影响间接产生效果（见第三章，关于肥胖的讨论），并且仍需要进一步的对照营养试验，以确定有哪些益处以及如何获得益处（Dauchet et al.，2009；Katz & Meller，2014）。

二、人们为什么不食用足够的水果和蔬菜

关于健康饮食的大部分研究都集中在年轻人的食物选择和饮食行为上，尽管这与肥胖的日益普遍有关（见第三章），而且考虑到了儿童时期养成的健康行为可以促进成年后的健康状态，但我们的社会是一个日益老龄化的社会，因此也需要更加关注"健康老龄化"。食欲不振和精力下降通常与年龄增长有关，但不是不可避免的后果，可能反映

[①] 抗氧化剂（antioxidant）：低密度脂蛋白（LDL或"坏"）胆固醇的氧化在动脉的脂肪沉积形成中一直显示出重要的作用。抗氧化剂是一些物质（如红酒）的化学性质（多酚），被认为可以抑制氧化过程。

[②] 端粒（telomeres）：这是一种位于染色体末端的化合物，可以防止细胞复制过程中DNA丢失，需要有一个最佳的长度来防止这种情况。端粒较短与衰老有关。

了社会因素（如独自吃饭导致对食物失去兴趣）、身体因素（去商店的便利性和身体活动的能力）或心理因素（如抑郁症）。老年男性在丧偶后，可能面临着不得不自己购物和做饭这一特殊的挑战，因为在目前的大多数老年人群中，这种角色通常由女性扮演。休斯等人（Hughes et al., 2004）对39名老年男性进行了问卷调查和访谈，发现只有5人（13%）每天食用5份水果和蔬菜，64%的人即使在控制体重指数、活动量和年龄的情况下，消耗的能量也低于正常水平，大多数人的基本营养素摄入量也低于正常水平。有趣的是，这项研究将食物摄入量与个人的烹饪技术联系起来，这可能会有一些意想不到的发现。那些烹饪技术好的人显示蔬菜摄入量较高，但能量/卡路里摄入量较低，而烹饪技术较差的人蔬菜摄入量则较少，他们往往吃更多高热量的食物。即使符合热量摄入指南，这也不一定是件好事，因为高能量的食物并不总是有营养的。这些发现的启示是，干预措施应该相当实用，将烹饪技能与适当的热量和营养食物结合起来。

尽管公众越来越意识到饮食与健康之间的联系，但水果和蔬菜往往不是很多年轻人的食物选择。例如，国家饮食和营养调查（Food Standards Agency, 2000）发现，英国年轻人（4至18岁）最常食用的食物是白面包、美味零食（如薯片）、饼干、土豆和糖果，尽管与前几年相比，水果摄入量增加的趋势也令人鼓舞。虽然维生素的平均摄入量并不缺乏，但某些矿物质的摄入量较低。最近，这项重复的调查报告显示，含糖软饮料的消费量出现了令人鼓舞的下降，但所有年龄组（从1.5岁到75岁以上）都未能满足政府对纤维摄入量或饱和脂肪摄入量的建议（Public Health England & Food Standards Agency, 2020）。

食物的选择在一定程度上可以通过健康建议以外的因素来理解。例如，一项对英国年轻人的调查（Haste, 2004）发现，孩子们把"它味道不错"（67%）和"它能让我饱腹"（43%）作为他们最喜欢的食物选择的前两大原因，其次是"因为它健康"（22%）和"它能给我能量"（17%）。享受是很重要的——如果一个人喜欢自己正在做的事情，就更有可能重复这项活动。这也适用于健康饮食（e.g. Kiviniemi & Duangdoo, 2009; Lawton, Connor, & McEachan, 2009），并突显了积极情绪的重要性。正如第三章所述，健康研究人员有时会因为关注人口统计学、社会和认知因素（例如，第五章描述了一些更广泛的社会认知对饮食或锻炼等行为的影响的关键模型），而没有充分重视情绪的强大作用。

不幸的是，吃起来"好吃"往往与糖和脂肪含量有关，而不是与健康食品有关，而且对健康食品存在的偏见会不利于人们选择健康食品。例如，在海斯特（Haste）的样本中有37%的人同意"健康食品的味道通常不如不健康食品的味道好"这一说法，这些偏好和观念是从何而来的？

焦点
到底需要多少水果和蔬菜？

1990年，世界卫生组织建议每天摄入400克水果和蔬菜，其中一份大约相当于80克。这导致英国在2003年发起了"一天五份"运动，这一运动也被包括法国和德国在内的其他欧洲国家所接受。2018年英国健康调查（HSe，2018）的数据发现，只有18%的5至15岁的儿童每天至少吃5份。虽然这一比例高于之前的调查，但仍反映了只有一小部分儿童能达标。此外，还有大量证据表明，大多数成年人也没有遵循这些建议，上述调查发现，只有28%的人每天吃5份（平均为3.7份），而男性和16至24岁的年轻人的这一比例更低。

在其他地方，这项运动则有不同的特点，例如在澳大利亚有着更高的指导方针，该国自2005年以来开展的"追求2＋5"运动就提供了两份水果（一份被判定为150克，相当于一个普通的苹果）和五份蔬菜（一份重达75克，大约是半杯蔬菜）的建议。值得注意的是，澳大利亚的指南相当于每天摄入675克，和英国的8.5份差不多，远远超过目前推荐的5份。更高的指导方针并不一定会带来更好的消费量。澳大利亚2017—2018年全国健康调查显示，49%的15岁以上的成年人没有达到水果的建议摄入量，更令人担忧的是，92%的人没有达到蔬菜的建议摄入量（Australian Bureau of Statistics，2018）。

在美国，"一天5份"的方法已经被抛弃了，取而代之的是一场简单的倡导人们"多吃"这两种食物的运动。"健康建议需要精确和一致才能被认真对待吗"，在《每日邮报》（2014年4月2日）的一篇文章中，当询问你是否应该每天吃7份时，两种新建议被提出。第一种观点来自一位"美食作家"，他认为如果我们不能达到目前推荐的5份份量，那么在不认真解决行为改变障碍（成本、可用性以及个人障碍等）的情况下，简单地将其增加到7份没有任何好处（见第五章）。第二种观点来自一位"癌症专家"，这位医生完全支持在对抗癌症和心脏病风险增加的斗争中需要增加摄入量，事实上，他主张我们尽可能多地吃水果和蔬菜。

那么，你会怎么做呢？作为正在进行审查证据基础的在训学生，我会基于现有的知识提出行为建议。正如本章所述，两项大型研究，一项跨国研究（Wang et al.，2014）、一项英国研究（oyebode et al.，2013）都支持每天摄入5—7份食物，因为随着时间的推移，这些食物足以产生健康益处，但同时也警告说，其他风险因素也不应被忽视。

三、食物偏好

虽然食物偏好有生物学基础，但它们也在很大程度上受到社会和文化因素的影响（Pfeifer，2009）。孩子们会以父母为榜样进行学习，因此父母在为孩子制定饮食模式、食物选择和休闲活动方面发挥着重要作用。父母制定了关于什么是适当行为的规则和指导方针，这些规则和指导方针与孩子的饮食行为有着各种联系。例如，父母的纵容与青少年和年轻人不健康的饮食行为有关（Bourdeaudhuij，1997；Bourdeaudhuij & van Oost，1998），以儿童为中心的喂养方式（包括讲道理和表扬），与以父母为中心的喂养方式（包括警告或用身体控制让孩子吃这些食物）相比，以儿童为中心的喂养方式与水果和蔬菜的摄入量呈正相关（Vereecken et al.，2010）。食物偏好最初是通过家庭内部的社交习得的，父母提供给孩子的食物通常会决定孩子未来的偏好。

- 烹饪方法：例如家庭烹饪/新鲜食物对比现成/加工食品；
- 产品：例如高脂肪对比低脂肪，有机对比无机；
- 口味：例如口味重的对比清淡的，甜的对比酸的；
- 质地：例如软对比脆，软烂对比耐嚼；
- 食物成分：例如红/白肉、蔬菜、水果、谷物、豆类和碳水化合物。

各种干预措施都以增加年轻人的水果和蔬菜摄入量为目标，例如在北威尔士开发的优食计划（Food Dudes program），就将目标对准了英国、爱尔兰和欧洲其他地方的学龄前和小学儿童（Tapper et al.，2003；Horn et al.，2004，2009，2011；Lowe et al.，2004）。该计划借鉴了成熟的学习理论技术，即增加对水果和蔬菜的味觉

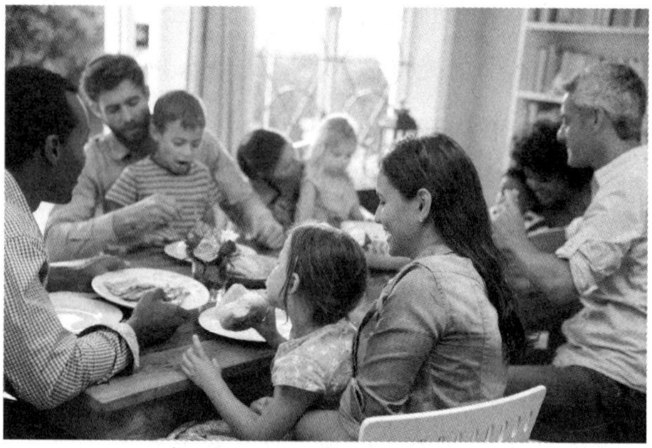

插图 4.1 "人如其食"为儿童提供积极的健康饮食规范的重要性
资料来源 Alexandros Michailidis/Shutterstock.

接触，通过卡通青年角色来示范健康行为（见插图 4.1），并通过对儿童友好的非食物奖励（如贴纸、蜡笔）增加在零食和用餐时间食用水果和蔬菜的行为（Lowe et al.，2004）。研究发现，对儿童来说，同辈榜样和基于奖励的干预对水果和蔬菜的消耗具有长期影响，特别是在研究开始时较少食用水果和蔬菜的儿童（Horne et al.，2009）。这些发现在美国也得到了证实（Wengreen et al.，2013），在美国，使用生物物理测量结合自我报告，证明水果和蔬菜摄入量增加了。然而，仅仅增加对健康食品选择的接触量

或可用性是不够的，正如在小学开设水果"小吃店"的随机对照试验中，并没有发现水果消耗量的增加（Moore et al., 2000; Moore, 2001）。最近的证据表明，通过参与烹饪或种植，或游戏，使人们能够在不需要品尝的情况下，对食物进行玩耍或多感官接触，可以促进人们对新食物的喜爱进而进行品尝（Coultha & Ahmed, 2017; Farrow & Haycraft, 2019）。最后必须指出的是，即使知道什么构成了健康的饮食，也不能保证年轻人（或成年人）选择健康的食物，模仿可以双向工作，即同龄人也会针对拒绝某些食物的情况进行负面模仿。

考虑到增加水果和蔬菜摄入量面临的挑战，一些人转而在饮食中补充抗氧化维生素（例如维生素A、C和E，β-胡萝卜素，叶酸），也被认为对健康有益（见"问题"）。

问题

维生素能保护我们不生病吗？

维生素补充剂已经成为一个不断增长的产业——只要看看当地超市或药剂师的货架就知道了。这是为什么呢？

主张

研究表明，一个人的饮食中缺乏维生素A、C和E，β-胡萝卜素和叶酸会导致血管变化，从而可能导致心脏病，而低β-胡萝卜素（在胡萝卜、红薯中发现）与某些癌症有关（见Bardia et al., 2008，系统审查和元分析）。这种关联归因于这些维生素的抗氧化特性（即它们减少了可能导致细胞损伤代谢的氧化产物）。我们现在知道，烹饪这些蔬菜比生吃更容易释放这些维生素以便于吸收。此外，维生素C和E具有消炎作用。炎症和氧化都与认知能力下降和痴呆症发展有关。这些发现自然会引起媒体和公众的兴趣，服用维生素补充剂作为保护健康的手段已经变得司空见惯。

证据

然而，它们有效性的证据基础是什么？补充剂的作用和我们所吃的天然食物是一样的吗？美国预防服务工作组（USPSTF：为审查研究证据以提出明智的健康建议而成立的专家组）对维生素补充剂的研究进行了两次大规模审查——一次与降低心血管疾病风险有关（USPSTF., 2003），另一次与降低乳腺癌、肺癌、结肠癌和前列腺癌风险有关（Morris & Carson, 2003）。他们发现，就疾病的后续发展而言，即使是精心设计的随机对照试验，将维生素补充剂与外观相同的安慰剂药片进行比较，他们的发现也没有定论。令人担忧的是，他们发现了"令人信服的证据"，表明服用β-胡萝卜素补充剂的吸烟者患肺癌的风险和随后的死亡率增加。然而，巴尔迪亚等人（Bardia et al., 2008）在对12项随机试验（9项方法质量高，总体涉及104196人）的回顾中得出结论，即使是关于死亡率的证据也是有限的，因为并非所有试验都通过样本是否吸烟来分析死亡率数据。这是个很重要的遗漏。

值得注意的是，关于维生素补充剂和降低疾病风险之间的关联性更强的说法来自于设计更差、控制更差的研究。例如，报告维生素A摄入量与降低乳腺癌发病率之间联系的观察性研究（observation studies）[①]，通常未能控制诸如一般饮食或体力活动水平等重要因素。与USPSTF报告一致，巴尔迪亚等人的综述得出结论，补充抗氧化剂对原发性癌症发病率和死亡率没有影响。在提出他们的建议时，USPSTF得出结论，除了建议吸烟者不要服用β-胡萝卜素补充剂外，几乎没有证据表明维生素补充剂会造成伤害，但也没有确凿的证据表明维生素补充剂在降低心脏病或多种癌症风险方面有好处。

至于维生素C和E补充剂是否有阻止认知能力下降的功能，证据也不尽相同。普拉斯曼等人（Plassman et al., 2010）对127项观察性研究、22项随机对照试验和16项系统性研究进行了回顾，其中有7项研究专门探讨了认知能力下降是否与这些营养补充剂有关，但发现没有足够的证据支持这种关联。在五年时间内，总体补充抗氧化剂并没有减缓患有心血管疾病或有心血管疾病风险的女性的认知变化，但在低饮食摄入量的亚组中发现了维生素C或β-胡萝卜素摄入量产生作用（Kang et al., 2009）。这种影响可能仅限于特定的人群。鉴于认知能力下降和痴呆症在老龄化社会中日益普遍，对不同的人群进行更严格、更集中的研究是合理的。

总的来说，目前的研究不再支持服用抗氧化剂补充剂，除非缺乏天然食物来源。与依赖补充剂相比，食用含有这些维生素的健康食物和保持健康的体重更能降低疾病风险。进一步的研究控制了生活方式和样本特征，并考虑了各种抗氧化剂成分和这些补充剂中所含的微量和大量的营养素之间的相互作用，这是合理的。这将导致一个更可靠的证据基础，也有助于确定任何关键成分或组成的作用。

[①] 观察性研究（observation studies）：评估干预（或治疗）效果不与对照组比较的研究，因此此类研究的结论比随机对照试验更有限。

第三节 锻炼

体育活动不足已被世界卫生组织确定为全球死亡的第四大风险因素。正如我们在这里将要描述的，相比之下，经常锻炼（体育活动）通常被认为是可以保护健康的，可以降低个人患心血管疾病和冠心病、2 型糖尿病、骨质疏松症和肥胖症以及某些形式的癌症，包括结直肠癌和乳腺癌的风险（WHO，2018b）。

因此，大多数国家都有指导方针，规定了获得健康益处的适当运动量。

一、对于锻炼的建议

英国国家首席医疗官就实现良好身心健康所需的体育活动提出了具体建议（Department of Health and Social Care，2019）。对于 1—5 岁的幼儿，建议每天最多 3 小时的各种活动；对于 4—5 岁的儿童，建议有一小时中等强度的活动。对于 5—18 岁的儿童——这是一个非常广泛的年龄段——建议每天至少进行 60 分钟的中等到高等强度的活动。对于成年人（18—64 岁），建议每天累积 150 分钟中等强度的活动和 75 分钟的剧烈活动，其中应包括至少两天的肌肉强化锻炼（Department of Health and Social Care，2019）。对于 65 岁以上的人，其活动指南与年轻人相同，但具体建议包括对行动不便的人进行增强平衡的锻炼。

这些指南的目的是设定最低活动目标，以降低上述疾病的发病率，包括肥胖症，并改善总体健康状况。指导方针不要设定得太高，防止一般人无法达到。当然，对于以前不怎么运动的人来说，建议是逐渐增加他们的运动水平，而不是在运动的频率或强度上做出剧烈改变。此外，如果先前就存在健康问题，应该首先与医疗专业人员讨论更加积极的计划。当前流行的"可穿戴技术"（智能手机、手表）推动了人们每天步行 1 万步的目标达成，按平均步幅计算接近 5 英里。然而，考虑到不同人走路的速度和强度不同，或者人们走路的地形不同，1 万步与 8000 或 5000 步相比对健康更加有益的研究证据仍然有限（Bassett et al.，2017；Dwyer et al.，2017；Lee et al.，2019）。然而，1 万步运动已被证明是一种有用的行为"提示"，至少提高了人们对减少久坐生活的必要性的认识。

尽管运动对健康有明显的好处，公共卫生当局也积极开展活动，鼓励各个年龄段的人积极运动，但一些人群的运动水平仍然很低。

二、锻炼的水平

有些人认为,儿童期的活动水平会影响成年后的健康和疾病风险,尽管需要进行更多的纵向研究来确认任何影响发生的途径(Hallal et al.,2006;Mattocks et al.,2008)。这可能是因为活跃的年轻人在成年后仍保持活跃,但也可能是因为随着年龄的增长,活跃的年轻人的生活方式在其他(健康的)方式上有所变化——无论是哪种解释,尽早确立健康的行为模式肯定没有坏处。

低龄儿童缺乏运动的比例较高。例如,千年队列研究跟踪了2000至2002年出生的6000多名英国儿童的健康状况(Griffiths et al.,2013),该研究报告称,7岁时,只有不到一半的儿童达到了建议的活动水平,女孩的活动量再次低于男孩(38%对63%符合指导原则)。

全球数据显示,大多数11—17岁的年轻人身体活动不足。例如,来自146个国家或地区的160万名儿童的298项学校调查数据显示,2001至2016年期间,男孩活动不足的比例有所下降(从80.1%下降到77.6%),这是令人鼓舞的,但女孩的比例没有显著下降(2001和2016年分别为85.1%和84.7%)(Guthold et al.,2020)。来自英国的数据显示,三分之二的成年人是活跃的,但不活跃的比例随着年龄的增长而增加(见图4.2)。

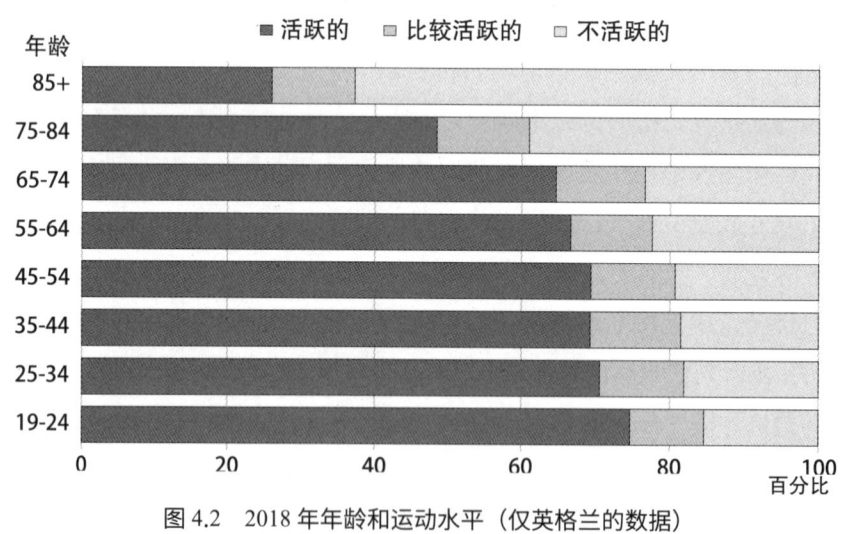

图 4.2 2018年年龄和运动水平(仅英格兰的数据)

资料来源 https://digital.nhs.uk/data-and-information/publications/statistical/ statistics-on-obesityphysical-activity-and-diet/statistics-on-obesity-physical-activity-and-diet-england-2019/ PArt-5-adult-physical-activity.

与许多老年人相比,年轻人(16至24岁)通常达到当前推荐的体力活动水平的比例更高,但其活动水平不足的情况仍然很高(WHO,2018b)。从全球来看,在18岁以上的人群中，数据显示超过四分之一的人缺乏足够的运动，一些地区如美洲要高于平均水平（见表4.1）。如表4.1所示，世界卫生组织关于各区域内体力活动不足的普遍情况也表明，女性一般比男性更不爱运动。通常老年女性也比年轻女性更不爱活动（e.g. Stephenson et al., 2000），尽管关于"高龄"人群（即85岁以上）行为的数据受到许多调查的限制，这些调查只是简单地比较了65岁以下和65岁以上的人。在老年人群中，锻炼行为可能受到当前健康状况和身体机能、使用设施，甚至个人安全问题（独自行走或在健身房发生事故）等因素的影响。然而，正如我们在下一节中所描述的，一个人的生命值（寿命）可以通过一个人的身体活动程度来预测。

表 4.1　18岁以上成年人体育活动不足的比率（年龄标准化 %）（2016年）

地区	男女平均	男性	女性
全球	27.5	23.4	31.7
非洲	22.1	18.4	25.6
美洲	39.3	33.1	45.2
东南亚	30.5	22.9	38.3
欧洲	29.4	26.2	32.4
地中海东部	34.9	26.9	43.5
西太平洋	18.6	18.8	18.5

注释：体力活动不足被定义为每周中等强度体力活动少于150分钟，或每周高强度体力活动少于75分钟，或同等水平。
资料来源：https://www.who.int/data/gho/indicator-metadata-registry/imr-details/2381.

在这些广阔的地理区域内，存在着受年龄、性别和社会经济地位影响的国家之间的差异。此外，成人和儿童之间也存在文化差异。例如，孟加拉国、巴基斯坦和印度（南亚）体育活动参与者明显不如白人参与者活跃（在英国健康调查中居住在英国的55岁以上成年人，Wilhemlms et al., 2011；成人2型糖尿病筛查，Yates et al., 2010；7岁儿童，Griffiths et al., 2013）。体育活动中存在的种族差异也表明了对活动的更广泛影响，这一点在第二章中有所描述，即在获得运动和休闲设施方面的社会经济不平等，以及BME（黑人和少数族群）身份的社会包容，至少在英国是这样。

三、锻炼对身体健康的好处

"锻炼"或"活动"对身体健康益处的程度和性质在很大程度上取决于如何定义和衡量它。我们在这里广泛地使用"锻炼"一词，既包括有计划的体育活动，如游泳或去健身房上健身"课程"，也包括有计划的休闲活动，如跳舞或散步，以及在日常生活中由身体运动产生的简单体育活动,如购物或做繁重的家务。这一领域的大多数研究都集中在有目的的锻炼上。然而,锻炼不一定是有结构的和正式的,随机对照试验的元分析有明确的证据表明,简单的规律散步可以降低心血管疾病的风险,特别是在老年人中(Murphy et al., 2007)。尤其就那些一天大部分工作生活时间都坐着的人而言(许多学者都是如此),久坐的生活方式与预期寿命缩短有关(Buckley et al., 2015)。久坐还会加剧社会孤立,这对心理健康有风险,如下文所述。

有一致的证据表明,定期的体育活动对患有长期疾病(LTC)的患者(例如慢性疼痛)提供了生理和心理上的好处(Geneen et al., 2017)——考虑到超过三分之一的成年人可能患有 LTC(UK data, ONS, 2020a),这一证据是制定体育活动干预措施的重要线索。一些研究表明,经常性体育活动与多种疾病(即多种健康状况共存)之间存在反比关系(Autenrieth et al., 2013;Cimarras-Otal et al., 2014)。

对于那些患有疾病的人来说,锻炼的好处有很多,例如,增加肌肉力量,增强身体功能和生活质量,减少疲劳和癌症治疗的副作用(Cramp & Daniel, 2008;Perna et al., 2008),以及减少慢性疲劳综合征患者的疲劳等(White et al., 2011)。

除了对已有疾病患者有好处外,定期锻炼还能预防某些疾病的发展。其中一个证据基础一致的例子是骨质疏松症,这种疾病的特征是因钙流失而导致骨密度降低,从而导致骨骼脆性、骨强度下降和骨折风险增加。据估计,在英国,每两分钟就有人因骨质疏松而骨折,50 岁以上的人群中,每 2 名女性中就有 1 名,每 5 名男性中就有 1 名患有这种疾病(Royal Osteoporosis Society, 2019)。定期运动,特别是低强度运动或负重运动,如散步和跳舞,有助于骨骼中钙的沉积,有助于防止骨骼变细和骨折(Pinheiro et al., 2020)。因此,锻炼不仅对年轻人的骨骼发育很重要,而且对成年后保持骨密度峰值也很重要。通过增强抵抗力的运动,可以获得肌肉力量、协调性和平衡性的额外好处,这反过来又可以降低跌倒和骨折的风险,从而使老年人受益(Royal Osteoporosis Society, 2019)。

即使是身体质量指数(BMI)为 25.0 或更高(见第三章)的超重个体,与"低"健康的超重个体相比,中度或高度"健康"也可以显著降低总体死亡率和心脏病发病率(Ortega et al., 2018)。"肥胖"并不一定意味着新陈代谢"不健康",健身可以在一定程度上防止超重带来的负面影响。BMI 也被认为是一种粗略的衡量标准,越来越多的人认识到体脂百分比(肥胖)及其在身体周围的分布(如腰围)是重要的。例如,使用来自英国大型生物银行研究(the large UK Biobank study)的数据,发现肥胖与绝经后乳腺癌、子宫内膜癌(女性)和结肠癌(男性)的发病率之间存在显著关联,样本由体重指数正常的人群组成（Arthur et al., 2021）。

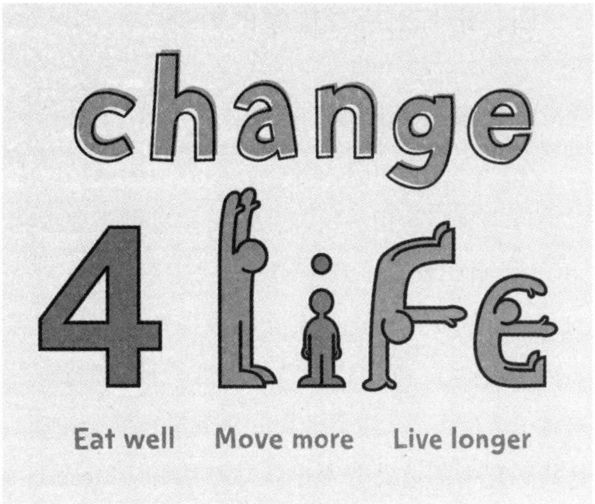

一般来说，定期锻炼是一种公认的降低一系列严重健康状况风险的方法，包括 2 型糖尿病、中风、冠心病和某些形式的癌症（如结肠癌）（Department of Health and Social Care，2019）。一旦一种行为和健康结果之间的关系建立起来，就必须要询问这种关系是"如何"运作的。在锻炼和降低心脏病风险方面，规律的锻炼可以发挥如下作用：

- 增强心脏肌肉；
- 提高心脏和呼吸效率；
- 有助于降低血压；
- 减少人体脂肪堆积的趋势。

插图 4.2　英国公共卫生部的 Change 4 Life 计划已成为健康改善领域最受认可的品牌之一
资料来源：Department of Health

锻炼有助于保持能量摄入和能量消耗之间的平衡，并以各种方式保护身体健康。正如在健康个体中发现的那样，一系列因素将预测临床人群是否会进行足够的体育活动以获得益处（参见下文的"人们为什么要锻炼"）。"剂量-反应"关系被认为与心血管疾病、2 型糖尿病和某些癌症的风险降低有关，因此运动水平（频率和强度）越高，好处就越大。

罗德斯等人（Rhodes et al., 2017）指出，尽管增加体育活动水平通常与更积极的健康结果有关，但最显著的影响出现在那些身体活动水平非常低的人身上，他们开始进行更多的活动，比那些已经活跃在良好水平的人增加活动能够获得更多的好处。然而，正如我们前文所描述的，健康建议中所需体力活动水平的定义往往侧重于更高水平所需的体力活动。

最后，值得注意的是，就上述剂量-反应关系而言，过度运动依赖有时与不良的身体形象和包括饮食失调在内的其他强迫性疾病有关（e.g. Hamer & Karageorghis, 2007；Cook & Hausenblas, 2008），还存在受伤和肌肉骨骼损伤的风险（见下文）。

四、锻炼对心理健康的好处

■ 锻炼和情绪

在广泛且不同的人群中,锻炼与提高情绪方面的心理益处有关。虽然研究结果通常来自非对照的相关研究,但它们有助于建议将锻炼作为治疗抑郁症的方法,例如在 NICE 指南中就有体现(NICE,2007)。这一指导得到了来自 23 个随机对照实验数据的元分析的支持,这些实验将锻炼作为抑郁症患者的干预措施(与对照组干预措施或不治疗相比)。据报道,锻炼在减轻抑郁症状方面有很大的临床作用。值得注意的是,当对三个最可靠/质量最高的研究进行元分析时,这种影响降低为中等和不显著的——这些研究中的运动并不比认知疗法好(Mead et al., 2009)。这突出了从控制良好的前瞻性研究中得出结论的重要性,而不是单一的相关性研究。

在非临床人群中,中等强度的定期锻炼也与减少焦虑和抑郁以及提高自尊或身体形象有关,这在对 121 项混合设计研究的元分析(Hausenblas & Fallon,2006)和实验研究中(e.g. Crush et al., 2018)都得到验证。单次或有限频率的有氧运动也对情绪、自尊和亲社会行为(prosocial behaviour)[①]等十分有益(Biddle et al., 2000; UK Department of Health, 2005)。锻炼身体对心理的益处一直被归因于各种生物机制,包括:

- 因锻炼而诱发的身体本身的天然鸦片——内啡肽——释放到血液中,产生一种"自然而然的快感",起到止痛药的作用,并降低应激激素皮质醇(Duclos et al., 2003)(第十二章);
- 刺激儿茶酚胺类(catecholamines)[②]的释放,如去甲肾上腺素(noradrenaline)[③]和肾上腺素(adrenaline)[④],对抗任何应激反应,提高情绪(第八章和第十二章);
- 放松肌肉,减少紧张感。

罗德斯和凯茨(Rhodes & Kates, 2015)在对 24 项研究进行系统回顾后指出,改

[①] 亲社会行为(prosocial behaviour):受到社会的积极推崇,也许会诱发积极的社会后果的行为活动。
[②] 儿茶酚胺类(catecholamine):这些化学物质是大脑神经递质,包括肾上腺素和去甲肾上腺素。
[③] 去甲肾上腺素(noradrenaline):这种儿茶酚胺是一种神经递质,存在于大脑和交感神经系统中;也称为降肾上腺素(norepinephrine)。
[④] 肾上腺素(adrenaline):一种由肾上腺髓质分泌的神经递质和激素,可提高体内的生理活动,包括刺激心搏的脉冲以及血压和代谢率的提高;又名为 epinephrine。

善情绪/积极情绪出现的时机对于在未来能否保持锻炼很重要,在锻炼期间体验到的积极情绪可以预测未来的活动,而锻炼后体验到的积极情绪则不能。运动和积极情绪之间关系的复杂性表现在运动强度和坚持度之间的反向关系的证据中:与适度运动相比,个体不太可能保持高强度运动,可能是因为这种运动被认为是对抗性的(Brewer et al., 2000)。霍尔等人(Hall et al., 2002)进一步探讨了超过一定水平的运动实际上可能对情绪产生不利影响这一观点是否成立,他们研究了30名志愿者对增加运动强度水平的情感(affective)[①]反应。研究结果表明,高强度运动不仅会导致负面情绪,而且情绪评估的时间(运动前和运动后评估,与运动期间的反复评估相比)也显著地改变了所发现关系的性质。针对运动前和运动后以及患者康复后情绪测量的研究,通常都报告了积极的情绪反应。然而,霍尔和同事们的数据清楚地表明,随着运动强度的增加,情绪会严重恶化,只有在运动结束后,情绪才会上升到更积极的水平。这些作者提出,记住运动期间经历的消极情绪反应可能会削弱个人在未来的坚持(与Rhodes & Kates所描述的积极情绪效应相反,2015),这可能解释了为什么一些研究报告了较低的锻炼坚持率。这些发现突出表明研究人员需要考虑评估的时机,同时也需要考虑,由于锻炼是一项通常需要消耗时间的活动,一个人对它的体验也可能在其锻炼的过程中发生变化(Ekkekakis et al., 2008)。情绪是一种复杂的现象。

其他许多因素可能与生物因素一起影响所报告的情绪体验。锻炼可能会分散人们的认知能力,或者从身体上消除生活问题的困扰,从而提供一种应对压力的方法。在锻炼过程中,一个人可能会把注意力集中在体力消耗方面或心率监视器上,他们可能会通过听音乐或计划度假来分散自己的注意力,或者利用这段时间来思考当前的压力源或需求,并计划应对措施(见第十二章)。对于其他人来说,从和朋友一起锻炼中获得的社会评价起着重要的作用,尤其是对女性而言(Molloy et al., 2010)。甚至运动环境本身也会对情绪产生影响,比如室温、音乐和音乐类型,以及镜子的存在——后者与消极的幸福感有关(Martin Ginis et al., 2007)。

对于一些人来说,自我形象和自尊可能会因为锻炼对减肥和整体健康的作用而增强。豪森布拉斯和法伦(Hausenblas & Fallon, 2006)在他们的综述和元分析中指出,锻炼者比不锻炼者有更积极的身体形象,但这确实会引发因果关系问题,除非收集的数据是前瞻性的,即跟踪的人是从不锻炼到锻炼。这可能是因为自尊心强的人首先参加锻炼。无论对错,我们生活在这样一个社会,在这个社会中,身材苗条的人(无论

[①] 情感的(affective):与情感、心情和情绪有关的。

是与别人还是自己相比）比那些被认为超重或不健康的人受到更积极的评价，而"不苗条"会成为开始锻炼的障碍，尤其是正式的体育课。

五、锻炼与认知功能

对于那些因衰老或痴呆导致认知能力下降的人来说，锻炼可能会带来心理上的好处。科特曼和恩格塞尔—塞萨尔（Cotman & Engesser-Cesar, 2002）报告说，体育活动与和年龄相关的神经元功能障碍以及退化的延迟存在关联，认知能力下降的基础通常与阿尔茨海默病相关，如记忆衰退和注意力不集中。尽管这方面的相关证据相对较新，但由于神经的保护作用，体育活动可能会改善认知功能的某些方面，这对日常生活任务很重要。例如，通过回顾运动对轻度认知障碍（MCI，定义为基于年龄和教育水平的非典型性认知衰退，有发展为痴呆症的风险）患者影响的证据，巴伯（Barber）和同事得出结论，运动引起的神经生物学和血管过程（脑血流量增加）具有一定的证据基础，有来自使用核磁共振脑扫描的解剖学研究，也有来自比较运动者和非运动者认知能力下降的一般人群的研究，以及来自体力活动干预措施的随机对照试验的令人鼓舞但迄今有限的证据（Barber et al., 2012）。

焦点

运动，我们的基因和衰老

健康研究从细胞生物学家的实验室转向患者和健康行为改变干预措施之间潜在关联的一个很好的例子是，越来越多的工作在探索DNA和衰老之间的联系。端粒是一种基于细胞染色体末端的保护帽，由DNA和蛋白质组合而成，端粒在自然发生的细胞分裂过程中参与保护DNA，但随着年龄的增长，它们会变短，结构完整性也会减弱，细胞会衰老（失去DNA），死亡也会更快（这一过程被称为细胞衰老）。这个过程会加速我们的衰老。

端粒存在于所有细胞中，但端粒和运动有关的研究主要集中在白细胞内（以及骨骼肌细胞内）。来自动物和人类的几项前瞻性研究的证据表明，较短的端粒和较低水平的端粒酶（负责端粒修复和延长的酶）与多种疾病有关。这包括多种形式的癌症、传染病、中风、血管性痴呆、心血管疾病、肥胖症、骨质疏松症和糖尿病，以及整体死亡风险的增加。伊丽莎白·布莱克本（诺贝尔奖得主科学家）与加州大学旧金山分校的同事一起，在年轻人和老年人的健康群体和患者群体之间进行了许多纵向研究，研究了为什么这些联系可能存在。这一令人兴奋的工作方法的摘要可以在 YouTube 上的系列讲座中找到，使这一科学可以得到广泛普及（参见 https://www.youtube.com/ watch? v=-lNR1xZS5GY）。

在探索端粒长度与疾病甚至生存之间可能存在关联的原因时，人们发现了几种可能的行为和社会心理因素，包括锻炼和感知压力（包括护理压力）（见第十五章）。其中一个例子是欧尼什及其同事（Ornish et al., 2013）的一项研究，该研究在 5 年时间里追踪了 35 名早期局部前列腺癌患者，其中 10 人被要求在锻炼水平、饮食、社会支持的使用和压力管理方面改变生活方式。与没有改变生活方式的 25 人相比，5 年后采集的血液样本发现，他们的端粒长度增加了约 10%，而对照组的端粒长度缩短了约 3%。此外，生活方式改变的程度与端粒长度增加的百分比之间也存在线性关系。然而，在生活方式的改变和端粒酶水平之间没有发现显著的联系。最近，阿尔塞尼斯等人的评论（Arsenis et al., 2017）总结了锻炼者和运动员中端粒长度较长的证据，并强调在老年人中，锻炼对端粒健康的益处更大。当试图总结运动对端粒健康的保护和恢复作用的机制时，阿尔塞尼斯指出，端粒酶水平不断提高，氧化应激和炎症水平降低（即在慢性健康状况和肥胖症中可以看到的过程），以及骨骼肌保存。运动和减肥似乎可以增加端粒长度，有利于延缓健康衰老，但在我们完全了解基因、行为和衰老的相互作用之前，还需要更多的实验研究。

六、人们为什么要锻炼（或不锻炼）？

人们为什么要锻炼（或不锻炼）？选择锻炼的人给出了各种各样的理由，最常见的包括：

- 渴望身体健康；
- 渴望减肥，改变体型和外貌；
- 希望保持或改善健康状况；
- 渴望改善自我形象和情绪；
- 作为减轻压力的一种手段；
- 作为一种社会活动。

这些有意识的动机经常是明显的，但无意识的动机也可能存在，例如在锻炼时体验到的积极情绪较先前改善所产生的动机（van Cappellen et al., 2018）。

但也不能由此推断，选择不锻炼反映了缺乏上述类型的欲望、动机或目标。人们认为存在许多障碍，导致他们不锻炼，即使他们都在说想要减肥。常见的障碍包括：

- 时间不够；
- 成本高；
- 缺乏适当的设施和设备；
- 尴尬；
- 缺乏自信；
- 缺少可以一起去的人来提供支持。

研究已经发现了选择锻炼或不锻炼的常见原因，尽管目前这些证据在多大程度上为干预方案提供有效信息受到了质疑（e.g. Brunton et al.，2003）。例如，繁忙的路线、交通拥堵、司机对自行车骑行者的意识低，以及缺乏自行车道通勤的环境障碍，这加剧了个人或动机上的锻炼障碍（e.g. Timperio et al.，2006），但很少有国家对其城镇和城市进行充分的调整。乌尔姆（Wurm）及其同事针对65—85岁的成年人的研究发现，年龄较大的群体，对衰老的含义和影响持更积极的看法，更有规律的行走和随着时间的推移增加步行量（Wurm et al.，2010），但我们仍然看到针对衰老的负面刻板印象存在。在"研究焦点"中，我们强调了简单的可接受性所起的作用（但很少被考虑）——我们不应该假设体育活动对老年人来说是可以接受的或有价值的。

也许并不奇怪，那些积极运动的人对运动的信念和态度与那些不积极运动的人不同（参见"问题"）。那些经常锻炼的人比那些不锻炼的人更有可能感知（并反馈）锻炼的积极效果，他们认为锻炼的障碍更少，并相信锻炼是可以由他们自己控制的。这些发现强调了"让人们开始锻炼"的重要性！学龄前阶段儿童的父母活动会影响儿童的同期活动（Hinkley et al.，2008），并且对11—12岁儿童活动的增加也有一定的影响（Mattocks et al.，2008）。然而，父母的活动对年龄较大孩子的同期活动的影响不太一致，因为同伴的影响更重要（Sallis et al.，2000；Heitzler et al.，2006，2010）。父母可以为孩子树立榜样，对年幼的儿童可以进行一定的干预，但对青少年需要采取不同的方法。

研究焦点

老年人对体育活动的接受程度如何？系统回顾和综合研究

McGowan, l. J., devereux-Fitzgerald, a., powell, r. and French, d. p.（2018）. How acceptable do older adults find the concept of being physically active？a systematic review and meta-synthesis, *International Review of Sport and Exercise*

Psychology, 11: 1, 1-24.

正如本章所述，众所周知，体育活动（Physical Activity,PA）对我们的身心健康有好处。然而，个人在多大程度上参与其中来获得好处，有很多影响因素。65岁或65岁以上的人的体育活动水平往往达不到国家和世卫组织的建议水平，而且通常会随着年龄的增长进一步下降。寻求增加健康老年人或非临床老年人群体参与PA的干预措施通常基于年轻成年人群的研究结果，并以自我监控或目标设定等自我调节行为为对象。麦高恩等人（McGowan et al.）从早期工作中提出了证据，表明与年轻人相比，这种干预措施在老年人中取得的成功有限，并认为这可能是因为不同年龄的人，PA的目标不同。PA的障碍和促进因素通常是通过定量方法（例如使用检查表）来确定的，而不是探索老年人对体育活动的意义和观点。如果干预措施想要取得成功，就必须考虑对目标人群而言，目标是否是可接受和适当的。

目的和方法

为了探究这些问题，作者回顾并综合了未参与干预研究的老年人对PA看法的研究的定性证据（以避免那些愿意参与PA的人的固有偏见）。

包括1970年以来发表的英语定性研究在内，使用网络爬虫（SPIDER）工具编译的搜索词考虑了样本、兴趣现象、设计、评价和研究类型，每个组成部分的说明如下。

样本：65岁或以上的老年人，在社区中独立生活；

兴趣现象：目前不运动或参与干预的老年人参与PA的可接受性；

设计：定性研究方法，包括访谈、焦点小组和开放式问题；

评价：可接受性、可行性、认知、态度、观点、信念、障碍、动机；

研究类型：定性或混合方法研究，对定性数据进行分析，并单独报告任何定量结果。

研究者进行了四次检索（PsychInfo、Medline、CINAHL和AMED），并对检索方法、标题和摘要筛选以及全文检索进行了明确描述。最终从检索到的1198份初始记录中确定了10项合格研究并应用数据提取和质量评估。排除研究的原因在筛选流程图中给出，这是系统审查的典型方法。

所选研究的质量评估采用了定性研究专用的批判性评估技能项目（CASP）工具，对定性工作与研究目标的严谨性、可信度和相关性进行了评估。五项研究被判定为高质量，三项为中等质量，两项为低质量。研究人员从每篇论文中提取了有关研究目标、样本量、样本种族、研究国家、数据收集方法和定性分析类型的数据。

提取的结果或发现（参与者引用，作者解释）经过主题综合，涉及三个主要阶段（附录详细说明每个阶段）：

A. 对研究结果逐行归纳编码进行概述，对语义相似或不同的概念进行代码分割或合并；

B. 对代码进行细化或归纳分组，以产生"描述性"主题；

C. 一个更具演绎性的最后阶段涉及直接分析与研究问题相关的描述性主题，确定潜在主题的过程，并根据研究人员的判断，产生新的解释性结论，这些结论在构建最终叙事之前，会在更广泛的研究团队中进行讨论。

调查结果

研究人员在美国进行了五项研究（其中两项包括特定的种族），在澳大利亚、加拿大、爱尔兰共和国、苏格兰和瑞典各进行了一项研究。只有一项研究考虑了社会经济差异。9/10的研究主要关注老年人对体育活动的看法，第10项研究调查了减少久坐行为的决定因素和动机。

确定了六个描述性主题：

● PA 的个人动机；

● PA 的个人约束；

● 对老龄化的看法；

● 外部鼓励的来源；

● 关于 PA 的知识和信念；

● 环境因素的影响。

从这六个主题中，可以衍生出三个更广泛的分析主题：

1. 老年人对 PA 的解释；

2. 更广泛社会中的自我认同和角色；

3. 感知脆弱比对维持控制。

作者描述了与三个分析主题有关的数据，这些数据并不相互排斥，即一个描述性主题或子主题可以融入一个或多个分析主题中，例如"对老龄化的看法"融入了所有三个分析主题。

（1）在检查 PA 的解释时，几项研究描述的 PA 和锻炼（Exevcise）之间的区别通常是不清楚和不一致的，术语经常互换使用。PA 被认为包括做家务或花园杂活或遛狗，因此 PA 似乎被认为是日常生活活动的副产品，而不是有目的的锻炼。然而，其他人将锻炼描述为任何涉及运动的活动。一项针对生活在美国而不是印度的亚裔印度人的比较研究得出了非西方文化的观点，认为锻炼是他们在没有交通或其他基础设施的情况下的生活所固有的（例如步行上学和上班，在印度农村排队买食物），而他们认为其他/西方文化更多的是久坐不动，因此需要腾出单独的时间进行有目的的锻炼（本章前面讨论了久坐的问题）。

PA 的障碍通常被归因为环境（天气，糟糕的地面），这表明老年人含蓄地将 PA 理解为户外活动，而不是室内健身房或周围进行的活动。参与者通常对体育活动对身心健康的好处有很好的理解，但不一定能指出任一具体活动的好处。总的来说，老年人似乎没有把体育活动视为主要目标，而当成是他们进行其他有意义和有价值活动的副产品。

（2）就自我认同而言，对于那些认为自己正在变老的成年人，以及那些认为别人将自己视为社会上的老年成员的人来说，有目的的 PA 似乎与他们的价值观、目标和承诺的关系不大，PA 对他们来说没有那么重要或不太匹配。锻炼对未来健康有益的价值以及与自我认同和人生阶段的相关性受到了质疑，而 PA 带来快乐、社会联系或让他们觉得自己有用则体现了重要性。PA 的目标更注重当下，比如通过帮助别人来感觉自己是有用的，感觉自己与人联结和受人重视，或者在日常生活中更加独立。

在那些以前经常锻炼身体的老年人中，PA 的作用更大，PA 是他们身份的固有组成部分（或"习惯"）（见第五章），尽管人们认识到必须对 PA 进行修改以适应他们的体能或避免受伤等。但数据表明，老年人不希望被视为社会中同质化和自我约束的群体。参与者意识到衰老的负面含义，并认为年龄歧视对他们的身体活动起到了限制作用（即他们的活动将得不到支持或被嘲笑）。为了避免这种潜在的歧视，一些老年人实际上更喜欢专门的信息或 PA 节目。在这个自我认同的主题中，还有一些人认为年纪大了会让一些人变得懒惰，认为老年人有权不参加体育活动！

（3）老年人渴望保持自主和控制自己的生活，同时他们认识到伴随着衰老可能出现的脆弱性。对一些人来说，PA 提供了一个展示独立性的机会，但是害怕受伤或跌倒，以及身体限制对信心的影响，是他们 PA 水平的一个重要限制因素。据报道，与其他年龄组一样，他们的社会环境受到了限制，同时他们渴望有一个活动伙伴。

讨论

在讨论这些分析主题时，作者强调了 PA 作为其他生活活动的副产品的关键点，自我认同和其他人对老龄化和 PA 的看法的问题，以及老年人如何努力平衡老龄化脆弱性和通过保持身体活动展示独立性。本综述提出了与前两篇综述相补充的

> 发现，使用来自目前未参与 PA 干预的样本数据进行了更深层次的分析。例如，德弗罗·菲茨杰拉德（Devereux Fitzgerald）早前的一项研究发现，老年人比当前的研究样本更重视 PA，但他们的研究包括那些参与 PA 或部分 PA 干预的人，包括去健身房或参与力量训练的人。这两种观点的不同并不奇怪，如何抽取样本是至关重要的。
>
> 显而易见的是，老年人希望自己成为有用的、独立的、与社会有联系的、有价值的人，并被社会认可。这项研究强调了为什么老年人的 PA 指南通常没有得到满足的一些原因。出于活动的原因或直接出于健康原因，PA 可能无法与老年人产生共鸣，而提供社会接触或使他们感到有用和独立的活动可能更有吸引力。关于老龄化和 PA 的积极信息也可能带来丰硕的成果，实现挑战自我和社会观念。此外，我们知道减少久坐有其自身的好处（即使没有完全满足 PA 要求），因此作者得出结论，这可能是未来干预的有用目标。
>
> 审查社会经济对 PA 的认知和可接受性的影响（在所有年龄段），尽管研究中女性所占比例过高，但任何涉及性别差异的研究的初步分析可能具有启发性。尽管如此，这篇综述还是对定性证据进行了有益的整合，并系统地描述了反思和分析方法，因此值得一读。

当然，如果存在限制健康的情况，如癌症、药物治疗和可能的副作用，锻炼的精力（Arroyave et al., 2008）以及锻炼动机和信念如自我效能感（Gilliam & Schwebel, 2013）可能会降低。这些个人健康认知将在第五章详细讨论。

最后，与许多行为一样，运动最好是适度的——长期过度运动会导致肌肉损耗和体重过度减轻，而不是任何特定的疾病，这提醒我们，即使是被认为维护健康的行为，在极端情况下也会带来风险。运动依赖性与身体形象障碍和饮食疾病有关（Cook & Hausenblas, 2008；Hausenblas & Symonds Downs, 2002）。

第四节　健康筛查行为

在工业化国家，筛查是预防医学中越来越重要的一部分，基因检测成为 21 世纪的"热点问题"。然而，正如我们将在下面描述的那样，筛查并非没有挑战。

健康筛查有两大目的，每一个都对相关人员有影响：

（1）确定疾病的（行为和/或遗传）风险因素，以便通过改变行为进行初级预防，或在遗传风险的情况下，进行预防性手术。

（2）发现疾病的早期无症状体征，以治疗或阻止疾病的发展，引导患者面对潜在的定期药物治疗或进一步检查。这类似于二级预防。

一、检查危险因素

在那些被认为健康的个体中筛查风险因素是基于易感性原则的，因此，它的目的是确定个人未来患病的风险水平（在基因检测的情况下，也包括其后代），以便就如何进一步将健康风险降至最低提供建议和信息，或计划进一步的检查和治疗。这种初级预防的例子包括：

- 心血管风险筛查/心脏病风险筛查（胆固醇和血压评估和监测）；
- 产前基因检测；
- 对有家族病史的人进行囊性纤维化或亨廷顿氏病基因检测，或乳腺癌、卵巢癌或结肠癌基因检测。

为了证明初级预防的重要性，一些基于社区或工作场所的方案提供血压和胆固醇测试，以及对生活方式因素和心脏病家族史的评估。这些评估产生一般易感性指数，或与潜在发病率相关的个人"风险评分"，如果一个人的疾病风险被认为是中等或高等，则建议采取预防措施，如改变饮食或开始戒烟。在后面的章节中可以看到，很明显，预测行为变化是非常复杂的（见第五章），因此改变个人风险行为的干预措施面临着许多挑战（见第六章和第七章）。

二、遗传检查

> **你怎么看？**
> **你从事过哪些健康筛查行为？**
>
> 你是否接受牙科检查？你会在即使已经有六个月没有蛀牙的情况下去看牙医吗？如果不是，你不这样做的原因是什么？如果你收到一份"健康证明书"，你会有什么感觉？你会因为牙齿是"健康的"而感到安心，从而彻底改变你爱护牙齿的方式吗？
>
> 你是否进行过任何形式的自我检查（乳房、睾丸）？如果有，你开始这么做的原因是什么？什么会影响你是否会去看医生？如果你发现有异常，你是否会去医院？影响你这么做的原因是什么？第九章将进一步讨论症状感知和反应，如寻求医疗保健。

一系列疾病都有遗传成分。例如，囊性纤维化是由单个基因突变引起的；唐氏综合征是由染色体紊乱引起的；1型糖尿病、乳腺癌和卵巢癌有多种原因，基因损伤可能是后天原因（例如饮食），也可能是遗传的。随着对一系列疾病易感基因携带者状态诊断技术的进步，如乳腺癌（Sivell et al，2007；O'Donovan & Livingston，2010）或肥胖（例如MC4R基因），通过科学研究项目如人类基因组计划（2003年结束），筛查可能已变得更具争议性。虽然乳腺癌基因1（BRCA1）或乳腺癌基因2（BRCA2）突变分别在大约45%—65%和17%—39%的遗传易感性人群中导致乳腺癌和卵巢癌（National Cancer Institute，2009），但这种突变实际上在人群中相对罕见，仅占所有乳腺癌的4%—5%。

然而，与那些没有这些基因的人相比，携带这些基因的人患乳腺癌的风险为12%，患卵巢癌的风险为1.4%，风险显著增加。一项对遗传性癌症特异性基因检测研究的回顾发现，在被研究的一般人群样本中，60%至80%的样本报告对参与检测有很高的兴趣（Braithwaite et al.，2002）。此外，罗普卡等人（Ropka et al.，2006）系统回顾了18项关于乳腺癌筛查实际摄取决定的研究以及40项假设研究（意图），发现实际摄取略低于假设摄取（59%对比66%）。澳大利亚的一项研究评估了300名阿什肯纳兹犹太人对结直肠癌基因检测的兴趣，因为他们患这种多因素疾病的风险更高，结果发现94%的人会进行检测。大多数人会做出这一决定，因为他们希望为家人提供信息，并通过改变生活方式来降低自己的癌症风险（Warner et al.，2005）。诸如此类发现表明，人们对基因检测的兴趣是相当大的，考虑到这些基因可能带来的风险增加，结果也许并不出人意料。

西韦尔等人（Sivell et al.，2007）总结了基因科学是如何进步的，然而科学从来没有停止过，癌症易感性的基因检测正在取得进一步的发展。能够同时检测多个易感基因（称为多重检测）的新技术的发展目前正受到关注（Domchek et al.，2013），其筛查潜力令人兴奋。

三、疾病检测筛查

以疾病检测为目的的筛查是以生物医学模型为基础的，该模型指出，尽早发现细胞或器官功能异常，可以在疾病症状发作或恶化之前实施治疗。这基本上属于二级预防，在某些形式的人口筛查中，根据家族病史或根据年龄向被确定为患有某种疾病的中度至高度风险的个人提供特定的筛查测试。最著名的例子是：

- 乳腺癌筛查［（乳房 X 光检查（mammography）[①]］；
- 宫颈癌普查（宫颈涂片检查或巴氏试验）；
- 男性前列腺特异性抗原（PSA）筛查，以确定前列腺癌的标志物水平；
- 产前筛查，如唐氏综合征或脊柱裂；
- 骨密度筛查。

人口筛查项目通常针对女性的乳腺癌和宫颈癌，以及男性和女性的肠癌开展。乳腺癌是英国女性的主要癌症类型（整个欧盟每年超过 40 万例），肠癌是男女中第三大常见癌症（World Cancer Research Fund，2017）。宫颈癌筛查之所以存在，是因为尽管宫颈癌总体上不太常见，但它是 35 岁以下女性人群中排名最高的癌症，每年仍有超过 10 万名欧盟国家（包括当时的英国）的妇女被诊断出宫颈癌（WHO，2018）。在侵袭前阶段或早期侵袭阶段识别这些癌症可以实现早期治疗，从而显著降低死亡率。未经治疗的宫颈癌死亡率很高（约 40%）。

大多数欧洲国家提供乳腺癌筛查，例如通常每三年向 50—69 岁的女性（除非在年轻女性中发现风险）提供一次乳房 X 光检查。在接受筛查的人中，只有不到 1% 的人被发现患有早期癌症，尽管如此这本身可以显著降低与该疾病相关的死亡率（Hakama et al.，2008；Sarkeala et al.，2008）。然而，筛查年轻女性的效果似乎较差（因此成本效益也较低），一部分原因是这一人群的乳腺癌发病率较低，另一部分原因是乳腺组织密度越大，就越难识别其中的肿块。随着癌症治疗方法的改进和乳腺癌相关死亡率的下降，人们对乳房 X 光检查假阳性和不必要的预防性治疗的风险产生担忧，世界卫生组织强调了在了解益处和风险的基础上做出知情决策的重要性（WHO，2014）。

在宫颈癌筛查方面，欧洲的统计数据强调了各国在预防和早期诊断宫颈癌方面的差异，尽管有一半的欧盟国家确实有国家筛查规划。大多数西方国家邀请成年妇女每五年进行一次宫颈检查，一些国家建议更频繁的进行检查，例如，澳大利亚建议每两年进行一次常规的巴氏涂片检查（所有女性），50 岁以上的女性也要进行乳腺检查。英国提倡从 25 到 64 岁定期进行"涂片检查"（Pap 检查）。除了筛查细胞异常外，自 2019 年以来，在英国采集的样本还检测了一种被称为 HPV（人乳头瘤病毒）的病毒感染，这种病毒感染本身就是宫颈癌的危险因素。很大一部分年轻、性活跃的女性会感染这种病毒，因此，根据世卫组织的建议，目前大多数欧洲国家为 9—13 岁的女孩提

[①] 乳房 X 光检查（mammography）：一种低剂量的 X 光检查，可以产生乳房图像。X 射线图像可用于识别肿瘤的早期阶段。

供早期HPV疫苗接种（WHO，2018c），一些国家也为男孩提供HPV疫苗接种。预计这将大大降低宫颈癌的发病率——见下文。

肠癌筛查是较新的，以家庭检测试剂盒的形式，每两年向60—74岁的成年人提供一次，且作为NHS长期计划的一部分，有计划将接受筛查的年龄降低到50岁。这种测试试剂盒被称为"粪便测试"，因为它需要个人采集粪便样本。2019至2020年英国肠道筛查的覆盖率约为64%，而乳腺和宫颈筛查的覆盖率为72%。新冠病毒感染疫情导致许多筛查项目正式在全国范围内暂停或地方性暂停，令人担忧的是，据估计有超过100万名女性将错过乳房筛查的最佳时间，即在症状出现早期，同时将有超过100万份肠道筛查邀请函没有被发送（Nuffield Trust，2021）。

> ## 问题
> ### 新冠病毒感染疫情对宫颈癌筛查的影响
>
> 在2019至2020年度，截至3月31日即在苏格兰地区大规模封锁之前，宫颈筛查的接受率为71.2%，最贫困地区和最不贫困地区的妇女之间有10%的显著差异。2019年11月1日至2020年10月期间，包含8个月的疫情和相关的封锁停止服务，从一个大型卫生局收集的数据显示，前一年只进行了43%的Pap涂片检查（Masson，2021）。
>
> 部分原因是苏格兰国家筛查服务在2020年3月30日至6月29日期间暂停，仅在紧急情况下恢复，直到9月才重新开始例行检查。一部分原因是随之而来的积压的病例需要处理。另一部分原因是在大流行期间，人们对症状的反应不同，并且在NHS应对大流行时，人们认为报告这些症状存在障碍（参见第九章）。只有时间才能告诉我们延迟筛查对癌症统计和结果的影响。

对于男性来说，前列腺癌是最常见的癌症形式，2017年前列腺癌确诊人数占英国所有癌症诊断人数的四分之一以上（World Cancer Research Fund，2017，www.wcrf-uk-org），其终身风险约为1∶9，且大多数英国的病例（75%）发生在65岁以上的男性身上。如果早期发现，前列腺癌也是可以治疗的。筛查可采用直肠指检的形式，这种检查可能会让人不舒服，也不受欢迎，并且在症状变得严重并对治疗和生存有明显影响之前，应避免使用。有一种侵入性较小的方法，是前列腺特异性抗原（PSA）检测，这是一种评估前列腺细胞产生的蛋白质水平和密度的测试，该蛋白质在前列腺癌发病后以较高的水平释放到血液中。然而，PSA 的正常水平存在很大差异，而且该检测缺乏灵敏性（sensitivity）[1]（在约15%的病例中未能发现）和特异性（specificity）[2]（约三分之二 PSA 升高的男性不会患有前列腺癌，因为其他因素也会影响 PSA）。事实上，最近一份来自五项试验、总计达 721718 名男性（Ilic et al., 2018）的系统综述和元分析的数据得出的结论是，PSA 检测对 10 年内前列腺癌死亡率的影响有限，每 1000 名接受筛查的男性的前列腺癌死亡率仅减少一人。尽管效果有限，但如果男性愿意，他们可以逐个进行 PSA 检测，只要他们充分获得关于检测潜在局限性的信息，就可以继续接受这一有争议的检测。一项定性研究检查了 20 名男性在全科医生那里接受 PSA 检测的影响，发现全科医生被认为难以向男性提供平衡的信息（Rai et al., 2007）。包括大胡子月在内的高知名度运动旨在提高人们对男性癌症的关注（包括自我检查），因为人们普遍发现，男性接受健康筛查的比例低于女性。

疾病筛查的其他例子包括一种主要用于中年人和一种用于孕妇的检查。前者是骨密度筛查，检查骨质退化和骨质疏松症的迹象，经筛查的个体得到的结果表明，要么是骨病的早期迹象（骨质减少，可以采取措施防止进一步的骨质流失），要么是骨质疏松症。在这两种情况下，治疗都包括增加钙摄入量（骨质疏松症患者每天服用药物治疗）和增加负重运动。在年龄谱的另一端，通过产前筛查程序（羊膜穿刺术）检查母亲血清 α- 胎蛋白水平来确定是否存在脊柱裂或唐氏综合征。在这种情况下，至少在英国，对 30 岁以上的孕妇进行常规筛查的结果如为阳性，就没有治疗的选择，而是要决定继续或终止妊娠。

在有国家人口筛查计划的地方，个人通常通过被邀请进行筛查，而他们通常认为自己是健康的，而因为家族史或年龄被邀请进行筛查可能意味着个人已经认为自己"有风险"。作为心理学家，这两个群体之间的差异是值得考虑的。

为了尽量使筛查对个人和社会都有好处，需要制定有效筛查方案的标准。

四、制定筛查方案的标准

奥斯托克（Austoker, 1994: 315）描述了引入旨在早期发现前列腺癌、卵巢癌和睾丸癌的筛查方案所依据的几个标准。这些标准是随着时间的推移而发展起来的（e.g.

---

[1]（检测的）灵敏性〔sensitivity（of a test）〕：以百分比表示检测出的真阳性与阳性病例总数的比率，例如，在已知患有某种疾病的患者中，敏感测试可能有95%的成功率。高灵敏度的测试几乎没有假阴性。

[2]（检测的）特异性〔specificity（of a test）〕：以百分比表示检测出的真阴性与阴性病例总数的比率，例如，健康的人被正确地识别为没有被测试的条件。具有高特异性的测试很少有假阳性。

Holland & Stewart，2005），并扩展到了在提出筛查建议之前考虑从随机对照试验中获得高质量证据的需要（有关其他几个标准见英国 NHS 国家筛查中心网站）（Public Health England，2015）。一般的标准是：

- 病情应是重要的健康问题，即普遍的或严重的。
- 应该有可识别病情的早期阶段，或者，在筛选风险因素时，明确识别多变风险的优势。
- 与后期治疗相比，在已发现疾病的早期阶段进行治疗应该对个人有明显的好处（例如降低死亡率）。
- 应该有一个具有良好敏感性和特异性的合适的（安全和有效）测试。
- 测试应为一般人群所接受（临床、社会和伦理）。
- 应该有足够的诊断评估和治疗设施（包括足够的工作人员）。
- 应商定筛查频率和随访。
- 个人和医疗保健费用应与个人和公共健康福利结合起来考虑。
- 应向潜在参与者提供有关检测的潜在后果以及任何进一步调查或治疗的循证信息，以便参与者在知情的情况下选择是否重新进行筛查。
- 应确定任何特定的目标子群体。

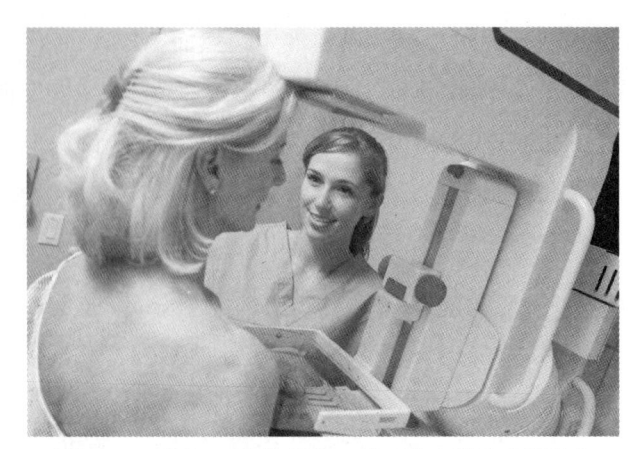

插图 4.3　乳房 X 光检查：50 岁以上女性的常规检查
资料来源：Shutterstock.

五、筛查的成本和效益

虽然存在许多既可用于疾病检测又可用于风险因素状态检测的筛查方案，但实施大规模筛查方案的经济成本对个人或更广泛社会的益处是否合理，这一问题仍然存在。此外，还需要考虑个人成本：筛查结果并不总是有明确的答案，假阳性可能导致不当或过度治疗，筛查过程可能会产生严重的焦虑（Ilic et al.，2013；Marteau & Kinmouth，2002）。例如，女性参加乳房 X 光检查之前似乎总有焦虑，特别是当女性认为自己处于高风险时，事实上这种焦虑会阻碍未来参加检查（Absetz et al.，2003；Montgomery & McCrone，2010）。

如图 4.3 所示，欧洲各地的筛查率存在显著差异。例如，在法国，这一比例从较低的29.9%跃升至57.7%，荷兰下降至60.3%，而英国则相对稳定地保持在70%以上。总体而言，在截至2018年的十年间，欧盟接受筛查的女性比例从56%上升至61%（OECD/EU，2018）。

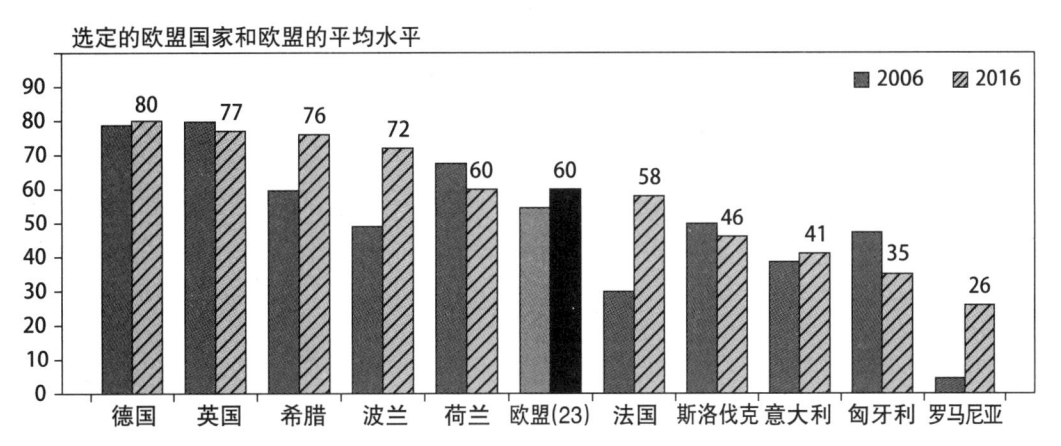

图4.3 2006年和2016年，近三年20—69岁女性宫颈癌筛查情况，欧盟国家和欧盟平均水平

注：欧盟的平均值是未加权的，包括整个时间段内有数据的国家。

资料来源：Health at a Glance，2018，Figure 6.16，p161.

应该指出的是，更高的宫颈筛查率并不一定转化为更高的五年相对生存率。例如，奥地利的筛查率最高，但它的五年生存率与英国相同，为64%（OECD/EU，2018）。这不可避免地提出了筛查效用的问题，同时也提出了各国治疗可用性和有效性差异的问题。

在基因检测中，比如确定一个人是否携带易患亨廷顿氏病（一种成人发生的疾病）的基因，实际上无法改变个人的风险，因此，除了作为一种为个人未来做好准备的手段之外，筛查的价值受到了质疑。相比之下，对于那些被确认携带BRCA1或BRCA2基因的乳腺癌患者，可以选择预防性手术（即乳房切除），从而使疾病不再发展（Lerman et al.，2000；Kauff et al.，2002）。在这一群体中，有证据表明心理上的好处产生了，包括增加对监测或预防性手术选择的认识，减少了不确定性（Braithwaite et sl.，2004；Lim et al.，2004）。汉密尔顿等人（Hamilton et al.，2009）回顾了BRCA1和BRCA2检测带来负面心理后果的证据，研究评估了测试后不同时间点的痛苦，发现尽管与非携带者相比，确诊携带者的痛苦在最初有所增加，但随着时间的推移，这种情况会恢复到基线水平。然而，其他研究结果表明，得到阳性的遗传风险结果会导致对未来健康的巨大绝望感，这种绝望感可能持续数年（Meiser，2005；Bennett et al.，2008，2010）。与预期相反，收到阴性测试结果并不一定会使个体放心（Bennett et al.，

2008；Geirdal et al.，2005；Michie et al.，2003），可能是因为检测本身引起了人们对问题的注意，或者因为遗传咨询师随后必须解释可能存在其他无法识别的风险因素，包括目前未知的基因携带者（Ropka et al.，2006），或者个人健康行为或肥胖中固有的其他风险，这意味着他们不应该认为自己处于完全"没有风险"的状态。

家庭成员和伴侣也会受到遗传风险识别的影响，因为他们可能也需要进行检测，或为任何已识别的儿童风险分担责任。例如，针对男性伴侣对女性卵巢癌/乳腺癌风险的反应进行系统性审查的结果表明，这一过程对被确定为突变携带者的女性伴侣造成了巨大的痛苦，尽管这并不完全是由于结果本身，而是由于更广泛的关系和沟通等因素（Sherman et al.，2010）。虽然大多数人能应对筛查过程及其结果，但对于一些人来说，包括卵巢癌患者，其情绪和行为后果是明显的（Anderson et al.，2007）。鉴于需要在多种形式筛查的成本和收益之间取得平衡，有人指出，向受邀进行筛查的人提供的信息往往很简短，强调参与筛查在降低发病率和死亡率方面的公共健康益处，而不是可能涉及个体的潜在影响（Marteau & Kinmouth，2002）。要使个体在做出接受筛查的决定之前得到充分的信息，就需要告知他们筛查可能产生的不良后果，以及某些治疗方法（如果有的话）对某些个体的预后益处有限。当然，这可能会影响一些本来可以从早期发现和治疗中受益的人接受筛查，这给希望最大限度地开展筛查和提升公共卫生收益的筛查专业人员造成了两难境地。

六、决定是否进行筛查

格里菲思等人（Griffith et al.，2009）根据已知的乳腺癌基因检测的利弊，研究了健康成年人是否对乳腺癌基因检测感兴趣，或者是否有意参与这种检测。以这种方式做决策有时被称为"效用最大化"：即假设一个人权衡了利弊，然后选择一个给他们带来最大感知利益或者最小不良后果的选项。为了测试效用最大化是否会发生，这项实验研究通过三种不同的方式（仅阳性信息、先阳性后阴性、先阴性后阳性）提供有关检测的信息，从而影响了142名本科生对基因检测的理解，而对照组收到的信息与基因检测决策问题无关。在研究人员操作前和操作后评估了被测者对测试利弊的看法，以及对测试的兴趣和可能性。所有三个信息组中的实验信息都影响了赞成与反对的比例，以及对测试的兴趣和可能性。然而，赞成与反对的比率与操作后的兴趣和可能性得分之间没有显著关联。这表明效用最大化并没有发生，决策模型需要超越简单的行为利弊。这一点可以从健康心理学家使用的许多行为和健康行为模型中看出（见第五章）。

考虑进行任何形式的健康筛查的个体都不会仅仅向健康专业人员寻求信息，他们会利用朋友和家人作为信息来源，或者越来越多地利用互联网。第九章关于身体变化或症状的反应，考虑了非专业推荐网络的使用。健康专业人员无法控制个体从何处获得健康信息，也无法控制所获得信息的质量。一项关于在线健康信息搜索者的研究综述得出结论，受教育程度越高、收入越高、网速越快的女性通常会更多地利用这一种与健康相关的信息来源，其中30—44岁的女性最为活跃（European Centre for Disease Prevention and Control review by Higgins et al., 2011）。世卫组织对七个欧洲国家和9000多名受访者的电子健康趋势进行的一项研究（Andreassen et al., 2007）发现，71%的互联网用户曾出于健康目的使用互联网，进一步分析发现，29%的人曾使用互联网上的信息来决定自己是否需要看医生（Sorensen, 2008）。有证据表明，关于健康筛查主题的电子健康信息来源存在偏见。例如，对乳腺癌筛查乳房X光检查在线信息类型的大规模审查发现，许多信息偏向于筛查的应用，而关于假阳性和假阴性结果的可能性或筛查的不利影响（如过度诊断和过度治疗）的明确信息非常有限（Jørgensen & Gøtzsche, 2004）。很少有网站告诉读者，与未接受筛查的人相比，接受筛查的人死亡风险降低的证据有限（事实上，在十年里，乳腺癌的相对风险仅降低了约0.1%）。夸大筛查的好处，或淡化筛查结果的潜在风险或不良后果，并不能为个体提供充分知情的选择。

> **你怎么看？**
>
> 当一个人被检测为特定基因的携带者时，这意味着什么？你知道吗？研究发现，公众普遍不了解遗传性、隐性基因或基因外显率等问题。随着越来越多使我们易患各种疾病的基因被发现，这些问题的教育和获取信息的需求显然变得越来越大。
>
> 你对基因检测有什么看法？写下利弊清单，例如与乳腺癌或前列腺癌检测相关的利弊。考虑一下，如果测试变得更广泛，你可能会做出什么决定。

无论针对何种风险因素或疾病进行筛查，都不是强制性的。接受筛查的机会普遍较低，这对人们是否还会患上他们本可以避免或降低患病风险的疾病起着重要作用。到目前为止，我们已经描述了包括个体参加预约的筛查，然而，其他形式的健康筛查依赖于个体自己进行筛查。

七、自我检查行为

尽管自检行为可能更普遍被认为与乳腺癌的早期发现有关，但在过去的十年中，人们对睾丸自检（TSE）和皮肤自检的意识和实践越来越多。事实上，乳房自我检查（BSE）在拯救生命方面的有效性存在一些争议，例如，在中国上海进行的一项大型随机试验中（Thomas et al., 2002），对 30 岁以上的女性（样本量达 266064）进行 BSE 培训和不进行培训，发现在 10 年随访期间，对生存率没有影响。两组女性患乳腺癌和死亡的比例相同（0.10%）。进一步加剧对 BSE 价值争议的是，接受 BSE 训练的女性发现了更多的肿块，其中大部分被确认是无害的（良性的），这显然意味着这些人的医疗就诊费用和活检费用很高，但却没有必要。该研究和其他研究为国家指南的变化提供信息，澳大利亚不再特别推荐 BSE（Australian Government, Cancer Australia, 2015）。

在男性中，睾丸癌的发病率相对较低，约占所有男性癌症的 1%，尽管在 30—35 岁的人群中，这一比例翻了一倍。如果早期发现，95%—100% 的睾丸癌患者都有可能存活；然而，50% 以上的病例是在较易治疗的早期阶段过去后才向健康专业人员提出的。研究表明，男性比女性更少进行自我检查（Courtenay, 2000; Evans et al., 2005），也一般不太愿意参与癌症筛查，尽管他们与女性一样相信筛查的有效性（Davis et al., 2012）。最近一项研究发现，晚期诊断与一系列因素有关，包括对执行 TSE 的低意识、知识和信心不足，并且定期进行 TSE 本身降低了那些延迟寻求医疗保健的患者的晚期诊断概率（Rovito et al., 2021）。这些发现提出了 TSE 对提高生存率的影响，尽管需要更多的前瞻性证据，但显然人们需要提高对这种行为的认识。

同样，皮肤癌的发病率也在上升，在 2017 年成为英国第五大最常见的癌症，占所有癌症的 4%，预计在未来 20 年里，由于气候变化，皮肤癌的发病率还会上升（World Cancer Research Fund, 2021）。皮肤癌在 20—40 岁的人群中发病率最高，然而，早期发现危害更大类型（恶性黑色素瘤）的皮肤损害可以达到较高的治愈率。当然，自我检查在这种早期发现中是否有效一直受到质疑，事实上它被认为不能降低发病率或死亡率。令人惊讶的是，尽管澳大利亚皮肤癌的发病率很高，而且患黑色素瘤的风险是其中最高的，但目前的指南中没有具体的自我检查技术或检查频率（Australian Government, Cancer Australia, 2015b）。

对于寻求增加防晒行为（例如使用防晒霜，避免使用日光浴床）的健康教育工作者来说，真正的挑战是社会上普遍认为晒太阳对健康是有益的。虽然在某些情况下这是正确的，而且有证据表明阳光照射对健康和情绪、维生素 D 的产生和骨骼增强有积极作用，但阳光照射与恶性黑色素瘤之间也有明显的联系，特别是在金发、浅皮肤和蓝眼睛的人身上。还有一些证据表明，晒黑行为存在性别差异。例如，苏格兰女性青少年比男性青少年更有可能从事更危险的行为，并坚持晒黑的信念（即，晒黑让她们感觉更好、更健康、更有吸引力），尽管报告称她们对皮肤癌的认识更高（Kyle et al., 2014）。这些差异表明，干预措施应考虑对特定"风险行为"的重视，因为这可能会影响干预措施的有效性（参见第三章关于吸烟的相同情况）。

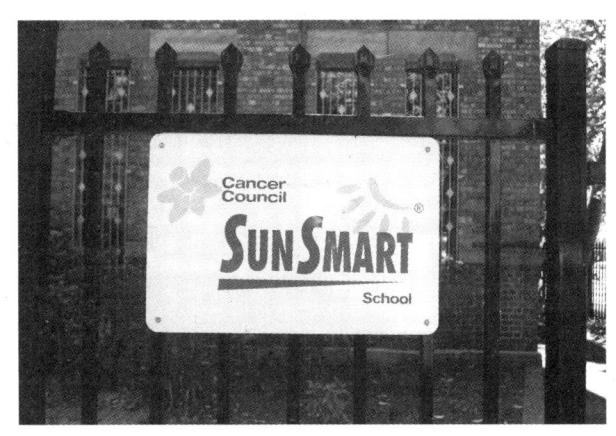

插图4.4　关于过度晒太阳风险的教育需要尽早开始
资料来源：Val Morrison.

八、接受检查行为

心理学，特别是健康心理学和社会心理学，在帮助确定接受筛查计划的预测因素方面发挥着很大的作用，例如个体对疾病、筛查和预防行为的态度和信念（第五章更全面地考察了对行为的态度和信念，第九章探讨了对疾病的认知）。虽然针对许多疾病和疾病风险因素筛查方案的可用性增加似乎提高了其接受度，但就社会层面的疾病减少而言，接受度仍然低于被认为的最佳水平。

九、与筛查行为相关的因素

研究发现，一系列因素与不接受筛查机会或不采取自我检查行为有关，包括：

- 人口统计因素：教育和收入水平较低（最弱势群体的入学率通常较低）；年龄和性别（例如，年轻女性往往不参加风险因素筛查；老年妇女参加乳腺癌基因筛查）；婚姻状况和个人或家族病史（e.g. Ropka et al., 2006）。
- 认知因素：缺乏对筛查条件或目的及其潜在结果的了解；就能够正确地进行自我检查（例如睾丸自检）而言，缺乏自信（自我效能，见第五章）（Steadman & Quine, 2004; Rovito, 2021）。
- 情绪因素：对所涉及的程序／身体暴露感到尴尬；害怕"不好的事情"会被发现；害怕手术过程中的疼痛或不适。男性和女性都存在恐惧感。泰奥等人（Teo et al., 2016）和克里斯蒂及其同事（Christy et sl., 2014）没有发现男子气概会降低结直肠癌筛查的参与率。

其中一些因素将共同起作用。例如，英国黑人、亚裔和少数族裔（BAME）女性（来自印度、巴基斯坦、孟加拉国、加勒比或非洲等）的宫颈筛查的人数明显低于英国的白人女性，这与年龄、低教育水平和语言障碍等人口因素有关，即使在没有症状或性活动的情况下，由于缺乏对筛查相关性的理解而导致低感知风险（Marlow, Wardle, & Waler, 2015）。对乳房自我检查的研究发现，即使在进行了乳房自我检查的女性中，许多人做得也不正确（即理想的检查应该在月经周期中期、在直立和躺着的时候进行，并且应该包括检查乳房、乳头和腋下区域的所有组织）。与此相关的是，斯特德曼和奎因（Steadman & Quine, 2004）证明了一项简单的干预措施，即要求一半的参与者写下并想象在未来三周内他们将在何时、何地以及如何自我检查他们的睾丸，这导致他们自我检查的比例明显高于没有制定此类计划的对照组。这项研究表明，行为可以相对容易地改变，长期随访将有助于核实是否在研究结束之后仍然保持自检行为。这种干预措施特别侧重于制定个性化的行动计划，在健康心理学中被称为形成"实施意图"。在第五章详述了这一结构以及支持其在制定干预措施方面实用性的进一步研究。

第五节 免疫/疫苗接种行为

免疫的目的

公共卫生政策提供对特定疾病进行长期保护而不会对个体造成不良后果的疫苗接种，如果不提供疫苗接种，则疫苗接种的成本将被治疗疾病的成本所抵消。接种疫苗是最古老的免疫形式，通过将少量抗原（antigen）[1]引入人体［口服、肌肉注射或皮内注射（注入皮肤中）］，从而引发针对特定抗原的抗体产生，为个体提供免疫。一些疫苗，如口服脊髓灰质炎疫苗、麻疹、腮腺炎和风疹疫苗，使用活性成分；而其他疫苗，如乙型肝炎疫苗，使用灭活成分。免疫接种的主要重点是预防儿童疾病［可能不包括为老年人或弱势群体接种流感疫苗，或为出国旅行接种疫苗（如乙型肝炎、黄热病）］。

所有欧盟成员国都制定了儿童疫苗接种规划，这些规划被认为具有很高的成本效益。在传染病免疫接种普及的地方，对更广泛的社区实现"群体免疫"是有益的。英国关于儿童免疫接种的政策见表4.2。

---

[1] 抗原（antigen）：见于病原体表面的独特蛋白质，使免疫系统能够将病原体识别为外来物质，从而产生抗体与之对抗。接种疫苗会将专门准备的病毒或细菌引入体内，使之含有抗原。

表 4.2　英国的免疫政策

年龄	疫苗	实施手段
2—4 个月	脊髓灰质炎	口服、联合注射、注射
12—15 个月	麻疹、腮腺炎和风疹（MMR）	口服、联合注射
3—5 岁	脊髓灰质炎 麻疹、腮腺炎和风疹（MMR）	口服、联合注射 联合注射
10—14 岁	风疹（女孩）	注射
12—13 岁	人乳头瘤病毒（女孩）	6—24 个月内注射两次
15—18 岁	破伤风	加强器注射

至少在过去的一个世纪里，在发达国家，预防传染病，特别是儿童疾病的疫苗接种，被认为是几乎根除了前几个世纪里引起高发病率和高死亡率疾病的关键原因，如天花、白喉和小儿麻痹症（e.g. Woolf, 1996）。自 1988 年疫苗推出后，人们对实现麻疹免疫（目标疫苗普及率超过 95%）寄予厚望，但尚未完全实现。最初接种率很高（97%），然而，部分原因是 1998 年一项现在来看完全不可信的研究报告了 MMR 联合疫苗接种的不良反应，2004 年免疫接种率下降到平均 81%。2018 年情况有所好转，欧洲至少接受过一剂疫苗的人数为 89%，许多国家超过了 95% 的理想水平（例如比利时、德国、葡萄牙、西班牙、希腊和其他国家），但其他国家（如英国、法国、意大利、荷兰）尚未达到预期水平（ECDC, European Centre for Disease Prevention and Control, 2018）。

然而，在发展中国家，免疫接种覆盖率参差不齐，这导致人们担心一些疾病，如百日咳、结核病和麻疹可能会重新出现。虽然麻疹等儿童疾病在死亡统计数据中占比不高，但结核病仍是 2019 年低收入国家的"十大"死亡原因之一（WHO，2020）。

最近，在 70% 至 95% 的宫颈癌中发现了人乳头瘤病毒（HPV）（human papillomavirus）[①]感染（Kuper et al., 2000；OECD, 2012），尽管这种因果关系仅在 2006 年开发疫苗的一小部分病例中被发现。临床试验发现，该疫苗对成人和儿童均有效，对尚未感染的人群有效率为 90%（Lo, 2006, 2007；Steinbrook, 2006）。自 2008 年以来，包括英国在内的许多国家在中学提供了 HPV 疫苗接种计划，作为 NHS 儿童疫苗接种计划的一部分。最初针对 12—13 岁的女孩，因为需要在性活动开始前接种疫苗。2009 至 2010 年度的一个"追赶"项目针对 15—17 岁的青少年。2014 年，原来的

---

① 人乳头瘤病毒（human papillomavirus）（HPV）：一个由 100 多种病毒组成的家族，其中 30 种病毒可引起湿疹，并通过接触传播。尽管大多数生殖器 HPV 的存续时间只有几年，但两种特定的 HPV 类型感染会显著增加宫颈癌的风险。

疫苗被一种也可以预防生殖器疣的疫苗（Gardasil）所取代，这种疫苗被认为可以提供至少 20 年的保护。根据世卫组织的建议，大多数欧洲国家现在为 9—13 岁的女孩提供疫苗接种（WHO, 2018c），两次注射需要至少间隔 6 个月。接种疫苗需要父母的许可，这一点一直存在争议，因为这是对性活动的含蓄承认。

自 2020 年以来，世界上出现了一项重大疫苗接种规划，从开发、测试和医药权威机构批准，到大规模推出（至少在发达国家）针对导致新冠病毒 SARS-CoV-2 的疫苗。世卫组织于 2020 年 3 月 11 日宣布大流行，全球科学界的反应令人印象深刻。在此之前，从未有一种疫苗接种，有不同的类型和不同的交付方案（NHS England, 2020），在相对较短的时间内有如此多的宣传，如此多的投资，以及如此多的"非专业"辩论，来平衡专家的建议。一般不支持强制接种任何疫苗（Blume, 2006），在这种情况下，如果要使接种达到最佳效果，就需要明确和一致的信息（Rieger, 2020）（关于疫苗接种犹豫的讨论，请参阅"焦点"）。在撰写本书时的英国，我们可能会对在养老院工作的人强制接种新冠病毒疫苗。

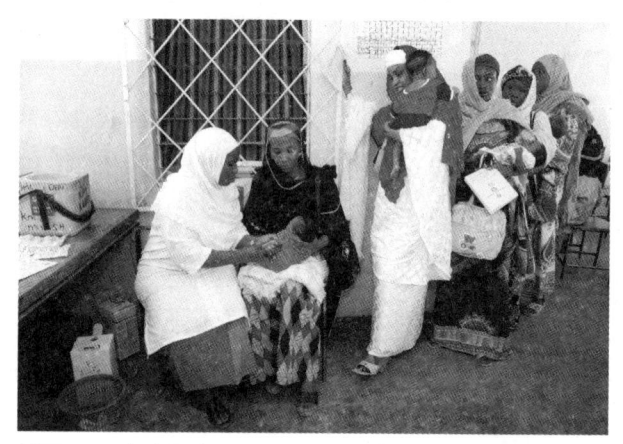

插图 4.5 免疫行为对公共健康而言至关重要，但会受到许多文化、社会、情感和认知因素的影响。图中，母亲们排起长队，为自己的孩子争取到村里提供的首次麻疹疫苗机会

资料来源：Getty Images/Jacob Silberberg.

虽然有时发现低教育程度等社会经济变量会影响疫苗接种率（见第二章），但并非所有研究都报告了这一点（Lamden & Gemmell, 2008）。证据更一致地指向情绪和认知方面的预测因素：风险感知和结果预期以及它们在解释健康行为方面的有效性的研究证据将在第五章中做考察。

焦点

新冠病毒感染与疫苗接种的犹豫

在新冠病毒感染大流行的时间里，这本教科书的许多读者不太可能没有被正式或非正式地邀请去当地的疫苗接种中心。目前欧洲各地的疫苗接种人数各不相同。截至 2021 年 7 月 1 日的数据显示，60.6% 的欧盟/欧洲经济区居住的成年人至少接种了一种疫苗，38.9%的人同时接种了两种疫苗（如果需要两种疫苗）。国家间也存在差异，例如，英国分别为83.5%和59.7%（截至2021年6月23日），爱尔兰分别为66.8%和44.3%，挪威分别为56.6%和33.0%，斯洛伐克分别为43.2%和32.6%。（https://vaccinetracker.ecdc.europa.eu/public/extensions/CovId-19/vaccine-tracker.html#uptake-tab）

疫苗交付数字隐藏了那些没有接受疫苗或没有机会接种的人，即这些数字反映了迄今为止已接种疫苗的人。大多数欧盟国家已向老年人和身体脆弱者推行疫苗接种，他们的疫苗接种情况良好（e.g.ONS, 2021）。然而，这些数据中有证据表明，非洲黑人或加勒比黑人血统的人群首次接种疫苗的比例较低，继续接种第二次疫苗的人中，孟加拉国和巴基斯坦人的接种率最低。随着疫苗向更年轻、更健康的人群推广，人们对那些没有抓住疫苗接种机会的人表示了极大的担忧。莱恩、科顿和莫耶（Laine, Cotton, & Moyer, 2021）指出，在美国，有许多人对接种疫苗感到不确定和犹豫（估计约占美国人口的一半，Fisher et al., 2020），想要接种疫苗的人和不想接种疫苗的人之间并不是简单的二分法，有些人只是不确定。有证据表明，免费疫苗接种在预防感染、携带新冠病毒或感染后病情轻重方面具有显著效果，为什么人们对接受免费疫苗接种的机会犹豫不决？莱恩指出，人们对疫苗接种倡导者的信任、对疫苗本身的信任以及对接种疫苗与不接种疫苗的好处和风险的理解都存在问题。

在英国，最近的一项研究在2020年疫苗推出期间以1079名英国和爱尔兰成年人为研究对象，考察了与接受或真正抵抗相比对新冠病毒疫苗犹豫不决的影响（Walsh et al., 2021）。沃尔什（Walsh）的研究参考了早期英国和爱尔兰关于更广泛的社会人口对摄取行为的影响的研究结果（例如，自利、对权威的信任、宗教信仰、阴谋和偏执信仰，以及思维方式和人格特征的差异）（Murphy et al., 2021）。沃尔什的研究增加了一系列由健康行为理论的社会认知模型提供的态度和信念变量（参见健康信念模型和计划行为理论，第五章），以及批判性地衡量"公民责任"（即要求参与者考虑周围人的福利以及他们对外部环境的道德责任）。在新冠病毒感染大流行期间，这一直是关于戴口罩和保持社交距离的讨论中的一个突出话题，并使我们从自我保护的问题转移到保护他人的问题上。这是一个非常重要的补充。

尽管这项研究在回答"如果国家医疗服务体系/健康安全执行局（NHS/HSE）建议您接种现有的新冠病毒疫苗，您会接受吗"，受访者可以选择三种回答是（接受疫苗）、否（拒绝疫苗）和不确定（犹豫），研究结果仍然指出了影响因素的复杂性。两个国家的样本中,大多数人都打算接受疫苗接种(总体75%,爱尔兰79%,英国71%),一个重要的少数群体(总体14%,爱尔兰13.6%)不确定或拒绝(总体11%,爱尔兰9.6%)。在区分不同群体的变量中发现了显著的差异,这里我只强调了区分"是"和"不确定"的回答,因为"不确定"可能比"拒绝者"提供了更大的干预机会。

在爱尔兰,"不确定者"对疫苗接种的态度不那么积极(尽管他们对感染新冠病毒的严重程度有更高的感知),更有可能是女性,在接种疫苗方面不太可能产生积极的同伴影响,并且据报告公民责任更少。在英国的样本中,以黑人、亚裔和少数族裔(BAME)群体为代表的不确定的群体不成比例,他们的同伴影响力较小,也不太可能受到全科医生的影响。他们也感觉到更高的疫苗风险和更少的好处,而反常的是,他们据报告更遵守公共卫生指导。合并样本后,将"不确定"和"是"回答者区分开的因素是女性、疫苗接种意愿较低、对公民责任的重视程度较低、积极的同伴影响较低、感知疫苗风险较高以及感知到的新冠病毒感染的严重程度较高。相比之下,"是"组比"不确定"组更容易受到政府建议的影响。

上述研究的新颖之处在于,它们将目光从疫苗行为本身转向更广泛的理念,如公民责任或对权威人物的信任。其他因素也可能发挥作用,例如对疾病本身的不同看法。就儿童疾病而言,几乎所有人都担心脑膜炎,而麻疹或流感可能被认为是一种不那么严重的疾病。关于新冠病毒感染,早期证据和由此引起的媒体关注强调了老年人或身体脆弱者的风险更高,这可能影响了年轻人和健康人的风险认知。对疾病本身的信念需要在平衡证据和关于疫苗接种风险的虚假信息、对疫苗安全性的担忧、发展速度等方面进行定位。事实上,mRNA疫苗技术已经研究了近20年,因此已经存在,并且能够在不失去科学严谨性的情况下快速发展到特定的冠状病毒。管理人们的焦虑以及对接种疫苗好处的期望(他们是否能够丢弃口罩,是否能够与人更近接触,是否能够出国旅行?)已经成为我们的政策制定者和政策传播者面临的挑战。需要通过教育来解决问题,而不是置之不理。公众对病毒或疫苗接种风险的认知需要通过知情和平等的沟通来解决,并将风险放在许多人几乎每天都面临的其他风险的背景下,即吸烟、服用避孕药、乘坐机动车辆。公共卫生信息需要被认为是知情的、相关的(对年轻人、老年人、弱势群体、健康人、BAME群体以及大多数群体)和可信的。

自2020年春季以来,我们都可能目睹和经历的免疫接种辩论突出了媒体的力量。虽然媒体促进辩论很重要,但更重要的是它们以客观和基于证据的方式进行辩论。健康专业人员在与患者沟通时，还需要提供证据的正反两面，以便患者做出知情的决定。

你需要自己思考和研究的事情

是什么让你决定是否接种新冠病毒疫苗？你认为你将来会给你的孩子提供疫苗保护吗，比如麻疹，HPV？你会认为所有的疫苗都是同等重要的，还是你会单独权衡每种疫苗的利弊？人们在哪里可以找到免疫利与弊的可靠证据？

政策制定者和公共卫生发言人在宣传免疫接种对个体和公共卫生的好处时哪里"错了"？你认为他们和健康专业人员在宣传免疫接种的好处方面可以做得更好吗？如果可以，如何做呢？

小结

本章概述了一系列通常被称为"行为免疫原"的行为：保护或增强个人健康状况的行为。关于健康饮食、积极锻炼、坚持任何必要的药物或治疗以及采取预防措施进行筛查或免疫接种之间联系的证据是明确的。此外，缺乏或低水平的"免疫原"会损害健康，例如，从低水平的体育活动对全球肥胖数字的贡献中可以看出，这反而也会带来自身的健康后果（见第三章）。鉴于在本章和前一章中回顾的行为与疾病关联的确凿证据，我们也许可以理解大多数人的行为会保护健康。然而，我们已经表明，这并没有得到统计数据的证实。越来越明显的是，对健康行为实践的影响是复杂的，因此这是我们接下来要做的。第五章将描述健康心理学研究中使用的健康行为的关键社会心理理论和模型。

拓展阅读

Kardas, P., lewek, P. and Matyjaszcyk, M.（2013）. Determinants of patient adherence: A review of systematic reviews. Frontiers in pharmacology, DOI: https://doi.org/10.3389/fphar.2013.00091.

这是一篇有用的综述，它为一项关于高血压患者服药依从性的跨国研究提供了信息——我很高兴能成为英国团队的一员。

https://digital.nhs.uk/pubs/ hse2018.

英国健康调查网站定期更新他们的调查结果。例如，这项 2018 年的调查采访了 8178 名 16 岁及以上的成年人，以及 2072 名 0 至 15 岁的儿童，并提供了这本教科书中几个章节相关的数据：成人和儿童超重和肥胖；气喘；成年人与健康有关的行为；成年人的健康；长期存在的条件；儿童健康；对老年人的社会关怀。

Biddle，S.J.H. and Mutrie，N.（2008）. Psychology of Physical Activity：Determinants，Wellbeing and Interventions，2nd edn. London：Routledge.

虽然现在有点过时了，但这本书仍然对体育活动提供有益的影响和好处进行了报道。

访问 go.pearson.com/uk/he/resources 网站，获取更多的资源来帮助学习。

第五章　健康行为阐释

学习成效

学完本章，你应该了解：

- 人口、社会、认知和动机因素如何影响健康或风险行为的。
- 健康行为和健康行为变化的关键心理社会模型。
- "连续"或"静态"模型在看待行为变化过程方面与"阶段"模型有何不同。
- 支持或反驳健康行为和健康行为变化预测因素的模型的研究证据。

新冠病毒感染和洗手：减少新冠病毒感染在普通人群中传播的行为策略

　　2020年，新冠病毒大流行席卷全球，随之而来的是对手部卫生前所未有的要求。在此之前，你洗手的频率是多少？你是否想过在去超市之前和之后都要洗手？从以前的流行病（例如2009年的猪流感）中得出的证据表明，许多人没有这样做。在本章中，我们将清楚地看到，了解保护、维持或促进健康所需的知识并不足以激励人们开展此行为。了解健康风险并不一定意味着人们——复杂的人类——会以一种降低个人风险的方式行事。或者进一步说，降低其行为给他人带来的风险。在英国政府发布新冠病毒行动计划的同一天，米基和他的同事（Michie, West, & Amlott, 2020）发表了一篇博客［英国医学杂志（BMJ）转载］，其概述了缩小知识与行动之间的差距的方法。将我们从"知道"转变为"做到"的因素有很多，从环境和社会因素到个人规范和资源（技能、知识、能力），再到个人动机。有效洗手需要水或洗手液的资源，需要知道最好的洗手方法（可能需要分开手指清

> 洗，时间差不多唱两次生日歌的长度，然后再合上手指并相互搓洗，不要忘记洗手背！）以及什么时候洗手（在触摸物体表面、宠物或其他人之后），还需要人们为了自己或他人的利益而"想要"这样做：他们需要知觉到这样做的价值。尽管这可能看起来很复杂，但就像做任何事情一样，熟能生巧，并且还能养成一种新习惯。你会比 2020 年 3 月之前更仔细地洗手吗？如果是，很好。如果没有，请思考一下为什么没有？
>
> 本章将讨论健康行为改变的许多方面，包括阻碍以及促进因素。在本章和随后的章节中，我们将讨论不同的因素对人类行为的影响是多方面的，而且这些影响在个人内部和行为之间都会有所不同。然而，这种复杂性并不意味着行为改变是不可能的。

章节概要

前两章介绍了与健康和疾病相关的行为：积极的或健康保护行为，如锻炼和健康筛查；以及健康风险行为，如吸烟或不安全的性行为。本章旨在介绍已被提出且经过验证的理论模型，这些模型能够解释和预测人们为什么会从事此类行为。人格、情感、信念、态度与目标、意向、社会环境和社会规范一样，在行为促成方面扮演了重要的角色。本章利用一系列健康行为进行研究得出的证据，描述和评价了关键的心理模型及其构成元素。虽然由于各类因素对人类行为影响的复杂性，我们对健康行为的理解仍然不全面，但文中介绍的实证研究已经确定了许多重要的和可改变的影响因素，也为未来的健康促进和健康教育提供了潜在的目标。这些也将在第六章和第七章进行阐述。

第一节　健康行为的远端影响因素

一般而言，探究健康行为的预测因素的一种方法是将某些影响视为"远端"影响，例如文化、环境、种族、社会经济地位、年龄、性别和人格，而将其他影响视为"近端"影响，例如对健康风险和健康保护行为的特殊观点和态度。这种区分有时是相对主观的，但旨在反映这样一个事实：一些远端影响，如社会经济地位，通过对其他近端的因素，如个体的态度、信仰或目标，间接地影响行为。因此，这些近端因素可能会成为社会经济地位影响健康的中介（mediate）[①]。为了进一步说明这一点，还有研究证据表明，与较高社会经济地位群体的人相比，社会经济地位较低的群体饮酒更多，吸烟更多，锻炼更少，饮食更不健康（Clare et al., 2014）。然而，这种远端影响的证据并不能解释出现这种情况的原因（参见第二章对健康方面的社会经济不平等的全面讨论）。另外的研究证据表明社会阶层影响健康观念（见第一章），而健康观念继而可能影响健康行为，这为上述情况提供了进一步的解释。这些健康观念被认为"较贴近"于行为（较近端的），并提供了比改变社会阶层更可行的干预目标。因此，观念可能能为更多较远端的影响因素起到中介作用，这一假设可以进行统计学上的检验。

在阅读本书中提到的变量之间的关系时，你可能会遇到的另一个术语是调节（moderator）[②]。调节变量解释了两变量关系存在的条件，例如，潜在预测因素（如社会阶层）和结果（如筛查接受率）之间的关系可以根据另一个变量的类别（如男性/女性、65岁以下/66岁以上）而变化。本章所提到的模型都承认这些"远端"影响的作用，但在假设或检验这些因素与更近端因素之间的具体联系的程度上有所不同。因此，在讨论模型之前，我们先介绍一些关于年龄、性别和性格等人口统计学特征的具体远端影响的证据。

一、人口统计学影响

从年龄角度而言，最受教育、医疗和公共卫生专家关注的健康行为（即吸烟、饮酒、无保护措施的性活动、运动和饮食）是在儿童期或成年初期就形成的行为模式。例如，大多数吸烟者是在青少年时期养成吸烟习惯的。该现象通常的原因是青少年普遍开始从父母那里寻求自主（独立）时的态度发生了变化，这可能包括了为自己做出与健康有关的决定。例如，是否开始吸烟或饮酒，是否在睡前刷牙。与父母或教师的意见和态度相比，此年龄阶段的决策过程、态度和行为变化会更多地受到同辈（包括兄弟姐妹）的态度、观念、价值观和行为的影响（Mercken et al., 2011）。事实上，当他人的信息与我们预先存在的观念一致时，我们都会倾向去听取他们的信息。

在同龄人群体中建立了认同感并试图"融入"时，如果同龄人群体规范的一部分是某些"危险"行为，并且这些行为可能会被积极接纳或从中受益（至少在短期内），

---

① 中介（mediate/mediator）：解释两个其他变量之间存在关系的方式或原因。例如，年龄对行为的影响可能由健康信念来中介，因此，年龄的影响是间接的，而不是直接的。
② 调节（moderator/moderation）：解释两个其他变量之间可能存在关系的条件。例如，个人信仰和行为之间的关系可能因性别或健康状况而不同。

对一部分青少年来说就可能会习得这些"危险"行为（Mitchell, Schoel, & Stevens, 2008; Reniers et al., 2016）。正如前两章所述，性别已被证明会影响健康保护行为或健康风险行为的性质和表现，对健康和健康行为的看法、对风险的看法及其所附的含义很可能为健康行为中的性别差异提供了部分解释。例如，在雷尼尔（Renier）等人（2016）的研究中，与女性参与者相比，男性认为行为的风险更小，愿意承担更多的风险，对负面结果（当前或未来的结果）不太敏感，社交焦虑程度也更少。也许这些差异与男子气概和被视为"强者"的愿望有关，如过度饮酒（Visser & Smith, 2007），或拒绝寻求医疗保健，这在老年男性和青少年中都是一个问题（Calisanti et al., 2013; Marcell et al., 2007）。相反地，男子气概的建构也可能有助于健康增强活动或健康保护活动，如运动。例如，维瑟和史密斯（Visser & Smith, 2007）对18—21岁男性进行的定性研究，阐明了健康风险行为和男子气概的社会建构之间的联系，同时强调了如运动成功等因素如何"补偿"因饮酒较少而导致男子气概缺乏：

……男子汉大丈夫的真正标志是，他夜不归宿，纵情豪饮，大打出手，女人成群，以及诸如此类的东西，他们被认为是……最好的那种，你知道，男性的特性……（但是）因为我比大多数球员都出色，他们不会，比如说，强迫我喝酒，因为……你知道，就是那种，我可以对他们说"算了吧"或什么的。嗯……也就是说，那是我自己的事。不过，我那时也有一些朋友……他们的曲棍球打得不如我，但为了融入这个集体，我认为他们觉得有必要参与其中（饮酒）。

在这项研究中的一些黑人和亚洲穆斯林受访者中，男性气概和饮酒行为之间的相关性出现了例外，他们的宗教信仰对他们的行为产生了更大的影响，而不是需要被视为"男子汉"的想法。罗谢尔（Rochelle, 2019）指出，来自白人、西方文化样本的男子气概的概念往往强调力量、独立和权力，这可能会鼓励男性进行健康风险行为（Courtenay, 2011），但不能代表其他种族或文化。罗谢尔对495名居住在中国香港的男性（香港本地人、内地人、白种人和南亚人）的调查证实了这一点。在该文化中，中国男性"在孝顺或等级制度的背景下表现出顺从"（例如对父母）"他们的脑力和体力都受到重视"，但也强调"男性对女性的统治地位，非常重视父权制"。除了南亚男性之外，促进健康的行为（运动、良好的饮食习惯、低药物使用等）与年轻相关，也符合男子气概的标准。这与西方样本中发现的典型特征相矛盾。男子气概规范也能发挥积极影响，可能是因为不同的、多方男子气概的构建是不同的，多维度的，而文化影响着这些构建。此外,性别建构也在随着时间的推移而发生变化。

在健康行为和健康行为变化的研究中,需要在更大程度上认识到年龄、性别和种族的广泛影响。个体在不同的社会世界中生活,每个社会世界都有自己的制度和规范,这些制度和规范对个体的信仰和行为会产生影响。我们尽可能地强调这些广泛的影响,包括在之前第二章的内容中。此外,正如第三章所指出的,健康风险行为可能会同时出现,大多数人都不止有一种健康风险行为。在一项对具有代表性的英国成年人样本(Birch et al., 2019)的研究中,年龄被发现在各群体的典型行为形成中发挥了作用,其中来自较贫困群体的18—24岁的男性食用最多的是即食食品和快餐,年龄较大的男性(65岁以上)更有可能摄入达到有害水平的酒精量,而老年女性更有可能久坐不动。

在健康行为变化的研究中,另一种始终没有被操作化或检验的行为影响因素是人格(尽管其通常被包括在模型的图表中)。

二、人格

一般说来,人格是使个体区别于他人的东西。每个人都会依据人格来思考和行事,无论在什么情况下都会表现出稳定不变的特点。不同的科学家已提出了不同的主要人格特征或人格维度,下文将介绍两个主要理论。

■ 艾森克(Eysenck)的三因素模型

艾森克(1970,1991)认为,一个人的人格从其在以下三个维度的得分中反映出来:

(1)外倾性(extroversion)(外向的社交天性):与内倾性(introversion)(羞怯、孤僻的天性)相反的维度;

(2)神经质(neuroticism)(焦虑、忧愁、有负疲感的天性):与情绪稳定性(emotional stability)(放松、满足的天性)相反的维度;

(3)精神质(psychoticism)(以自我为中心、攻击性、反社会的天性):与自制(self-control)(友善、体贴、服从的天性)相反的维度。

例如,一个人也许在神经质和外倾性方面为正倾向性而且分数高,但在精神质方面为负倾向性;而另一个人也许在神经质方面为正倾向性而且分数高,而在外倾性和精神质方面为负倾向性。这三种因素模型已得到许多研究的支持,被认为是有效而稳固的人格因素(Kline, 1993)。然而,还存在另一种通常被称为"大五"(big five)的模型(McCrae & Costa, 1987, 1990),它确定了五种首要的人格维度,在健康心理学中,这一模型得到的关注最多(参见第十二章"关于人格和应激反应的详细讨论")。

■ 麦克雷和科斯塔（McCrae & Costa）的五因素模型

五大特征包括：

（1）神经质（neuroticism）；

（2）外倾性（extroversion）；

（3）（经验）开放性（openness to experience）；

（4）宜人性（agreeableness）；

（5）责任心（conscientiousness）。

"大五"人格在不同文化和生命的不同阶段都得到了验证（McCrae et al., 2000, 2010），因此被认为是相对稳定和持久的。据报道，这些人格特征与心理健康和疾病之间存在许多关联（Smith & PArkhurst, 2018; Mezquita et al., 2019），研究也越来越多地涉及这些关联可能的运作机制。一般来说，高外倾性、神经质或开放性会增加冒险行为（e.g. Hampson, Vollrath, & Juliusson, 2015; Magee, Heaven, & Miller, 2013）。例如，在成年人中，神经质和外倾性都与外出饮食相关（Keller, & Siegrist, 2015）；在挪威儿童的大样本中，神经质与情绪性暴食和情绪性厌食相关，而宜人性则相反（Vollrath, Torgersen, & Torgersen, 2018）。相比之下，责任心强的人，健康情况更好（Smith, & PArkhurst, 2018）。其原因在于，在责任心（和宜人性）方面得分较高的人冒险行为较少（Nicholson et al., 2005），并且责任心通常与健康保护行为相关（Joyner, Rhodes, & Loprinzi, 2018; Joyner & Loprinzi, 2018）。

如上所述，神经质被认为与健康风险行为相关，然而在乔伊纳（Joyner）等人（2018）的前瞻性数据中，却没有发现两者的任何关联。在解释这一点时，作者认为，由于特有的焦虑和自我意识，神经症患者可能会避免潜在的有害情况发生。这与神经质和更多使用医疗服务行为相关的发现相吻合——避免潜在的负面结果（疾病）可能解释了为什么与神经质得分较低的人相比，高度神经质的人会报告自己对身体感觉较多关注，并给这些感觉贴上疾病"症状"的标签（见第九章）。然而，弗里德曼（Friedman, 2003）的结论是，围绕神经质影响不一致的发现很可能表明存在"健康的神经质"和"不健康的神经质"，并且通常情况下，人格特质对健康或危险行为的解释是不充分、不完整的。

另一个经常被研究的人格方面是广为人知的控制点（locus of control）[①]（LoC）理论

[①] 控制点（locus of control）：可区分将责任归于自身（即内部 LoC）或归于外在因素（外部 LoC）的人格特质。

(Rotter, 1966)。罗特尔（Rotter）起初认为，个体要么具有一种内部控制点倾向（即将导致结果的责任扛在自己肩上，认为他们的行为会影响结果），要么具有一种外部倾向，这表明他们将导致结果的责任归于如运气、命运、他人之类的外在因素。内部控制点被认为是具有适应性的，但需要研究来确定为什么会出现这种情况（例如，认为自己有控制能力的人是否会以不同的方式来表现或应对压力？）（见 Steptoe & Poole，2016 年的综述，以及第十一章）。

尼斯·沃尔斯顿（Kenneth Wall-ston）及沃林斯顿等人（Wallston et al., 1978）验证了这一与健康结果相关的假设，并开发了专门针对健康信念的控制源量表，即 MHLC〔多维健康控制源（multidimensional health locus of control）[①]量表〕，它鉴别出三种在统计学上相互独立的维度。

（1）内在维度：强大的内在信念，认为个人自身是其健康状态的首要决策者。内在信念在理论上与高水平的健康保护行为及班杜拉的自我效能结构（参见下文）有关，例如，一个人开始规划健康的饮食。

（2）外在/机会维度：强大的外在信念，认为如运气、命运或机遇等外在因素而非自身的行为决定着一个人的健康状态。

（3）强有力的他人：建立在此维度基础之上的坚定信念是，决定健康状态的是如健康和医学专业人士等强有力的他人的行为，例如，去当地的诊所开抑制食欲的药物。然而，强有力的他人信念会削弱个人对自己行为的积极责任感，因为这样的人会过度依赖医学"对策"。

沃尔斯顿认为，只有当一个人珍视自己的健康时，MHLC 的维度才会相互关联。这反映了社会学习或社会认知理论对于控制点的理论支持（Bandura, 1986）。如果个体不珍视自己的健康，那么他们就会被认为不大可能进行健康保护行为（即使在他们觉得已经控制了自己的健康之时）。而研究者假设，具有内在或强大他人健康控制点的个体如果重视自己的健康，就更有可能采取保护健康的方式（Wallston & Smith, 1994）。然而，对从 18 个欧洲国家招募的 7000 多名学生的十种不同健康行为的大规模分析并没有证实这一点（Steptoe & Wardle, 2001），当考虑到健康价值时，控制结构和行为之间的关系并没有改变。

广为人知的控制点维度被证明只能够对行为进行中等程度的预测，其相关性因所

[①] 健康控制点（health locus of control）：个体的健康是在个人的控制之下的观点，这种控制掌握在如健康专业人士之类的强大他人手中，或是受到命运或运气之类的外在因素左右。

涉及的行为而异。综上所述，在斯特普托（Steptoe）和沃尔德（Wardle）的分析中，与内部 HLoC（health locus of control）低的人相比，内部 HLoC 高的人实施健康行为的概率增加了 40%；而与外部 LoC 低的人相比，外部 LoC 高的人实施健康行为的概率降低了 20%。

由于在上述一般结构上得出的发现，一些研究人员将注意力转向了行为上特定的和近端的结构，如知觉行为控制（perceived behavioural control）[1]〔参见计划行为理论和自我效能（self-efficacy）[2]以及第五章中的健康行动过程方法模型〕。例如，对皮肤癌治疗个人控制力低的信念与更高的风险知觉（觉察到患病的可能性）相关，但却与更低的预防和保护的意向相关（Cameron，2008）。研究者认为这种关联性可能反映了如气质性悲观（dispositional pessimism）[3]或焦虑之类的潜在人格，而其他研究也已经发现了这些人格会影响易感性信念（e.g. Gerend et al.，2004）。

阿米塔吉（Armitage，2003）认为，气质性的或一般性的控制信念实际上可能会影响更具体的近端控制信念。基于此发现，在那些具有高内部控制点的个体中，特定的知觉行为控制信念解释意向的能力最强。最近，研究人员已经证明了特质自我控制（trait self-control）[4]（抵制诱惑，用更努力和更有目标的控制来克服冲动或立即奖励行为的能力）（de Ridder et al.，2012）和避免一系列与健康相关的诱惑（如酒精或零食）或采取健康行为（如体育活动或健康饮食）的相关性（Hankonen et al.，2014；Hagger, Gucciardi, Turrell, & Hamilton, 2019）。

总而言之，尽管特质或一般性信念可能比健康心理学研究中更典型的认知、情感甚至社会因素更不容易改变，但这些发现表明，针对会增加不健康行为风险的广泛特质实施的干预措施，可能会有效地解决行为技能问题（参见第七章）。

总的来说，本节中强调的研究结果支持以下观点，即更多的远端因素可能会影响行为的近端预测因素，并且人格与健康行为之间的关系值得更深入的探讨（O'connor，2014）。

---

[1] 知觉行为控制（perceived behavioural control）：一个人相信自己可控制某一特定的活动或行为的信念。
[2] 自我效能（self-efficacy）：一个人可以在特定的环境中实施特定行为的信念。
[3] 气质性悲观（dispositional pessimism）：对生活前景通常持消极看法，倾向于预测消极后果（反义词为气质性乐观）。
[4] 特质自我控制（trait self-control）：抵抗诱惑和抑制冲动的一般能力。

三、自我决定理论

对人格特质如何影响行为动机的探索，可能会增加人格因素的预测效用。动机是本章所讨论的大多数健康行为模型的一个组成部分，它是自我决定理论（self-determination theory）[1]（Deci & Ryan，2000）的核心，这个理论区分了内部动机和外部动机。内部动机是指一个人为了获得内在的个人满足感或奖励，如提升能力、自主性或与他人的关系，而以某种方式行事的动机。相比之下，外部动机行为来自于知觉到的外部奖励，例如需要得到同伴的认可，与自主的内部动机相比，外部动机是更受控制或约束的动机。为了支持这一理论，格莱杜和弗格森（Ingledew & Ferguson，2007）发现，在宜人性和责任心方面得分高的学生具有进行较安全性行为的内部、自主或自我决定的动机（例如，就个人而言，我会进行安全性行为，因为……我个人认为这是对我的健康最为有利的做法），而非外在、表面或控制性的动机（如，就个人而言我会进行安全性行为，因为……我感受到来自其他人的进行安全性行为的压力）。

一项针对土耳其极限运动员的研究（Ceylan，AltiPArmak，& Akcakoyun，2016）进一步揭示了人格与行为动机之间的关系。在这项研究中，没有发现参与极限运动的动机存在性别差异，但男性的外倾性更高，并与通过锻炼以缓解压力的动机相关。这些发现也让人们注意到情感和减压动机的重要性。下文将讨论情绪在健康行为中扮演的角色（在对健康行为的研究中，这些因素经常被忽视，参见 West & Brown 2013 年关于成瘾行为的研究）。

四、社会影响

人类本质上是社会性的。人类的行为受到许多因素的影响：出生所在的一般文化和环境；生活和工作的日常文化，通常有一套共同的规范和期望；所接触的群体、子群体和个体，以及自己的个人情感、信念、价值观和态度，所有的一切都会受到这些更广泛因素的影响。人们从自身的积极和消极经验中学习，但也会通过对其他人的行为和经验的了解和观察去"感同身受"地学习。在我们的文化中或较小的社会群体中，他人的行为创造了一种可被人感知的"社会规范"，且会对某种行为含蓄地（或明确地）表示赞同（Aronson et al.，2005）。例如，一项针对近 10000 名美国高中生的为期四年的追踪研究发现，导致样本自发从不吸烟到开始吸烟的因素，与从试验性吸

---

[1] 自我决定理论（self-determination theory）：该理论考虑了行为在多大程度上是自我激励的（即受内在因素影响），并受自主性、能力和心理相关性等核心需求的影响。

烟（不定期的、社交性的、短期的）发展为吸烟的因素存在显著差异性。那些自发开始吸烟的人通常是白人叛逆学生，他们不喜欢学校，认为父母对于吸烟有较大的认可度。那些逐渐开始吸烟的人觉得同伴会欣赏他们的吸烟行为，并认为试验性吸烟是安全的。研究发现，大学生也会对"典型"的酒精摄入做出假设，因此，对一些人来说，他们的饮酒问题可以被判断为"正常"，但事实可能并非如此（Perkins et al., 2005）。这些有关他人"做什么"的假设即"描述性规范"，它与"禁止"他人希望你在某种情况下如何表现的规范不同，后者被称为"强制性规范"（Stok et al., 2014，见本章后面的"问题"部分，该部分内容中提到这两种类型的规范都可能影响行为，但影响方式不同）。

就健康风险行为而言，个体可接触到许多信息资源。例如，形象地说明了吸烟消极后果的电视广告；虽然经常举杯豪饮，却依然看起来很健康的哥哥姐姐或父母；探讨如何对第一次递来的香烟或毒品"坚决说不"的课堂研讨小组；一个告诉你苯丙胺有助于学习的朋友。许多证据一致表明，这些信息来源的可靠性、与自我的相似性乃至吸引力，都会对态度或行为是否改变产生影响（Dijkstra & Ballast, 2012; Petty, Barden & Wheeler, 2009），包括提供在线干预时同样如此（Webb et al., 2010，见第六章）。还有证据表明，当某个信息受到多数人而非少数人拥护时，我们可能会更多地探索它，即使该信息违背了自己的利益（Martin & Hewstone, 2003）。然而，正如我们下面将要讨论的，改变态度只是其中一部分！

五、目标与行为的自我调节

健康保护行为和健康风险行为通常是有原因的，正如社会认知理论（social cognition theory）[①]假定，行为会受到结果预期（outcome expectancies）[②]和目标（短期的和长期的目标）的驱动，即行为被视为是目标导向的（Carver & Scheier, 1998）。健康行为具有应对功能（这可以被认为是行为的短期目标），例如对一些人来说吸烟可能起到缓解压力的作用，对另一些人来说可能可以帮助减少零食的摄入。因此，旨在减少"不健康"行为的干预措施需要考虑个人的行为为每个人服务的应对功能或目标——正是这些目标激励着行为（参见第六章）。

[①] 社会认知理论（social cognition theory）：一种社会认知和行为模型，强调了认知因素（如信念和态度）的解释作用。
[②] 结果预期（outcome expectancies）：对行为所导致的结果的预期，如锻炼可让我更健康。

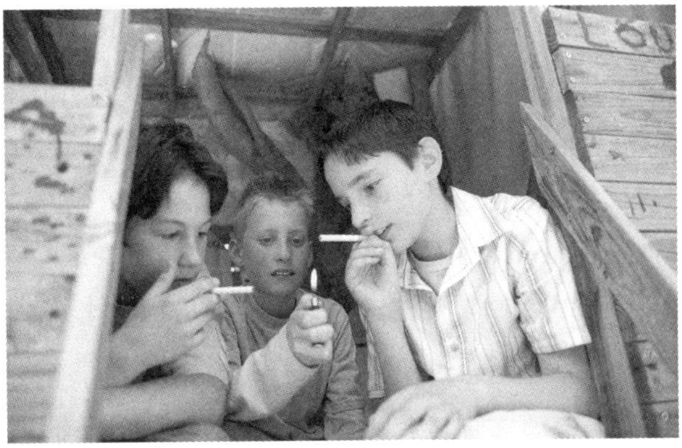

自我调节（self-regulation）[①]的过程，即个人用引导、控制、修正或接受自身反应的认知和行为过程，达成自己想要的结果，或减少不愿看到的结果，即目标。目标使我们集中注意力，并指导努力方向。目标越是受到重视、越是特殊，就会带来越大的、持续越久的努力（Locke & Latham, 2002, 2004）。目标设定与亚伯拉罕（Abraham）和米奇（Michie）（2008）倡导的行为改变技术密切相关，设定 SMART（具体的、可衡量的、可实现的、现实的和及时的）目标是其核心组成部分（见第六章）。

插图 5.1 人们发现，社会规范是预测个体是否会开始特定健康行为的重要手段，在本图中，表现为吸烟
资料来源：Ansgar Photography/Corbis/Getty Images.

如果想要成功地组织并实施目标导向的行为，换句话说，如果要将意向转化为行动（Mann et al., 2013），就既需要情绪调节（控制或改善情绪），也需要认知调节（即控制或改进想法）。无法控制思想、评估决策选择及潜在结果，或是不能调节情绪（如在喝醉时），可能会增加冲动和冒险行为（Magar et al., 2008）。有人认为，女性比男性更多地使用这种自我调节，例如在锻炼计划（Hankonen et al., 2010）和健康饮食（Renner et al., 2008）方面。

■ 注意控制

根据定义，认知调节需要对个体的思想进行管理，这涉及注意力。注意控制被定义为一个人能够聚焦于行为和目标的程度，能够避免被不同的目标、要求甚至是可能会干扰目标实现的消极情绪（如对于失败的焦虑）所分心的程度，或者，至少在分心结束或得以处理之后能够回到目标指向行为的程度（Luszczynska et al., 2004）。注意控制不同于行动控制，后者指的是行为的自我调节，即行动（Sniehotta et al., 2005）。作为一种行为改变技术（参见第六章），增强注意控制可以转化为这样的话：如果你有吸烟的冲动，请将注意力集中在你周围发生的其他事情上——而不是你对香烟的渴望上。

[①] 自我调节（self-regulation）：个人监视并调节自身的行为、思想和情绪，以保持平衡或正常的功能感的过程。

在更广泛地思考了目标导向行为之后，存在主义理论（Frankl，1946/2006）指出，如果个人要获得心理健康甚至是幸福，就需要找到生活的意义（Diener & Seligman，2002；Diener et al.，2009）。生活中的意义和目标来源于实现自己的愿望和目标，并感觉自己的所作所为是有价值的。生活的意义或目标感较弱导致了获得吸烟（konkolthege et al.，2009）和饮酒（Marsh et al.，2003）等风险行为更大的可能性。

本节的所有内容都与意识过程有关，我们在本章中介绍的模型也是如此。然而，我们也受到无意识动机的引导，这些动机可能是由隐性（内隐）情绪驱动的，例如在某些行为的表现过程中（如运动时），体验到的积极情绪的提升。范·卡佩伦及其同事（Van Cappellen et al.，2018）最近提出了"生活方式改变的螺旋上升理论"（upward spiral theory of lifestyle change），该理论认为积极的情感和内隐动机在健康行为改变中的作用，可能与行为改变的维持尤其相关，正如之前在与锻炼相关的第四章（Rhodes & Kates，2015）中强调的。积极的情绪和享受可能是维持行为改变的必要条件，例如，设定有意义和理想的锻炼目标，以及选择某种令人愉快的锻炼方式，可能会使改变更容易实现和维持。干预映射法可以比目前的方法更全面地考虑这些因素（参见第六章）。

另一个需要考虑的因素是，健康行为会同时发生，并且可能是相互关联的，例如饮酒和吸烟或不运动（Hagger-Johnson et al.，2013；Birch et al.，2018；Nudelman, Kalish, & Shiloh，2019）。一种行为可能会导致个体进行其他行为，这些行为被认为与第一种行为一致（Fleig et al.，2014，2015），并且可能符合个体对自身"健康"或"不健康"的自我认同（参见下文的 PRIME 理论）。

本章的下一部分将阐述一系列心理学理论和模型，这些理论和模型是在试图解释和预测健康行为的过程中发展起来的。

> **你怎么看？**
>
> 想一想生活中对你来说非常重要，且你目前高度重视的三个方面。你为什么重视它们？它们有什么意义？它们有什么功能？你希望在接下来的六个月里实现什么目标？在接下来的五年里呢？现在想想你自己的健康或危险行为。
>
> 你的行为是否"符合"自己当前的价值观？它们符合你的短期和长期目标吗？最后，想想你到中年的时候（或者如果你已经到了中年，想想你退休后的日子！），你认为你的行为、目标或价值观会改变吗？如果是，以什么方式改变，为什么？

第二节 健康行为的模型

首先，在此提醒读者，养成健康的习惯只能减少统计学上的健康不佳风险，而不能保证自己过上长寿而健康的生活。其次，不应当期望审视人们的行为和行为动机，就能够充分解释人们在健康上的巨大差异。以上主要基于两个原因：第一，行为不是导致疾病的唯一因素；第二，人类及人类受到的影响是不一致的。例如：

- 不同的健康行为受到不同的外在因素的控制。例如，社会可能不鼓励吸烟，而鼓励锻炼。然而，香烟随处可得，获得锻炼设施的机会却是有限的。
- 个人内部（以及个人之间）对健康行为的态度各不相同。在同一个人的眼里，饮酒可能被认为是积极的，而吸食大麻或锻炼可能被认为是消极的。
- 不同的健康行为可能会有不同的动机因素，如同一个人也许会通过吸烟来放松，通过锻炼来减肥，通过饮酒来交际。
- 动机因素可能会随着时间的推移而改变。例如，对于喝酒，在未成年时也许是一种反叛形式，但到后来也许被视为有助于社交。
- 个体的目标和动机各不相同，这在一定程度上可通过人生阶段和其感知到的相关规范来解释。例如，一个青少年节食也许是为了追求时尚，而一个中年男人节食也许是为了降低他感知到的心脏病发作的风险。
- 社交环境可以触发或限制行为。例如，与父母或同事在一起时的饮酒量可能比与朋友一起喝酒时要少。

鉴于此，我们只能为寻求干预措施以防止或减少负面后果的人提供针对行为及其相关健康后果的部分解释。

为什么要改变自己的行为的早期理论是建立在简单化的假设基础之上：

信息→态度变化→行为变化

这种假设是十分幼稚的。尽管之前乃至现在的许多健康教育活动都基于这个简单的假设，但与行为改变预测因素相关的证据表明，事情要复杂得多。埃克尔斯（Eccles）及其同事（2012）对这种行为预测的内隐模型与其他理论主导的模型（社会认知理论、计划行为理论、学习理论、预防采纳过程模型和执行意向）以及疾病常识模型（见第九章）进行了重要的比较。内隐模型在五种医疗保健职业行为上的表现不佳。也有证据表明，在患者或普通公众人群中，仅仅拥有信息或知识，例如低胆固醇饮食或日光浴行为的风险的信息（见第三章和第四章），并不一定会改变一个人对待这一行为的态度。例如，凯尔（Kyle）对2000多名苏格兰青少年的研究（Kyle et al.,

2014)发现，尽管女性比男性更多地知道晒太阳与皮肤癌风险相关，但她们仍对晒黑行为持更积极的态度，并且更经常做日光浴。要促使行为改变，需要的不仅仅是关于该行为对健康不利的信息和知识。然而，态度和风险认知确实发挥着重要作用，下文介绍的模型将对此进行阐述。

一、态度

什么是态度？态度被认为是人们对于事物、人物和事件所持的常识性表征（Eagly & Chaiken，1993）。早期的一些理论家将态度描述为对一个事物/事件的单一的情感评价（即你要么喜欢要么不喜欢某事/某人；e.g. Thurstone，1928）；另一些人则提出一种二元模型（e.g. Allport，1935）；接着提出的三元态度模型被人们认可，该模型中态度被认为是相对持久的和可概括的，由三个相关的部分组成。

（1）认知的：有关态度-对象的观点。如：锻炼是缓解压力的好方法，锻炼是花费昂贵的。

（2）情绪的：对态度-对象的感觉。如：锻炼令人尴尬/令人愉悦。

（3）行为的（或目的的）：对态度-对象的有意向的行为。如：我不打算锻炼。

态度的三元素彼此之间通常是相互一致的，并有可能预测行为。然而，事实证明，要找到支持态度与行为之间的直接关联的实验证据是非常困难的。即使对健康风险行为的态度变得更加消极，个体对风险的感知和行为的改变也可能不会随之增加。其原因是，个体对特定的对象可能抱有几种不同的，有时甚至是相互矛盾的态度，这要取决于社会环境和许多其他因素。例如，我也许会喜欢一种巧克力的口味，但又担心摄入过高的脂肪/卡路里会不利于健康。我可能对健康饮食持积极态度，但对交朋友的态度更积极。这样的矛盾思想可导致所谓的认知失调（cognitive dissonance）[1]，许多人都试图通过让自己的想法与他人保持一致来解决这一问题。然而，有些人则保持态度和行为之间的分离，例如，以"不和谐"饮酒者为例，他们继续与朋友一起喝酒，尽管他们对这种行为持有一些负面态度。这种冲突有时称为矛盾心理（ambivalence）[2]，即一个人的改变动机也许会遭到持有的模棱两可的态度或相互抵触的目标的潜在破坏（e.g. SPArks et al.，2001）。

---

[1] 认知失调（cognitive dissonance）：一种因冲突或前后不一的认知导致紧张或不适（失调）的状态。人们可能会通过赞成一些信念或忽略、改变拒斥另一些信念，以解决该问题。

[2] 矛盾心理（ambivalence）：对某一事物、个人或事件同时存有既积极又消极的评价。

■ 态度的测量

有人指出，测量明确的、陈述性的态度可能会导致社会期望偏差（social desirability bias）[①]，即人们可能会对他们所做的一些行为持虚假的负面态度，因为他们知道这些行为在社会上受到负面评价。例如，非法药物的使用或日益增加的吸烟。反应时测试技术的发展可以用来测量社会和认知心理学中的内隐态度（implicit attitude）[②]（Fishbein & Ajzen，2010）。例如，通过实验呈现不同面孔或性别的身体图像，或颜色，或不同的食物类型，人们根据"好/坏""吸引/不吸引""好吃/不好吃"等态度标准对这些电脑所呈现的图像进行分类的速度被认为反映了一个人的内隐态度。内隐态度的一个优点是不易受到社会期望偏差的影响，但是，因其不受意识控制，可能与冲动行为相关联，也更难改变（Fazio & Olson，2003；Strack & Deutsch，2004）。有证据表明，内隐态度可能可以补充一个人以某种方式行事的动机。例如，奥利弗（Oliver）和肯普斯（Kemps）（2018）的实验研究发现，动机过程（自主和受控动机）和内隐过程（包括态度和注意力偏差）与偶然的体力活动（家务或园艺工作，工作或休闲时的一般活动）独立相关。目前尚不清楚内隐过程是否为干预提供了机会，尽管使用"助推原则"的行为干预被认为对内隐过程和动机过程都能产生影响（见第六章）。

许多因素都会塑造、挑战或改变内隐信念或外显态度，造成它们被忽略，或是被实施的可能性增加。其中一个重要的影响因素是个体相关性及其感知的风险。

二、风险知觉和不切实际的乐观

人们时常从事有风险的或不健康的行为，因为他们认为自己没有风险，这可能是由于他们对收到的威胁信息的理解有限或接受程度有限（Wright，2010）。人们未必能理解威胁信息（例如吸烟的健康风险），也未必会系统地和合理地处理这些信息。有证据表明，此类信息通常与生动且可能引起人们压力和不适的图像一起呈现在大家眼前，可以引发防御性和回避性反应，从而降低行为改变的可能性（Good & Abraham，2007；van't Riet & Ruiter，2013）。同时我们可能更倾向于关注那些肯定自我意识或对我们有利的信息（Sharot & Garrett，2017）。

对一些人来说，他们的风险认知可能是基于与他人的比较，而非客观的风险指标。

---

① 社会期望偏差（social desirability bias）：以一种被认为可能获得社会（或面试官）认可的方式回答有关自己或行为的问题的倾向。
② 内隐态度（implicit attitude）：对实际或象征性的态度客体（刺激）作出反应而无意识地激活的态度，因此不需要外显态度的认知努力。

例如，相信"我吸烟不如'某人'那么多，所以与他们相比，我不会有癌症风险"，这可能导致风险估计偏差。温斯坦（Weinstein，1984）将这种有偏差的风险认知称为不切实际的乐观（unrealistic optimism）[①]，他发现这种看法很常见。他注意到，人们会进行最能反映自身长处的社会比较（比较的乐观/乐观偏差）（Weinstein，2003），在做此类判断时，同伴的消极行为会比同伴的积极健康行为更受到关注。这样的选择性关注会导致对个人风险的不切实际的积极评价。

温斯坦（1987）定义了四种与不切实际的乐观相联系的因素：

（1）对于担忧的行为或问题缺乏个人经验。

（2）认为个人行为可以防止出现问题的信念（例如行为控制）。

（3）认为如果问题尚未出现，那它就不可能在未来出现的信念，如："我已经抽了好几年的烟了，可我身体还是棒棒的，那么我为什么现在要改变呢？"

（4）认为问题很罕见的信念，如："抽烟的人那么多，可得癌症的寥寥无几，所以我绝不可能得癌症。"

在随后的几十年中，不切实际的乐观主义被认为是可能影响行为的一系列非理性错误信念之一（e.g. Jefferson，Bortolotti，& Kuzmanovic，2017）。一些证据表明，不切实际的乐观与认为自己可以控制事件的自信有关（如"我的风险至少比别人的低，因为我知道什么时候该戒酒"），而这种控制信念与风险减少行为有关。然而，另有研究认为，不切实际的乐观主义与行为之间呈负相关，因为人们会低估自己的风险，虽然这可能会减少他们接受风险的痛苦，但却阻止了他们采取预防风险发生的措施。对不切实际乐观主义的后果评估研究需要测量实际的风险和感知的风险，否则很难说明个体是否是真的"不切实际的乐观"（ShepPArd，Klein，Waters，& Weinstein，2013）。一些研究者（Flanagan，2009）认为，不切实际的乐观主义表达的可能不是真实的虚幻信念，而更多的是表达希望，这实际上可能会促进积极的行为。这提出了一个问题：实证研究提供的数据是否反映了不现实/虚幻的信念或希望和欲望的存在，是否影响了我们预测行为的准确程度（Flanagan，2009）？

另一个需要考虑的问题是，风险知觉时常被定义为（和评估为）一种产生于个人的认知，即一个人认为自己面临潜在伤害的程度（参见下文的健康信念模型）。但个人的风险知觉会受到当前的社会和文化背景的影响。例如，假如觉得自己在北威尔士生

[①] 不切实际的乐观（unrealistic optimism）：也称为"乐观偏差"（optimistic bias），指某人认为自己与他人相比更少可能患病或经历负面事件。

活期间感染肺结核（tu-berculosis，TB）的风险很高，这有可能被认为是不切实际的悲观。然而，如果我与仍然有结核病的流浪汉一起工作，或者定期前往发病率高的国家，那么我的信念可能相当现实（有关疟疾流行国家"现实悲观主义"的证据，请参见 Morrison et al., 1999）。大众媒体也是健康及相关行为和风险信息的主要来源，无论其是否有科学依据。根据客观证据评估信念的"现实性"，并评估其产生、增强和减弱的相关背景，对于实施干预措施并期望取得改变行为的最佳效果是至关重要的。

此外，低风险感知通常与儿童相关，尤其是青少年，因为对风险行为的接受往往在青春期开始增加，并在成年后开始减少。斯坦伯格（Steinberg，2008）对此提出了一种社会神经科学的解释，他认为更大的冲动和冒险并非出于同伴压力和评价差异，而是由于青春期大脑多巴胺奖励系统的神经生物学变化。生物学、心理学和社会学的结合开始加深我们对冒险行为的理解，社会神经科学在此背景下将是一个令人兴奋的探索领域。

三、自我效能感

正如社会认知理论 Bandura,（1977：24）创始人班杜拉（Bandura）所言："因为人们认为结果取决于他们的表现是否充分，并且十分在乎结果，所以他们在决定要追求哪种行动过程及其持续时间时，就会依赖效能信念。"自我效能感被定义为"一个人是否能够产生某些行动的信念"（Bandura，1997：29）。例如，相信未来要实施的某种行为（如减肥）在自己能力范围内，人们就有可能产生其他的认知和情绪活动，如设立高的个人目标（减去一英石而非半英石），并持有积极的结果预期且减少失败焦虑。这些认知和情绪反过来会影响行为，如饮食改变和锻炼，以便实现目标。效能信念也能增强个体的毅力。成功实现目标会促进个体的自我调节发展，增强自我效能感，并促使他们进一步努力实现目标。当一个人的自身能力与结果无关或关系不太密切时，例如，从病毒感染中恢复所需的时间，自我效能感就与其他控制结构一样，很可能对结果的预测力较弱。

自我效能感通常是个人健康行为（例如，在九个欧洲国家预测药物依从性，e.g. Morrison et al., 2015）和行为改变（Eccles et al., 2012）的重要和强有力的预测因素，尽管仅依靠它是不够的。它发挥的影响程度受到想要的结果，即预期结果（个人、身体、社会）、目标以及价值的调节（French, 2013）。

虽然并非所有对健康行为的影响因素都是心理上的，但健康和社会心理学家已经开发了理论模型，以检验哪些因素结合在一起可以为各种各样的行为提供经验性解释。

下文将介绍经常应用于行为改变（启动、维持或停止）的模型。

第三节　行为改变的社会认知模型

广义上的社会认知是指，在社会互动中人们如何编码、处理、解释、记忆、学习和使用信息，以便理解他人及其世界的行为。社会认知塑造了人们的判断（包括偏见和刻板印象）、态度和反应，并根据期望价值原则来塑造人们的行为。

一、社会认知理论

根据班杜拉（1977，1986）的观点，行为由三种类型的个人预期决定。

- 情境-结果预期：人们将情境与结果联系起来，例如：吸烟导致心脏病发作；
- 结果预期：例如，相信戒烟会降低心脏病发作的风险；
- 自我效能感：例如，一个人相信他可以戒烟的程度。

社会认知理论（social cognition theory，SCT）提出，这些预期不一定能为行为的改变提供持久的激励，例如，如果改变饮食的结果是减肥，并且减肥是有价值的，那么这可能会激励行为改变的维持。然而，如果体重没有发生变化，行为改变可能会受到影响。成功或失败会影响这些信念，其他促进行为改变的因素和障碍也会产生影响，包括社会支持和环境因素。

马杜克斯（Maddux，2009）将自我效能感进一步定义为"我相信我可以在某些条件下运用我的技能做什么"，下面介绍的几个核心行为模型均将自我效能感纳入其中。班杜拉强调了基于提供经验获得或成功示范（第六章和第七章）的干预措施，以提高自我效能感。

二、健康信念模型

最早且最著名的模型之一是健康信念模型（health belief model，HBM）（Rosenstock，1974；Becker，1974；Strecher et al.，1997）。HBM 主要基于主观期望效用理论（subjective expected utility theory）[①]〔即个人是积极并理性的决策者，且受到某些行为或行为的知觉效用（对他们的有用性）的影响（e.g. Edwards，1954）〕。HBM 提出，一个

[①] 主观期望效用理论（subjective expected utility theory，SEU）：一种决策模型，个人评估某些行动的预期效用（cf. desirability）及其结果，并选择具有最高主观期望效用的行动。

人从事特定的健康行为的可能性取决于人口统计学因素（如社会阶层、性别、年龄），以及也许会在特定的内在或外在行动线索之后产生的四种信念（自觉严重性、自觉罹患性、自觉利益、自觉障碍）（参见图5.1）。1977年模型中又增加了健康动机。尽管个人控制信念没有被明确地理论化为最初的HBM模型的一部分，但缺乏知觉控制被认为是一个可能的障碍。自我效能感（与个人控制相关）的概念于1988年被加入模型中，但与HBM其他组成部分的关联没有被明确阐述，例如自我效能感是否调节了知觉威胁对行为的影响。自我效能感很少被纳入对于HBM的研究中（Carpenter，2010）。

以下的具体案例可以最好地描述各种因素是如何组合在一起的。

- 威胁知觉
  ○ 我相信冠心病（CHD）是一种由超重所导致的严重疾病：自觉严重性。
  ○ 我相信我超重了：自觉罹患性。
- 行为评估
  ○ 如果我减肥，我的健康状况就会得到改善：（变化的）自觉利益。
  ○ 在我还有家人要养的情况下改变烹饪和饮食习惯是困难的，而且有可能花费更高：（变化的）自觉障碍。
- 行为线索
  ○ 近期有关肥胖健康风险的电视节目让我忧心忡忡（外在的）。
  ○ 我时常觉得活动时喘不上气来，所以我也许真的该思考减肥的事了（内在的）。
- 健康动机
  ○ 保持健康对我来说很重要。

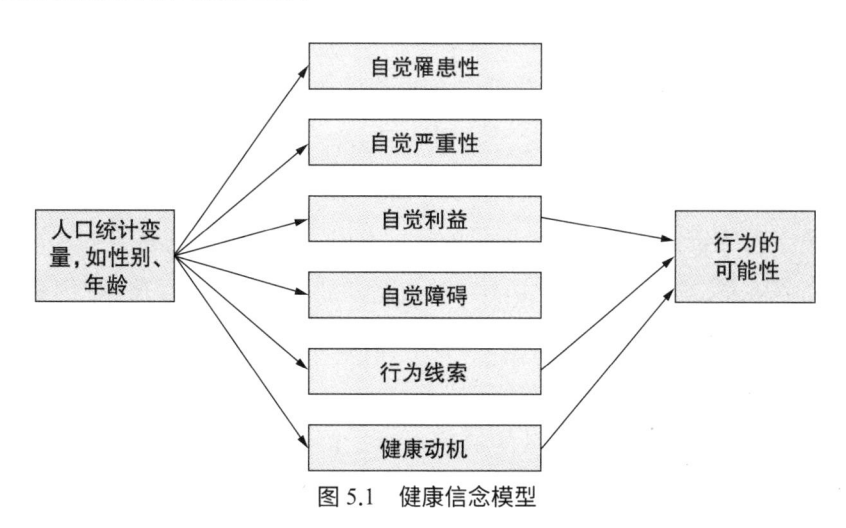

图5.1 健康信念模型

■ HBM 与行为

多年来，HBM 已被广泛应用于促进健康预防行为，例如健康饮食、身体活动以及减少或停止不健康的风险行为，如戒烟。HBM 预测，健康预防行为很可能由于对严重健康威胁的自觉罹患性，以及健康行为的自觉利益大于该行为的自觉障碍或不进行该行为的益处的信念。相反，关于减少吸烟等风险行为，或增加安全套的使用以避免艾滋病感染，HBM 认为，当改变的益处超过持续冒险的益处时，就会发生积极的行为改变。此外，健康增益的激励将增加这种行为的可能性，正如 HBM（而不是其他模型）中所阐述的那样，这是一种内部或外部行动线索。

研究者基于 HBM 进行了许多行为研究。以乳房自查（BSE）为例，有证据表明，许多人根本不进行此活动，坚持自查的比率很低，且会随着年龄的增长而降低，即使乳腺癌的发病率会随着年龄而增长。在使用 HBM 研究为什么会出现这种情况时发现，对实施自查的益处及少数执行障碍的觉察，与实施 BSE 的意图和实际的 BES 行为之间的相关度最一致且最高。乳腺癌的自觉严重性、自觉罹患性及健康动机（如寻求健康信息和参与健康促进活动）同样具有可以预测性（e.g. Ashton et al., 2001）。这支持了评估健康动机的必要性，而不应假设所有人都珍视健康或以同样的方式积极地追求健康，因为健康评估发挥着微小却重要的作用（Abraham & Sheeran, 2007）。例如，尽管父母可能普遍有希望孩子健康的动机，但在决定是否接种疫苗时，仅凭这一点可能是不够的。有证据表明，其他因素（如知觉到的副作用和与保健从业者的不良关系）会影响疫苗接种的情况（Smith et al., 2017，见第四章）。

自觉障碍通常与低水平的预防行为有关，例如高血压患者一般药物依从性水平较低（Holmes et al., 2014），或者设施获取便利度有限和活动水平低（LearMonth & Motl, 2016）。反之亦然。例如，较低的自觉障碍与更频繁的乳房自查有关（Norman & Brain, 2005）。然而，正如罗兹及其同事（Rhodes et al., 2017）所述，消除障碍并不足以增加行为，他们针对成年人和青少年身体活动水平的干预措施进行了研究，发现提供环境变化的干预措施能产生效果的证据有限。与此相关的是，生活方式干预减少了老年高血压夫妇的运动障碍，但并不影响运动的开始或维持（Burke et al., 2007）。尽管研究发现如上所述，各种公共卫生/社区倡议仍强调致力消除使用的休闲设施障碍以增加人们的锻炼量（Rhodes et al., 2017）。

针对 HBM 中各因素所做贡献的综述表明，它们在解释行为方面取得了一定的成功（Abraham & Sheeran, 2007），自觉利益和自觉障碍通常与行为有更强的关系（Carpenter, 2010），尽管其关系根据行为类型的不同而各有差异。

■ HBM 的局限性

HBM 因素如何操作、评估和分析？

该模型由几个因素组成，通常被独立检验，而针对它们之间相互关系的检验则更少。该模型的提出者没有具体说明变量的顺序，也没有详细说明不同的变量如何相互作用或如何结合起来影响行为的方式（Champion & Skinner，2008）。

起初，有人认为各因素可以有效地相加（Rosenstock，1966），但贝克等人（Becker et al., 1977）随后建议将自觉利益与自觉障碍进行加权，但没有具体说明如何计算，应该从报告的利益数量中减去障碍数量，还是反之亦然？所有的利益和障碍都对个人有同等的重要性吗？大概不会吧。

斯特雷歇尔（Strecher）和罗森斯托克（Rosenstock）(1997)认为，将罹患性得分与严重性得分相加或相乘以得到一个总体的"知觉威胁"分数的做法，也许比分别使用各因素的预测效果更佳，行为线索与自觉利益和障碍也许可以更好地预测知觉威胁很高的环境中的行为。

目前很少有实证研究针对上述问题得出结论。不过，最近琼斯等人（Jones et al., 2015）研究了HBM因素对流感疫苗接种行为的直接和间接影响，并发现各因素间关系复杂。具体来说，流感疫苗接种活动（行为线索）通过自觉威胁和自觉障碍的中介影响了行为，而自我效能感反过来又调节了行为。针对这些方面的问题需要更多此类的研究分析。

■ HBM 的所有因素都重要吗？

有证据表明，HBM也许高估了"威胁"的作用。研究并没有发现自觉罹患性是健康行为变化的重要预测手段。事实上，健康促进信息不应该过度使用恐惧唤起，因为这可能会对行为改变产生反作用（Albarracín et al., 2005）（另见第六章），尤其是对于那些缺乏改变资源的人（e.g. Ruiter & Kok，2006）。此外，对青少年性风险行为的研究指出，

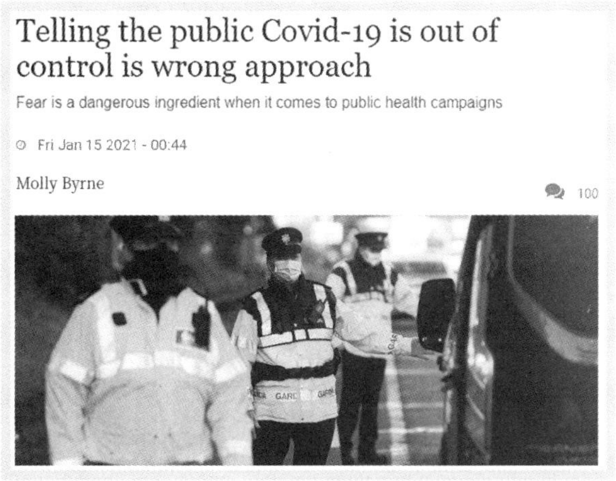

插图5.2 恐惧信息可能会对行为改变产生反作用
资料来源：Molly Byrne, NUI Galway.

对性传播疾病、怀孕，甚至艾滋病毒感染的威胁知觉或自觉罹患性的认知往往是反直觉的，而行为（如安全套的使用）受主观规范的影响更大（见下文 TPB），而非 HBM 因素（Boone & Lefkowitz, 2004；O'Dwyer, Dune, Bidewell, & Laimputong, 2018）。

HBM 中没有涉及自觉利益和障碍的个体差异性问题，然而，有人提出，高度显著信念（即对个体非常重要的信念）可能比使用模态信念的模型能更好地预测结果（Steadman et al., 2002）。不同因素对个人的显著性及其对行为的影响也可能在不同的环境中有所不同，包括在不同的人群中也可能不同。例如，美国的一项研究（Chen et al., 2007）发现，流感疫苗的接种与整个样本中的流感严重性和个人罹患性的信念密切相关，但这些因素在非裔美国人和欧裔美国人中的相关性要比在西班牙裔美国人中强得多，后者更容易受到疫苗接种障碍的影响。采用 HBM 的研究通常只考虑文化或社会影响或行为发生的背景。

在更微观的层面上，行为也发生在不同的环境中，例如，在考虑使用安全套时有不止一个人在场，因此应考虑人际动态和行为协商。HBM 在这里的效用证据有限。这与前面提到的一点有关，即 HBM 对个人感觉是否可开始所需行为（或行为变化）这一问题未予考虑。如下面将要讨论的计划行为理论（Theory of Planned Behaviour, TPB）和健康行动过程方法（Health Action Process Approach, HAPA）所示的那样，低知觉行为控制和低自我效能感将与其他障碍因素一起被纳入研究，而非作为核心因素发挥作用。

一个影响控制信念，但却没被考虑的因素是过去的行为，我们在未来做什么的一个重要预测因素是我们在过去做了什么。这一领域的早期研究较少涉及此方面，现在越来越多的研究对过去的行为进行了评估，并且一直有研究发现它具有预测性：过去的行为不仅与更安全的性行为相关（Yzer et al., 2001），而且与乳房自查（Norman & Brain, 2005）或客观和自我报告的身体活动相关（Plotnikoff et al., 2014）。过去的成功或失败对未来行为的影响是通过对未来尝试的自我效能感的影响来实现的。

同样被忽视的是情绪可能发挥作用。正如基维涅米（Kiviniemi）及其同事所指出的（Kiviniemi et al., 2018: 99）: "早期关于健康行为决定因素的大部分基础性工作具有强烈的认知重点……〔但〕……在过去的 10—15 年里，科学家们越来越认识到情绪在理解健康行为方面的重要性。"如果一个人认为他被要求的行为会减少自己知觉且担心的健康威胁（遵循某个线索，尽管这还没有得到充分的检验），他们就有可能采取该行为，而且还认为他们的情感/情绪会影响这些因素及其效果。例如，负面情绪被发现与患有乳腺癌的妇女的锻炼行为成负相关（Perna et al., 2008）。基维涅米（Kiviniemi）的论文为研究认知和情感之间的相互作用提供了有力的证据，事实上，最近出现的一些概念，如预期后悔（见下文），反映了与情感相关的认知过程。

享受也是一个因素。范·卡佩尔（van Caappellen）及其同事（2018：78）引用了库伊瓦涅米（Kuivanemi）自己的一些经验性研究，指出："一般来说，当人们将快乐与从事某种健康行为的想法联系在一起时，他们更有可能既在思想上打算从事这种行为，又在实际行动上从事这种行为。"他们继续提供了许多与身体活动相关的例子，其中积极的预期状态以及运动过程中情绪的改善是与坚持 PA（Pysical activity）相关的因素。

最后，HBM 的各因素也许与预测个体开始积极的健康预防行为相关性更高，例如开始一次性筛查活动（e.g. Rawl, Menon, Burless, & Breslau, 2012），而不是维持该行为改变（Rothman et al., 2009；Phillips et al., 2016）。

HBM 是一个静态模型，认为信念是同时发生的。但该模型没有考虑动态过程，例如随着时间的推移，信念可能会变化或振荡。基于上述原因，还需要纵向的前瞻性证据来提供有效的和适当时机的干预措施。因此，除了 HBM 之外，干预措施还经常借鉴其他模型。尽管使用 HBM 的研究已经进行了半个世纪，但我们对模型中的所有因素如何共同发挥作用的理解仍然存在空白，另外，还有研究发现，使用 HBM 因素开展的研究在行为变化的差异中所占的比例相对较小，人们的注意力已转向其他更广泛的模型。

三、计划行为理论

理性行为理论（Theory of Reasoned Action，TRA）以及接下来要讨论的计划行为理论（Theory of Planned Behaviour，TPB）起源于社会心理学，衍生于社会认知理论（SCT，前面已经介绍过）。这些理论假定，社会行为取决于一个人对于特定社会背景中行为的个人信念，取决于他们的社会知觉和期望。

TPB 发展的基础是如下假设（Fishbein, 1967；Ajzen & Fishbein, 1970）：在一个人决定是否从事该行为之前，其行为是以目标为导向的，并以合理（不一定是理性）的方式权衡其行为的影响（Fishbein & Ajzen, 2010）。

TPB 旨在通过纳入较广泛的社会影响因素和知觉规范、对个人行为控制的信念，以及意向形成的必要性等要素，来探索态度与行为加以联结的心理学过程。行为首先取决于意向，意向反过来又会受到个体对待客观行为的态度（如结果预期信念）及其感受到的与行为有关的社会压力〔称为"主观规范"（subjective norm）[①]〕（见图5.2）的

[①] 主观规范（subjective norm）：一个人对亲朋好友（参考者）认为自己会或不会采取一种特殊行动的信念。是一种社会压力指数，通常通过个人顺从他人愿望的动机进行测量。

影响。个体希望遵守或符合他人的偏好或规范的程度被称为顺从动机。行为改变往往发生在社会支持发挥重要作用的情况下（Greaves et al., 2011）。目前的研究很少涉及社会网络在人生的不同时期和不同关系类型中所施加的影响类型，即社会影响和行动控制方面（例如，说服和鼓励，而不是批评和破坏）（Rook et al., 2011; Sorkin et al., 2014）。下文在"研究重点"中进一步讨论了人际关系的影响。

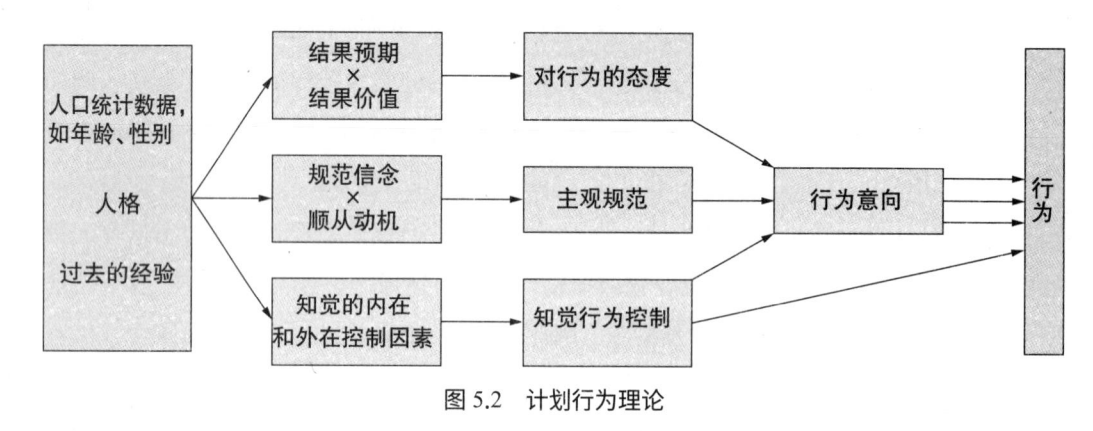

图 5.2　计划行为理论

TPB 包含因素如下：

- 对行为的态度："吸烟有害我的健康。"
  - 包括结果预期信念。积极的结果预期："如果我戒烟，锻炼对我来说就会变得容易。"消极的结果预期："如果我戒烟，我的体重也许会增加。"结果价值："对我来说，变得更加健康非常重要。"
  - 主观规范：我的朋友和父母真的希望我戒烟。
  - 顺从动机：我愿意取悦我的父母和朋友。
- 知觉行为控制："戒烟取决于我，我相信我可以。"
  - 意向："我要戒烟了。"

该模型指出，个人对行为的态度与主观规范信念相权衡，因此，一个对行为改变持消极态度的人（"我不太喜欢节食"）可能仍然会产生积极的改变意图，前提是他们的主观规范会促进节食行为，并且他们希望遵从自己的重要他人（例如，"我所有的朋友都比我吃得更健康，我希望更像他们"）。

对意向的第三个影响因素是知觉行为控制（PBC）（Ajzen, 1985, 1991），它是指一个人对自己在特定情境中，甚至在面对特殊障碍时，可以控制自身行为的信念（如，我相信即使我去超市的咖啡馆，我也有可能进行母乳喂养）。该模式提出，PBC 直接影响意向，因而会间接影响行为。同时，该模型认为 PBC 与行为也可能有直接影响，只要控制知觉是准确的。如果一个人相信他们可控制自己的饮食，而且他们真的可以这么做，那么行为改变就有可能。但假如食物的准备实际上是在别人的控制之下，那么即使形成了一种积极的意向，行为的变化也不大可能出现（Rutter & Quine，2002：12）。

与 HBM 信念一样，PBC 信念本身也会受到许多因素的影响，包括过去的行为和该行为在过去的成功或失败经验，在这方面，PBC 结构与自我效能十分类似。例如，一个从未尝试过戒烟的人的 PBC 信念可能比以前成功戒烟并可能相信自己可以再次戒烟的人的 PBC 信念低。

很多关于 TPB 的研究指出，PBC 与意向之间存在显著相关性，尽管意向依旧是比 PBC 更有力的预测后续行为的手段（McEachan, Conner, Taylor, & Lawton, 2011）。有人认为，如果 PBC 与模型的其他因素（如态度和动机），甚至与更多的控制点的性格测量（e.g. Armitage, 2003）相互作用时，它也许会变得更为有力。为了说明这一点，阿米蒂奇（Armitage, 2003）发现，广义的内在控制信念独立地预测了知觉行为控制和意向之间的关系。换句话说，在具有高度泛化内在 LoC 的个体身上，知觉行为控制信念解释意向的能力最强。这些发现表明，如果针对那些具有更多的状态性、处置性、内在控制点的人，旨在增强特定知觉行为控制信念的干预措施可能会更好地发挥作用（见第六、第七和第十八章）。

然而，这并不是 PBC 的全部。在对 38 项预测防晒意向和行为的研究进行的系统性回顾和元分析中（Sutton & White, 2016），PBC 和主观规范被证明是重要的，但态度是意向的最强预测因素，在预测行为方面，意向比 PBC 预测性更强。然而，意向并不能完全解释行为，一项对 237 个独立的 TPB 前瞻性测试的系统回顾表示，尽管意向是最强的预测因素，但只能解释 19.3% 的健康行为差异性（McEachan, Conner, Taylor, & Lawton, 2011），比以前所描述的要弱得多（Sutton, 2004）。然而，意向通常被视为是行为的近端决定因素，它既反映了个人以某种方式行事的动机，也反映了他们为实施这种行为而努力准备的程度（Ajzen, 1991：199）。HBM 仅指出各动机信念对行为或大或小的预测可能性，而没有提及已形成的意向对行为的预测，TPB 补充了 HBM 在此方面的解释。

■ TPB、意向与行为

TPB 已被用于许多关于健康和不健康人群的意向和实际行为的研究中，并涵盖了广泛的行为，从避孕套的使用、药物依从性、体育活动（PA）、疫苗接种或自我筛查等预防行为，到如刚刚列出的那些行为的反面，以及吸烟、非法药物使用或酗酒等风险行为。由于显而易见的原因，本章无法对每一种行为进行深入探讨，因此有兴趣的读者需要自己对具体的行为进行深入研究。接下来，我们向读者介绍几个流行的研究领域。

◎ 体力活动

关于儿童的体力活动，哈格（Hagger）等人（2001）发现，态度、知觉行为控制（PBC）和意向对后续一周的锻炼行为有着显著的影响。PBC和态度都可预测锻炼的意向，但主观规范却做不到。相反地，主观规范（以及态度和PBC）是加拿大青少年在一个月内定期参加体育活动、每天吃水果和蔬菜以及不吸烟的意向的重要预测因素（Murnaghan et al., 2010）。关于主观规范信念所发挥影响的研究发现不一致，部分原因可能是儿童的年龄差异［加拿大的样本比哈格的样本年龄大（分别为12—16岁和12—14岁），因此可能对社会影响的反应更大（Conner & SPArks，2005），或者也可能是测量方面的问题（见"问题"）］。

在探索TPB各因素和从癌症中存活下来的青少年的体力活动关系中，定期进行体力活动的意向可以被对体力活动的情感态度（如喜欢或不喜欢）和工具态度（有用或无用）所预测，但不能被TPB的其他因素所预测（总共解释了34%的差异）。体力活动本身可以被意向（解释了19%的差异）和自我效能（解释了另外10%的差异）解释。该研究评估了PBC和自我效能的作用，并认为后者的影响更为显著（Keats et al., 2007）。这与上面提到的阿米蒂奇（Armitage）的研究一致。TPB的不同因素可以解释意向但不能预测实际锻炼行为，该发现也得到了一项针对健康人群的锻炼行为的元分析的证实（Hagger，2002）。由于干预措施希望针对的是实际的行为改变，因此这些是关键的发现（见第六章和第七章）。

问题

规范性信念以及如何对其进行概念化和衡量

在许多研究中，主观规范（SN）的评估方式是，要求个体说出在列出的一系列他人的规范和期望中，他们认为哪些与讨论中的行为有关。通过这种提问方式，可促使一个人联想到许多人或许多影响因素，于是一种"模态"信念就成了分析对象。斯特德曼及其同事（Steadman et al., 2002）认为，在模态信念中，可能存在一种或多种极为突显的信念，它们对于个人极为重要，如果对此类突显的个人信念而非模态信念加以分析，也许就可提高结果的预测性。这一假设在他们的研究结果中得到了部分证实，该研究是对1000名女性接受乳房X光检查的预测因素进行的前瞻性纵向研究。个人主观规范信念和模态信念与意向或就诊行为的关联强度没有明显的区别。然而，个人主观规范信念提高了对乳房X光检查参与率的预测，而模态信念却没有。早期的研究可能依赖于模态信念，而没有报告SN对乳房X光检查参与率的影响，斯特德曼及其同事总结说，"个人产生的主观规范是对规范性压力真正产生影响的更敏感和准确的估计"。值得注意的是，在本研究中，不能确定对其行为受规范性影响的女性被排除在外，但这些样本值得单独调查，因为她们对筛查做出的决定（或任何其他潜在的行为）可能是高度基于个人的。

对主观规范的第二种讨论区分了描述性规范（即描述他人所做的事情，如"大多数高中生自己尝试吃足够的水果"）和强制性规范（即那些规定你应该做什么的规范，因为其他人也这样做，因此你也应该这样做，如"大多数高中生认为其他高中生应该吃足够的水果"）。基于青少年低估了同伴对水果和蔬菜的实际摄入（描述性规范），高估了同伴对此行为的消极态度（强制性规范）的研究发现（Lally et al., 2011），继而提出研究应测量这两种类型的规范。

斯托克（Stok）及其同事（2014）在一项实验研究中采用了此方式，该研究通过对知觉规范进行操纵，记录了参与者相应的意向和实际水果摄入。

在意向分析中，女性和那些自主动机高的人报告了更高的吃水果的意向，因此在与意向相关的分析中对这些因素进行了控制。结果发现，接受强制规范信息的青少年报告的吃水果的意向明显低于描述性规范和控制组的青少年（后两组之间没有差异）。

在后续报告的行为方面，年龄较大的参与者报告吃了更多的水果，因此年龄和自主动机成为控制变量（性别是否又作为控制变量尚不清楚）。在这种情况下，与强制规范组或对照组相比，接受描述性规范信息的人的水果摄入量更大（而后两组之间没有差异）。

这些发现揭示了强制性规范和描述性规范的不同影响，其中强制性规范对意向产生了负面影响，而描述性规范则对行为产生了积极影响。虽然研究结果部分证实了研究假设，但研究者更感兴趣的是那些没有相关性的内容。首先，描述性规范信息影响了行为，但没有影响意向，这与提出意向是行为的近端决定因素的假说相悖，该假说是基于理论且以TPB为主导的。研究者认为，这是因为对他人行为的广泛描述起到了快速而简单的"启发式"作用——这是一种指导行为的经验法则，不需要太多的有意识的认知努力，也不需要先形成吃水果的明确意向，他们只是

"做了"（或者报告他们做了）。这对简短的干预措施有重要意义。

其次，强制性信息的呈现产生了负面的影响，减少了该青少年样本吃水果的意愿。研究者认为这可能反映了青少年对暗示他们应该如何行为的信息的抵制，但同样需要注意到这种负面效应并没有出现在随后的行为中，这项发现十分重要。对强制性信息抵抗的存在和持续时间的进一步研究将是有益的。

为了控制可能的自我表现偏差（考虑知觉规范），研究者同时评估了参与者沉溺于社会比较的倾向，结果表明社会比较倾向与报告的意向或水果摄入量无关。

这些研究还强调了应格外关注如何提问以及何时提问。此外，社会规范并不总是来自朋友。一项研究综述（Gilliam & Schwebel, 2013）发现，父母参与 PA 对孩子的体力活动水平有重要影响。然而，当涉及青少年群体时，通过鼓励和沟通的间接父母支持比父母直接参与更重要，也许是因为同伴行为更有显著性（salience）[①]。在"研究焦点"中将进一步探讨父母和青少年对彼此健康行为的影响。

◎ 疫苗接种

目前 TPB 被试图用来了解与接种疫苗有关的因素（参见第四章）。英国一项针对 317 名 11—12 岁儿童家长的研究（Brabin et al., 2006）显示，家长让孩子接种人乳头瘤病毒（HPV）疫苗的意愿很低（38% 确定，43% 可能），该病毒导致了约 70% 的宫颈癌（见第三章）。据报道，导致接种疫苗意愿低的一个原因可能是，接种疫苗会被少女视为一种预防其他的性传播感染（sexually transmitted infections）的保护方式，有可能会增加她们的性活动和暴露风险，这也引起了临床医生和家长的普遍担心。如前所述，如果要有效地开展针对性健康促进工作，就需要进行评估实际行为的研究。

为了解决这个问题，一项对 339 名 13—21 岁名已经接种了 HPV 疫苗，且在接种疫苗时有性经验或没有性经验的女性的研究（Mayhew et al., 2014）发现，在接种后 6 个月内，性经验不足的人在接种疫苗后的风险认知和性行为开始之间没有相关性。研究者还发现参与者的性伴侣的数量没有增加，有性经验的参与者报告的安全套使用行为也没有改变。当观察特定年龄组时，发现 16—21 岁的性经验不足，且对其他性传播感染的风险认知同样很低的女性，实际上在接种疫苗后开始性活动的可能性较小。这些发现消除了人们对接种疫苗的担忧和可能的障碍。当然，由于此样本为参加了疫苗接种的人，研究结果并不能显示那些选择不参加疫苗接种者的信念和行为。因此，理

[①] 显著性（salience）：强度和重要性。

想情况下，我们需要来自那些行动和不行动的人两方面的行为信念的证据。

同样值得注意的是，疫苗接种行为还可能受到个人对他们患有的疾病的认知的影响，正如研究发现，要想改变癌症或心脏病患者的行为，还需要考虑他们对疾病的知觉〔疾病表征（illness representations）[①]〕（见第九章）。对疾病的知觉增加了对行为的解释，对医疗干预或治疗的知觉也增加了对行为的解释。

例如，疾病信念影响了有乳腺癌症状的人的求助行为（Hunter, Grunfeld, & Ramirez, 2003），而对药物的知觉和担忧影响了坚持治疗的关键健康行为（e.g. Clifford et al., 2008；Morrison et al., 2015）。年龄或种族等人口统计学因素也可能影响人们的疾病信念，从而影响预防或求助行为（另见第九章关于新冠病毒相关症状和筛查行为的讨论）。

◎ 吸烟

吸烟从根本上说是一种个人行为，只需要一个人就可进行。吸烟是人们经常谈论的话题，尽管它在许多国家正变得越来越边缘化。社会影响对吸烟行为很重要，例如，在儿童吸烟行为的研究中，父母的影响很大（e.g. Hiemstra, 2012）（见第三章，以及"研究焦点"）。父母的关系和支持可以抵消来自同伴的负面影响（Choukas Bradley et al., 2014），青少年在家中的行为可能与在外面的行为不同（Guidetti, Cavazza, & Graziani, 2014）。人们发现，控制吸烟行为的信念，特别是自我效能的信念（见后面的 HAPA 模式中的定义），是戒烟的显著相关因素。如果过去的行为一直持续，那么可以说个体对此行为已经成瘾了，比如吸烟，即是一种成瘾行为。也许正因如此，很少有研究真正将 TPB 应用于戒烟。研究承认成瘾行为受到不同的影响因素和控制因素的影响，而不是如使用安全套等更具意志性[②]（volitional）的行为。当吸烟等行为成瘾时，吸烟的冲动可以独立于个体有意识的认知努力而发生（Hofmann et al., 2008；e.g. Sutton, 2010）。处理成瘾行为是行为改变理论的一大挑战（Gardner, Rebar, & Lally, 2019）。

◎ 性风险行为

吸烟和性风险行为之间有显著的差异，也许可以预期两者的预测因素可能有所不同。与个体单独进行的吸烟行为不同，性行为是一种涉及两个人的社会交往或互动。此外，尽管强迫性性行为被描述为成瘾，但依赖性在性行为方面很少见（Reid,

---

① 疾病表征（illness representations）：对于一种特殊疾病和健康不佳状态的看法，通常被归于勒温塔尔（Leventhal）描述的五个领域：特征、时间表、原因、结果和控制/治疗。
② 意志性（volitional）：一种经过深思熟虑或反思过程后的自愿行为，而不是自动或冲动的。

2016）。性行为，特别是带有风险的性行为，如无保护措施的性行为，通常很少公开被讨论。

关于性行为的 TPB 研究主要集中在确定安全套使用增加的相关因素上。一项有关研究的元分析发现，以前的安全套的使用、对使用安全套的积极态度、其他人使用安全套的主观规范、伴侣对使用的支持、与安全套的购买和使用有关的自我效能，以及意向（Albarracin et al., 2001）对安全套的使用行为都有重要影响。TPB 各因素在预测使用安全套的意向方面表现尚可，而且意向往往与行为有关。但总体而言，TPB 各因素对实际行为的预测性不强（McEachan et al., 2011）。这样的发现与行为会遵循意向（由态度和认知成分预测）的理论假设背道而驰，这使得研究开始致力于解决"意向 – 行为"之间的鸿沟（Hagger & Luszczynska, 2014，下文将讨论）。

安全套使用研究的一个重要局限是，许多研究是针对受过教育的年轻成年人群（例如学生）进行的，而不是针对行为"混乱"人群，例如性行业工作者，而行为改变对这些人群至关重要。性伴侣是长期的还是临时的信息也很重要，因为它将影响不使用安全套的实际风险和可能感知的风险，并可能影响个体对"安全性行为"的态度，以及以为它是否必要或重要（MacKellar et al., 2007）。有研究者认为，对于某些人而言，安全套的使用与否更多地受制于习惯而非意向（以及暗示 TPB 认为的先于意向的认知过程）。所以，就此而言，干预措施应当在性生活的早期就加以重视，以促进"较安全的性习惯"的养成（cf.Yzer et al., 2001）。

■ TPB 的局限性

在使用该模型尝试促进和解释行为与行为变化的数十年间的研究中，人们注意到了 TPB 的几个局限性，包括 TPB 没有意识到预测变量（态度和主观规范）与结果间潜在的相互作用。人们从行为中获得反馈，这些反馈可能会改变信念和期望：人们的信念或行为很少是一成不变的。许多已发表的研究都是横向研究，缺乏前瞻性的纵向证据，无法建立变量之间随时间变化的关系，也无法确定那些具有干预潜力的变量。

事实上，当 TPB 变量对行为的预测显著低于其对意向的预测时，制定行为改变干预措施的模型的实用性是有限的。尽管从理论上讲，意向是行为改变的关键前提，但通过干预来增加意向（例如，通过针对规范性信念或 PBC 信念）并不能对行为产生巨大影响。事实上，一项关于锻炼的意向 – 行为关系的实验变化的元分析发现，中等程度的意向变化只会引起微不足道的行为变化（Rhodes & Dickau, 2012）。也许这是因为 TPB 和大多数健康行为的模型一样，都认为同样的因素和过程可以预测行为的开始或行为的改变，也可以预测行为在一段时间内的维持。一项对 100 多个行为启动和维持理论的回顾研究表明，情况并非如此（Kwasnicka et al., 2016）。大多数的研究都集中在行为的启动上，这可能就是基于这些研究结果的干预措施对长期行为只有小到中等程度的影响（例如，健康饮食，de Ridder et al., 2017）或未能对行为变化的维持产生长期影响（van Stralen et al., 2009）的原因。此外，由于许多研究没有使用任何或足够的对照组，很难准确地确定改变的关键因素。

在过去的 40 年里，通过对 TPB 的局限性进行严谨的反思和评估，研究者提出了其他几个概念，作为对 TPB 研究的有益补充。TPB 的提出者（Fishbein & Ajzen, 2010: 282）建议，新的预测因素应该"谨慎地增加，并且只能在仔细考虑和经验探索之后"，任何增加都应该"在概念上独立于理论的现有预测因素"。在过去的 15 至 20 年里，已经对一些新增因素进行了研究，并取得了实质性的进展。现在，一些强有力的证据表明，过去的行为、情感（情绪）变量（如预期后悔）（Ferrer & Mendes, 2018）、与计划过程有关的变量（如执行意向）、自我调节过程（包括自我效能）、注意力控制以及承认自主性或习惯的变量与 TPB 的因素相比，更可以预测健康行为（Sniehotta, Pressau, & Araujo-Soares, 2014）。下面将简要介绍这些内容。

◎ 过去的行为

预测你今天打算做什么的最佳因素很可能是你过去做过的事情。例如，尝试戒烟会受到你之前是否尝试过的影响，因为这会影响你对是否能够戒烟（PBC）以及是否有可能成功（预期结果）的信念。事实上，在 TPB 变量中加入过去的戒烟尝试因素，对挪威 357 名每天吸烟的学生的戒烟意向的预测有很大的帮助（意向随着之前戒烟尝试的次数而增加）（Hoie et al., 2010）。然而，还有一个重要发现，范吉利斯及其同事（Vangelis et al., 2011）发现过去的戒烟尝试与下一次戒烟的实际成功之间没有明确的关联。正如费仕贝恩（Fishbein）和阿耶兹（Ajzen）指出的那样，评估过去的行为可以告诉我们以前做了什么并预测我们现在做什么，但它并没有告诉我们"为什么"。也许令人惊讶的是，过去行为产生的影响似乎都没有完全以 TPB 的核心因素——态度、规范、PBC——作为影响中介。

研究焦点

父母和青少年对彼此健康行为的人际影响：TPB 的二元扩展

Joyal-Desmarais, K., Lenne, R.L., PAnos, M.E. et al.（2019）. Interpersonal effects of parents and adolescents on each other's health behaviours: a dyadic extension of the theory of planned behavior. *Psychology & Health*, 34: 5690589.

背景

文献中提到的和本章介绍的大多数健康行为模型都侧重于个体，侧重于对一个人行为的内在影响，而对人际影响所起作用的关注有限。对他人影响的考虑，例如在 TPB 中的影响，则反映在人际评价维度的测量中，即感知的主观规范，而对这些因素的影响的研究均与行为相关，人际因素的实际作用就这样被忽略了。

方法

为了了解重要他人的信念和行为是否会影响个人的信念与行为的问题，这项研究报告了针对 1717 组父母和青少年进行的调查结果。二元模型能够检验个体（"行为者"）的影响，即：

- A 的信念及其对 A 的意向和行为的影响；
- B 的信念及其对 B 的意向和行为的影响。

但关键的是，它也可以检验人际关系（"伙伴"）的影响，即：

- A 的信念及其对 B 的意向和行为的影响；
- B 的信念及其对 A 的意向和行为的影响。

研究者既考虑了积极的健康行为：参与体力活动（PA），吃水果和蔬菜（FV）；也考虑了消极的健康行为：吃垃圾食品和含糖饮料（JF），久坐在屏幕前的行为（SB）。这项研究测量了每组中的两个成员——父母（74% 为母亲）和 12 至 17 岁的青少年（50% 的男性，50% 的女性）——的 TPB 态度、主观规范、知觉行为控制（PBC）和意向。所有数据都以一致的方式进行评分，较高的分数反映了积极的信念或参与相关行为的意向。每种行为的态度仅限于一项评估："我会每天（从事行为 x），因为这对我来说是一件重要的事情"，仅 PA 行为另有额外两项（有趣，喜欢）。每种行为的主观规范通过两个项目进行评估：仅针对青少年的描述性规范〔"我的朋友在一周的大部分时间里（从事行为 x）"〕和针对父母和青少年的强制性规范〔"我会（从事行为 x），因为如果我不这样做，其他人会为我感到沮丧"〕。对于每组的两名成员，其每一种行为的知觉行为控制评估均由一个项目进行〔"我对自己（从事行为 x）的能力有信心"]。最后，意向也由一个项目来衡量〔"我会（从事行为 x），因为我已经考虑过它，并决定（从事行为 x）"〕。

四种行为中的每一种都使用适合年龄的标准化项目进行评估。在过去七天里，以同样的方式对父母和青少年的 FV 和 JF 摄入行为进行了评估。然而，对 PA 的评估有所不同，青少年报告了上周上学时间和空闲时间的 PA 频率，而家长报告了他们过去一周的 PA 强度。对于 SB，评估了青少年每天花在电脑、手机、电视或视频游戏上的平均空闲时间，父母完成了类似但不完全相同的项目。

研究者按照 TPB 模型，建立了信念通过意向间接对行为产生影响的模型（模型 1），也建立了信念直接影响行为的模型（模型 2）。该分析使用了受欢迎的统计方法，行为者－伙伴相互依赖模型（Kenny, Kashy, & Cook, 2006）（见第十五章"关于病人和照顾者"），采用结构方程模型来识别行为者效应，例如青少年态度对其自身行为的个人内在影响；以及伙伴效应，例如父母态度对青少年行为的人际影响，反之亦然。

结果

TPB 假设"行为者效应"，即一个人的态度、SN、PBC 应与其意向呈正相关，然后其意向应与行为相关（模型 1，间接）。模型 1 中，在父母和青少年样本中测试的 32 个行为者效应中，有 31 个是正向显著的。对于模型 2，信念可能会对行为产生直接影响（而不是通过意向），32 个模型中有 28 个模型是正向显著的。PBC 对父母的四种行为中的三种（不包括 PA）有直接影响，但对青少年所有四种行为都有直接影响。父母的态度直接解释了除了久坐不动之外的行为，而对于青少年来说，态度只解释了 PA。父母 SN 影响了除 FV 摄入外的所有行为，但实际上对垃圾食品摄入和久坐行为的影响作用都是负面的。相反，青少年的 SN 对他们的所有行为都有积极影响。因此，行为者效应清晰可见，意义重大，而且总体上是朝着理论化的方向发展的。

关于伙伴效应也有重要的发现，尽管比行为者效应少。在间接模型 1 中出现了 13 个伙伴效应，在直接模型 2 中出现了 21 个。该论文描述了一个相当复杂的模型（在这里不再详述），但需要注意的是，研究结果报告了显著的伙伴效应的频率及其平均幅度。在这四种行为中，青少年信念或行为对父母信念或行为的显著影响（模型 1 中有 5 种影响，模型 2 中有 10 种影响）比父母对青少年的显著影响小（模型 1 中有 8 种影响，模型 2 中有 11 种影响），但平均影响程度相似。当加入意向因素时，影响的频率模式是相似的，尽管影响的幅度较小。

然而，当行为被考虑在内时，在模型1中，青少年对父母的影响往往比父母对青少年的影响更显著。在两个模型中，青少年－父母效应的平均幅度都大于父母－青少年效应的平均幅度。主观规范对意向和行为都有显著的伙伴效应。态度只与伙伴的意向有关，而与行为无关。PBC与几种伙伴行为相关，但与意向关联较少。

讨论

这篇论文探讨了人际关系在成人和青少年健康行为表现中的影响作用，所采用的方法使这种影响超越了个体内在的影响，即这些影响还被用在伙伴分析中。这基本上确定了诸如青少年和他们的父母这样的二元伙伴成员是非独立的。研究发现，在所有的行为中，意图和行为的伙伴效应都高于行为者效应，这表明伙伴效应不仅仅是通过改变行为者的信念来发挥作用。

在青少年对父母健康行为的影响方面有新的发现，这可能与食物摄入有关，但该原因很少被考虑。尽管父母信念与青少年意向之间的关联比青少年信念与父母意向之间的联系更为强烈，但青少年信念对父母行为的影响比父母信念对青少年行为的影响更为强烈。也许父母会塑造青少年的意向，但是，当遇到竞争性的影响，例如同伴的人际影响时，这些意向可能会消失（需要对其他人际影响进行研究，也许是一种三元分析，即青少年－父母－同伴！）。相比之下，青少年更能影响父母对垃圾食品的摄入或电子游戏参与，即使这违背了父母的意向，也就是说父母偶尔会向坚持自我的青少年屈服？该领域仍需要进一步的研究来探究这些影响，以及研究从年龄较小的青少年向年龄较大的青少年之间的权利转移。

这项研究还考虑了积极和消极的健康行为，并提出一个问题：人际影响是否因行为类型而异。我们已经知道，TPB对不同的行为有不同的影响，这项二元研究证实了这一点。与不健康行为（JF、SB）相比，意向与健康行为（FV、PA）的关系更为密切，这也符合以下观点：不健康行为受到更多的冲动控制，而非深思熟虑的结果（Wiers & Hofmann，2010）。令人惊讶的是，积极的父母主观规范与青少年更高的垃圾食品摄入量和久坐行为相关，也许这反映了青少年拒绝这种权威表达的"强制性规范"。

然而，这项有趣的研究受到其横断研究的限制，阻碍了对因果关系的观察，事实上，行为本身可能解释了信念和意向的差异，而不是反过来被解释。此外，样本特征限制了其研究结果的普遍性，因为所有参与的家长都是女性，而70%的家长和64%的青少年是白人。最后，还有一些围绕概念测量的问题。本研究附属于美国大型全国性调查（FLASHE研究），而该研究在设计上没有明确采用TPB问卷，因此选择

> 了最"适合"兴趣建构的项目。这导致评估每个 TPB 构架的项目数量有限，每个行为所使用的措辞也不同，包括评估的时间框架，所有这些都可能影响认知需求，限制行为之间以及父母和青少年测量之间的可比性。最后，在沟通、关怀、合作和相互尊重等方面，没有对青少年和他们父母之间的关系质量进行测量，这意味着一个成员的信念和另一个成员的行为之间的关系的重要潜在调节因素没有纳入考虑范围。
>
> 尽管这项研究存在缺陷，但仍然是一个有意义的研究。这项研究提出了重要的问题，在分析规划中对其局限性进行了明确的思考，且提出了未来需要继续研究的几个问题。因此在这里详细介绍了此研究！

如果频繁且持续地进行过去的行为，这些行为也会变成习惯，这给那些试图改变行为的人带来了进一步的挑战。

◎ 习惯与自动化

非反射性动作，或称自动动作，是指个体在从事某种行为，但几乎没有意识到自己正在做这件事，例如刷牙是人们在早上和晚上的例行公事，同样的行为还有洗澡、淋浴、刮胡子或对着镜子在水槽上方化妆。人们在做这些行为时没有想太多，一般是面对镜子时自发开始，而非有意识的决策触发的。习惯是通过在相对稳定的环境中反复进行而形成的，这些环境通常会自动触发行为，因此习惯不会像形成态度或知觉控制信念那样消耗认知资源。习惯可以凌驾于与之竞争的意向之上，如在早晨喝第一杯咖啡的时候抽烟的习惯，可以打败与之相反的意向。习惯是自动的，以至于有时你会问自己你是否做了这件事。对习惯性行为的意识只有在看到结果时才会出现："我不记得刷过牙，但我下巴上满是牙膏：所以我一定做过。"（改编自 Sniehotta & Presseau 的吸烟示例，2012，Gardner & Tang，2014 年引用）。对于那些寻求行为改变的人来说，习惯可能会带来一定的问题（见"停下来，想一想"）。

◎ 预期情绪

包括 TPB 在内的社会认知模型因没有充分考虑情绪或情感如何影响态度、感知规范和 PBC，从而影响行为意向和行为，也没有检验情绪是否对意向或行为有直接影响而受到批评。许多健康行为模型，如 HBM 和 TPB，假设人们在特定社会背景下根据自己的认知（态度、信念和期望）理性地行动。然而，情绪可能伴随着这些认知。佩鲁吉尼和巴戈奇（Perugini & Bagozzi，2001）提出，预期的情绪产生于个体对一种行为成功或失败的可能性的考虑（结果预期）。对预期后悔的研究（Bell，1982；van der Pligt & de Vries，1998），即决定会导致对未来不良结果的预期（例如，"如果我不使用安全套，导致我怀孕了/得了性病，我真的会后悔"），报告了预期后悔对一系列行为的预测产生显著改善。一项对 24 项数据的元分析（Sandberg & Conner, 2008）发现，预期影响（不仅是对预期后悔的研究，还有对预期悲伤、担忧，以及一些对预期积极影响的研究，如感到自豪或兴奋）对一系列行为意向的解释增加了 7%，但对行为的解释仅增加了 1%。最近，一项涉及 45000 多名参与者的对 81 项研究的元分析（Brewer, deFrank, & Gilkey, 2016）区分了"行动后悔"（即后悔做某事）和"不行动后悔"（后悔没有做某事），并发现，虽然两种类型的后悔都能显著解释行为，但"不行动后悔"对意向和行为的预测作用更强。对行为改变（或不改变）的预期情感反应对行为预测的贡献很小，但很重要。当预期负面情绪与行为改变不相关时（例如，当预期宿醉并没有减少晚上的饮酒量时），可能表明对行为本身的知觉（例如少喝）也许调节了预期后悔的影响。预期情绪可能与态度的形成有关。

◎ 道德规范

某些意向可能会转化为符合道德规范的行为，特别是如使用安全套或醉酒驾车等直接涉及他人的行为（e.g. Evans & Norman, 2002; Godin, Conner, & Sheeran, 2005）。

◎ 自我认同

个体如何使用具有社会意义的类别、角色和特质来感知和为自己贴标签，将会对意向产生影响，并且这种影响超过了 TPB 的核心变量，特别是规范成分的影响（例如，提高了年轻人寻求衣原体检测的意愿，Booth et al., 2014）。人们倾向于按照与自我形象一致的方式行事。一项对 24 组数据的元分析发现，将自我认同纳入考虑因素，对意向的预测增加了 13%，这是相当可观的（Rise et al., 2006）。在实际行为方面，卡尔福拉、卡索和康纳（Carfora, Caso, & Conner, 2016）报告称，当控制 TPB 变量和参与者过去的行为时，健康饮食者的自我认同对之后水果和蔬菜的摄入行为有独立影响。自我肯定可以作为一种干预工具，鼓励人们反思自己宝贵的价值或特征，以此作为增强风险处理和接纳的手段，以促进行为改变。这些内容在爱普顿和哈里斯（Epton & Harris, 水果和蔬菜摄入, 2008）及范·科宁斯布鲁肯（van Koningsbrugen, 咖啡因的摄入, 2009）的研究中都可以看到。自我认同也是韦斯特的（West, 2006）PRIME 理论中评估概念的核心组成部分，该理论被应用于包括吸烟在内的成瘾问题。该理论将个体的计划（Plans）、反应（Responses）、冲动（Impulses）、动机（Motives）和评估（Evaluations）被放在一起考虑，承认经验、冲动、认知和动机以及对自我和他人的评估在个体健康行为中所发挥的作用。由于 PRIME 理论的综合性质，它被用来支持戒烟行为改变干预措施的发展（e.g. Michie et al., 2011）。

停下来，想一想

如果有时我们的行为是在没有真正思考的情况下进行，该如何对习惯进行测量？你能准确地告诉研究人员你今天早上刷了多久的牙，或者上个月你多少次选择坐电梯而不是走楼梯吗？如果要有效地帮助那些希望用更健康的习惯代替不健康的习惯的人，就需要更好地理解无意识行为。目前的主导模式倾向于假设有目的意识和相对理性的认知与努力——这两者都不是必然的！当一个行为的表现是自动的，我们如何准确评估其特征？其中一个方法就是"大声想"。例如，加德纳和唐（Gardner & Tang，2014）要求学生在完成与吃零食、使用公共交通工具通勤和饮酒有关的习惯测量时大声说出自己的想法。在这项小规模的定性研究中，90%的参与者（N = 20）报告说难以回忆起他们的行为或相关线索，或者对回答自己的行为在多大程度上是自动进行的问题缺乏信心。因此，测量习惯的方法的有效性和实用性受到了质疑。为什么这很重要？如果你有一个"坏"习惯，比如你在等水壶烧开的时候，不假思索地点燃了香烟，这种行为可能不像你是在思考后再点燃香烟那样容易被干预。养成新的健康习惯需要时间和毅力，首先需要确定行为的哪些部分是习惯性的，行为的线索是什么。迄今为止，很少有研究尝试这样做。缺乏对习惯的理解也许可以解释为什么本章中描述的那些主要模型都是以有目的的意识和认知努力的假设为基础的，当涉及习惯时，其效果不如理论上的好……是好还是坏！

◎ 行动计划与执行意向

戈尔维策（Gollwitzer）认为，人们需要从研究态度、信念、动机（行动之前）的典型模型（如 TPB）转向意志（volition）（行动）阶段出现的执行心态（Gollwitzer，1999；Gollwitzer & Schaal，1998；Gollwitzer & Sheeran，2006）。戈尔维策描述了个人需要如何做出具体的"如果……那么"声明（即"执行意向"），例如："如果我和朋友出去，那么我就不会喝酒。"意向包含"何时、何地（例如在本例中'与朋友'）及如何"的计划，承诺自己在某个时间、地点使用某种特殊的行动方法。例如，和 TPB 测量中的只是说"我多么强烈地想节食"的做法不同，执行意向则需要说："我下个周一要做的第一件事是，在家里吃一顿健康的早餐，开始节食。"

人们可能并不总能够将他们良好的意向转化为行动（"倾向性弃权者"；Sheeran，2002）的一个原因是，他们没有对如何、何时、何地实施自己的意向制定充分的计划。行动计划可以是认知性的，即在头脑中记下自己打算在什么时候、什么地方以及如何实施一个行为，在操作中形成执行意向（implementation intention）。但是它也可以是行为性的，即进行"准备性"行为。例如，对于安全套的使用，这可能包括购买或使用安全套的心理计划，也可以是购买安全套或与潜在的伙伴讨论安全套的使用等实际行为（Potard, Caballero, & Courtois, 2017）。

执行意向被认为是通过创造良好的机会（如下周一）来增强个体对其决定的承诺，该机会可以在个体的记忆中获得（如开始节食），因此增加了执行意向行动的可能性（Gollwitzer & Brandstätter, 1997）。执行意向通过使行动更加自动化，即对执行意向中设定的情境刺激做出响应，获得其效果。研究已经证明，即使缺乏有意识的意向，执行意向也能促进预期行为的执行，情境本身即能提示"如果……那么"的行动，也就是"意向激活"（Bayer, Achtziger, Gollwitzer, & Moskowitz, 2009; Sheeran et al., 2005）。

此后，多项元分析（混合行为研究，Gollwitzer & Sheeran, 2006; 体育活动研究，Belanger Gravel et al., 2013）证实了执行意向在实现各种特定的健康相关目标方面的作用。例如，在大学生中，酗酒是一个令人担忧的问题，研究发现，形成执行意向可以增加将减少饮酒的强烈意图转化为行动的可能性（Norman, Webb, & Millings, 2019）。此外，尽管有证据表明，形成近端（更直接）目标比形成远端（长期）目标更能实现目标，但随着时间的推移，执行意向确实表现出持久性。例如，关于体育活动，一项对26个数据集的元分析发现，在随访期较长的研究中，形成执行意向对坚持体育活动的一致性中低强度的影响并未减少，即影响大小是相似的（Belanger Gravel et al., 2013）。该发现可能对许多人群都有影响，例如，可鼓励住院病人在出院前形成其家庭康复的执行意向，以提高出院后的运动坚持（从而恢复）。有些人会在形成动机意向（"我打算锻炼身体"）时，自发地形成执行意向，但许多人却不能，也没有从这种干预中受益（见第六章）。

德·文特及其同事（de Vet et al., 2011）指出，执行意向形成对行为的积极影响的大部分证据来自个体的执行意向是在他人帮助下形成的研究，当然，这在现实生活中并不总是容易获得的。研究证明年龄在16至30岁之间的年轻单身女性在"准备"购买安全套和实际"使用"安全套方面独立形成的执行意向预测效果存在差异。结果表明，执行意向在准备（购买）方面的预测效果更好（足够完整和准确），但事实上，执行意向并不能预测所有的准备行为（购买、家中有安全套、与潜在伴侣讨论）。尽管有一些样本上的限制，但这些发现突显了针对安全套使用行为的有效计划是复杂的。

◎ **应对计划**

应对计划包括预测和计划如何处理行为的障碍（Molloy et al.，2010；Sniehotta et al.，2005），有人建议应该鼓励针对准备行动的执行意向，而不是直接针对行为的执行意向，这将包括制定障碍管理计划，例如："如果我遇到吸烟的朋友，那么我将直接告诉他们我已经戒烟了。"莫洛伊及其同事（Molloy et al.，2010）发现，与男生相比，女学生从体育活动的社会支持中受益更多，但社会支持对其随后体育活动的影响将部分地被 PBC 和应对计划所调节。

现在的行为预测研究通常包括对执行意向的测量。越来越多的证据表明，形成执行意向也可能有助于人们将不健康的习惯性行为转变为更健康的行为，尽管研究结果和研究设计相混合（例如，实验与"现实生活"研究，不同习惯程度的样本）。在饮食行为方面，阿德里安塞及其同事（Adriaanse et al.，2011a）发现，执行意向对增加健康饮食的影响比减少不健康饮食的影响要大。

另一个研究来源于韦伯及其同事（Webb et al.，2009），他们发现只有在轻度–中度吸烟而非重度吸烟的情况下，形成执行意向对减少青少年吸烟行为是有效的。在后来的一篇专门针对改变成瘾行为的研究中，韦伯（Webb et al.，2010）描述了习惯是如何可能不受相同的有意识控制的影响，因而这种干预可能需要更多地考虑和自我控制相关的问题。

◎ **目标和目标意向**

一般来说，当人们看重可能的结果，相信目标是可以通过行动实现的，即自我效能，以及收到进展的反馈时，就会成功地实现目标（这在涉及长期目标的情况下尤其重要，比如减肥）。当试图用一种更健康的行为来取代不健康的行为，特别是习惯性行为时，需要不止一种执行意向来促进健康行为的实施，才能使选择始终是"好的"、反习惯的行为（Adriaanse et al.，2011）。该过程可能涉及自我控制，也可能最后的行动最终取决于相互竞争的"目标意图"的强烈程度，也就是说，要真正"打破习惯"，需要重视通过实施新的健康行为以实现目标。

总之，现在大多数研究都采用了 TPB 的拓展因素，包括上面描述的许多概念。一些人提出，鉴于诸如 TPB 的行为测试与意图相反、纵向设计的局限、与受过教育的学生样本相比普通人群或风险人群样本较少、采用客观的结果测量而不是自我报告等典型的局限性，最初的 TPB 可能已经达到了其目标（Sniehotta，Pressau，& Araujo Boares，2014）。人们的注意力转向了似乎能更充分解释行为并提供干预途径的模型。这些行为变化模型认为个人处于一种"离散有序的阶段"，每个阶段都比前一个阶段表现出更大的改变行为的倾向（Rutter & Quine，2002：16），这些模型假设干预措施将针对不同阶段的不同因素。行为改变的持续性将取决于持续的动机和自我效能的保持，这些因素可能会随着时间的推移而波动（Kwasnicka et al.，2016；Voils et al.，2014）。后续的研究需要不断深化，以在未来的设计中将这些因素纳入其中。

停下来，想一想

我们提出的问题可能会影响随后的行为，这种现象有时被称为"纯粹测量效应"（Morwitz et al.，1993，as cited in Godin et al.，2008：179）。例如，一份评估对某种疾病的自觉罹患性的问卷可能会提高对这种疾病的认识，导致个人反思自己的行为，改变他们的信念结构，甚至有可能改变他们的行为。在一项对假设的乳腺癌基因检测的信念和意向的评估研究中（Morrison et al.，2010），参与者对自己对基因检测的态度、结果期望、对检测的好处或障碍的感知，以及在检测可用的情况下进行检测的意向进行了评分。这些提出的问题可能会引起一些人思考自己之前没有想到的事情，同时也为参与者提供了有关行为的信息，例如："你认为基因检测在多大程度上会减少对自己患乳腺癌的长期风险的不确定性，使你能够对自己的未来做出积极的决定"，这有可能改变参与者的信念和态度。在一项关于献血意愿的研究中，有结果显示（Godin et al.，2008），与没有收到问卷的1772名成人对照组相比，完成了TPB调查问卷的2900名成人明显更有可能登记献血并随后献血。实际上，问卷本身就起到了干预作用，而且是一个相对低成本的干预措施。也许可以通过改变所使用的问题的措辞来控制行为改变的方向，就像其他研究试图通过所提供信息的性质来改变信念一样。虽然在某些情况下这些方法可能是可取的，但当将问题作为干预措施时，需要更好地进行研究设计。

第四节 行为改变的阶段模型

另一种研究健康行为的方法是明确地将改变视为一个过程，并建立理论模型，根据一系列因素将个人视为处于变化"准备"的不同阶段。这种模式的目标是为干预提供机会（见第六章）。

阶段理论有四个特性（Weinstein et al.，1998；Weinstein & Sandman，2002）：

1.定义阶段的分类系统：阶段分类是理论上的建构，每个阶段都有一个定义的原型（但很少有人能完美地与此理想模型相匹配）。

2.阶段排序：人们必须经过所有阶段才可到达行为的终点或一直持续下去，但通向终点的过程既非必然发生也非不可逆转。例如，一个人也许决定要戒烟，但并未付诸行动；或者戒了烟，但在此后的某个时间点又重拾旧习。

3.相同阶段的人面临类似的改变障碍：这将有助于鼓励在各阶段上的进展。例如，低自我效能感可能是每个人在开始改变饮食时的共同障碍，但缺乏社会支持则是该过程中始终维持的障碍。

4.人们在不同阶段面临着不同的改变障碍：如果影响向下一阶段前进的因素始终和开始阶段相同（如自我效能），那么阶段模型的概念就将是多余的。有大量的证据表明，在不同的阶段，障碍是不同的（参见下文）。

接下来介绍两个最常见的阶段模型。

一、行为转变理论模型——TTM 或 "变化阶段（SoC）" 模型

行为转变理论模型（the transtheoretical model）是由普罗察斯卡和迪·克莱门特（Prochaska & di Clemente，1986）提出的，用来解释与戒烟有关的意向行为的激发和维持过程。后续的"变化阶段"在许多行为中都得到了验证，如可卡因使用、酒精使用、进行体育锻炼、持续使用安全套、使用防晒霜、减少饮食中的脂肪摄入、乳腺 X 线检查（di Clemente et al., 1991; Prochaska, 1994; Prochaska et al., 1994; Armitage, 2009）。该模型提出了两大假设：人们会经历变化的各个阶段，以及每个阶段所涉及的过程都是不同且独立的，因而它满足了温斯坦（Weinstein）所提出的几个要求。

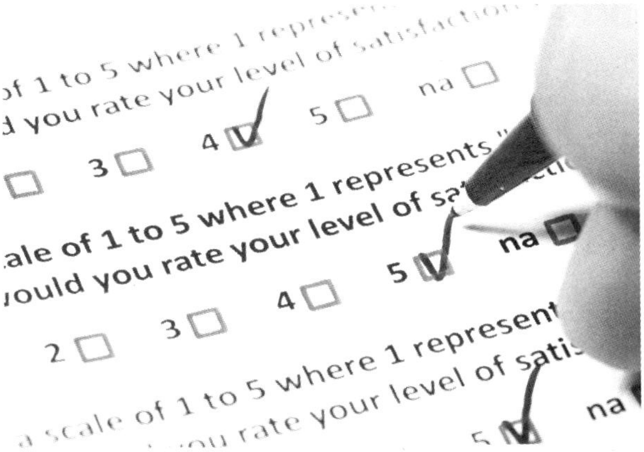

插图 5.3 问题的提问方式和评分方式可能会影响获得的答案
资料来源：Chad McDermott/Shutterstock.

■ 变化阶段

TTM 提出的变化阶段是指动机准备阶段，在此以改变饮食行为为例概括如下：

- 无准备阶段（pre-contemplation）：一个人目前没有考虑节食，没有打算在接下来的六个月中改变饮食摄入量，也许不认为自己有体重问题。
- 犹豫不决阶段（contemplation）：一个人表现出需要减肥的意识，但没有详细思考减肥机制，如"我觉得自己需要减肥，但还不是很确定"。通常已经进行评估，计划在接下来的六个月内加以改变。
- 准备阶段（preparation）：一个人已经做好了改变的准备，确立了目标，例如计划控制饮食的开始日期（在三个月内）或储备健康的选择。
- 行动阶段（action）：实际行为改变，例如，一个人开始吃水果来代替饼干。
- 维持阶段（maintenance）：保持饮食控制，抵制诱惑（持续六个月以上）。

虽然以上阶段是最常被提及的五个阶段，但还有：

- 终止阶段（termination）：行为的变化已保持了足够长的时间（五年或更长时间），个体已不会感觉到故态复萌的诱惑，并相信自己完全具有维持变化的自我效能。
- 故态复萌阶段（relapse）：一个人可能会重新陷入以前的行为模式，返回到前面的阶段，这很常见，可能在任何阶段发生。它不是最后阶段或代替终止阶段的额外阶段（di Clemente & Velicer，1997）。

人们不一定会顺利地从一个阶段走向另一个阶段。例如，一些人也许会从准备阶段回到犹豫不决阶段，在重新进入准备阶段之前，会在上一阶段停留一段时间，持续时间甚至长达数月或数年，然后成功地转向行动阶段。对另一些人而言，行动可能会失败，永远也达不到维持阶段，故态复萌则是家常便饭。因而该模型允许从一个阶段至另一个阶段的"再循环"，有时会被称作"螺旋"模型。

前两个阶段一般是和意向或动机相关的；准备阶段将意向和行为（意志）标准相结合，而行动和维持阶段纯粹则是行为性的（Prochaska & Marcus，1994）。该模型的一个关键观点是，针对无准备阶段的人进行"如何做"类型的干预是没有意义的，针对该阶段的干预措施可能是希望解决风险意识和"易感性"信念。

为了帮助理解是什么影响了这些阶段的进展，该模型概述了在不同阶段独立发挥作用的心理"变化过程"（其中一些过程在不止一个阶段中发挥重要作用）。这些过程包括人们为帮助自己从一个阶段进入下一个阶段而从事的隐秘或公开的活动，例如：寻求社会帮助；回避会"诱发"行为的环境；以及可能经历的更多的"经验性"过程，如提升意识、权衡改变的利弊或重新评估自我同一性。这些认知和行为过程都是干预措施的目标所在，目的是使人们"经过"各个阶段，走向有效的、持续的行为改变（参见第六章）。

- 在无准备阶段，人们可能会否认自己的健康问题，并且/或者会报告（对于改变的）较低的自我效能感和较多的改变障碍。意识的增强可能会增加进入到犹豫不决阶段的可能性。
- 在犹豫不决阶段，人们更有可能寻找信息，可能报告改变障碍（弊端）的减少，并对行为改变的益处的认识有所增加，尽管他们也许仍会低估自己对健康威胁的易感性。对这一问题与自身健康的相关性进行重新评估，可能有助于其进入到下一个阶段。
- 在准备阶段，人们开始设立目标和优先顺序，一些人会制定具体的计划（与前文所描述的执行意向类似），并做出行为中的小改变（如进入健身房）。一些人也许会设立不切实际的目标，或者低估自己获得成功的能力。如果行动呼之欲出，激励、自我效能和提高对其他行为选择的认识都是至关重要的。
- 在行动阶段，设立现实可行的目标至关重要，参与新的更健康行为后的反调节也是至关重要的。为了获得有助于保持生活方式改变的辅助力量，使用社会支持也十分重要。
- 许多人将不能维持行为的改变，会故态复萌或"循环"回到对未来的改变犹豫不决的阶段。自我监督和强化可提高维持程度。

不同阶段的激励因素会有所不同，例如：知觉行为控制和对活动的态度（Lorentzen et al.，2007）、预期结果和预期情绪（Dunton & Vaughan，2008）以及对障碍和利益的感知或"利与弊"的感知。一项对48种不同行为的利弊进行的元分析结果表明，行动阶段的"益处"多于无准备阶段，行动阶段的"缺点"少于犹豫不决阶段（Hall & Rossi，2008）。一个处于犹豫不决阶段的人有可能既关注改变的好处，也关心改变的障碍，但障碍也许会得到更多的关注（如"即使长期来看我会变得更健康，但如果我戒烟，体重就有可能增加"），而在准备阶段的人则有可能更多地聚焦于改变的益处（如"即使在短期内我的体重会增加，但能够开始感觉到更加健康，这样做还是值得的"）。利与弊之间的比较权衡被称为决策平衡（decisional balance）[①]。人们权衡利弊的程度以及自我效能感，理论上是为了调节各个阶段的变化和进步过程之间的关系（e.g. Prochaska & Velicer，1997），尽管这方面的经验证据相对有限。

[①] 决策平衡（decisional balance）：对行为的成本（弊端）与行为的收益（益处）的衡量。

■ **TTM 与行为变化**

基于阶段模型的干预措施得到了一些研究的支持，例如，对普通公众和患病人群的体力活动的研究（Armitage，2009）（见第六章）。一项鼓励 40—65 岁久坐不动的澳大利亚妇女进行中等强度锻炼行为改变计划的研究发现：锻炼行为的变化受到自我效能感和决策平衡的影响（Cox et al.，2003）。干预之后的第 18 个月再次对参与者进行评估时，干预措施使自我效能感提高到了与变化阶段相一致的水平（即自我效能感会随着行动阶段的进展而增加），且此因素十分关键，而决策平衡的结果则没有发挥决定性作用。

■ **TTM 的局限性**

- 理论上的激励因素是否是改变所必需的？几项研究已提出这样的质疑：阶段进程是否在实际上有益于对改变的预测。例如，塞根（Segan）等人（2002）对 193 个打算戒烟并正向行动阶段过渡的样本，研究了自我效能感和决策平衡的变化。TTM 过程中的一些变化（例如，情境信心的增加、对抗条件反射）是在过渡到行动阶段后产生的，而不是在过渡到行动阶段之前，尽管 TTM 认为这些是改变的"催化剂"。此外，尽管自我效能感与戒烟尝试有关，但它并不能预测该尝试的成功或失败，决策平衡也不能预测任何行为改变，正如考克斯（Cox）对锻炼行为的研究所见。虽然这些发现质疑了 TTM 阶段和过程的有效性，但它们强调了自我效能感的核心作用——这是我们将讨论的下一个模型 HAPA（下文）的核心。

- 普罗察斯卡和迪·克莱门特（Prochaska & di Clemente）提出了一个时间框架，该框架区分了犹豫不决者和已有准备者（即正在考虑改变但不会在接下来的六个月中进行和考虑在接下来的六个月中改变），但没有多少实验证据表明，这与各阶段成员的态度或意向存在本质的不同，或是截然不同（e.g. Godin et al., 2004）。这对阶段性干预的有效性可能产生影响（Herzog，2008）。

- 五个独立阶段的有效性受到了数据的挑战，这些数据无法将所有参与者分配到特定的阶段，也没有证据表明针对阶段的干预措施比不针对阶段的干预措施效果更好。此类发现表明，与在不连续的阶段中加以考虑的变量相比，一个持续的"准备变量"可能更有用（Sutton，2007）。

- 该模式未考虑到有些人也许从未听说过讨论中的行为或问题。这种情况可能发生在讨论一种罕见的或新生的疾病〔如人乳头瘤病毒（HPV）或 2020 年的新冠病毒]，或者风险与一种相对较新的行为有关时，比如使用电子烟。下文将介绍的预防采用措施模型将缺乏意识问题因素考虑在内，该模型目前还未普遍使用。
- 如前所述，过去的行为是未来行为的强有力预测。戈丁（Godin，2004）提出了一个模型，该模型将最近的"过去行为"与未来的锻炼意图相结合，产生了四个"集群"，即在当前行为和未来意图方面具有不同特点的群体。与没考虑过去行为的五个变化阶段的成员相比，态度和知觉行为控制与这些阶段集群的成员关系更密切。这表明，意图和当前或最近的行为都可以被有效地加入 TTM 中。
- 与许多心理学模型一样，该模型未能充分论及许多健康行为的社交方面的问题（Marks et al.，2000）。

一些被提及的 TTM 的局限性已在干预研究中进行了验证（见第六章），其中针对变化过程的目标并没有如预期那样实现阶段间的变化。一项对 37 项对照干预研究结果的综述为阶段性干预仅提供了十分有限的研究支持（Bridle et al.，2005），从而导致终止基于 TTM 的干预的建议（e.g. Sutton，2005；West，2005）。然而，还有一些其他研究仍在继续为该模型提供支持（Dijkstra et al.，2006；Hall & Rossi，2008），围绕其的争论仍在继续！

在另一个类似但还未广泛使用的模型——预防采用措施模型（PAPM）中，温斯坦及其同事（Weinstein，1988；Weinstein，Sandman，& Blalock，2008）描述了七个阶段，并强调了 TTM 遗漏的重要阶段（表 5.1）。此模型与 TTM 的主要不同在于，PAPM 对前行动阶段（pre-action stages）进行了更为复杂的思考。在第一阶段，一个人可能不知道 / 基本上"没意识到"某种风险行为或缺乏保护行为对健康构成的威胁（例如，不知道 HIV 传播途径）。在第二阶段，一个人可能知道但"没有参与"，即他们相信对此行为的参与程度不足以对自身健康构成威胁（我知道吸烟可引起各种疾病，但我吸烟的程度还不足以构成威胁）。这被视为一种"乐观偏见"，使温斯坦提出了不切实际的乐观主义建构（见前文）。第三阶段是人们开始参与（类似于无准备阶段），在这个阶段，人们对行为的思考使他们进入第四阶段（其中包括那些积极决定不采取行动的人），或者进入第五阶段，即他们决定采取行动（准备和意向）。PAPM 还认为，处于第三阶段的人可能比那些有明确立场的人（如第四阶段或第五阶段）更愿意接受信息和被说服。

表 5.1 行为转变理论模型与预防采用措施模型

阶段	行为转变理论模型	预防采用措施模型
1	无准备	无问题意识
2	犹豫不决	无约束
3	准备	考虑是否行动
4	行动	决定不行动（退出模式）
5	维持	决定行动（并向下一阶段前进）
6		行动
7		维持

尽管这两个模型都缺乏纵向研究，但与 TTM 相比，PAPM 的测试范围较小。然而，PAPM 确实进一步考虑了包括意识问题和对干预措施的发展有影响的决策前过程。决定不采取行动与打算采取行动但又没采取行动是不同的。采取有意识的"不行动"决定比单纯的犹豫不决更难以改变，正如一项关于加拿大父母对 HPV 疫苗接受性的研究中所报告的那样（Tatar et al., 2019）。康斯坦茨生活调查（König et al., 2018）从大样本中报告了关于使用健康营养或健身应用程序的不同决策风格：那些"未参与"采用任何此类应用程序的人使用了直觉型决策风格，而那些参与的人则表现出更谨慎的决策风格。研究者的结论是，"那些解决了直觉型决策风格的应用程序设计可能会更好地吸引新的用户群体"，尽管这还有待进一步检验。

二、健康行动过程取向（HAPA）

健康行动过程取向（health action process approach, HAPA）是一种兼具"静态"和阶段性、时间性的混合模型。HAPA 充分考虑了阶段问题，同时也试图填补"意图－行为"的差距。HAPA 强调了后激励（或意志）自我效能感和行动计划的重要性，这些因素是 TPB 没有解决的（Schwarzer, 1992; Schwarzer et al., 2008）。HAPA 模型之所以特别具有影响力，是因为它提出，健康行为的接受、开始和维持必须被清楚地视为一个完整的过程，该过程至少要由一个前意向性动机阶段和后意向性意志阶段（在此阶段做出有意识的选择或决定）所构成，从而引向实际行为（图 5.3）。施瓦策尔（Schwarzer, 2001）进而将自我调节过程分为计划、开始、维持、复发管理和解脱等几个阶段，然而，该模型只在前三个阶段得到了最好的验证。

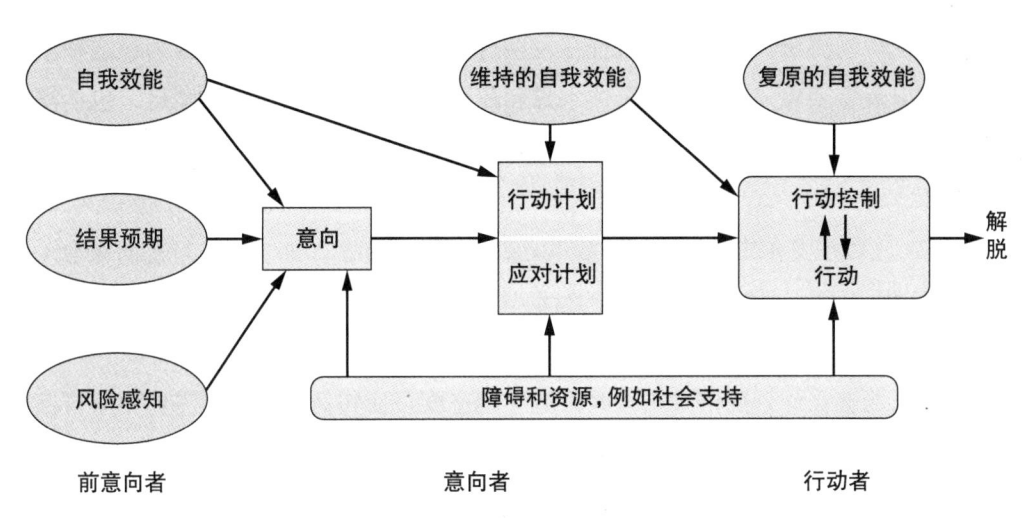

图 5.3　健康行动过程取向模型
资料来源：Schwarzer (1992).

■ 动机阶段

正如在 TPB 等早期模式中所看到的那样，作为各种态度、认知和社会因素的结果，个体会形成一种意向，要么接受一种预防措施（如在性交时使用安全套），要么改变风险行为（如戒烟）。HAPA 提出，自我效能感和结果预期是预测目标意向的重要手段（正如在有关 TPB 和知觉行为控制的研究中所发现的那样）。对危险的严重性和个人的易感性（自觉风险）的感知被看作是实际行动的一种远端影响，只在动机阶段发挥作用（例如影响结果预期）。感知到的风险对某些行为的重要程度是有限的，例如在水果和蔬菜的摄入量上（Schwarzer et al., 2007）。从理论上讲，结果预期也许要先于自我效能感（例如，一个人可能会在弄清如果行动自己需要做什么之前，先考虑行动的可能结果）。个体如果以前没有犹豫不决的行为经验，作者认为，结果预期对行为的影响也许要大于效能信念。

动机阶段中的意向被视为一种目标意向，例如：为了变得更健康，我打算戒烟。施瓦策尔还提出了特定阶段的自我效能信念，这与班杜拉的发现（1997）一致。动机阶段的自我效能被称作"任务/前行动自我效能"，例如："即使我不得不对自己的生活方式做出一些改变，我还是能够成功地采用一种健康饮食模式。"在此阶段，个体想象自己成功的结果并对获得成功的能力充满信心是非常重要的。

■ 意志阶段

HAPA 提出，一旦形成某种意向，为了将意向转变为行动，需要做出和计划相关的有意识的行动决定。这种意志过程在复杂行为的情境下特别重要，因为在这种情境中可能会出现多个障碍。例如，个体水果和蔬菜的摄入行为存在一些障碍，包括需要经常吃才能有益健康、成本、获取途径、准备、家庭其他人的影响等（e.g. Adriaanse et al., 2011a）。

HAPA吸收了戈尔维策（1999；Gollwitzer & Sheeran，2006）的执行意向概念（见上文）。这些"何时、何地及如何"的行动计划将目标意向变成了特殊的行动计划。在这个阶段需要一种不同类型的自我效能：主动自我效能（initiative self-efficacy），即个人相信自己能够在计划的情况出现时采取主动态度。换句话说，个体需要相信自己可以在饮食计划开始的那天早晨执行自己的计划。一旦行动开始，个体就需要努力保持新的、更健康的行为。在这个阶段，需要应对（或维持）自我效能感。"即使一开始很难，我也能坚持这样的饮食。"

这种自我效能的形式描述了个体克服障碍和诱惑（如在生日聚会上所面临的诱惑）的能力的信念，与前面描述的自我调节过程类似。在此过程中，个体很有可能提高顺应力，改善积极的应对行为（如利用社会支持），获得更大的毅力。该模式提出，如果像许多人所经历的那样，个体屈服于诱惑，故态复萌，则有必要让"复原的自我效能"（recovery self-efficacy）将其拉回到轨道上来（Renner & Schwarzer，2003）。

在一项针对418位德国妇女的乳房自查行为的纵向研究中，自我效能在行为改变的不同阶段的作用得到了验证。前行动自我效能和积极的结果预期（不是风险知觉）是预测（目标）意向的重要手段。自我效能信念还可以预测计划。在后续12—15周的跟踪调研中，实际的乳房自查行为结果显示，计划如假设的那样极具预测性，而维持和复原自我效能也预测了更高的行为频率（Lusxc-zynska & Schwarzer，2003）。尽管人们可能会惊讶地发现，关于乳腺癌的风险知觉并不能预测意图或行为，但该结果很可能是因为风险知觉在被试接受研究评估之前就已经对其产生了影响，因此对HAPA变量的影响已经过去。在研究中建立绝对的测量"基线"始终是非常困难的，而此类结果不应被用来证明风险知觉不重要，有大量的证据表明了与此结果相反的情况。

进一步的纵向证据表明，在那些接受心脏康复并需要坚持运动康复计划的人中，阶段特定的自我效能感，即相信自己能在失败或疾病后恢复活动的能力是计划和实际行为的重要预测因素（Sniehotta et al.，2005；Schwarzer et al.，2008）。最近一项研究对95项采用HAPA的研究（有108个独立的研究样本，Zhang, Zhang, Schwarzer, & Hagger，2019）进行了元分析，这些研究涉及一系列不同的健康行为，分析结果证实了行动和维持（动机和意志）自我效能以及结果期望的预测作用。正如假设的那样，结果期望和行动自我效能的影响是由意图、行动和应对计划进行中介作用的。

虽然这些研究发现影响效应只有小到中等程度，但依然为解决风险感知的干预问题开辟了截然不同的干预途径，在使用 HAPA 的研究中，通常发现风险感知不那么重要。此外，该元分析指出，影响的不同强度取决于所研究的行为类型，例如，行动自我效能感对体育活动的意向和行为的影响比对饮食改变的影响更大。使用 HAPA 的研究结果为该领域做出了强有力的贡献，在研究中，有关行动计划、应对计划和行动控制的意志过程受到了广泛关注（e.g. Gollwitzer & Sheeran，2006；Schwarzer & Luszczynska，2008；Rhodes & de Bruijn，2013）。德弗里斯（de Vries）及其同事（2006）所描述的近端动机决定因素（如行动计划和控制、目标设定、应对规划和控制、实施意图）已经得到了大量的实证支持。

■ **HAPA 的局限性**

该模型的局限性与前面的所有模型相似，在本章结论部分和其他部分中也对其进行了讨论，因此在这里仅做简要介绍。一个反复出现的问题是，与其他模型相比，这些模型是否能更好地解释某些人群的行为。以 HAPA 为例，伦纳（Renner）等人（2007）发现，与年轻人相比，其模型中的因素对中老年人的身体活动行为的塑造和影响更好。除了年龄，这项研究的结果也可能是针对特定文化的，因为他们的样本是韩国人，这也是这些模型的另一个局限性，它们并不总是在多元文化人群中进行测试。最后，与之前的模型一样，它对无意识过程的关注不够。

■ **考虑自我调节（self-regulation）过程的需要**

虽然本章所描述的模型在某些方面有所不同，但它们有一个共同的目标：帮助理解与健康有关的行为的相关因素和预测因素，以便更好地提供干预措施。越来越多的研究人员将健康行为的社会认知模型纳入行为（和情绪）自我调节相关的工作中，即为了实现目标或预期结果，我们有目的地、审慎地和有意识地做了什么事情（Hofmann et al.，2007；Hofmann et al.，2008 as cited in Sutton，2010：58；Hagger et al.，2009；Hagger，2010）。

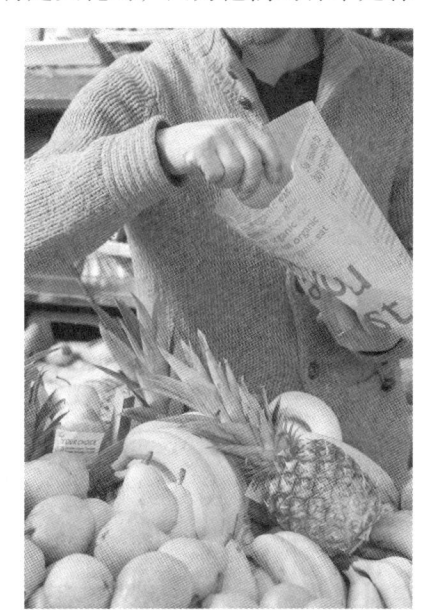

插图 5.4　通过购买食物来为健康饮食做好准备将增加采取行动的可能性

资料来源：imagesource/123RF.

自我调节需要自我控制，而个体在这方面很可能存在差异（Cameron & Leventhal，2003）。

正如本章中所描述的那样，诸如"行动控制""实施意图"和行为监测等概念是高度相关的。霍尔和方（Hall & Fong，2007）描述的"时间性自我调节"（temporal self-regulation）是采用与健康行为改变有关的自我调节视角的研究之一，其中思维和情绪的动态变化被认为会影响或"调节"我们的行为〔另见《健康心理学评论》（Health Psychology Review）特刊中发表的评论，2010年9月〕。对于需要每天进行和维持的行为，如减少脂肪摄入或增加水果和蔬菜摄入，如果想要避免行为倒退，根据自己的目标对行为进行自我监测可能会变得越来越重要。

很明显，在许多干预研究中，并非本章所描述模型的所有因素都被按照模型的预期方式进行研究。然而，某些因素已经成为许多常见干预方法的关键和基础，例如：信息和对健康威胁的认知〔HBM，TTM（SoC）〕所起的作用；对行为态度的认知成分和情绪成分（TPB，PRIME）；行为的感知障碍和促进因素，包括社会、环境和认知行为障碍（如知觉行为控制、自我效能、技能）（TPB，PRIME，HAPA）；以及这些因素如何影响动机和目标（TPB，PRIME，HAPA）。阶段模型尤其有助于理解可能促进变化 / 使个人更接近行动的自我调节过程。

另一个通用的模型，即信息 – 动机 – 行为技能（Information-Motivation-Behavioral skills，IMB）模型（Fisher et al.，1994）将信息添加到个人能力、机会、动机中，即米基（Michie）提出的 COM–B 模型，它是许多干预措施的基础，这将在第六章中有所描述。IMB 认为，行为可以直接或间接地受到个体对相关行为及其后果的了解、改变行为 / 后果的动机程度，以及其掌握必要技能的程度的影响。这就汇集了我们在本章中讨论的许多关键因素。然而，要记住，在这个充满了社交媒体和健康与行为在线论坛的时代，人们收到错误的或部分正确的信息，或接收到会引起恐惧的非必要信息，是很有可能的。

此外，最近的一项研究比较了爱尔兰和英国成年人接种新冠疫苗的意愿（Walsh et al.，2021），发现公民责任感是预测疫苗接受度的一个关键因素，同时爱尔兰样本中的同伴影响、全科医生影响、疫苗态度、感知风险、自觉严重性和流感疫苗接种行为均具有预测性。而英国样本中的同伴影响、公民责任、自觉风险、接种态度对新冠疫苗接受度具有预测性，此外还有对权威的信任和感知利益。对权威的信任、全科医生的影响和公民责任感都表明，需要更充分地考虑与个人行为和行为改变相关的健康信念和决策形成的背景和环境。

小结

如本章所示，许多因素（近端和远端）影响着我们的行为和健康行为，大量的研究试图确定这种健康行为的模型是否有用。当然，在这些研究之后，我们对健康行为的理解有了很大的进步，但仍然远远不能完全预测所有的行为。因此，基于这些模型及其组成因素的干预措施的成功率各不相同。像 HBM 和 TPB 这样的社会认知模型强调了社会和认知因素在预测行为意图和行动方面的重要性，但没有促进其对情绪和改变过程的理解。相反，像 TTM 和 HAPA 这样的阶段性模型，通过考虑阶段性的特定过程、意志规划和行动控制过程，使我们能够进一步理解改变。我们已经在填补意向和行为之间的差距方面取得了很大进展，但事实证明，承认决定行为开始的因素与决定行为改变或行为维持的因素有所不同同样重要（e.g. van Stralen et al., 2009）。尽管我们还没有完全理解不同的影响因素，但一些因素始终作为变化的预测因素出现，如自觉罹患性和自我效能，因此具有干预潜力。然而，针对不同阶段量身定制的干预措施（比"一刀切"的方法成本更高）的效果证据不一，在运用干预措施时（如第六章所述的）需要意识到这一点。

此外，研究也强调了在利用基于意识过程和决策的模型来干预和改变习惯性行为（如吸烟）时所面临的特殊挑战（Hofmann et al., 2008; Vangeli & West, 2008）。

如上所述，本章提到的模型及其因素在某些样本中可能比其他样本"更有效"。在许多早期的行为改变研究中，大量使用年轻和健康的学生样本，使理论得到了检验和发展。然而，这些研究的结果可能无法转化为对老年人口、受教育程度较低的个人的行为预测，也很难预测生活质量较差的人的行为，例如无家可归的饮酒者或吸毒者，甚至也很难预测那些试图改变行为以应对威胁生命的状况的人，例如心脏病发作后想要改变饮食的人或要改变身体活动的糖尿病患者（e.g. Plotnikoff et al., 2010）。其他社会、环境、认知和情感因素也可能在这些人群中起作用。值得庆幸的是，在过去的十年中，主要的认知模型越来越多地涉及了社会和情绪对行为的影响，我们的行为受到环境背景、社会经济资源、文化以及法律、制裁和习惯的巨大影响……当然还有我们的情绪。在大多数章节中都强调了这些因素，在第一章和第二章中也有详细说明。

因此，无论是阅读别人的研究还是规划自己的研究，你都应该考虑：

- 行为的潜在预测因素的显著性可能因行为（例如，主观规范可能比维生素摄入对开始吸烟的影响更重要）和样本的特征（例如，对药物的态度可能可以预测成人坚持服药的意愿，但在儿童中则不然，因为他们的行为更受父母控制）而不同。

- 文化、种族和宗教的作用可能影响对健康和预防性健康的信念。例如，一个伊斯兰教信仰的人酗酒，可能会面临与基督教信仰的人截然不同的情绪和规范压力。
- 认知模型不能很好地解释更多由非意识过程驱动的习惯性行为，也不能解释产生依赖性的行为，其中生理线索产生了可能凌驾于理性思维的冲动。
- 在自我报告的非法或社会不期望的行为或打破常规的行为中，可能存在偏见。例如，自我报告的青少年吸毒发生率与头发样本生物测定中"证明"的发生率存在显著差异（Delaney Black et al.，2010）。在可能的情况下，应将客观的措施纳入研究中。
- 需要关注非理性过程，例如冲动（Strack & Deutsch，2004）。人们在能够甚至希望控制自己冲动的程度上有所不同。例如，当喝醉、生气或疲惫时，我们可能会对自己的行为或决策的反思较少，或者对关注的线索有偏见（Wiers & Hofmann，2010）。语境对反思、注意过程、冲动和行为之间平衡转换的影响是一个重要因素。
- 最后，要充分考虑个体一旦参与健康行为改变后所发生的社会、认知、情绪和行为过程，这样我们将更好地为干预措施提供信息，以最大限度地维持这种改变（见第六章和第七章）。

拓展阅读

Conner, M. and Norman, P. (eds) (2015). *Predicting and Changing Health Behaviour: Research and Practice with Social Cognition Models*, 3rd edn. Buckingham: Open University Press.

这是一篇实用性很强的文章，它全面介绍了本章中描述的大多数模型。如果你正在设计调查问卷，这将是一个有用的资源，可用于为模型因素寻找测量项目。

Gardner, B., Rebar, A.L. and Lally, P. (2019). A matter of habit: Recognizing the multiple roles of habit in health behavior, *British Journal of Health Psychology*, 24: 241–247.

习惯如何以及在多大程度上影响个体在特定环境下的改变过程，是健康心理学家感兴趣的问题。这篇评论围绕习惯性健康行为的相关问题，以及习惯对行为改变模式和最佳干预措施的发展所带来的挑战，进行了清晰而简明的概述。

Kompf J. (2020). Implementation intentions for exercise and physical activity: who do they work for? A systematic review. *Journal of Physical Activity & Health*, 17: 349–359.

对基于实施和计划的干预措施是否有效进行了批判性研究（另见第六章）。

第六章　行为改变：机制和方法

学习成效

学完本章，你应该了解：

- 与社区合作确定公共卫生方案目标的过程。
- 用于增加改变动力的策略。
- 用于改变行为的策略。
- 何时以及如何最好地使用这些干预措施。

健康教育不管用！

医生们报告说，许多健康教育方案未能对安全的性行为、吸烟和到医院的健康诊所就诊等行为产生影响。使用恐吓战术会让事情变得更糟。许多为了改变我们行为的政府或卫生服务策略中都隐含着一个有趣的假设——如果他们告诉我们该做什么，那么我们很可能就会照着去做，特别是信息中带有略微令人担忧的健康信息。然而，有很多证据表明，简单的事实或可怕的信息是不起作用的。一个失败的例子可以在20世纪80年代末和90年代英国反复播出的关于艾滋病、预防艾滋病的政府宣传活动以及描述死亡和地狱的可怕（确实可怕）视频中得到印证。据报道，在这段时间内，安全套的使用情况显示，这些方案对其没有任何影响。公众似乎对艾滋病可能带来的灾难性后果完全无动于衷，仍然固执地继续着他们原本的行为。显然，相关信息是促成改变的必要条件，但许多其他因素也有助于促进改变，而简单重复可怕的或其他健康信息，无论信息多么准确，都已经证实不太可能对改变产生重大影响。

> 章节概要

本章概述了一系列策略，旨在激励和支持在整个群体和个人层面上的健康相关行为的改变。它首先提出了医护专业人员可以通过何种程序开始考虑哪些行为改变可能有利于整个社区或其中的个体，以及如何通过使用或增加社区内的资源来促成这些改变。然后，它考虑如何在个人层面上促进改变，以及如何支持行为改变的过程。

本章提到的干预措施的有效性将在第七章和第十七章中进一步探讨。第七章考察了干预措施在降低健康个体的患病风险方面的有效性；第十七章讨论了针对已经患病的人群的干预措施。最后，本章中提到的许多理论和结构已在第五章中详细介绍过，因此有时回头参考第五章可能会很有用。

第一节 制定公共卫生干预措施

公共卫生干预措施旨在改变全体人群的健康行为。因此，他们使用的行为改变技术包含从大众媒体等广泛使用的方法，到针对个体需求的更小、更有针对性的干预措施等多个方面。尽管这些方法存在明显的差异，但是他们仍有许多共同点。例如，应用相同的建模和奖励适当变化的原则，可以使用大众媒体或与个体进行一对一地教授新技能。但在制定干预措施之前，相关人员应该确定需要应对哪些行为，以及如何最好地应对这些行为。

支持这类决策的最著名的理论框架之一是 PRECEDE-PROCEED 模型（Green & Kreuter, 2005）。它包括两大部分：准备改变（PRECEDE）和干预改变（PROCEED）。PRECEDE 部分确定了一系列可能成为干预目标的心理社会变量。

- 诱发因素：知识、态度、信念、个人偏好、现有技能和与期望的行为改变相关的自我效能。
- 促成因素：可能促进行为改变的环境特征以及实现改变所需的技能或资源。这些因素包括资源或服务的可用性和可获得性等，以及环境因素，如运动设施、烹饪课程或允许年轻父母锻炼的托儿所等，都可能促进行为的改变。
- 强化因素：奖励或强化期望的行为改变的因素，包括社会支持、经济奖励和社会规范。

该模型还考虑到可能促进行为改变的政治、社会和环境影响，包括健康、教育或社会政策方面的改变。PRECEDE 部分包括四个连续的阶段。

阶段1：社会诊断
- 计划者根据社区论坛、焦点小组、调查和/或访谈了解影响社区及其成员生活质量的健康问题，了解他们的优势、劣势、资源和改变的意愿。如果该模式得到全面实施，当地居民就能参与计划过程，计划者就能从社区的角度看待问题。

阶段2：流行病学、行为和环境诊断
- 流行病学评估包括确定和评估社区特有的健康问题以及相关的行为和环境影响。这可能涉及一系列因素，例如营养不良可能与糟糕的烹饪技巧、缺乏营养知识、赞同食用零食和即食食品的社会规范等有关。环境诊断包括分析可能与目标行为有关的社会和物理环境因素，例如饮食选择可能受到教育程度或获得健康食品难易（物质或经济）的影响。针对这方面的干预可能需要改变政策。

阶段3：教育和生态诊断
- 这一阶段包括确定优先顺序和决定如何改变阶段2中确定的行为，并判断诱发因素、促成因素和相关强化因素。除此之外，还要考虑行为改变可能产生的影响、做出改变的可能性，以及目标社区对改变策略的接受程度。

阶段4：管理和政策诊断
- 这个行政阶段的目的是确保该计划及其希望解决的问题与所在组织的政策相一致。

PROCEED阶段就是：计划干预的实施，包括三个评估要素。
- 过程：计划是否按照预期进行？
- 影响：干预对目标行为/结果有什么影响？
- 结果：对健康产生了哪些长期影响？

你怎么看？

在继续阅读之前，进行一个有趣的思考，考虑一下你会如何制定公共卫生计划以及如何评估它。考虑一个"简单"且重要的健康行为：在普通人群中保持安全行为。世界各国政府都在努力有效地管理这些行为。那么，你将如何结合大规模（如大众媒体）、环境和基于个体的干预措施促进这些行为？你会如何判断你是否真的实现了目标？你可以在读完这一章后再次进行这个练习，看看你的想法是否不同。这些都不是简单的问题，如果是的话，我们的健康问题就解决了。所以，祝你好运！

第二节 改变行为的方法

PRECEDE-PROCEED 模型没有详细考虑到每个领域可以引起变化的最佳干预措施，如我们如何增加动力、改变信念和态度、鼓励人们朝着理想的目标努力，等等。而我们现在讨论的正是这些问题。在过去的几年里，已经出现了许多理论框架，旨在填补 PRECEDE-PROCEED 模型所需的细节。例如，英国政府内阁办公室发布的一份文件（The Institute for Government，2010）确定了几个影响行为的因素，这些因素也许可以有效地形成干预目标，其首字母缩写为 MINSPACE。他们的方法体现了所谓的微调方法，通过小的触发器引起小的行为变化，包括：

- 信使（The "Messenger"）：传达信息的人对我们的影响很大。
- 动机（Incentives）：我们倾向于短期收益，避免重大损失。
- 规范（Norms）：我们受到他人行为或感知到的他人行为的强烈影响。
- 显著（Salience）：我们的注意力被新颖且看上去与我们相关的事物吸引。
- 暗示（Priming）：我们的行为经常受到环境中潜意识线索的影响。
- 情感（Affect）：我们的情感联系和行为变化相关的收益可以有力地塑造我们的行为。
- 承诺（Commitments）：我们力求与公开的承诺保持一致，并采取相应的行动。
- 自我（Ego）：我们的行为方式会让自我感觉更好。

在实践中应用这些因素需要涉及"4Es"方针理论框架：

- 使可行（Enable）：通过设计建筑、设施等对行为发生的环境进行的干预措施。
- 鼓励（Encourage）：通过立法、监管、激励措施等一系列方法鼓励改变。
- 参与（Engage）：包括与个人和社区的合作。
- 示范（Exemplify）：以身作则、政策一致性和组织学习。

有更多建立在心理学理论基础上的心理学框架可用于指导干预措施的发展，包括费希尔等人（Fisher et al.，2006）的信息—动机—行为模型，该模型确定了影响行为改变的三个主要结构：关于行为的信息和知识、实施行为的动机程度、拥有完成这种行为所必需的行为技能。英国最著名的模型是由米基及其同事（Michie et al.，2012）开发的"行为系统"模型，该模型包括三个相互作用的要素：能力、机会和动机（Capability, Opportunity and Motivation，统称为"COM-B 系统"）。

- 能力是指个人从事有关活动的心理和生理能力，它包括实现改变的知识、技能和信心。

- 机会被定义为存在于个体之外的并且促进、推动或抑制了改变的所有因素。
- 动机是指个人能够在参与新行为时做出积极的选择并有精力去从事这些行为。有些动机可能来自"冷的"逻辑心理过程，有些动机可能是"热的"情绪过程的结果。例如，增加锻炼可能与健康益处方面的逻辑推理有关，但是它只在体会到与朋友一起锻炼的乐趣时才会出现。

对于一种心理学方法来说，重要的是，该模型没有考虑模型内部的影响程度，也没有限制其对明显的个体内部因素的关注。例如，机会可能受到一系列因素的影响，其中许多是环境、经济或社会因素。因此，模型所涉及的干预不一定是专门针对个体的干预。例如，锻炼的机会可能受到以下因素的影响：健身房会员资格的可获得性和费用，所在社区内的无污染和安全锻炼区域，或提供托幼服务使人们有时间锻炼，以及信念、态度等传统心理干预目标等。

该框架在米基（Michie，2011）提出的行为改变轮中得到了进一步描述。如图6.1所示，转轮有三个可移动的部分，外环指向改变行为的一系列政策方法（将在下一章中进一步讨论），中环指向在不同政策领域中可能广泛使用的改变策略。

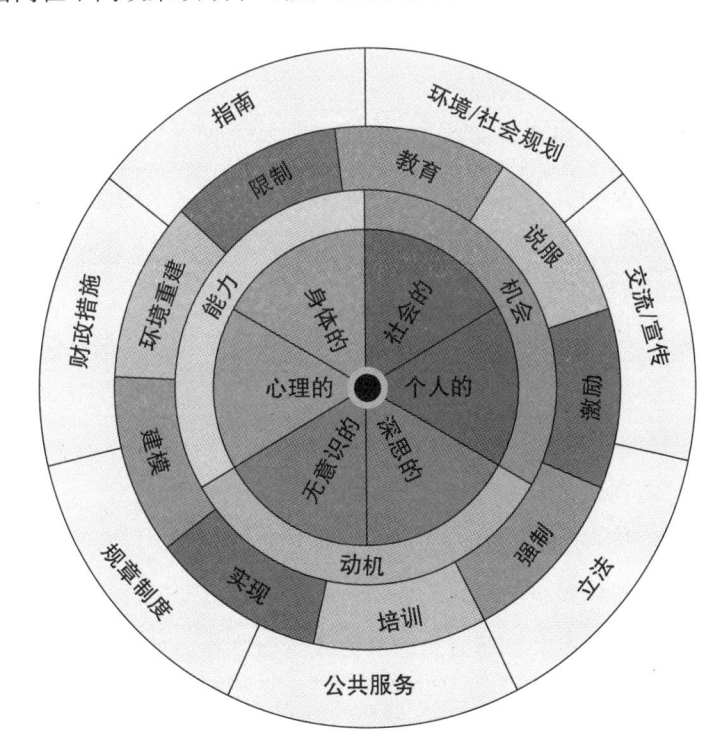

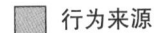

图6.1 行为改变轮

资料来源：Michie et al.

最后，内环介绍了 COMB-B 系统的各个元素，这些元素可能受到每个外环元素的影响。例如，可以利用立法（外环）来影响环境（中环），要求地方议会提供便利的运动设施，这反过来又增加了个人从事运动的机会（也许还有动机和能力）。

行为改变轮仍然是一个比较笼统的改变行为的方法。例如，教育和说服可以使用各种各样的方法来实现，其效果可能有显著差异。同样，建模和实施涵盖的一系列潜在的方法和策略也是如此。这些方法中的每一种都可以由第五章所述理论来明确。例如，米基等人（Michie et al., 2012）详细分析了鼓励戒烟的最佳方法，除了提供侧重于不健康行为的一般后果和特殊后果的信息和关于规范行为、态度的信息外，他们还确定了改变行为的其他几种方法。

目标设定

- 设立行为改变的目标。例如："我会在抽完这包烟后戒烟。"
- 设立非行为目标。例如："我赶公交的时候不会气喘吁吁。"

行动计划

- 行动计划与目标设定有关，包括制定实现目标的计划。行动计划至少应该包括一个"当……声明"："当我有吸烟的冲动时，我会吃一些水果。"

障碍计划/问题解决

- 作为计划的一部分，还要考虑如何处理计划中的挑战或障碍，因为在特定情况下可能形成相互矛盾的目标。例如："我不带钱，所以如果我想抽烟，我就不能抽了。不管我有多难受我都会让我的朋友们不要给我香烟。"

设定分级任务

- 把一个大的目标行为分解成可实现的小任务。例如："我要每天戒五支烟，坚持一周。"

定期回顾行为目标

- 定期回顾和反思行为目标的实现情况。

定期回顾结果目标

- 定期回顾和反思结果目标的实现情况。
- 根据行为目标所付出的努力或行为目标的进展，以及成功的行为改变，进行定期奖励。
- 包括自我奖励（成功戒烟的奖励）或医疗专业人员给予的表扬或奖励。

如你所见，分解和描述干预措施的细节非常重要。这会帮助研究人员和从业人员确定哪些干预措施的要素最有用，哪些要素被采用以确保包含所有可能的积极干预措施。使用 PRECEDE 模型进行计划，同时结合行为改变方法（如 COM-B 和行为改变轮）和一系列行为理论、行为改变理论，应该可以确保，未来无论是针对个体还是整体的干预措施会比现在使用的许多干预措施更有效。

一、变革策略：理论视角

许多公共卫生干预措施基本上是没有理论指导的。例如，普雷斯维奇等人（Prestwich et al., 2014）统计了已发表的旨在提高健康饮食和锻炼水平的社会心理干预措施的理论基础，发现只有一半多一点（56%）的人基于理论来开发干预技术。在未发表和未被统计的干预措施中该指标可能要高得多。即使存在这种不可知论，作为健康心理学家，我们也应该使用理论来指导我们对这些过程的理解。

解决这个问题的一种方法是考虑任何计划希望影响的个体的心理状态。从这个角度来看，有一个可使用的模型，是我们在第五章详细讨论的普罗察斯卡和迪·克莱门特（Prochaska & di Clemente, 1986）的"变化阶段"（或跨理论）模型，它确定了一个人在考虑改变时可能经历的五个阶段：

（1）无准备阶段：不考虑改变。
（2）犹豫不决阶段：考虑改变，但不考虑它的确切性质或如何实现。
（3）准备阶段：计划如何实现改变。
（4）行动阶段：积极参与改变。
（5）维持或复发阶段：维持变化（6个月以上）或复发。

普罗察斯卡和迪·克莱门特（Prochaska & di Clemente）指出了将一个人从一个阶段转移到另一个阶段的影响因素（它们可以沿着变化连续体来回移动或者甚至跳跃阶段）会有显著差异。一个吸烟者可能会因为胸部感染而从无准备转变为犹豫不决，在当地图书馆看到一本关于戒烟的书后转变为准备和行动，在和朋友出去喝啤酒时被诱惑吸烟后复发。因此，该模型并不试图指定这些因素是什么，仅仅指出它们会发生并且能把一个人从一个阶段转移到另一个阶段。

"变化阶段"方法特别有用，是因为从干预的角度来看，它关注的是在每个变化阶段进行最佳干预的类型。这个模型最明显的含义是，如果人们处于无准备或犹豫不决阶段，向他们展示如何实现改变是没有意义的。这样的人不太可能有足够的动力去尝试改变，而且向他们展示如何改变也不会给他们带来什么好处。相比之下，处于计划或行动阶段的人可能会从这种类型的方法中获益，而较少从激发改变的尝试中获益。

二、激发改变

■ 信息提供

提升改变动机的一个简单明显的方法是提供信息。如果个人没有意识到改变的好处，他就不太可能有动力去尝试改变，这个逻辑很清楚。当明确的信息是完全新颖的、不与先前对问题的理解相矛盾，并且与个人高度相关且比较容易采取行动时有助于增加改变动机，但不幸的是，很少有与健康有关的信息完全符合这些标准。即便如此，信息也很可能不会对行为产生影响。例如，早期关于艾滋病感染风险和如何应对的宣传片对性行为的影响非常小，即使这些信息是新颖、极具威胁性的，且降低感染风险所需的行为很容易实施（见下一章的讨论）。事实上，虽然近期性传播疾病的增加众所周知（e.g. Huffington Post，2013），使用安全套的人仍然相对较少，特别是在一些高危人群中（e.g. Lan et al.，2017）。这些宣传失败的原因是非常复杂的，涉及社会、心理和情境多方面。许多习惯了无保护措施性行为的男人和女人认为使用安全套前的协商和实际使用过程比较复杂和尴尬。同时，在饮酒、其他降低风险感知或降低安全行为动机因素的作用下，无保护措施的性行为也可能增加（Lan et al.，2017）。一些更复杂的文化因素包括积极接受性关系中的风险，在性关系中使用安全套的意义等也会对这种行为产生影响。例如，一些艾滋病毒阳性的女性报告说，她们在发生随意性行为时使用安全套，但与固定的伴侣发生性行为时不会使用，因为这被认为是缺乏信任的表现，并会导致伴侣失去快感。

显然，在不那么危急的情况下，当信息既不新鲜也不引人注目（健康饮食、戒烟）时，鼓励行为改变面临着重大挑战。出于这个原因，一些具体的策略已经被应用在影响个体动机和群体动机方面。许多传播的信息已经表明了损害健康行为的负面后果：肺部受损、肥胖等。但更广泛的影响可能还包括旨在增加改变动机的信息。

一个关键策略是提供旨在增加参与行为改变的动机的信息。例如，NICE 的行为改变指南（NICE，2014）为了提升吸烟者戒烟的动机，确定了几种呈现信息的方式。他们指出，关键信息应包括：

- 结果预期：吸烟导致人们比平均年龄早死亡 8 年。
- 个人相关性：如果戒烟，你可以多活 6 年，在此期间你会变得更健康。
- 积极的态度：生活是美好的，值得活下去。随着年龄的增长，保持健康总比不能做自己想做的事情要好。
- 自我效能：你以前成功戒烟过。有了成功经历的支持，你现在没有理由不能维持改变。

- 描述性规范：在你这个年龄的人中，大约有30%的人成功戒了烟。
- 主观规范：如果你戒烟了，你的妻子和孩子会感激你的。
- 个人和道德规范：吸烟是反社会的，你不希望你的孩子开始吸烟。

这些策略显然利用了一些心理学理论，包括社会学习理论和社会认知理论，如在第五章中讨论的计划行为理论。还有一个更具体的，专门针对态度改变策略的理论——详尽可能性模型（the elaboration likelihood model）（Petty & Cacioppo，1986）。

■ 详尽可能性模型

上面提到的复杂信息方法可能会被潜在的接收者忽略或过滤掉。详尽可能性模型（ELM；Petty & Cacioppo，1986；见图6.2）承认了这些问题，并考虑如何解决它们。该模型表明，试图用理论促使那些对某个特定问题不感兴趣的人进行改变是行不通的，同时，如果改变的理由不够充分也不会成功。只有那些事先就对这个问题感兴趣的人才有可能在"有接受讨论的动机"的情况下注意到这样的信息：

- 与他们原有的信念一致。
- 与他们个人有关联。
- 接收者有理解信息的能力。

这种处理包括对论点的评价、对结论的评估，以及将它们整合到现有的信念结构中。根据ELM的观点，这种深思熟虑后的处理过程导致的态度变化可能具有持久性并且可以对行为进行预测。

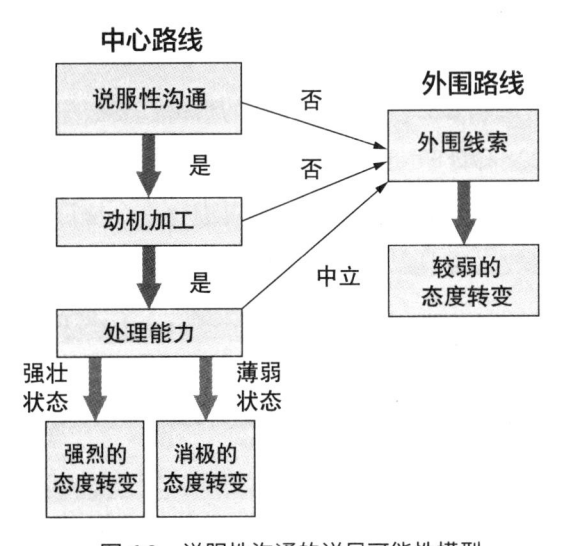

图6.2 说服性沟通的详尽可能性模型

但是那些不太愿意进行逻辑论证的人呢？根据 ELM 的说法，信息对他们的影响虽然不是很确定，但仍然是可能的。该模型表明，这种影响可以通过所谓的"外围加工"来实现。当个人：

- 没有接受讨论的动机。
- 问题参与度低。
- 持有不一致的信念。

外围加工包括利用间接线索和信息将消息来源的可信度和吸引力最大化。例如，影响中年妇女参加运动的信息可能涉及运动获得健康益处的技术信息（中心路线），也包括为吸引目标受众呈现的与运动相关的形象，例如在进行温和运动的同时结交朋友，在健身房穿着吸引人的衣服（外围路线）。同样，也可以通过专业人士强调信息的重要性，比如请医学教授来介绍信息。佩蒂和卡乔波（Petty & Cacioppo）更谨慎地指出，由外围路线引起的态度变化可能是短暂的，不能以此来预测下一步的行为。

■ 利用恐惧

增加大众媒体和人际交流影响力的第二种潜在方法是使用令人恐惧的信息。这可能涉及部分基于 ELM 的干预措施。在英国，一些针对吸烟者的电视广告使用了这种方法。这些涉及患有严重吸烟相关疾病的真实案例——我们被告知有一个人在拍摄后不久就死了——谈论他们吸烟的不良后果。广告中的影片是黑白的，画面中人们坐在椅子上，背景非常稀疏，传达的信息是吸烟致命，与图像相关的外围线索是悲观和阴郁的，它不鼓励观众吸烟！

当然，这种负面的描述也存在一个不足之处——观众可能会觉得它太压抑了，然后干脆从广告中脱离出来，要么在精神上想别的事情，要么把电视切换到另一个频道（见下一节关于恐惧诉求的讨论）。为了避免这样的结果，PRECEDE 模型指出，应该根据可靠的心理学理论开展媒体宣传活动，其中要进行一个与目标人群讨论干预措施性质的测试过程，例如通过使用焦点小组，将成果进行调整得到最终结果。

许多医疗业专业人员认为唤起恐惧是激发改变的关键策略，这种方法也得到了公共卫生专家、政治家和大众媒体（包括其受众）的赞同。例如，比纳等人（Biener et al.，2000）发现，公众认为引发恐惧的广告比幽默的广告更有效。尽管有些案例成功了，但是高强度的威胁已经被证实在行为改变方面相对无效。

罗杰斯（Rogers，1983）的保护动机理论为这些发现提供了一种解释。这个理论表明个体会采用适应或不适应的方式对信息做出反应，采用的方式取决于他们对威胁的评估和他们自己最小化该威胁的能力（他们的自我效能判断）。根据罗杰斯所说的，如果一个人拥有采取某些行为可以减少威胁的证据，并且他们相信自己有能力采取这些行为时，那么他们有可能对引起恐惧的健康信息做出适应性反应。

威特（Witte, 1992）的平行加工模型进一步发展了这种方法。该模型指出，受到威胁的个人将采取两种行动：危险控制或恐惧控制。危险控制是指减少威胁，通常是通过积极关注解决方案来实现。恐惧控制是指试图减少对风险的感知，通常是通过避免思考威胁来实现。如果一个人选择了危险控制，他就需要认可一种有效的反应是可行的（反应效能），并且他们有能力采取这种行为（自我效能）。如果不选择危险控制，那么恐惧控制就成为主要的应对策略。在这种情况下，因为恐吓对人们来说无法抵挡，所以人们更多的是采取从信息中撤出的行为，而不是继续被恐吓。人们可能会关掉电视，尽量避免思考某个问题等。任何引发恐惧控制的干预都可能使人们比以前更不可能思考改变，因为他们对健康威胁的第一反应变成了逃避。

这两种理论都表明，最有说服力的信息是：

- 引起一定程度的恐惧："不安全的性行为会增加你感染艾滋病毒的风险。"
- 如果没有任何改变，则提高对问题严重性的意识："艾滋病是一种严重的疾病。"
- 强调个体阻止自己担心的结果发生的能力（自我效能）："这里有一些简单的安全性行为实践，你可以使用它们来降低感染艾滋病的风险。"

■ **构筑信息框架**

一种使健康信息不那么具有威胁性的方法是对信息进行"框架化"。健康信息可以是积极的（强调与采取行动相关的积极结果），也可以是消极的（强调与不采取行动相关的消极结果）。例如，戒烟可以被描述为更能锻炼身体、看起来更健康和闻起来没有味道等积极收获，也可以被描述为不会死于癌症或其他肺部疾病的消极影响。防晒霜的使用可能会受到一些信息的影响，这些信息会促使你使用防晒霜来保持皮肤健康，或降低患皮肤癌的风险。消极框架通常与前一节中讨论的恐惧唤醒非常接近，一些人一直在努力证明消极框架是有效的。

■ **动机性访谈**

最有效的说服形式之一、最常被用于一对一的干预方式，被称为动机性访谈（Miller & Rollnick，2012）。它的目标是提升个人考虑改变的动机，而不是教他们如何改变。如果访谈成功地激发了改变，干预才能着手考虑实现改变的方法。

动机性访谈旨在帮助人们探索和解决他们在改变行为方面可能存在的矛盾心理。这种方法假设，当一个人面临改变的需要时，他们可能有支持改变和反对改变的信念和态度。在面谈之前，反对改变的想法可能占主导地位，否则这个人就会积极地考虑或试图改变。然而，面谈的目标是引出这两种信念和态度，并且重点关注这两种想法（"我知道吸烟有害健康""我喜欢吸烟"等）。这被认为是将个人置于认知失调（cognitive dissonance）①的状态（Festinger，1957），这种情况可以通过拒绝一种信念而支持另一种信念来解决。这些可能会（也可能不会）有利于行为的改变。如果一个人决定改变他的行为，那么干预的重点将是考虑如何实现改变。如果一个人仍然拒绝改变，他通常不会继续参与行为改变计划。

动机性访谈是有意避免对抗的局面。米勒和罗尔尼克（Miller & Rollnick）认为这是一种"支持个人改变的哲学"，而不是试图说服一个人违背自己的意愿。尽管如此，还是可以鉴别出一些关键的策略。他们在最初的文章中（Miller & Rollnick，2002），提出访谈中的关键问题是：

- 你现在的行为有哪些好的方面？
- 你现在的行为有哪些不好的方面？

第一个问题可能有点令人惊讶，但这很重要，因为它承认了人们从他们目前的行为中获得了一些东西。这个问题的目的是减少对改变讨论的潜在阻力。一旦人们考虑了每个问题，无论是支持改变还是反对改变，咨询师都会通过突出两组问题之间不一致的方式总结这些问题。根据这一反馈，咨询师要求人们考虑他们对这个信息的反应。只有当他们表达出对改变存在兴趣时，访谈才应该继续考虑如何改变。

从最初的概念开始，动机性访谈的过程得到了进一步的发展（Miller & Rollnick，2012），现在它包含了一种计划的行为改变的元素，就像下一节中所介绍的伊根（Egan）认为的那样。它还发展了一些激发改变的额外策略，使其成为一个更明确的说服过程。这些策略包括：

考虑现状的不足之处：

- 你对目前的状况有什么担忧？
- 是什么让你认为你需要对……做些什么？
- 你在……方面遇到过什么困难或麻烦？

---

① 认知失调（cognitive dissonance）：由于持有两种对立的信念而导致的不适状态，通常通过拒绝一种而支持另一种来解决。

- 什么是让你或其他人对你的……担心的原因？
- 如果你什么都不改变，你认为会发生什么？

考虑改变的好处：
- 你希望事情有所不同吗？
- 关于……好的方面是什么？
- 你希望五年后的生活是什么样子？
- 如果你有魔法可以立即做出改变，事情会如何变得对你更好？
- 你认为做出改变的主要原因是什么？做出这种改变的好处是什么？

引起改变的意图：
- 我能看出来你感觉现在被困住了，有什么是必须改变的？
- 这对你有多重要？你有多想这么做？
- 在我提到的选项中，哪个听起来最适合你？
- 现在先别管怎么做——你希望发生什么？
- 那么，你打算做什么？

唤起对改变的乐观态度：
- 是什么让你觉得，如果你决定改变，你就能做到吗？
- 如果你决定改变，你认为什么会对你起作用？
- 在你的生活中，你还做过像这样的重大改变吗？你是怎么做到的？
- 你对自己做出改变有多大的信心？
- 你有哪些个人优势可以帮助你成功？
- 在你做出改变的过程中，谁能给你提供帮助？

三、改变行为

根据改变阶段模型的原则，如果个体有动机改变他们的行为，那么任何干预都应该专注于帮助他们实现他们希望做出的改变，但是这可能并不容易。一个忙碌的职场妈妈如何抽出时间锻炼身体或保证健康烹饪呢？一个吸烟成瘾的人如何戒烟？有些改变是很容易做到的，比如从全脂牛奶换成半脱脂牛奶。但是在忙碌和高强度的生活中，即使我们有动力去做，复杂行为也可能更难改变。据估计，大约70%的吸烟者在一年内至少尝试过一次戒烟。简单地敦促这些人做出改变可能收效甚微，因为他们已经尝试过，但失败了。

没有改变的原因很复杂，既有个体内部的原因，也有个体外部的原因。它们可能是动机波动的结果，也可能是因为缺乏改变的知识和难以克服改变的障碍等。出于这个原因，改变行为的最佳方法是支持个体解决这些问题。

■ **解决问题的方法**

以问题为中心的干预措施包含考虑如何改变，而不是考虑是否改变，所以最适合那些想要改变自己的行为但需要帮助的人。最清晰阐述以问题为中心的咨询方法应该是由伊根（Egan）提出的（2013）。伊根的以问题为中心的咨询方法有些复杂，但它有一个简单清晰的基本框架。它强调把合理分析人们目前所面临问题的重要性作为咨询过程的关键因素。只有做到这一点，才能找到合适的解决问题的办法。伊根方法的另一个要素是，咨询师的工作不是充当解决个人问题的专家，相反，他们的作用是调动个体自身的资源，准确地发现问题并制定解决方案。咨询是以问题为导向的，它特别关注当前和"此时此地"的问题，其中有三个不同的阶段。

（1）问题探索和澄清：对个体面临的问题进行详细和彻底的探索，将"整体无法解决的问题"分解为仔细定义且可解决的元素。

（2）目标设定：确定个体希望事情会如何改变。设定清晰的、行为上明确的、可实现的目标（或子目标）。

（3）促进行动：制定可实现这些目标的计划和策略。

有些人可能不需要完成咨询过程的每个阶段，有些人可能在一次咨询中就能够完成所有阶段的工作，还有一些人可能需要多次咨询。然而，重要的是要依次和彻底地处理每个阶段的工作，从一个阶段飞快地跳到另一个阶段只会让咨询师和来访者都感到困惑。

病例

T夫人提供了一个很好的例子，即解决问题的方法可能会导致与预期相去甚远的问题和干预。T夫人参加了在当地全科医生诊所举行的定期体检，在那里她发现自己存在肥胖和血清胆固醇水平升高的问题。按照标准的饮食建议，T夫人同意设立了在接下来的几个月里每周减掉两磅的目标。她拿到了一本提供各种食物脂肪和卡路里含量的小册子，还有一本描述了一些"健康"食谱的小册子。

在对她的随访中，她的胆固醇水平和体重依然如故，所以她被介绍给一位健康心理学家，为她提供更多的帮助。这位心理学家采用了伊根的以问题为中心的方法。在第一次咨询中，咨询师探讨了为什么T夫人没有采纳她之前得到的建议。T夫人解释说，她已经知道哪些是"健康"的食物，哪些是"不健康"的食物。事实上，她之前已经减过很多次肥，但都没有成功。她和这位心理学家开始一起探索为什么会出现这种情况。在这一点上，出现了一些明显的问题，其中一个重要的问题是她没有得到家人的支持，特别是她的两个已经成年的儿子。T夫人是家里做饭的人，家庭成员经常要求吃"油炸食品"。她接受了做饭这个角色，但很难不在做饭时尝一下食物来确保它们的口味。所以，即使她吃得很少（而且是低脂的），但她在做饭时的品尝还是极大地增加了她的卡路里和胆固醇摄入量。

T夫人的丈夫支持她的减肥计划，并准备通过改变自己的饮食来帮助她。然而，她的儿子们经常深夜从酒吧回来后要求吃饭，而且已经醉意蒙眬。这样做的结果是，成功节食一天后T夫人经常在深夜开始做饭，然后，她会在做饭时吃些高热量的食物。这会导致两个结果，首先，她在不需要卡路里的时候增加了卡路里的摄入；其次，她有时会放弃当天节食的计划（"我已经吃了这么多，不如就放弃今天的节食"），结果在这个时候吃了一顿饱饭。这也减弱了她第二天坚持节食的动力。

发现了这个具体的问题后，T太太就定下了一个目标：不再为儿子们在深夜做油炸食品。她决定，如果儿子们想吃这种食物，他们可以自己做。但是目标确立后，T太太还有点担心她的儿子们会因为这件事情有什么反应，所以她和心理学家探讨了一些方法，她决定告诉孩子们自己的目标，并且坚定自己的决心。她最后决定下周再告诉他们，并且解释为什么她不能再在那个时候给他们做饭，她甚至还排练了怎么说。她这样做了并取得了一些效果——她的体重开始减轻了。

■ 戒烟是解决问题的一种方式

虽然很多行为改变计划可能没有明确说明，但是它们很多都包含了问题识别和问题解决的要素。戒烟的例子可以说明这一点。吸烟是由两个过程驱动的：

- 对环境中各种线索的条件反射，例如，拿起电话，喝杯咖啡等——所谓的习惯性吸烟。
- 生理上对尼古丁的需求——补充尼古丁水平，防止戒断症状的发生。

尼古丁是一种非常有效的药物，它作用于中枢神经系统中的乙酰胆碱[①]，调节全身的注意力和肌肉活动水平。当突然吸入尼古丁后，尼古丁与乙酰胆碱受体结合并激活

---

① 乙酰胆碱（acetylcholine）：一种神经递质，负责肌肉的激活，与注意力和唤醒有关。

神经元,增加了中枢神经系统的活动,从而引起兴奋。相比之下,长时间吸入尼古丁会导致它留在突触后的乙酰胆碱受体中,阻止受体进一步与尼古丁或乙酰胆碱结合,从而产生放松的感觉。因此,当一个人停止吸烟时,他们可能出现这些问题:

- 不能快速改变情绪和引起兴奋。
- 由于生理上对尼古丁的依赖导致的戒断症状。
- 由于环境因素引发吸烟冲动。

最佳的戒烟计划可以解决这些问题。在"戒烟日"之后,大多数人都要求完全戒烟,之后他们可能不得不压抑由于戒断症状或遇到与吸烟有关的线索而产生不同程度的吸烟冲动。戒断症状可能需要两到三周才能消退,并在戒烟后的两到三天最为严重。因此,在戒烟后会有一段急性复发的高风险期,这可能是因为与戒烟相关的心理和生理不适所驱动的。

许多方法都可以帮助戒烟者应对这些问题。因为吸烟者必须识别他们可能面临的特定问题和这些问题的个体解决方案(见表6.1),所以,下面讲述的措施都在一定程度上涉及了问题解决,并且使用了本章前面描述的COM-B过程中所概述的策略。这些策略可能包括:

- 应对吸烟的线索——这可能包括完全避免吸烟,或者想办法应对吸烟线索引发的诱惑。
- 减少在出现渴望时屈服可能性的措施。
- 应对戒断症状的措施。

表6.1 吸烟者可能使用的一些策略来帮助他们度过戒烟后的一段时间

逃避型策略	应对型策略
在休息时间和不吸烟的朋友坐在一起	如果你有吸烟的冲动,把注意力从你想要吸烟的欲望转移到周围发生的事情上
在休息时间喝点不同的东西——打破常规,不要主动吸烟	想一些分散注意力的事——从100开始以7为单位倒数
用散步代替吸烟	记住你戒烟的理由——把它们记在识记卡上,想吸烟时看看它们可能会有帮助
在平时吸烟的时候嚼无糖口香糖或糖果	修改认知:"这些可怕的症状是恢复的迹象。"
将烟灰缸移到视线之外,尽量保持忙碌,这样你就没有时间去想香烟的事情	
让吸烟变得困难	
不要带钱买烟	
避免经过你经常买烟的烟草店	

一种应对戒断症状的策略是使用尼古丁替代疗法（NRT），替代物可以是口香糖、喷雾、在皮肤上贴东西或电子烟。最初，NRT 的提出被视为一项重大突破，人们认为该方法可以不通过心理干预来帮助人们戒烟。但是事实证明并非如此，大多数尼古丁替代产品的制造商现在建议在使用 NRT 的同时使用一些解决问题的策略——这一建议也得到了临床试验结果的支持。

■ 执行计划和意图

还有一个更简单但非常有效的改变行为的方法，该方法包括识别和计划一个关键行为或一系列相关行为的改变。根据高尔维茨（Gollwitzer，1999）提出的看法，我们经常无法将目标意图转化为使其实现的行为。出现这种情况的原因有很多。

- 启动失败：人们没有抓住机会行动从而忘记开始，或者他们在关键时刻出现了第二个想法。
- 从追求目标的过程中"脱轨"：人们被诱惑吸引而"脱轨"，他们发现很难抑制习惯性的行为反应，或者许多人受到负面情绪的不利影响，又或者如果他们实施改变就会出现害怕产生负面情绪的想法。

为了克服这些障碍，人们可以采用一种相对简单的程序，即执行计划。这涉及"如果……那么……"的方法："如果当我发现自己又无聊又饿的时候，那么我就会试着找一些有意义的事情做。"最理想的情况是，行动要明确地规定时间、地点和方式。这种方法虽然很简单，但也存在一定的前提：这一过程需要将特定线索的表现（感到无聊）和实现目标的手段（从事不无聊的活动，而不是吃东西）进行心理上的联系，当遇到线索时，它就会被激活。

在实践中，建立适当的执行计划可能相对简单，特别是对于一次性的简单行为。例如，帕亚彭等人（Payapem et al.，2011）为了增加高危老年人对流感疫苗的接种率，提出了以下实施计划："当我得到接种流感疫苗的预约信时，我将在……去接种流感疫苗。我将在……之前到达那里。"还有一些"如果……那么……"的联

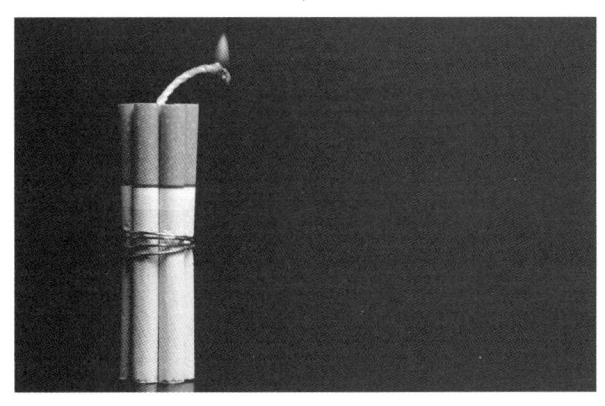

插图 6.1　选择一个戒烟日期，有仪式地戒掉所有香烟，是戒烟的良好开端
资料来源：Rob Byron/Shutterstock.

系，可以用来改变更复杂的行为："如果我想在家里抽烟，那么我会玩 X-box 游戏来让自己忘记这件事""如果朋友给我一支烟……"，以此类推。建立"如果……那么……"的关系可能会促进实现目标行为的开始，随着时间的推移使其稳定，并保护人们免受其他选择和障碍的影响。以下是一些典型的执行计划与他们试图解决的潜在问题。

- 无法开始：如果是周五早上 8 点，我会骑自行车去上班。
- 错过机会：医生一通知我，我就去做健康检查。
- 最初的不情愿：如果是周六上午 10 点，我会做五种健康的饭菜来吃。
- 对干扰物的不必要关注：如果我开始想要吃零食，我会集中精力做其他事情。
- 改掉旧习惯：如果我看到楼梯，我会告诉自己，如果我走上楼梯，我会感觉良好，然后去做。

研究焦点

执行意图能改变你的大脑吗？

Mcgrath, E., Armitage, C. J., Mckie, S. et al.（2020）. Evidence that implementation intentions enhance cognitive training and reduce alcohol consumption in heavy drinkers：a randomized trial. *Annals of Behavioral Medicine*，54：391-401.

这项研究采用了一种相对新颖的方法——通过干预饮酒相关决策的认知过程，如冲动、执行控制和注意力，来减少饮酒。研究者希望通过对这些过程的研究取得显著但相对温和的减少饮酒的成效。考虑到这一点，本研究旨在寻找增加执行意图的干预，包括使用"如果……那么……"计划是否会获得额外的好处。除了饮酒量的测量，该研究还调查了这种干预是否改变了作为行为改变基础的神经功能。该研究假设，任何执行功能的增强都会伴随着前额叶内侧皮层活动的增加，前额叶内侧皮层是大脑中与计划和行为控制有关的区域。研究人员在参与者完成两项实验任务的同时进行了功能性核磁共振扫描。

方法

被试

研究人员通过海报广告和社交媒体招募了 34 名志愿者，年龄在 18—65 岁之间，他们报告自己每周的饮酒量超过 21 个单位（政府建议每周最多喝 14 个单位）。在临床诊断面谈后，将有酒精滥用障碍史、服用除大麻外的处方或非处方精神药物（根据尿样检测结果）和有神经或神经内分泌障碍史的被试排除。

措施

时间轴随访（TLFB）评估：使用关键日期和记忆辅助工具，通过每日详细的集中访谈记录研究前28天和干预后28天的饮酒量，从而研究这段时间的总饮酒量。

程序

依据核磁共振扫描中进行的两项任务形成评估和干预。

使用 Philips 3T 磁共振扫描仪进行成像。在大脑的多个区域进行活动测量：中央前回、颞上回、伏隔核、前额叶内侧皮层、杏仁核、背外侧前额叶皮层、前扣带皮层、额下回、海马体、岛叶和颞中回。

实验任务是在一台笔记本电脑上进行的，在扫描仪中，屏幕图像通过一系列镜面投射到被试的眼睛上。被试只需用食指按下与 MR 兼容的按钮盒上的按钮来回应任务。实验任务为：

● 酒精接近—回避任务：被试通过"接近"或"回避"范式来识别图像是否与酒精相关，在该任务中，被试通过按反应板上两个按钮将一个人体模型靠近或远离图像（图像为酒精或工具）。任务包括三个组，每组12个交叉固定的试验，每个类别各有12张图像。当看到酒精的图像时，要求被试移离酒精图像，移向工具图像。在每次试验之后，对他们是否做出了正确动作进行反馈。

● 视觉探测任务：被试观看成对的图像，然后在屏幕的顶部或底部显示一个"十字"。实验组将酒精图像和水图像配对，"十字"总是出现在水下。控制组由工具图像和装饰品图像组成。每次试验结束后，被试指出十字出现在哪个图像下，主试立即反馈其准确性。

这些任务进行两次，被试随机分配到实验组和控制组中：（1）控制条件下，被试阅读一份声明，解释将注意力从酒精相关图像转移到水图像的必要性；（2）执行意图的干预体现在他们使用了"如果……那么……"计划，将注意力从酒精相关图像移开。

结果

执行意图对饮酒的影响。

研究前被试的平均饮酒量为每周42.5个单位。为了评估执行意图干预的影响，研究人员进行了两项分析：随访期间28天平均饮酒量的变化（以每周为单位报告），以及被归类为"重度饮酒者"被试的百分比变化（>每周21个单位）。在单位消耗的测量上，方差分析显示时间×条件有显著的交互作用 [$F(1, 31)=4.72$, $p=0.038$, $d=0.81$]，在执行意图条件下饮酒量下降得更显著（下降了7.6个单位对比 1.2 个单位）。在重度饮酒者 1 个月的随访表中，卡方分析显示各组间的差异有统计学意义（$X^2[1, n=32]=6.00, p=.014$）。重度饮酒者的比例从两组的 16% 分别下降到执行意图干预组的 9% 和控制组的 15%。

认知能力

视觉探测任务的反应时随着时间出现显著变化。与控制组被试相比，在酒精回避试验中干预后被试的反应时明显更快（$t[30]=-2.315, p=0.028, d=0.085$）。对照组在试验前后没有显著差异（$t[30]=1.479, p=0.150, d=0.58$）。令人失望的是，虽然任务表现分数（以"正确"回答的数量来衡量）显著预测了随后每周饮酒量的变化（$b=-2.045, se=1.111, p=0.036$），但它们并不能解释使用执行意图方法和后续饮酒量之间的关系。

在接近—回避任务上没有发现组间差异。

对神经活动的影响

没有发现神经活动在组间或时间上的差异。

讨论

这是一项令人兴奋的研究，它试图确定一种简单但明显有效的心理干预的神经基础。在这项研究中，简单的干预起到了具有临床意义的作用，证明了执行意图的潜在影响。但令人失望的是，将这种意义与采用这种策略后的认知或神经系统后果联系起来被证明更为困难。因此，我们应该更多地探索心理干预和其作用过程之间的联系。

■ **模仿和练习**

以问题为中心和执行基于意图的干预可以帮助个体制定改变策略，并确定何时可以实施这些改变。然而，实现改变仍然是困难的，特别是当个体缺乏技能或对自己的能力缺乏信心时。伊根（Egan）指出，应该教会人们实现他们所设定目标的技能，或者改变导致这种行为发生的社会规范。

一种弥补这些不足的方法是通过观察别人来学习技能，这个过程被称为替代学习。班杜拉（Bandula, 2001）的社会认知理论认为，改变能力的技能和信心（自我效能）都可以通过一些简单的程序来提高，包括观察他人执行相关任务，在技能发展的分级计划中练习任务，以及有效的说服。班杜拉提出了观察学习的三种基本模式。

- 一个生动的模式：一个真实的个人演示或表演一种行为。
- 一种语言教学模式：对行为的描述和解释。

- 一种象征的模式：真实或虚构的人物在书籍、电影、电视节目或网络媒体中表现出的行为。

从观察中学习他人的效果可能会受到许多因素的影响。然而，最佳的学习和自我效能提高的方法往往需要观察与学习者相似的人成功完成相关的任务，这为观察者不会感到技能下降或无法获得技能提供了一种"应对模式"。事实上，这种观察给了他们实现目标的信心（"如果他们能做到，我也可以"）。复杂的技能可以通过观察模型来掌握，经历时间和不同阶段来学习技能。

除了解决问题或基于实现的策略外，还包括新行为的实践。在这里，问题的解决方案以及实现改变所需的技能可以在教育计划中制定和教授，从而提高技能和自我效能。例如，烹饪、购买和协商安全套的使用、拒绝别人提供的香烟所需的技能，都可以教授和练习。人们可以计划、排练不同的方法，并在教育或咨询课程中获得方法使用的反馈，以便他们在"现实世界"中使用之前掌握的技能。模仿改变的优势在于，它可以通过使用大众媒体和其他大型干预措施远程进行，也可以在更多的个人层面进行。

■ 认知干预

到目前为止提出的干预方法可以认为是对行为的干预，因为它们试图直接影响行为。其实，它们还可能导致认知变化，增加个体对自己改变和维持生活方式能力的信心，等等。但这是一种间接影响，相比之下，认知干预试图直接改变认知，特别是改变那些驱使个体从事可能有害健康的行为或阻止他们做出正确行为改变的认知。从健康心理学的角度来看，已经确定了各种认知的类型，包括对行为和相关社会规范的态度（Ajzen，1985），对疾病预防和行为改变的成本和收益的认识（Becker，1974），自我效能预期（Bandura，2001）和对疾病或病情的认识以及控制它的能力（Leventhal et al.，1984）（见第九章）。

改变认知必须要存在一个前提，即人们没有相关信息，或对相关问题产生了扭曲或不适当的信念，而改变这些信念将导致更合适（和促进健康）的行为。最简单的干预形式是提供适当的教育，特别是当个体面临新的健康威胁或不知道可以促进行为改变的信息时。如果这种教育针对的是已知的影响健康行为的因素，那么它可能是最佳的，因为它可以帮助人们了解风险的本质，告诉他们如何改变自己的行为；等等。本章前面已经讨论过这种方法。

随着时间的推移而形成和强化的不适当的信念可能需要更复杂的干预措施来改变。

例如，鼓励吸毒或滥用药物的信念可能包括："我无法应对不喝一杯就去参加派对"或"喝酒让我变得更善于交际"。在刚开始吸毒的时候，"吸毒会很有趣"之类的信念可能占主导地位。当人们开始依赖药物来减少痛苦时，依赖信念可能更多地占据主导地位："我需要喝酒来帮助我度过这一天。"当这些想法影响了行为改变时，认知干预是有用的。干预的关键在于，我们对疾病、健康、已经发生或未来将发生的事件的信念都是假设的，其中一些猜测可能是正确的，有些可能是错误的。在适应不良的情况下，我们很容易就会出现错误的想法（"我需要一杯威士忌来度过这段时间"），它们就被当作事实，使我们不考虑其他的方法（"嗯，我可能没有其他能应对的方法"）。认知疗法的作用是教会个体把他们的信念当作假设而不是事实，去尝试不同的方法并且根据这些新的思维方式来看待这种情况，从而做出不同的反应（"嗯，我以前不喝酒也能应对这种情况，这次我也可以这样做"）。

实现这一目标的方法之一是一个被称为苏格拉底对话或引导发现的过程（Beck,1976）。在这个过程中，治疗师识别和质疑某一问题的信念，以帮助人们认识到导致问题产生的不正确思维模式。治疗师鼓励他们思考和评估不同的信息来源，为肯定或否定他们持有的信念提供证据。一旦人们能在治疗过程中做到这一点，他们就能学会在现实世界中识别和挑战这些自动思维，并用支持更恰当行为的思维取代驱动不恰当行为的思维。我们从贝克等人（1993）的一次会议中摘录了一个关于饮酒假设的例子，该例子使用了箭头向下技术，旨在质疑个体的信念核心。

医疗保健人员：当你去参加聚会时，你感觉需要用酒精来"放松"自己。那么你担心不喝酒会发生什么？

约翰：我如果不喝酒就不会玩得很开心，朋友们和我在一起也不会很有趣。

医疗保健人员：这意味着什么？

约翰：人们不愿意和我说话。

医疗保健人员：那么结果会是什么呢？

约翰：我的工作需要与他人交流。如果我不能在聚会上取悦大家，那我就不擅长我的工作。

医疗保健人员：如果是这样，会发生什么呢？

约翰：我猜我会失去我的工作。

医疗保健人员：所以你因为你没在聚会上喝醉就丢了工作吗？

约翰：好吧，这么说吧，也许我是在夸大事实。

在这里，箭头向下技术被用来识别客户的核心信念，并让他们重新考虑这些信念的准确性。

第二种方法是布置任务，直接挑战个体可能持有的不恰当的认知信念。例如，有人认为他不喝酒就不能去参加聚会，他被安排的任务可能是试着在聚会上不喝酒，直接挑战了他的信念——他们通过喝酒才能社交（以及夸大的终极信念，即如果他们不喝酒就会失去工作）。这样的挑战任务应该是可以实现的。如果一个人试图完成一项太难的任务而未能完成，可能会维持甚至加强先前存在的信念。因此，任务必须谨慎地选择，并得到当事人和治疗师的同意。不过，一旦成功完成这些任务就可以带来在认知和行为上长期的变化。

■ 改变环境

迄今为止所考虑的干预措施几乎都试图通过与目标受众直接互动来改变个体的行为。然而，健康行为是在社会和经济背景下发生的，环境也是 COM–B 和行为改变轮中重要的因素。例如，个人的饮食可能会受到以下因素的影响：孩子不愿意吃蔬菜，伴侣希望吃肉，或者"糖税"使高糖产品更贵。同样，我们实际能从事的锻炼水平可能由我们的经济状况决定：我们能负担得起健身房会员的费用吗，我们每周工作多长时间，等等。健康行为也可能受到我们生活环境的调节。例如，在伦敦市中心骑车与在农村骑车可能是一种非常不同的体验，人们可能会谨慎地在街道照明差的繁忙道路附近慢跑，等等。

由于这些问题影响的人数众多，所以地方或政策层面的改变目标可能更多的是减少行为改变的社会、经济和环境限制。健康信念模型（Becker et al., 1977）（见第五章）提供了一个简单的指导，可以通过影响重要的环境因素来促进改变行为。该模型特别指出，促进健康行为的环境应：

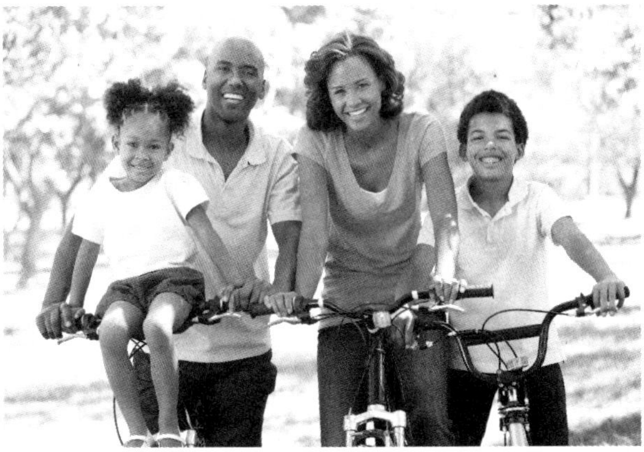

- 提供健康行为的线索或消除不健康行为的线索。例如，提醒人们使用楼梯的

插图 6.2 骑自行车既有趣又健康，但前提是要有安全无污染的环境
资料来源：Cathy Yeulet/123rF.

标志，食品包装上的营养信息，从商店撤除香烟广告。
- 尽量减少从事健康行为的成本和障碍。例如，增加公共娱乐场所的数量，降低健身房会员的费用，建造安全的自行车道，在经济贫困中心附近出售健康食品。
- 最大限度地提高损害健康行为的成本。例如，增加烟酒税，禁止在公共场所吸烟，增加酒类销售点之间的地理距离。

国家和地方政府采用 PRECEDE 模型的核心——环境战略来影响行为。例如，在"健康城市运动"中（World Health Organization, 2013），一些项目为了促进居民身心健康试图重新营造城市环境。该运动最初涉及已经实现工业化国家的城市，但现在正在扩大到工业化过程中国家的城市，如孟加拉国、坦桑尼亚、尼加拉瓜和巴基斯坦。要成为该运动的一员，政府必须制定城市卫生规划，并让公民和社区团体参与进来。行动的事项包括努力减少由于社会经济因素造成的健康不平等、交通管制、烟草管制，增加照顾老年人和有精神健康问题的人（Kickbusch, 2003）。欧洲健康城市网络的最新目标（WHO, 2013: 3）包括：

- 采取行动将卫生问题放在城市社会和政治议程的重要位置。
- 在地方层面推进健康和可持续发展的政策和行动，强调解决健康问题的决定因素、健康公平以及欧洲全民健康 2020 政策的原则。
- 在地方政策和卫生综合规划中促进跨部门和参与式治理健康和健康公平。
- 发展可用于促进欧洲区域所有城市健康的政策、实践专业知识、有效证据、知识和方法。
- 加强欧洲城市和地方政府之间的团结、合作和联系，并与关注城市问题的机构建立伙伴关系。

这些目标具有复杂性和抽象性，这就意味着它们通常只是目标，很难以可靠的方式实现或衡量。然而，健康城市运动为所有城市提供了一个理想的目标。

■ 传播信息

在人群中传播新行为的一个关键方法是利用个体或群体积极促进有针对性的改变，如健康饮食、戒烟等。基于新行为在社会中传播而形成的理论被称为"创新扩散"（Rogers, 1983）。罗杰斯根据人们对改变的反应以及对他人行为的影响对人群进行了细分。

- 创新者：通常是地位较高的一小群人。他们从广泛的信息中寻找和获得想法，愿意并且能够测试获得的新想法。这一群体与"主流"相对隔绝，然而，他们将创新带给了一个与普通大众有着更广泛联系和影响的群体——早期采用者。
- 早期采用者：这个群体比创新者有更广泛的影响力，他们通常被称为"意见领袖"。潜在的采用者会在这个群体中寻找有关创新的信息，他们也成为更广泛人群的榜样。这一群体对更广泛人群接受创新至关重要。
- 早期多数人：这一群体在早期适当地接受思想，但没有能力影响更广泛的人群。
- 后期多数人：这些人在早期多数人采用后才采用创新。他们是一个相当谨慎的群体，只有在之前的群体已经很好地测试了一项创新之后，他们才有可能采用它。
- 落后者：这群人是最后接受，或者可能永远不会接受一项创新。

罗杰斯还指出了创新的一些特征，这些特征可能会影响到每个群体对创新的接受程度：
- 它相对于其他行为的优势。优势越大，就越有可能被采用。
- 它与它试图影响的社会制度的价值观和规范的兼容性。如果改变过于激进，就会被拒绝。
- 易于理解。如果一项改变很容易执行，那么它就比难以理解或参与的改变更有可能被采用。
- 有效性证据。效果越明显，就越有可能被采纳。

该模型对促进健康行为的公共卫生干预措施的积极传播有许多影响，它提出了在公共卫生信息干预措施中可能涉及的主要目标群体。例如，早期采用者可以在任何创新的广告中被有效地识别和定位，他们也可以积极参与到干预措施中来。例如，在下一章讨论的干预措施中，在当地社区有一定地位的男同性恋者被招募来为干预措施做范例，以提高其同伴的安全套使用率。

小结
- "PRECEDE-PROCEED"模式为制定公共卫生方案提供了强有力的框架。该模式的阶段包括社会诊断；流行病学、行为和环境诊断；教育与生态诊断；以及计划实施。
- COM-B和类似的办法提供了一个与相关具体方法联系的明确框架，以便在心理、社会和经济层面促进改变。
- 可以使用一些方法来激发行为改变：

> - 信息提供：理想情况下，基于理论驱动的行为改变模型和由 NICE 发展而来的指导方针。
> - 详尽可能性模型的中心路线和外围路线。
> - 合适的信息框架：根据"实验"研究来确定特定干预的最佳方法。
> - 动机性访谈。
>
> 同样，也有一些方法可以用来改变行为：
> - 解决问题的方法。
> - 执行计划。
> - 模仿和练习。
> - 认知干预。
>
> 改变行为的第三种方法是利用环境来促进或奖励行为改变，并抑制损害健康的行为。
>
> - 一些变化可能会以一种被称为"创新扩散"的自然方式在社会中传播。利用早期采用者或意见领袖作为正确行为改变的倡导者可以促进这一进程。

拓展阅读

http//www.nice.org.uk/guidance/PH49/chapter/glossary#individual-level-behaviour-change-interventions.

关于 NICE 行为改变指南的一系列互联网链接，包括行为改变能力框架、短暂干预，以及更多内容。

Michie, S., Carey, R.N., Johnston, M. et al. (2018). From theory-inspired to theory-based interventions: a protocol for developing and testing a methodology for linking behaviour change techniques to theoretical mechanisms of action. *Annals of Behavioral Medicine*, 52, 501–512.

Whittal, A., Atkins, l., &Herber, O.R. (2020). What the guide does not tell you: reflections on and lessons learned from applying the COM-B behavior model for designing real life interventions. *Translational Behavioral Medicine*, ibaa 116.

对 COM-B 模型在现实生活中应用的一些局限性的有趣思考。

Miller W.R., &Rollnick S. (2012). Motivational interviewing, Third Edition: Helping People Change (Applications of Motivational Interviewing). Guilford Press.

关于动机性访谈的经典文本的最新版本。

Kompf, J.（2020）. Implementation intentions for exercise and physical activity: Who do they work for? A systematic review. *Journal of Physical Activity & Health*, 17, 349–359.

最近对以实施和规划为基础的干预措施最前沿的批判性讨论。

Ahmed, S., Swaine, B., Milot, M. et al.（2017）. Creating an inclusive mall environment with the PRECEDE-PROCEED model: A living lab case study. *Disability and Rehabilitation*, 39, 2198–2206.

在大多数人面临的重要问题上使用"PRECEDE-PROCEED"模型的一个例子。

YouTube

https://www.youtube.com/watch?v=bTRRNWrwRCo.

一个很好的 BMJ 教育角色扮演，展示了如何使用动机性访谈技术来化解医疗咨询中的困难，并鼓励合适的改变。

https://www.youtube.com/watch?v=4GzrNxPx1fg.

Susan Michie 谈论如何改变行为。

Https://www.youtube.com/watch?v=uhMipNkHF9M.

还有什么比来自曼彻斯特的健康心理学家卡尔·布莱斯（Carl Bryce）对 COM-B 的精彩解释更好的呢？

https://www.youtube.com/watch?v=4CwrQxwxcWo.

另一位著名的英国健康心理学家克里斯·阿米蒂奇（Chris Armitage）针对激发行为改变问题的演讲，包括实施部分。它很长，但它也很有价值，是面向专业健康心理学家的演讲。

访问 go.pearson.com/uk/he/resources 网站获取更多的资源来帮助学习。

第七章　健康问题预防

> **学习成效**

在本章结束时，你应该了解以下方法在改变损害健康行为方面的有效性：

- 基于个体的干预措施，包括风险因素筛查计划、基于动机访谈的干预措施和以问题为中心的方法。
- 利用大众媒体，包括信息框架、人群定位和恐惧的使用。
- 环境干预措施，包括增加行动的线索、尽量降低健康行为的成本和增加不健康行为的成本。
- 公共卫生方案，侧重于降低冠心病风险和增加安全的性行为。
- 工作场所的公共卫生。
- 基于学校的干预措施。
- 使用新技术。

一天一个苹果，医生远离我

好吧，没有证据表明每天吃一个苹果会对健康有任何好处；尽管吃五份蔬菜和水果可能会。但标题的重点解决了现代医疗保健的一个关键问题。世界银行（包括所有机构！）在其题为"非传染性疾病日益增长的危险：立即采取行动扭转局面"的报告中得出结论，由于不良的生活方式，非洲、东欧和亚洲面临着慢性病发病率惊人的增长，并指出，如果不加以控制，这些发病率可能从已经很高的51%增加到令人震惊的占所有死亡人数的72%。这些死亡人数中的三分之一以上是可以通过适当改变生活方式来加以预防的。与此同时，西欧国家也不能放松警惕。糖尿病患者（1型和2型）的照看费用占NHS预算的10%，目前估计英格兰和威尔士每年有140亿英镑用于治疗糖尿病及其并发症（英国糖尿病协会）。与生活方式相关的疾病，特别是2型糖尿病以及冠心病和高血压的各种症状，不仅造成巨大的经济损失，也对个人带来很大的影响。降低这些成本只能通过让健康人群有效改变生活方式来实现。

章节概要

前一章概述了旨在预防疾病发作的干预措施的行为改变策略。本章将探讨一系列干预措施的有效性，这些措施旨在降低与吸烟、不良饮食和缺乏锻炼等损害健康行为相关的健康风险。本章讨论的干预措施包括直接与个人合作的措施，也包括针对整个人群的干预措施。本章还讨论了一些风险改变方案可能带来的焦虑，以及如何在这些方案的背景下解决这一问题。

第一节　从个人做起

一、提供健康信息

即使针对实施健康行为的最简单的建议也可能是有益的，尤其是当建议来自权威的医疗保健人员时。例如，斯特德（Stead）等人（2008）回顾了相关文献，发现在没有干预的情况下，每年的戒烟率约为2%至3%，而医生提出的戒烟建议会使戒烟率再增加1%至3%。尽管差异相对较小，但如果考虑到可能有成千上万的吸烟者接受此类建议，这种方法对健康的影响可能是巨大的，而且医疗保健人员的经济和时间成本也都比较低。同样值得注意的是吉尔平（Gilpin）等人（1993）的研究，他们发现第一次建议是戒烟最重要的决定因素，在以后的疗程中给予建议并没有促进进一步的戒烟尝试。

当然，这种干预只有在医生真正提供戒烟动力的情况下才会有效，但可能并非总是如此，这来自恩罗德（Unrod）等人（2007）的发现。他们发现大多数初级保健医生既没有积极鼓励他们的病人戒烟，也没有根据实现这一目标的简单指导行事。然而，当这些医生接受了戒烟技术方面的专门培训，并使用宣传单页，但介绍符合他人情况的个性化戒烟策略时，他们发现干预组的戒烟率为12%，而接受标准戒烟建议组的戒烟率为8%。

在初级保健环境中，一种更复杂但相对常见的干预措施是对个人进行疾病风险的筛查，并就是否需要改变任何已确定的风险因素提供信息和建议。筛查由高胆固醇、高血压、吸烟或低运动量等行为风险因素导致的冠心病（CHD）风险时最常采用这一方法。

典型的筛查项目会邀请成年人（现在通常在预先确定的年龄范围内）参加由护士实施的"健康检查"。这通常包括一次面谈以确定危险行为，同时还需要测量血压和胆固醇水平。在适当的时候，建议参与者停止吸烟、低胆固醇饮食和／或增加运动量，或接受高血压和高胆固醇水平的医学治疗。不幸的是，尽管这种方法看起来简单和直接，但其有效性的证据却十分模棱两可，一些研究提供了微小甚至是微不足道的行为变化的证据，很少有研究（Finkelstein, Khavjou, & Will, 2006）提供了强有力的有效性证据。易卜拉欣（Ebrahim）等人（2011）对55项研究和超过139000名参与者的数据进行了元分析，其结果也许提供了关于这个问题的最终结论，他们发现无论是否接受冠心病预防筛查计划，发生心脏病的风险是相同的。

即使是加大支持或增加干预措施的复杂程度，似乎也只会带来有限的长期效益。例如，斯特普托（Steptoe）等人（1999）调整了干预措施，以适应患者的变化阶段（见第六章），这些患者被发现有危险因素，包括经常吸烟、高胆固醇水平、高身体质量指数（body mass index, BMI）[①]和低体力活动。执业护士使用动机性访谈元素为那些处于无准备阶段的人提供简短的行为咨询，并为正在考虑改变可能性的参与者制定改变的策略。与不干预相比，该干预措施取得了一些效果，但这些效果仅限于在4个月和12个月后的随访评估中，参与者自我报告的膳食脂肪摄入量和每天吸烟数量的减少和锻炼增加，但这在临床上是有问题的。

随着对冠心病筛查项目的重视程度降低，研究者已开始将重心放在如何预防2型糖尿病上（见第八章），与该疾病相关的行为与导致冠心病的行为相同。2型糖尿病是暂时不可逆转的，但该疾病可以在发作之前，即糖尿病前期被检测出来（见第八章）。因此，一些人认为与冠心病相关的筛查项目可能是有价值的，尽管迄今为止的发现令人失望，但这可能是一种乐观的观点。事实上，此类项目面临的问题是，它们经常遇到可能长期存在的损害健康的行为，而这些行为可能很难改变。例如，一个肥胖的人在中年后期开始锻炼所面临的挑战显然比更年轻、体重较轻的人更大。因此，需要考虑的问题是，识别风险（以及在行为改变方面的一些适度支持）是否足以促进长期行为改变以改善健康？

---

① 身体质量指数（body mass index）：体重与身高比例的相关测量，可以计算出个体相对于他的"身高"有多重，再估算他是超重还是体重过轻。

与冠心病风险因素筛查一样，此类项目通常涉及护士主导的干预。在一项基于健康饮食教育和监测的研究中（Coppell et al.，2017），护士和参与者在 6 个月的时间里见了 4 次面。与常规护理相比，该干预措施在体重减轻指标上有一定的作用，在 BMI、腰围和长期血糖水平指标（HbA1c）（见第八章）方面的作用较小（且在统计上不显著）。这一发现似乎很典型，罗伯茨（Roberts）等人（2017）的元分析结论认为，此类项目可能对健康有益，但那些最有效的方案也可能过于复杂和昂贵，无法在大多数医疗保健系统中实施。

这些保守的结论使人们之后在这种类型的筛查中，开始通过使用额外的"激励因素"来重点关注增强行为改变的策略，其中一种有趣的方法涉及识别疾病风险的遗传标记。但即便如此，这似乎也不是一个强大的推动力。例如，伊斯特雷（Hollands）等人（2016）研究了提供基于 DNA 的疾病风险评估对随后的健康行为改变的影响。他们对戒烟、饮食改变和锻炼等 18 项研究的数据进行了元分析，但未能找到令人信服的证据来证明提供疾病的遗传风险对这些行为以及如饮酒等相关行为有影响作用，甚至其对是否参加筛查或行为改变支持小组也没有任何影响。

二、动机改变

对于改变动机低或处于无准备阶段的人，促进行为改变的一种更复杂的方法是使用动机访谈（见第六章）。这种方法最初用于帮助有药物滥用问题的人，但最近已用于解决一系列其他行为。例如，针对吸烟问题，拉伊（Lai）等人（2010）的元分析比较了动机性访谈和简短建议的有效性，结果显示接受动机性访谈干预的吸烟者的戒烟率高出 25%。另一个有趣的发现是，参与的卫生专业人员的地位也会影响结果。由初级保健医生提供的方法是最有效的，在使用动机性访谈后，接受该方法的参与者的戒烟率比接受简单的建议或不干预组高出三倍。

关于老年人的其他健康行为、水果和蔬菜的摄入以及锻炼水平，坎贝尔（Campbell）等人（2009）研究了使用书面信息或结合简短的电话进行信息提供的方法在两组人群（癌症幸存者组和没有疾病组）中的有效性。他们发现，在促进饮食改变方面，联合干预比简单地提供信息更有效，但效果仅限于后一组人，这也许是因为癌症幸存者组中那些可能对这种类型的干预做出反应的人在之前已经做出了适当的改变。研究结果还发现，干预对锻炼水平没有影响。道森（Dawson）等人（2014）还发现，在一个完全不同的目标群体中，一次性动机访谈的作用有限。在研究中，4—8 岁的儿童参加了一项健康筛查计划，其中一部分的参与者使用了简单的"红绿灯"视觉辅助工具，另一部分参与了旨在鼓励以家庭为基础的减肥计划的动机性访谈。随后，父母们获得了孩子体重和健康结果的反馈。这两种干预措施都同样有效，尽管效果不是很大。

这些研究效果欠佳可能是由于未能针对适当的参与者。这两种干预措施都没有针对那些动机水平低的个体，这也是许多其他干预试验同样不成功的共同问题（e.g. Moss et al., 2017）。卡伦斯（Carels）等人（2006）的研究结果强调了这个问题，他们只对那些在标准行为咨询后减肥失败的参与者进行动机访谈。与那些努力减肥但没有接受动机性访谈的人相比，这组人的体重减得更快，锻炼得也更多。

当动机访谈与更复杂的改变方案相结合时，其效果可能是最有效的。例如，塞雷·尤文拉（Cere-Juvera）等人（2019）比较了单纯进行营养咨询与结合动机访谈的营养咨询，后者实现了更大的变化。巴雷特（Barrett）等人（2018）对10项类似试验进行的元分析发现，在认知行为干预中加入动机访谈，会使参与者的体力活动和体重的减轻行为收到额外且适当的效果。

个案病史

关于在不太可能的情况下进行动机访谈的好处，可以参见PB职业生涯早期作为健康心理学家与吸烟者的一次性合作的案例。PB被要求去见一个叫JB的烟民。尽管心脏科医生多次坚持让他戒烟，JB还是拒绝戒烟。由于吸烟，JB的健康出现了严重问题，其中最严重的问题是，由于广泛的动脉粥样硬化，供应下肢血液的动脉直径严重缩小。血管的直径如此之小，以至于当他走路时，小腿肌肉无法获得足够的血液，小腿出现了缺血性疼痛（ischaemic pain：肌肉供血不足引起的疼痛）。由于心脏动脉的相似问题，他还患有轻度心绞痛（见第八章），继续吸烟恐怕会导致他的小腿需要截肢和心肌梗死（见第八章）。为了说服JB戒烟，PB被要求去见他。这次见面发生在动机访谈被广泛应用之前。尽管如此，PB还是有点慌张（当人们不想戒烟的时候，你怎么说服他们戒烟？），他只是问JB，既然有那么多人要求他戒烟，他为什么还继续吸烟。这个问题完全符合早期动机访谈的第一个问题："什么是好的事情……"，并引发了一些令人惊讶的反应。JB被这个问题吓了一跳，并进行了积极的反馈。对于又一次的劝说，他没有采取防御性的反应，而是立即开始问自己这个问题，并得出结论，他确实想戒烟，但害怕自己无法做到，因为之前的几次尝试都以失败告终。这一发现将会谈的气氛转变为讨论如何戒烟，以及如何应用如本章后面所描述的改变策略。会谈取得了非常好的结果。

三、计划改变

虽然复杂的解决问题的改变方法（见第六章）可能有价值，但最近的发展表明，这种方法的简化版本也可能非常有效。现代公共卫生措施不仅需要有效，还需要有成本效益。以最少的努力和最少的财政支出来实现影响变得越来越重要，这一目标使人们越来越多地使用一种涉及计划改变的方法，且不需要伊根（Egan）提出的复杂的准备阶段。基于实施意向的工作（Gollwitzer & Schaet al., 1998）（见第五章和第六章），该方法的一种版本鼓励个人简要地介绍（通常约 5 分钟左右）他们计划何时、如何或在什么情况下实施自己选择的行为或做出一次行为改变。

一些干预措施的目标是相对简单或短期的行为改变。德努奥耶尔（De Nooijer）等人（2006）发现，与不接受干预的情况相比，坚持一周写下每天多吃一份水果的计划，会使水果摄入量增加。希兰（Sheeran）和欧贝尔（Orbell）（2000）发现，与不治疗情况相比，实施计划使宫颈筛查门诊就诊率增加。更令人印象深刻的是，康纳（Conner）和希金斯（Higgins）（2010）发现，制定实施计划会使青少年戒烟率或较晚开始吸烟的比率高于不进行干预的青少年，而卢斯琴斯卡（Luszczynska）等人（2007）发现，制定实施计划显著提高了肥胖女性减肥计划的有效性。参加标准商业减肥计划的妇女在两个月内体重减轻了 2.1 千克，而接受实施计划干预的妇女在同一时期内体重减轻了 4.2 千克。格拉顿（Gratton）等人（2007）发现，基于实施计划的干预措施与旨在提高儿童水果和蔬菜摄入动机的干预措施同样有效。维拉（Vilà）、卡雷罗（Carrero）和雷东多（Redondo）（2017）的一篇元分析总结了与一项关键健康行为（脂肪摄入量）相关的数据，报告称 12 项相关研究的总体效应量为中等，其中在针对男性群体和在干预期间没有监测行为的干预中效应尤其明显。特别有趣的是阿德里安斯（Adriaanse）等人（2011b）的发现，他们进行的相似的分析发现，这种干预方法在增加健康食品的摄入量方面比减少不健康食品的摄入量方面效果更好。

第二节 通过媒体的大众说服

解决大众问题的一种显而易见的方式是通过大众媒体。最早的媒体宣传活动采用了行为转变的"皮下"（hypodermic）模型，它假定知识、态度和行为之间存在相对稳定的联系（我们现在知道该观点有点乐观，见第五章）。这种方法假设，如果我们能向接收者"注入"正确的信息，就将改变他们的态度，进而影响他们的行为。现实要复杂得多，即使是说服个人尝试改变的简单尝试也复杂得多，尝试说服的渠道也是如此。无论是专业方面（e.g. Wozney et al., 2019）还是更大众化的信息，Facebook、Instagram、Twitter 和 Snapchat 现在都可能比所谓的主流媒体拥有更大的覆盖面和影响力。例如，据估计，有 3100 万人在 Facebook 上关注反疫苗的组织，1700 万人通过 YouTube 关注它们。自新冠疫情大流行以来，估计有 700 万至 800 万人成为它们的粉丝（Burki, 2020）。

合理规划和发展方案至关重要。例如，克罗斯比（Crosby）等人（2019）公布了在针对年轻吸烟者的一系列广告策划过程中提出的问题。尽管这篇文章发表在一份影响力很高的健康杂志上，但在阅读这份问题清单时，请注意它与心理学理论和实践没有任何明确的联系：

- 这会出乎意料吗？
- 广告是否以一种新颖的方式解决了这个问题？
- 信息可能会让接受者大吃一惊吗？
- 干预是否涉及技术和/或媒体的创新使用？
- 这会让年轻人停下来思考吗？
- 干预措施是否涉及对问题的新见解？
- 这条信息会促使青少年重新评估他们对吸烟的信念和态度吗？这是否会让他们每次吸烟都会"高度意识到"风险？
- 这则广告是否包含了没有争议的科学数据来支持其信息？
- 这会引起情绪反应吗？
- 计划中的干预可能引发强烈的情绪反应吗？
- 它会令人难忘吗？
- 这个想法是否会非常吸引人，以至于年轻人在拿起香烟时就会想起它？
- 计划的项目是否会使人在吸烟时产生健康威胁、厌恶或内疚感？
- 它是否会让年轻吸烟者重新思考吸烟带来的即时愉悦感是否值得以其长期的健康为代价？
- 信息是否及时？
- 这种执行方式是否使健康后果看起来更具体、更现代、更紧迫？
- 年轻人会以坏事只发生在成年人或长期吸烟者身上为由拒绝接受这一信息吗？
- 它能改变社会规范吗？
- 信息中的观点是否与年轻人息息相关，以至于它能改变年轻人的思维方式，并在其他语境中被模仿，甚至融入了年轻人的习惯用语中？

尽管媒体宣传覆盖面广，成本也相对较低，但关键问题是它能否改变人们的行为。单独的健康宣传活动往往影响甚微，甚至不为人所知。因此，有人认为，媒体宣传活动对于提高健康问题的认识最为有效，而不是引发明显的行为改变（Huberty et al., 2012）。即使是长期的媒体宣传也可能难以提高人们的意识或改变人们的行为。例如，在马萨诸塞州，只有一半多一点的人注意到在三年内至少每周都有禁烟广告。那些注意到这些广告的人报告说，他们对吸烟危害的认识有所增加，并且不吸烟的意愿更加强烈（Emery et al., 2007）。类似地，海兰（Hyland）等人（2006）发现，在两年的时间里，人们每接触"5000单位的曝光"的反吸烟电视广告，戒烟的可能性就会增加10%，而麦克维（McVey）和斯台普顿（Stapleton）（2000）则计算出，英国为期18个月的反吸烟广告活动使吸烟率降低了1.2%。

其他人注意到，当目标行为是一次性的或偶然的行为时，如参加疫苗接种或诊所筛查（Wakefield et al., 2010），或当媒体宣传形成多模式干预中的一个要素时，行为改变最有可能发生。一个在更复杂的干预措施中嵌入广告的成功案例是一项针对年轻人的禁烟项目。祖克（Zucker）等人（2000）报道了他们在美国的"真相"（反烟草营销）运动，该运动涉及"校内教育、执法、以学校为基础的青年组织、以社区为基础的组织，以及……一项积极的、资金充足的反吸烟广告计划"，该运动使初中学生的吸烟率下降了19%，高中学生的吸烟率下降了8%。另外，还有一些心理策略可以用来加强媒体宣传，包括下文所述策略。

一、利用线索促进改变

精细加工可能性模型确定了中央处理和外围线索的特定作用（见第六章），它们提供了相对复杂的方式，使有动机的人和相对不感兴趣的人都能被媒体活动吸引。这种模式显然是一种态度改变模式，所以必须从这个角度来进行判断。大多数研究（e.g. Flynn et al., 2011）表明，包含精心选择的外围线索的信息可以促进那些相对没有动力考虑特定问题的人的态度变化，并且将中央处理与外围线索相结合至少能够在短期内提高了一系列干预的有效性。相比之下，中心路线可能与"认知需求"水平较高的人特别相关，这种人格特质包括对信息的偏好和参与费力的认知活动的意愿。与那些在这一特质上得分较低的人相比，这些人被证明更有可能参与改变，进而改变自己的态度，并在接触到反对意见时仍保持这些变化（e.g. Nikoloudakis et al., 2018）。

二、利用恐惧

有充分的理论和经验证据表明，完全基于恐惧唤醒的干预措施可能收效甚微（见第六章）。这种方法的局限性在英国和澳大利亚政府经典的基于恐惧的呼吁中得到了证明，这些呼吁试图使民众改变性行为以应对艾滋病毒/艾滋病的传播。这两个国家都使用了高度恐惧的信息，包括刻有艾滋病字样的墓碑（英国）的视觉图像，以及一个代表艾滋病毒的"死神"在天空保龄球馆击倒了家庭和儿童（澳大利亚）。这些都与宣传需要避免艾滋病毒感染和使用更安全的性行为的危险信息有关。澳大利亚广告可以在YouTube上观看〔搜索"Grim Reaper（1987）"〕。这两个宣传活动都增加了观众对艾滋病毒的焦虑，但它们既没有增加人们对艾滋病毒/艾滋病的知识，也没有引发任何行为上的改变。之后，关于安全性行为的基于恐惧的信息也未能促进适当的行为改变（Lau et al., 2016），甚至可能增加羞耻感和怀疑（Slavin et al., 2007）。艾尔（Earl）和阿尔瓦拉辛（Albarracin）（2007）对艾滋病毒特定恐惧诉求的文献进行了全面汇总分析，结果表明，接受诱导恐惧的论点会增加对风险的感知，但会降低对风险的知识掌握和安全套的使用。相比之下，通过艾滋病毒咨询和检测来解决恐惧，既降低了对风险的感知，又增加了知识和安全套的使用。

如果使用恐惧信息，相关理论（e.g. Witte, 1992）（见第六章）建议需要加入简单的、容易获得的减少恐惧的策略。这方面的经验证据可以参考坦南鲍姆（Tannenbaum）等人（2015）对基于恐惧诉求的健康干预的元分析。分析数据显示了干预对态度、意图和行为的总体积极影响。然而，当感知到的不改变风险很高时，有利影响更有可能出现，这些信息鼓励人们相信行为改变是可以实现的（例如，有针对性的自我效能），同时有利于促进一次性行为的改变，如使用防晒霜（e.g. Witte & Allen, 2000）和乳房自查（Chen & Yang, 2018）。更长期或更重复的行为改变更难以实现。布伦曼（Brengman）等人（2010）发现了更为具体的结论：久坐的上班族对基于恐惧信息反应的个体差异。这些信息旨在鼓励久坐的上班族多锻炼身体。一组信息接受者对威胁和疗效都有反应，一组只对威胁有反应，另一组只对疗效有反应。正如前文的PRECEDE: PROCEED模型建议的，任何干预都需要在特定受众和多种影响因素中试行干预，这将成为本章的一个反复出现的主题。

三、讲授应对策略

参加疾病风险筛查的障碍之一是对结果的担忧："会发现什么？我真的想知道吗？"恐惧既可能阻止人们参与筛查项目（Ackerson & Preston, 2009），也可能是参与筛查项目所导致的结果，即使参与者被发现没有或仅有很低的疾病风险（Korfage et al., 2014）。在这种情况下，减轻焦虑的最佳方法可能包括教授应对焦虑或管理焦虑的技能（见第十三章）。例如，费尔普斯（Phelps）等人（2013）发现，向正在接受乳腺癌遗传风险评估的女性提供一份教授分散注意力的简单方法的传单，就足以显著减少风险评估过程中的焦虑。

在另一种情况下，马尔托（Marteau）等人（1996）的一项研究讨论了两种宣传手册对宫颈涂片检查（cervical smear）[①]结果异常后进行阴道镜检查（colposcopy）[②]的妇女的特殊影响：

（1）与标准信息手册相比，医疗信息手册详细说明了宫颈异常的性质、程序及其可能的结果。然而，它并没有提出女性可能能采用的任何应对策略。

（2）应对信息手册提供了她们即将经历的手术的简要信息、手术可能结果的信息，以及可以帮助她们在手术前和手术中应对焦虑的放松和分散注意力的技巧（见第十三章）。

研究结果表明，所提供信息的每个方面都产生了特定的效果。所有收到手册的患者都比接受标准水平信息的患者了解了更多关于阴道镜的问题。然而，收到医疗信息手册的女性并没有因此而减少焦虑。相比之下，那些拿到应对信息手册的患者在去医院做手术时，比那些拿到医疗信息手册或没有拿到手册的患者的焦虑水平更低。

四、信息框架

关于健康信息的发展，有一种涉及信息"框架"（见第六章）更细致的方法。健康信息可以是积极的（强调与行动相关的积极结果），也可以是消极的（强调与不采取行动相关的消极结果）。虽然有些人认为消极的框架更容易被记住，但也有人认为积极的信息能增强人们信息处理能力。当时间很短，个人没有强烈的动机去接收信息时，后者可能尤其相关。鉴于这些相互矛盾的预期，相关的研究证据可能相互矛盾且解释起来非常复杂，也就不足为奇了。积极和消极的信息框架都被证明是有效的，但不是以相同的方式产生作用。例如，贝伦鲍姆（Berenbaum）和拉蒂默－张（Latimer-Cheung）（2014）发现，关于锻炼的积极框架沟通比消极框架沟通对回忆、态度、意图

[①] 宫颈涂片检查（cervical smear）：从宫颈中提取细胞涂片，用以检查是否存在反映癌症风险的细胞变化。
[②] 阴道镜检查（colposcopy）：一种仔细检查子宫颈、阴道和外阴以寻找疾病迹象的程序，此过程包括在宫颈涂片检查中进行更深层次的活检。

和实际行为等多种结果更有影响力。相比之下，卡林（Carling）等人（2010）发现，无论是积极框架还是消极框架，都比中性框架信息更能促进抗高血压药物的服用。范特里特（Van't Riet）等人（2010）发现，计算机生成的关于健身的反馈加上收益框架的信息，比同样的反馈加上损失框架的信息产生了更强烈的体育锻炼意愿，但没有导致更高水平的锻炼行为。最后，帕克（Park）等人（2010）发现，信息框架对2型糖尿病筛查的出勤率没有影响。显然，任何使用信息框架的干预措施都需要在干预前的试点研究中评估其对行为的影响，以确保使用最佳方法。

五、受众定位

早期通过大众传媒影响行为的尝试往往以全体人群为目标，无论其目标或信息是否相关。如上所述，早期媒体宣传更安全性行为的方法是基于恐惧信息，所有人都收到了同样的信息，无论他们是老年人、没有性生活的寡妇还是拥有多个伴侣的性活跃的年轻男性。这种做法的结果是在一群与艾滋病毒/艾滋病几乎没有直接关系的人群中间灌输不必要的恐惧，而不是使用与其关联程度最大的语言来普及相关知识，或向他们提供相关建议。现在，关于性行为的媒体信息更有针对性，并使用针对不同目标受众的语言，以使其更有效。

受众定位可以基于许多因素，包括行为、年龄、性别和社会经济地位，每一个因素都可能影响信息的作用（Flynn et al., 2007）。例如，英国的"change4life"（https://smarttools.change4life.co.uk）活动针对几千个有5—11岁孩子的家庭，向每个家庭发送一份调查问卷，并要求家庭发回一份个人行动计划以增强孩子的健康，同时在网上提供大量信息资源。干预措施甚至可以由目标受众制定。白求恩（Bethune）和列维斯（Lewis）（2009）的研究目标是增加毛利妇女对宫颈筛查服务的使用，并利用"优先妇女"和其他关键信息人的焦点小组方法来确定可能影响其行为的关键信息。这一干预措施起到了作用，在一年的时间里，筛查率从7%提高到13%。这种干预措施的相对成本效益是显而易见的。插图7.1中特伦斯·希金斯信托基金会（Terrence Higgins Trust）的宣传单提供了更深入的、简单的社会定位过程的案例，许多人会认为这很离谱，但它符合其目标受众的特征：年轻、性活跃、同性恋男性。

还可以根据更多的心理因素对受众进行细分，比如他们考虑改变的动机。虽然许多研究在跨理论模型的不同阶段比较了针对个体的特定干预措施［例如，参见本章前面搜到的斯特普托（Steptoe）等人对冠心病筛查的研究］，但还有其他研究试图在一个综合干预措施中解决具有不同动机水平的人的问题。例如，萨奈纳萨布（Sanaeinasab）

等人（2018）开发了一项教育计划，旨在改善在办公室电脑前工作的人的人体工程学姿势。这项加入了五大部分课程方案的教育计划包括可能吸引那些积极愿意考虑或做出改变的人和那些不愿意考虑或做出改变的人参与的内容。前者包括集中讨论变化过程的小组会议，而后者涉及讨论参与者对改变的态度以及那些可能重视或不重视改变的人的态度。与没有干预的对照组相比，该计划使所有参与者都在模型中的行动阶段发生了明显转变，工作时的姿势也得到了改善，背痛也减少了。

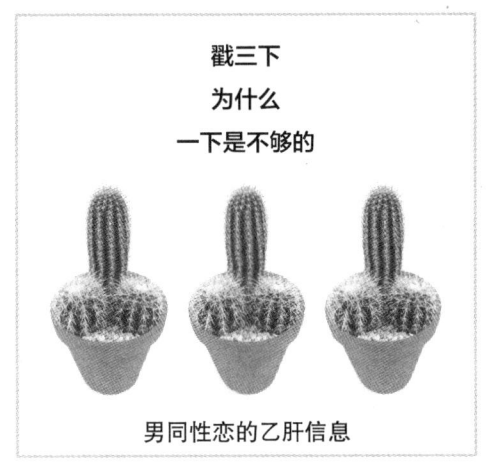

插图 7.1　特伦斯·希金斯信托基金会制作的针对男同性恋者的健康宣传传单，以一种幽默的方式鼓励他们接种三次肝炎疫苗

资料来源：特伦斯·希金斯信托基金会。

第三节　环境干预

行为改变不会脱离环境而单独发生。健康信念模型（Becker et al., 1977）（见第五章）提供了一些如何通过环境因素来提高改变可能性的简单线索。它建议，鼓励健康行为的环境应该：

- 提供行动线索或消除不健康行为的线索。
- 通过最大限度地减少与健康行为相关的成本和障碍，以促进健康行为。
- 最大限度地提高从事损害健康行为的成本。

一、行动线索

在减少不健康行为或增加健康行为的两个关键领域中，线索涉及购买时提供的信息：香烟上的健康警告和食物上的营养信息。这些方法可能会产生一些好处，尽管有证据表明，它们强化了现有的行为，而非促使人们考虑改变行为。

导致效果不佳的部分原因可能是对所提出的问题缺乏理解和/或这些线索的低可见性。例如，考伯恩（Cowburn）和斯托克利（Stockley）（2005）在对一百多篇相关论文的回顾研究中指出：许多公众，特别是低收入人群，对食品包装上的营养信息不了解或不感兴趣。例如，南非的一项研究（Jacobs et al., 2010）报告称，他们调查的绝大多数受访者只注意到食物的有效期。营养信息被认为远没有那么重要，与营养含量相比，参与者更喜欢关注口味和价格。此外，许多参与者不理解所提供的信息，因此无法将其用于与健康有关的决定。同样，克鲁科夫斯基（Krukowski）等人（2006）发现，在他们的美国大学生样本中，即使提供食品标签，也只有不到一半的人看过食品标签，或者使用了食品标签上的信息。现在食品包装上提供的很多信息可能太过复杂，对激发适当行为转变没有价值，更简单的信息（低脂肪、高纤维等）可能更有效。赫西（Hersey）等人（2013）对38篇相关论文的回顾研究得出结论，简单的标签在增加产品信息和健康购买的可能性方面比更复杂的数据信息更有效。

事实证明，在超市和自动售货机等各种零售店使用线索和提供健康食品是有效的。许多研究表明，在以下情况下，人们更可能购买健康食品：（1）金钱奖励（或至少是更便宜的食品）；（2）从超市到自动售货机的任何销售点都可以轻松购买，营养食品也同样如此；（3）价格收益都有明确的广告宣传（e.g. Hua et al., 2017）。这三种策略的结合似乎比简单地提供营养信息更有效。相比之下，减少高热量、含糖饮料的摄入一直认为是可以通过在销售点用红绿灯的方式将其进行标注来实现。另外，使更健康的饮料更容易买到也可能是有益的（von Philipsborn et al., 2019）。

一些提醒人们参与促进健康的行为的更简单的线索也可能有价值。一个简单的例子是提醒人们使用楼梯而不是电梯或自动扶梯的海报。韦伯和伊夫斯（Webb & Eves, 2007）发现，鼓励人们在购物中心使用楼梯而不是附近的自动扶梯的海报使楼梯使用率几乎翻倍。特别值得注意的是，同一研究小组发现，超重的人比体重在平均水平的人更有可能对这些健康线索做出反应，表明这可能是一种简单而有效的增强这一群体健康的方法，特别是那些选择爬楼梯的人更有可能继续爬下一段楼梯（e.g. Webb Eves & Smith, 2011）。这些人可能还会充当榜样，鼓励其他人爬楼梯而不是乘坐自动扶梯。

禁烟广告的历史为试图防止不健康行为提供了进一步的例子。博兰（Borland）（1997）评估了在标准香烟包装上引入更大更清晰的健康警告的效果。增大警告的尺寸使得注意到它的吸烟者数量翻了一番。由于这一警告而不吸烟的人数也翻了一番，比例从7%上升到14%。使用图形图像而不是书面文本也会产生显著影响（Thrasher et al., 2007）。

一些国家强制执行香烟标准包装的趋势似乎也有好处。例如，2012年12月，澳大利亚推出了带有大幅健康警告图形的灰绿色包装，该包装随后在2017年被包括英国在内的欧盟国家采用。博泽（Brose）等人（2014）发现，与以前的包装相比，这种包装不那么吸引人，不太能激起人们购买香烟的欲望。有趣的是，当吸烟被认为不那么有吸引力，香烟的味道也被认为不那么令人愉快了。穆迪（Moodie）和麦金托什

（Mackintosh）（2013）发现，吸烟者吸烟更少了，而且比以前更有可能考虑戒烟。

环境线索也可以作为不健康行为的提醒。例如，经常接触相关广告已被证明会增加年轻人对吸烟是流行趋势的看法（Burton et al.，2010），并增加吸烟（Sargent et al.，2000）和饮酒的行为（Smith & Foxcroft，2009）。因此，公共卫生工作者经常努力限制并呼吁立法反对烟草和酒精广告。例如，英国政府在1965年禁止在电视上播放烟草广告，并从2003年起全面禁止烟草广告。这种方法的有效性似乎因国家和环境而异。例如，昆廷（Quentin）等人（2007）报告称，全面禁止烟草产品广告与香烟消费减少的相关性证据不一。在他们回顾的来自不同国家的18项研究中，只有十项报告禁止烟草广告后吸烟人数显著减少；两项研究表明，部分禁止广告几乎没有影响。

当然，广告并不是影响人们对健康相关行为态度的唯一媒体，有的媒体可能对适当的行为改变支持较弱。例如，电影、音乐视频和肥皂剧中的饮酒行为画面已被证明会对年轻人开始和持续饮酒行为产生影响（Koorderman et al.，2012）。这些图像和信息造成的综合影响是任何健康广告都需要与该复杂且有影响力的过程相竞争。因此，任何取得的收获都应受到赞扬。

二、让健康行为成为更简单的选择

生活的环境可以促进或抑制个体参与健康相关行为的程度。糟糕的街道照明、繁忙的道路和严重的污染可能会阻碍一些市中心居民进行慢跑或骑自行车等锻炼；销售健康食品的商店远离住宅区，可能会导致更多当地的商店销售不太健康的食品；等等。保证环境安全和支持健康活动是城市规划者和政府面临的挑战。城市环境应该促进安全，为社会融合提供机会，并让人们能够控制自己生活的关键方面。

在"健康城市运动"的主题下（e.g. WHO，1988），一些项目试图以促进居民身心健康的方式设计城市环境。该运动最初仅涉及已经完成工业化国家的城市，但现在已扩大到正在工业化国家的城市，如孟加拉国、坦桑尼亚、尼加拉瓜和巴基斯坦。要成为该运动的成员，申请城市必须建立城市健康档案，并让公民和社区团体参与进来。行动的优先事项包括努力减少由社会经济因素造成的健康不平等（见第二章）、交通管制、烟草控制以及对老年人和有精神健康问题的人的护理。

尽管这一涉及广泛范围的战略值得称赞，但遗憾的是事实证明其理念很难转化为可衡量的具体行动。然而，如果采取了适当的措施并对环境进行了适当的改变，似乎确实会对健康行为产生影响。例如，贾戈（Jago）等人（2005）发现，当维持良好的街道照明、慢跑或散步的安全区域以及人行道和树木的维护时，男性青少年的低强度运动水平更高。更具体的研究表明，旨在将参与锻炼的成本降至最低的环境改变可能会引起显著变化。一项在一个封闭的社区海军基地（Linegar et al., 1991）背景下进行的研究，利用这一环境特点来进行改变。他们在基地内修建自行车道，提供运动器材，组织运动俱乐部和比赛。此外，他们还在员工参加锻炼时允许其从其他工作中"释放时间"。毫不意外，这种干预措施使运动量显著增加，即使是在以前没有锻炼过的人群当中也有所增加。

文（Wen）等人（2002）报道了一项更具实际意义的方案，该方案旨在提高悉尼郊区女性的锻炼水平。它通过营销活动将20至50岁的女性作为目标对象，并增加她们参与锻炼的机会。营销活动包括组织社区步行活动，发起组织步行小组和社区体育活动班。地方议员被邀请加入项目小组，以提高该项目在议会成员中的知名度，并确保项目符合议会的社会和环境计划。项目前后的电话调查显示，当地人群中久坐不动的妇女比例减少了6.4%，当地议会更加致力于促进体育活动。在对21项类似研究的回顾研究中，弗雷泽河（Fraser）和罗克（Lock）（2010）发现，与较高的自行车骑行率相关的因素包括：有专用的自行车路线或道路、自行车与其他交通工具分流、自行车道或绿地与居民区靠近。另外针对儿童，推广"安全上学路线"的项目。然而，在假设这些方法必然促进行为改变之前，应采取谨慎的态度，因为涉及建立自行车道的七项倡议中只有四项使骑行率得以提高。

从更广泛的角度来看，澳大利亚的"活力朗塞斯顿"项目（http://www.active-launceston.com.au）提供了超过225个免费体育活动项目，包括室内和室外活动以及广告计划，在十年的时间里吸引了超过12750名参与者。项目的目标是增加那些"对机会了解有限或不足、自尊心低、成本过高、与社会脱节"的人的体育活动。令人失望的是，尽管做出了这些努力，研究发现在三年和七年的评估期结束时，当地人参与体育锻炼的比例并没有整体增加（Byrne et al., 2019）；运动少的人或不锻炼的人的运动持续增加似乎与锻炼机会无关。

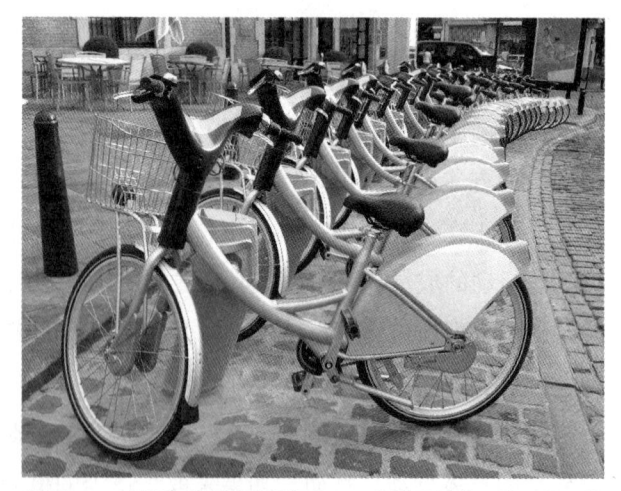

插图 7.2　让锻炼变得简单和便宜，既能增进健康又能保护环境
资料来源：veniamin kraskov/shutterstock.

> ## 焦点
> ### 酗酒的流行
>
> 尽管整个人口的酒精消费量有所减少,但许多国家的酗酒现象依旧严重,尤其是在年轻人中。这种现象在英国、新西兰、澳大利亚和被称为"伏特加带"(俄罗斯和其他主要饮用伏特加的国家)的地区均有报道,但在南美和南欧不那么普遍。造成这种现象的原因尚不完全清楚,但人们普遍认为,超市、俱乐部和酒吧里随处可见的廉价酒,以及站着喝酒的文化,是造成这种现象的原因。这种饮酒文化不仅会对个人造成严重伤害,还会对受影响的社区产生重大的经济和社会影响。为了应对这些社会问题,一些城市已经加强了治安。一些城市已经让酒吧承担这种治安成本。但一个法国小镇更进一步,直接买下了酒吧!政府在布列塔尼省雷恩市买下了市中心的两家酒吧,其中一家改建成 DVD 店,另一家改建成餐厅,目的是减少市中心的酒精消费量。时间会证明这是否会对酒精消费产生影响……但你必须承认,这是一种非常大胆的促进健康的方法!

三、让不健康的行为变得更加困难

让不健康的行为在某种程度上变得困难(通常是通过定价),可以成为不健康行为的障碍,并促进健康行为。与公共卫生相关的经济措施主要局限于对烟草和酒精征税(尽管这种情况正在发生变化),例如,英国对软饮料征收"糖税",使软饮料中的含糖量减少,以避免价格大幅上涨,并正在考虑征收"脂肪税"。征税确实有效,尤其是在价格大幅上涨的情况下。例如,鲁德曼(Roodman)(2020)提供了一个"粗略的经验法则",即酒精价格每上涨 1%,普通人群的饮酒量就会下降 0.5%。他估计,随着时间的推移,酒精价格上涨 10% 将使与其有关的死亡率(主要是肝硬化引起)降低 9% 至 25%。后者产生的影响可能是因为重度饮酒者最有可能受到价格的影响。

对不健康行为设置障碍的另一种方法是限制酒精等的销售数量。这增加了交易"成本",因为人们必须走得更远,付出更多努力才能买到酒,而且商店橱窗广告和其他标识对消费者的暗示也减少了。康纳(Connor)等人(2010)发现这种方法取得了适度的成效,在新西兰酒精销售点分布较分散与更少的酗酒和酒精相关伤害相关联,而销售点的密度和"合理"饮酒频率之间没有关联。相比之下,可获得便利性的增加可能会导致消费增加,就像瑞典停止周六酒精销售限令的结果一样(Norström & Skog, 2005)。

控制吸烟的一种更直接的方式是建立公共无烟区。在这一全面禁令之前,工作场所和社会领域的禁令经常出现。即使是后一种相对有限的方法,就其对健康的影响而言，也被证明是成功的。例如，赫洛曼（Heloma）和贾卡罗（Jaakalo）（2003）发现，在国家工作场所无烟法规颁布后，不吸烟者的二手烟吸入水平下降了，而工作场所的吸烟率从30%下降到了25%。在挪威的酒吧和餐馆实行禁烟后，布雷弗曼（Braverman）等人（2007）报告称，每日吸烟率、酒吧工作人员在工作时的每日吸烟率、持续吸烟者的吸烟量以及持续吸烟者在工作时的吸烟量均显著下降。

更令人鼓舞的是，有数据表明，这种禁令可以对健康产生积极影响，而且全面禁烟使其他相对有限的禁令的成效得以加强。例如，约翰逊（Johnson）和比尔（Beal）（2013）比较了美国北达科他州部分禁烟和完全禁烟期间的心肌梗死数（MI，见第八章），发现MI的发生率减少了30%，MI的住院率减少了24%。同样，另一项更重要的发现是，贝恩（Been）等人（2014）回顾了11项儿童接触二手烟的影响的研究，发现早产、低出生体重儿童和哮喘的显著减少直接归因于无烟立法。

第四节 公共健康方案

到目前为止，我们已经讨论了在大样本群体中改变行为的一些常用方法，以及支撑这些方法的一些基本原则。本章接下来将讨论这些方法和其他一些方法是如何在针对全体人群及特定目标人群的公共卫生方案中使用的。

一、降低冠心病风险

最早的一些公共卫生项目旨在降低大城市中所有成年人群冠心病关键危险因素的流行率（见第八章）。第一个该类项目是"斯坦福三镇项目"（Farquhar et al., 1977），为加州的三个城镇提供了不同程度的干预：

- 无干预；
- 针对冠心病相关行为开展为期一年的媒体宣传活动；
- 针对高危人群进行媒体宣传，并辅以个人干预。

媒体宣传项目首先提醒人们需要改变他们的行为（这在20世纪70年代早期是一个相对新颖的信息）。随后开展了一系列教育方案，为人们提供信息并为行为改变树立榜样。例如，播放人们参加戒烟小组或教授烹饪技巧的影片。这些项目旨在教授技能，并增强受助人对自己能力改变的信心。第三个城镇受益于一项额外的干预措施，被确定为冠心病高风险的人需接受一对一的行为咨询，并被要求通过他们的社交网络传播相关知识。

在为期一年的项目结束时，对总体冠心病风险状况的测量结果显示，无干预城镇的平均风险实际上有所上升；而在仅接受媒体宣传的普通人群中，风险显著下降；在接受联合干预的城镇中，风险下降幅度更大（Farquhar et al., 1990）。遗憾的是，这一成功在几乎所有随后的大规模干预措施中都没有得到复制，包括如提供低脂肪健康饮食和公共运动设施、标注高/低脂肪食品、筛查冠心病风险因素、免费教授健康饮食、加入戒烟小组和在工作场所设立无烟区等策略的措施。

这些数据显然令人失望。事实上，他们并没有鼓励人们继续使用之前使用的方法。然而，在它们被完全否定之前，应将其发现置于当时的背景之中来考虑。首先，除了最初的斯坦福大学的研究，在这些研究进行的时候，各研究国的健康行为和疾病都发生了重大变化。在研究开展期间，冠心病的发病率下降了20%（Lefkowitz & Willerson, 2001），促进健康的行为普遍增加，而吸烟等损害健康的行为也随之减少。

现在大多数关于心脏病的信息可能都出现在大众媒体上，包括关于健康饮食的讨论、男性健康等问题都成为主流问题，难以回避。因此，任何公共卫生规划都越来越难以进一步补充这方面的信息。然而，有趣的是，当在公共卫生规划经验相对较短或有限的国家开展社区干预时，发现了与最初的斯坦福大学研究相同的积极结果。例如，吕（Lv）等人（2014）在中国进行了一项为期两年的基于社区的干预，其中包括表7.1所述的干预措施。研究结果表明，与对照地区相比，控制区吸烟水平降低，锻炼水平得以增加。干预区和控制区在健康饮食方面都取得了显著的进步。这种类型的干预似乎是有效的，但只有在特定的背景下，而且是在人群对冠心病知识认知周期中的特定时间内。

表7.1 多层次干预的例子

水平	干预的例子
个体	通过各种媒体和其他渠道传播与健康有关的信息
	提供健康生活方式所需的用具：包括盐勺和油壶
	提供免费的心血管疾病健康检查和风险评估
	提供体能测试
社会环境	鼓励卫生专业人员筛查风险并提供（行为）健康处方
	成立社会锻炼团体，如步行俱乐部
	鼓励父母与儿童对话，促进健康的生活方式
物理环境	推行无烟工作环境
	在公共场所实行禁烟
	使用提示来增加楼梯的使用，避免使用自动扶梯/电梯
	在方便步行的环境中建立有距离标识的步行道
	建立公共自行车服务体系
	在餐厅和工作场所自助餐厅提供健康饮食选择
	在餐馆和其他公共用餐区向消费者提供食物配料和卡路里信息
政策环境	公共场所控烟规定
	参与世界卫生组织健康城市运动

资料来源：Lv et al.（2014）.

研究焦点

让健康的"方便"食品触手可及以增加其购买量

Corben, k., Blake, M.R., Palermo, C. et al.（2017）. The effect of a change to healthy vending in a major Australian health service on sales of healthy and unhealthy food and beverages. *Appetite*, 114:73–81.

自动售货机提供了方便的食品和饮料购买，并提供了一个潜在的干预点，以促进人们更多地食用健康食品和饮料。然而，从公司的角度来看，这么做的风险在于，将售货机里的食物从受欢迎的不健康食品改为健康食品可能会减少销售和利润。这项研究的目的是探究事实是否确实如此。该研究调查了澳大利亚三家主要医院37台自动售货机在实施健康食品和饮料政策前后的购买情况。

方法

这项研究采用了混合方法来测量三家主要医院的37台自动售货机所提供的产品的影响，这些自动售货机通过"红绿灯系统"确定了产品的健康程度。根据其营养成分（包括脂肪、钠、纤维和卡路里含量），自动售货机中出售的食品和饮料被标记为红色（最多占现有产品的20%）、琥珀色（约30%）和绿色（至少占现有产品的50%）。

研究使用时间序列分析来测量被标记为或多或少不健康的产品的销量情况。在研究之前，产品都是未标记的，之后，用"红绿灯系统"来进行标记。在"红绿灯系统"秩序建立之前，对正常食品销售进行了30个月的监测，在制度建立后再对销售进行12个月的监测。此外，还对一些"利益相关者"进行了采访："健康促进经理"、医院高级管理人员、采购经理和参与政策实施的主要营养师。他们每个人都被问了一些问题：

- 实施后对销售的影响；
- 消费者对变化的反应；
- 实施过程中最重要的问题。

结果

定量分析

提供的数据显示了政策实施前一个月和一年后同期的消费水平。结果令人印象深刻，所有的变化都朝着预期的方向发展，健康的"绿色"食品的数量显著增加，标有琥珀色或红色的食品和饮料的数量减少（见下表）。在饮料方面也发现了类似的情况，一个月售出的含糖饮料减少了846.9升，使同期糖的消耗量减少了近70%。

政策实施前后食品和饮品项目月消费情况表

	基线项目的数量和百分比	在一年的随访中销售额变化的数量或百分比（95%的置信区间）
食品项目		
绿色的	0项（0.0%）	155.8项（136.3，175.4）
琥珀色的	931项（19.9%）	下降30.5%（9.2，70.3）
红色的	4709项（80.2%）	下降55.0%（73.3，37.5）
饮品项目		
绿色的	645项（17.1%）	增加21.9%（4.4，39.4）
琥珀色的	786项（20.8%）	下降21.9%（36.8，7.0）
红色的	2343项（62.1%）	下降56.1%（67.1，45.1）
含糖饮料的数量（升）	1263.0升	下降61.2%（73.2，49.2）

定性分析

研究者对定性数据进行了主题分析，确定和标记了受访者的共同主题，以及相应的子主题。项目得以成功实施的关键因素是，州政府关于健康饮食的指导方针证明了干预是合理的，并得到了医院高层管理的大力支持。这种干预被认为是"正确的事情"，从医院的整体收入来看，销售收入的潜在损失被认为是很小的，从健康和政治角度来看也是合理的。在项目中更大的问题是为"绿色"选项提供资源，尽管由于食品行业的广泛变化，为"琥珀"选项提供资源不那么困难。项目团队与供应商合作，确定绿色和琥珀色产品，并帮助他们进行采购。

讨论

事实证明，这种干预是成功的，只需要最少的宣传和努力。尽管在采购足够的"绿色"食品进行销售方面存在问题，而且有时售货机中的琥珀色和绿色食品的百分比低于计划，但它们的供应依然使健康食品和饮料的消费有了显著改善。该项目被认为是成功的，未来的计划包括将"健康"自动售货机移动到医院人流量较高的区域。令人失望的是，研究没有探索那些使用机器的人的观点，以确定这些变化是如何和为什么发生的，同时了解他们对产品的接受度。例如，如果碰到一种难吃的食物，人们可能会去其他自动售货机买自己喜欢的食物。因此，考虑用户在这段时间内可能访问的其他自动售货机的销售情况会很有趣。然而，这些数据仍然令人鼓舞，表明即使是很小的"推动"也能有效地改变行为。

二、降低性传播疾病的风险

与针对冠心病的干预措施相比,针对性行为的干预措施似乎在工业化国家(Simoni et al., 2011)和发展中国家(Medley et al., 2009)都取得了成功。鉴于艾滋病毒/艾滋病在非洲的破坏性影响,干预措施对此至关重要,而且在许多方面与抗击冠心病的措施类似。例如,加拉沃蒂埃(Galavottiet, 2001)描述了一种名为"模拟和强化抗击艾滋病毒"(MARCH)的方法,该方法由美国疾病控制中心开发,并对先前美国的媒体方法进行调整,在一些非洲国家使用。干预模式有两个主要组成部分:媒体的使用和变化的局部影响。它利用媒体提供关于如何改变的信息,并为适当的性行为改变树立榜样,从而通过"提供教育作用的娱乐"树立榜样。电视连续剧也被用来进行教育,因为它们被认为能让观众在情感上参与到屏幕上的动作中来。这被认为可以增加它与个体的关联,并能鼓励个体继续观看。人际关系支持包括以下内容:制作传单等小型宣传材料,树立在关键风险行为的行为改变阶段取得进展的榜样,动员受影响社区成员分发宣传材料并加强预防信息传播,以及为注射吸毒者提供更多的安全套和漂白剂套装。

在一项针对使用这些策略的媒体方法有效性的研究中(Vaughan et al., 2000),坦桑尼亚广播电台播出了一部名为Twende Na Wakati(《让我们与时俱进》)的广播剧。这一广播剧连续两年每周播放两次,目的是促进生殖健康和计划生育以及预防艾滋病毒感染。与坦桑尼亚没有播放该剧的地区相比,生活在播放了该节目地区的人们报告说,他们更能遵守计划生育政策,对安全性行为的接受程度更高。此外,干预组的计划生育门诊就诊人数比对照组增加了更多。

使用同伴教育的方法也取得了积极的成果(Simoni et al., 2011)。在这方面,舆论领袖和特定社区内的其他主要参与者参与项目,并构成方案的关键部分。该方法借鉴了社会学习和扩散理论(图7.1),因为这些个体在特定社区中提供了特别强大的变革榜样。使用在特定社区中知名和受人尊敬的人也可以使他们传达的信息得以被关注,并可以实现适当的改变。

在美国八个城市(Kelly et al., 1997)开展的对这种方法的早期试验中,作为当地社区关键影响因素的男同性恋者被教授更安全的性行为方式,并向他们提供可以分发的教育材料。之后,当他们在同性恋酒吧遇到其他男性进行交谈时,可以教育他们采取安全性行为的必要性以及相应的方法。干预的结果是,在经常光顾实施干预的酒吧的男性中,无保护措施肛交的比例从32%下降到20%,相比之下,对照组城市的比率上升了2%。此后,这一方法被许多方案采用,其研究结果在世界各地得到了验证(e.g. Lau,

Tsui, & Lau, 2013）。戴维·罗斯韦尔（Davey-Rothwell）等人（2011）采用了一种更正式的方法，即由异性恋女性在小组环境中提供同伴教育，研究结果发现参与者中的不安全性行为都有相应的减少，表现在性伴侣数量减少和安全套使用率提高。

这种方法也可能在包括监狱在内的更特殊的环境下产生效果，在这些环境中，同伴教育已经被证明能成功地提高艾滋病毒检测的使用率（Ross et al.，2006）。在另一个具有挑战性的环境中，阿萨莫阿·阿杜（Asamoah-Adu）等人（1994）在加纳雇用妓女提供同伴教育，并向她们的同伴分发安全套，从而大大减少了不安全性行为。总的来说，参与干预的女性比干预前更有可能使用安全套。此外，在正式方案结束三年后，与项目工作人员保持联系的妇女比没有保持联系的妇女更有可能继续使用安全套。

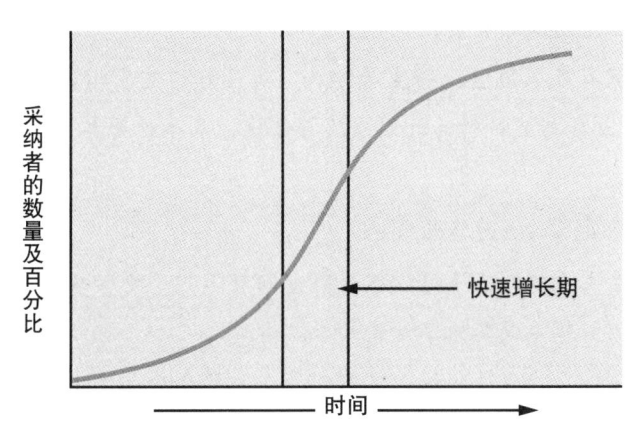

图 7.1　S 扩散曲线，显示随着时间的推移对于革新的采纳率

三、工作场所的公共健康

针对大规模群体干预所遇到的问题，一种应对方法是转向更小、更容易接触和"可控"的目标群体。因此，在过去的几十年里，工作场所出现了许多令人印象深刻的公共卫生方案。其中大多数是在美国进行的，这可能是因为提高劳动力的健康水平可以降低由雇主支付的员工健康保险和病假的成本，从而使公司及其员工都受益。作为这方面的一个例子，詹森（Jensen）（2011）的研究得出结论，在工作场所开展的饮食干预降低了缺勤率，并因此使劳动效率提高了 1%—2%。

工作场所项目主要针对一系列与健康相关的行为，包括饮食、运动、吸烟和压力（通常侧重于冠心病和癌症的风险因素）。由于工作场所提供了极大的干预可能性，因此项目采用了各种形式的方法，有一些还极其创新：

- 筛查疾病的危险因素；
- 提供健康教育；

- 提供健康的选择，例如在用餐区提供健康食品；
- 为改变风险行为提供经济激励；
- 利用社会支持来促进个人风险行为的改变；
- 在工作环境中提供禁烟区（以及最近出现的吸烟室）。

更简单地说，这些可以被认为是奖励健康生活方式或惩罚不健康生活方式的干预措施。穆杰塔巴（Mujtaba）和拉维科（Cavico）（2013）概述了一系列干预措施，将它们分为"胡萝卜"或"大棒"两类。

"胡萝卜"包括：
- 在工作场所提供健身房和/或免费的健身房会员资格；
- 在自助餐厅提供低脂餐食；
- 如果员工拥有或采用健康的生活方式，有良好的健康指标（适当的体重，低胆固醇等），或参与某种行为计划以改善健康，雇主就为其健康保险缴纳费用。

"大棒"包括：
- 提高不健康员工的医疗保险费；
- 提高不健康生活方式、不符合健康标准的员工的"免赔额"；
- 不招聘吸烟、超重或其他不健康的求职者。

也许最简单的干预措施是在餐饮区提供有关食物的营养和热量的信息。然而，没有证据表明这种方法可能会成功，这也反映了简单教育干预的普遍弱点（Engbers et al., 2006）。因此，一些研究设计了更复杂的干预措施，其中许多仍然侧重于教育，但是在相对复杂的水平上。其中的一项干预中，吉亚尼（Geaney）等人（2016）比较了：（1）营养教育干预；（2）环境控制，包括改变菜单以提供更多健康食品、对水果等健康食品打折、在服务区域"战略性地放置"健康的替代品食物并减少食物份量；以及（3）两种方法的结合。研究发现，与不进行干预的对照组相比，联合干预组取得了显著的效果，参与者在知识水平、饱和脂肪和盐的摄入量以及身体质量指数（BMI）方面都有显著提高。

想在控制相应环境因素的工作场所中实现改变行为的更直接的方法是为成功改变行为提供奖励。卡希尔（Cahill）、哈特曼-博伊斯（Hartmann-Boyce）和费雷拉（Perera）（2015）在一项使用该方法对吸烟者进行的研究中，分析了加入戒烟计划和提供戒烟激励措施的结果，其中包括彩票或抽奖、商品和杂货的代金券以及现金。后者既可以在成功后直接付款，也可在尝试戒烟之前预付定金，然后根据成功戒烟的情况返还款项（加上或减去额外付款）。这种财务投资被认为是增加心理投资和改变的动机。在被他们纳入分析的 21 项研究中，只有 3 项取得了显著的长期效果，即超过参与者因其行为而获得奖励的时间之后的收益。因此，虽然参与者在获得奖励的时候可能会改变行为，但这些变化的可持续性似乎不那么一致。

作为一个成功试验的例子，哈尔彭（Halpern）等人（2015）比较了以个人和团体为基础的戒烟干预措施（与不治疗相比）的有效性，并结合持续戒烟六个月最高可达 800 美元的经济"奖励"或支付 150 美元的押金，但随着时间的推移将其归还，且充值返还最高可达 950 美元。有趣的是，与个人投资应该提高成功率的观念相反，虽然所有激励组的参与者都比对照组获得了更高水平的持续戒烟，但在 12 个月的跟踪调查中，唯一获得显著收益的是奖励组，戒烟率为 8.1%。储蓄组的戒烟率仅为 4.7%。然而，这项研究的影响可能是不常见的。

一些项目针对有特定健康问题的人，包括那些可能将从减肥中获益的人。事实证明，这些项目相当成功。例如，索伦森（Sorensen）等人（2010）在美国 17 个海港为有冠心病风险的蓝领工人定制了一个为期 4 个月的教育加电话咨询项目，旨在减少工人们的烟草使用并加强他们的体重管理，该项目取得了一些成功。在开展该项目之前，研究者组织了一些焦点小组，以确定与工作环境有关的特定问题，然后将这些问题纳入招聘材料和干预信息中，并在可能的情况下纳入咨询。在 542 名被邀请参加的员工中，有一半人同意参加，并且至少接到了第一个电话。经过 10 个月的追踪，参加咨询计划的人的戒烟率明显高于没有参加咨询计划的人（39% 比 9%）。然而，参与者并没有在体重管理计划中获得相应的收益。

在一个类似的有特定针对性的项目中，奥尔森（Olson）等人（2009）将团队减肥比赛、基于计算机的行为改变计划和动机访谈电话指导结合起来。在 6 个月的时间里，参与者平均减掉了不到 4000 克的体重。没有对照组，但考虑到超重个体一般是体重增加或最多仅能维持体重的典型趋势，这至少表明了参与者从这种干预中受益的可能性。

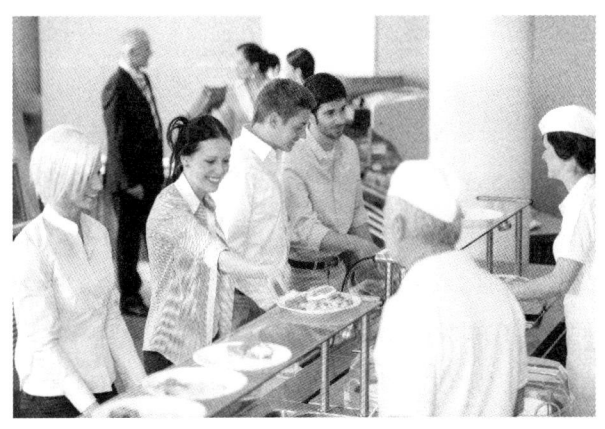

插图 7.3 在工作场所提供有吸引力的健康食物可以提高健康饮食
资料来源：Candybox images/shutterstock.

> **你怎么看?**
>
> 工作场所健康促进方案显然旨在支持适当的健康行为。但某些工作环境的性质可能会对我们的健康带来更复杂的挑战。轮班工作、上夜班、日常工作的压力和创伤事件，以及越来越多带来财务和时间不安全感的"不稳定的工作"，这些都被证明可能对健康有害。因此，有两个相互冲突的利益：企业认为这种做法是不可避免和必要的，而健康促进方面则迫切需要将工作对健康的负面影响降至最低。这种类型的工作结构对较低社会经济群体的工人影响最大，他们可能对在哪里工作和如何工作几乎没有选择。那么，雇主在设立工作岗位时是否有责任考虑员工的健康状况？或者这是一个"员工责任制"的情况：员工知道风险，并选择承担这些工作。这是他们的选择，维护他们的健康不是雇主的责任？

四、基于学校的干预

学校让我们想起传统的课程：被动地听老师提供与讨论的主题相关的信息。许多公共卫生项目已经使用了这种模式。詹姆斯（James）等人（2007）报告了旨在加强健康营养和体重控制的教育课程带来的短期而非长期的效益。学校还提供了一个可以使健康专业人员接触学生，并成为变化的推动者的环境。例如，帕波特（Pbert）等人（2006）发现，学校护士与学生一起工作的戒烟干预所带来的戒烟率比没有干预的戒烟率（自我报告）更高。学校也带来了纪律和控制手段，但是这些控制措施是否会对健康行为产生影响是值得怀疑的。例如，埃文斯 - 惠普（Evans-Whipp）等人（2010）发现，在美国和澳大利亚，包括全面禁烟、对被发现吸烟的人进行严厉的补救性处罚以及其他更积极的策略在内的学校政策对学校的吸烟水平没有影响。

在更高的系统性水平上，简单的单一目标干预可能是有效的，特别是如果它们针对的是处于早期学校生活的学生。例如，在荷兰，学校水果推广（Schoolgruiten）项目（Moore et al., 2010）让 9—10 岁的小学生每周两次在上午休息时间免费吃一块水果或即食蔬菜（西红柿或小胡萝卜）（这样就不会与孩子们喜欢的不健康食品竞争，他们通常在用餐时间可以吃到这些食品）。这种定期曝光的目的是增加孩子们水果的摄入量，并鼓励他们对水果的口味偏好。在项目开始一年后，干预组的孩子（而不是他们的父母）报告说他们摄入了更多的蔬菜。经过两年的随访（Tak et al., 2009），在干预下，儿童和父母都报告了更高水平的水果摄入量，尽管在蔬菜摄入量上没有差异。最后，干预组的孩子比对照组的孩子拥有更多健康方面的知识。

世界卫生组织（1996）提倡的一种更复杂的系统性方法产生了更多样的结果。世界卫生组织促进健康的学校倡议指出，学校应优先考虑学生的健康，并制定一种综合方法来加强健康，防止不健康行为的发生，并对学生进行促进健康活动的教育。这使健康教育不再仅仅是课程的一部分，而是成为学校目标的核心，也是学校活动和基础设施的基础。参与这类项目的学校通常采用的框架包括：

- "健康政策"，如"不戴头盔，在学校就不骑自行车"的骑车安全政策，或澳大利亚的"不戴帽子，不玩"政策（以避免晒伤），以及更传统的政策，如不在校园里吸烟和不容忍欺凌行为；
- 建立安全、健康的物质和社会环境；
- 传授与健康相关的技能；
- 在校内提供适当的保健服务；
- 提供健康食品；
- 为学校工作人员提供健康促进方案；
- 提供学校辅导或心理辅导课程；
- 学校体育课程。

这种方法仅取得有限的成功，部分原因可能是它的复杂性，以及学校对项目的接受和实施程度有限。在香港，李（Lee）等人（2006）发现，最为成功地落实了健康学校项目的各项要素的学校，在饮食和反社会行为方面取得了最大的改善。特别值得注意的是，该计划对小学的影响比中学更大。

斯科菲尔德（Schofield）等人（2003）建立了一项涉及实施解决与吸烟相关的健康风险的正规教育的干预措施，其结果不是太乐观。针对家长发放信息传单和两周一次的学校通讯、给烟草零售商的信函、无烟学校政策的制定、对不吸烟家长的鼓励、同伴和教师的榜样作用、同伴影响方案和激励方案都被纳入项目中。但与没有实施这些措施的学校相比，实施学校两年内的吸烟率没有任何差异。

兰福德（Langford）等人（2014）领导的一项考克兰循证医学（Cochrane）综述得出了同样保守的结论。他们对 67 项涉及世界卫生组织框架的试验进行了分析，认为其中许多试验的科学质量很低，并发现了一些证据表明自我报告的水果蔬菜摄入和锻炼有所改善，但在反映这些因素的一个关键客观指标 BMI 上没有任何改善，而 BMI 是一个更客观、更可靠的结果衡量指标。他们还发现，学生自我报告的吸烟减少了，但干预对脂肪摄入、酒精和毒品使用、心理健康或欺凌行为没有影响。研究结果表明，干预似乎很难影响年轻人的行为，让他们免受其他一系列不良影响。

学校健康教育的最后一种方法为同伴教育。与本章前面描述的减少艾滋病毒传播的社会干预措施一样，这通常涉及对学校中有影响力的学生进行有关吸烟、饮酒或艾滋病毒教育等特定健康问题的培训，并鼓励他们就这些问题教育他们的同龄人，且希望教育是以鼓励健康行为的方式进行。干预实施过程中使用的方法五花八门，可能包括对全班的教导，在非结构化的环境中进行非正式辅导，或者一对一的讨论和咨询。在一项针对这种方法的研究中，洛特里安（Lotrean）等人（2010）考察了在针对13—14岁罗马尼亚学校学生的预防吸烟项目中，将同伴主导讨论与教授拒绝吸烟技巧策略相结合的影响。与没有接受干预的对照组相比，在干预后的九个月内，吸烟的学生比例减少了一半（4.5%比9.5%）。

坎贝尔（Campbell）等人（2008）介绍了一种在更加非正式的吸烟背景下开展的同伴教育方法。在他们的研究中，12—13岁的学生被要求找出在他们的社会群体中有影响力的人。从这个名单中，干预小组确定了一组在目标人群中特别有影响力的人：其中一些人可能不是他们以前教师所选择的！这组被选中的志愿者随后被带到一家酒店住两天，在那里他们接受了同伴教育角色的培训。培训让他们了解了有关吸烟对年轻人的短期风险以及保持无烟对健康、环境和经济的好处。培训还使用角色扮演和小组工作来提高他们的沟通技能，包括语言和非语言沟通技能以及解决冲突的能力，旨在提高学生的个人发展，包括自信和自尊、对他人的同情和敏感，以及果断坚定的特质。在培训结束后，同伴教育者被要求在十周内与他们的朋友和任何他们认为合适的人谈论吸烟，分享信息和建议。这种非控制的传播模式与其他方案采用的比较正式的方法形成了鲜明的对比。坎贝尔等人发现，与接受干预的学生和被认为特别有吸烟风险的小组学生相比，控制条件下的学生在一年和两年的随访中成为吸烟者的可能性显著更大。

总的来说，在从不吸烟的年轻人中，使用同伴引导的方法结合社交能力培训来增强他们对香烟"说不"似乎是有效的。托马斯（Thomas）、麦克莱伦（McLellan）和佩雷拉（Perera）（2015）在对相关试验的元分析中发现，接受干预一年后的参与者的吸烟率比没有接受干预的人低12%。然而，在那些已经吸烟的年轻人中没有发现任何效果。尽管针对饮酒的研究较少，但在接受同伴教育的人群中，可能会在低酒精使用上取得类似的成果（Georgie et al., 2016）。事实证明，这种方法在改变人们的态度、性协商的信心和规范信念方面非常成功，然而，其对行为变化的促进作用的证据仍然模棱两可，这也许并不令人惊讶（Mahat & Scoloveno, 2018）。

第五节　利用科学技术

互联网和移动电话提供了一种与众多人群进行交流的简单技术，并已被许多公共卫生领域的人士迫不及待地加以利用。利用技术的一个显而易见的方法是将干预措施与被广泛使用的社交媒体平台（如Facebook、YouTube等）联系起来。然而，这一方法并不能保证一定会成功。例如，托多罗维奇（Todorovic）等人（2019）邀请医科学生加入Facebook上的一个封闭讨论小组，讨论内容包括通过激励性图片、文本和讨论来激发体育活动的动机。研究开始时，研究人员根据参与者的运动状况对他们进行分组。干预被证明是成功的，但遗憾的是该结果只限于那些已经进行了相对高水平运动的人，而原本期待的目标群体并没有改变他们的行为。在一项对更正式的干预措施的评估中，拜克（Byker）、迈尔斯（Myers）和格拉夫（Graff）（2019）发现，没有证据表明通过Facebook定期接收支持使用长效可逆避孕药的"广告"会增加其使用量。

与所有干预措施一样，为了重复本章前面引用的经验教训，制定适当的干预措施时最好应该包括其潜在接受者。在一项研究中，赫夫勒（Hefler）等人（2019）让澳大利亚土著在6个月的时间里，扮演"社区研究人员"定期在Facebook上发布他们筛选的与烟草有关的帖子。研究人员通过追踪这些数据来确定收件人的"分享"量。与族裔社区有关，以儿童为中心，被认为实用、相关和有可信度的帖子最有可能被分享。那些包含挑战性图片、模棱两可和/或讽刺的帖子不太会被分享。关于分享什么内容以及与谁分享的决定与下面这些因素相关，包括帖子对接收者的帮助有多大、信息与"分享者"自我形象的一致性以及内容的敏感性。这些信息可以为未来各种干预措施的制定提供关键决策支持。

有趣的是，阿迦米尔萨利姆（Agha-Mir-Salim）等人（2019）发现，在年轻人中，传统的传单比Facebook干预更有效。他们将18—29岁的参与者随机分为两组：传单组和Facebook组。在第一个实验中，研究人员向参与者发放了有关皮肤癌和"阳光健康"的传单。在Facebook组中，同样的信息是通过每天的帖子提供的。事实证明，传单的干预更成功，该组的参与者知识的增长明显高于Facebook组。即使在年轻人中间，也不能保证技术方法是最有效的。

技术使用的第二个相对简单的方法是发短信。短信可以用来提醒人们改变的必要性、提供参与改变的技能和提示，并记录任何的行为变化。该方法已经被证明是有效的。海德（Head）等人（2013）对来自多个国家的19项研究的数据进行了元分析，得出的结论是短信在改变行为方面总体上是成功的。在戒烟和增加体力活动，对信息进行个性化处理时，短信方式效果最好。四年后，阿玛纳斯科（Armanasco）等人（2017）的后续元分析报告了类似但略有不同的结论。他们分析了来自35项研究的数据，并得出了与海德等人相同的结论，即短信，特别是作为其他干预措施的辅助手段且干预时间超过6个月，在短期和（在较小程度上）长期都是有效的。但令人失望的是，从心理学的角度，他们还指出，不使用理论基础的干预措施比使用理论基础的干预措施更有效。当然，这可能受到其他因素的干扰，包括其他干预措施的存在以及持续时间等。然而，他们的研究发现，文本的编辑修饰、目标定位和个性化似乎对结果影响不大，这对许多所谓的"复杂的心理"健康行为改变方法提出了挑战。

诺顿（Naughton）等人（2014）的研究是其中一个有趣的案例，他们研究了个性化短信是否可以增加戒烟的初级保健干预的效果。短信并没有立即带来相应变化，但在6个月的随访中，那些收到短信的人保持不吸烟的可能性几乎是那些只参加戒烟小组的人的两倍，控制组的戒烟率为9%，而短信组的戒烟率为15%。斯坦奇克（Stanczyk）等人（2014）更谨慎地比较了可通过互联网访问的定制化视频与包含简短建议文字的定制化短信的效果：包含吸烟负向画面的视频比介绍吸烟总数和戒烟人数百分比的文本信息更有效。专门剪辑好的视频还使戒烟意愿较低的吸烟者坚持长期戒断的概率增加了五倍。

对更复杂的互联网干预措施的有效性分析显示了这些干预措施在潜在接触人数和有效性方面的影响范围。例如，舒尔茨（Schulz）等人（2014）报告了一项有5000多名参与者的研究，参与者通过互联网收到了他们在体育活动、蔬菜摄入、水果摄入、酒精摄入和吸烟方面对荷兰指导方针遵守程度的反馈。然后，他们收到针对所有相关行为量身定制的激励反馈。参与者收到的反馈内容相同，但是后续有的按顺序一次处理一种行为，有的不进行进一步的干预。研究结果以健康行为的汇总统计数据呈现，结果表明两种干预措施都取得了显著的效果，特别是顺序干预方法。更重要的是，在对难以改变的吸烟和饮酒行为进行连续反馈之后，参与者的行为取得了更大的改变。

与之前基于自我报告数据的研究相反，达莱利（Dallery）、雷夫（Raiff）和格拉宾斯基（Grabinski）（2013）的干预及其结果是基于行为验证的结果。在一项较小规模的研究中，他们要求在线戒烟干预的参与者使用网络视频来确认他们呼吸中的二氧化碳水平低到足以表明他们没有吸烟。在"偶然强化"条件下，那些达到这一标准的人获得了一张小额的代金券。在"非偶然强化"条件下，参与者仅仅因为继续参与干预就获得了同样的代金券。在干预期间，以上两种干预方法的有效不吸烟率分别为68%和25%。在3个月和6个月的随访中，尽管两种干预都没有被证明是更好的，但结果仍有持续的改善。

其他能表明互联网灵活性的方法还包括澳大利亚的一项研究。研究允许人们"拍摄"自己的照片，看看他们未来作为吸烟者和不吸烟者会是什么样子（Burford et al., 2013）。另外还有一项研究要求学生（作为干预的一部分）制作健康促进视频，这些视频被上传至网站，并作为"促进健康生活方式行为的新颖和更有效的干预措施"（Simmons et al., 2013）。基于网络的方法也可以用来提供复杂的心理干预，包括直接尝试使用动机策略来影响行为。例如，博梅莱（Bommelé）等人（2017）发现了一项包括动机性访谈方式的网络干预措施，该措施增加了"铁杆"吸烟者对健康和戒烟信息的兴趣和接受度，尽管参与者吸烟行为的减少在临床上并不显著。

技术对现代健康促进者可能具有吸引力，但使用这种线上电子方法并不能保证成功。正如已经看到的，它们也并不总是比更传统的方法有效。本章对一些研究进行了考察，这些研究发现，更传统的方法比线上电子方法更有效，且这并不是唯一的相关证据。斯科夫-埃特鲁普（Skov-Ettrup）等人（2014）研究了通过以下方式进行的丹麦戒烟干预措施的效果情况：（1）基于互联网的戒烟计划，（2）"主动"电话咨询（参与者必须自己拨打热线），（3）"反应性"电话咨询（潜在参与者由咨询师打电话），以及（4）自助手册。使用最多的干预措施是自助手册，84%的参与者都看过。对其他干预措施方法的采用度各不相同：主动电话咨询，74%；互联网，69%；反应性电话咨询，9%。库克（Cook）等人（2007）比较了旨在改善饮食习惯、减少压力和增加身体活动的网络干预和纸质干预的效果。网络干预在改善饮食和营养方面比纸质材料更有效，但纸质材料在减轻压力或增加体育活动方面同样有效。马克斯（Marks）等人（2006）还发现，在改变锻炼水平方面，纸质材料比互联网更有效。

小结

（1）风险因素筛查可能对某些人有益，但并没有研究结果一致发现其能降低患病风险。它还可能会导致健康焦虑。

（2）动机访谈在激励和维持健康行为改变方面可能更有益，尽管其影响不能完全保证。

（3）以问题为中心的方法比仅仅提供健康信息的方法有效得多。

（4）对健康风险的筛查可能导致严重的焦虑。对于一些人来说，这些问题可以通过教授简单的应对策略来缓解。

（5）事实证明，简单的媒体宣传在改变行为方面收效甚微。根据诸如精细加工可能性模型，结合恐惧和减少恐惧信息、适当的信息框架和受众细分等理论，通过改进沟通来增强信息可能是有益的。

（6）环境干预也可能有好处。它可能能够提供行动线索或消除不健康行为线索；通过尽量减少与健康行为相关的成本和障碍，促进健康行为；或使从事损害健康行为的成本最大化。

（7）传统的冠心病预防规划在目标人群中只取得了有限的健康成果，除非针对的是相对缺乏经验的人群。

（8）同伴主导的干预已被证明在一系列行为中更为成功。

（9）工作场所提供了一个培育和促进健康行为改变的关键环境。

拓展阅读

https://cancercontrol.cancer.gov/brp/research/constructs/implementation-intentions.

一个提供实施意向的具体信息的网站。它之所以引人关注，不仅因为它的内容，还因为它的来源是美国国家癌症研究所。

https://www.kingsfund.org.uk/topics/public-health.

国王基金是英国一个从许多领域考虑健康政策的"智库"。这个链接是其公共卫生的网址，网页上有大量关于社区和环境公共卫生的信息。

White, J. and Bero, L. A.（2004）. Public health under attack: the American stop smoking intervention study（ASSIST）and the tobacco industry. *American Journal of Public Health*，94：240 - 250.

这篇文章提醒大家公共卫生议程并没有被所有人都采纳。

Motta, M., Callaghan, T. and Sylvester, S.（2018）. Knowing less but presuming more: Dunning-Kruger effects and the endorsement of anti-vaccine policy attitudes，*Social science and Medicine*，211: 274 - 281.

一篇对科学和疫苗接种缺乏信心的部分解释的文章。

Hunter, R.F., de la Haye, k., Murray, J. m. et al（2019）. Social network interventions for health behaviours and outcomes: a systematic review and meta-analysis. *PLoS Medicine*，16: e1002890.

正如标题上所说，这是一项对社交网络干预有效性的研究报告。

视频网站

https://www.youtube.com/watch?v=5zWB4dLYChM.

这是不是太可怕了？

https://www.youtube.com/watch?v=MKvKXGMDc5E.

十大最具影响力的英国广告……或者至少根据HellolmaPizza（原文如此）的说法，它提供了广告本身的详细信息，但没有实际的有效性证据。

https://www.youtube.com/watch?v=lqluZPlako8 和 https://www.youtube.com/watch?v=CS6aGKjTnVU.

世卫组织发布的关于卫生城市项目的视频。如果你住在一个城市，那么这些是必看的……

https://www.youtube.com/watch?v=PZCl_M_n_0Ro.

对反疫苗者的采访。

请访问网络 go.pearson.com/uk/he/resources，获取更多的资源来帮助学习。

第二部分 疾病之始

第八章 健康之躯和患病之躯

学习成效

在本章中，我们概述了一些慢性疾病的生理和病理基础，以及患病者的经历。这是为考虑疾病对个体（第十四章和第十六章）及其家庭（第十五章）的个人影响和心理影响，以及旨在帮助人们更有效地应对他们可能经历的慢性疾病的任何症状和心理后遗症的干预措施（第十七章）的章节。如果读者对本章所述疾病的性质已经有所了解，可以选择跳过这一章。阅读本章的人，应该对以下内容有所了解。

以下结构的基础解剖和疾病：

- 大脑；自主神经系统。

以下系统的基础解剖学、生理机能和疾病：

- 消化系统；循环系统；免疫系统；呼吸系统。

不健康要花钱！

在英国，超过200万人患有癌症或从癌症中康复，每年还有3%的人患上癌症。超过6%的男性和4%的女性患有心脏病，治疗这些人每年花费约35亿英镑，而且由于缺勤、照顾其他患有心脏病的人等原因，又增加了31亿英镑的额外经济成本。在美国，竟然有17%的人患有某种类型的肺部疾病，另有4%的人患有某种癌症或糖尿病，近7%的人患有心脏病。由于治疗费用和生产力损失，这些慢性疾病每年让美国花费约1.5万亿美元。显然，慢性病非常普遍，对国家来说成本极高。长期忍受慢性疾病也会在情感和身体上"付出代价"。

> 章节概要

本章介绍了人体的主要器官系统。每一部分都会介绍一个系统的基本解剖学结构和生理学机能，并描述了一些可能发生在该系统的疾病发病过程及其治疗方法。后面的章节将介绍人们如何预防或应对这些疾病，在某些情况下，心理干预可能会帮助他们做到这一点。除了作为单独的一章阅读之外，它还作为参考，为我们在本书其他章节中提到的疾病提供治疗的基本信息。

我们首先来看影响整个身体的两个系统：

（1）大脑和自主神经系统；

（2）免疫系统。

然后我们继续查看其他三个器官系统：

（1）消化系统；

（2）循环系统；

（3）呼吸系统。

第一节 大脑的行为解剖学

大脑是神经细胞组成的复杂结构。分为四个解剖区（见图 8.1 和图 8.2）。

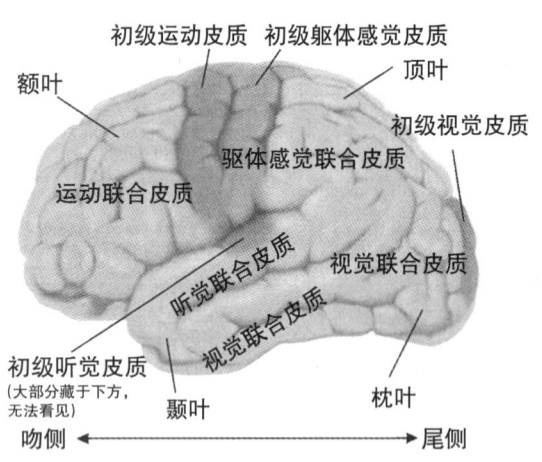

图 8.1 人类大脑皮层横切面
资料来源：Carlson，N.（2007），©2007，reproduced by permission of Pearson.

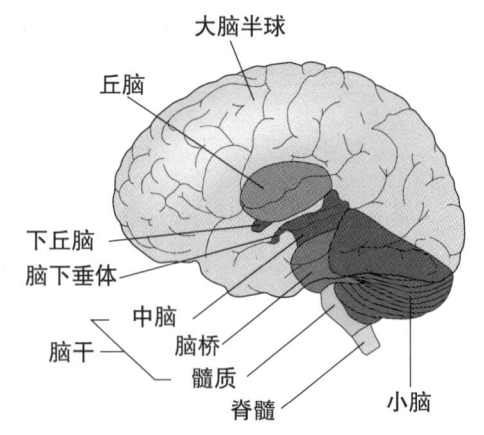

图 8.2 半透明人脑左侧侧面图
（其中脑干隐藏其中）
资料来源：Carlson，N.（2007），©2007，reproduced by permission of Pearson education，Inc.

（1）后脑（hindbrain）：包含大脑中维持生命所必需的部分——控制血压、心率和呼吸的延髓（medulla oblongata），控制警觉和清醒的网状结构（reticular formation），还有整合了肌肉和位置信息的脑桥（pons）和小脑（cerebellum）。

（2）中脑（midbrain）：包含部分网状系统以及感觉和运动的相关核心，它们整合了包括视觉和听觉系统在内的反射和自主反应，并参与肌肉运动的整合。

（3）前脑（forebrain）：含有影响情绪和行为的关键结构，包括：

- 丘脑（thalamus）：将后脑和中脑的基本功能与大脑皮层（cerebral cortex）的高级处理中心连接起来，调节注意力，有助于记忆功能。进入边缘系统（见下文）的部分涉及情感体验。
- 下丘脑（hypothalamus）：调节食欲、性欲和饥渴的感觉。对情绪也有某些控制作用。
- 边缘系统（limbic system）（图8.3）：包括一组被称为帕佩兹回路（Circuit of Papez）的大脑区域（海马—穹窿—乳头体—丘脑—扣带回皮质—海马）系列结构。海马—穹窿—乳头体环路参与记忆。海马是知觉系统和记忆系统相互作用的一个部位。该系统的另一部分被称为杏仁核，它将感官信息与情绪相关的行为，特别是对恐惧和愤怒的反应联系起来。它被称为"情绪计算机"，其作用是协调评估感官信息（如威胁）的重要性，同时控制由此产生的行为和自主反应（见下文）。

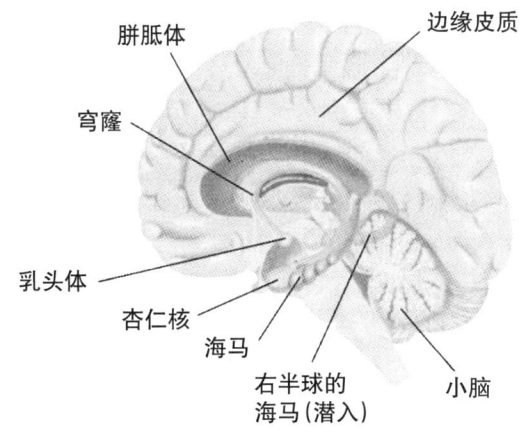

图8.3 大脑边缘系统的主要组成部分（左半球除了边缘系统都被切除了）

资料来源：Carlson, N. (2007), © 2007, reproduced by permission of Pearson education, Inc.

（4）大脑（cerebrum）：大脑中最后形成的部分，包括：

- 基底节（basal ganglia）：负责复杂的运动协调。
- 皮质（cortex）：由神经元细胞体及其突触连接组成的灰色旋绕状外层。大脑分为两个功能半球，其底部由一系列相互连接的神经纤维——胼胝体连在一起，分为四个脑叶：额叶、颞叶、枕叶和顶叶。

额叶（frontal lobe）有一个"执行"功能，因为它负责协调许多复杂的过程，包括言语、运动协调和行为计划。额叶也会影响动机，前额叶通过丘脑和皮质内的运动系统与边缘系统相连。前额叶皮质和边缘系统之间的联系在有反馈的行为中被激活。

颞叶（temporal lobes）有许多功能。对于右利手者，主要的语言中枢通常位于左半球，而视觉空间处理位于右半球。对于左利手者，两个半球功能区分不明显。颞叶也与嗅觉和听觉系统有关，它们将视觉体验与其他感官体验相结合，形成有意义的整体。颞叶在记忆和保存有意识经验记录的储存系统中扮演着重要的角色。最后，它们与边缘系统连接，将情绪与事件和记忆联系起来。

枕叶（occipital lobe）和顶叶（parietal lobe）参与感觉信息的整合。枕叶主要参与视觉感知，其与皮质的连接为视觉刺激的解释提供了可能。

神经功能障碍

引发神经功能障碍的原因有很多，包括脑损伤和一系列痴呆症导致的神经退化。然而，健康心理学家最常遇到的神经问题被称为"中风"，或者更确切地说，是脑血管意外（cerebrovascular accident，CVA）。CVA 的主要原因是部分大脑的血液供应中断，导致神经元因受影响的血管不能正常提供氧气和营养而死亡。这可能是由以下两种原因引起：凝块（血栓）在血管中形成并阻塞血管中的血液流动，或者血管壁破裂导致出血压迫神经组织。短暂的血液供应不足也可能导致类似于 CVA 的症状，但这种症状是短期的并且是可逆的，称为短暂性脑缺血发作（TIA）（缺血意味着血液供应不足）。

中风在大脑中发作的位置将决定所经历的症状类型。现在有一些国际公认的中风发作迹象以及应对策略如下：

- 面部、手臂或腿突然麻木或无力，特别是发生在身体的一侧；
- 突如其来的神志不清、说话困难或语言理解困难；
- 单眼或双眼突发性视力障碍；
- 突然行走困难、头晕、失去平衡或缺乏协调性；
- 原因不明的突发性剧烈头痛。

如果发现这些症状，可以用名为 F、A、S、T 的方法来确认：

F——脸（face）：让对方笑一笑，看他的脸部有一侧下垂吗？

A——胳膊（arm）：让对方举起双臂，一只胳膊向下沉吗？

S——讲话（speech）：让对方重复一个简单的短语，他们讲话含糊不清或者有点奇怪吗？

T——时间（time）：如果你观察到这些迹象中的任何一个，立即呼叫紧急医疗帮助。

如果中风是血栓所致，立即使用溶栓药物治疗可以"溶解"血栓，减少甚至避免任何神经损伤。时间上的延误将对治疗的可能效果产生负面影响。

作为一个粗略和现成的指南，一条经验法则是，左半球的中风可能会导致语言和沟通方面的问题，因为它们可能会影响右利手的大脑左侧的语言中枢。而右半球中风，因为经常涉及运动皮层，会导致肌肉麻木无力甚至四肢瘫痪的问题。然而，一些长期症状可能比这种简单的二分法更复杂（这也不适用于左利手），并伴随很多的症状，包括：半身不遂（hemiplegia）[1]或偏瘫（hemiparesis）[2]，言语障碍（dysphasia）[3]和构音障碍（dysarthria）[4]，失语症（aphasia）[5]和失用症（apraxia）[6]，视野缺损（visual field loss）[7]和偏盲（hemianopia）[8]。受影响的个体可能还会在学习、注意力、长期或短期记忆、疲劳和不良情绪反应等方面出现问题。虽然一个人只会出现部分症状，但从长远来看，这种情况显然是有问题的，患者可能需要很多健康专业人员的帮助，包括语言治疗师、神经心理学家和物理治疗师，以帮助他们长期康复。

第二节　自主神经系统

自主神经系统负责控制体内关键器官和器官系统的活动水平。许多器官对它们自己的功能有一定程度的控制，例如，心脏的固有节律为每分钟110次。然而，这种活动水平可能并不是所有时间都合适的，运动时心率较快，休息时心率较慢。自主神经系统超越了局部控制，在大多数身体系统中提供更高水平的协调控制，以响应身体的不同需求。它的活动受大脑许多区域的控制，其中最重要的是下丘脑。下丘脑接收来自身体各种部位传来的需求信息，包括：

- 来自脑干中网状结构的有关皮肤温度的信息；

---

[1] 半身不遂（hemiplegia）：一侧的身体不能移动。
[2] 偏瘫（hemiparesis）：一侧的身体软弱无力。
[3] 言语障碍（dysphasia）：以言语生成不足为特征的语言障碍，有时也表现为理解力不足。
[4] 构音障碍（dysarthria）：由于控制说话时使用的肌肉病变而导致的说话困难。
[5] 失语症（aphasia）：因脑损伤而失去理解或产生语言的能力。
[6] 失用症（apraxia）：丧失了有目的地完成复杂活动的能力。
[7] 视野缺损（visual field loss）：失去了一部分的视野，不涉及失明。
[8] 偏盲（hemianopia）：单眼或双眼正常视野的一半缺失。

- 来自视神经的关于光和暗的信息；
- 下丘脑自身受体提供的有关血液离子平衡和温度的信息。

下丘脑还与大脑的皮层和边缘系统有联系，这两个系统参与了认知和情感需求的处理。这使得自主神经系统能够对心理因素和生理需求做出反应。由此，自主神经系统可以让我们在高温下开始出汗，在运动过程中提高血压和心率，同时也可以让我们在有压力、痛苦或兴奋时做出生理反应（我们将在第十一章和第十三章中进一步讨论这些反应）。

自主神经系统通过两个反向的神经网络控制不同的活动水平（见图8.4）：

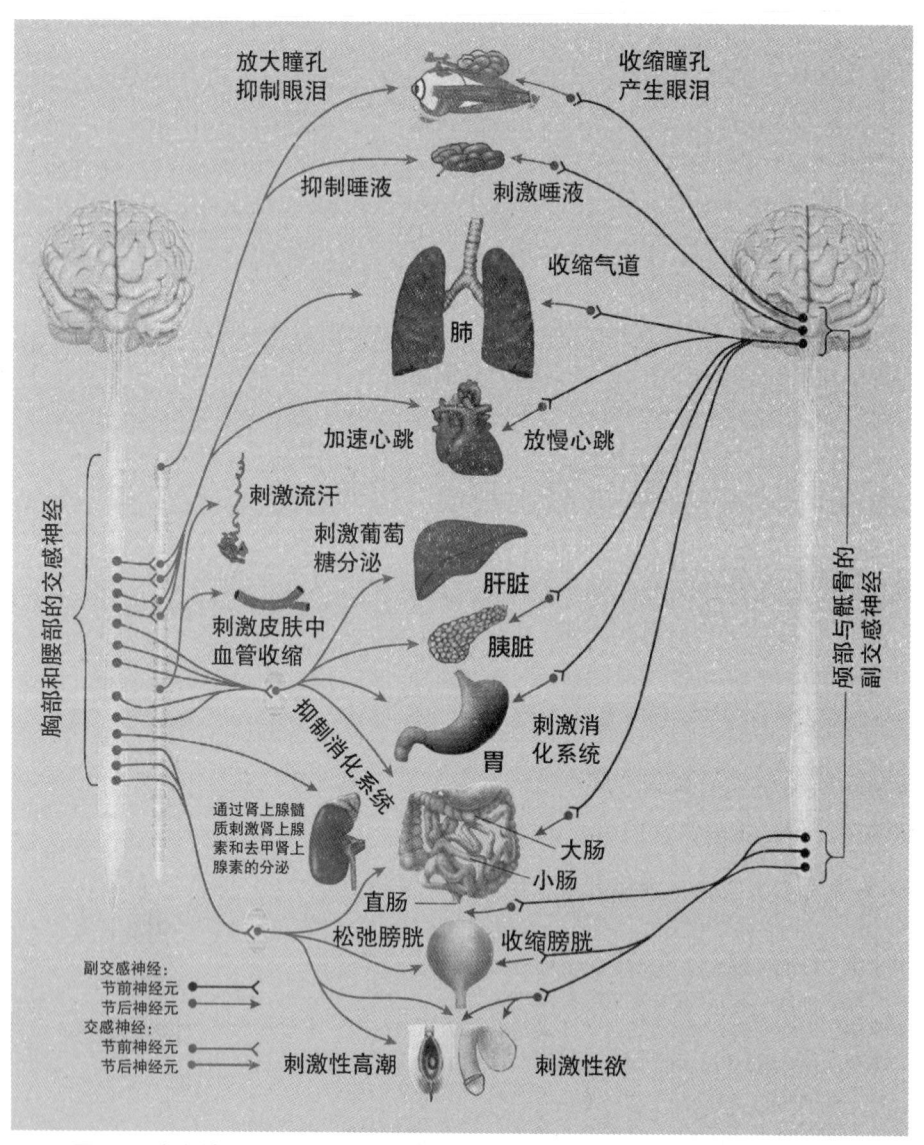

图8.4 自主神经系统，由交感神经和副交感神经分支服务的目标器官和功能
资料来源：Carlson, N. (2007), © 2007, reproduced by permission of Pearson education, Inc.

（1）交感神经系统（sympathetic nervous system）[1]：参与激活和唤醒，即战斗 – 逃跑反应；

（2）副交感神经系统（parasympathetic nervous system）[2]：参与放松 – 休息 – 恢复反应。

这两组神经都源于脑干中一个被称为延髓（medulla oblongata）的区域（它与下丘脑相连）。从这里开始，它们沿着脊髓下行传递到各种突触（synapse）[3]，在此它们与第二个系统的神经连接起来，这些神经连接着身体所有关键器官，包括心脏、动脉和肌肉（图8.4）。对于交感神经这一支而言，在脊神经与靶器官的神经突触之间涉及的神经递质（neurotransmitter）[4]是乙酰胆碱。在第二副神经和终端器官之间突触的活动主要的神经递质是去甲肾上腺素（通常也被称为降肾上腺素和肾上腺素）。副交感神经系统在两个突触上都使用乙酰胆碱。每个器官的活动取决于交感神经系统和副交感神经系统的相对活动。当交感神经系统的活动占主导时，身体就会被激活；当副交感神经系统占优势时，身体就处于休息状态，相对不活跃，从而使消化和排尿等基本功能更容易发生（参见表8.1）。

表8.1　自主神经系统对交感神经和副交感神经活动的反应概况

结构	交感神经刺激	副交感神经刺激
虹膜（眼肌）	瞳孔放大	瞳孔收缩
唾液腺	唾液产生减少	唾液产生增加
心脏	心率和心脏力量增加	心率和心脏力量下降
肺	支气管肌肉舒张	支气管肌肉收缩
胃	蠕动减少	胃液分泌，活动性增加
小肠	活动性降低	消化活动增加
大肠	活动性降低	分泌和活动性增加
肝	糖原向葡萄糖的转化增加	
肾	尿液分泌减少	尿液分泌增加
膀胱	膀胱壁舒张，括约肌关闭	膀胱壁收缩，括约肌舒张

---

[1] 交感神经系统（sympathetic nervous system）：自主神经系统的一部分，参与调节能量以激活和维持觉醒（例如，心率增加）。
[2] 副交感神经系统（parasympathetic nervous system）：自主神经系统的分支，负责休息和恢复。
[3] 突触（synapse）：两个神经元之间的连接，或者一个神经元和靶器官神经冲动之间的连接——神经冲动通过神经递质的作用穿越突触。
[4] 神经递质（neurotransmitter）：一种化学信使（如肾上腺素、乙酰胆碱），用于神经元与其他神经元和其他类型的细胞之间的通信。

内分泌过程

交感神经系统引起的活动是短暂的，因此，第二个系统被用来提供较长时间的唤醒。这个系统使用内分泌腺（endocrine glands）[1]，通过向血液中释放激素来与目标器官进行交流。促进交感神经系统活动的内分泌腺是位于肾脏上部的肾上腺（adrenal glands）[2]。肾上腺有两个功能区，每个功能区都以不同的方式被激活：

1. 中枢即肾上腺髓质（adrenal medulla）；
2. 周围组织即肾上腺皮质（adrenal cortex）。

肾上腺髓质受交感神经系统支配。这个系统的活动会刺激肾上腺髓质释放相当于神经递质的去甲肾上腺素进入血液，去甲肾上腺素通过血液被输送到体内各个器官，靶器官中的受体对激素做出反应并保持其活性。由于激素的释放时间比神经递质的释放时间长，所以会使活性阶段得到延长。

第二个激活系统涉及脑垂体（pituitary gland），它的活动也受到下丘脑的控制。脑垂体位于大脑的下方（见图8.2），当受到下丘脑的刺激时，它会释放大量激素进入血液，其中最重要的是促肾上腺皮质激素（adrenocorticotrophic hormone，ACTH）。当ACTH到达肾上腺皮质时，它会释放被称为皮质类固醇（corticosteroids）[3]的激素，其中最重要的是皮质醇（cortisol）[4]——也被称为氢化可的松。皮质醇增加能量储存和脂肪供应，以补充高生理活动期的能量，它还能抑制受损组织的炎症。交感神经系统是应激反应的中枢，我们将在第十一章中再次讨论这一点。因此，神经系统可以被认为有两种不同的影响途径，通过交感神经系统、肾上腺髓质（称为交感神经延髓通路：SAM）的激活途径和通过下丘脑、垂体和肾上腺皮质（称为HPA轴）支持激活和细胞修复的过程。

第三节 免疫系统

一、免疫系统的组成

免疫系统提供各种保护机制，以应对来自体外的细菌、病毒、传染病和其他来源

---

[1] 内分泌腺（endocrine glands）：产生和分泌进入血液或淋巴系统的激素的腺体，包括脑下垂体和肾上腺，以及胰腺中的胰岛。这些激素可以影响某个器官或组织，或影响整个身体。
[2] 肾上腺（adrenal glands）：位于每个肾上方的内分泌腺，由分泌多种类固醇激素的皮质和分泌去甲肾上腺素的髓质构成。
[3] 皮质类固醇（corticosteroids）：在体内自然生成或作为合成药物使用的强效抗炎激素（包括皮质醇）。
[4] 皮质醇（cortisol）：一种应激素，可增加能量储存和脂肪的可用性，从而为生理活动高发阶段供给燃料。它还会抑制受损组织的炎症。

异物〔统称为抗原（antigens）[①]〕的攻击。在本节中，我们将简要描述免疫系统中不同元素的作用，然后继续探讨它们之间的联系，以及它们是如何联合在一起对抗入侵的病原体和癌症的形成。

许多器官和化学物质构成了免疫系统的第一线。包括：

- 物理屏障：由皮肤构成。
- 机械屏障：纤毛（肺叶内壁的细毛）将病原体赶出肺部和呼吸道——咳嗽和打喷嚏也能达到同样的目的。眼泪、唾液和尿液也会把病原体排出体外。
- 化学屏障：胃酸对病原体提供了一个明显的化学屏障。包裹在体毛外部的皮脂，抑制皮肤上细菌和真菌的生长。唾液、泪水、汗液和鼻腔分泌物含有可以灭杀细菌的溶菌酶。唾液和胃肠道的内壁也含有一种被称为免疫球蛋白 A（IgA）的抗体（antibody）[②]。
- "无害的病原体"：多种生活在体内、对我们没有伤害作用的细菌。它们会捍卫自己的领土，并摧毁来犯的其他细菌。
- 淋巴结：位于或靠近病原体可能进入点的附属器官。这个系统包括扁桃体、肠道中的派伊尔式淋巴集结和阑尾。它们含有高水平的淋巴细胞（lymphocyte）[③]（见下文），随时准备攻击任何入侵的病原体。

除了这些相对静态的防御攻击，还有一些细胞在体内四处循环。这可以通过循环系统或被称为淋巴系统的平行系统来实现。淋巴系统携带一种名为淋巴液的液体，把消灭抗原至关重要的细胞输送到细胞受损的部位，并将其损坏造成的废物运走。

循环系统和淋巴系统能产生对抗各种病原体的两种细胞。第一种吞噬细胞（phagocytes）[④]（有时也被称为白细胞）在循环系统内循环，它们在骨髓中生成，通过吞噬作用吸引、黏附和摧毁抗原。免疫系统有许多吞噬细胞，包括：

- 中性粒细胞（neutrophils）的寿命很短，只有几小时到几天。它们提供了对细菌的主要防御作用，通过吞噬和消化发起对抗感染的最初战斗。
- 巨噬细胞（macrophages）寿命很长，最擅长攻击死亡细胞和能够生活在细胞内的病原体。一旦巨噬细胞消灭了一个细胞，它就会在细胞表面放置一些自己的蛋

---

① 抗原（antigens）：对健康和免疫系统的各种挑战的统称，包括细菌和病毒。
② 抗体（antibody）：在抗原刺激下产生的免疫球蛋白。
③ 淋巴细胞（lymphocyte）：白细胞的一种。淋巴细胞在免疫系统中有许多作用，包括产生抗体和其他对抗感染和疾病的物质，包括 T 淋巴细胞和 B 淋巴细胞。
④ 吞噬细胞（phagocytes）：一种免疫系统细胞，可以包围和杀死微生物并清除死亡细胞。吞噬细胞包括巨噬细胞。

白质作为标记。这使得其他免疫细胞能够识别该细胞为入侵者并对其发起攻击。

第二种细胞称为淋巴细胞，在血液（在那里它们也被称为白血球）和淋巴系统中循环。这些细胞包括 T 细胞（T cells）[①]和 B 细胞（B cells）[②]：

- 细胞毒性 T 细胞（cytotoxic T cells）与被病毒感染的细胞和肿瘤细胞等抗原绑定。它们在靶细胞的质膜上形成小孔，允许离子和水流入靶细胞，使其膨胀，然后崩溃和死亡。
- 辅助性 T 细胞（helper T cells）激发或增强免疫反应。它们识别并绑定抗原，然后释放被称为细胞因子的化学物质，以刺激细胞毒性 T 细胞和血浆 B 细胞的增殖（见下文）。辅助性 T 细胞也因其化学结构而被称为 CD4+ 细胞（CD4+ cells）[③]。因此，辅助性 T 细胞和细胞因子是免疫反应的中心，它们负责将人体的初始免疫反应程度增加到能够有效应对入侵的抗原或癌细胞的免疫反应。
- 血浆 B 细胞（plasma B cells）通过与抗原结合并使其更容易成为吞噬细胞的目标来摧毁抗原。它们在抗原进入人体细胞之前在血液中攻击抗原。
- 记忆 B 细胞（memory B cells）永久的存在于血液和淋巴系统中。它们源于一种对新抗原的最初攻击。在这种攻击的最初反应中，记忆 B 细胞"学习"此类抗原的化学性质，并能够在再次遇到它们时更有效地进行处理。

自然杀伤（NK）细胞（natural killer cells）[④]形成第三类攻击细胞。它们在血液中游动，攻击癌细胞和感染病毒的体细胞。

■ 与免疫系统相连的中枢神经系统

免疫系统与中枢神经系统紧密相连。这两个系统相互作用影响着吞噬细胞、B 细胞、T 细胞和 NK 细胞的形成和活性。淋巴细胞拥有肾上腺素和皮质醇受体，它们受肾上腺皮质和髓质激素的影响（见上文）。这些神经递质和激素的影响是复杂的。短期应激增加的肾上腺素可以刺激脾脏释放吞噬细胞进入血液，并增加 NK 细胞的数量，同时减少 T 细胞的数量。皮质醇的释放减少了辅助性 T 细胞的产生和巨噬细胞所吞噬的

[①] T 细胞（T cells）：一种识别病毒感染细胞表面抗原的细胞，与感染细胞结合并将其摧毁。
[②] B 细胞（B cells）：一种与破坏抗原有关的淋巴细胞。记忆 B 细胞提供对以前遇到的病原体的长期免疫力。
[③] CD4+ 细胞（CD4+ cells）：也被称为辅助性 T 细胞，它们参与作为免疫反应的一部分的细胞毒性 T 细胞的增殖。艾滋病毒感染削弱了它们提供这一功能的能力。
[④] 自然杀伤（NK）细胞（natural killer cells）：在血液中游动并攻击癌细胞和感染病毒的体细胞的细胞。

细胞。

儿茶酚胺（肾上腺素和去甲肾上腺素）也通过影响细胞因子的产生来影响与免疫反应相关的炎症程度。一种称为白介素（interleukins）的细胞因子参与炎症和细胞修复的调节，白介素类既可触发（白介素6：IL-6）炎症，又可控制（IL-10）炎症。虽然炎症通常被认为是一件"坏"的事情，但在这种情况下，它可能是一个积极的过程，至少在短期内是这样，因为它会清除因最初的入侵而受损的死亡细胞和组织，并启动组织修复。促炎细胞因子和抗炎细胞因子是由体内许多细胞产生的，例如，细胞因子由免疫系统中的许多细胞产生，包括B细胞和辅助性T细胞。它们的产生受糖皮质激素和儿茶酚胺的调节。儿茶酚胺增加促炎细胞因子的产生，糖皮质激素则对其产生抑制作用，其后果是增加易感性或损害伤口愈合（Gouin et al，2008；Walburn et al，2009）。现在人们普遍认为，神经系统、内分泌系统和免疫系统之间都有联系，大脑起着免疫调节的作用。这些问题是复杂的，随着压力应激时间和应激源的性质不同，会有不同的表现。人们普遍认为，慢性压力会显著削弱免疫系统的有效性，使我们更难抵御感染（有关此问题的进一步讨论，请参阅第十一章）。

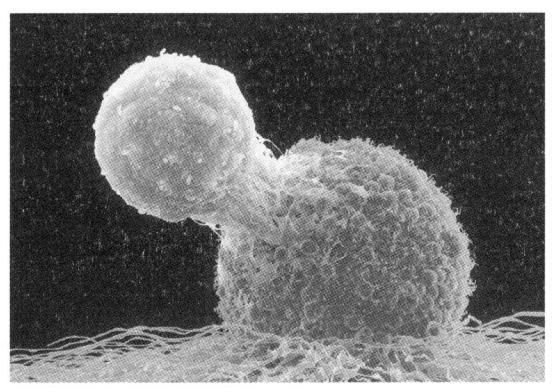

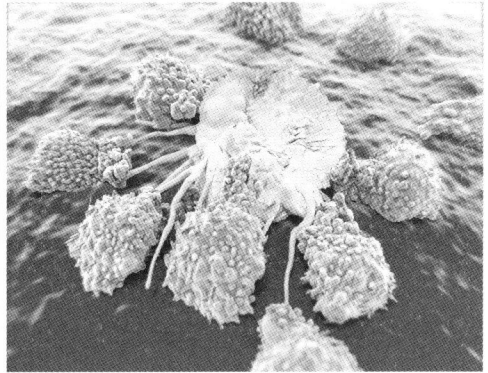

插图 8.1 和插图 8.2 图中是两个被攻击的细胞，一个被病毒攻击，一个被癌细胞攻击，它们或被 B 细胞吞噬（8.1），或被 NK 细胞惰性化（8.2）

资料来源：Roger Harris/Science Photo Library/Getty Images and Juan Gaertner/Science Photo Library/Getty Images.

二、免疫功能障碍

■ 人类免疫缺陷病毒感染

人类免疫缺陷病毒（the human immunodeficiency virus，HIV）是感染一种被称为获得性免疫缺陷综合征（AIDS）的可致命疾病的原因。该病毒属于"慢病毒"的一个病毒亚群，从最初感染到出现严重症状之间有很长的间隔——可能长达十年甚至更长。

该病毒影响辅助性 T 细胞（CD4+）。为了应对病毒或其他病原体，健康的 CD4+ 细胞会进行复制并向 B 细胞和 T 细胞传递信息，让它们也进行复制并攻击病原体。当感染艾滋病毒时，CD4+ 细胞仍会进行复制以应对病原体，但复制的 CD4+ 细胞感染了病毒，无法激活它们的目标 B 细胞和 T 细胞，并最终死去。最初，未感染的 CD4+ 细胞仍然对病原体产生有效的反应。然而，随着时间的推移，对病原体做出反应的受感染的 CD4+ 细胞增殖会导致循环中受感染的 CD4+ 细胞的增加。这些细胞最终会死亡，但在此之前可能会与健康的 CD4+ 细胞结合，导致健康的 CD4+ 细胞死亡。此外，免疫系统可能会将携带病毒的细胞识别为入侵者，并开始攻击自己的 CD4+ 细胞。这些过程共同导致了循环中的 CD4+ 细胞数量逐渐减少，降低了免疫系统有效抵御病毒、细菌和某些癌症的能力。当 CD4+ 细胞数量低于 500/mm^3 时，大约一半的免疫系统储备已经被摧毁。这时，轻微的感染，如唇疱疹和真菌感染开始出现。一旦 CD4+ 细胞数量低于 200/mm^3，通常就有概率发生危及生命的感染和癌症。艾滋病是 HIV 感染的终点，它往往出现在 CD4+ 细胞计数低于 200/mm^3，或者当个体患上肺炎或卡波西肉瘤（Kaposi's sarcoma）[①] 之类的癌症等有可能威胁生命的感染时。

艾滋病毒感染的治疗涉及多种药物类型，包括：

- 逆转录酶抑制剂（reverse transcriptase inhibitors）：包括核苷逆转录酶抑制剂（nucleoside reverse transcriptase inhibitors，NRTI）、核苷酸逆转录酶抑制剂（nucleotide reverse transcriptase inhibitors，NtRTI）和非核苷逆转录酶抑制剂（non-nucleoside reverse transcriptase inhibitor，NNRTI）。HIV 使用逆转录酶将其遗传物质从 RNA 逆转录到 DNA 以进行复制。逆转录酶抑制剂会干扰这一过程，从而抑制病毒自身复制。

- 蛋白酶抑制剂（protease inhibitors）：HIV 将其遗传物质注入 CD4+ 免疫细胞，这些细胞在感染时会增殖。蛋白酶是这一过程的核心，蛋白酶抑制剂可以干扰蛋白酶的作用。

- 融合抑制剂（fusion inhibitors）：它们可以干扰病毒与其他 CD4+ 细胞的细胞膜融合的能力，阻止其进入宿主细胞。

- 整合酶抑制剂（integrase inhibitors）：整合酶可使病毒的 DNA 在入侵后与 T 细胞的 DNA 融合。预防这种情况会阻断感染艾滋病毒的 T 细胞的增殖以及降低

[①] 卡波西肉瘤（Kaposi's sarcoma）：结缔组织的一种恶性肿瘤，常与艾滋病有关。肿瘤由皮肤上的蓝红色或紫色病变组成，它们通常首先出现在脚或脚踝、大腿、手臂、手和面部。

感染艾滋病的风险。

英国艾滋病毒协会制定的治疗指南建议，每个艾滋病毒携带者，无论他们的 CD4+ 细胞数量如何，都应该立即开始治疗，通常使用三种抗艾滋病毒药物。治疗通常涉及两种核苷逆转录酶抑制剂和一种蛋白酶抑制剂、一种非核苷逆转录酶抑制剂或一种整合酶抑制剂的组合。其中一些药物现在可以与特鲁瓦达（Truvada）或斯瑞比德（Stribild）等多机制药物联合使用。这些药物不能治愈艾滋病毒感染或艾滋病。它们无法从体内完全消除艾滋病毒，但可以将病毒抑制到检测不到的水平。因此，受感染的人需要终身服用。更令人欣慰的是，当这些药物将艾滋病毒感染水平降低到测量不到的水平时，就足以防止通过无保护措施的性行为传播病毒。此外，它们还大大延长了寿命，艾滋病毒感染者的平均寿命一般为通常寿命的 60%（在卢旺达）至 89%（在加拿大）之间（Wandeler, Johnson, & Egger, 2016）。

三、自身免疫性疾病

免疫系统能够识别属于自己身体的（"自我"）细胞和那些如抗原、形成中的癌症等"非我"的细胞。有时，这一过程会出现意外，免疫系统会将体内的细胞视为非自身细胞，并开始攻击它们。这会导致许多自身免疫性疾病（autoimmune conditions）[①]，包括糖尿病、类风湿性关节炎和多发性硬化症。

■ 糖尿病

目前已发现两种类型的糖尿病（diabetes）[②]。在 1 型糖尿病（type 1 diabetes）[③] 中，位于胰腺（pancreas）[④] 中的胰岛不能产生足够的胰岛素。它的频繁发作通常是由一种属于柯萨奇病毒家族中的病毒感染而激发的。这种病毒的蛋白质外壳在结构上类似于一种参与产生胰岛素的酶，对这种病毒的免疫反应也可以破坏胰腺内产生胰岛素的细胞。胰岛素通常会附着在循环系统的葡萄糖分子上，使自己能够被需要胰岛素提供能量的各种身体器官所吸收。如果没有胰岛素，这些葡萄糖分子就不能被吸收，导致血液中

---

① 自身免疫性疾病（autoimmune conditions）：包括 1 型糖尿病、克罗恩病和类风湿性关节炎等以免疫系统功能异常为特征的疾病，在免疫系统中产生针对自身组织的抗体——将"自我"视为"非我"。
② 糖尿病（diabetes）：一种终身疾病，其特征是血液中的糖分水平高，无法将其转移到需要它的器官。它可能是由于胰岛素过少（1 型）或胰岛素抵抗（2 型），或两者兼而有之。
③ 1 型糖尿病（type 1 diabetes）：参见糖尿病。
④ 胰腺（pancreas）：胰岛产生胰岛素的腺体，也产生和分泌消化酶，位于胃的后方。

无法被身体所利用的葡萄糖含量极高。这可能导致一种被称为糖尿病酮症酸中毒的危及生命的昏迷，需要住院和立即治疗以避免死亡。不太严重的症状包括多饮、多尿、多食、体重降低、视力模糊和极度疲劳。

治疗方法通常是每天注射一到四次胰岛素，计划饮食以避免血液中的葡萄糖突然达到高峰，同时控制体重和锻炼身体。治疗是一种平衡的艺术，旨在达到适当的循环血糖水平。过多的食物或太少的胰岛素会导致酮症酸中毒。太少的食物或太多的胰岛素会导致低血糖（hypoglycaemia），典型的症状包括一段时间的迷糊和易怒，随后相当迅速地失去意识。及时的治疗方法是在可能的情况下给予口服葡萄糖，如果患者失去知觉，则给予静脉注射。对糖尿病进行良好的日常控制可以减少但不能消除长期并发症，这些并发症，包括血液循环不畅可能导致失明、心脏病、皮肤溃疡、截肢和神经损伤。

糖尿病的第二种形式被称为2型糖尿病（type 2 diabetes）[1]。在这种情况下，人体产生足够的胰岛素（或接近充足），但摄取葡萄糖—胰岛素分子的细胞变得对它们"有抵抗性"，不再吸收它们。2型糖尿病通常发生在晚年时期，并与肥胖有关——一个人的体重大约每增加1磅，患2型糖尿病的概率就增加4%。2型糖尿病的症状发展缓慢，其发病也不像1型糖尿病那样突然。这些症状可能包括疲乏、恶心、尿频、异常口渴、体重降低、视力模糊、频繁感染以及伤口或溃疡愈合缓慢等，也有人没有任何症状。

根据英国国家健康与护理卓越研究所（NICE，2017a）的数据，2型糖尿病的主要治疗措施是减肥和锻炼——尽管许多人发现很难坚持这样的生活规律（García-Pérez et al，2013）。次要的治疗方案是口服药物治疗，旨在以不同的方法刺激胰腺中的β细胞释放更多的胰岛素，减少肝脏产生的葡萄糖数量，增强自然产生的胰岛素的有效性，并通过阻断肠道淀粉的分解来降低血糖水平。我们将在第十五章中讨论糖尿病对个人和家庭的影响，并在第十七章中讨论旨在增加胰岛素依从性和适当行为改变的干预措施。

■ 类风湿性关节炎

类风湿性关节炎（rheumatoid arthritis，RA）[2]可能是病毒引发的具有遗传倾向的一种疾病。它是一种影响全身的系统性疾病（并可影响到包括肺、心脏和眼睛在内的器

---

[1] 2型糖尿病（type 2 diabetes）：参见糖尿病。
[2] 类风湿性关节炎（rheumatoid arthritis，RA）：一种慢性自身免疫疾病，患病者关节发炎并明显变形。

官），其特征是关节内膜（滑膜）感染。任何关节都可能受到影响，其中手、脚和腕部是最常见的发病部位。它是一种慢性的、偶发性的疾病，会"骤然"发作，需要一定的时间才能缓解。在发作期间，患者会在受影响的关节处感到剧烈的疼痛、僵硬、发热、红肿，以及疲劳、食欲不振、发烧和乏力。经过一段很长的时间，滑膜中的炎症细胞会释放消化骨骼和软骨的酶，导致关节变形，关节内疼痛和活动受限。类风湿性关节炎在女性中比男性更常见，并影响相对年轻的人，发病年龄通常在 25 到 50 岁之间。

尽管类风湿性关节炎的症状是可以控制的，但目前还没有治愈的方法。治疗的目的是减少关节炎症和疼痛，使关节的功能最大化，防止关节损伤和变形。NICE（2020）推荐的治疗方法包括药物治疗和自我护理：休息、关节力量强化练习和关节保护。使用的药物有两种：速效的"一线"药物和慢效的"二线"药物。一线药物，如阿司匹林和可的松（皮质类固醇），用于减轻疼痛和炎症。慢效的二线药物，如金、甲氨蝶呤（methotrexate）和羟氯喹（hydroxychloroquine），可促进疾病缓解，防止进一步的关节损伤。NICE 还推荐了一系列非医疗干预措施，包括维持关节功能的物理治疗，以及帮助应对相关情绪问题的策略，包括认知、行为治疗和正念。

正如 K 夫人的例子所示（见病例 1），类风湿性关节炎患者也可能用一些辅助手段来帮助他们从事许多日常行为。K 夫人讲述了她典型的一天，这一天可能与许多人的一天没有什么不同，但特点是由于她的疾病而带来的小（而不是那么小）挫折。我们将在第十四章和第十五章中探讨关节炎对个人及其家庭的影响，在第十六章中探讨关节炎疼痛的治疗，在第十七章中探讨帮助人们将关节炎对生活的负面影响降至最低的自我管理计划。

病例 1：K 夫人

我今年 39 岁，已为人妻并有两个年幼的孩子。我患严重的类风湿性关节炎快六年了。这让我的手脚都变形了，我的手指粗糙多节，我的手腕几近于无。我的脚趾向上翻，我的膝盖和许多小的指关节都肿了起来。

我一觉醒来的时候浑身僵硬，所以我起床很慢。在床边坐一会儿，我才慢慢地站起来，然后慢慢地走到厨房，为我的孩子们准备早餐和带到学校的午餐。我的抓握能力因关节畸形而受损，我用一把带有超大把手的刀来做三明治。我用开罐器来打开罐子。我吃早餐时把我的药一起吃下。

> 早餐后，是我早晨的洗漱时间。我有一个抬高了的马桶座，以避免我坐下和站起来的时候太吃力。我一边洗澡，一边等待清晨的药片开始起作用。用手洗头发很困难，我改装了一把刷子来帮我。我进出浴室都很小心，因为蹒跚的双腿让我很容易摔倒。
>
> 穿衣服对我来说并不容易。我太笨拙了以至于不能扣纽扣，所以我的衣服大多是套头衫。我的胸罩可以在前面系好后转过去，或者让我丈夫帮我系好。
>
> 我的大部分裤子都有松紧腰带，不需要扣子或拉链。我的鞋子特别宽，为了舒适，我通常穿跑鞋。我穿衣服是为了舒适，而不是为了"时尚"！
>
> 我开车送孩子们去上学，上车和下车都是疼痛并吃力的。我的车钥匙和房子钥匙都有一个特殊的加大钥匙柄，这样更容易转动它们。我可以开车，但它让我的手腕很疼。
>
> 我试着每天都锻炼身体。我从伸展运动开始，然后骑健身脚踏车或散步。我每周去游泳一次。锻炼让我感觉良好，让我对自己的身体有一种控制感。家务也总是需要做的。我利用真空吸尘器上的附件，帮助我打扫很难够到的地方。我们的门把手是杠杆状的而不是旋钮状的，这样我就更容易转动它们。我不能熨衣服。当我做饭时，我用特殊的夹持器来握住锅碗瓢盆的把手，还有一个电动开罐器。
>
> 睡觉时，脱衣服和穿衣服一样费劲。我丈夫经常帮我脱衣服。我的手腕在晚上经常会痛，所以我会先系上手腕夹板，然后阅读几章小说来结束我的一天。

■ 多发性硬化症

多发性硬化症（multiple sclerosis，MS）[①]是一种神经系统疾病，涉及中枢神经系统（大脑和脊髓）反复发炎，会导致神经冲动的传递减慢或受阻。由于这种疾病可能发生在大脑或脊髓的任何部位，因此症状因人而异，包括四肢麻痹、大小便失禁、因视神经炎症而导致的失明，以及认知障碍。肌肉痉挛是一种常见的症状，尤其是在上肢。大约95%的多发性硬化症患者会经历极度的疲惫感，这种情况可能非常严重，以至于大约40%的患者无法进行持续的身体活动，而30%到50%的患者需要拐杖或轮椅才能活动。在急性症状发作期间，患者可能需要住院治疗。

多发性硬化症的病程因人而异，20%的患者都是良性疾病，症状轻微，在首次

[①] 多发性硬化症（multiple sclerosis，MS）：一种由于神经细胞的髓鞘覆盖物逐渐受损而引起的脑和脊髓的疾病。

发作后没有进一步加剧。少数人会经历恶性多发性硬化症，导致病情迅速且无间歇的恶化，发病后不久就会引起严重的残疾甚至死亡。这类多发性硬化症的发病年龄通常在 40 岁以后。大多数人患有一种间歇性疾病，称为缓和-复发性硬化症，会急性发作，然后慢慢缓解。然而，每次发作之后，通常都无法恢复到以前的功能水平，从而导致病情缓慢恶化。死亡通常是多发性硬化症的并发症引起的，包括窒息、肺炎和肾功能衰竭。除了身体上的问题，近一半的患者还经历了不同程度的认知障碍和记忆问题。除此之外，约有一半的患者会在病程中的某个时间段被临床诊断为抑郁（Patten, Marrie, & Carta, 2017）。目前尚不清楚这是神经元损伤的直接结果，还是对疾病经历的一种反应。当然，也可能二者皆有。

免疫系统中的一种被称为 γ 干扰素（gamma-interferon）的化学物质与多发性硬化症有关。它会刺激细胞毒性 T 细胞的产生，而细胞毒性 T 细胞负责攻击和摧毁患病或受损的身体细胞。在多发性硬化症中，被激活的细胞毒性 T 细胞错误地将大脑和脊髓内神经细胞的髓鞘（myelin sheath）[①]识别为"非我"，并试图摧毁它。病毒感染可能诱发 γ 干扰素的产生，而多发性硬化症的发病可能也会带来病毒感染。

F 女士（见病例 2）提供了患上多发性硬化症后的感觉描述。在我们谈话的时候，她正在服用抗抑郁药物来治疗抑郁症，正如你将读到的，她一直难以接受自己患上此病。

病例 2：F 女士

大约四年前，我患上了多发性硬化症。事情开始得很蹊跷，我不认为我有什么严重的问题，尽管你确实担心你不理解的症状。开始的时候我的视力有了点问题，我不像以前那样看得很清楚了——它突然发作了，所以我不认为是年龄或任何其他原因。我想，在当时，我比以前笨手笨脚了一些——虽然没什么明显的症状，但我比以前更常拿不住东西了。除非其他事情同时发生，否则你不会在意。我去找普科医生看眼睛，结果他让我去看神经科的医生。他宽慰我让我放心，没有什么太严重的问题，他只是想检查几个症状。但后来我开始担心……除非你真的有什么问题，不然你是不会被送去医院看医生的。他暗示，可能是多发性硬化症，这就是为什么

[①] 髓鞘（myelin sheath）：一种同时含有蛋白质和脂肪（脂质）的物质，包围着大脑以外的所有神经，起到神经绝缘体的作用，有助于神经信号的传递。

他没有把我送去看眼科专家的原因。

我很快就去看了神经科医生，在几周内做了几项检查——测试肌肉力量、协调性、扫描……在不同的时间里，将针头插进我的身体。结果是我被诊断出患有多发性硬化症。我的咨询顾问把结果告诉了我和我丈夫，并允许我们问一些问题。我们还咨询了一位多年来帮助我们的专职护士。她能够比医生花更多的时间告诉我们，未来会发生什么以及我们可以得到什么样的支持。尽管我觉得我更想从医生那里听到诊断。

我必须承认，我发现，一开始时应付这些事情真的很难——你不知道会发生什么，也许你会想到最坏的情况。你会听到各种各样的关于人们死于多发性硬化症的恐怖故事。没有人能确定地向你保证，你不会有问题……在过去的几年里，我逐渐了解了自己的身体，眼看情况变得越来越糟。但它是逐渐发生的，在许多时间里没有变化。因此，这就是保证——事情不会太快崩溃，我不会立马大小便失禁，也不会在很长一段时间里生活无法自理——希望永远不会！

更糟糕的是疲倦和笨拙。谢天谢地，我的眼睛真的好多了。我拄着拐杖在房子里走来走去。有时我可以到房子外面稍微走一走。我通常都要坐着轮椅。我只是太快就筋疲力尽了，试着走路没什么意义，因为我走不远……

我讨厌我得的多发性硬化症。我以前经常参加体育活动，到户外去，活泼好动。现在，这些我什么都做不了了。我累……在很多时候都情绪低落。我觉得这两个症状经常同时出现。我的记忆力之前也没有多好，但现在似乎比以往任何时候都要差。我可以正常交谈，但很难长时间集中注意力。所以，人们觉得你很难相处。我知道我丈夫也是这么想的。他原本娶了一位活泼、健美、苗条的女人……现在我昏昏欲睡、情绪低落，因为光吃不动导致体重增加——尽管他们告诉我不要这样，我可以继续活动，不会出现皮肤问题。我不怎么出门，因为坐在轮椅上太麻烦了……城市不是为坐轮椅的人设计的……而且人们不喜欢坐轮椅的人。你被忽视了……我只想说，"嘿，我来了，我有脑子，你知道的……"我知道这听起来有点自怨自艾。有时我感觉更积极。但我发现，在不确定中生活真的很难。今天会是糟糕的一天吗？我会不会突然发作——不得不去医院，服用类固醇的药物，出来的时候比我进去的时候更糟？我想你得为这一天而活着……但这会很困难。

我们将在第十五章中探讨多发性硬化症对照顾者的影响，并在第十七章中探讨一些旨在减少生活问题的干预措施。

NICE 治疗多发性硬化症指南（NICE，2019a）为多发性硬化症的每一种症状确定了一些药物治疗的方法，包括身体僵硬、疼痛等。值得注意的是，包括针对情绪障碍的正念和保持运动的行动方案在内的心理治疗也是治疗的关键。尽管研究人员已经提出了一种干扰素治疗的方法，但目前还没有针对多发性硬化症的"全面"治疗方案。β 干扰素似乎可以抑制 γ 干扰素的作用，并阻止 T 细胞攻击髓鞘。不幸的是，干扰素必须定期注射，并导致在流感等疾病期间出现发烧、肌肉疼痛、疲劳和头痛的症状。同时干扰素也非常昂贵，NICE 建议除非在特定情况下，否则不要使用这些药物，理由是成本效益较差。越来越多的证据表明，大麻可以有效地减轻多发性硬化症相关的疼痛和肌肉痉挛症状，但这种治疗必须考虑大麻的合法性问题。例如，在荷兰、加拿大、澳大利亚和美国的 36 个州，大麻是合法的。在英国，医用大麻是合法的，但只能由专业临床医生开出处方。

第四节　消化系统

消化系统（见图 8.5）由许多器官构成，是负责摄取食物、吸收食物中的营养物质，最后排出食物残渣的器官系统。它由许多相连的器官组成，每个器官都有不同的作用。

- 嘴（mouth）：在嘴里，食物通过咀嚼被磨碎，促使唾液中的酶释放，并开始消化过程。
- 食道（oesophagus）：它将食物从嘴输送到胃里，并在这个过程中将食物进行压缩。
- 胃（stomach）：食物在这里被搅拌并与酸性的胃液混合，进行化学分解。
- 小肠（small intestine）：它负责将肠道内的物质与化学物质混合，将其分解成它的组成部分，再将其吸收到血液中，然后运输到其他器官。参与这一过程的化学物质包括肝脏分泌的胆汁（bile）[1]，它储存在胆囊（gallbladder）[2]中可以乳化脂肪，还有胰腺分泌的富含多种酶的胰液。
- 大肠（the large bowel）（结肠）：主要负责重新吸收肠道内物质的水分，以及排出残渣。

---

[1] 胆汁（bile）：一种消化液，在肝脏中产生并储存在胆囊中，与小肠中脂肪的消化有关。
[2] 胆囊（gallbladder）：位于肝脏下方、腹部右侧的一种结构，由肝脏产生的胆汁在进入肠道前在此存储，有助于身体消化脂肪。

这些不同器官之间共同的运动由一种称为蠕动的过程所控制。这涉及器官壁内的平滑肌收缩，以波浪形式移动，每一波都以波浪形式沿着器官狭窄部分推动肠道物质缓慢向前移动。

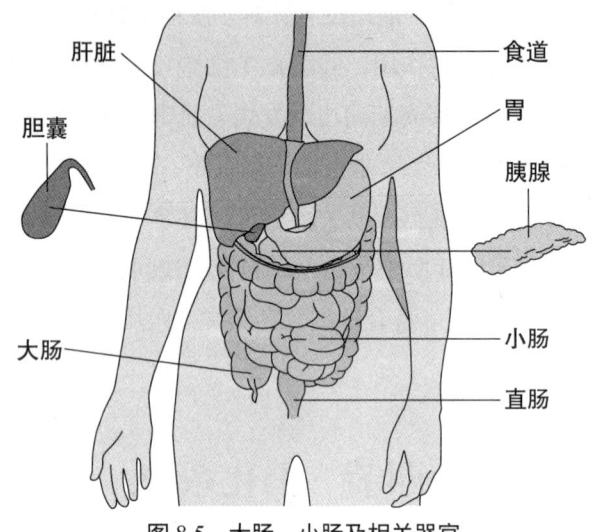

图 8.5　大肠、小肠及相关器官

一、控制消化

每一个消化过程都受到激素和神经调节器的共同控制。在消化过程的关键阶段，胃和小肠黏膜（内壁）中的细胞产生并释放激素。其他的作用有：

- 胃泌素（gastrin）使胃产生胃酸。
- 促胰液素（secretin）使胰腺产生一种富含碳酸氢盐和酶的液体，并将食物分解成氨基酸、葡萄糖小分子物质等。碳酸氢盐是碱性的，可以防止胃里高度酸性的物质进入小肠时肠壁受到损害。促胰液素还刺激肝脏产生胆汁，即帮助脂肪消化的酸性物质。
- 胆囊收缩素（cholesystokinin）促使胆囊将胆汁排入小肠。

消化系统的活动还受到一个复杂的局部神经系统控制，被称为肠道神经系统，在这种神经系统中：

- 感觉神经元接收来自黏膜和肌肉中受体的信息。化学感受器（chemoreceptors）监测酸、葡萄糖和氨基酸的水平。感觉感受器（sensory recep-tors）对肠道壁内的伸展和紧缩做出反应。
- 运动神经元的主要作用是控制胃肠道运动（包括蠕动和胃部运动）和分泌，控制肠壁平滑肌的活动。

参与肠道神经系统活动的关键神经递质是去甲肾上腺素和乙酰胆碱：前者起激活作用，后者起抑制作用。肠道神经系统独立于中枢神经系统之外活动。然而，肠道也与中枢神经系统相连，向下丘脑提供感觉信息（如饱足感），使肠道对自主神经系统的各种兴奋或抑制过程做出反应。一般来说，交感神经刺激会抑制消化活动，抑制胃肠分泌和蠕动，并收缩胃肠括约肌和血管。后者可能会产生"因害怕而引起紧张感"的体验——有一些其他的也许更明显的症状！相反，副交感神经活动通常会刺激消化活动。

二、消化系统疾病

■ 胃溃疡

胃溃疡（gastric ulcers）是胃壁（黏膜）的溃烂，可导致一系列症状，其中最常见的是腹部不适或疼痛。这种症状通常会持续几天或几周，发生在进食后的两到三个小时，但是进食后会得到缓解，发作最严重的可能是在夜间——这时胃里空空如也。其他症状包括食欲不振、体重减轻、腹胀、恶心和呕吐。如果不进行治疗，溃疡可能会侵蚀胃壁，导致胃穿孔并危及生命。

直到最近，胃溃疡还被认为是压力过大的结果，因为压力大会增加胃酸的分泌。然而，最近的证据表明，这种疾病中的70%是由一种名为幽门螺杆菌（helicobacter pylori）的细菌引起的。幽门螺杆菌的感染削弱了胃和十二指肠的保护性黏膜，使酸性物质到达下面敏感的内膜。同时它还可以增加胃酸的分泌量。胃酸和细菌都会刺激胃壁，导致溃疡。尽管如此，压力仍与胃溃疡的形成和维持有关，因为压力可能增加吸烟或饮酒等风险行为，并对免疫系统消灭幽门螺杆菌的能力产生不利影响。

胃溃疡的治疗包括抑制胃酸分泌，并在适当的情况下根除幽门螺杆菌细菌。达到这种效果的药物非常多。组织胺阻滞剂（histamine blockers）〔如甲氰咪胺（cimetidine）〕和氢泵拮抗剂（histamine blockers）〔如奥美拉唑（omeprazol）〕可减少胃酸的形成。根除幽门螺杆菌的药物包括四环素（tetracycline）或阿莫西林（amoxicillin）等抗生素，这些药物通常与组织胺阻滞剂或氢泵拮抗剂联合使用。除非是在溃疡侵蚀胃壁引起胃出血并危及生命的情况下，不然很少有外科手术用于治疗胃溃疡。

■ 炎症性肠病

炎症性肠病（inflammatory bowel disease，IBD）[①]是一种主要病发在大肠，某些情

---

① 炎症性肠病（inflammatory bowel disease，IBD）：大肠和某些情况下的小肠的一组炎症状态，IBD的主要形式是克罗恩病和溃疡性结肠炎。

况下也可病发在小肠的炎症性疾病。IBD 的主要形式有：
- 克罗恩病（Crohn's disease）[①]；
- 溃疡性结肠炎（ulcerative colitis）[②]。

■ 克罗恩病

克罗恩病可发病于胃肠道的任何部位。这是一种炎症性疾病，其特征是出现严重症状，然后慢慢缓解。它的主要症状是慢性腹泻和消化紊乱，有时甚至很严重。随着时间的推移，炎症过程会导致肠壁增厚，从而使肠管直径变得非常狭窄，以至于食物无法通过这些受损的部位。这些部位可能需要手术切除。不幸的是，由于疾病还会在这些部位出现，几年内缩窄可能会再次发生，并需要进一步手术治疗。由于这个原因，手术通常被认为是最后的治疗手段。有一些证据表明，该病症可能存在遗传基础，尽管高糖和高脂饮食、吸烟和压力也与病因有关。该病发病年龄通常在 15 至 30 岁之间，男女患病率没有差异。它的症状包括：

- 腹痛；
- 肠道蠕动紊乱——时而便秘，时而腹泻；
- 轻度发烧，有时大便有血，右下腹疼痛；
- 没有食欲；
- 没有刻意节食情况下的体重下降；
- 脓肿和瘘管（fistulas）[③]；
- 周身不适。

在出现急性症状时，个人会严重脱水，无法消化食物和吸收必要的营养，因此需要有效的医疗护理。在这种情况下，可能需要一些消炎药和抗生素来治疗。

■ 溃疡性结肠炎

溃疡性结肠炎类似于克罗恩病，但通常影响大肠和直肠的末端。它可能在患病多年后发展为癌症。出于这个原因，患者在癌变之前要定期检查，甚至预防性地切除部

[①] 克罗恩病（Crohn's disease）：一种自身免疫性疾病，可影响胃肠道的任何部分，但最常发生在回肠（小肠和大肠的交界处）。
[②] 溃疡性结肠炎（ulcerative colitis）：大肠的慢性炎症性疾病，以反复发作的腹痛、发烧和严重腹泻为特征。
[③] 瘘管（fistulas）：形成连接肠道与其他器官或皮肤的小通道。

分肠道。这可能会导致患者需要结肠造口术（colostomy）[①]。溃疡性结肠炎的严重程度可分级为：

- 轻度：每天少于4次排便，有血或无血。可能会有轻微的腹痛或痉挛。
- 中度：每天排4次以上的大便。患者可能会贫血，并有中度腹痛和低烧。
- 重度：一天有6次以上的便血，并且有全身疾病的迹象，如发烧、心动过速（tachycardia）[②]或贫血。
- 暴发性：每天排便10次，持续出血，腹部压痛、腹胀。患者需要输血，其结肠可能会穿孔，导致肠道内物质被释放到腹部。除非及时治疗，否则暴发性疾病很快就会导致死亡。

药物治疗的目的是治疗急性发作，并在达到缓解后保持平稳状态。治疗方法类似于克罗恩病，使用类固醇来减少炎症和抑制导致这种疾病的身体免疫过程的免疫调节剂。有趣的是，非吸烟者和戒烟者患溃疡性结肠炎的风险似乎更高，而且一些患者在接受尼古丁治疗时实际上可能会有所改善。

■ 肠易激综合征

肠易激综合征（irritable bowel syndrome，IBS）[③]是一种至少持续3个月以上的腹部不适或疼痛的肠道状况，具有以下两个或两个以上的特征：

- 排便后会有所缓解的腹痛；
- 与排便频率变化相关的疼痛；
- 大便不成形（疏松、水状或颗粒状）。

诊断IBS的另一个核心是，这些症状会在没有任何明显的生理病理的情况下出现。由于缺乏生理病理，肠易激综合征一度被认为是典型的心身疾病。然而，现在这种与压力有关的证据并不像我们之前认为的那样有说服力了，其他因素也与IBS有关，包括食物过敏和细菌的影响，如人芽囊原虫和幽门螺杆菌（参见Singh et al, 2003）。斯宾塞和莫斯-莫里斯（Spence & Moss-Morris, 2007）认为，IBS的最初诱因可能是感染（肠胃炎发作），这种情况会因高度焦虑和/或压力而长期维持。虽然IBS可能令人不快，

[①] 结肠造口术（colostomy）：在腹部开一个口子以排出大肠（结肠）中大便的外科手术，可以是暂时性的，也可以是永久性的。
[②] 心动过速（tachycardia）：高心率——通常定义为每分钟超过100次。
[③] 肠易激综合征（irritable bowel syndrome，IBS）：一种下肠道的紊乱，症状包括疼痛和更改排便习惯导致腹泻、便秘或两者兼而有之。它没有明显的生理异常，因此需要根据症状和模式进行诊断。

并且一些人可能会受到他们所经历的疼痛的限制，或担心如果出现腹泻而无法及时上厕所而尴尬，但它不是一种危及生命的疾病，也不像前面描述的病情那样使人虚弱。

遵循 NICE 指南（NICE，2017b），医学治疗方法包括使用平滑肌肉松弛剂来降低肠道蠕动，在饮食中增加或减少纤维（取决于饮食中已有的纤维水平），使大便"膨大"以减少腹泻的药物，有时还会使用抗焦虑或抗抑郁药物。如果患者在一年内对医学治疗没有效果，就会被建议进行心理治疗。我们将在第十七章中更详细地探讨肠易激综合征心理治疗的基本原理和类型，并在第十一章中研究压力在肠道疾病发展中的角色。

■ 结肠直肠癌

结肠直肠癌是男性和女性的第三大常见癌症。生物因素和生活方式因素，还包括遗传因素、先前存在的包括溃疡性结肠炎在内的炎症性疾病以及高脂肪低纤维的饮食等都会增加这种疾病的风险。这种疾病的症状通常不会引起人们的注意，因为它们相对轻微，包括便血、便秘或腹泻和大便不成形。早期症状通常是通身乏力和呼吸短促，这是长期不被注意的肠出血引发的贫血导致的。在人们寻求医疗帮助之前，癌症可能已经发展到晚期了。然而，它通常可以通过手术切除病变部位和化疗相结合的方法来治疗。放射治疗很少使用，除非是直肠癌。与许多癌症一样，这种情况也可以根据其阶段来描述，阶段越高，治疗越困难，预后（prognosis）[①]也就越差。

- 第 1 阶段：癌症局限于肠道内部。
- 第 2 阶段：癌症穿透肠壁向外层渗透。
- 第 3 阶段：癌症扩散到腹部的淋巴腺。
- 第 4 阶段：癌症已经转移到其他器官。

焦点

癌症

数百种基因在细胞的生长和分裂中发挥作用。三类基因控制着这一过程，并可能导致细胞不受控制地繁殖，这就是癌症：

（1）致癌基因（oncogenes）控制着细胞扩大、复制 DNA、分裂并将一套完整的基因传递给每个子细胞等一系列过程。当发生突变时，它们会产生过多或过度活

[①] 预后（prognosis）：疾病的预测结果。

跃的促生长蛋白，从而导致过度增殖。

（2）肿瘤抑制基因（tumour suppressor）抑制细胞生长。该基因的丢失或失去活性可能会因为失去这种抑制作用，让细胞过度生长。

（3）关卡基因（checkpoint genes）监控和修复DNA，如果DNA在繁殖前受损，需要在细胞分裂前修复好。如果没有这些检查机制，受损的基因将被复制为永久突变。最著名的关卡蛋白之一被称为p53，它可以防止受损的DNA在正常细胞中复制，促进含有异常DNA的细胞进行细胞自杀（cell suicide）①。有缺陷的p53允许携带受损DNA的细胞复制并存活，并已发现在大多数人类癌症中，这些细胞都是存在缺陷的。

其他因素在肿瘤的发展中也很重要。不断生长的肿瘤依赖于良好的血液供应。为了促进这一点，局部组织可能会转化为血管细胞，使肿瘤建立自己的血液供应。一些现代癌症治疗方法不仅攻击肿瘤本身，还攻击血液供应。肿瘤还具有迁移和侵袭其他组织的能力，在身体的不同部位形成肿瘤群。这个过程被称为转移——在某些情况下，这些继发性肿瘤可能比原生肿瘤更致命。

第五节　心血管系统

心血管系统的主要功能是将营养物质、免疫细胞和氧气输送到人体各个器官，并将代谢废物从这些器官中带走。它还将激素从体内的产生点带到其作用部位。这一过程中使用的运输载体是血液，推动血液在全身循环的泵系统包括心脏和各种类型的血管。

- 动脉（arteries）：将血液从心脏输送出去。这些血管有一个肌鞘，使它们能够轻微收缩或扩张。这种活动是由自主神经系统控制的。
- 小动脉（arterioles）：连接大动脉和身体器官的小动脉。
- 静脉（veins）：一旦血液中的氧气和营养物质被吸收，并被二氧化碳和各种废物取代后，静脉就会将血液输送回心脏。它们比动脉细，而且因为它们离心脏很远，所以压力比动脉低得多。血液在血管中流动的动力部分来自心脏血液脉冲的压力，部分通过运动肌肉的作用。当大肌肉群在日常活动中收缩时，它们会推动血液流过静脉。为了防止血液回流，静脉有一系列的静脉瓣，只允许血

---

① 细胞自杀（cell suicide）：细胞死亡的一种形式，在这种情况下，一系列受控的过程（或程序）导致细胞死亡，而不会将有害物质释放到周围区域。

液向一个方向流动。当肌肉不活动时，血液可能无法在静脉中顺畅流动，甚至可能淤积并开始凝结——在某些易受影响的人身上，在长途飞行或其他长时间的不活动之后，也许会形成深部静脉血栓。

一、心脏

心脏有两个独立的泵同时运行。心脏的右侧负责将血液输送到肺部，左侧则将血液输送到身体的其他部位（参见图8.6）。心脏的两侧各有两个腔室（图8.7），称为心房和心室。右心房回收上腔静脉和下腔静脉中的静脉血，并将其泵入右心室。然后，血液被泵入肺动脉，进入肺部，静脉血从血红蛋白（haemoglobin）①中摄取氧气变成动脉血，然后回到心脏，进入左心房。最后，血液再被泵入左心室，进而进入主动脉（aorta）②，众所周知，主动脉将血液输送到身体的其他部位。

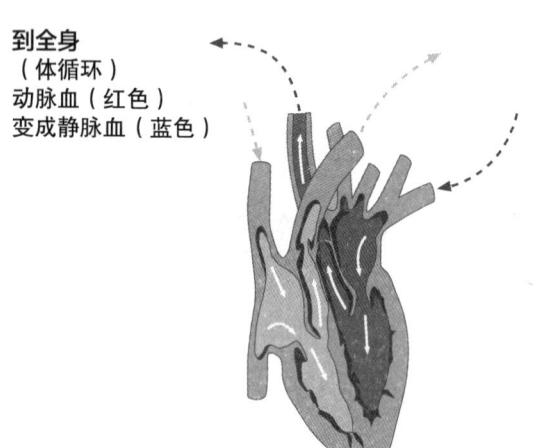

图8.6 血液通过心脏的流动

心脏的节律是由电路系统控制的。它是由右心房中一个叫作窦房结（sinoatrial node）的区域产生的电脉冲引起的，这种冲动会导致两个心房的肌肉收缩。随着电波在心肌和神经中推进，它会到达心房和心室交界处的一个区域，称为房室结（atrio-ventricular node）。然后，第二个节点沿着包括希氏束（Bundle of His）和浦肯雅纤维束（Purkinje fibres）（见图8.7）在内的神经系统发出进一步的放电，触发两个心室的肌肉收缩，完成血液循环。虽然窦房结有内在节律，但其活动在很大程度上受自主神经系统的影响。

---

① 血红蛋白（haemoglobin）：红细胞的主要物质，当氧气在肺部时，它被转化为氧合血红蛋白，从而允许红细胞将氧气从肺部的空气中输送到身体的各个部位。
② 主动脉（aorta）：全身动脉的主干，将血液从心脏左侧输送到除肺以外的所有肢体和器官的动脉。

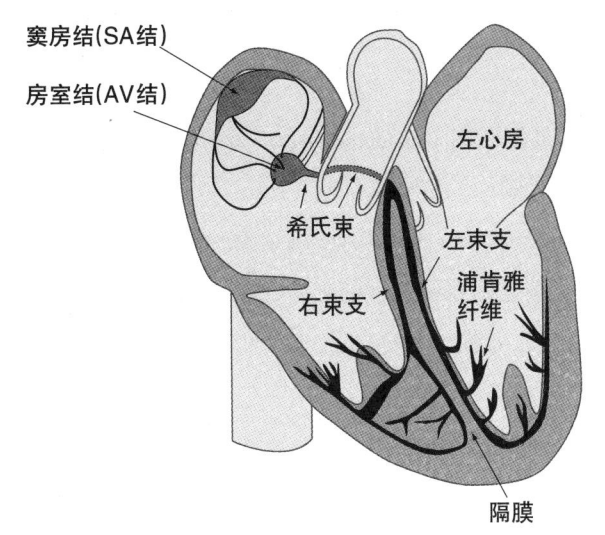

图 8.7 电传导和心率的控制

心电图（ECG）是用来测量心脏活动的。将电极放置在心脏上方，可以检测到每个节点的启动和充电。图 8.8 显示了正常心脏的心电图，包括心脏循环每个阶段的电活动。

- P 波表明心房放电的电活动——来自窦房结的电脉冲传播到整个心房肌肉系统所需的时间。
- QRS 波群代表了收缩中的心室的电活动。
- T 波代表了心室的复极化。

当心脏停止跳动或电节律紊乱，使得体内血液循环不足时，医生可以使用除颤器（defibrillator）[①]来激发正常的（正弦）节律。

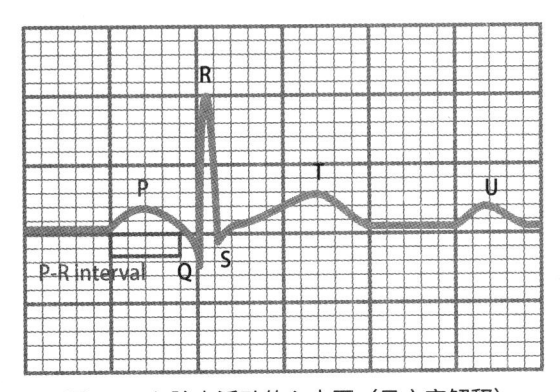

图 8.8 心脏电活动的心电图（见文字解释）

---

① 除颤器（defibrillator）：一种使用电流来停止心脏肌肉任何不规律和危险活动的机器。它可以在心脏停止跳动（心脏骤停）或高度不规则（和无效）跳动时使用。

二、血液

人体通常含有大约5升的血液。它的成分包括一种被称为血浆的液体和各种血细胞。除了血液中携带的各种外源细胞（exogenous）[①]（营养物质、氧气等），它还会产生自己的血细胞。这些细胞是由骨髓中的造血干细胞（stem cell）[②]制造的，有三种不同的类型：

（1）红细胞（erythrocyte）[③]（或称红血球）在体内输送氧气。在红细胞中，氧气在肺部与血红蛋白结合，并被输送到需要氧气的细胞，在那里被释放，供给细胞进行呼吸作用。

（2）吞噬细胞和淋巴细胞（或称白血球；见上文）包括本章前面所述的免疫系统的B细胞和T细胞。

（3）血小板（platelets）[④]是对循环系统损伤做出反应的细胞。它们聚集（形成凝块）在任何损伤部位周围，防止血液从系统中流失。它们还参与动脉内损伤的修复，并影响动脉粥样硬化的形成。我们会在本章后面部分讨论这一过程。

■ 血压

血压有两个组成部分：

（1）由动脉和静脉血管的收缩而对血液施加的压力程度——称为舒张压（DBP）；

（2）从心脏排出的血液流经系统（脉搏）时，会产生额外的压力——称为收缩压（SBP）。

这种压力是以毫米汞柱（mmHg）为单位测量的，表示压力在每毫升血液中可以推高的汞柱高度（使用老式的血压计）。健康的血压水平为，SBP低于130—140 mm Hg，DBP低于90 mm Hg（书写为130/90 mmHg；另见本章后面关于高血压的讨论）。

控制血压涉及许多生理过程。心理学家特别感兴趣的生理过程是有关自主神经系统的。脑干从来自颈动脉（carotid arteries）[⑤]和主动脉中被称为压力感受器（baroreceptors）[⑥]的压力敏感型神经末梢接收持续的信息。这些信息传递到被称为血管运动中心（vasomotor centre）的脑干中枢，然后再传递到下丘脑。血压降低或运动等需要增加血压的信号会激活交感神经系统。交感神经兴奋会导致心脏收缩的强度和频率增加（通过窦房结和房室结的活动），以及动脉中平滑肌的收缩。这些活动共同推高了血压，并促使血

[①] 外源的（exogenous）：与体外的事物有关的。
[②] 干细胞（stem cell）：一种可无限地准确复制自己的"通用"细胞。此类细胞还有能力为身体中各种组织生产特殊的细胞，包括血液、心肌、大脑和肝脏组织。其存在于骨髓中。
[③] 红细胞（erythrocyte）：一种成熟的血细胞，含有将氧气输送到身体组织的血红蛋白。
[④] 血小板（platelets）：在血液中发现的对血液凝结必不可少的极小的原生质，这些细胞结合在一起形成凝块，防止损伤部位出血。
[⑤] 颈动脉（carotid arteries）：将血液从心脏通过颈部输送到大脑的主要动脉。
[⑥] 压力感受器（baroreceptors）：受压力变化刺激的感觉神经末梢，位于血管壁上，如颈动脉窦。

液在高强度活动时持续流向肌肉等器官。副交感神经的活动会导致相反的结果。

三、心血管疾病

■ 高血压

高血压（hypertension）是一种静息血压显著高于正常水平的病症（见表8.2）。高血压的两个主要原因已得到确认。

表 8.2　正常个体和患高血压个体的典型的血压读数

	舒张压（mmHg）	收缩压（mmHg）
正常	< 90	< 140
轻度高血压	90—99	140—159
高血压	> 100	> 160

（1）继发性高血压（secondary hypertension）：此处，高血压通常是涉及肾脏、肾上腺或主动脉的疾病发展的结果。这种类型的高血压约占病例的5%。

（2）原发性高血压〔essential（primary）hypertension〕：在大多数情况下，没有已知的疾病导致的高血压。这似乎是一系列风险因素的"正常"后果，如肥胖、缺乏锻炼和高盐摄入量。这是一种渐进的疾病，患有这种疾病的人通常会经历一段时间血压的逐渐上升，没有明显的症状。

高血压可能在出现好几年甚至几十年后仍不被人注意到。它通常被认为是一种即使存在也少有症状的综合征，许多高血压的病例是在常规体检中被发现的（参见第六章）。如果高血压没有症状，为什么还要费心去治疗呢？因为它对身体的一系列器官都有影响。高血压会增加心脏病〔心肌梗死（myocardial infarction，MI）[1]，见下文〕、中风、肾衰竭、眼睛损伤和心力衰竭（heart failure）[2]的风险，它也促进了动脉粥样硬化的形成。高血压通常用具有各种作用的降压药进行治疗，包括ACE抑制剂（ACE inhibitors）[3]、利尿剂（diuretics）[4]和β-受体阻滞剂（beta-blockers）[5]，所有这些药物都已

---

[1] 心肌梗死（myocardial infarction）（又名心脏病发作）：由于缺氧导致的心肌死亡。这是由于血栓阻塞了一条或多条供应心脏氧气的动脉，导致血液供应受阻。
[2] 心力衰竭（heart failure）：心肌受损或虚弱，不能产生足以满足身体需求的心排血量的状态。
[3] ACE抑制剂（ACE inhibitors）：血管紧张素Ⅱ使血管周围的肌肉收缩，从而使血管变窄。血管紧张素转换酶（ACE）抑制剂减少血管紧张素Ⅱ的产生，使血管扩张，降低血压。
[4] 利尿剂（diuretics）：提高体内尿液的排泄率，减少心血管系统内的液体量，降低心血管系统的压力。
[5] β-受体阻滞剂（beta-blockers）：在心脏和动脉周围的肌肉中，阻断肾上腺素和去甲肾上腺素对β肾上腺素受体的作用，β肾上腺素能受体调节"战斗或逃跑"的反应。在这样做的过程中，它们减少了激活交感神经引起的血压上升。

被证明有效。一些人认为，针对较低水平的高血压——1期高血压（140—159毫米汞柱）——的药物治疗实际上可能没有什么好处，反而带来了一些有害影响。然而，新的治疗方法表明，对于所有45岁以上的男性和女性，治疗较低水平的高血压很可能是有益的。治疗44岁以下患有1期高血压的女性可能效果较小（NICE，2019b）。

■ 冠心病

像高血压一样，冠心病〔coronary heart disease，CHD，也可以称为缺血性心脏病（IHD）〕也可能会发展多年，然后才变得明显。事实上，人们可能患有相当严重的心脏病，而从未意识到这一点。CHD长期而不为人知的因素是血管内动脉粥样硬化的形成，这最终可能导致更明显的CHD症状，包括心肌梗死和心绞痛（见下文）。

■ 动脉粥样硬化

动脉粥样硬化（atherosclerosis）是一种由于脂类物质堆积在动脉内膜上形成的疾病。动脉粥样硬化的主要成分是胆固醇。这是一种蜡状物质，存在于血浆和所有人体细胞中。如果没有它，就不能保持细胞膜的完整性，我们就会患重病或死亡。然而，过多的胆固醇可能是有害的。为了到达细胞壁以修复和保持它们，胆固醇必须附着在一组名为脂蛋白的蛋白质上，随血液在体内运输。低密度脂蛋白（low-density lipoproteins，LDLs）[①]将胆固醇运输到各种组织和身体细胞，在那里胆固醇与脂蛋白分离并由细胞使用。它也可以被血管内壁吸收变成斑块堆积在血管内发展成动脉粥样硬化。高密度脂蛋白（high-density lipoproteins，HDL）[②]将多余的或未使用的胆固醇从组织运送回肝脏，在那里它被分解成胆汁酸，然后代谢出来。因此，低密度脂蛋白被当成是"有害的"胆固醇，高密度脂蛋白被认为是对健康有益的。虽然一些胆固醇是通过肠道从食物中吸收的，但我们体内大约80%的胆固醇是由肝脏产生的。动脉粥样硬化的形成包括一系列阶段：

- 早期过程（early processes）：动脉粥样硬化通常发生在血流紊乱的部位，如动

---

① 低密度脂蛋白（low-density lipoprotein，LDL）：低密度脂蛋白的主要功能是将胆固醇输送到全身不同的组织中。低密度脂蛋白有时被称为"坏"胆固醇，因为低密度脂蛋白水平升高与冠心病直接相关。
② 高密度脂蛋白（High-density lipoproteins，HDL）：脂蛋白是血液中的脂肪蛋白复合体，将胆固醇、甘油三酯和其他脂类输送到各种组织。高密度脂蛋白的主要功能是将多余的胆固醇带到肝脏进行重新包装或在胆汁中排泄。高密度脂蛋白似乎对冠心病具有保护作用，因此高密度脂蛋白有时被称为"好"胆固醇。

脉分叉处。它的形成是修复过程的一部分，以修复这些因血流紊乱而造成的动脉壁损伤。在这个过程中，作为巨噬细胞（参见本章前面关于免疫系统的内容）前体的炎性单核细胞从血液循环中吸收低密度脂蛋白胆固醇，成为众所周知的泡沫细胞（foam cells）。这些细胞在受损动脉的内壁上形成一层涂层。当泡沫细胞死亡时，它们会失去其所含的低密度脂蛋白，导致泡沫细胞和动脉壁之间堆积了大量的胆固醇。泡沫细胞的存在可能会引发动脉壁上的平滑肌细胞生长，以覆盖它们。通过这种方式，动脉壁变得充满脂质、泡沫细胞，最后形成一层平滑肌壁。这个重复的过程导致动脉的直径逐渐减小。

- 急性发作（acute events）：有时可能会出现急性的发作，胆固醇凝块和泡沫细胞从动脉壁上脱落随血液流动。这可能导致斑块阻塞心脏等关键器官的动脉，导致心肌梗死（见下文）。

循环系统中动脉粥样硬化的分布在全身并不均匀。它主要发生在动脉的交界处，因为血液在交界处受到的干扰会促进这些过程，但心脏动脉也是最有可能受到影响的血管之一。各种胆固醇测量的理想水平是：

- 总胆固醇小于或等于 5 mmol/L；
- 低密度脂蛋白胆固醇小于或等于 3 mmol/L；
- 高密度脂蛋白胆固醇大于或等于 1 mmol/L；
- 低密度脂蛋白与高密度脂蛋白的比率小于或等于 4。

不幸的是，许多人没有达到理想水平。例如，2017 年英国健康调查（NHS Digital, 2019）指出，在英国的成年人中，总胆固醇大于或等于 5 mmol/L 的（包括服用降脂药物的成年人）比例如下：

- 35—44 岁：63% 的男性和 40% 的女性；
- 45—54 岁：63% 的男性和 69% 的女性；
- 55—64 岁：58% 的男性和 76% 的女性。

NICE 指南（NICE, 2016）建议，如果控制饮食不足以将胆固醇降低到安全水平，可以使用他汀类药物治疗高胆固醇水平。它们通过阻止肝脏产生胆固醇所需的一种酶（HMG-CoA 还原酶）来发挥作用。它们还可能有助于动脉壁上动脉粥样硬化中积累的胆固醇的再吸收。虽然他汀类药物治疗有明显的临界值，但是否用于治疗胆固醇升高的决定更可能基于更广泛的对冠心病总体风险的衡量，以及患者的偏好。例如，他汀类药物的潜在副作用，充其量只能适度降低胆固醇轻度升高的人患冠心病的风险（Chou et al., 2016），在患者没有其他风险因素的情况下，这种治疗可能会降低他们患冠心病的风险。

■ 心肌梗死

正如我们在上文中提到的，冠心病的一个重要节点是当凝块从动脉壁上剥离并进入血液循环的时候。它有可能是无害的，不会对个人健康造成影响。然而，如果循环中凝块的直径大于它所经过的血管直径，它将不可避免地堵住血管，并阻止血液流通。这种阻塞如果发生在为心脏提供氧气和营养的动脉上，可能就会导致严重的健康问题。除非迅速得到治疗，否则阻塞影响的心肌细胞会因为不再获得营养和氧气而死亡，从而导致心肌梗死（MI）。心肌梗死的严重程度取决于受影响的血管有多大（越大越糟糕），以及心脏的哪些部分受到了损伤。

MI 的典型症状通常被描述为"剧烈的胸痛"。病人可能会觉得他们的胸部像是被钳子夹住了。其他的症状包括气短、咳嗽、左臂疼痛、头晕和/或虚脱、恶心或呕吐以及出汗。然而，MI 也可能不会那么剧烈。确实，很多人没有及时就医，因为他们的症状很模糊，可能被混淆为胃灼热或消化不良，病人希望这些症状会不治而愈。很少人能想到 MI 最奇怪的症状是牙痛——尽管我们不建议你因为不幸患上牙疼，而跑去当地的医院抱怨心脏病发作！

根据心肌梗死的部位不同，大约 2.5% 到 10% 的人会立即或在发生心肌梗死后的一个月左右死亡（e.g. Rosamond et al., 2012）。大多数人会活下来，慢慢得到良好的恢复。这可以通过使用被称为"血栓破坏者"（clot busters）[①]（或者更确切地说，是溶栓剂）的药物来辅助治疗。这些药物可以溶解导致动脉阻塞的血块，如果在心梗发作的一小时内给药，可以防止永久性的肌肉损伤。现在的长期治疗经常涉及一种被称为血管成形术（或更长的正式名称，经皮冠状动脉腔内血管成形术：PTCA）的手术，在该手术中，将一根又长又窄的导管插入股动脉（靠近腹股沟），然后在 X 射线的引导下，沿着动脉推进，直到它到达冠状动脉。到达心肌梗死的部位后，一个被充气的小气球推动闭塞的动脉壁，从而增加动脉的直径，使血液正常地流过动脉。然后，一个小的金属网管（称为支架）通常被留在那一位置，以保持动脉的通畅。根据不同的病理情况，可能需要多种药物治疗，包括：

- 抗血小板药物，如阿司匹林和氯吡格雷，可以用来防止新的血栓形成和现有的血栓生长。
- β- 受体阻滞剂或血管紧张素转换酶（ACE）抑制剂可降低血压，放松心肌。

[①] 血块溶解剂（clot busters）：可溶解导致心肌梗死的血块并能防止梗死之后心脏损伤的药物。在梗死发生的一小时内使用效果最佳。

- 他汀类药物可以用来降低胆固醇水平。

冠心病的长期致病因素，包括高胆固醇或高血压，也可以通过适当的生活方式改变来治疗（参见第六、第七和第十七章）。

■ 心绞痛

心绞痛（angina）[①]的主要症状类似于心肌梗死。这是一种可辐射至左肩、下巴、手臂或胸部其他部位的胸部正中的疼痛。一些患者可能会将手臂或肩部疼痛与关节炎或消化不良引起的疼痛相混淆。然而，与心肌梗死不同的是，这是一种暂时的病症，当心肌需要的氧气超过心脏动脉所能提供的氧气时，心绞痛就会发生，一旦这些氧气的需求减少，疼痛就会停止。它通常是由劳累或压力引起的，可能源于以下潜在的原因：

（1）冠状动脉的动脉粥样硬化的损伤缩小了它们的直径，并限制了通过它们的血液流动；

（2）冠状动脉的血管痉挛（vasospasm）[②]导致其内径暂时缩小；

（3）以上两者的结合。

经典的心绞痛（或称丧心症）与冠状动脉中高水平的动脉粥样硬化有关，这限制了动脉可以输送到心肌的血液量。体力消耗、情绪紧张和暴露在寒冷中都是引发这种类型心绞痛的原因。第二种类型的心绞痛称为不稳定型心绞痛，有这种情况的人在很低的运动量（如只走几步）或甚至在休息时就会出现心绞痛症状。它通常是冠状动脉严重狭窄的结果，如果不及时治疗，就可能导致 MI。与 MI 一样，治疗包括减少心绞痛的直接症状和防止潜在疾病发展的干预措施。症状的缓解可以通过使用三硝酸甘油（GTN，也称为硝酸甘油）来达到。当心绞痛发作时，这种药物以喷雾剂（喷入口腔）或片剂（放在舌头下）的形式服用，使动脉立即得到扩张，症状得到缓解。如果病情需要，心绞痛患者还可以接受经皮冠状动脉腔内血管成形术（PTCA）或冠状动脉旁路搭桥术（coronary artery bypass graft，CABG）[③]，即从腿部或胸部取出血管，用于搭桥病变的动脉。潜在疾病的治疗可能包括使用他汀类药物或高血压药物。在第十七章中，我们会描述琼斯先生的情况，他的心绞痛非常严重，以至于有两次他认为自己有心肌梗死，于是他去挂了当地医院的急诊科。我们还会指出我们是如何帮助他更好地调节病症的。

---

① 心绞痛（angina）：与心脏供血暂时不足有关的胸腔剧烈疼痛。
② 血管痉挛（vasospasm）：心脏动脉壁的肌肉迅速收缩和松弛的状况，导致流经动脉的血液减少。
③ 冠状动脉旁路搭桥术（coronary artery bypass graft，CABG）：一种外科手术，用患者身体其他部位的静脉或动脉来连接主动脉和冠状动脉，绕过心脏动脉中动脉粥样硬化造成的阻塞，改善心肌的血液供应。

第六节 呼吸系统

呼吸系统给血液输送氧气，并从血液中去除二氧化碳。氧气和二氧化碳的交换发生在肺部。该系统包括：

- 上呼吸道（upper respiratory tract）：包括鼻、口、喉和气管；
- 下呼吸道（lower respiratory tract）：包括肺、支气管、细支气管和肺泡。每个肺分为上叶和下叶——右肺的上叶包含第三个分叶，被称为右肺中叶。

支气管会将空气从口腔输送到肺部。当支气管进入肺部时，它们分成更小的支气管，然后形成更小的气管，这些更小的气管被称为细支气管（见图8.9）。细支气管含有被称为纤毛的微小毛发，它们有节奏地跳动，将碎片等从肺部扫到咽部以备排出，从而成为免疫系统的组成部分——参见本章前面的部分。细支气管的末端是一种叫作肺泡的气囊——一种小的、薄壁的"气球"，周围是微小的毛细血管。当我们吸气时，肺泡中的氧气浓度高于流经毛细血管的血液中的血红蛋白。结果，氧气穿过肺泡壁扩散到血液中。

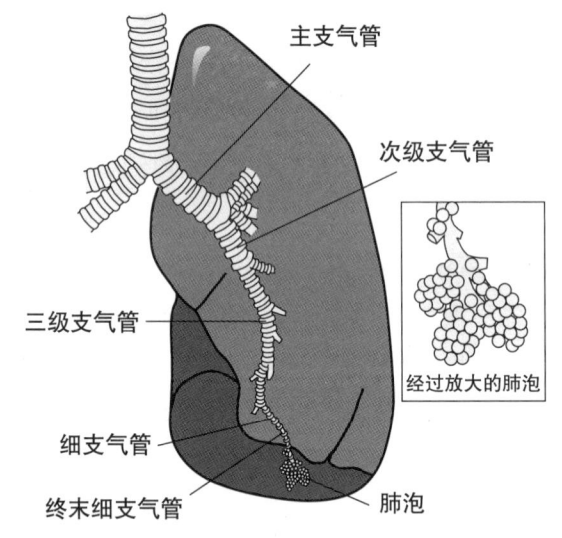

图 8.9 肺部示意图，显示支气管、细支气管和肺泡。当我们呼气时，血液中的二氧化碳浓度大于肺泡中的二氧化碳浓度，因此二氧化碳从血液进入肺泡，然后呼出。

肺与外界的气体交换是靠呼吸运动完成。

- 吸气（inspiration）：吸气过程涉及两组肌肉。主要处于收缩状态的肌肉是横膈膜（diaphragm）。这是一块分隔胸腹腔的肌肉，位于肺的正下方。此肌肉的收缩可以让肺向下扩张，把空气吸进去。第二组肌肉是肋间肌（intercostal muscles）。它们位于肋骨之间，可以使胸廓扩大——再次将空气吸入肺部。

- 呼气（expiration）：横膈膜和肋间肌的舒张可以使肺回缩，减少肺容量，并将空气排出肺外。空气随后被动地流出。

呼吸的频率由脑干的呼吸中枢控制。这些反应是为了控制：

- 血液中二氧化碳的浓度（二氧化碳浓度高会引发更深、更快的呼吸）。
- 肺内气压。肺的扩张会刺激神经感受器向大脑发出"停止"吸气的信号。当肺部塌陷时，受体发出"开启"信号，称为黑－伯吸气反射（Hering－Breuer inspiratory reflex）。

其他自动调节包括：血压升高，会减缓呼吸；血液酸度下降，会刺激呼吸；血压突然下降，会增加呼吸的频率和深度。

呼吸系统疾病

■ 慢性阻塞性呼吸道疾病

慢性阻塞性呼吸道疾病（chronic obstructive pulmonary disease，COPD）是一组肺部疾病，其特征是由于肺泡损伤而导致通过呼吸道的气流受限。最常见的表现是肺气肿（emphysema）[①]和慢性支气管炎（chronic bronchitis）[②]。

■ 肺气肿

肺气肿源于肺泡的破坏，从而导致肺的弹性降低，以及氧气和二氧化碳交换的发生区域的表面积减少。患有此病的人会经历长期的呼吸急促、干咳（没有痰）以及运动能力显著下降。这种情况通常是由于肺泡暴露在刺激物中造成的，可能是直接吸烟或被动吸烟，也可能是在污染的环境中生活或工作。大约15%的长期吸烟者会患上COPD（Mannino，2003）。更罕见的是，一种名为α-1抗胰蛋白酶的缺乏会导致非吸烟者出现肺气肿。患上肺气肿会对我们的生活有什么影响？这里摘录了自助网站（http://www.emphysema.net/my.asp）上一个患者（加里·贝恩）的话：

找个地方坐下来，放松一下，当你感觉舒服的时候，用你的右手或左手，用拇指

---

① 肺气肿（emphysema）：支气管慢性感染或刺激的晚期影响。当支气管受到刺激时，一些气道可能受阻，或细小肺泡的壁膜可能撕裂，使空气无法从肺部排出。结果，肺容积也许会增大，同时置换氧气和二氧化碳的效率变低。
② 慢性支气管炎（chronic bronchitis）：一种支气管炎，是肺部的主要呼吸道疾病，持续很长时间或反复复发，特点是支气管黏液过多，在两年有连续三个月或更长时间里一直咳嗽并产生痰。

和食指捏住你的鼻子。同时，用手的其余部分紧紧地捂住嘴巴，这样你就只能通过手指间隙勉强呼吸。现在，走大约40步，转身回来，同时仍然透过手呼吸。现在，你感受到呼吸有多困难了吗？尤其是当你试着四处走动的时候。这就是肺气肿的感觉……

肺气肿的治疗包括多种方法。大多数肺气肿患者使用支气管扩张剂来松弛支气管平滑肌、扩张呼吸道、降低气流阻力。这些药物可以缓解症状，但不能阻止疾病的发展。一些药物（短效β-2受体激动剂，Short acting Beta-2 ago-nists，SABA）可以缓解急性呼吸急促症状，而其他药物（长效β受体激动剂，long- acting Beta agonists，LABA）可能更多地被用作预防治疗。第二种长效药物具有不同的支气管扩张机制，称为长效毒碱拮抗剂（long-acting muscarinic antagonists，LAMA）。一些症状严重的患者可能需要持续氧疗。最后，由于肺气肿患者容易肺部感染，他们可能需要使用抗生素进行治疗。

■ 慢性支气管炎

慢性支气管炎是由炎症和呼吸道变窄引起的。当支气管炎在连续两年里持续出现三个月或更长时间，就会被认为是慢性支气管炎。患有这种疾病的人会出现呼吸急促、支气管树内痰液过多以及"湿"咳。他们还可能会经历哮喘和疲劳。与肺气肿一样，它主要是由吸烟和被动吸烟引起的。过敏、室外和室内空气污染以及感染都可能会加重病情。治疗包括使用支气管扩张剂，有些人需要氧气疗法（如患肺气肿的病人）。当呼吸困难急性发作时，如果其他治疗方法无效，也可以使用皮质类固醇（corticosteroids）。

■ 慢性阻塞性呼吸道疾病患者（COPD）的自我救助

不幸的是，许多人应对COPD的方式可能会无意中加重他们的病情。可以理解的是，当人们在锻炼身体变得上气不接下气时，他们就会停止锻炼。这是有道理的：气喘吁吁既令人不快，又令人恐惧。但是，这种回避会导致肺功能下降和症状恶化。随着患者越来越重视肺部健康，一些方案已经被制定出来并且得到了实施，成为人们应对COPD的最好方法。它们通常被称为肺康复（见英国健肺基金会，British Lung Foundation，2020）。这些项目提供了有关"肺健康"和应对呼吸困难的建议，以及改善健康和肺活量的温和的体育锻炼计划。

■ 肺癌

肺癌是影响人们的第二大常见癌症。其症状包括干咳、乏力、呼吸急促、咳出带血的痰、呼吸时隐痛或疼痛、食欲不振、浑身乏力和体重减轻。导致肺癌的主要原因是吸烟，随着女性在第二次世界大战后开始吸烟，这一群体的肺癌发病率有所上升，而男性的肺癌发病率则在下降（https://www.cancerresearchuk.org/）。其他风险因素包括接触石棉和氡等致癌物质，以及结核病留下的疤痕。也有一些证据表明存在遗传风险因素。

目前已确认两种不同类型的肺癌。

1. 小细胞癌（small cell cancer）：主要治疗方法是放射治疗或化疗。总体存活率取决于疾病的阶段。对于限制阶段的小细胞癌而言，治愈率可能高达25%，而扩散阶段的治愈率则不到5%。

2. 非小细胞癌（non-small cell cancer）（占病例的70%至80%）：这种癌症的主要治疗方法是通过手术切除肿瘤。在肿瘤较小且没有扩散时，高达50%的病人可能存活。肿瘤越大，预后越差。如果肿瘤已经扩散，且到了淋巴结，疾病几乎不可治愈，此时治疗的目标是延长生命和提高生活质量（Beadsmoore & Screaton, 2003）。

我们将在第九章中考察人们对肺癌的反应，并在第十七章中探讨一些旨在帮助肺部疾病患者的干预措施。

■ 肺癌的治疗

肺癌的治疗根据肺部受损的程度和疾病进展的程度而有所不同。对于单肺的非小细胞癌，治疗通常包括手术切除癌细胞，然后进行一个疗程的化疗。对于更为严重的病例，治疗可能需要结合放射治疗和化疗。小细胞肺癌通常采用单独化疗或与放射治疗相结合的方法。这有助于延长寿命，缓解症状。手术通常收效甚微，因为在确诊时癌症往往已经转移到身体的其他部位。

■ 新型冠状病毒感染

在撰写本书时，由于一种被称为严重急性呼吸综合征冠状病毒2（sars-cov-2）或更常见的新冠病毒（covid-19）急性感染的数量和程度日益严重，整个世界处于危机之中。全球疫情影响了800多万人，导致40万人死亡。世界卫生组织于2020年1月30日将疫情列为突发公共卫生事件，并于2020年3月11日将其列为"大流行病"。病毒通过空气飞沫和气溶胶在人与人之间传播。一旦进入体内，它就会与宿主细胞结合，特别是呼吸系统内的宿主细胞，在那里它会复制并进一步入侵邻近的细胞，并通过呼吸道飞沫进一步传播病毒。这种感染可以被认为是分阶段发生的（Parasher，2020）。

- 无症状期（asymptomatic phase）：感染后的头一到两天内，是最初的感染，病毒在鼻腔内大量复制繁殖。此时，症状很轻微，但传染性很强。
- 上呼吸道感染期（invasion and infection of the upper respiratory tract：）：此时，病毒从鼻子迁移到上呼吸道。患者出现症状，伴有发烧、身体不适和干咳。一种强烈的免疫反应被激发出来，大多数人都不会超过这个阶段。
- 急性呼吸窘迫综合征的阶段（progression to acute respiratory distress syndrome, ARDS）：大约20%的感染者出现了严重症状。该病毒影响肺部，免疫系统对这种感染的反应可能非常强大，包括炎性白介素在内的一系列细胞因子会被触发，从而引发所谓的"细胞因子风暴"，激发CD4+和CD8细胞毒性T细胞（请参阅本章前面的部分）。这些细胞可以对抗病毒，但也会导致肺部的大量炎症和损害，导致短期的急性呼吸问题、ARDS，以及潜在的长期慢性的问题。

新冠病毒感染还会增加一系列损害健康的风险，包括危及生命的血栓形成、心肌损伤，甚至类似于多发性硬化症和慢性疲劳的神经损伤。这些严重问题可能会在感染的第三阶段出现，并导致许多人死亡。它们也可能在所谓的"长新冠病毒"期间出现，即持续12周以上的症状。这些症状可能包括呼吸急促、胸痛、心悸、心动过速、头痛、肌肉和关节痛、疲劳和"脑雾"（brain fog）（https://www.nice.org.uk/covid-19）。这些症状非常严重，英国政府已经建立评估和护理途径，以确保患者获得适当的治疗（NHS，2020）。

对于新冠病毒感染者或照顾者的心理状态，以前是缺乏关注的，但心理问题的存在可能是长期的。有证据表明，在重症监护病房接受呼吸机治疗的人患创伤后应激障碍的风险很高。加鲁斯特（Garrouste-Orgeas）等人（2019）研究发现，大约三分之一在重症监护病房接受治疗并接受呼吸机治疗的典型患者在出院三个月后出现了明显的创伤后应激障碍症状。因为大多数使用呼吸机的新冠病毒感染者也许没有像典型的重症监护病人一样使用镇静剂，他们可能会受到更大的创伤。据报道，在接受呼吸机治疗后，创伤后应激障碍的患病率高达96%，同时伴有高度抑郁（Vindegaard & Benros, 2020）。医疗工作者也报告了严重的焦虑，临床焦虑的患病率约为23%（Pappa et al, 2020），抑郁症的患病率为34%（Salari et al., 2020）。

对新冠病毒感染者的治疗还在不断发展中，现在已经有了越来越多的支持呼吸的手段和提高血氧水平的方法。

（1）基础氧疗：患者戴上面罩，通过管道输送自由流动的富氧空气来帮助他们呼吸。

（2）加压氧疗（POT）：患者戴上密闭面罩，接受加压富氧空气进行治疗。

（3）呼吸机通气法：如果POT无效，患者可转为机械通气法，将一根与呼吸机相连的管子插入患者的口、鼻和气管内（通气机将富氧空气吹入肺部，并清除二氧化碳）。患者可以接受轻度麻醉，但高度的精神错乱、神志不清和高度焦虑症状可能需要更强的镇静并使用肌肉松弛药物。

（4）体外膜氧合（ECMO）：最后一步，它绕过肺，在称为体外循环的过程中直接向血液注入氧气。

在撰写本文时，药物治疗的效果是有限的，尽管一些预想的治疗方法正在试验中。核心治疗主要是使用一种能抑制病毒复制的抗病毒药物（如瑞培韦）。它通过抑制参与病毒复制的 RNA 聚合酶的活动来做到这一点。其他药物包括单抗（主要是人造抗体）（e.g.REGN-COV、Bamlanivimab、Sotrovimab），用于治疗有可能转化为重症的轻中症病人。它们与病毒细胞上的刺突蛋白结合，防止病毒附着在人类细胞上，标记它们并将其消灭。对于已发展为细胞因子风暴的患者，一种廉价且容易获得的药物——地塞米松通过抑制磷脂酶 A2 的产生来帮助减轻炎症，磷脂酶 A2 参与了一系列导致细胞因子生成的过程。最后，由于它可能导致血栓，患者可能会被使用所谓的血液稀释剂，如肝素或依诺肝素，以防止血栓的发展。

小结

本章回顾了与健康心理学和本书其他章节相关的一些解剖学和生理学知识。第一部分简要描述了大脑的关键功能及其在大脑中的位置。关键的功能领域包括：

延髓：控制呼吸、血压和心跳。

下丘脑：控制食欲、性欲和干渴，它还在一定程度上控制情绪。

杏仁核：将威胁情况与相关情绪（如恐惧或焦虑）联系起来，并控制自主神经系统对此类威胁所做出的反应。

大脑控制的关键系统之一是自主神经系统。这包括两套平行的神经：

交感神经系统负责激活身体的许多器官。

副交感神经系统负责休息和恢复。

大脑内自主神经系统的最高控制级别是下丘脑，它协调包括运动、温度和血压在内的反射性变化，以应对各种身体变化。它还对情绪和认知需求做出反应，提供生理系统和心理应激之间的联系。

交感神经系统的激活涉及两种神经递质——去甲肾上腺素和肾上腺素，它们会通过交感神经本身刺激器官。持续的激活是由肾上腺髓质释放的激素维持的。第二个由下丘脑和脑垂体腺控制的系统，会触发肾上腺皮质释放皮质类固醇。这些物质增加了维持生理激活和抑制受损组织炎症的能量。

免疫系统提供了屏障，阻止病毒和其他生物性威胁而造成的健康感染。该系统的关键要素包括吞噬细胞，如巨噬细胞和中性粒细胞，它们吞噬并摧毁入侵的病原体。第二组细胞称为淋巴细胞，包括细胞毒性T细胞和B细胞，它们对病毒和正在形成中的肿瘤细胞的攻击有特异性免疫。这两组细胞可以互相合作，通过一系列复杂的化学反应摧毁病原体。

包括艾滋病毒在内的慢性病毒，会通过感染CD4+细胞来攻击免疫系统，并阻止T细胞和B细胞系统有效地做出反应。这使得身体容易受到病毒和癌症的攻击，其中任何一种都可能导致危及生命的情况。

免疫系统本身也可能会把自己的细胞视为外部侵入者，从而造成问题。这会导致多发性硬化症、类风湿性关节炎和1型糖尿病等疾病。免疫失调也影响一些人对新冠病毒感染的反应，可能会导致生命面临重大的风险（见肺部疾病一节）。

消化道负责食物的摄入、吸收和排泄。肠道内的活动由与自主神经系统相连的肠道神经系统控制。因此，消化系统会对压力或其他心理状态做出反应。也就是说，一些被认为是由压力造成的疾病现在被认为是生理和心理因素共同作用的结果。胃溃疡被认为是由幽门螺杆菌感染引起的，而肠易激综合征也不再被视为完全是压力的结果，而是具有多因素的病因，压力只是其中的一部分。

心血管系统负责将氧气、营养物质和各种其他物质带到身体各处。它的活动受到自主神经系统的影响。可能导致心肌梗死或中风等急性疾病的两种长期的、"悄无声息"的病症是高血压和动脉粥样硬化，两者都涉及长病程。形成长期高血压的一种方式可能是自主神经系统对压力的反应使血压在短时间内反复升高。动脉粥样硬化的形成是动脉壁修复过程的结果。这一过程的两个明显结果之一是心肌梗死，即供应心肌的动脉被堵塞并导致死亡。心绞痛表现出类似的症状，但它是动脉痉挛的结果，是可逆的。

最后，呼吸系统负责吸入和携带氧气到全身，并排出二氧化碳。它容易受到许多疾病过程的影响，包括慢性阻塞性呼吸道疾病和肺癌，所有这些都会因吸烟而显著恶化。最新的大流行病毒，新冠病毒，也主要作用于肺部，尽管更多的系统性和免疫问题也与感染该病毒有关。

拓展阅读

lovallo, W.R.（2005）. Stress and Health. Biological and Psychological Interactions. Thousand Oaks, CA: sage.

对自主神经和免疫系统，以及压力如何影响它们的活动做了相对通俗易懂的介绍。

Kumar, P.J. and Clark, K.L.（2012）. *Clinical Medicine. Oxford*: W.B. Saunders.

这本书有 1304 页，你可能不想买（尽管有更短的版本）。但如果你想更多地了解各种疾病的发展，这是一个很好的起点。

Vedhara, K. and Irwin, M.（eds）（2005）. *Human Psycho-neuroimmunology*. Oxford: Oxford University Press.

一本心理神经免疫学的可读性指南，为那些不想花 250 英镑，去费力阅读 400 页的大部头的人写的（编辑们这么说）。

你还可以从互联网上找到大量关于疾病及其治疗的信息。三个优秀的网站是：
medlineplus.gov/，这是一项由美国国家医学图书馆和国家卫生研究院提供的免费服务。
www.netdoctor.co.uk/，这项服务提供类似的信息，而且也是免费的。
www.patient.co.uk/，同上，提供免费信息。

此外，许多网站还提供有关特定疾病的信息，包括：
www.heartfoundation.org.au/index.htm 澳大利亚心脏基金会；
www.ulcerativecolitis.org.uk/ 溃疡性结肠炎信息中心；
www.lunguk.org/ 英国肺基金会。
事实上，在任何搜索引擎中，只要使用疾病的名称作为搜索关键词，毫无疑问，你就可以获得可能需要的有关该疾病及其治疗的所有信息。

第九章　症状感知、解释和反应

学习成效

学完本章，你应该了解：

- 症状感知、解释和反应的主要理论模型。
- 语境、文化和个人对症状感知的影响。
- 疾病呈现的核心维度。
- 疾病感知的测量及其与疾病结果的关系。
- 影响症状解释的广泛因素。
- 影响延迟寻求健康保健建议的因素。

和朋友交谈——"外行转诊"行为在网上流行了吗？

研究表明，当体验到一种新奇、意想不到或不寻常的身体感觉或观察到我们的外表（例如皮肤）发生变化时，我们通常会向朋友或家人提及此事，并征求他们的意见和建议，看是否需要就医。这被称为"外行转诊"（当然，"外行"一词是假设与我们交谈的人不是医学专家，而恰好是朋友或亲戚！）。咨询的人给出的建议会影响我们接下来的行为：是自我治疗还是去看医生；是否应该放松下来，无视这些信号，正如"没什么可担心的"；或者在行动前多思考一会儿身体发出的信号。

我们越来越多地转向在线健康论坛的搜索引擎，在过去的十年里，社交媒体也越来越多地被用于寻求健康建议。当休闲社交受到限制时（比如在新冠疫情期间），或许在网上寻求建议已经变得更加普遍。这种行为的目的是寻找信息，以帮助我们

> 做出行动的决定。然而，如果我们询问的关于身体变化的信息是错误的，或者在不应该放松的时候放松了，那要怎么办？本章探讨了一系列个人、社会和背景因素，这些因素塑造了个体对身体体征或变化的反应，而这些体征或变化可能是也可能不是潜在疾病的症状。我们研究了影响寻求健康行为的延迟以及可能导致过度报告感知症状的因素——这两种行为都需要付出相应成本，前者对个人，后者对医疗保健系统。然而，与他人谈论健康问题，无论是面对面的还是在线的，也可以给个人带来"感到不孤单"的好处，所以也许关键因素是你和"谁"交谈，他们告诉你的内容有多可靠？

章节概要

我们怎么知道自己是否生病了？我们会对症状做出相同的反应吗？哪些因素会影响我们感知和解释疾病症状的方式？有关疾病的看法会在生命的不同阶段而有所不同吗？疾病感知及其解释会影响对健康保健的寻求吗？这些问题对我们理解人们应对疾病的方法以及在寻求健康保健行为中的差异而言十分重要。无论你是未来的健康心理学家还是健康保健的从业者，你都需要思考这些问题。

第一节　我们怎样感知疾病

疾病会导致身体感觉和功能的变化，人们也许会自己感觉到这些变化，也许由另一个人向他们指出来，例如，有个人说："你看上去面色苍白。"可能被自己注意到的信号包括身体功能的变化（如排尿次数增加、心律不齐），排泄物（如尿中带血），感觉（如麻木、失明）以及令人不适的感觉（如发烧、疼痛、恶心）。其他人也许注意不到这些变化，但可能会注意到身体表面的变化（如体重减轻、皮肤苍白）或功能的变化（如瘫痪、跛足、颤抖）。拉德利（Radley，1994）以及麦克布莱德和布莱克洛（MacBryd & Blacklowe，1970）在一篇重要的早期论文中对"身体信号"与"疾病症状"进行了区分。前者是客观感受，但后者则需要解释。例如，一个人必须判断过度出汗（一种身体信号）是疾病（如流感）的症状，还是只是体力消耗的迹象。

虽然一些疾病有明显的症状，但也有些疾病没有，而仅是涉及身体反应的主观感知，例如，感觉恶心、感觉疲劳、疼痛，这些感受本身是看不见的。在不同国家进行的研究证据表明，在以下情况下，当进行自我报告时，身体不适的症状发生率较高。

例如，斯洛文尼亚成年人样本调查结果（Klemenc-Ketis et al., 2013，见图 9.1）显示，71.4% 的男性和 84.6% 的女性在过去一个月中至少出现过一次身体不适的症状，而在新西兰进行的一项全国电话调查中，人们平均每周报告五次症状（Petrie et al., 2014）。通常，此类调查发现最常见的症状包括背痛、关节痛、头痛或疲劳（见"焦点"），尽管症状的分布因性别而异（见图 9.1）。虽然我们大多数人在一个月的时间里都会经历这样或那样的症状，但只有大约三分之一的人会真正寻求医疗护理，这导致了所谓的"症状冰山"（Elnegaard et al., 2015）。在关注或报告症状时，个体之间存在巨大的差异，健康心理学家对发生这种情况的原因很感兴趣。

正如在第一章中所描述的，人们对疾病的看法会受到他们以前的患病经历以及对医学知识（无论是专家还是外行）理解的双重影响。因此，人们了解健康的方式就像他们了解其他一切一样——通过自己的经验或来自他人的经验。人们会在"有关健康良好和健康不佳意识的背景下生病"（Radley, 1994：61）。除此之外，拉德利指出，人的生命是"基于活动"的，即取决于身体的日常活动和行为，无论是工具性活动（如能够跑着赶公共汽车），还是表达性活动（如能够显得充满魅力）。因而疾病会在一种基础水平上向人们发起挑战。

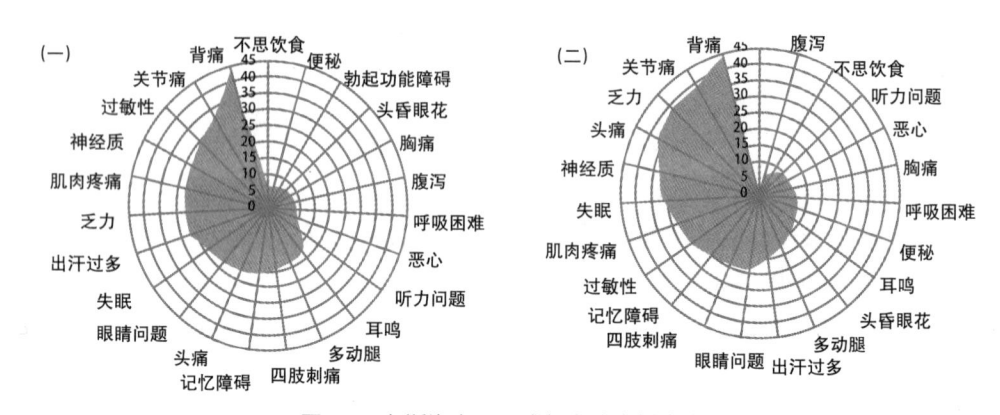

图 9.1 在斯洛文尼亚成年人代表样本中，
（一）男性和（二）女性自我报告症状的发生率
资料来源：Klemenc-Ketiš, Krizmaric and Kersnik (2013：162).

是疾（Illness）还是病（Disease）？

卡斯尔（Cassell, 1976）使用"疾"这个词来代表"病人去看医生时的感觉"，即与一个人的正常状态相比感觉不是很对劲的体验，而用"病"来代表"他从医生办公室往家走时的状态"。于是，病被认为是器官、细胞或组织的某种表明身体不适或潜在病理学的部分，而疾是人们的体验。人们会在没有患上某种可诊断的病的情况下觉得身有微疾（想想宿醉！），而另一个重要的情况是，人们可能患有重病却不觉有"疾"（例如，得到良好控制的心绞痛或糖尿病，艾滋病感染早期）。常规的医学检查也许会让一个自认为健康的人发现，根据常规检查结果显示，他们事实上"正式地"病了。通过提供诊断，医生宣布一个人被纳入了医疗保健系统。

一个人怎么知道自己是否生病了？本章力图通过描述三个反应阶段的基本过程来回答这一问题：

（1）感知症状。
（2）将症状解释为疾病。
（3）计划并采取行动。

你怎么看？

你在过去两周中经历过下列症状中的几种？在那些你经历过的症状中，有多少促使你去看了健康专业人士？思考你决定寻求或不寻求症状相关医学建议的原因。

- 发烧；
- 恶心；
- 头痛；
- 颤抖；
- 关节僵硬；
- 过度疲劳；
- 背痛；
- 眩晕；
- 胃痛；
- 视线模糊；
- 因胸部不适而引起的咳嗽；
- 喉咙痛；
- 呼吸困难；
- 胸痛。

第二节 对症状的感知和解释

在某一特定的时刻，会有许多不同的刺激物分散我们的注意力，那么为什么某些感觉会比其他感觉更明显呢？为什么我们会在感觉到某些症状时就医，而在感觉到另一些时不会？如上所述，大多数成年人会报告在过去一周或一个月内出现过一些症状，女性的比例通常高于男性。但是，无论参与者的年龄和所在国家或者地区如何，很少有人会寻求医疗帮助。这部分是源于大多数症状是暂时性的，我们还没来得及多想，它们就已经消失不见了。但这也可能因为人们不一定能对自己感知到的症状实际上是否是疾病迹象进行最准确的判断。

目前已有多种症状感知模型。佩内巴克（Pennebaker，1982）的注意力模型描述了多种内在或外在线索或刺激之间的注意力竞争是如何导致相同的体征或生理变化在某些情况下受到人们的关注，但在有的情况下却被忽略。乔菲（Cioffi，1991）的认知-感知模型更侧重于症状归因的影响，同时也表明选择性注意的作用。总体而言，研究强调了对症状感知的一系列生理、心理和情境影响（见图9.2），以及由身体感觉的物理属性引起的从下至上的影响和包括注意过程或情绪影响的从上至下的影响。

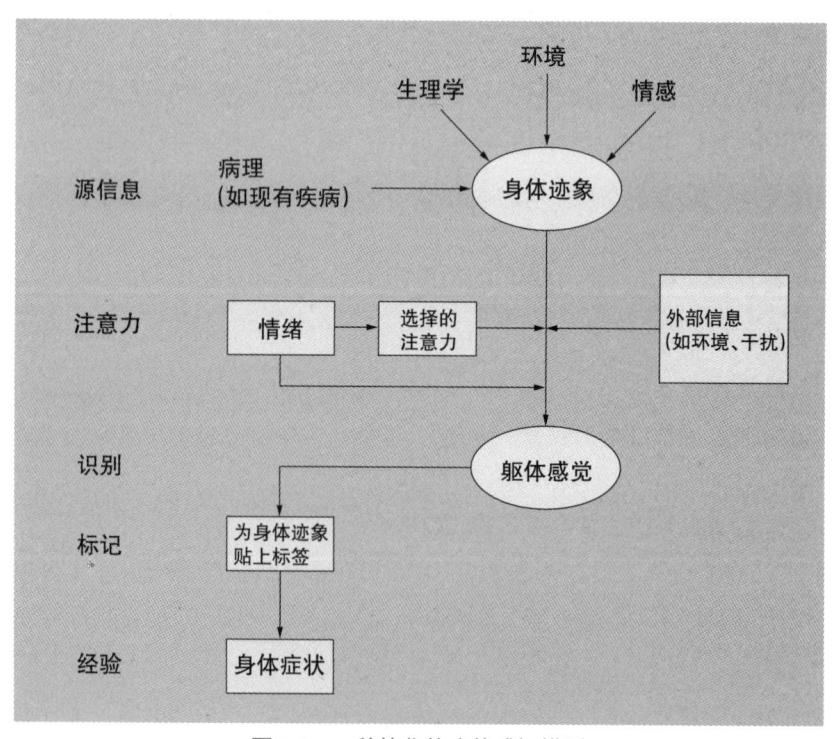

图9.2 一种简化的症状感知模型
资料来源：改编自科尔克（Kolk）等人研究（2003）。

一旦感知到某个症状，人们通常不会孤立地考虑它，而是将它与自身经验的其他方面以及更广泛的疾病概念联系起来。症状不仅仅是标签，它们不仅来自医学上的疾病分类，还可以影响我们的思考、感觉和行为。文化会影响个人赋予症状的意义和标签（Stainton Rogers，1991；Vaughn et al.，2009），其他背景和个人因素也对其产生影响，如下文所述。

一、可增加症状感知和解释的体征

身体信号是物理感觉，它们也许是也许不是疾病的症状。例如，出汗是一种身体信号，但如果这个人正在做运动，那么它也许就不代表有问题。信号可以被探测和识别，例如血压，而症状是人们所经历的感觉，因此它们更加主观（subjective）[①]，例如恶心（Cacioppo et al.，1989）。症状通常是由具有物理（躯体）特性的生理变化引起的，但事实上只有一些症状会被检测到，这表明了对症状感知的生物学解释还有不足之处。那些受到人们的注意并被解释的症状可能是：

- 疼痛或破坏性的。如果一种身体信号会影响个体，例如，不能舒适地坐着、视力模糊，或者不能再进行日常活动，那么个体更有可能将其视为一种症状。
- 新的。对症状流行率的主观估计会显著影响：(1) 对其严重性的感知和 (2) 患者是否会就医（见后文）。经历一种"新"症状（对自己来说是新的，或者别人未曾经历过的）有可能被视为罕见或者严重疾病的标志，而经历的症状被认为是常见的则会导致严重性较低的假设，从而降低寻求健康信息或护理的可能性。例如，学生中的疲劳可能会被正常化，被解释为熬夜学习或开派对的身体迹象，但对某些人来说，这可能反映了潜在的疾病。然而，咳血或尿血是不太典型的表现，特别是在年轻人中，很多人更可能将其视为严重疾病，更可能寻求全科医生的帮助（Elnegaard et al.，2015，2017）。
- 持续性。如果一种身体信号的持续时间比通常认为的时间长，或者尽管进行了自我治疗，但仍持续存在，则更有可能被视为一种症状。
- 先前存在的慢性疾病。过去或现在的疾病经历对躯体化（即对身体状态的关注）有很大影响，并增加了其他症状的感知和报告数量（e.g. Kolk et al.，2003；

[①] 主观的（subjective）：个人的，即一个人的想法和报告（如兴奋）与客观的（objective）事实相反。主观通常与事件的内在阐释有关，而非与可观察到的特征有关。客观的（objective）：即真实、可见或可系统测量的（如肾上腺素水平）。一般与可被他人看见或记录的东西有关（是"主观的"的反义词）。

Chapman & Martin，2011）。

有许多琐碎的症状不需要寻医问药，可以在不需要花钱寻求医疗服务的情况下进行自我处理（如大多数流感发作），但也有一些疾病的初始症状很少，例如癌症，寻求医疗服务会带来很大的好处。因此，症状本身是"需要医疗关注的不可靠指标"（Martin et al.，2003：203），正如将在本章了解到的，它是生物、个人和心理及社会文化因素之间复杂的相互作用的一部分，这再次对纯粹的生物医学思维提出了挑战（Rosendal et al.，2013）。

二、关注症状的作用

人们给予内在和外在状态的关注（attention）[①]程度因人而异（Pennebaker & Skelton，1981；Pennebaker，1982，1992）。佩内巴克发现，相比于没有被分散注意力的情况，当一个人的注意力集中在外部时，躯体感觉不太可能被注意到，这种现象被称为线索竞争理论（competition of cues theory）。例如，想象运动员在腿部受伤的情况下仍能赢得比赛。另一方面，一个人在演讲结束时，随着注意力比刚开始演讲时或讲到极有趣的部分时有所下降，他更有可能注意到喉咙的发痒并开始咳嗽。人们的注意力是有限的，所以内在的和外在的刺激必须为获得关注而进行竞争。在某些情境中，一种身体信号也许立即就会被注意到，而在另外的情境中，它们也许始终不为人知（Broadbent & Petrie，2018）（这也表明，通过认知或行为转移来操纵注意力，可以成为一种有用的症状管理形式）（参见第十三章）。

高度的注意力增加了一个人对新的或不同于以往的身体体征的敏感性。媒体对疾病的描述会影响我们对身体的关注，以及对身体体征的解释或归因。在疾病爆发、感染或毒素释放被广泛报道的时候，寻求医疗保健建议的人数大幅增加。例如，化学品泄漏、2014—2015年埃博拉病毒爆发、2003年非典、新型冠状病毒感染（Garfin，Silver，& Holman，2020），后者于2019年底出现，被称为新冠病毒感染疫情，随后于2020年3月被世界卫生组织宣布为全球大流行疫情。加尔凡（Garfin）和他的同事描述

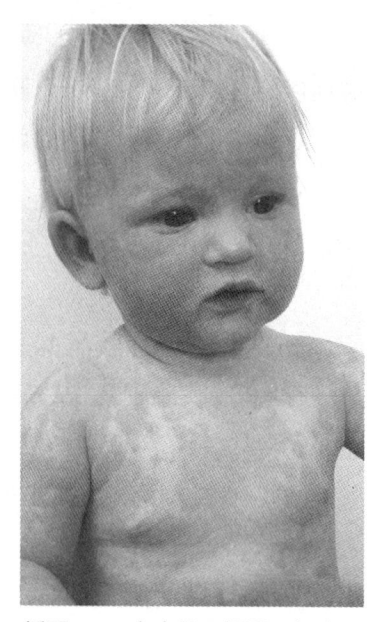

插图 9.1　皮疹很不舒服，但这是热疹还是更严重的疾病症状？
来源：ian west/Alamy Stock Photo.

[①] 关注（attention）：通常指选择一些而非另一些刺激以进行内部处理。

了全球媒体对健康威胁的曝光如何加剧焦虑，并导致不必要的求助行为，从而使医疗保健系统不堪重负。即使是对感染源的微小联系的担忧，也会使人更加注意自己的体征，并可能形成一种自己感染了疾病的信念。然而，许多在这时候就医的人会发现他们的症状没有任何系统的解释。在极端情况下，媒体对疾病的描述会导致所谓的"群体性心理疾病"。这种反应说明了焦虑和暗示对我们的注意力过程以及随之而来的感知和行为的强大影响，即情绪与环境线索的相互作用，影响对身体体征的关注。外部刺激改变对身体体征的注意和处理的另一个例子在20世纪60年代被描述为"医科学生的病"（medical student's disease）（Mechanic，1962）。在这种现象中，在医学讲座中获得的关于特定疾病症状的知识增加了医科学生对刚刚了解到的这些症状的自我报告体验，这很可能是由于身体意识和对身体感觉关注的增加（Broadbent & Petrie，2018）。

布朗（Brown，2004）区分了两种被认为影响症状信息处理方式的注意系统。第一个是初级注意系统（PAS），它被认为在意识水平之下运作，作用于储存的表征，如疾病图式。当一个人出于任何原因过度关注躯体（身体）体验时，任何检测到的症状都会自动"适应"到这些模式中——这可能导致症状被错误地标记，就像在"大规模心理疾病"的情况下可能发生的那样，或者像上面提到的"医科学生的病"。另一方面，次级注意系统（SAS）被认为更容易受到执行控制的影响，即这里的注意力可以通过有意识的思想和认知过程来操纵，例如理性地衡量某人受某种条件影响的可能性，即一个人的易感性。然而，如果PAS已经将人的注意力集中在某个特定的图式上，那么第二过程就会受到阻碍——如果已经给症状贴上了"标签"，就很难转移。此外，以前的患病经历也会增加个体的注意力偏差。以上理论在一项实验研究中得到了证明，该实验使用了情绪斯特鲁普任务，其中包括与冠心病有关的威胁性词语以及中性、积极和其他消极词语。与健康对照组相比，那些有冠心病病史的参与者对冠心病单词表现出明显的注意力偏向，并且这些单词对他们的反应时间有更大的干扰（Ginting et al.，2013）。在那些伴随有较高焦虑的冠心病参与者中，冠心病词语的干扰更强，并且正如多次提到的一样，焦虑通常与对潜在或实际健康威胁的注意力增强有关。

最后，注意力过程可能在人们表现出安慰剂效应（placebo response）[1]的程度上起作用，即尽管接受了无效的、不活跃的或非特异性的干预，但个体依然报告其身体或心理体验得到了改善。在经历疼痛的案例下（尽管在其他情况下也有报道），安慰剂效

---

[1] 安慰剂效应（placebo response）：来自拉丁语"取悦"，该效应描述了一种现象，即尽管接受了无效的药物或干预，但参与者仍报告了积极的结果或经历。

应在样本中更频繁地被描述，这个结果十分令人惊喜。对疼痛缓解的预期（可能因管理或提供活性药物或安慰剂的保健专业人员使用的语言而增强）是否会改变对疼痛信号的关注？或者对症状缓解的预期是否会减少个体的焦虑，从而影响对身体症状的反应？或者改变的预期和/或情绪是否会通过其他一些更具生理性的途径来减轻疼痛？令人惊讶的是，与未接受治疗的患者相比，即使知道自己服用了安慰剂，也不会阻止其对所报告症状的积极影响，甚至治疗的类型（注射与药丸），或者药丸的颜色或商标，都可以影响安慰剂效应。另外，个体对医生的感觉也会有影响（Jarrett，2019）。同样，反安慰剂效应（nocebo response）[1]，被描述为个体可以在没有暴露于任何病原体的情况下报告症状或病理。例如，如果一个人被告知可能会经历无效药物的某些负面症状或副作用，他们可能出现这些反应；或者如果他们看到另一个人表现出了症状，也可以在自己身上"模拟"出同样的反应。总体而言，已进行的研究表明，安慰剂效应有多种影响因素（Kirsch，2018；Rossettini，Carlino，& Testa，2018）（另请参见第十六章，了解有关疼痛的更全面的讨论）。

三、影响症状感知的社会因素

人们对"谁会得"某些疾病持有刻板印象，这可能会干扰对初始症状的感知和反应。例如，马丁（Martin）等人（2003）描述的研究表明，一般公众将男性而不是女性与易患心脏病联系在一起，并且在心脏病发作患者中，女性很少将她们最初的身体体征识别为心脏病的症状。这对寻求医疗保健行为的影响是显而易见的。另外，人们对于某些疾病的症状是什么也可能缺乏知识，例如，加拿大样本中89%的人没有意识到他们的症状是头颈癌的潜在迹象，这也可能导致求医行动延迟（Queenan et al., 2016）。同样，在爱尔兰的一个样本中，女性出现心脏病发作症状的延迟时间是男性的两倍（Walsh et al., 2004），尽管在埃及的一项研究中没有发现性别对延迟的影响，但在那些寻求帮助时延迟了两个小时以上的人中，89%的人错误地将胸痛症状归为其他原因（Ghazawy，Seedhom，& Mahfouz，2015）。

在近期新冠病毒感染疫情事件的早期阶段，媒体的关注可能让我们认为老年人或身体虚弱的人更有可能被感染和生病。这可能导致症状被忽略、忽视或不报告。

我们关注和检测疾病迹象或症状的动机取决于症状出现时的环境。如上所述，当

---

[1] 反安慰剂效应（nocebo response）：与安慰剂效应相反，来自拉丁语"to harm"（伤害），它描述了一种情况，即由于个体认为他们已经接触了有害的东西，所以报告了负面的结果或经历。

环境令人兴奋或吸引人时，人们往往不会注意到内部的感觉，但当缺乏替代性刺激来分散注意力时，人们可能会增加对症状的感知。此外，如图9.3所示，情境和背景带来了对身体参与的不同期望。跑马拉松或分娩时的身体症状，例如肌肉痉挛是可以预料的，因此一般不被认为是疾病的症状；相比之下，当坐着听课或看电视时，很少有类似的身体体征，除非身体体征（如剧烈的背痛）可以归因于不良坐姿，否则它可能会被解释为疾病的症状。在表达方面，环境也发挥了作用，例如运动员可能不会表达他们当时的痛苦，而很少有人会默默地分娩；同样，听讲座可能会阻止一个人用语言表达疼痛或不适，而坐在家里看电视时疼痛可能会被表达出来。在儿童和青少年中，也有证据表明同伴的存在会影响表达症状的意愿，这被哈切特（Hatchette）等人称为"社会展示规则"（2008）。研究人员对加拿大12至15岁的青少年进行了焦点小组调查，发现不愿意由于轻微受伤离开与同伴的社交活动，导致了疼痛的隐藏和症状报告的延迟。

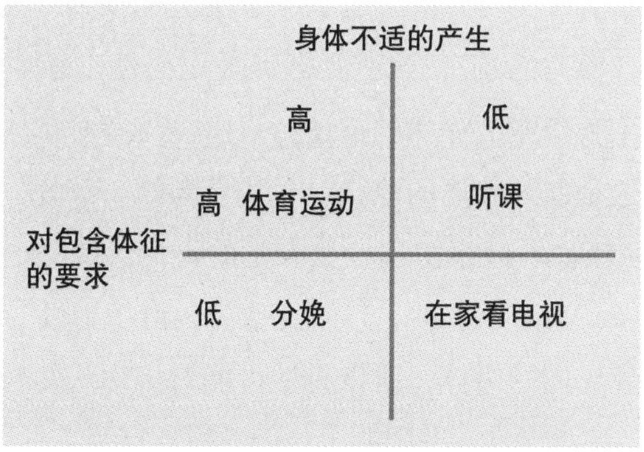

图9.3 身体症状产生和控制中的情境差异
资料来源：改编自雷德利（Radley, 1994: 69）。

四、影响症状感知的个体差异

由于人们的性别、生命阶段、情绪状态或个性特点等不同因素，同样的身体体征也许会、也许不会被感知为一种症状。即使已经出现症状，有些人在经历可能被另一些人视为致残的症状时，仍然选择正常活动。这是因为个体在如何解释症状方面也存在个体差异（individual differences）[①]，身体感觉的存在和特征不足以解释为什么人们最终会进入医疗系统（Rosendal et al., 2013）。

---

① 个体差异（individual differences）：个体区别于其他个体或群体的方面（如年龄、个性）。

■ 性别

人们时常认为，性别社会化（socialisation）[①]使女性更愿意关注和感知身体体征和症状。然而，根据所探讨的症状不同，证据会有所差异（Macintyre et al., 1996; Young, 2004）。躯体化障碍，即多种或医学上无法解释的症状的经历（见"焦点"），在女性中更常见（Noyes, 2001），而且女性在神经质的测量中也往往得分更高（Williams, 2006）。这一点以及性别社会化的存在，表明女性比男性更容易将身体体征解释为潜在疾病的症状。研究也表明女性更频繁地到医疗机构就诊（Eurostat, 2007）。然而，很少有研究明确比较在症状解释方面男性和女性有其他的差异（如人格、社会环境等），而性别往往在分析中作为控制变量，而不是被研究，例如在一些关于疾病认知的研究中便是如此。

哈勒（Hale）和他的同事发现，有证据表明男性即使在面对媒体时也会回避有关疾病的信息。一项关于前列腺疾病患者的男性症状感知和报告行为的定性研究的访谈中出现了四个主题："符合（男性化的）形象""正常还是疾病？（与症状的解释有关）""保护（男性）形象""参与系统"。这些主题涵盖了男性出于需要被认为强壮和有男子汉气概而学习忽略（和隐藏）症状的描述，指出参与者对排尿问题（如尿急、小便变细）缺乏理解，而这是前列腺癌的症状，并非衰老的一部分，这突显了男人对于就"令人难以启齿的"症状去看健康护理专业人士的不情愿或焦虑（Hale et al., 2007）。范·韦克和科尔克（van Wijk & Kolk, 1997）认为，由于男性导向的媒体提供健康建议的可能性要小于女性导向的媒体，所以男性可能对疾病认知较少，这降低了他们将身体体征视为"症状"的可能性，并限制了他们的报告行为（见下文）。

《心理学家》（*The Psychologist*）杂志关于男性心理问题的特刊中，有一篇题为"作为一个男人——将生命置之度外"的开篇论文（Seager & Wilkins, 2014）。它引用了大量数据，这些数据表明，在与健康风险行为相关的调查中，男性的健康风险行为比例通常过高（见第五至第六章）。此外，男性对身体体征和症状的感知、反应和行动通常也与女性不同，他们会拖延更长时间，或完全避免交流健康问题或寻求医疗保健（Yousuf, Grunfeld, & Hunter, 2015）。没有经验性差异证实健康问题，或者说死亡问题对男性来说不那么重要——差异可能在于男性如何表达需求或者如何得到支持（不）这样做。《心理学家》的专题讨论了一个社会可能忽视的性别不平等问题。在本书中，

[①] 社会化（socialisation）：个体向家庭、教师和同辈学习自己应遵循的规则、规范和道德准则的过程。

我们在许多地方强调了存在的性别差异,然而,这与强调性别不平等并不完全相同。如果我们要讨论男女平等问题,应该确保从两个角度——男性和女性——来看待不平等现象。保健和社会护理服务以一种对男性比对女性更为剥夺的方式来影响"性别盲目"(gender-blind)?这种服务对男性友好吗?男性是否被允许对他们所经历的任何身体(或精神)健康症状表达脆弱的感觉或担忧?西格和威尔金斯(Seager & Wilkins)介绍的一系列文章发人深省,非常值得一读,因为我们鼓励在健康心理学这门不断发展的学科中围绕性别身份和角色进行更多的批判性思考。

这种性别差异并不局限于成年人。哈切特(Hatchette)及其同事报告的对青少年的焦点小组研究(如上所述)显示了类似的差异,即女性青少年比男性青少年更轻松地讨论疼痛症状,而男性则会回避有关话题。

因此,在考虑症状感知和解释方面的性别差异时,有许多互相交叉的解释,尽管人们普遍承认,在社会规范方面,男性和女性被"允许"对身体体征做出反应的程度存在差异。这也有可能由于青春期和月经引起的生理差异首先影响了痛阈(pain thresholds)[①],或者女性更多地谈论症状和更多地去看医疗保健的证据并没有反映出症状感知上的性别差异,而是反映出报告行为上的性别差异(见下一节)。

■ **生命阶段**

随着年龄的增长,人们的经验日益丰富,对于自身的内脏器官、功能和感觉的意识也日益强烈。虽然在定义健康和疾病的概念上存在年龄差异(第一章),但在身体体征是否会被视为疾病症状方面的年龄差异会影响寻求健康护理行为方面的已知差异吗?正如第一章所述,儿童在认知发展和社会化过程中形成了对疾病的概念性理解,但儿童对特定症状的感知是否不同于成人尚不清楚。年幼儿童有限的语言给父母、研究人员和健康专业人员带来了挑战。啼哭、磨人或其他行为被成人当成极小年龄幼儿症状的指标,例如:疼痛是被展示出来的,而非被儿童报告出来的。儿童自身的症状感知很可能受到与成人相似的注意力、环境、个体和情绪的影响。事实上,已有研究表明注意力、专注力和冲动性问题的存在可能与症状感知的降低和哮喘结果有关(McQuaid et al.,2007;Koinis-Mitchell et al.,2009)。

幼儿对疾病及其影响的认知意识很可能不同于青少年,这是因为他们所处的认知发展阶段不同(见第一章),也因为他们在生活或疾病经验以及积累的知识方面存在差

---

① 痛阈(pain thresholds):在被发现之前所需的最小疼痛强度(因人而异)。

异。由于各种原因，研究非常年幼的患病儿童的症状感知和解释具有挑战性，原因包括接受面对面访谈的要求时的伦理问题、儿童验证评估工具有限等方法学问题，或语言和认知技能有限的挑战。然而，据报道，在儿童和年轻人中存在多维疾病的构成，但研究中考虑的疾病类型包括急性和不那么严重的疾病（如普通感冒，Koopman et al.，2004）；严重和慢性疾病，如慢性疲劳综合征（CFS）（Gray & Rutter，2007）、哮喘和湿疹（Walker et al.，2006）；以及其他人的疾病，如母亲的癌症（Forrest et al.，2006）。在后一项研究中，6 至 18 岁的儿童谈论了母亲的乳腺癌，母亲也谈论她们认为孩子如何看待癌症及其治疗。

儿童对癌症的看法包括把它看作是常见的、罕见的、致命的、可治疗的、可遗传的、由吸烟引起的、因压力而恶化的。关于治疗的想法包括认为接受的治疗越多，癌症越严重，但复发的可能性越小。母亲们并不总是知道她们的孩子对这种疾病及其治疗有多少了解，事实上，许多母亲发现很难就这种癌症的治疗意义或潜在的危及生命的后果与其进行沟通。当疾病发生在家庭中时（第十五章），沟通和对症状或治疗的统一观点是帮助"生病"的人和受疾病影响的人应对疾病的重要影响因素。

老年人无疑承受着许多慢性或威胁生命的疾病的负担，如心脏病、中风、关节炎和乳腺癌，但年龄对症状感知的影响证据有限。一些研究发现，年龄增加与症状自我报告的增加相关（e.g. Bardel et al.，2009）。然而，老年人在感知症状时可能会有不同的解释和反应，例如面对乳腺癌或急性心肌梗死症状时其报告往往有较大延迟（Grunfeld et al.，2003；McKinley，Moser，& Dracup，2000）（见第二章）。

■ 文化对症状感知和解释的影响

在前面的章节中我们已经了解了健康行为和某些疾病发病率的文化差异（例如，南亚人群中糖尿病发病率高出 4 倍，Dreyer et al.，2009）。已有研究证明个人对感知的身体症状的反应程度存在文化差异，但是差异在多大程度上真正归因于文化并未明确，因为在研究中并未严格控制其他因素影响的范围（例如年龄、性别、患病经历）。然而，最近的一项研究综述指出，与非西班牙裔白人相比，非洲裔美国人和西班牙裔美国人在术前和术后的疼痛强度评级更高（Perry et al.，2019）。一些研究报告的文化差异很可能可以归因于性别认同和性别角色，这在不同的文化中也有所不同。例如，美国较早的研究根据疼痛患者的犹太人、意大利人、爱尔兰人或"老"美国人（盎格鲁-撒克逊人后裔）血统来对样本进行比较。意大利裔美国人比爱尔兰裔美国人或"老"美国人更容易表达痛苦，但其在家里的表现却与研究结果不符，因为他们想表现出自己是一家之主的形象。爱尔兰裔美国人坚忍地接受或否认他们的痛苦，再次反映了一种社会化的性别现象。"老"美国人从他们的疼痛表达中去除任何情感内容，以事实的方式报告他们的疼痛——这些男人认为情感表达可能会妨碍医生的知识、技能和治疗效率。此外，"老"美国男人的妻子在他们的丈夫对疼痛进行情感表达时会感到尴尬或担忧。兹波罗夫斯基（Zborowski，1952）指出，这种文化差异是在社会化过程中习得的，在社会化过程中，人们关于什么样的疼痛是可以忍受和表达的想法形成了。疼痛表达具有社会功能，表达疼痛或报告症状也有助于获得支持，因此被认为是适应性的（参见关于外行转诊的讨论和第十六章）。

■ 情绪和人格的作用

一般来说，心境是至关重要的。处于积极情绪中的人倾向于认为自己更健康，症状较少；而处于消极情绪中的人报告更多的症状，对自己采取行动缓解症状的能力更悲观，并认为自己更容易生病（Leventhal et al.，1996）。根据经典的症状感知假说，与那些表现出神经质（neuroticism，N）[①]或消极情感（negative affectivity，NA）[②]的人相同，消极情绪的倾向可能会增加对更多症状的体验和报告（Watson & Pennebaker，1989；Cohen et al.，1995）（见第十六章）。神经质被描述为一种体验消极情感的特质性倾向，并与更广泛的 NA 结构相关，它可以表现为一种状态（特定情境）或一种特质（普遍化）。NA 状态可以包括一系列的情绪，包括愤怒、悲伤和恐惧。特质 NA 与神经质一样，已被发现会影响对症状的感知、解释和报告。就感知方式而言，高神经质和那些高特质 NA 的人更内向，对身体信息的关注更消极，因此这种关注导致症状或身体变化被更频繁地注意到，这些症状也更有可能被错误归因为潜在的疾病（Williams，2006）。已有研究证明，对健康状况的担忧所带来的消极情绪，不仅使一个人更有可能察觉身体上的症状，而且这些症状会被解释为与其状况有关，例如在哮喘患者中就出现了这种情况（Mora et al.，2007）。由于他们对症状的负面解释，在 N 或 NA 上得分高的个体比在 N 上得分低的个体更有可能寻求医疗保健。然而，神经质并不全是负面的。有证据表明，适度的神经质水平可以有益于健康，例如在实际疾病事件发生后，他们可以更好地坚持治疗或更快地接受医疗服务（Williams，2006）。

很多时候，研究已经暗示了特质 N 和疑病症之间的联系，在疑病症中，个体将身

[①] 神经质（neuroticism）：一种人格特质，反映为易于焦虑、内疚，通常会经历消极的思维模式。
[②] 消极情感（negative affectivity）：一种性格倾向，易于经历持续的、普遍的消极或低沉情绪和自我概念。与神经质（neuroticism）有关。

体体征误解为疾病症状，并对其进行错误归因和错误解释（Ferguson，2000）。这表明，就实际身体症状而言，症状感知是没有根据的。然而，威廉姆斯（Williams，2006）指出，大量证据表明，神经质实际上与对压力的更大生理反应有关，包括应激激素水平的升高，如皮质醇（见第十一章）。因此，在某些情况下，该人格特点与有所增加的症状经验之间也许存在一种"真实的"或客观的联系通路。

如果对负面情绪状态进行更深入的观察，特别是焦虑或抑郁，也已有证据表明这些情绪状态可能通过影响注意力、增加对先前负面健康事件的思考和回忆来增加症状感知，这增加了新的身体体征被视为进一步疾病症状的可能性。癌症幸存者在过度关注身体感觉方面表现出高度警惕，对复发的恐惧可以增加个体对身体体征的关注和反应，希望早一些发现任何身体变化（Heathcote & Ecclestone，2017）。相比之下，害怕被诊断出患有潜在的严重疾病会减少个体对其症状可能含义的关注和考虑，如患有前列腺疾病的男性，他们因害怕发现疾病而忽略症状（Hale et al.，2007）。有趣的是，一系列实验研究表明，焦虑和抑郁在症状感知方面的表现可能不同，抑郁与症状的夸大回忆有关，焦虑与并发症状报告相关（Howren & Suls，2011）。

然而，值得注意的是，尽管有实验和观察的纵向证据表明负面情绪对症状感知的影响，但情绪状态与症状感知和解释之间的双向关系还需要进一步探索。

■ 自我认同

莱文和雷谢（Levine & Reicher，1996）根据自我分类理论（e.g. Turner et al.，1987）提出了对症状评价的解释，强调了社会认同（social identity）[①]的重要性。研究指出大多数人都同时有几个社会身份（如学生/伴侣/女儿），并提出对症状的解释取决于个体当前主要的社会身份。他们在一系列的研究中证明了这一点，在研究中将参与者的显著身份作为操纵变量，让他们考虑疾病或受伤的场景，并检测疾病情景产生的威胁感知。例如，专攻体育（体育教育）的女师范生是根据她们所处的环境是按性别还是作为体育专业学生来评估情景的。在另外两项现在可以被认为是性别刻板印象的研究中，除了操纵疾病威胁对象（如对吸引力、职业、情感或身体的威胁）外，还操纵了女秘书和打橄榄球的男性的身份，以增强性别的显著性或职业的显著性。每种实验操作都会影响对疾病威胁的感知。尽管在莱文（Levine）的研究中，参与者是在一个

[①] 社会认同（social identity）：一个人在群体层面上对自己的感觉，而不是个人层面上的感觉（你是一名学生，可能也是一名女性）。

人为的实验环境中处理假想的疾病／伤害，但现实是大多数人都在扮演各种社会角色，因此，在不同的背景下，其显著身份可能不同，并对症状感知和解释有潜在影响的观点是合乎逻辑的。最近，斯特克莱尔及其同事（St Clair, Clift, & Dumbleton, 2008）证实了自我分类和社会身份在症状体验中的作用，他们在两项实验研究中发现，当研究参与者被操纵以增强其相关疾病群体成员的身份显著性时，症状严重程度的评级更高。揭示症状体验的自我分类可能很重要，但却很少被研究。例如，对某一特定疾病群体的自我认同可能会使感知到的症状恶化，而支持患者将自己从一种自我分类（如癌症患者）转向另一种自我分类（健康人）的潜在干预措施可能会通过症状感知、解释和反应的变化而反映出来。

■ 应对方式

人们对外部或内部事件的特有思维和反应方式也会影响对症状的感知和解释。例如，有证据表明，应对厌恶性事件时通过使用情绪回避的压抑（repression）[①]的认知防御机制的个体比非压抑个体更不可能体验和报告症状，这可能是由于体验性回避，而且也可能解释了压抑与某些疾病之间的关联（例如高血压，Casagrande et al., 2019; Mund & Mitte, 2012）。

另一种解释是研究发现在面对可控健康威胁（如蛀牙）时，压抑与比较性乐观（comparative optimism）[②]程度较高之间存在关联，这可能导致预防行为减少（Myers & Reynolds, 2000）。

监控型和回避型应对方式之间还有进一步的区别（Miller et al., 1987）。监控（monitors）[③]通过关注与威胁相关的信息来处理威胁，而回避（blunters）[④]则忽略或者最小化外部和内部刺激。个体在该维度上的立场将影响其症状感知，并最终决定其使用健康服务的速度（参见下文）。

[①] 压抑（repression）：一种防御性的应对方式，通过阻止人们获得意识来保护他们免受负面记忆或产生焦虑想法的影响。
[②] 比较性乐观（comparative optimism）：最初被称为"不切实际的乐观"，指个人通过与具有相似经历的他人的比较来对其所经历的消极事件进行的风险评估（Weinstein & Klein, 1996）。
[③] 监控（monitors）：一种广义的应对方式，关注应激或威胁的来源并试图直接面对它，如通过信息收集／关注与威胁相关的信息（与钝化相反）。
[④] 回避（blunters）：一种一般性应对方式，将威胁或应激源最小化或对其进行回避，即回避与威胁相关的信息（与监控相反）。

焦点
医学上无法解释的（身体）症状
[Medically unexplained (physical) symptoms, MU (P) S]

在提交给初级或二级护理的症状中，分别有30%至50%和40%至60%被认为是无法解释的（Nimnuan et al., 2001; Khan et al., 2003）。它被定义为在没有任何病理解释的情况下出现的持续的身体症状和功能障碍（Chalder & Willis, 2017），仅在英格兰，估计MUS的医疗成本每年约为30亿英镑，大约有4200万个工作日因这些健康投诉而损失（Bermingham et al., 2010）。MUS包含许多不同的症状，其中包括疲劳、胃肠道不适、疼痛在内的症状是一系列疾病的共同症状，例如慢性疲劳综合征、肠易激综合征、纤维肌痛、慢性疼痛。如果症状不能归因于焦虑、抑郁或其他精神障碍，MUS通常被诊断为躯体症状障碍（美国精神病学协会，DSMV，2013）。有证据表明，MUS对医疗保健专业人员提出了重大挑战。这些专业人员主要在生物医学模式下工作（见第一章），寻求对症状的解释并为症状提供医学治疗，而根据MUS的定义，这个途径对其是行不通的。斯通（Stone, 2014）详细地描述了这些病人是如何使家庭医生"心灰意冷"。此外，医务人员与病人就其"无法解释"的症状进行沟通，会削弱病人对家庭医生能力的满意度，同时也无法证实他们的担忧，这可能会导致进一步的痛苦（Weiland et al., 2012; Stone, 2014）。令人担忧的是，同样的症状，例如持续的疼痛和疲劳（通常持续3—6个月，随意的分界线），通过医生（全科医生）转诊到不同的科室，可能导致不同的诊断。例如，转诊到内科＝慢性疲劳综合征，转诊到风湿科＝纤维肌痛，转诊到心理科或精神病学科＝躯体形式障碍（Judith Rosmalen, 2014）。诊断被修改的情况并不少见（Eikelboom et al., 2016），当然，不同的诊断会导致不同的治疗干预途径。

事实上，研究指出了MUS一系列的影响因素，包括遗传、心理生理关系（不良依恋和早期冲突）和社会关系，以及本章讨论的注意力和记忆的认知过程（Brown, 2004, 2013; Chalder & willis, 2017）。也有一致的证据表明，MUS与包括焦虑和抑郁在内的心理障碍之间存在密切的联系。

在治疗方面，2011年，英国皇家全科医师学院和皇家精神病医师学院强调，需要认真对待患者对其症状的描述，重点是研究如何管理这些症状，以改善功能，促进健康。他们指出，认识到MUS的存在以及对其治疗可以使用医疗（如止痛药）

和行为（如运动、放松）相结合的方法，对病人和医务人员都有好处。最近有人指出，鉴于与负面情绪状态的关联，最佳治疗可能是采取更全面的心理社会的方法，例如认知行为疗法（Chalder & willis，2017）。认知行为疗法和量身定制的自助方案都取得了成功。例如，对18项对照试验的结果进行系统回顾和元分析，将自助方案与常规护理进行比较，发现症状严重程度降低（17/18项研究），生活质量提高（16/18项研究）（van Gils et al.，2016）。

MUS这个标签本身就是"二元论"（见第一章），它暗示心灵和身体是分开的，医学对这些症状没有任何帮助，而"多重躯体症状"可能是一个更可取的生物—心理—社会术语（Creed et al.，2012）。不管是什么标签，考虑到这些症状和症状群的普遍性和巨大的个人和社会成本，应改善对健康医疗专业人员的培训，更好地治疗那些受MUS影响的人。

■ 疾病的经验

先前的经验会影响对症状的解释和反应，这也许并不奇怪。有特定症状的历史或他人的疾病经历（即替代经历）会产生对某些症状的含义和影响的假设。此外，如前所述，在自己或他人的经历中被认为是罕见的症状，比以前经历过或广泛存在的症状更有可能被解释为严重疾病（Croyle & Ditto，1990）。认为症状"只是一只四处传播的虫子"观念意味着人们有时会忽略潜在的危险"警告信号"。了解哪些身体体征与特定行为或疾病有关（例如，出汗与流感、出汗与运动），将有助于对症状进行解释和附加其意义，这些知识储备被称为"疾病原型"（disease prototypes）。在撰写本书时新型冠状病毒正在爆发阶段，与此相关的早期发现表明，与流感等更常见的威胁相比，人们倾向于认为新型病毒威胁的风险更高（Hong & Collins，2006）。

考虑到上述对症状感知和解释的影响，健康心理学的一个核心研究领域是疾病行为模型的开发和测试，或许也就不足为奇了。这些模型主要关注认知和情绪反应，这些反应会影响个体的"自我调节"和应对反应，以试图让自己"恢复正常"。正如后面的章节中将讨论的，研究也越来越多地考虑更广泛的社会文化影响。

■ 疾病原型与疾病的"常识模型"

即使身体上的感觉或体征被认为是一种"症状"，是什么让一个人相信自己可能生病了？当一个人正在经历的症状与从他们记忆中检索到的疾病原型（illness/disease prototypes）相"匹配"时，就会出现这种情况。在该领域健康心理学借鉴了认知心理学中占主导地位的模型。症状被纳入过去的知识和经验的背景下进行考虑，这些知识和经验使个体对某些疾病持有典型预期，例如普通感冒。当第一次流鼻涕时，这些症状与自身普通感冒原型匹配或不匹配的结果将会影响你如何感知流鼻涕，以及它们是否会被认为是疾病的症状，这将激活一个心理模型，即如何解释和应对症状。

具有明确体征（症状）和相关原型的疾病更容易在自我诊断中被识别，例如：经历轻微胸痛的人可能很快就会考虑消化不良；乳房中发现的肿块通常会引发人们的担忧，即它可能意味着癌症，并使人们寻求医疗保健。通常情况下这些症状确定如此（有关对乳房筛查行为影响的讨论，请参阅第四章），然而，乳腺癌的其他症状，如乳房疼痛或乳头周围的皮肤结垢，可能不在一个人的"原型"中，因此这些症状可能无法被识别。由于无法正确识别各种潜在乳腺癌症状，在一个546名女性的样本中，参与者寻求帮助的行为有所延迟（Grunfeld et al., 2003）。

与此相关，卡乔波等人（Cacioppo, 1989）指出了"显著性"的概念，即一些症状会在我们的记忆存储中被标记为强烈和情绪化的标签，如癌症、心脏病发作，而其他症状则不那么严重，如月经不调、消化不良。一些数据显示，患有妇科癌症的妇女相对于对症状最消极的解释，即癌症，她们在一开始更愿意考虑威胁性较小的解释，如更年期，并且只有在症状恶化时才接受癌症的可能性（使她们寻求医疗帮助）。在这篇颇具影响力的早期论文中，卡乔波还指出，"症状或体征越难以描述，在长期记忆中潜在匹配的数量就越多，当将这些身体事件与特定生理条件联系起来时，犯错误的可能性就越大"。同样，佩里等人（Perry, 2001）报告说，当心脏病发作的症状在严重程度上与现有的疾病原型不"匹配"时，最易出现寻医问药的延迟。此外，有证据表明，症状与该症状的"可能受害者"的典型形象不符会导致误解或延误，如女性不太可能将胸痛归咎于可能的心脏病发作，因为她们对心脏病发作"受害者"的刻板印象是男性（Martin et al., 2004）。个体自己的经验、他人的观察、社会比较等，可以帮助更好地塑造个体的原型。

这些原型形成了"疾病的常识模型"（common sense model），表9.1列举了其中的一些例子。关于某种新型疾病，如新冠病毒感染，人们的疾病原型随着对症状、其时间表和可用的治疗方法的充分了解而不断发展。

表 9.1 疾病原型

	流感	新型冠状病毒
特征	流涕、发烧、颤抖、打喷嚏、肢体疼痛	高温/发烧、连续咳嗽、味觉或嗅觉丧失或改变、呼吸急促、疲劳
原因	病毒	病毒
结果	很少是长期的或严重的（除非有新的"血统"）	不太可能出现严重后果，具体取决于年龄和健康状况/共病，但可能会对呼吸系统造成严重影响，可能会导致死亡，即使是轻微疾病也会导致长期并发症
时限	24 小时至 1 周	数月至数年（长新冠的证据越来越多）
治愈	时间和自我治疗	轻症依靠时间和自我用药，重症需多重治疗，包括吸氧，可能需使用呼吸机
人群	任何人	有先天性疾病、肥胖的为高危人群，轻症感染人群为任何人

■ **疾病表征与疾病的"常识模型"**

讨论疾病模式时有许多不同的术语，有时这些术语是可相互交换的，例如：认知图式（Pennebaker，1982）、疾病认知（illness cognition）[①]（Croyle & Ditto，1990）、个人模式（Lawson et al.，2007），以及疾病感知（Weinman et al.，1996）。其中最著名的模式是由霍华德·勒温塔尔（Howard Leventhal）及其同事提出的疾病与疾病行为的自我调节模式，通常也称为"常识模型"（CSM）（Leventhal et al.，1980，1984，1992，2003）。在这个模型中，疾病认知被定义为"患者自身对疾病所持的固有的常识信念"（e.g. Leventhal et al.，1980，1992）。这种"常识模型"称，心理表征可提供一个理解和应对疾病的框架，帮助个体认识将会出现什么情况。

勒温塔尔（Leventhal）和他的同事提出了一个双加工模型（见图 9.4），该模型同时考虑了由刺激的客观部分触发的认知（例如症状是痛苦的），以及对该刺激和相关认知的主观情绪反应，例如焦虑。这一模型表明，对这种认知和情感的"表征"进行积极处理，会引发一种适当的应对反应。如果应对努力后来被评估为不成功，可以加以修正，或者可以重新审视和修正最初的刺激/健康威胁。例如，如果一个人经历了他认为是宿醉造成的头痛，就不太会太担心它，而可能只是自我用药，等待症状消失。然而，如果症状持续存在，他可能会重新考虑应对反应（例如，上床睡觉），或者重新考虑自己最初的感觉（例如，这可能不是宿醉的结果），从而改变应对反应（例如，去看医生）。从处理到表征再返回的反馈循环有助于"自我调节"的模式，而自我调节表示

---

① 疾病认知（illness cognition）：涉及一个人对症状或疾病的感知或解释以及他们向自己（或他人）对之进行描述的方式的认知过程（Croyle & Ditto，1990）。

个体会致力于改变自己的反应评估或应对反应，以便达到期望的结果，如返回"正常"状态。

该模型进一步表示，一旦个体经历了某种症状或确认某种诊断后，马上就会出现疾病的心理表征（illness representations，IRs）。在这一点上，人们会开始进行记忆搜索，试图通过检索可以进行比较的预先存在的疾病图式来帮助自己理解当前的情况。IRs 可通过媒体、个人经验以及来自家人和朋友的经验获得，而作为原型，它们可能是模糊不清、不够准确、宽泛或详细的。新症状也许会被拿来与自己掌握的疾病的先验模式或"原型"加以匹配，而正如本章之前所讨论，该过程可能产生错误。很显然，如果剧烈的胸部疼痛实际上是一次心脏病发作，那么拿它与以前经历过的消化不良加以匹配就可能是危险的。

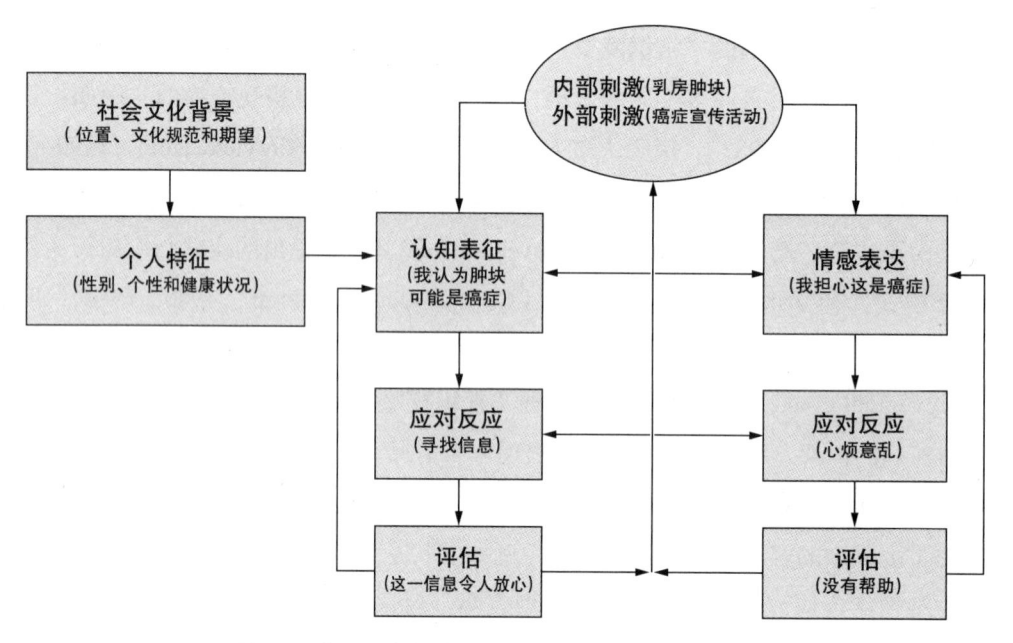

图 9.4 应用于乳房肿块自我检测的"疾病常识模型"
资料来源：勒温塔尔等，1992。

在早期开发工作报告的 IRs 的内容中发现了五个一致的主题。在这些调查工作中研究人员对患有一系列常见疾病，包括普通感冒（Lau et al., 1989）、癌症或糖尿病（Leventhal et al., 1980）的人提出了开放式问题。这些主题后来在许多定量研究中得到了证实，其中一些将在下文中提到。五个 IR 维度是：

（1）认同：疾病是通过标签、有没有具体的体征以及具体的症状来识别。比如："我觉得浑身发抖，关节疼，我想我得了流感。"

（2）后果：感知到的疾病对身体、情感、社会、经济或其他方面的影响。后果可能会一起出现，例如，"因为我的病，我今天不能去健身房，所以我不能去看我的朋友"，或者"因为我的病，我将不得不提前退休，失去我的收入"。

（3）病因：感知到的疾病的原因。也许是生物的（如病菌）、情绪的（如紧张、抑郁）、心理的（如心理态度、人格）、遗传的或环境的（如污染），或者是个人的自身行为所造成的结果（如过劳、吸烟）。其中一些原因也许许会有交叉，如应激与吸烟行为，而且可能会与疾病出现后进行的归因（attributions）[①]有交叉（e.g. French et al., 2001; 2002）。

（4）时限：感知到的疾病生成和存续的时间框架。可能是急性的（或短时的，没有长期的后果）、慢性的（或长期的）或偶发的（或周期性的）。例如，"我认为我的流感只会持续三四天"或者"我的疼痛循环往复"。

（5）可治愈性或可控制性：劳和哈特曼（Lau & Hartmann, 1983）增加了一些问题，用以评估个人感觉自己或他人可以控制、治疗或限制自身疾病的进展的程度。例如，"如果我服用这种药，它将有助于减轻我的症状"或者"医生能够治疗这病"。

在回顾使用该框架的一些研究之前，应该首先描述疾病表征如何被测量以及最初的五个领域是如何被扩展演变的。

■ **衡量疾病表现：疾病感知问卷** [The Illness Perception Questionnaire，IPQ、IPQ-R（修订版）和IPQ（简化版）]

对于如何更好地激发和评估个体持有的疾病认知和信念，人们持有不同的看法。使用开放式访谈作为激发疾病表征的方法（如勒温塔尔及其同事在早期工作中所使用的方法）导致了这样的批评，诸如："在思考你的疾病时，你在多大程度上考虑到它的后果？"这样的问题很可能具有引导性。此外，访谈非常耗时，而且通常限制了样本量，尽管一些研究已经成功地采用了开放式提问（必要时使用提示）（Forrest et al., 2006）。

一个由英国和新西兰研究人员组成的团队开发了一项定量量表（Weinman et al., 1996），即疾病感知问卷（IPQ），使评估所有五个方面变得更加容易，该问卷在过去的25年中经历了大量的测试，并在不同的时间跨度中针对广泛的健康状况和人群进行了

[①] 归因（attributions）：个体对引起信念、感觉、行为和行动的事物的看法（建立在归因理论的基础之上）。

验证。最初的 IPQ 使用 38 个问题对上述五个方面进行了评估，在对 23 种不同健康状况的 45 项研究进行的元分析中得到了充分的证明，包括根据不同的疾病特征，如慢性或急性疾病的信念的逻辑结构（Hagger & Orbell, 2003），表明其结构和预测的有效性（考虑到研究的条件范围，关于归因结果的元分析还存在问题）。

一个针对儿童的版本（CIPQ, Walker et al., 2006）在 7—12 岁患有哮喘和湿疹的儿童中进行了试验，虽然总体上表现令人满意，但治愈控制分量表得分没有达到令人接受的内部一致性，这表明也许这个年龄的儿童没有完全理解个人控制或治愈潜力的概念。有趣的是，这个分量表在几项成人研究中的表现也不太稳定，因此控制/治愈分量表的项目是 IPQ 修订的主要目标，并在随后的版本 IPQ-R 中进行了修改（Moss-Morris et al., 2002；Moss-Morris & Chalder, 2003）。

IPQ-R 增加了新的分量表，以区分来自结果期望和感知治疗控制的个人对疾病的控制信念；通过增加有关周期性疾病的项目以及急性/慢性的时限项目，加强了时限部分内容；评估了对疾病的情绪反应的新维度，如恐惧和焦虑（勒温塔尔的自我调节模型的这一部分在原来的 IPQ 中没有得到很好的解决）；最后，考察了个体认为他们对自己病情的理解程度，将其定义为疾病一致性。完成 IPQ-R 的参与者被要求对他们同意或不同意（五个选项：强烈同意、同意、中立、不同意、强烈不同意）表 9.2 中的陈述类型进行评分。但有一个例外，"认同"维度是通过勾选"与我的疾病有关"的症状选项来进行的。

IPQ-R（73 个项目）最初在八种情况下进行了测试，但随后也在更罕见的情况下对样本的"适宜性"进行了测试（例如，食道癌人群，Dempster & McCorry, 2011；血液透析患者，Chilcot et al., 2010）。然而，研究人员应设法确认人群中的 IRs 领域，以及他们本身研究的疾病。IPQ-R 也用于测试儿童，例如，在一项针对 15 名患有青少年特发性关节炎的儿童的小型研究中（Barsdorf et al., 2009），除时限周期和治疗控制项目外，它的效果令人满意，针对 12 岁以下儿童需要更多术语的解释（如永久性、遗传、免疫系统）。患有糖尿病的年轻人，无论是青春期前还是青春期，都被描述为"对他们疾病的性质、原因和建议的治疗有基本的了解"（Standiford et al., 1997; cited in Griva et al., 2000）。然而，现在有令人信服的证据表明，儿童与成人有相似的多维疾病表征，定量和定性研究都强调了感知的疾病后果和控制问题。

表9.2 评估疾病表征的项目示例

IR 领域	问题示例
认同	如果您认为下面列出的任何症状与您的疾病有关，请在上面画上"是"或"否"
时限	我的疾病将持续很长时间
后果	我的疾病对我的生活没有太大影响
治疗控制	我的治疗对治愈我的疾病将是有效的
个人控制	我所做的将决定我的疾病是好是坏
疾病一致性	我的疾病对我来说是一个谜
可能的疾病原因（列出了18个选项，另外还可在空白处写下他们认为最重要的三个生病原因）	压力或担心，遗传性（家族遗传的），我自己的行为
情感表征	我的疾病让我感到愤怒

简化版的 IPQ（Broadbent et al., 2006）是为更简单和快速的评估而设计的，例如便于在临床环境、干预研究中使用，或作为更大的一系列测量的一部分使用。B-IPQ沿用IPQ-R的维度，每个维度设置八个项目，但对每个项目的回答使用0—10的评分，另外提供空白位置可写下三个感知的疾病原因。简化版IPQ已经变得非常流行。布罗德本特和同事（Broadbent et al., 2015）对2006至2013年使用B-IPQ的188篇论文进行了回顾，这些论文涉及36个国家、26种不同语言。许多研究省略了因果归因成分，但尽管如此，布罗德本特得出结论，当研究包括焦虑、抑郁、依从性指数和生活质量等各种结果时，B-IPQ显示出了良好的同时效度和预测效度。

大多数研究中均使用了定量评估工具，且结果证明其合理有效，但不应忽视更开放式的诱发疾病认知的方法所做出的重要贡献。例如，虽然我们在下面提供的证据支持疾病常识模型中指定的相关性，但可以说，它们在促进我们对所呈现表象的内部或背后的理解程度上是有限的。了解信念和看法的来源和显著性，以及这些因素背后的原因，可能对制定有针对性的干预措施至关重要。定性调查的价值可以通过一项探索欧洲裔美国女性和南亚裔移民女性对"疲劳"疾病认知的文化差异的研究结果得到体现（Karasz & McKinley, 2007）。研究呈现了一幅妇女正在遭受"疲劳"的小插图，参与者对其概念的定义结果显示，虽然一些疲劳的概念是共同的（例如，生理和心理的一般原因），但也有显著的差异。例如，欧洲裔美国人更多地提到遗传原因，将其更多归因于医学/躯体性的，并认为它是一种慢性病；而南亚妇女倾向于认为疲劳是暂时的，由短暂的东西引起，不太需要医学治疗。在探索这些差异的原因时，定性描述确定了不同的疾病模型——生物医学"疾病"模型（欧洲裔美国人），以及更具社会导向的

"损耗"模型（南亚人），该模型也借鉴了传统的疾病"体液"概念（见第一章）。该研究样本之间的相似性和差异性当然可能不适用于其他症状或其他对照组。研究者们指出，文化不仅仅是一个人口统计学变量，还需要更多的定性研究来探索"文化塑造疾病认知和疾病行为的结构、背景、条件、意识形态和过程"。然而，即使是在这项研究中，被试也是被邀请对预先确定的 IR 维度做出反应，而不是对插图场景做出更多的自发反应。允许更多自发反应的研究将有助于确定常识模型中概述的 IR 维度是否实际上隐含在人们的疾病模型中，这可以从以下研究的结果中得到说明。以下是癌症患者的语录，一段是关于原因，另一段是关于结果，均传达了一种难以量化的情感深度。

　　……开始时，我就是无法理解，我是真的病了。我对此百思不得其解，因为……我们生活得相当——健康，在我看来……经常进行户外活动。而且，而且我还有心脏问题。我真是不明白，事情怎么会是这样……就拿一个人应当多多锻炼身体、尽量吃对的东西来说，我一直就是那么做的，主要是因为你也不想变胖，可是不——我不明白。

　　（一位反思其病症出现的患有肺癌的妇女，Levealahti et al., 2007: 468）

　　……我不觉得自己是个真正的男人。我觉得……完全被阉割了，这很难解释，但对我来说穿牛仔裤依然是个问题。穿短裤仍然也是个问题。因为我认为人们会知道。

　　（男子，48岁，46岁时被诊断为阴茎癌；Branney et al., 2014: 411）

　　此外，我们对疾病认知（以及事实上的疾病影响和结果）的测量（见第十四章和第十五章）倾向于关注负面因素，但我们也应该承认，疾病认知也可以表达希望，例如希望通过诊断来获得治疗和改善生活质量。

■ 支持"常识模型"和疾病表征的证据

　　实证研究结果支持了勒温塔尔的 IRs 组成部分之间逻辑上相互关联的理论，例如强烈相信疾病可以被控制或治愈可能与较少感知疾病的严重后果和较短的预期持续时间相关。大多数使用 IPQ-R 的研究，包括非西方人群的研究（e.g. Chen et al., 2008; Hagger et al., 2017）发现情绪表征与感知后果高度相关（高感知负面后果与高焦虑表征相关）。疾病表征的各组成部分之间的组合和相互关系实际上可能与单个组成部分一样重要，因为总体上这反映了对疾病的理解（除了 IPQ-R 的疾病一致性分量表）。然而，很少有研究从统计学角度对此进行检验。大多数研究仍然倾向于将单个组成部分与结果分别关联起来，而不是评估 CSM（常识模型）组成部分之间随着时间推移的复杂相互作用，正如勒温塔尔自己所指出的那样（Leventhal，Phillips & Burns，2016）。相关研究也强调了认知和情绪很难区分因果，拉扎勒斯（Lazarus）和他的同事在应激管理理论中也对此进行了阐述（第十一章）。

也有证据表明，虽然 IR 的领域适用于许多不同的群体，但它们的显著性会有所不同。例如，当比较慢性疲劳综合征（CFS）或阿狄森氏病（AD）患者（两种慢性疾病都有疲劳和虚弱的共同症状，但对 AD 的治疗更明确）的 IRs 时，尽管在每个疾病组内疾病认知之间的相互关联有所相似，但疾病组之间存在差异：CFS 患者比 AD 患者更消极地看待他们的疾病，并报告更频繁和更严重的后果，以及对控制或治愈的未来预期更不积极（Heijmans & de Ridder，1998）。因此，尽管 IR 各组成部分在它们如何相互关联方面相对稳定，但是疾病在每个部分的特定强度方面是不同的。同样，针对食道癌患者大样本（N=587）完成的对 IPQ-R 的验证性因素分析发现，IPQ-R 模型的领域充分"拟合"了数据，但一些问卷项目，特别是那些与时限信念有关的项目，需要进一步考虑（Dempster & McCorry，2011）。例如，一个时限因素与治疗控制因素更密切相关，这表明相信疾病会得到及时改善，这十分直观地表示其可能与该癌症样本中的治疗信念有关。此外，两个急性/慢性项目独立起作用，表明这些患者可以相信急性疾病模型（它只会持续很短的时间），也可以相信慢性或永久性疾病（即也许将伴随他们直到死亡）。这种差异强调了与患者的沟通或干预需要有特定的重点，而不能仅仅依赖于从其他人群中获得的一般观察结果。

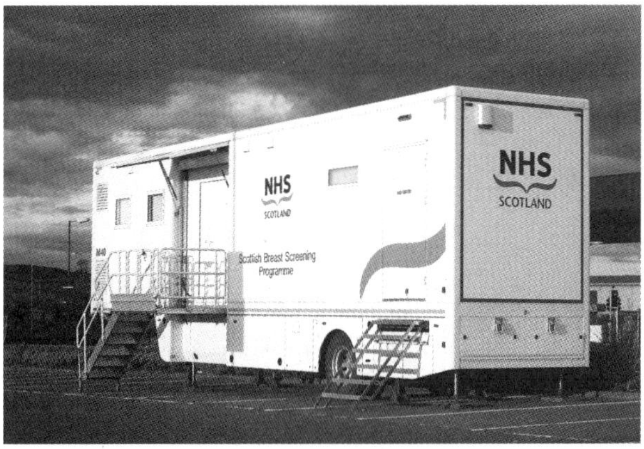

插图 9.2　在城市中心通过流动筛查方式进行筛查可能会增加筛查率
资料来源：richardjohnson/Shutterstock.

IRs 的内容和组织可能因人而异，甚至在同一个人内部也会随着时间的推移而变化。此外，个体自身的健康状况会影响他对疾病的看法，而且也不应该认为患者会不可避免地对该疾病有比健康人更多的负面描述。事实上，相反的情况已经得到证明，接受乳腺癌手术的妇女对乳腺癌和手术后治疗的看法、情绪和应对反应比年龄、婚姻状况和教育程度匹配的健康妇女的看法和预期反应更积极（Buick & Petrie，2002）。健康女性高估了患者症状（身份）的数量、严重程度和频率，认为患者健康状况较差，更相信乳腺癌的偶然、内在（如患者行为）、遗传和环境原因，认为乳腺癌持续时间较长，其后果（包括治疗的情感影响）更严重，治疗提供的治愈或控制潜力较小。健康女性对患有乳腺癌的女性如何应对也有更多负面看法，例如，认为患者通常会采取回避型应对方式，如发泄情绪、否认、酒精、药物或宗教，其负面程度高于患者自己的报告。健康女性认为患者不太可能使用积极的重新评价和接受性应对，但实际上这是患者报告的两种最常见的策略。令人难过的是，大多数人都会在一生中的某个时候面对癌症，无论是个人还是通过家人或朋友，因此我们大多数人在不同程度上都有这种疾病的"外行模式"。人们认为内部原因，或者更具体地说，人的行为是疾病的原因，它可能会限制健康人的表达或限制为病人提供支持。此外，如果对癌症的社会认知停留在患者对其最好的应对方式是回避，那么该社会的健康成员可能会认为任何与患者讨论疾病的尝试都是无益的。不匹配的认知对癌症患者的反应有明显的影响（见第十五章），但它们也对健康的个人有影响。例如，如果"外行的认知"认为治疗几乎没有治愈的希望，那么筛查行为等预防性健康实践可能会受到破坏。因此，识别健康个体的疾病认知是与之高度相关的，这不仅是因为它们对自身行为的影响，同时它们也是一种增加专业人员对受疾病影响的人的支持行为理解的手段。

■ 文化和疾病信念

在其他疾病表征方面同样存在文化差异。例如，一项关于南亚人、欧洲人和太平洋岛民对糖尿病认识的研究发现，太平洋岛民比其他两组群体认识到更多的糖尿病症状、更严重的后果和更多的情感影响，而欧洲人与其他两组群体的区别仅在于感知到更长的时限方面（Bean et al., 2007）。研究发现的信念差异与较差的代谢控制和自我护理方面相关，突显了卫生专业人员在试图改善症状或疾病的自我管理时认识到个体的疾病感知的重要性。

在对比样本的研究中，关于治疗的信念也被证明受到文化、种族和民族的影响。例如，非白种人癌症患者比白种人患者更关心了解治疗方法（Jean Pierre et al., 2010），非裔美国人终末期肾病患者比西班牙裔、菲律宾裔或韩裔患者对通过个人或医学治疗控制疾病持有更多的负面看法（Kim et al., 2012）。在同一项研究中，虽然疾病一致性信念在不同群体之间没有差异，但在同种族群体中却出现了一些性别差异，例如，菲律宾女性的个人控制信念低于菲律宾男性，西班牙裔女性和韩裔女性的疾病一致性得分都低于其同族裔男性。这些和其他文化中的样本一致，可能反映了社会化的过程。

虽然文化和宗教因素可能会通过对健康和疾病的信仰以及行为的影响间接地影响健康和疾病的结果，但来自跨文化和文化内部的纵向研究证据表明这些影响相对有限，特别是在西欧。斯瓦米（Swami，2009）等人的一项研究指出了文化内部的差异，马来西亚的穆斯林比马来西亚的佛教徒或马来西亚的天主教徒更强烈地相信他们生病的可能性是不可控的，而且命运在康复中会起作用。如果进行纵向研究，这种差异很可能反映在不同的健康行为（如健康风险行为或寻求医疗保健）和个人对疾病康复的参与上（French et al.，2006）。

■ **对疾病的看法、应对和结果**

正如勒温塔尔的疾病自我调节模型所描述的那样，疾病感知影响疾病结果（包括身体和情绪）的一个可能途径是通过其对应对反应的影响。一个人对疾病的认知对他们来说是"有意义的"，并将影响他们的行为，即他们如何应对。登普斯特及其同事（Dempster et al.，2015）在对26项针对各种慢性疾病的疾病感知和应对的不同研究的回顾中发现，尽管疾病感知通常能解释健康结果、焦虑、抑郁和生活质量的25%至30%的差异，但应对是比疾病感知更强的预测因素。此外，与CSM所提出的相反，应对似乎并没有调节对疾病感知的影响。

虽然使用该模型的早期研究支持疾病表征对应对和疾病结果的影响（Hagger & Orbell，2003），但最近的元分析报告的效果往往很小，并且根据所处理的结果而有所不同（Brandes & Mullan，2014，与依从性有关；Hudson et al.，2013，与糖尿病患者的焦虑、抑郁和自我护理有关；Dempster et al.，2015，与一系列结果和条件有关；Hagger et al.，2017，也与一系列结果和条件有关）。然而，一般来说，对高认同感、长期时限、严重后果和高情绪表征的感知与发泄和回避应对有关，而感知的可控性（个人和治疗控制）和疾病一致性则更多地与以问题为中心的应对、重新评估和寻求支持有关。哈格（Hagger）及其同事报告了IRs对应对的显著和"重要"影响，发现IRs最大的影响是情绪表征，它正向预测了回避、情绪发泄和寻求支持，负向预测了以问题为中心的一般应对和认知重新评估。

就结果而言，对高症状认同、长期时限、严重后果和高情绪表征的感知通常与负面结果有关，如痛苦或较低的身体、社会或角色功能，而与适应性结果无关，如幸福感；而感知控制和一致性则与更好的功能和幸福感有关。事实上，在哈格等人的综述中，感知后果和疾病认同对所有结果（苦恼、幸福感、疾病状态、功能测量）都有直接和"重要"的影响（尽管苦恼后果影响很小）（Hagger et al.，2017）。然而，即使在这项最新的元分析中，许多回顾的研究仅限于横断设计（cross-sectional design）[①]，因此只限于提供并发性关联的证据。

■ **疾病感知的变化**

我们看到在这一领域进行的纵向研究的数量在增长，这使得 CSM 能够得到更好的测试，CSM 一直被认为是一个因果和动态的模型（Leventhal et al., 2016）。例如，在头颈癌患者中（Llewellyn et al., 2007），治疗前的疾病和治疗信念不能预测与健康相关的生活质量、一般生活质量或情绪，但它们与一个月和六至八个月后的应对相关。在基线上持有的慢性时限信念也直接预测了治疗后六至八个月的抑郁，即信念的影响没有被一个月的应对策略所缓冲。在最后的预测性分析中，应对和对治疗前收到信息的满意度比 IRs 更能预测这些结果。然而，由于样本量有限，无法对关键变量随时间变化的影响进行统计测试。事实上，预测变量可能会随着时间的推移而改变，从而在预测结果的程度上有所不同，这一点至关重要，在一项对 241 名骨关节炎患者进行的六年追踪研究中证明了这一点（Kaptein et al., 2010）。在这项研究中，那些感知到的疾病时限、个人控制力和疾病一致性随着时间的推移而减少的参与者，或其慢性时限、身份、情绪表征和后果信念增加的参与者（被描述为具有消极的疾病模型）表现出较少积极的疼痛和功能结果。同样，在一个为期九个月的非正式照顾者样本中，对疾病后果的感知增加预测了照顾者的焦虑，感知控制信念的减少和情感表征的增加预测了照顾者的抑郁（Parveen et al., 2014），疾病一致性的增加预测了照顾者报告的收获（Parveen & Morrison, 2012）。

在不断变化的病程中对各组成部分和结果之间的相互关系的研究十分重要，即按照勒温塔尔的意图探索其模型的动态性质。许多影响疾病信念的因素会随着时间的推移而改变。例如，其中一个重要的影响因素可能是一个人的治疗方式的变化。在两项关于肾脏透析和移植病人的研究中，无论是慢性病还是晚期疾病（Griva et al., 2012; Janssen et al., 2013），无论是消极的还是积极的变化，IRs 的变化与结果均有一致的相关性，即使实际的基本条件保持不变，只是治疗方式发生了变化。另一个影响因素是接受来自个人应对策略（结果）的积极反馈，甚至包括被康复的经历（Fischer et al., 2010）。在费舍尔（Fischer）对患有慢性阻塞性肺病的成年人的研究中，在基线和完成

[①] 横断设计（cross-sectional design）：一种只从一个时期的样本中收集数据的研究。在理想状态，选择的样本应当可代表研究人群。

康复后一个月内进行的随访评估之间，时限周期性（非慢性）和个人控制信念明显增加。在这两种情况下，更强的信念可以部分解释为基线时限或控制信念，但也可以解释为患者认为通过参加康复计划实现了他们的预期目标。此外，他们的信念也发生了一致的变化。例如，对疾病后果认知的减少与疾病认同的减少和情绪反应的降低有关；疾病连贯性的增加与情绪反应的降低有关，而对控制的认知的增加与治疗控制信念的增加有关。后面的这些发现也与持续发现的 IRs 各组成部分之间的直观相互关系有关，这在最近的一项针对 254 项研究的元分析中得到了证实，这些研究的样本量为 52599 名参与者（Hagger et al., 2017）。综上所述，这些发现表明了在重要的治疗转换点上考虑患者认知的必要性，以便最好地"管理"他们的认知并优化患者的治疗结果。

在哈格及其同事的大型元分析中，我们也看到了更复杂的统计模型，它更好地测试了调节变量的存在和效果。该领域的研究在 IRs、应对和结果之间的关系上的发现是非常异质的（不同的），因此有人提出，这些差异可能是由于调节因素的影响，如研究设计、疾病类型、疾病阶段、症状特征和研究的方法学质量（Hagger et al., 2017）。然而，在测试这些调节因素时，哈格发现"几乎没有迹象表明系统变量的效应大小是由候选调节因素所引起……"。然而，他们指出，鉴于每个研究的样本特征、研究设计、措施和时间点不同，最理想的情况是系统地比较所有可能的调节因素，而研究根本无法做到这一点。影响信念、应对和结果的因素很多，正如你在本章和其他章节中所看到的，我们只能希望可以设计更好的研究，从而更全面地考虑数据中的调节因素，更全面地测试 CSM 及其所有相互作用的组成部分。

事实上，不可能有一个模型或措施适合所有的疾病，例如：并非所有的疾病都有治愈或治疗的潜力，在这种情况下，这个维度可能会缺乏有效性。相反，大多数疾病都会存在一些对"原因"的感知，我们接下来就将讨论该内容。

焦点

遵守新冠病毒感染预防措施

在新的大流行疾病中，横断面数据仍然可以发挥作用——它可以提供关键时间点的经验说明，它可以引导注意力并提供对未来可能需要进一步解决的问题的洞察力。新冠疫情引发了一系列的研究。据我所知，在这种病毒出现时，很少有与健康相关的研究将新冠疫情的某些方面纳入其思考中。同时，也没有时间对过去 16 个月的研究结果进行元分析和综合。本书选择这项研究的理由是：(1) 它与本章内容的相关性;(2)它发生在疫情的初期阶段,因此将为与后来的数据进行比较提供富有成果的基础;(3)它从疾病自我调节模型的理论立场,而不是从社会认知模型(通常应用于行为)来处理行为依从性(见第五章)。

目的

本文旨在了解CSM中确定的因素在新冠病毒感染的预防行为中所起的作用,即疾病认知和应对策略。此外,在证实COM-B行为模型(见第五章和第六章)的过程中(该模型认为)个体完成某一特定行为的能力至关重要,他们检查了自我效能的额外影响。

方法

作为在78个国家和地区进行的大型在线调查的一部分(塞浦路斯大学,2020),庄(Chong)等人(2020)调查了514名成年参与者在第二波新冠疫情期间(2020年4月至6月)对疾病的看法。这是通过社交媒体、大学电子邮件和心理协会招募的香港市民的便利样本(因此不具有代表性)。除了样本人口统计数据之外,还收集了以下数据。

● 个人的疾病感知:后果的疾病表征、时限、疾病关注和情绪表征(来自简化版IPQ的四个项目组合成一个分数),加上三个信念项目,分别涉及感知的易感性和感知的严重性(参考健康信念模型)(第五章),以提供两个分量表总数用于分析。

● 应对:评估了三个维度——回避(五个项目)、寻求社会支持(四个项目)、解决问题(来自简化版应对的两个项目),各项目在分析中单独处理。

● 自我效能:五个项目,具体涉及评估个体在规划和执行预防措施方面的能力,各项目在分析中单独处理。

● 坚持采取预防措施:三个项目(每个项目11分)评估了保持物理距离、限制旅行、洗手的程度。三个项目组合成一个分数。

结果

被招募的参与者主要是女性(74%),受教育程度达到或超过学位水平(81.9%),且在非保健专业工作(88.3%)。此外,据他们所知,98.6%的人没有被新冠病毒感染。大约三分之一的人报告说,自从封锁措施实施以来,他们待在家里,经济状况恶化。相关性分析揭示了更消极的疾病感知(表征和健康信念)、高自我效能、高问题聚焦和低回避应对与坚持预防措施存在显著关联。值得注意的是,疾病表征和感知严重性与自我效能项目并不一致关联,但感知易感性与五个项目中的三个项目呈负相关。

调整了社会人口统计学和生活方式特征的结构方程模型（SEM）发现疾病认知和依从性之间存在显著的直接关系，另外IRs通过其对寻求支持、问题聚焦和低回避应对的影响而产生间接影响。只有（低）回避应对与依从性行为有显著关系，表明疾病认知对依从性的影响可能是中介作用。此外，在SEM中，疾病感知（综合）和自我效能（综合）之间的显著负相关是显而易见的，并且由于自我效能也与依从性一起具有显著路径，自我效能似乎可以调节疾病感知对依从性的影响。总体模型解释了遵守预防措施方面28%的差异，该数据具有显著性，但也存在许多无法解释的差异。

讨论

本研究有一定的局限性，例如研究是横断性的，抽样具有随机性，被试集中于受过教育的女性。该调查依赖于自我报告，必须保持简短，因此没有使用完整的疾病认知和应对措施。此外，疾病感知项目被合并到一个分数中，使得无法区分变量的各个部分的影响。例如，我们看不出情绪表征是否比疾病后果信念更突出。然而，我们确实看到了回避应对的重要性，回避应对本身通常与情绪表现和焦虑等情绪有关。未来的研究将很好地解决情绪对健康行为（以及相关的认知/感知）的影响，鉴于疫情期间媒体的关注，情绪可能会变得比其他更"既定"的情况更加突显。

除了局限性，这项研究呈现了扩展的CSM，包括感知的易感性、严重性信念，及一项能力因素——自我效能。除此之外，它还指出了其他可能会进一步解释该模型的概念，例如感知到的和实际的社会规范，以及为了自己以及社区的利益而参与"亲社会"行为的意愿。自撰写本"研究焦点"以来，针对这些因素的研究很可能已经开展，因此建议读者对新冠病毒感染时期行为的依从性研究进行实时搜索。

当研究采取纵向方法，且其样本具有代表性时，这些研究结果如果得到复制，将为公共卫生干预指明目标，即减少基于回避的应对措施，提高预防性自我效能，并考虑疾病认知在这些关系中发挥的作用。

■ 归因

归因模型是关于一个人对事件（或在本书中是症状和/或疾病）的"原因"的定位。人们进行归因是为了使自己更容易理解意外事件，或者试图获得某种控制感：如果我们知道事情"为什么"发生，就可以激发和指导自身应对努力，理想情况下，将有助于我们进行调整（Park，2010）。

当然，归因可能出现错误，因此应对努力也会被误导。健康心理学的大部分归因研究都是针对"患病人群"的，比如那些遭受过心脏病（心肌梗死）或心力衰竭的人（e.g. Gudmunsdsdottir et al.，2001；Timmermans et al.，2018），或者那些癌症患者（Costanzo et al.，2011；Salander，2007；Gall & Bilodeau，2017）。在心脏病发作方面，对病因的归纳——压力、工作、家庭原因、吸烟、吃高脂肪食物——可以通过自发（要求患者描述他们对疾病的看法）、诱导（直接询问他们对可能导致心脏病发作原因的想法）或提示（要求对34个原因的清单做出"是""不是"或"可能是"的回答）来记录（Gudmundsdottir et al.，2001）。在一项针对595名欧洲心力衰竭患者的研究中（Timmermans et al.，2018），患者被要求报告他们认为心力衰竭的原因是什么。在使用简化版IPQ中的开放式问题中（见前文），11%的人没有提供因果解释；46%的人提到了身体原因，通常是其他的共病；38%的人提到了行为原因，主要是吸烟；35%的人提到了社会心理原因，主要是工作场所的压力；32%的人提到了自然原因，如他们的遗传基因。正如你所看到的，所有数据加起来超过了100%，反映了个人可以陈述多种原因的事实，其中一些是外部归因，反映了一种自我保护的偏向（French et al.，2001）。

在一项罕见的对肺癌患者的纵向研究中也报告了这种偏向（Salander，2007）。吸烟能够解释80%的肺癌发病率，这是一个相对公认的事实（第三章），但在反复采访的16名吸烟者中（23个样本中），对"病因"最常见的两种归因是"不知道"和"环境毒素/污染"。共有14人不赞同吸烟是可能出现疾病的原因，作者指出这是一种防御机制，对处于疾病相对晚期的样本来说可能很有用。另一种与吸烟密切相关的疾病是COPD（慢性阻塞性肺病），与萨兰德（Salander）对肺癌患者的研究相反，这个样本中的绝大多数（394名有吸烟史的患者中的93%）同意或强烈同意吸烟是一个原因，工作场所/环境污染和感染/肺炎的归因也很常见（分别为48.5%和36.5%）。

然而，这些病人并不是新诊断出来的（Hoth et al.，2011）。当在疾病的早期阶段，即在症状感知阶段对归因进行检查，归因理论家韦纳（Weiner，1986）所描述的可控性、控制点（内部物理/外部非物理原因）和稳定性维度，在疾病归因和应对的研究中一直被采用（Roesch & Weiner，2001），但很少被报道。在症状发生时，更常见的是将身体体征或症状归因于身体（如年龄、体力）、非身体（如压力、情绪）的维度，个人可控性高低的维度，以及被认为是反映健康专家可控性/可治疗性与稳定性/不可治疗性的维度。鉴于文化和其他方面的影响，对症状的归因（而不是对确诊疾病原因的归因）可能是一个值得进一步探讨的领域（见下文）。与将疲劳归因为外部的、超自然的原因相比，把疲劳的原因归为身体，且其在个人高度控制稳定/不可治疗的情况下，可能引起不同的解释、反应和寻求健康的行为。

通常情况下，当意想不到或不理想的事情发生在身上时，我们会寻找一个或多个解释。了解事情"为什么"发生，这可以帮助我们采取行动，防止它再次发生，或者帮助我们管理或适应事件带来的任何变化。如上所述，因果归因可以是内部的或外部的、具体的或全局的，以及稳定的（不可控制的）或不稳定的（潜在可控的）。较少被研究的疾病或初始症状的已知外部原因包括精神和超自然的〔如与上帝有关的包括上帝的意志、上帝的惩罚、上帝的愤怒（Gall & Bilodeau，2017），邪恶的眼睛，魔咒，其他精神信仰，及命运〕，对这些原因的研究不足，即使有些研究对其进行了评估，但它们通常不出现在西方样本的报告中（Vaughn et al.，2009）。

对疾病的归因会受到自身疾病经历的影响，并有可能影响自身对他人疾病的反应，同样也会影响对自身疾病的反应。例如，将饮食视为乳腺癌的一个归因因素会增加治疗后改变饮食的可能性（Costanzo et al.，2011）。然而，遗憾的是，它们有时可能是错误的。例如，一位妇女可能将关节疼痛归因于过高的高跟鞋，而不是关节炎的最初体征，她可能就不会寻求医疗建议。其他错误归因的风险是未能坚持基本的药物治疗，例如一项对感染 HIV 的妇女的研究发现，药物治疗被错误地认为是导致其症状的原因，从而导致药物治疗的减少或停止（Siegel & Gorey，1997）。

有人建议，评估健康和疾病的非专业模式的医学社会学传统（如巴克斯特的研究，见第一章）——它从更广泛的角度看待由社会阶层、文化或经济环境等社会因素塑造的信仰和知识——与侧重个人认知的健康心理模型（疾病认知，如前面几节所述）应该合并。验证疾病信念的文化差异的研究可以为此提供相应案例。文化在很多层面上影响着疾病，因为它塑造了人们对疾病的感知、理解和体验（Adams & Salter，2009）。例如，如上文所述（以及第一章），特定文化的成员对疾病的超自然原因的相信程度有很大的不同，如邪灵、神灵的惩罚或精神上的解释（Vaughn et al.，2009）。就后者而言，有人描述了中国妇女如何通过将她们的癌症归因于"天命"（一种来自中国儒家和道家传统的概念）和"因果"（一种无法通过人类努力改变的佛教因果概念）来理解她们的癌症经历，并因此表现出接受和"顺其自然"（平常心）（Leung et al.，2007）。

第三节 计划和行动：对症状做出反应

寻医问药的第一步始于一个人认识到自己有疾病的症状，正如本章所述，这一步有很多影响因素。在许多情况下，人们会选择通过自我治疗来应对疾病，还有一些人会休息或上床睡觉，看自己是否能自然康复，或向朋友咨询（见下文）。向健康专业人员报告自己症状的人的比例低至 5% 到 25% 不等（e.g. Elnegaard et al., 2015）。

卡斯尔和库珀（Kasl & Cobb, 1966a）将那些有症状但尚未寻求医疗建议和接受诊断的人的行为称为疾病行为（illness behaviour）[①]。疾病行为包括躺下休息、自我治疗以及寻求同情、支持和非正式建议，以试图确定自己的健康状况。许多人在症状出现之初不愿意去看医生，而是首先向一个外行转介系统（lay referral system）[②]寻求建议，这个系统通常包括朋友、亲戚或同事（Croyle & Barger, 1993）。因此，症状并不总是足以让人们去看医生（见"问题"），同时认识到一个人有症状也不足以确定他是否"生病"（Radley, 1994: 71）。想想你自己的经验，症状不一定先于生病，有时候只是由于收到了疾病的诊断，人们才开始接受并从事所谓的病人角色行为（sick role behaviour）[③]（Parsons, 1951; Kasl & Cobb; 1966）。

一旦人们认识到一系列的症状，对它们加以标识，并意识到它们可能意味着一种医学问题，那么他们就会面临以下这些选择：

- 无视症状，希望它们减弱；
- 寻求别人的建议；
- 寻求健康专业人士。

有些人会随着时间的推移，将三种选择都来一遍。

即使是对于严重症状，我们的反应也许仍然会有些拖延，目的是想看看情况是否会改善，或者自我护理的努力是否会改善状况。肯奇等人（Kentsch, 2002）报告了这样一个令人印象深刻的例子。他们发现，在认为自己心脏病发作且认为这可能是致命的人中，有超过 40% 的患者会等上一个多小时才去寻求医疗帮助。这种拖延也许会给他们的疾病结果带来重大影响。血块溶解药物可溶解导致心肌梗死的血块，并将对心脏的损害降到最低，在问题发生后一小时内给予治疗是最有效的。柯克布恩等人

[①] 疾病行为（illness behaviour）：以个体患病后寻求某种治疗方法（如吃药）为特征的行为。通常先于正规的诊断，那时的行为被描述为患病角色行为（sick role behaviour）。
[②] 外行转介系统（lay referral system）：由个体（如朋友、家人、同事）构成的提供有关症状和其他与健康相关事务的建议或信息的非正规网络。通常但并非只在寻求正规的医疗意见之前使用。
[③] 病人角色行为（sick role behaviour）：被诊断患病的个体为了努力痊愈而采取的活动。

（Cockburn，2003）还发现了重要的证据，表明我们有能力忽视不寻常的和潜在的重要症状。在对一千多名成年人的调查中，发现23%的样本报告说他们有便血（肠癌的一个潜在症状），但只有三分之一的人曾经向医生报告过这些症状。更加让人印象深刻的是米肯等人（Meechan，2002）主持的一项妇女对乳房肿块的报告结果。米肯等人发现，在乳房自查后发现了乳房肿块的妇女样本中，有40%的人会在7天之内去看医生，52%的人会在14天内去看医生，69%的人会在30天之内去看医生，只有14%的人会等上超过90天。然而，应当注意的是，即使在这个会采取积极行动以鉴别并预防疾病的有健康意识的妇女群体中，也仍然有相当比例的人会大大推迟向医生报告自己症状的时间。

问题

你会去哪里看病呢?

据估计，大约60%的互联网用户会将互联网用于与健康有关的目的（尤其是年轻人和慢性病患者），主要是通过健康专业网站寻求有关病情或治疗的信息，但也会阅读与疾病有关的患者的博客，加入患者论坛或访问医疗保健方面的其他社交媒体（Thackeray et al.，2013；Rueger，Dolfsma，& Aalbers，2021）。

当身体"感觉不对劲"，但不确定是否需要预约医生时，我们可以在网上寻找可以检查症状的网站，其中许多是由国家卫生组织提供的（例如参见英国的https://www.nhs.uk/symptom-checker）。

然而，像这样的症状检查网站已经变得越来越复杂，在询问你目前正在经历的症状并做出初步诊断之前，这些网络会收集关于你的年龄、体重、风险因素等信息。而其他收集信息较少的网站不会这样做，相反，他们只是记录你的症状，然后提供给你一长串可供选择的诊断，结果从轻度不便到危及生命！症状检查者有被误导的风险，在不该放松的时候放松，不应该反应过度时反应过度，但它们确实为所谓的"外行转诊系统"（见下文）提供了延伸，因此应被视为现代人们在首次发现症状时可能使用的信息来源的延伸。

更典型的情况是，一旦疾病被确诊，许多人会利用在线论坛和各种形式的社交媒体，与类似的其他人进行经验比较。例如，在healthtalkonline.org网站中，对广泛人群的健康和疾病经历的采访被分享在了70多个模块中，这些模块以严格的定性研究为基础。该网站已在英国进行了信息标准注册，并越来越被认为是一个有用的教育资源,不仅是对患者及其家属而言,而且对医疗保健和健康心理学专业的学生也是如此!最近,对一个有12年互动历史的大型在线问答健康社区(来自超过108000名用户)进行的一项令人印象深刻的分析强调,虽然并非所有收到的建议都被认为是有帮助的,但来自那些有类似疾病经历的人的建议以及那些被其他用户认为有帮助的建议是最有价值的(Rueger et al., 2021)。然而,来自有类似条件(但不一定具有相同的特征或背景)的其他人的一些建议也可能增加对自己疾病预期的焦虑和困惑(Coulson, 2013)。在线支持社区中的同伴互动(例如在癌症背景下)已被发现会提供低水平的不准确性的信息,但它们并不是针对个人的具体情况和需求而定制的(Gagebouchard et al., 2018)。

　　社交媒体和获取在线资源(不仅仅是健康)的世界正在扩大,这既有内在的风险,也有潜在的好处。我们仍然没有很好地理解这种健康相关资源在患者寻求保健行为的决策中所起的作用,尽管上面提到的那些研究正在填补这种知识空白。网上寻求健康信息的行为以及更普遍的移动技术的发展,也促进了电子干预手段的使用。例如,使用短信来促使行为改变(见Head et al.2013年的元分析),甚至使用facebook等社交媒体(这些干预方法在第七章进行了讨论)。面对面医疗保健的规范可能受到创新革命的挑战,也可能受到新冠疫情期间咨询转移到网上的经历的挑战。当然,对于那些居住在偏远地区的人来说,在线支持服务在可访问性方面有一些优势。时间会证明我们的医疗体系是否会改变。

你怎么看?

　　健康是我们最宝贵的财富之一。可是,许多害怕自己生病的人(在有些情况下他们认为可能患有致命的疾病),而迟迟不去寻医问药。有趣的是,与经历症状时处于独自面对状态的人相比,症状发生时身边有认识的人的患者更有可能发出求助。通过与这个人交谈,他们看起来好像得到了寻求医疗帮助的"允许"。为什么会出现这样的情况?(人们是不是在害怕?他们对也许自己得了癌症的恐惧会被合理化,或者他们可能接受到的治疗会是无效的或太难应对?你能够想出任何可区分那些在症状出现时寻医问药的人和不这样做的人的因素吗?想想你自己和那些你身边的人的患病经验。)

一、延迟行为

安德森（Anderson，1995）提出了一个解释患者延迟行为的一般模型，该模型考察了影响从识别症状到寻求帮助，以及从接受医疗预约到接受治疗之间的延迟时间的因素。研究者描述了个人层面的三个决策阶段，以及两个更多位于系统层面的决策阶段（见图9.5）。在健康心理学中，我们更关注个体在寻求健康建议方面的延迟行为，而不是健康护理体系本身固有的延迟，因为这些阶段提供了更大的干预潜力。在许多情况下，包括癌症和心脏病发作，延迟就医与发病率和死亡率密切相关（e.g. Gibson et al.，2004；Henriksson et al.，2011），因此，了解影响延迟行为的因素很重要。安德森的模型已经在一系列条件下进行了检验，包括如在癌症的情况下（Walter et al.，2012）。更受个人层面控制的延迟的三个阶段是：

（1）在第一阶段，个体在感知一个或多个症状的基础上推断自己生病了，做出这一决定的延迟被称为"评估延迟"，并受前面症状感知部分描述的所有因素的影响。让我们想象一下，星期天你醒来时喉咙痛（识别症状），到了周二，你确定你生病了（评估延迟）。

（2）接下来，患者会考虑自己的症状是否需要医疗护理，这将受到我们所描述的个人、情感、认知和社会因素的影响。做决定的这段时间被称为"疾病延误"，如星期三，你决定去看医生。

（3）最后一个阶段包括从决定需要寻求医疗护理到通过预约或去医院实际执行决定之间的时间，这被称为"行为延迟"。因此在星期五，当症状仍然存在时，你实际上预约了去看医生（利用延迟）。

第三次延迟可以延长到第四次延迟，称为"日程延迟"，指从打电话预约到实际见面之间的时间——这通常不受个人控制。最后的延迟是指何时可以获得或开始任何治疗，并且该时间长短可能部分回到个人的控制中，例如，如果涉及患者拿到处方，然后实际开始服药。对于不同的症状和疾病，每个延迟期的长度可能不同，例如对于令人尴尬的个人症状（如直肠出血）来说，评估延迟很长，但是对于这种症状来说，日程延迟可能很短。评估对于寻求帮助的过程至关重要，尤其是当症状可能致命的时候。

认识到个体评估的重要性，并认识到个体的治疗途径不一定是安德森模型所建议的线性过程，斯科特等人（Scott，2013）提出了一个围绕心理学理论建立的更完整的患者延迟模型，包括社会认知理论和本章所述的常识模型（见图9.6）。通过更全面地认识与患者层面因素共存的社会、医疗保健系统和背景因素，例如本章中介绍的内容，该治疗途径模型描述了寻求医疗治疗行为的复杂性。

如前所述，除了症状特征、社会经济学（一个人的教育和收入水平越低，延迟越严重）或人口统计学特征（年龄、性别）（见第二章）之外，还有许多因素影响个体寻求医疗帮助的行为。霍尔等人（Hall，2015）列出了心理社会因素（知识、信念、疾病模式、情绪和应对）和社会因素，特别是那些参与者主动与他讨论自身症状的人的相关因素（外行转诊）。个人对疾病、治疗的信念以及对卫生保健和卫生保健专业人员的期望会与一系列情感因素以及社会网络行为等外部因素相互作用。表9.3从一系列针对各种情况的研究中总结了寻求或不寻求就医的常见实践、情感和社会原因（e.g. Cheng，2000；Lawson et al.，2007；Hale et al.，2010；Henriksson et al.，2011）。

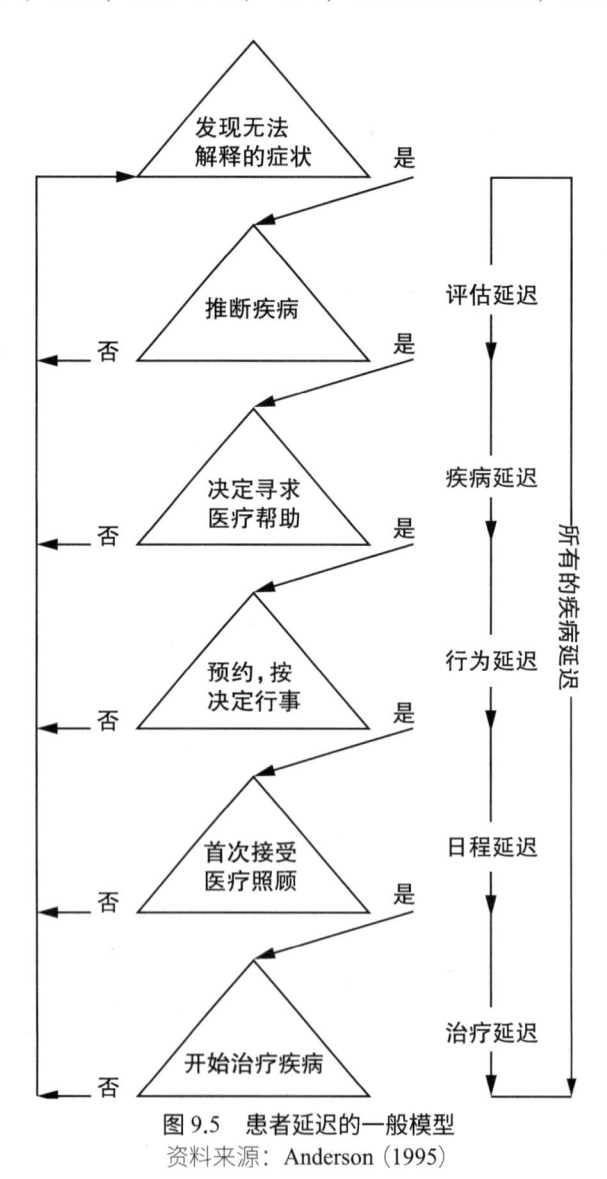

图 9.5 患者延迟的一般模型
资料来源：Anderson（1995）

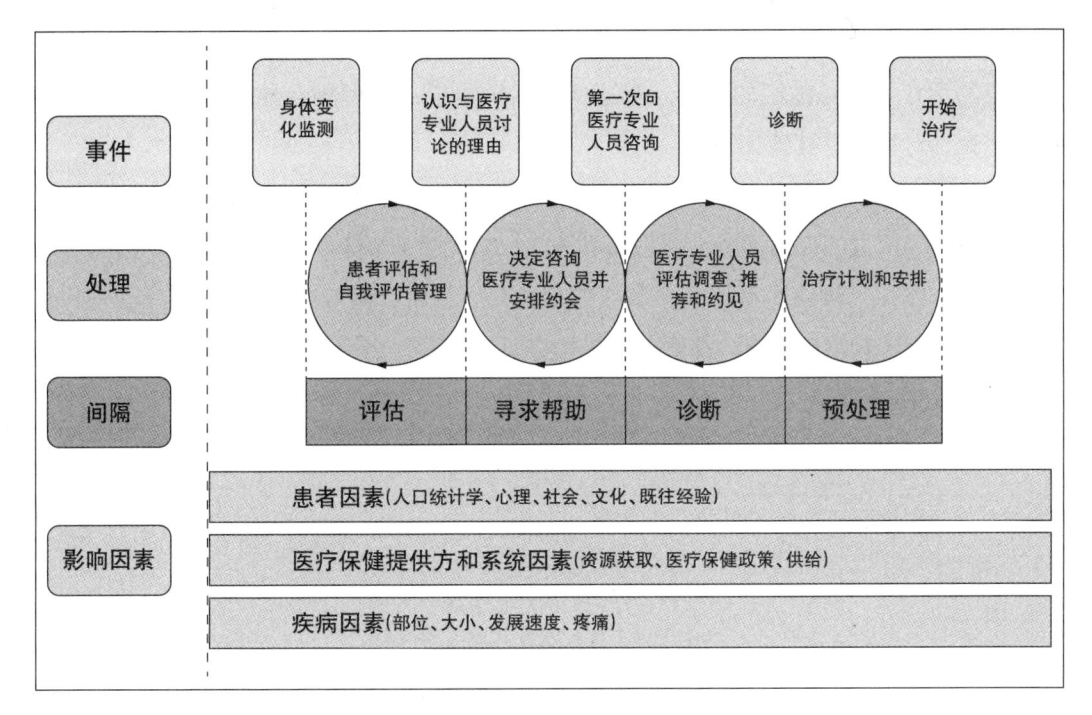

图 9.6 治疗途径模型
资料来源：Scott et al., 2013.

二、症状特征

如"症状感知"部分所述，可见的、疼痛的、破坏性的、频繁的和持续的症状通常（不总是）会引起行动。如果症状对自己和他人来说都很明显，例如皮疹，那么人们在寻求治疗时会更少延迟。当人们认为他们的症状很严重（无论后来是否得到医生的确认）、不寻常（例如，其他人似乎没有出现过这些症状），并且可以通过医疗干预得到控制或治疗时，他们更有可能采取行动。有症状的位置也可能影响是否与朋友或家人讨论，例如与直肠出血相比，头痛更经常被讨论。不管是否寻求专业建议，身体的某些部位似乎比其他部位更容易被用来与人讨论。与某些疾病相关的属性和期望值也可能影响是否报告的可能性。例如，霍尔等人（Hale，2007）指出，对可能需要直肠检查的羞耻或尴尬在很大程度上导致了后来发现与前列腺癌相关的症状的延迟报告。这也是许多睾丸癌诊断较晚的原因之一，导致了很严重的后果（关于癌症筛查问题，请参见第四章）。

症状的影响也很重要。当症状威胁到与朋友和家人的正常关系，或扰乱正常活动或互动时，人们通常会寻求帮助（Scott et al., 2013；Elnegaard et al., 2017）。然而，格伦菲尔德及其同事（Grunfeld，2003）发现，即使是在自己识别了乳腺癌的潜在症状后，大量35至54岁的女性也会推迟寻求医疗服务，因为她们认为寻求帮助和可能进入漫长的治疗会破坏她们的生活。对这些症状不寻求帮助可能会导致疾病和治疗方案比早期就诊对生活更具破坏性。

此外，人们对症状和疾病的普遍性做出的判断，会影响他们对是否应该就医的解释。一个人经历过的疾病通常会被患者和医生判断为更有普遍性，而被认为普遍的疾病往往变得常态化，被认为不那么严重或危及生命。然而，值得庆幸的是，有证据表明，如果一个人报告有家族病史，那么急救机构会更容易对他出现的症状采取紧急措施。

表9.3　寻求、拖延或不寻求医疗咨询的原因

原因
求助者
相信他们的症状是严重的
生活由于他们的症状受到干扰
希望得到有关症状及其原因的信息
希望得到有关症状的慰藉
希望他们的担心合理化
相信有一种治疗方法有可能控制或治愈症状
受到所爱之人的鼓励或非专业人士的介绍
希望避免症状发展或事情"变得更糟"的风险
拖延者或不寻求者
认为他们没有时间
不想从工作或家庭责任中请病假
不喜欢诊所或医院环境/不信任医疗专业
担心可能的治疗费用
认为症状"只是一只飞来飞去的虫子"，即暂时的
认为症状不够严重，即害怕成为"讨厌鬼"或浪费医生的时间
不知道症状的潜在意义
朋友/非专业人士安慰说他们的症状不值得担心
对疾病经历持有非医学观点（见下面的文化影响）
担心显得"软弱"（尤其是男性）
认为没有什么可以做的，没有治疗可能
担心或害怕结果和影响
害怕可能的测试和检查
害怕因他们认为与自己症状有关的某些行为而被保健专业人员做出负面评价（如吸烟）

■ 延迟的经济原因

对一些人来说，在正式诊断后以病人的身份寻求庇护可能是一个有吸引力的选择，因为它可以让一个人从正常的职责和责任中解脱出来。但是，一些人不想被宣布患病，因为这对他们可能产生社交性的（如果我病了，我怎么出席那个聚会）、职业性的（如果我请病假，我的工作就会堆积起来等我回来再做，或者是否会有别的人来代替我的工作），或经济性的（我负担不起因病而造成的工资或加班工资的损失，我负担不起这些检查或医疗费用）影响。在美国，有些人会在当用于治疗的金钱有限时推迟寻医问药，这些人通常是没有医疗保险的美国公民（主要是拉丁裔美国人和黑人）。然而，情况并非总是如此，如在心脏病发作后，许多有医疗保险的人也会推迟寻求治疗（Rahimi et al., 2007，参见第二章）。在一些少数族裔群体中，对治疗费用的关注尤为突出。例如，一项美国焦点小组研究发现，非裔美国人比白人或西班牙裔美国人更有可能报告说，出于对治疗费用和地点的担忧，他们会推迟拨打紧急服务电话（Finnegan et al., 2000）。幸运的是，许多国家都拥有卫生保健系统，使得个人的经济状况较少成为治疗障碍。

■ 文化对延迟行为的影响

正如第一章和本章前面所描述的那样，在对健康和疾病的知觉上存在着文化差异，这些都会对随后的就医行为产生不同的影响。在一些文化中，存在着使用传统的、互补的、替代的或西化的医疗保健的不同信念，即当多个医疗保健系统在同一个社会中并行运作时，它们会根据具体的疾病和疾病认知而被不同地使用（Lim & Bishop, 2000; James et al., 2018）。在许多情况下，个体会寻求与文化相关的治疗方法，包括基于草药或动物的治疗方法、针灸、信仰治疗等土著做法、传统的接骨疗法（例如在撒哈拉以南非洲）等。补充或替代疗法也可以是进口的，例如中医。在某些情况下，这可能与同时寻求医疗帮助有关；在另一些情况下，只有在更传统的治疗方法对病情没有效果时，才会考虑寻求西医治疗（Lim & Bishop, 2000; James et al., 2018）。延迟寻求专业医疗帮助的部分原因可能是对疾病的因果关系持有特定的文化信念，这种信念不符合对疾病和治疗的生物医学观点（Mir & Tovey, 2002），但也可归因于人们认为传统或替代疗法成本更低、更自然或更有效，尽管这些看法可能没有证据（James et al., 2018）。

少数群体的状况不仅包括种族，还包括性别、性取向、较低的健康知识水平等，这也可能导致延迟寻求帮助，因为在这些群体中，保健咨询有可能受到羞辱或歧视（Wamala et al., 2007）。延迟行为还与由于照顾癌症患者的负担而害怕被污名化或社会排斥，因此害怕披露症状有关（Grischow et al., 2018）。例如被诊断为晚期乳腺癌的加纳妇女推迟了症状报告可以体现上述观点（Bonsu & Ncama, 2019）。

关于种族对寻求医疗保健行为和获得服务的影响的进一步讨论，请参见第二章。

■ 年龄与延迟行为

不管症状的严重程度如何，老年人通常更快地去看医生，尽管许多症状最初通常被归因于衰老。老年人会较快地去寻求健康护理专业人士的做法被认为是需要去除不确定性，而中年人通常会力图通过依赖自我治疗将自己的问题最小化，直到症状恶化或没有自然消失（Leventhal & Diefenbach, 1991）。至于出现了症状的儿童，采取行动、解释症状以及之后寻医问药（或不寻求）的责任通常都落在家长或监护人身上，可以预期延迟将是最小的。然而，这并非是必然的，影响带孩子去看医生的因素也许与影响自己去看医生的因素相类似。例如，一项尼泊尔的研究发现，即使是带着孩子去看病，寻医问药的速度也要取决于母亲的教育水平、家庭收入以及症状的数量和觉察到的严重性（Sreeramareddy et al., 2006）。在青春期后期，看病的决定权不再掌握在家长手中，而这些年轻人可能变得不愿意寻医问药，特别是当他们的症状是某种自己不希望父母知道的症状时。例如，迈耶·韦茨（Meyer Weitz, 2000）等人就影响其寻求针对某种性传播疾病的健康护理的因素采访了292位南非青少年和年轻成人（年龄小于20岁）。大多数受访者会在疾病出现的6天之内去就医（56%），23%的人会等7至10天，21%的人会等10天以上。那些较早寻求健康护理的人给出的理由包括觉察到的症状的严重性、无法获得任何自我治疗方式、对于自主性和（也许令人惊讶的）避孕套的积极态度。青少年推迟寻求健康护理的原因还可能是出于一种百病不侵之感以及由此导致的有关健康问题的易感性的乐观主义（参见第三章）。

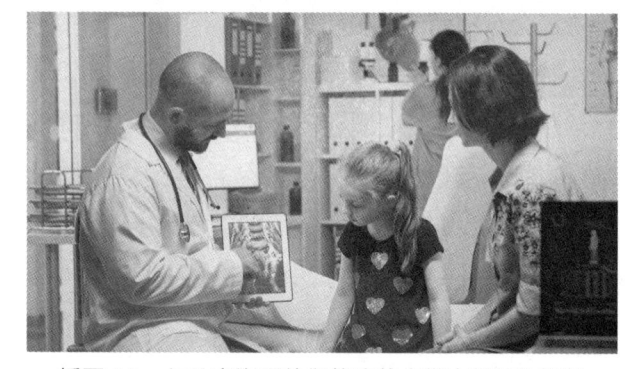

插图9.3　与儿童沟通他们的症状会带来额外的挑战
资料来源：DC Studio/Shutterstock.

■ 性别与延迟行为

女性通常比男性更多地使用健康服务，我们已经探究过这是否反映了对内部状态和身体信号或性别社会化的更多关注。也许女性能更好地利用她们的社会支持和外行转诊网络，这能促进寻求健康的行为（Krantz & Orth, 2000）。然而，目前性别、社会经济地位、社会支持和卫生保健使用之间的相互作用尚未被完全了解（见第二章），鉴于本节所述的一系列潜在影响因素，任何解释都可能是多方面的。

寻求医疗帮助方面的性别差异可能是由于两性对与健康有关的行为赋予了不同的含义而导致的（Courtenay，2000）。研究者提出，正如本章开头所反映的，这些差异反映了男性、女性和权利的问题。男性通过参与健康风险的行为来显示他们的阳刚之气和权利，通过在病程较晚的时候才表现出来以显示自己不大惊小怪或不装病的观念，并且即使在生病时也不表现出虚弱的迹象。全科医生甚至认识到了这一点，在一项研究中，他们将男性较低的自我转诊率归因于其需要被视为勇敢和有男子汉气概，特别是在那些社会经济地位较低的人身上（Hale et al., 2010）。男性寿命较短（见第一章）的一个关键解释可能是他们对健康服务的使用率较低，包括看当地的全科医生或进行常规健康检查（包括牙科和视力检查）。为了证实这一点，研究者对41项与男性延迟寻求医疗和心理帮助有关的研究进行了系统回顾，发现不愿意表达对自己健康或情绪状态的担忧、对自己的症状感到尴尬（例如前列腺癌研究所提到，e.g. Medina-Perucha et al., 2017）、焦虑和恐惧是寻求帮助的最常见障碍。此外，与医护人员的沟通不畅（过去经验）被视为未来寻求帮助的一个障碍，这表明医疗保健实践需要对所有人都持欢迎、支持和开放的态度。

相反，女性比男性更愿意面对症状的影响，她们也更愿意鼓励她们的男性伴侣去就医。例如，在睾丸癌、肠癌和前列腺癌的情况下，女性在鼓励她们的男性伴侣去看医生方面往往有很大的影响力（e.g. Hale et al., 2007）。也有报告说，由于"别人说我应该来"，男性才可以保持他们的男性形象，即"不担心自己的健康"（Hale et al., 2010）。

最后，当我们去看全科医生时，可能会对医务人员有所偏好。以前有研究表明，当男性和女性病人提出"个人"问题或"性"问题时，他们都喜欢看女性全科医生，尽管对此证据并不一致。据推测，女性医生在与男性患者的沟通中比男性医生更有同情心和安抚性，这与医疗保健专业人员沟通中的性别差异是一致的（见第十章）。霍尔（Hale）的访谈研究结果表明，男性医生可能对经常出现的男性病人没有同情心，然而，进一步的研究需要将这些态度与女性全科医生的态度进行比较，因为女性全科医生对男性患者的评判态度也可能与女性患者不同。男性和女性全科医生都可能对过度就诊的人进行评判。当然，无论病人或全科医生的性别如何，不适当的就诊都是对医疗服务的挑战。另外，全科医生对患者做出的关键评判的看法是否得到证实也十分重要，因为全科医生是许多关键筛查和治疗服务的第一线。全科医生对某些类型患者的自我转诊持有矛盾的态度吗？如果是的话，这是否会影响他们的沟通或治疗行动的某些方面？这些问题是有争议的，但仍需要加以解决。

■ 影响延迟行为的其他因素

有时，与其他非专业人士讨论症状会使参与者的症状"正常化"，并导致获得医疗保健建议方面的延误，在一项定性研究中，40名因结肠直肠症状而被转诊的参与者中有18人后来被诊断为结肠直肠癌（Hall et al.，2015）。人们往往只有在受到他们的非专业转诊网络中的其他人鼓励，或者当他们意识到过去有相同问题的其他人也寻求帮助时才会采取行动。似乎许多人都在寻求从朋友或家人那里得到帮助的"许可"——如果没有这种许可，他们更不愿意求助（Kentsch et al.，2002；Henriksson et al.，2011）。与此相关的是由于不想打扰任何人或希望保护自己的亲人而导致的延迟（Forbat et al.，2013）。然而，与他人讨论症状可能是有帮助的，例如，当向你的父母提及某个症状，发现它反映了需要医疗检查的家族病史（Weinman & Petrie，1997）。发现家族病史或其他人的疾病经历是非专业转诊网络中对话可能产生的结果，然而，并不是所有的社交网络都是有帮助的。一些被咨询的人可能因为自己的负面经历而不信任医生；另一些人可能相信替代治疗或疗法，而不信任传统的医疗途径；还有一些人可能认定这些症状反映了其他事情，例如他们的朋友/亲属有压力。因此，使用非专业的转诊网络，包括在线网络（见"问题"），可以促进或减少寻求医疗保健的延迟。

■ 情绪、特质与延迟行为

正如在感知和解释部分所描述的，神经质者和那些NA特质高的人更有可能报告症状，然而，研究人格特质对寻求医疗服务行为影响的文献比较有限（Williams，2006）。神经质的人倾向于过度关注内部的身体体征，并过度解释和报告症状，这意味着他们通常比那些神经质较低的人在寻求帮助方面表现出较少的延迟（O'Carroll et al.，2001）。然而，有人认为他们的求医咨询风格，例如详细地进行症状描述，会使他们被认为不可信，并有可能影响他们得到的医疗护理（Ellington & Wiebe，1999）。

就情绪状态而言，不同的研究对恐惧和焦虑与延迟寻求医疗服务的关系所得出的结论并不一致。例如，欧·卡罗尔等人（O'Carroll，2001）发现，在特质焦虑测量中得分相对较高的人比不太焦虑的人更有可能在症状发生后迅速寻求帮助。然而，一项对头颈癌患者的研究表明，延迟寻求医疗护理与焦虑没有明显关系（Tromp et al.，2004）。丹麦一项大型调查评估了一系列症状，埃尔加德及其同事（Elnegaard et al.，2017）发现，年轻参与者（20—39岁）对症状的担忧与寻求帮助的关系比更年长的参与小组（40—59岁，60—79岁，80岁以上）更密切。虽然对医生、治疗程序或医疗环境的恐惧会延迟寻求医疗服务的时间，焦虑特质、神经质和消极情绪则通常被认为会增加非紧急医疗服务的使用，但针对疾病的焦虑似乎对其产生的影响不大。一项研究对被诊断患有冠心病、哮喘、糖尿病或慢性阻塞性呼吸道疾病的患者寻求未来紧急医疗服务和焦虑之间的前瞻性关系进行了元分析，发现两者之间没有关系（Blakely et al., 2014）。布莱克利（Blakely）认为，以前报道的许多相关性是由于只是横断面的并发性关联而受到了限制。

对健康威胁的另一种反应是否认。研究已经证明，进行否认的人通常表现出对症状的感知和报告的减少，以及寻求帮助的更大延迟（Jones, 1990; Zervas et al., 1993）。对健康状况或疾病结果不现实的乐观信念被认为会通过增加否认来减少症状报告和预防健康行为。然而，在对多发性硬化症或胰岛素依赖型糖尿病患者的症状报告研究中，这些相关性都没有得到支持（de Ridder et al., 2004）。阿斯平沃尔和布伦哈特（Aspinwall & Brunhart, 1996）指出，乐观不一定是不现实和适应不良的，但乐观的信念实际上可能有利于症状报告，使人们能够关注症状而不认为它们是一种威胁。特罗普等人（Tromp, 2004）在一项对头颈癌患者延迟的预测因素的研究中对此提供了支持，研究发现那些在乐观主义方面得分较低，以及在积极应对、使用社会支持和低健康坚韧性（health hardiness）[①]方面得分较低的人，延误的程度更大（超过三个月）。

鉴于之前描述的疾病原型、症状感知和解释、治疗信念以及非专业人士的转诊行为和反应的重要性，情绪本身可能不足以决定寻求医疗保健的行为，所有这些因素会共同作用于个体对健康威胁的反应。一个对某一症状高度焦虑并认为它意味着无法治疗的绝症的人，与同样焦虑但认为该症状可能是可以预防或治疗的疾病的早期预警信号的人相比，不太可能迅速寻求医疗服务。

最后，卡斯尔和柯布（Kasl & Cobb）描述了人们在诊断之后是如何展示病人角色行为的，因为症状已经得到了确认（一旦被贴上标签，症状可能会增加; Kasl & Cobb, 1966b）。然后，人们就会努力争取好转，适应变化了的环境，或保护健康，如避免活动或进一步受伤。寻求医疗服务并不必然使一个人进入病人角色，因为这取决于是否有快速有效的治疗，使他们能够像往常一样继续工作。然而，对于那些面临持续疾病的人来说，还有一系列挑战需要应对，首先是对病人的影响和结果（第十四章），其次是对家人和朋友的影响（第十五章）。

[①] 健康坚韧性（health hardiness）：个体认同并从事与健康相关的活动，将掌控自身健康和应对健康应激源视为成长的挑战或机遇的程度。

> **小结**
>
> 本章描述了人们在判断自己可能要生病之前所经历的各种过程。我们介绍了人们是如何意识到或没有意识到某种身体信号的，这取决于环境或个人特征。内部和外部因素都会影响个体对自己身体状态的关注程度，以及他们随后如何将身体体征解释为症状。我们用一系列常见和不太常见的健康状况作为例子，包括最近和可能还将继续的新冠病毒大流行。我们描述了在将身体体征解释为某种潜在疾病的症状时，个体是如何将它们与从个人经验或外部信息来源中得出的预先存在的疾病原型进行比较的。人们对疾病的信念通常被发现集中在一些关键领域：感知的身份（标签）、时间线、后果、治疗－控制、原因和一致性，研究表明，对疾病的思考方式在不同的病人群体中相对稳定，但可能与健康人的思考方式不同。最后，我们将寻求医疗服务的行为描述为一条通常会有许多影响因素的漫长道路，而延迟寻求医疗服务往往会危及个人的健康。
>
> 在每个阶段，我们都总结了一系列相关的个人、文化、社会和情感影响因素。健康心理学在确定从症状感知到医疗保健过程中的因素方面可以发挥重要作用，以最大限度地提高患者获得积极健康结果的可能性。下一章将讨论人们如何与健康专业人员沟通并参与治疗。

拓展阅读

Kirsch, I.（2018）. placebo and nocebo. In：C.D. Llewellyn et al (eds.), *The Cambridge Handbook of Psychology, Health and Medicine*, 3rd edition Cambridge：Cambridge University press, pp. 93‐96.

对围绕有无安慰剂效应这一复杂现象的研究结果的一项最新的回顾研究，研究还讨论了所提供的不同解释，即经典条件理论、模型和反应期望理论。

Rosendal, M., Jarbøl, D.E., Pedersen, A.F.et al.（2013）. Multiple perspectives on symptom interpretation in primary care research, *BMC Family Practice*, 14：167.

该文献对影响症状感知、解释和反应的因素进行了很好的总结，强调了这些因素与医疗实践的相关性。

Ziebland, S. and Wyke, S.（2021）. Health and illness in a connected world：how might sharing experiences on the internet affect people's health. *Milbank Quarterly*, 90：219‐249.

这是一篇引人入胜的现实主义评论，研究了个体在网上分享其症状、疾病和治疗经验的各种方式，以及这对健康和行为的影响。本评论有趣且重要的方面是，作者在确认其结论之前，与一个服务用户小组一起确认和讨论了他们对评论结果的解释。

请访问网站 www.healthtalkonline.org，了解从各种严格的研究访谈中获得的视频和访谈材料，参与访谈的人都有各种健康状况的直接经验。在发展你自己的研究想法时，这里提供的来自研究的定性材料既具有洞察力，又能有所帮助。

第十章　看诊及以后

学习成效

到本章结束时，你应该理解：

- 医疗咨询的过程。
- "共同决策"的运动趋势及其产生的问题。
- 与专业健康人员进行有效和无效咨询的影响因素。
- 与"透露坏消息"和医疗决策有关的问题。
- 影响坚持服药和改变行为方案的因素。
- 改善坚持药物和行为方案治疗的干预措施。

医生失误导致的心脏病发作死亡

这几乎是一个每天都能出现在报纸上的标题。但这一失误并不是长时间的等候名单、给错药或糟糕的手术造成的。相反，这是医生与病人沟通的结果——或者更确切地说，是他们缺乏沟通的结果。琼斯先生有焦虑史，他去看全科医生，说他胸部有轻微疼痛，已经持续了几个小时。不幸的是，对他来说，琼斯先生是医生们有时所说的"沮丧"病人——当医生看到这些病人走进来的时候心情将变得沮丧，因为他们知道病人会有几次非常常见的抱怨，他们无法治疗，而病人会在接下来的几周内带着新的抱怨回来——这也是无法治愈的。更不幸的是，医生没有对琼斯先生的症状进行全面的了解，也没有进行相关的检查，而是根据其假设采取了行动。医生负责看诊，询问有关症状的封闭式问题，并确认这些症状本质上是与心理有关的。她对琼斯先生说了一些安慰的话，琼斯先生离开时对相对简短的咨询感到有点失望，仍然怀疑自己的症状是否更严重。然而，他听从了医生的建议，并没有寻求进一步的医疗帮助。那天晚些时候，他在家中死于心脏病发作。在本章中，我们将讨论可能导致这一结果的两个关键问题：医生采用医学主导的访谈方式，不允许患者主动提供他们认为与病例相关的信息，以及他们使用错误的诊断启发法。事实证明，这是致命的。

章节概要

医疗服务提供者与患者之间的对话是双方提供和接收与医疗决策、治疗和自理相关信息的最重要手段之一。因此，看诊仍然是医疗保健最重要的方法之一。良好的沟通可以提高护理的有效性；沟通不畅会导致医生做出错误的诊断和治疗决定，让患者感到不满，不愿意或无法适当地参与自己的治疗。本章讨论了影响看诊质量的一些因素，以及医生、其他医疗工作者和患者如何根据从中获得的信息采取行动。本章从检查看诊的过程开始——什么是"好"或"坏"的看诊。然后，它会讨论医生如何使用看诊中提供的信息来做出诊断决定。最后，本章讨论了看诊过程中的因素以及看诊之外的因素如何影响患者以及患者在多大程度上遵循看诊中建议的医疗或行为方案。

第一节　医疗咨询

一、会面的性质

在看诊期间，医生和其他健康专业人员可以获得信息，为其诊断和治疗的决策提供依据，患者也可以获得有关其病情及治疗的信息，并讨论与他们有关的问题。看诊通常包括五个阶段：

（1）建立融洽的关系；
（2）确定病人就诊的原因；
（3）实施口头或身体检查，或两者兼有；
（4）评价第三阶段的影响；
（5）决定未来的治疗和护理。

虽然协商似乎适用于这里的大部分阶段，但正如我们之后所考虑的，在每个"阶段"中发生的事情可能有很大差异。探索咨询的另一种方法是考虑成功面谈的关键因素。福德等人（Ford et al.，2003）确定了包括全科医生、医院医生、护士和普通人在内的各种信息提供者认为对"良好"医疗咨询至关重要的六个因素。它们涉及健康专业人员：

（1）具有良好的研究或医疗信息知识，并能够与患者沟通；

（2）与患者建立良好的关系；

（3）确定患者医疗问题的性质；

（4）了解患者对自身问题及其后果的理解；

（5）让患者参与所有决策过程——例如，与患者讨论治疗方案；

（6）安排时间，使咨询不会显得仓促。

二、谁有权利？

看诊涉及患者和健康专业人员，两者都可以对其结果做出贡献。然而，会谈的性质意味着健康专业人员通常在看诊方面比病人拥有更大的权利。这种权利差异可能会因患者在看诊期间的行为和期望而强化。患者可能经常会听从专业人员的意见，不愿提出问题或质疑专业人士可能做出的任何结论。这种行为更有可能发生在对医生而不是其他健康专业人员（如护士）的咨询中。尽管如此，所有健康专业人员都肩负着决定看诊方式和结果的重大责任。这可能会导致各种不同的态度，从波恩和朗（Byrne & Long, 1976）确定的以专业人员为中心、"医生最了解"的态度，到以患者为中心的态度（e.g. Kurtz et al., 2003）。

专业人员为中心的特点是：

- 健康专家控制着会谈。
- 他们问问题是为了获取信息。这些都是直接的、封闭的（允许回答是/否），并参考医疗或其他相关事实。
- 健康专家做决定。
- 患者被动地接受这个决定。

患者为中心的特点包括：

- 专业人员根据患者及其身体日程来进行鉴定和工作。
- 专业人员积极地倾听患者的诉说，并做出适当的反馈。
- 交流的特点是，专业人员鼓励患者参与，询问患者对自身问题以及如何治疗其病症的意见。
- 患者是过程的积极参与者。

在过去十年中，以专业人员为中心的模式逐渐转变为以患者为中心的模式。越来越多的健康专业人员和患者被视为是在患者健康护理决策中的合作者。这可能在健康专业人员朝向"共同决策"过程（Elwyn et al., 2017）的运动中得到了最强烈的体现，其中患者和专业人员在许多治疗决策中拥有平等的权利（和责任）。埃尔温（Elwyn, 2017）等人的咨询方法说明了共同决策的过程，该方法包括以下步骤。

- 团队谈话（team talk）：健康专业人员与患者作为一个团队一起工作，描述各种治疗选择的目标，并确定与患者相关的目标。
- 选项谈话（option talk）：健康专业人员和患者使用风险沟通原则更详细地讨论各种治疗方案。这些"风险沟通原则"包括以与患者信息风格一致的方式提供信息。制定一份与治疗规定有关的适当信息清单，可能有助于做出决定。这可能涉及一系列因素，包括可能的治疗方案、未来疾病的风险、对生活方式的影响等。需要注意以无障碍的方式提供信息，例如，一些患者可能乐于讨论结果的百分比，其他人可能更喜欢可视化的信息呈现，包括"温度计刻度"、人群数字（例如，显示100人中有多少人受到影响）、生存曲线或饼状图（Edwards, Elwyn, & Mulley, 2002）。关键是要确定向患者提供信息的最佳方式，并将其作为讨论的基础。
- 决策谈话（decision talk）：基于前两个阶段确定的信息和患者的偏好，鼓励患者做出最终的治疗决定。

这种方法的倡导者指出，它并不适用于所有的医疗接触，只有在没有主要治疗选择的情况下才可能真正发生——这种情况被称为均衡。这可能发生在非常重要的健康问题的背景下，例如患有乳腺癌的妇女决定是否通过乳房肿瘤切除术（lumpectomy）[①]来保留乳房，还是进行更彻底的手术，切除整个受影响的乳房。在这里，两种方法的医疗效益（即均衡）差不多，选择可能更多地取决于患者对外观的关注或希望自己不会复发等因素。在不存在均衡的情况下，例如，在要求使用抗生素治疗病毒性疾病的情况下（抗生素将没有任何好处），健康专业人员可以教育患者，帮助他们理解或接受健康专业人员选择的治疗方法，从而达成"联合选择"，但这并非真正的共同决策。

英国国家健康医疗政策机构（NICE）倡导共享和联合决策方法，该机构呼吁医疗专业人员和患者之间建立积极的伙伴关系（NICE, 2021）。因此，这种类型的看诊方式越来越多地被一系列健康专业人员所使用，包括医生、护士，以及在历史上一直是

[①] 乳房肿瘤切除术（lumpectomy）：一种外科手术，手术时，只有肿瘤及组织周围的小部分区域被切除。与将整个乳房都切除的乳房切除术（mastectomy）不同。

单向提供信息的专业人员，如手足科医生和药剂师（Barnett et al., 2019）。

尽管有这种热情，但在咨询中，高高在上的健康专业人员（特别是医生）和患者之间通常还是存在权利差别。例如，健康专业人员通常比患者拥有更多的相关知识。因此，表面的平等可能是一种幻觉，而不是现实，健康专业人员和患者可能都会发现很难摆脱这种隐性的权利结构。事实上，许多患者更喜欢这种不对称，并抵制"赋予"他们决策权的举措。如果健康保健专业人员承认没有明确的证据表明干预的最佳选择，或者证据是混合的或以糟糕的方法为前提，一些患者可能会感到痛苦和担忧。相比之下，由专家级的健康专业人员开出特定的治疗方案，可能会给疾病治疗带来确定性和信心，这在患者被要求对许多不确定的治疗方案做出选择时是不可能出现的。

实证研究证实了一些这样的警告。例如，马拉伦斯等人（Marahrens et al., 2017）确定了800多例糖尿病性视网膜病变治疗患者的治疗决策偏好。75%的人更喜欢医生和病人共同决策，17%的人希望医生主导决策，而一小部分人希望成为主要决策者。希望由医生主导决策的患者年龄较大，受教育程度较低，一年中咨询的频率较高。意料之中的是，对自己的病情有较好基础知识并定期进行监测的患者不太可能喜欢由医生主导的决策。有趣的是，在马来西亚的初级护理患者样本中，大多数（52%）的患者——在通常被认为更喜欢在决策中扮演被动角色的文化中——也倾向于共同决策（Ambigapathy, Chia, & Ng, 2016）。具有积极应对方式的人，受过更多教育的人，以及有严重健康问题的人最有可能希望参与决策过程（Arora & McHorney, 2000）。然而，阿罗拉和麦克奥尔尼（Arora & McHorney）还发现，那些最重视自己健康的人最不可能参与决策过程——也许是因为他们认为这是一个如此重要的问题，因而不想质疑医生的专家意见。

无论患者的偏好如何，医生的偏好正在从医生主导的沟通方式转向以患者为基础的沟通方式。例如，莫里等人（Murray et al., 2007）在一项针对1000多名美国医生的调查中发现，75%的医生更愿意与患者共同决策，14%的医生更喜欢家长式作风，11%的医生更喜欢消费者至上（患者最了解情况）。近90%的人认为自己正在练习自己喜欢的风格。

尽管这些都表明了共同或联合决策的偏好，但许多患者并没有经历过这种方法。例如，阿蒙森等人（Amundsen et al., 2018）对癌症专家的观察性研究发现，共同决策的水平"很低"。这可能反映了临床医生的一种自然风格，尽管技术也可能有助于这种行为。例如，本辛等人（Bensing et al., 2006）对荷兰家庭医生咨询风格的分析显示，在他们发表报告之前的15年里，咨询越来越多地由医生主导，并被频繁地使用计算机记录信息所打断。此外，罗伯逊等人（Robertson et al., 2011）对全科治疗决策的话语分析发现，旨在让患者参与决策的所谓"伙伴关系谈话"实际上被用于最大限度地减少对医学建议的治疗方法的抵制，医生致力于达成（医学主导）共识，而不是参与。以患者为中心的沟通也可能受到正在解决问题的性质的影响。例如，当患者出现身体问题而不是心理或其他问题时，家庭医生似乎更有可能参与共同决策（Bodegard et al., 2019）。

最后，有数据表明，患者要求与医生进行越来越复杂的沟通，而有些人发现这一点很难做到。2017年，《英国医学杂志》（Abdelrahman & Abdelmageed, 2017）的一篇评论指出，大多数针对医生的投诉都是沟通不畅的结果。向英国医学理事会（英国医生监管机构）提出的三种最常见的投诉涉及对调查和治疗的担忧、沟通问题以及对患者缺乏尊重。他们还注意到，越来越多的证据表明，沟通不畅和缺乏同理心是不良事件、患者不满和投诉的主要原因（e.g. Woodward-Kron et al., 2014）。

总而言之，让患者参与决策的看诊结果是患者的高满意度、对健康护理建议的信心、自我护理和健康状况的改善，有时还会减少对药物处方和不适当手术治疗的需求。与传统的看诊方法相比，它们似乎也有类似但并没有更好的医疗结果（e.g. Krones et al., 2008）。事实上，医疗结果并不总是最理想的。例如，金蒙斯等人（Kinmonth et al., 1998）发现，接受以患者为中心的方法治疗2型糖尿病的患者，与接受标准的由健康专业人员主导的看诊的患者相比，与健康专业人员进行沟通表现出更高的满意度、更高的治疗满意度和更高的幸福感。然而，他们较少认真坚持使其病症控制最大化必要的控制卡路里的饮食。当然，这也许并不是一个坏结果。更确切地说，有可能是患者在知情的情况下选择了过一种更高品质的日常生活，而不是受到医疗"必需品"限制的生活。

第二节　影响看诊的因素

一、共同工作

各种各样的因素可能会影响健康专业人员的行为，其中一些因素可能与医疗没有直接关系，但肯定会影响沟通过程。毫无疑问，健康专家给他们喜欢的病人的信息比给他们不喜欢的病人的信息要多。接触也可能受到可用时间、正在处理的问题类型等的影响。患者和健康专业人员也可能对看诊有不同的议程和期望。患者经常关心疼痛，以及疾病如何影响他们的日常生活等问题。健康专业人员通常更关心患者病情的严重程度，并制定他们的治疗计划。这些有差别的议程意味着健康专业人员和患者可能无法理解所提供和接收的信息的重要方面。它们也可能对看诊结果产生影响。

在一项关于这一现象的研究中，兰格维茨（Langewitz，2009）等人发现，医生的一些行为因素对看诊有积极作用。例如，使用反映（reflection）[①]和镜映（mirroring）[②]技术与患者沟通，让患者更多地了解与其医疗状况及其心理社会后果有关的信息。然而，这种信息的增加导致了医生的笔记中只记录医疗信息，个人的、非医疗的信息被忽视了。病人告诉医生他们认为医生应该知道的重要事情，医生会过滤掉这些信息，基本只记录他们认为合适的医疗信息。这是否会影响后续的治疗还不得而知。

察哈里埃等人（Zachariae et al.，2003）的发现也与此有关。他们发现，在预测患者对访谈的满意度、对自己应对疾病能力的信心以及情绪困扰程度方面，患者对医生在咨询过程中对他们感受的理解程度、是否试图了解他们的观点以及与医生接触的质量的评价，与他们对医生处理医疗护理能力的信心同样重要。值得注意的是，沟通能力差的医生最不了解患者的反应和患者对访谈的不满程度。正如察哈里埃所描述的，同理心被证明可以提高患者的满意度，促进信息传递，降低患者的焦虑。此外，它还可以增加健康专业人员的专业知识以及患者对他们的人际信任。这些因素共同导致更强的患者–临床医生合作关系和对治疗方案更高水平的坚持（e.g. Flickinger et al.，2016）。

■ 健康专业人员的类型

除了这些技能和个性特点方面的细微差异，更显而易见的因素可能也会影响会面方式。通常情况表明，互动方式会因专业人员而异。例如，护士通常被认为比医生更会照顾人、更易于交谈、更善于倾听。这些不同的角色得到了尼尔克斯（Nichols，2003）的认同，他认为当医生参与决定生死或手术等行动时，他们可能很难在情感上关怀或了解他们的病人。考虑到这一点，他建议护士应该扮演主要的"关心"角色，更多地致力于个人的全面护理。也许正是出于这个原因，护士通常比医生更关注心理方面的问题，与病人交谈的风格也与医生不同。例如，维纳尔·克里尔等人（Vinall-Collier et al.，2016）发现，护士的沟通经常涉及对患者贡献的回应，更小心地建立关系，提供情感支持，并比医生更允许患者讲述他们的故事。此外，巴莱特和托马斯

[①] 反映（reflection）：包括倾听和反馈对个人感受的理解，而不仅仅是他们陈述的内容。
[②] 镜映（mirroring）：一种治疗技巧，治疗师向来访者重复刚刚表达的想法，通常是转述，但有时是逐字逐句。

（Barratt & Thomas，2018）发现，护士倾向于用许多患者更熟悉的话语沟通，并传达出一种有更多时间陪伴患者和护理人员的感觉。然而，假设医生总是更以病情为导向、护士更有爱心，可能是一种笼统的简化。任何会面的性质都可能是会面的必要结果和大多数看诊发生的时间压力的共同作用（Vinall-Collier et al.，2016）。

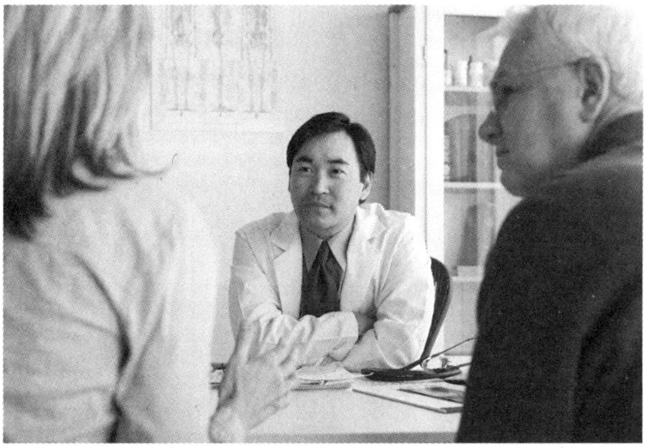

插图10.1　友好的表情和表达同理心可以帮助患者应对坏消息。在这里，职业治疗师以一种完全非正式和"非医学"的方式与患有进行性肌肉疾病的人讨论治疗方案。
资料来源：rob lewine/Tetra images/getty images.

■ **健康专业人员的性别**

健康专业人员的性别可能对看诊的性质有显著影响。杰斐逊、布鲁尔和休伊特（Jefferson，Bloor，& Hewitt，2015）的元分析显示，女性医生的看诊时间平均比男性医生长2分钟（10%）。在此期间，女医生通常会进行更多的以患者为中心的交流：积极的伙伴行为、积极的谈话、心理咨询、心理问题询问和情感集中的谈话，尤其是在面对女性患者时（Sandhu et al.，2009）。此外，女医生的患者比男医生的患者说话更全面，透露的生物医学和社会心理信息更多，对医生的陈述也更积极。当然，这可能不仅反映了女医生看诊风格的本质，也可能反映了患者对女医生的期望和反应。反映这种可能性的是，只有当女医生被认为是采用了与性别角色一致的沟通方式时，她们对女医生的满意度才可能更高（Schmid Mas et al.，2007）。事实上，对医生能力的刻板印象可能会损害积极沟通和可能的看诊结果。例如，希姆斯坦和桑切斯（Himmelstein & Sanchez，2016）发现，男性气质较高的男性通常认为男医生比女医生水平更高，如果可以选择，他们会选择男医生作为他们的临床医生。与女医生交流时，他们不太可能透露症状，大概是因为需要保持自己的"男子气概"，不会在男性同伴面前显得软弱（见第二章对这一现象的进一步讨论）。

二、文化和语言

在看诊时，文化和语言是密不可分的，有明确的证据表明，来自不同文化和语言的人会经历不同的看诊方式（参见第二章）。最佳的看诊似乎发生在患者认为自己在一系列特征上与健康专业人员相似的情况下，包括人生价值观和精神信仰。这些假设至少可以从部分健康护理专业人员的种族（和性别）推断出来。因此，评分最高的看诊往往发生在患者和健康护理专业人员种族相似的情况下（Street et al., 2008），这可能会促进文化、语言和卫生优先事项的相互理解。

如果患者和医疗护理提供者不和谐，就可能出现困难。例如，一个英国研究小组（Neal et al., 2006）发现，英语流利的南亚人与家庭医生的看诊时间最短，英语不流利的南亚人看诊时间最长。白人患者比南亚患者讨论了更多的情绪问题，在看诊中比任何一个亚洲群体都更积极。在荷兰，移民患者（尤其是来自土耳其和摩洛哥的患者）的看诊时间可能会短得多，患者和医生之间的权利差距更大。还有研究表明，医生会投入更多精力来理解移民患者，同时他们对荷兰患者表现出更多的关怀和同情（Meeuwesen et al., 2006）。沟通问题可能导致医生难以做出正确的诊断（e.g. Okelo et al., 2007），并且会误解患者看诊中提供的信息（e.g. Jones et al., 2007）。这些沟通错误的可能性会进一步增加，因为许多健康专业人员高估了这些患者的语言理解水平（Kelly & Haidet, 2007）。当患者与临床医生说的语言不同时，由其他人翻译可能并不总是能够提供帮助，而且可能会产生问题，特别是当"乐于助人"的朋友正在翻译、修饰和改变所说内容的时候（Turner & Madi, 2019）。与文化相关的困难甚至可能因健康专业人员对患者期望如何治疗的不准确预期而加剧。例如，法格里等人（Fagerli et al., 2007）发现，挪威健康专业人员的样本认为巴基斯坦出生的患者更喜欢专制的健康工作者风格，事实上，这些患者更喜欢被同情和被关怀。这种差异导致了患者和专业人员之间信任的缺乏。

三、使用正确的语言

一个可能影响患者在看诊中的理解程度的明显因素，是在看诊中所使用的语言。技术的或医疗的语言如果没有得到恰当的解释，可能会令人困惑。即使是相对简单的技术语言也会令人困惑。例如，杜瓦、瓦西里欧和范（Dua、Vassiliou, & Fan, 2013）发现，60%的患者认为骨裂是骨头上的裂缝，比骨折严重（其实不是）。在一项关于患者对描述"肿块"的词语理解的研究中，查达和瑞帕诺斯（Chadha & Repanos, 2006）发现，大多数患者不知道"肉瘤"和"脂肪瘤"等词语的含义。虽然这种混淆可能是意料之中的，但19%的患者认为"良性"肿块是恶性癌症，这是一个严重的误解。毫不奇怪，使用专业术语可能会导致患者严重的焦虑。最后，阿布拉姆斯基和弗莱彻（Abramsky & Fletcher, 2002）发现，在基因筛查的背景下，罕见、异常、综合征、紊乱、异常和高风险等词语尤其令患者担忧。他们还发现，将患某种疾病的风险表达为

"1/X"时，比将相同的信息表达为百分比时更令人担忧。这些微妙的语言使用表明，健康护理专业人员在与患者交谈时需要非常谨慎。

四、患者因素

患者因素也可能会影响看诊。在访谈过程中高度焦虑或痛苦、对所讨论的信息不熟悉、未能积极参与访谈，以及没有考虑到看诊中要讨论的问题，可能会使患者的参与程度降至最低。患者可能没有想清楚他们想要什么信息，或者在看诊结束后才意识到他们本可以问什么。也许出于这些原因，受过良好教育的人，特别是那些"健康知识"较高的人（Heuse et al.，2019），往往比教育水平和卫生素养较低的人能获得更多信息，看诊时间也更长。意料之中的是，其他因素可能会增加患者引发的沟通，包括对症状的高度关注和对所看诊的临床医生的熟悉程度（Fenton et al.，2019）。更广泛的因素，如高水平的生活质量满意度，以及包括外向型在内的性格特征，也被发现可以预测患者的参与程度（e.g. Geesink et al.，2018）。

第三节 改善沟通

有两种常用的方法可以促进患者与护理专业人员之间的沟通：（1）培训专业人员所需的技能，（2）在协商咨询和决策过程中支持患者。"耐心的指导"是实现第二个目标的一个简单方法。

一、耐心的指导

指导包括让病人做好与卫生专业人员接触的准备。这可能包括鼓励甚至训练他们准备问题，使用他们想要得到哪些答案的"提示表"。这种方法的一个例子可以在英国国民保健服务网站上见到（www.nhs.uk/using-the-nhs/nhs-services/gps/what-to-ask-your-doctor），它提供了一个详细的问题清单，列出了在诊断和治疗的不同阶段可能要问的问题和要考虑的问题。包括：

- 检查，如血液检查或扫描
  - 检查的目的是什么？
  - 我如何以及什么时候能得到结果？
  - 如果我没有得到结果，我该联系谁？

- 治疗
    - 有其他方法可以治疗我的病情吗？
    - 你有什么建议吗？
    - 有副作用或风险吗？如果有，它们是什么？
    - 我需要治疗多久？
    - 我怎么知道治疗是否有效？
    - 这种治疗方法效果怎么样？
    - 如果我不接受治疗会怎么样？
    - 我能做些什么来帮助自己吗？
- 接下来是什么
    - 接下来会发生什么？
    - 我还需要回来见你吗？如果需要，是什么时候？
    - 如果情况恶化，我该联系谁？
    - 你有书面资料吗？
    - 我可以去哪里了解更多的信息？

高级技巧

- 在你看诊之前
    - 写下对你最重要的两三个问题。
    - 列出或带上你所有的药物和药片——包括维生素和补品。
    - 写下你症状的细节，包括症状开始的时间，以及是什么使症状好转或恶化。
    - 如果你愿意，可以叫一个朋友或家人陪你一起去。
- 在你看诊的时候
    - 如果你不懂，不要害怕去问。例如，"你能再说一遍吗？我还是不明白。"
    - 如果你不认识任何单词，请医生把它们写下来并解释清楚。
    - 把问题写下来，或者让家人或朋友做笔记。
- 在你结束看诊之前

    检查：
    - 你的清单覆盖了所有内容。
    - 你全都理解了，比如："我能不能确认一下我是否理解了你说的话？"
    - 你知道接下来会发生什么——以及什么时候发生，把它写下来。

询问：
  ○ 如果你还有任何问题或疑问，应该联系谁？
  ○ 关于支持团体以及去哪里获得可靠的信息？
  ○ 关于你的病情的复印件，你有权看到这些。
- 看诊之后，不要忘记以下几点
  ○ 写下你们讨论的内容以及接下来发生的事情，做好笔记。
  ○ 预定任何你能做的检查，并把日期记在日记里。

询问：
  ○ 如果我没有收到预约信息怎么办？
  ○ 能给我一些检查结果吗？如果你没有得到期望的结果，那就主动要求。问问结果意味着什么。

总的来说，有证据表明这种方法可以促进适当的信息提供并提高患者的满意度（Liquurish et al., 2019）。例如，阿蒙森（Amundsen, 2018）等人发现，在癌症诊所中，提供及时的清单会增加有关预后、疾病和治疗质量的问题数量。在一项类似的食管癌患者研究中，思迈特斯（Smets, 2012）等人也发现，在使用提示的情况下，患者提出的问题明显更多（平均12个，在没有提示的情况下为8个），尽管他们的访谈时间没有差异，而且两种情况下患者对咨询的满意度相同。从长远来看，改善信息提供也有助于减轻患者的焦虑（Brandes et al., 2015），大概是因为解决了一些本来没有解决的问题。

尽管有积极的证据，但这种方法并不能提供一种绝对可靠的加强沟通的手段，这仍然可能受到其他因素的显著影响。例如，弗若斯特等人（Frost, 2019）发现，即使是改善沟通的简单尝试也会受到患者和临床医生沟通偏好的严重影响。例如，在一个患者与咨询师就糖尿病问题进行门诊预约的样本中，他们发现，当患者和咨询师都喜欢咨询师主导或患者主导的看诊时，一项旨在增加清单使用的干预措施促进了沟通和决策。然而，在没有达成共识的时候，就没有任何好处。

二、"提高"医疗从业人员的技能

帮助患者在看诊中更加积极地应对，涉及对医疗护理从业人员的培训，以支持在看诊中加强沟通和互动。这可能并不容易。

从积极的方面来看，诺奥德曼（Noordman, 2019）等人发现，在为期三天的培训项目结束后，包括以患者为中心的沟通和同理心的基础知识教育、与演员进行练习、然后对这些视频进行回顾和反思，健康从业人员在看诊期间电脑的使用明显减少，同理心显著增加。科克伦（Cochrane）对 17 项评估健康护理专业人员与癌症患者合作培训项目结果的试验进行了更谨慎的回顾（Moore et al.，2018），发现有证据表明，测量出的开放式问题和同理心表现频率都有所提高，并且只提供"事实"的临床医生越来越少。然而，在引起患者关注和提供适当信息、澄清和/或总结信息以及协商等措施方面没有取得进展。此外，尽管有一些关于不同沟通方式的刻板印象，但在参加该课程的护士和医生之间没有发现差异。可惜的是，患者的满意度和对参与者沟通技巧的看法也没有提高。

三、透露坏消息

一种特殊类型的看诊，其必要的技能受到了特别的关注，这就是所谓的"坏消息"会谈。顾名思义，这些互动通常是指患者和/或他们的伴侣被告知患有严重疾病或可能死于疾病。显然，这样的面谈对患者和医疗专业人员都是有压力的。从以往情况看，病人经常被隐瞒了关于死亡可能性的信息——尽管他们的亲属经常被告知，给这些人带来了巨大的信息负担。然而，这不再被认为是道德的——病人现在被认为有权利获知自己的预断病情。

有一致的证据表明，提供坏消息的方式会影响患者的健康（P. Schofield et al.，2003）。不幸的是，几乎没有关于这样做的最佳方法的证据，大多数指导是基于良好沟通的观点和基本原则，而不是经验数据。该方法最著名的过程模型之一是贝尔（Baile，2000）等人的六阶段 SPIKES 模型。

■ **步骤 1：S（安排看诊）**

包括在心里预演看诊如何进行的计划，并以适当的方式设置实际环境。
- 安排私人空间。最好是一个私人房间，一个没有人能偷听或闯入会谈的地方。
- 让重要的人参与进来。大多数患者在这个时候都希望有人陪着他们，无论是朋友还是家人。这应该是他们的权利。
- 坐下。坐下来让患者放松，这表明你不着急。避免和患者之间产生障碍。
- 与患者建立联系。适当的眼神交流、触摸及握住手臂或手可以增强这种感觉。
- 处理好时间限制和干扰。如果你有时间限制，请告知患者。

■ **步骤 2：P（评估患者的知觉）**

使用开放式的问题，比如"到目前为止，关于你的健康状况，你被告知了什么"，以了解患者如何看待自己的医疗状况、情况如何、是否严重。它还可以让临床医生确定患者是否否认自己的病情或对治疗有不切实际的期望。

■ **步骤 3：I（获得患者的邀请）**

这一阶段的目标是确定患者想要了解诊断的程度。他们可能会被问这样的问题："关于你的检查结果，你想知道多少信息？""你愿意告诉我所有的信息，还是只看一下治疗方案？"如果患者不想知道病情或预后的细节，临床医生可以回答他们关于未来的任何问题，或者与其亲戚或朋友交谈。

■ **步骤 4：K（向患者提供知识和信息）**

这是"坏消息"传出的阶段。一些口头警告的信息可能会减轻患者经历的震惊："我很抱歉，但我有一些坏消息要告诉你……"信息应该用非技术语言（如"你的癌症已经扩散了"而不是"你的癌症已经转移了"），避免使用诸如"你的癌症很严重，除非你立即接受治疗，否则你会死"之类的话语。信息应该以小块的形式提供，并定期检查患者是否理解所提供的信息。最后，应该避免使用"我们已经无能为力了"这样的话。有些表达与患者可能的治疗目标不一致，例如良好的疼痛控制和症状缓解。

■ **步骤 5：E（用共情反应处理患者的情绪）**

对患者的情绪做出反应可能是突发坏消息时最困难的挑战。患者的情绪反应可能从沉默到怀疑、哭泣、否认或愤怒。临床医生可以使用共情反应来提供支持，这本身就包括一系列的过程：

- 观察患者是否有情绪。
- 跟踪并识别患者经历的情绪。如果他们看起来悲伤但沉默，临床医生应该使用开放式问题来了解他们的想法或感受。
- 应该找出产生这种情绪的原因。很容易认为这是由于坏消息引起的，但可能不清楚哪个问题值得关注。
- 在给患者一段时间来表达自己的感受后，临床医生应该通过共情反馈来回应他们的痛苦："我能理解检查结果不是你所希望的。"临床医生也可以靠近病人，通过触摸他们的手臂或手等方式给他们一些身体上的安慰。
- 任何进一步的医疗对话都需要暂停，直到患者能够重新参与。这可能需要一些时间，在此期间，临床医生可能会提供更多的共情反应（"我也希望这个消息是更好的"），并以一种共情和非技术的方式回应患者提出的问题。

> **你怎么看？**
>
> 许多医生认为，不告诉患者他们将死亡是一种仁慈，这种信念也使他们不需要经历这个痛苦的过程。事实上，这种做法非常普遍，一种三分法则经常被引用就与这种情况有关。也就是说，三分之二的患者希望知道他们的预后，而三分之二的医生不想告诉他们。现在，知道自己即将死亡是患者的权利，告诉亲属而不告诉患者的做法不再被接受（尽管上面概述的SPIKES协议允许这样做）。
>
> 当患者得到这样的信息时，他们可能会感到不安，甚至心烦意乱。然而，对不良预后的了解可以让他们为死亡做准备：从确保支付账单等最简单的事项，到处理关系问题以及生活中更关乎生存的方面。当死亡不是立即发生时，患者可能会准备他们希望在死前实现的人生目标，等等。所以，有积极的和消极的问题要考虑。收益是否大于成本？也许这个决定只能在个体基础上做出。但依据是什么呢？或者应该告诉所有患者他们的实情？

■ 步骤6：S（策略和总结）

有一个明确的治疗计划可以减少焦虑和不确定性，但应该在患者准备好解决这些问题后再讨论。在可能的情况下，应采取共同决策的方法，使患者感觉参与到治疗中，并理解临床医生认为他们的愿望是重要的。和以前一样，在讨论继续进行时，检查患者对问题的理解是很重要的，以确保他们不会对任何治疗计划的可能结果变得不恰当的乐观（或悲观）。

当遵循这些或类似的指导方针时，患者似乎会受益。例如，M. 斯科菲尔德等人（M. Schofield et al.，2003）要求患者回忆一次坏消息访谈（bad news interview）[1]，在看诊时他们收到了"危及生命"的黑素瘤（melanoma）[2]的信息。他们被问及诊断是如何得到的，他们是否得到了关于诊断、治疗方案和预后的尽可能多的信息，以及看诊是如何进行的。在诊断4个月和13个月后，他们接受了反应与焦虑和抑郁水平之间关系的检查。与低水平焦虑相关的因素包括健康专业人员为患者的诊断做准备，提供尽可能多的信息，提供书面信息，谈论患者的感受，安慰，以及诊断时其他（支持）人员的存在。与低抑郁水平相关的做法包括鼓励患者参与治疗相关的决定，讨论诊断的严重程度以及它如何影响生活的其他方面。

---

[1] 坏消息访谈（bad news interview）：健康专业人员（通常是医生）和患者之间的对话，患者被告知"坏消息"，通常是他们的预后极其不良，也许会死去。
[2] 黑素瘤（melanoma）：一种皮肤癌。通常始于痣，若不早期治疗，预后较差。

在确定了"最佳实践"之后,许多研究考察了医生在传达坏消息时的实际表现。法伯等人(Farber et al., 2002)发现,超过一半的初级医生报告说,他们总是或经常执行11种情感支持策略中的10种(例如询问患者的困扰、恐惧和担忧),并进行9种环境支持中的6种(例如确保患者有支持人员在场)。同样,查达和瑞帕诺斯(Chadha & Repanos, 2006)发现,他们的外科医生样本中有64%的人对宣布坏消息的能力有信心(与此相对比的是,91%的人对获得手术同意有信心,40%的人对讨论"不复苏"的判定有信心)。

这些乐观的自我评价可能与福德等人(Ford et al., 1996)的发现形成了对比,福德等人使用看诊的录音带来分析癌症专家对患者的坏消息访谈,发现大部分时间都花在提供生物医学信息上,相对较少强调共情反应或承认痛苦。此外,医生对交谈施加了明显的控制,远离了指导方针所指出的以患者为主导的最佳访谈。同一群体的另一项观察性研究(Fallowfield et al., 1990)发现,在被诊断为乳腺癌的女性中,外科医生没有发现70%的病例存在情绪困扰。这些数字可能不会随着时间的推移而改善。事实上,正如阿蒂恩扎-卡拉斯科等人(Atienza-Carrasco et al., 2018)所指出的那样,"由于工作量过大及……技术的作用,医疗保健的质量已经恶化"。他们对医生、助产士和护士的话语进行了定性研究,发现在"坏消息访谈"中,沟通的基本原则存在显著差异,包括低同理心和非评判性的倾听。同样,赛法特等人(Seifart et al., 2014)发现,在他们的研究中,只有不到一半的患者对使用SPIKES协议传递坏消息的方式表示完全满意。当然,这可能部分归因于执行协议时的偏差(我们已经看到许多沟通方法很少被完全遵守)。尽管如此,患者表示,可以通过额外的检查来确保他们对问题的理解,并允许他们随时提出问题,从而加强这一过程。

有趣的是,患者对坏消息的反应甚至更喜欢听到坏消息的方式可能也存在一定的个体差异。藤森、明智和内富(Fujimori, Akechi, & Uchitomi, 2017)发现,年轻患者、女性和那些对提供消息的临床医生有强烈信心的患者,比受教育程度较低、对临床医生缺乏信心的老年男性患者更关心如何处理问题。

护理专业人员显然有可能从与临终咨询有关的沟通技能专业培训中受益。尽管事实证明,将技能应用到现实生活中也是有困难的,但他们确实有可能从中受益。例如,柯蒂斯等人(Curtis et al., 2014)在一项研究中探索了这个问题,该研究涉及近400名参与临终患者护理的健康专业人员(初级医生和执业护士)。他们被分配到一个以技能为基础的培训项目,旨在加强他们与患者的互动,或"常规教育"。前者包括由一名资深医生和护士主持的四到八小时的课程。每节课都包括一个简短的教学概述和一个演示角色扮演，使用模拟的技能练习（模拟患者、家庭或临床医生），以及反思性的讨论。每个人都谈到了一个特定的话题，包括建立融洽关系、宣布坏消息、医患冲突、召开家庭会议、谈论死亡。该方案显然是彻底和集中的。不幸的是，在一项由近2000名患者及其家属完成的"沟通质量"测量中，控制组和以技能为基础的实验组之间没有发现差异。虽然在课程模拟互动过程中，技能有了明显的提高，但现实生活中的障碍，如时间要求、利益冲突等，阻碍了技能向现实生活中的患者进行咨询时的应用。

在结束本节之前，应该承认坏消息访谈对健康专业人员和患者都是有压力的（见图10.1）。根据梅塞罗蒂（Messerotti，2020）的说法，56%的医生认为公布预后不良的消息是他们承担的最困难的任务，37%的医生认为他们压力很大。随着时间的推移，反复参与坏消息访谈可能会对参与者造成严重的伤害，并导致所谓的倦怠状态。

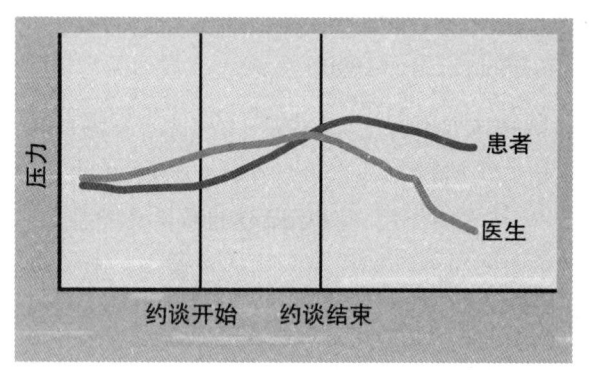

图10.1　健康护理专业人员和患者在坏消息访谈中所经历的压力时间表
资料来源：改编自 Ptacek 和 Eberhardt（1996）。

第四节　看诊之后

看诊的一个主要目标是让健康护理专业人员和患者接受并提供与医疗决策和治疗相关的信息。本章的下一节将考虑这一过程的两个结果：一个涉及健康护理专业人员，一个涉及患者。

一、医疗决策

健康护理决策不会发生在中立的环境中——也许会受到多种因素的影响。它们可能会受到卫生保健专业人员对病人、专业同行的期望，以及在短时间内做出决定的巨大压力的影响——往往没有充分了解做出明智决定所需的全部信息。医生自己有关健康护理性质的看法可能也会影响他们的决策。例如，一些医生可能只愿意治疗积极地致力于自身健康的患者。这样的医生也许会拒绝向不愿意戒烟的患者提供与吸烟有关疾病的昂贵的祛病疗法。其他偏见可能不那么有意识，或者可能是由与健康无关的问题引起的。例如，米切尔（Mitchell，2000）发现，在对人口统计学因素、其他重大疾病的出现以及支付能力进行了控制之后，患有暂时性脑缺血（transient ischaemic attacks）[①]的非洲裔美国人相比白人患者极少可能获得专门的诊断检查或去看专科医生（有关这一问题的扩展讨论亦见第二章）。性别差异可能也会影响人们在医院得到的护理。护士更有可能偏爱男性。例如，在急诊科接受阿片类药物治疗急性肾绞痛的男性比例高于女性（Naamany et al.，2019），而在患心肌梗死后（见第八章：英国心脏基金会，2010），男性可能比女性更多地接受心脏康复计划（见第十七章）。

医疗决策的一个关键领域涉及在患者在场的情况下诊断疾病。埃尔斯坦和施瓦茨（Elstein & Schwarz，2002）确定了医生实现这一目标的几种方法。

- 假设检验（hypothesis testing）：所谓的"金星"级别的决策。这包括建立和检验关于诊断性质假设的逻辑顺序。假设被建立、检验，当它们失败时，会被进一步的假设取代，直到最终的"正确"假设被建立。
- 模式识别（pattern recognition）：将症状模式与疾病原型进行比较。这可能是一种简单诊断的好方法，而假设检验方法则被用于更复杂的决策。
- 意见修正或"探索与偏差"（opinion revision or "heuristics and biases"）：这可能是最不可靠的诊断方法，涉及基于经验规则或启发式规则的部分证据做出决定。

很显然，大多数由医生做出的诊断是正确的。然而，他们的决策也有可能出错，特别是在使用第三种方法时。这在无最佳信息的情况下需要迅速做出医疗决策的情境中有时是不可避免的。此类情境也许会促使医生使用诊断捷径。但这些捷径的使用也可能会发生在其他要求不那么高的情境中。最常用的启发式通常被称为"经验法则"（Marewski & Gigerenzer，2012），也就是说，它们有助于在最小信息的基础上快速决策。它们允许医生和其他健康专业人员在不确定的情况下做出决定，但可能会导致错误，因为它们基于与特定情况可能相关也可能不相关的假设，更重要的是，它们可能会阻止临床医生进一步调查以获得相关信息。在这一过程的定性研究中，安德烈等人（André et al.，2002）要求一些家庭医生描述他们的一些决策过程。一位医生说，她已经习惯了40岁男性因胸痛被诊断为心肌梗死（第八章），所以不再进行其他诊断（这

[①] 暂时性脑缺血（transient ischaemic attacks）：流向大脑的血液的短时减少，导致包括短期性意识模糊、虚弱和其他轻微的神经症状在内的症状。

是推荐的做法）。另一名医生表示，如果他认为某种疾病是由心理因素引起的，"我会马上尝试把这种想法联系起来。在谈到可能是情绪问题之前，我不会先说身体检查……"——这是一个可能会错过发现身体疾病的过程。

使用启发式的一个关键问题是，它们限制了对全部诊断可能性的思考，并且可能受到许多因素的误导（O'Sullivan & Schofield, 2018），这些因素包括：

- 可获得性（availability）：受到媒体广泛关注的疾病往往被认为比实际更常见，甚至医生也会有这样的看法。同样，同行最近的诊断可能会增加回忆和错误考虑的可能性。
- 确认偏差（confirmation bias）：医生倾向于解释（并可能寻求）诊断时获得的信息，以符合他们先入为主的诊断，而不是相反。
- 不同诊断的潜在"报偿"（potential "pay off" of differing diagnoses）：如果情况不明确，指定的诊断可能是对个人来说成本最低、收益最大的诊断。例如，当医生看到一个年幼的孩子抱怨没有明显原因的腹痛时，可能会诊断为阑尾炎并进行阑尾切除术，因为成功治疗阑尾炎可能会被认为超过了不必要手术的风险。
- 诊断动力/锚定效应（diagnostic momentum/anchoring effect）：在不考虑现有信息的情况下，继续先前临床医生制定的临床行动方案，并在必要时改变计划。

改善决策的一种方法涉及使用计算机程序支持医生做出决策。拉姆马拉扬等人（Rammarayan et al., 2006）评估了一个基于网络的项目。这包括一个"诊断提醒系统"，提供快速的建议和免费的文本数据输入，如果参与者不确定诊断结果，他们可以访问这个系统。为了评估其影响，使用该系统诊断急性疾病儿童的实习医生记录了他们在没有该系统的情况下做出的初步诊断，然后是（当他们觉得有必要时）使用该系统后做出的诊断，最后将这些诊断与儿童出院前的诊断进行比较。在使用该系统之前，45%的诊断被认为是"不安全的"；在使用该系统后，这一数字下降到了33%。然而，要发挥作用，这些程序必须对用户足够友好。否则，它们就会迅速陷入滥用，临床医生会退回到使用熟悉的启发式（Marewski & Gigerenzer, 2012）。总的来说，尽管结果可能不一致，但类似的计算机决策支持程序似乎是有益的。例如，博舍曼等人（Beauchemin et al., 2019）在对癌症辅助决策的综述中发现，在9项检查治疗病情是否改善的研究中，有5项发现了显著改善的证据。在6项测量患者预后的研究中，有4项显示出类似程度的改善。意料之中的是，如果计算机的支持默认是自动提供的，而不是"按需"访问，那么它更有可能被使用，也更有可能有益。然而，要求用户对系统给出的建议做出回应，对系统的使用几乎没有什么影响（Van der Velde, 2018）。

二、依从、坚持和一致

患者是否真的遵循推荐的医疗方案是所有医疗干预成功的一个决定因素，无论是服用药片还是进行更复杂的行为改变。最初，对这一问题的研究集中在所谓的治疗依从性（compliance）方面，这意味着在医生或健康专业人员主导的过程中，期望患者遵守给予他们的任何指示。几年后，更专业的术语"坚持"（adherence）被引入，这意味着患者更多地参与决策过程，尽管患者如何实现独立性的提高并不总是很清楚。

最近，"一致"（concordance）这个词的出现反映了这一进程的进一步发展。在这里，护理人员和患者就治疗方案共同达成确定的协议。这种联合决策要求患者充分了解和遵循特定治疗方案的收益和成本（包括副作用、治疗收益等）。健康专业人员和患者之间的充分协调可以增加患者遵循治疗计划的可能性。当然，患者可能会因为其他一些原因改变他们的决定或不遵循商定的治疗方案。

焦点
人多误事

除了看诊之外，还有许多因素可能会影响决策。克里斯滕森（Christensen，2000）等人检查了涉及初级医生和医学院学生组成的小团队的群体诊断决策的效果。给予诊断小组的信息受到操控，方法是要求医生们分别观看由演员扮演的患者拍摄的视频，向小组中所有的人都提供相同的信息，而一些信息是专门提供给每个观看者的，其中的一位观看者被给予了对做出正确诊断至关重要的信息。

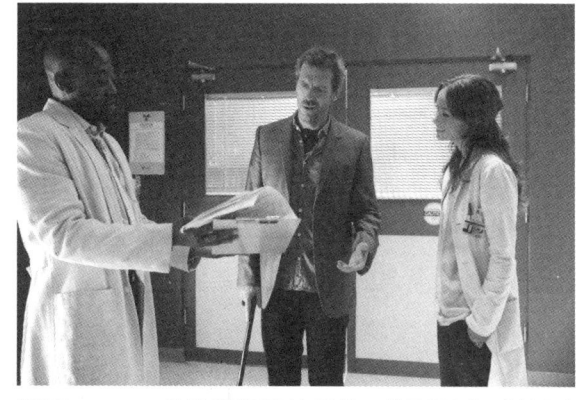

插图 10.2　一些决策语境比另外一些更困难。共同决策，特别是由一位强势的看诊医生领衔的共同决策，也许并非总是正确的。
资料来源：Archives du Te Art/photo 12/Alamy stock photo.

研究的结果十分有趣：一旦聚集到了一起，小组便会讨论大家都涉及的普通信息，而不是讨论每个小组成员所持有的独特信息。结果，他们实际上比提供相同信息的控制组个别医生犯了更多的诊断错误。这些数据特别适用于做出疑难诊断，这些诊断可能涉及几位医生从各种不同会诊收集的信息进行讨论，或者涉及一些医学专科（特别是涉及精神健康的专科），其中许多来源的信息可能被用来做出诊断。

三、服用药物

在许多慢性病中，遵循最佳医疗方案的人的比例可能很低。据估计，平均而言，在规定的药物治疗中，只有一半人服用了足够的药物以获得治疗效果，这导致了约10%的人需要住院治疗（Schlenk et al., 2004）。克拉默（Cramer, 2004）报告说，在更特殊的疾病中，有36%至93%的2型糖尿病患者在6至24个月内遵循口服降糖药（oral hypoglycaemic agents）[①]的推荐方案。30%至50%的人被认为没有服用所有的抗高血压药物，这使他们死于中风的风险比那些坚持服药的人高出近6倍（Herttua et al., 2013）。克里格斯曼等人（Krigsman et al., 2007）报告说，他们的样本中42%的人哮喘药物使用不足，23%的人过度使用。最后，伯纳尔等人（Bernal et al., 2006）报告称，43%的炎症性肠病患者承认自己没有用药，20%的患者承认自己用药。

考虑到服用药物的重要性，可能有人想知道为什么人们没有这样做。一个简单的解释是，许多人忘记了服药，或者发现他们的治疗方案太复杂而无法有效应对。这尤其适用于复杂的医疗方案或者有记忆问题的人，尽管也发现了一系列其他因素，可以预测药物的最佳使用（e.g. Kleinsinger, 2018），它们是：

- 社会因素（social factors）：包括教育水平低、失业、吸毒、社会支持水平低。
- 心理因素（psychological factors）：包括高度的焦虑和抑郁、使用如否认之类的情绪焦点型应对策略、认为持续服用一种药物会降低它的效果，于是暂时停止以阻止长期服药所造成的"伤害"。
- 治疗因素（treatment factors）：包括误解相关的治疗、治疗方法过于复杂、产生的副作用多、服药效果不明显、患者与健康护理提供者之间的关系不良、健康专业人员与患者之间的交流不畅。

另一类可能影响遵守医疗方案的环境因素是家庭系统，在儿童身上尤其如此。虽然父母对疾病的信念是儿童坚持服药的重要决定因素（Drotar & Bonner, 2009），但较少的疾病特异性家庭问题也被认为是重要的。例如，道森（Dawson, 2019）指出，在家庭成员之间合作和沟通水平较低的僵化家庭中，儿童对药物的依从性可能较低。梅林斯等人（Mellins et al., 2004）从另一个角度发现，儿童不坚持服药与照顾者压力高、亲子沟通差、照顾者的生活质量和照顾者的认知功能显著相关。与年轻人相比，老年人似乎更不坚持推荐的治疗方案。然而，这可能并不一定反映他们对药物的态度，因为认知障碍、抑郁和药物治疗方案的复杂性等因素都可能影响依从性（e.g. Smith et al.,

---

① 口服降糖药（oral hypoglycaemic agents）：各种能降低循环血液中葡萄糖含量的药物。

2017; Hennein et al., 2018)。

关于药物依从性的一个更理论化的观点是基于疾病表征模型的扩展（Horne & Weinman, 1999）（第九章）。其模型确定了两套认知的作用，第一套涉及疾病认知，包括对疾病性质、严重程度、原因、时间范围、可能的预后和"可治疗性"的理解。轻微的、短期的、可能自行缓解的疾病，与被认为是长期的、可能从治疗中受益的疾病相比，可能会导致患者较少使用积极治疗。这一观点的第二个论据涉及对服用任何药物的成本和收益的评估。其中包括对治愈病症的可能性以及它有可能带来的"成本"的考虑。这里的成本包括但不仅限于对药物副作用的考虑。这里"收益"的总和包括"健康威胁"和"治疗必要性"的衡量。例如米切蒂等人（Michetti et al., 2017）研究了一组患有严重免疫/炎症疾病的个体的治疗信念，发现疾病威胁（可能永远持续和疾病担忧）和治疗益处（治疗必要性，治疗帮助）是坚持治疗的关键，通常比临床参数更重要。

将这种方法应用于高血压等疾病，可以解释为什么抗高血压药物的依从性如此之低。许多人认为高血压是一种短期疾病，它没有任何症状，所以病人在大部分时间里并不清楚它是否存在。因此，吃这类药的人可能不认为有必要长期服用。再加上与此类药物相关的多种副作用，如眩晕或轻度头疼、口干、便秘、嗜睡、头痛、阳萎，结果是这样的情景：患者为了一种他们没有意识到的病症服用药物，未见明显的好处，却由此带来了一些令人不适的副作用。难怪这些药物的依从性如此之低。

有趣的是，霍恩模型并非在所有情况下都成立。当病情严重时，一些患者实际上可能接受带来高水平副作用的治疗（Leventhal et al., 1986），因为缺乏副作用可能意味着所使用的药物不足以有效地治愈他们的疾病。其他因素可能因个体情况而异。例如，甘博等人（Gamble et al., 2007）发现，对哮喘药物的坚持在很大程度上受到对体重增加、焦虑、易怒和抑郁等副作用的恐惧的影响。然而，参与者也描述了"不做自己"的感觉和性格变化，导致他们在服药时失去了人际关系中的角色。克雷奇、欧乌苏·达库和丹奎（Kretchy, Owusu–Daaku, & Danquah, 2013）发现信仰与依从性有关，而加拉尔等人（Jalal et al., 2019）发现，穆斯林患者相信疾病是上帝的意志，也预示着较差的依从性。同样，金和阿查里亚（Jin & Acharya, 2016）发现，生活在美国的华裔对阴阳的信仰决定了他们的坚持。

四、不仅仅是药物

许多医疗干预需要比服药更显著的行为改变，而我们现在转向这些方面。衡量行为改变项目的遵守情况可能很困难。众所周知，精确测量日常饮食、吸烟或运动水平是非常困难的。然而，有一种衡量依从性的方法相对简单，易于准确测量：患者是否去诊所或参加其他预约。在这方面，情况并不乐观。例如，沃尔夫等人（Wolff et al., 2019）对两年内近 6000 名慢性疾病患者的门诊就诊情况进行了回顾，发现 35% 的患者未能参加与他们的护理相关的预约，要求更高的课程的出勤率通常也较低。在第十七章中提到的乔利等人（Jolly et al., 2007）的心脏康复计划中，只有 56% 的患者参加了 21 次中的 5 次。同样，高森林等人（Højskov et al., 2019）发现，尽管 69% 的心脏康复患者在住院期间参加了运动训练计划，但只有 47% 的患者在出院后继续参与运动训练。

吸烟是最难改变的行为之一，原因有很多，包括它的成瘾性，以及吸烟与压力和社交场合等各种环境之间建立的强烈联结。因此，毫不奇怪，坚持医疗建议的人往往很少。在没有明显疾病的患者中，在被建议戒烟并提供传单后，戒烟率为 3% 至 12%（Unrod et al., 2007）。生病的经历可能不会显著提高戒烟率。例如，施吕特等人（Schlyter et al., 2016）发现，心肌梗死患者样本中有 46% 的人在事件发生时正在吸烟。在两年的随访中，44% 的人仍在吸烟。

在患者和非患者人群中，运动水平的变化也可能是适度的，并随着时间的推移而减少。李尔等人（Lear et al., 2003）报告称，在进行标准心脏康复计划（见第十七章）给出推荐的运动水平一年后，很少有心脏病患者在休闲时间运动或者跑步机的表现指标上取得变化。同样，贝内特、格拉斯茨恩斯卡和马克（Bennett, Gruszczynska, & Marke, 2015）发现，在心肌梗死后的 6 个月里，运动水平的唯一变化是那些已经进行了相当高水平运动的人，他们的健康优势可能微乎其微。其他所有患者均无此变化。多兰斯基等人（Dolansky et al., 2010）报告说，在一个更广泛的项目中，包括每月锻炼提示，提供心率监测器和锻炼日记，在参加心脏康复项目一年后，心脏病患者样本中只有不到 37% 的人坚持每周锻炼三次。对于久坐不动的人来说，有计划锻炼的出勤率也可能较低。威廉姆斯等人（Williams et al., 2007）回顾了家庭医生为久坐不动但身体健康的人开出参加集体锻炼计划的处方的结果，报告称，在开始锻炼的人中，只有 12% 至 42% 的人完成了 10 至 12 周的锻炼计划。

遵守推荐饮食建议的人也不多。例如，恩吉特·詹森等人（Enget Jensen et al., 2018）发现，在挪威的普通人群中，只有四分之一的女性遵守健康食品指南。在饮食和液体摄入受限的人群中，如肾病患者，依从性水平明显相似。彼伦卓库玛、拉玛摩尔斯和哈里达斯恩（Beerendrakumar, Ramamoorthy, & Haridasan, 2018）发现，89% 的样本偏离了推荐的饮食（20% 是轻度偏离，69% 为中度偏离）。公平地说，肾病患者的饮食要求尤其具有挑战性，不坚持治疗对预后的影响也很大。

如果需要，实现和保持饮食变化也不容易，无论是在患者群体中还是在那些没有明显疾病的群体中都是如此。莱斯利等人（Leslie et al., 2004）发现，参加饮食咨询计划的心脏病患者中有65%的人达到了每天吃5份水果和蔬菜的目标。对照组中只有31%的人实现了这一目标。然而，在一年的随访期间，干预组健康饮食的比例也下降了，此时与对照组没有差异。鲁兹尹斯卡和切斯拉克（Luszczynska & Cieslak, 2009）在心脏病患者中发现了更低的坚持水平，康复后，只有20%的人遵循推荐的水果和蔬菜摄入量指南，在一年的随访中，这一数字下降到了12%。

对健康成年人的长期干预也显示，随着时间的推移，依从性显著下降。这方面的一个例子可以在阿查里亚等人（Acharya et al., 2009）对健康但超重的个体进行的为期一年的行为减肥计划的详细研究中找到。他们每周记录参加小组会议的超重患者的百分比，监测他们的食物摄入量，制定锻炼计划，并限制脂肪和卡路里的摄入。在设定目标后的第一次会议上，90%的人参加了会议，82%的人坚持自我监督，72%的人锻炼过，只有28%的人保持了减少摄入卡路里和脂肪的要求。在六个月时，分别为50%（出勤率）、45%（自我监控率）、30%（运动和卡路里目标）和20%（脂肪摄入量）。一年后，这些数字下降为50%的出勤率，25%的自我监控率，20%的卡路里目标和锻炼率，以及5%的脂肪摄入量。总的来说，就像坚持服药一样，坚持行为计划远远低于最佳水平，并可能通过提高行为计划的项目受益。

遵守较差或不遵守的原因在不同的行为和背景下差别很大。许多研究从理论的角度评估了不依从性。例如，在治疗腿部溃疡时，对腿部锻炼和抬高的坚持程度低，被发现与疼痛、不适以及患者不清楚可以采取哪些锻炼和预防行为来改善溃疡有关（Van Hecke et al., 2009）。一项对科威特心脏病高风险患者（Serour et al., 2007）的研究揭示了一些有趣的文化方面的特殊原因，导致不坚持生活方式的改变。不坚持低脂饮食的主要预测因素是缺乏动力，难以坚持与其他家庭成员不同的饮食和社交聚会。坚持锻炼的主要障碍是缺乏时间，同时存在疾病和不利的天气条件（应该是热，而不是下雨）。总的来说，影响人们坚持生活方式的因素是传统食物的高脂肪和卡路里含量、压力、快餐的高消耗、社交聚会的高频率、"大量的女佣"和过度使用汽车！

相关性的一个关键问题是动机，或缺乏动机，以及对时间的竞争要求。例如，在运动的背景下，琼斯等人（Jones et al., 2007）对心脏病患者和凯西等人（Casey et al., 2010）对2型糖尿病患者的研究都发现这是不坚持的主要原因。两个研究都发现，其他健康问题的存在也影响了锻炼计划的参与。家庭和社会支持也是重要因素，无论是来自朋友还是专业人员。在饮食方面，鲁兹尹斯卡和切斯拉克（Luszczynska & Cieslak, 2009）发现，心脏病患者的水果和蔬菜摄入量可以由家庭支持的存在来预测，而凯西等人（Casey et al., 2010）研究的 2 型糖尿病患者重视项目工作人员提供了监督、鼓励和问责，当这些措施被取消时，他们经常会降低锻炼水平。从一系列定性研究中，休伯蒂等人（Huberty et al., 2008）发现，在完成结构化锻炼计划后，继续进行体育锻炼的关键因素是参与者的自我价值、动机、活动乐趣、优先事项、身体形象、获得支持的能力以及自我调节技能，如计划和/或应对锻炼障碍等。

从更理论化的角度来看，勒温塔尔的疾病感知模型或者霍恩对该模型的扩展似乎也与规定的行为改变有关。例如，麦金尼斯（MacInnes, 2013）发现，心力衰竭患者自我护理的差异中有 46% 是源于他们的疾病表现和治疗信念。布尔博和巴特利特（Bourbeau & Bartlett, 2008）发现，COPD 患者坚持锻炼以改善肺功能和戒烟是由他们对疾病的看法、对自己控制健康能力的信心以及如果不坚持治疗计划可能会出现的严重后果来预测的。戴利等人（Daly et al., 2009）发现，2 型糖尿病患者在坚持适当的自我控制行为，如服药、饮食计划、定期锻炼和检测血糖（见第八章）的情况下，坚持适当的饮食习惯的关键因素是费用、认为糖尿病是严重问题的信念、已婚，以及与服药和检测血糖相关的更高的自我满意度。抑郁是不坚持的独立预测因素。

在这种情况下，更广泛的理论模型也可能有用。在对心脏病患者坚持锻炼计划的心理因素的回顾中，皮特等人（Petter et al., 2009）发现最一致的预测因素是：对锻炼能力的信心（包括处理锻炼障碍和其他间接问题）、锻炼的意愿、对锻炼的感知控制、对以前体育锻炼益处的信念、感知到的锻炼障碍和行动计划，所有这些都属于第五章和第九章中讨论的自我调节（Leventhal et al., 1992）或健康行动过程模型（Sniehotta, 2009）。

■ 最大限度地坚持服药

个体服用处方药物的机会可以在咨询中通过一些简单的策略来增加。

◎ 实现一致

增加对推荐方案的依从性的一个关键因素是患者和医生都讨论过各种治疗方案，并同意遵循治疗方案。本章前面关于共同决策的讨论概述了看诊中的步骤，这些步骤将提高医生和患者之间的共同决策/一致性。从前面的讨论中，我们还可以发现一些促进这一过程的因素，包括医生以患者可以理解的语言提供相关信息，以及医生以鼓励患者参与决策过程的方式倾听和回应患者。在看诊中采取强烈的生物医学立场，很少考虑给患者可能带来的社会和情感问题的健康专业人员不太可能达到这种和谐一致。NICE 指南（2009a）概述了一些可能影响这一进程的沟通问题。他们的建议包括：

参与决策：

- 让所有患者都有机会参与处方用药的决策。确定患者希望在何种程度上参与决策。
- 与患者讨论为什么他们可能从治疗中受益。清楚地解释疾病或状况以及药物将如何影响这一点。
- 向患者解释治疗的医学目的，并公开讨论所建议药物的利与弊。应该在患者喜欢的层面上讨论。
- 避免对患者的治疗偏好做出假设。与患者交谈，了解他们的喜好，并记下可能表明你需要进一步探索患者观点的任何非语言线索。
- 接受患者可能与医疗专业人员对药物的风险、益处和副作用的平衡有不同的看法。
- 注意，增加患者参与意味着患者可能决定不服用或停止服用药物。接受患者有权利决定不服药，即使你不同意这个决定，只要患者有能力做出明智的决定，并且已经提供了做出这种决定所需的信息。

对医学的信念：

- 要意识到，患者对药物的担忧，以及他们是否认为自己需要药物，会影响他们如何服用以及是否服用处方药物。
- 在开始新疗法之前和审查药物时，询问患者对药物有何了解、猜想和理解。
- 在开药、配药或检查药物时，询问患者是否对药物依赖和不良反应有特别的担忧并予以解决。

在这种合作方式的背景下，一些更具体的干预措施可能会有好处。

◎ **辅助患者决策**

服药依从性低的原因之一被认为是由于对任何治疗的好处和成本缺乏了解。就疾病特征以及服药的好处和坏处而言，缺乏服药动机（见霍恩和温曼的模型）。患者决策辅助工具提供了一种机制，允许患者根据适当的知识做出更明智的选择。他们可以通过小册子、视频或网络工具提供书面或象形信息。重要的是，尽管这些可以改善患者的决策，减少与治疗有关的矛盾心理，但它们并不总能够增加依从性，正如 NICE 指南所指出的那样，信息可以影响决策，但并不总是朝着最佳医疗方向发展。其他因素，比如低效益和高成本的感知，比如副作用，也可能有影响。在对这一问题的综述中，斯泰西等人（Stacey et al., 2017）考察了115项涉及34,444名参与者的研究证据。这种方法的好处并不是最理想的。决策辅助被发现在选择开始心脏药物治疗和不服用不必要的抗生素方面是有益的，而对一系列其他药物的选择没有作用。在选择后的长期依从性测量方面，只有16项研究涉及这个问题。其中，4项研究发现，在开始六个月后使用简单的决策辅助工具有好处，而其他研究没有发现任何好处。

表10.1　在决策中提供有助于讨论乳腺癌的治疗方案的信息示例

常见问题	肿瘤切除和放射治疗	乳房切除术
哪种手术对长期生活最好？	手术选择之间没有区别	手术选择之间没有区别
乳腺癌复发的概率有多大？	在乳房肿瘤切除术后的10年里，每100名女性中有10人会复发乳腺癌	在乳房切除术后的10年里，每100名女性中有5人会在疤痕区域复发乳腺癌
移除了什么？	癌块边缘组织被切除	整个乳房被切除
我需要不止一次的乳房手术吗？	如果乳房肿瘤切除术后癌细胞仍在乳房中就有可能。每100名女性中有5人会出现这种情况	不，除非你选择乳房重构
需要多长时间才能恢复？	大多数女性手术后24小时就可以回家了	大多数女性手术后二至三天就可以回家了
我需要放射治疗吗？	是的，手术后最多六周	不太需要，乳房切除术后放疗不常规
我需要切除淋巴腺吗？	腋窝的部分或全部淋巴腺通常被切除	腋窝的部分或全部淋巴腺通常被切除
我需要化疗吗？	是的，你也可能接受化疗，通常在手术后和放疗前进行	是的，你也可能接受化疗，通常在手术后和放疗前进行
我会脱发吗？	化疗后脱发很常见	化疗后脱发很常见

◎ 使记忆最大化

对咨询中提供信息的记忆往往出奇的差。雷（Ley, 1997）对证据的经验总结表明，四句话里给出的信息中，有75%可能会被保留，而十句话里给出的信息中，只有50%会被保留。一个简单的策略就是以结构化的方式提供信息。根据雷的说法，最重要的信息应该在信息流的早期或后期提供，以最大化其首因效应和近因效应，并应强调其重要性。进一步的策略包括重复和使用具体而不是笼统的陈述。在看诊过程中，可以要求患者重复关键信息，以确保理解并加强记忆巩固。除了这种结构化方法之外，还可以以更永久的形式提供信息。例如，斯蒂芬斯等人（Stephens et al., 2008）向食管癌患者提供了一盘诊断书的录音，这组患者更有可能保留看诊中提供的信息。

许多人会阅读书面形式提供的信息。例如，内森等人（Nathan et al., 2007）发现，70%的患者在服用新药时阅读患者信息传单。当然，书面信息应该考虑到与口头信息相同的问题——需要清晰，没有专业术语，不要太复杂以至于读者无法理解。不幸的是，这一要求总是得不到满足。芙蕾达（Freda，2005）发现，美国儿科学会（American Academy of Pediatrics）制作的74本患者教育手册中，有41本的阅读难度超过了大多数读者的水平。即使是一些创新的方法，比如在文本之外使用图画来帮助识字能力有限的人，也可能没有预期的那么有效。例如，柯娜普等人（Knapp et al.，2005）发现，85%的人能够理解药物宣传单上使用的30%的象形图示。此外，尽管提供了适当的信息，记忆力可能会改善，但这并不一定能改善依从性。探索这一问题的研究发现，即使在接受良好的教育或自行提供信息后，依从性也几乎没有差别（Costa et al.，2015）。任何此类干预最好与其他策略相结合，尽管这些策略可能影响有限。

◎ **长期记忆策略**

也许提高坚持的最简单方法就是确保尽可能减少规定的医疗方案对记忆的要求。例如，纳切加等人（Nachega et al.，2010）注意到，接受HAART方案简化为每天一片的艾滋病毒感染者的依从性和病毒载量指标显著增加（见第八章）。其他方法包括帮助患者选择上下文线索，以帮助他们记得服用药物（与食物或其他日常生活品一起服用），或将药物放在塑料药盒中，药盒的隔层中装满了一周内每次服用的药片。这些通常由老年人使用，也可以由护理专业人员或家庭成员填写。更复杂的程序包括使用邮件、短信或电话发送提醒。阿德勒等人（Adler et al.，2017）回顾了与短信提醒服用药物以降低进一步心血管事件风险有关的研究。影响是显著的，一篇论文（无可否认是最有力的发现）报告说，收到短信比没有收到短信的参与者的依从性高四倍。

更复杂的干预可能会使用多种因素的组合来触发服药的记忆。例如，因赛尔等人（Insel et al.，2016）开发了一种干预措施，旨在增加对一系列药物治疗方案坚持率低于90%的老年人的药物使用。这项研究帮助参与者确定一系列会提醒他们服药的因素，包括在心里演练服药，建立服药程序，识别与服药有关的会触发服药的线索，计划立即采取行动，并使用药物整理器。在干预后的一段时间内，这一相对复杂的程序取得了显著的效果，坚持率从平均57%增加到78%（相比之下，对照组没有变化）。然而，在接下来的五个月里，大部分直接取得的效果都消失了。

研究焦点
智能手机应用程序能提高心脏病手术后的服药依从性吗?

Yu, C., Liu, C., Du, J., Liu, H....Mission-2 Collaborative group (2020). Smartphone-based application to improve medication adherence in patients after surgical coronary revascularization. *American Heart Journal*, 228: 17–26.

这项研究的中国作者指出,在心脏手术冠状动脉搭桥(CABG)后,二级预防(例如,防止疾病进一步发展和手术并发症)很重要,但对所需药物方案的依从性可能很差。因此,他们开始确定使用智能手机应用程序的干预是否有利于提高依从性。

方法

被试

被试来自中国四家服务于不同文化和社会经济地区的医院。如果他们接受了冠状动脉搭桥,年龄在18岁以上,并且在手术后两周内至少开了一种二级预防性口服药物,他们就有资格参加这项研究。此外,他们还需要使用智能手机,并至少能够在智能手机上操作三个应用程序。

结果测量

在基线、三个月和六个月随访时进行测量。主要结果基于依从性:

- 莫里斯基药物依从性量表(Morisky Medication Adherence Scale):一种八项自我报告的依从性测量方法。提供的分数表明有意和无意的坚持(遗忘)。总分小于6分代表依从性低。
- 使用药物的反应记录:根据应用程序对药物提醒的反应(见下文)。

次要测量结果包括:

- 医疗数据(MACCE,主要不良心脑血管事件):死亡率、主要心脏事件、心脏相关问题再住院和中风。
- 健康指标:血压、身体质量指数和吸烟状况。

随机和干预

被试被随机分配到智能手机应用程序干预组或常规护理对照组。智能手机应用程序(称为心脏健康应用程序)是在试用了一些原型并以最大化用户体验和可能的使用方式后开发的,包括四个模块:

(1)药物提醒和一个点击框,表明何时服用所需的药物;

(2)可随时阅读的心脏健康教育内容;

（3）个性化的健康问卷与药物治疗和二级预防目标的链接；

（4）关于最新心脏风险特征的反馈，例如胆固醇水平。

结果

1000例患者（平均年龄57.28[SD, 9.09]岁，85%的男性）参与了为期一年的研究。到随访结束时，987人仍在研究中。在基线处，两种情况在任何指标上都没有显著差异，包括人口统计学、医学指标、吸烟情况或健康指标。

经过3个月随访，分别有5.8%和6.3%（RR = 1.080，95% CI 0.641–1.822。P = .791）对照组和干预组的参与者在服药依从性量表（MMAS）上的得分表明明显不遵守。经过6个月的随访，不依从性水平更高[11.8%和11.7%，但同样，在被试随机分组的条件下没有差异（RR= 1.005，95% CI 0.682–1。480）。P = 1.000]。MMAS的平均分在这个时候也没有差异：平均差0.052，95%的CI从 −0.087到0.191，P = .460。在测量有意和无意不遵守的两个子量表中发现了相同的结果模式。

在所有其他次要测量指标中也发现了类似的缺乏条件差异。也许这种缺乏影响的原因可以在涉及使用率和更多描述性反馈的过程度量中找到。该应用的使用率，特别是对该应用的反应率，在开始使用一个月后处于较高的水平（88%），并在整个研究期间持续下降，使用率在两个月的随访中仅为42.5%，在六个月的随访中仅为9.2%。在一个月的随访中，对该应用程序的实际回应率低至34%，在六个月的随访中，这一比例为7.7%。

在干预组的501名参与者中，有379人（75.6%）提交了他们使用应用程序的反馈。结果表明，只有17.4%的人每天使用该应用程序，而44.6%的人"经常"忘记使用它。只有15%的参与者认为该应用程序"非常有用"，而超过一半的人认为该应用程序"用处不大"或"根本没用"。

讨论

这是一项有1000名参与者的大样本研究，尽管该研究针对的低依从性参与者的数量在这个较大的群体中只形成了一个相对较小的亚组。因此，这项研究的统计检验力可能比人们预想的要小。然而，应用程序干预和常规护理条件之间的差异很小，基本上不存在。直白地说，这款应用没有得到大多数用户的重视，也没有改变用户的行为。作者认为，这种不满可能是应用程序用户遇到的许多软件故障和不兼容的结果。他们还指出，应用程序附带的某种形式的激励计划可能会提高用户的遵守度。可能这项研究的关键信息是，改变依从性并不容易，似乎是一个简单的（对接受者而言）干预，需要接受者付出最小的努力，但仍然难以实现改变。从用户和技术的角度来看，额外的试验可能是有益的，但这并不能得到保证。

◎ **激励和社会支持**

如果记忆辅助和更好的疾病控制的内在收益充其量只是带来适度的好处，那么为服药提供外在奖励是否有帮助呢？考虑到这一问题，沃尔普等人（Volpp et al., 2017）评估了一系列干预措施的效果，包括经济激励（参加每日彩票活动）和社会支持以提高心肌梗死后患者的依从性（见第八章）。他们使用药瓶中的电子计数器来测量干预的有效性，每次打开药瓶时，电子计数器都会发送一个信号，以避免自我报告药物的偏差。如果在前三天中有两天没有使用瓶子，被试可以设置自动通知朋友或家人。在这种相当复杂的干预和标准治疗对照之间没有发现差异。在一项更奢侈的经济干预中，艾什等人（Asch et al., 2015）发现，无论是向医生支付费用（每名患者最高超过1000美元）让患者参加药物治疗计划并确保患者达到目标胆固醇水平，还是在患者达到目标后让他们参加抽奖，都不足以激励他们在控制条件之外提高依从性。鼓励人们服药似乎异常困难。

F 先生的病史

许多老年人没有在适当的时间服药或根本忘记服药。正如正文中提到的，这可能不是因为他们的记忆力衰退而是因为药物治疗方案太复杂。当记忆衰退时，坚持适当的药物治疗方案可能会特别成问题，而这可能是其他人的责任，而不是患者。F先生就是这样一个人，他在73岁的时候有各种各样的健康问题，其中许多可能是导致他记忆衰退的原因，但所有这些都需要适当的药物剂量。他的药片包括使用止痛药和非甾体抗炎药物治疗类风湿关节炎，使用抗高血压药物治疗高血压，以及使用药片降低血糖水平应对2型糖尿病。重要的是，面对这一并不罕见的医疗问题组合，F先生正在体验精心处方的药物治疗方案，该方案旨在疗效最大化，同时避免可能对他的健康产生严重影响的问题药物组合。

F先生和他的妻子在坚持或确保坚持他的药物治疗方案方面都被证明是无效的，他越来越受关节疼痛的影响，

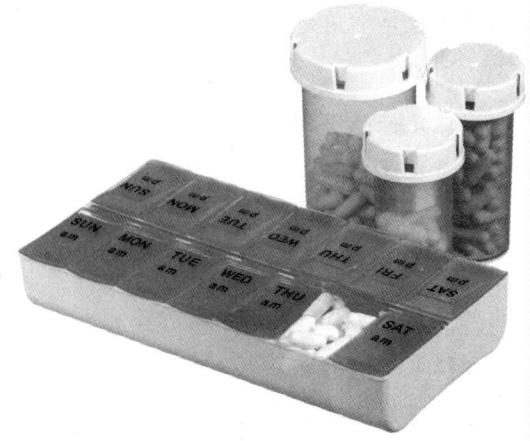

插图 10.3　一个药丸整理器，用于促进遵守复杂的医疗方案
资料来源：guzel studio/shutterstock.

这限制了他本应参与的活动，以治疗他的糖尿病。医生对他的定期检查显示，他的血压远高于正常水平，他的来访护士也经常发现他的血糖水平高于理想水平。药瓶上的标签、每粒药片服用时间的书面说明以及社区护士的反复拜访都未能改善他和他妻子对他的药物治疗方案的依从性。因此，护士提出了一种简单而高效的方法：使用药丸整理器（见插图10.3）。他的服药时间被简化为早晚。社区护士每周都来看望他，并把相关药物放在盒子里。然后，盒子被放置在厨房的一个明显的位置，以确保它被看到，并作为服药的提示。通过这种疗法，F先生和他的妻子都不需要记住在何时服用了哪些药物。他只是在规定的时间内服用了每个盒子里的药。制定这个计划的护士在他开始使用药盒的时候，每天都去看他，检查一切是否正常，然后每周去看一次，重新补充药盒。因此，F先生虽然没有经历"奇迹治愈"，但他的血压和血糖水平确实显著下降，降低了进一步发生并发症的风险。

小结

本章回顾了有关健康专业人员如何与患者互动，以及如何影响他们推荐的治疗效果的一些问题。

- 从父亲式的"医生最了解情况"的咨询已经转变为更加以患者为中心的方法，这种转变的最终结果是共同决策。有人指出，虽然这有许多好处，但许多患者在采用时持谨慎态度，因为它明显引起了患者对护理专业人员专业知识的担忧，并可能使患者承担他们不愿承担的治疗责任。
- 可能影响看诊结果的一些其他因素，包括：
  ○ 健康专业人员的性别——女性表现得更有同情心和爱心，这些因素通常与面谈满意度更高有关；
  ○ 信息的"转换"；
  ○ 病人的意见：问得越多的人倾向于从看诊中获取更多信息。
- 坏消息包括告诉病人他们得了重病，而且可能会因此而死亡。这对病人和医护人员来说都是一个压力很大的过程。优化这一过程的关键因素包括：
  ○ 当面、私下、有足够的时间、不受干扰地提供消息；
  ○ 知道病人对自己的诊断了解多少；
  ○ 了解病人想知道什么；

- 分享信息，以"警告"开始；
  - 回应病人的感受；
  - 计划并坚持到底。
- 医疗决策可能受到许多因素的影响。医生经常使用启发式方来帮助他们做出诊断。这可以加快过程，但增加了诊断错误的风险。典型的错误有：
  - 可用性；
  - 代表性；
  - 不同诊断的不同结果。
- 是否坚持所推荐的治疗受到许多因素的影响，包括：
  - 社会因素；
  - 心理因素；
  - 治疗因素；
  - 家庭动态；
  - 对疾病性质和治疗方案的信念；
- 提高依从性，可通过：
  - 使用以患者为中心的方法和共同决策；
  - 最大限度地提高对治疗过程的满意度；
  - 最大限度地了解病情及其治疗方法；
  - 对给定信息的记忆最大化。
- 除了咨询之外，这些因素可能会被添加到一些策略中，包括：
  - 方便的服药时间；
  - 相关信息；
  - 提醒服药；
  - 自我监控（即记录服药时间和地点）；
  - 加强药物的适当使用。
- 遵守行为计划的人数也远未达到最高水平。这可能是由多种因素造成的，包括变更的成本效益分析、低动机，以及在计划或执行一致的变更方面的困难。与遵守行为计划有关的主要理论变量有：
  - 对锻炼能力的信心；
  - 用心锻炼；
  - 感知对运动的控制；

- ○ 相信之前的体育锻炼的益处；
- ○ 感知到的锻炼障碍；
- ○ 行动计划。
- ● 考虑到这些因素，基于自我监管的干预措施似乎是实现持续行为改变的最有效手段。

拓展阅读

以下是对本章所涉及问题的一些回顾。它们中的大多数都是"文如其名"，因为标题显示了论文的内容。

Röttele, n., Schöpf-lazzarino, A.C., Becker, S. et al.（2020）. Agreement of physician and patient ratings of communication in medical encounters: a systematic review and metaanalysis of interrater agreement. *Patient Education and Counseling*, 10: 1873–1882.

该回顾显示了医生和患者在看诊期间沟通意见的深刻差异。

Wan, M., Luo, X., Wang, J. et al.（2020）. The impact on quality of life from informing diagnosis in patients with cancer: a systematic review and meta-analysis. *BMC Cancer*, 20: 618.

在这一章中提出的一个问题是，我们是否应该告诉患者预后不良。本文提供了答案。

Coughlan, J.J., mullins, C.F. and Kiernan, T.J.（2020）.Diagnosing, fast and slow. *Postgraduate Medical Journal*, postgradmedj-2019-137412.

对启发式在医疗决策中的良好的非技术作用的回顾。

Elwyn G., Durand M.A., song J. et al.（2017）. A three-talk model for shared decision making: multistage consultation process. *British Medical Journal*, 359: j4891.

最新的共享决策模型由一个领先的研究共享决策的英国研究团队提出。

Cross, A.J., elliott, R.A., Petrie, K., et al（2020）. Interventions for improving medication-taking ability and adherence in older adults prescribed multiple medications. *The Cochrane Database of Systematic Reviews*, 5: CD012419.

回顾简化药物治疗方案对老年人依从性的有效性。

访问 go.pearson.com/uk/he/resources 网站获取更多的资源来帮助学习。

健康心理学导论

[英]瓦尔·莫里森
Val Morrison

[英]保罗·班尼特
Paul Bennett
著

滕洪昌 李月华 译

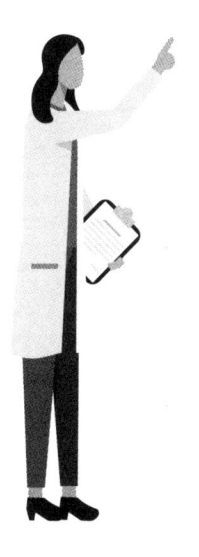

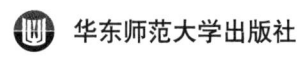

（第5版）
下

华东师范大学出版社

第十一章　应激、健康和疾病：理论

学习成效

学完本章，你应该了解：
- 作为一种刺激的应激（应激源）。
- 作为事件和个体之间互动结果的应激。
- 认知评价的关键作用。
- 急性应激和慢性应激的性质。
- 应激体验引发的生理过程。
- 应激在各种疾病中的表现。

> ### 新冠病毒感染期间的睡眠（或缺乏睡眠）
>
> 　　我们的睡眠时间和质量是应激的一个重要标志和诱因。即使在"正常"时间里，许多人也会发现他们的睡眠受到了干扰，而且睡眠时间有限。对当天发生的事情胡思乱想，对明天的计划忧心忡忡，这些都会影响我们的睡眠。此外，在手机和平板电脑上过于频繁地收发电子邮件和使用社交媒体，会引发令人担忧的思维模式，或者仅仅是它们发出的光也会让我们难以入睡。新冠病毒感染大流行的经历加剧了这种睡眠障碍。《柳叶刀》（Partinen, 2021）上的一篇综述显示，2020年全球睡眠障碍患者人数显著增加。例如，在意大利的一项大规模人口调查中，超过一半（57%）的受访者报告自己睡眠质量差，32%的受访者报告高度焦虑，42%的受访者报告高度痛苦，8%的受访者报告有创伤后症状。特别值得注意的是新冠病毒感染睡眠研究的结果（Partinen et al., 2001），该研究发现，疲劳、嗜睡和快速眼动

> 睡眠行为障碍的症状与新冠病毒感染的担忧或经历显著相关，而一般失眠与经历封控、应对工作日程和要求的变化、在家照顾孩子和上学的应激，以及被限制体育锻炼和社会交往有关。睡眠质量差和噩梦经历已成为新冠病毒感染大流行的一个关键特征，即使在没有感染新冠病毒的情况下，也有相当一部分人出现这种广泛的应激反应。
>
> 本章和第十二章主要考虑哪些因素会导致事件被描述和体验为"应激"，并强调对事件的想法和评价，如何通过应答反应和行为，以及影响生理的作用，进而对健康和幸福产生的一系列影响。

章节概要

本章首先从性质和定义方面概述了对应激的主要思考，并强调了研究应激的三种主要方式：刺激，刺激事件和个体对它的评价交互作用的结果，以及生物和生理反应。其次本章呈现了理查德·拉扎勒斯（Richard Lazarus）和他的同事提出的应激心理学模型，并对其进行了详细描述，以说明认知评价的核心作用。这是通过考察应激对所有人生活和工作的影响，以及通过检查急性和慢性应激源来实现的。本章的最后部分提供了关于应激和应激反应对身体健康产生影响的生理过程的证据，特别但不只是集中在癌症、冠心病和艾滋病上。在本章的最后，应激的性质和它可能影响疾病的过程应该得到清楚的认识。

第一节　应激的概念

"应激"这个词被广泛使用，并有多种含义。每个人可能都认为他们知道这个词的意思，但很少有人以完全相同的方式定义它。对应激的研究通常有以下三种方式：作为个体外部的刺激或事件，作为刺激事件与个体的认知和情感特征之间的相互作用的结果，或作为生理或生物反应。这些观点和相应的方法都有各自的优点和缺点，本章将在接下来的内容中进行概述。然而，值得注意的是，由于定义和测量的不精确，加上构成"应激"的异质性，正如下文从生物学和社会心理角度和考虑因素来看，给整合或综合研究结果带来了挑战（Kagan，2016）。

一、应激是一种刺激

> **你怎么看？**
>
> 应激对你来说意味着什么？什么会让你感到有应激？想想你最近经历的一些有压力的事情。为什么会这样？随着本章的进行，反思你对这些问题的回答。

在将应激视为刺激时，研究人员关注的是涉及外部环境的应激事件，即一个人会把他们的紧张归因于一个或多个事件，比如搬家或结婚。事件及其属性被认为是可以客观定义和测量的。例如：事件可以被贴上标签（婚礼），事件的各个方面也可以被评价，比如它的临近性（下周，明年）。研究人员采用这种方法研究了各种各样的影响个体或群体的应激源，包括灾难性事件，如地震、洪水或飞机失事，以及更常见的重大生活事件，如失去或开始工作、结婚或离婚、生育、失去亲人，甚至度假。诸如此类的生活事件（包括积极和消极的事件）被认为需要经历者进行重大调整。

■ 生活事件理论

这种理论的主要支持者是霍姆斯（Holmes）和拉赫（Rahe），他们在1967年提出了生活事件（life events）[①]理论（Life events theory）。他们提出，自然发生的生活事件对一个人来说不是简单的单一后果，而是累积效应。换句话说，一个人在过去一年中经历的生活事件越多，出现身体健康问题的可能性就越大。此外，他们还认为，特定类型的事件可以相互权衡。为了证明这些说法，霍姆斯和拉赫进行了一系列有趣的研究。首先，他们邀请5000多名参与者列出一份他们认为应激最大的事件清单。据此，他们列出了43种常见事件的代表性清单，包括积极事件、消极事件、频繁事件和罕见事件。然后，霍姆斯和拉赫又抽取了近400人组成新样本，让他们按照事件（如果经历过的话）对他们造成的干扰程度，对列出的事件进行排序。最后，他们要求参与者对每件事与婚姻进行比较来评分，研究人员将婚姻的值定为500。例如，如果一名参与者认为离婚需要的调整是结婚的两倍，则其值为1000。霍姆斯和拉赫通过对每个事件项目的评分求平均值，然后进行排序，制作了"社会再适应评分量表"（SRRS；Holmes & Rahe；1967；见表11.1），得分从11（轻微违法）到最高100（配偶死亡）不

[①] 生活事件（life events）：一个用来描述一个人生活中发生的事情的术语，这些事情可能被积极地看待，也可能被消极地看待，但本质上需要这个人做出一些调整（例如结婚，失业）。这些事件与应激体验有关。

等。这些值被称为生活变化单位（LCU）。社会再适应被定义为"适应一个生活事件所需的强度和时长，而不管这个事件的渴求性如何"（Holmes & Masuda，1974：49），强调无论是正面事件（如结婚）还是负面事件（如裁员）都需要个体做出一些调整。在随后对88名医生的调查中（Rahe，1974）发现，LCU的得分越大，患病风险越高。在参与者报告的96项重大健康变化中，有89个人的LCU得分超过150；当LCU得分超过300时，超过70％的医生报告说其后续健康状况不佳。那些LCU得分低于150的人往往报告健康状况良好。霍姆斯和马苏达（Holmes & Masuda，1974）将轻度生活危机定义为LCU得分在150到199之间，中度生活危机定义为得分在200到299之间，重度生活危机定义为得分超过300。他们不仅参考了自己的研究成果，还参考了当时其他研究人员的研究成果来支持他们的假设，即生活的变化可能导致健康状况不佳〔参见坦南特（Tennant）的评论，2002〕。例如，劳伦兹（Lorenz，2006）发现离婚对女性健康的负面影响不仅仅只在短期内，在接下来的十年也会存在。福尔德曼等人（Feldman et al.，2007）报告了荷兰难民所经历的应激、偏见和变化对健康的影响。

表 11.1　社会再适应评分量表中的代表性生活事件项目及其 LCU

事件	LCU 评分（1-100）
配偶去世	100
离婚	75
亲密的家庭成员去世	63
人身伤害或疾病	53
结婚	50
被开除	47
退休	45
性困难	39
好友去世	37
换工作	36
取消抵押或贷款的止赎权	30
孩子离家	29
突出的个人成绩	28
开始或结束上学	26
与老板有矛盾	23
住所更变	20
社会活动变化	18
假期	13
圣诞节	12

资料来源：Holmes & Rahe（1967）。

■ 生活事件测量的局限性

由于各种方法或抽样的限制，LCU 得分与不健康（身体和/或精神）之间相关的证据受到了质疑。例如：

（1）许多报告 LCU 得分、健康和疾病之间中度到高度相关的研究（包括霍姆斯和同事的许多研究）依赖于回溯评价，即要求已经生病的参与者报告他们在发病前是否经历过一些生活事件。我们知道（见第十四章），生病的人会为自己的疾病寻找解释，其中可能包括错误地归因于过去发生的事情。采用前瞻性设计的研究发现这种关系更弱或者根本不存在。

（2）该表所列项目在全球范围内并不适用，也不普遍。例如，根据你的年龄，所列的许多事件可能并不适用（离婚、分娩等）。所列的一些事件可能发生的频率不够高，以至于许多人无法报告它们，或者无法体验到它们对健康的影响（例如搬家）。

（3）项目可能相互交织/相互关联，可能会相互抵消或增强彼此的影响（例如，婚姻需要积极的调整，但也可能伴随着搬家的消极调整）。

（4）列出的一些事件是不清楚或有歧义的。例如，从与新的舞伴跳舞，到新冠病毒感染大流行期间不允许社交，报告"社交活动发生变化"可能意味着是由多种因素导致的。

（5）为事件分配 LCU 的前提是所有人都以类似的方式对事件进行排序。然而，作为心理学家，我们知道这是不可能的！想想搬家吧。对一些人来说，搬家是生活富裕的理想结果，而对另一些人来说，搬家是长期无法支付抵押贷款后被银行收回的不良后果。

最后，报告事件出现了矛盾，使用清单方法被评为"重度"的事件，在随后的采访中却没有被评为重度事件（Brown & Harris，1989）。这对 SRRS 的可靠性提出了质疑。为了解决这个问题，布朗和哈里斯（Brown & Harris）开发了一种更严格的方法，在由训练有素的访谈者进行的半结构化访谈中使用 LEDS（Life Events and Difficulties Scale，生活事件和困难量表）。访谈者对访谈进行记录，然后向独立评分者描述事件，并提供个人简历和背景的详细信息。然后，评分者根据"威胁"或"损失"的严重程度以及事件的背景对事件进行评分，但不做任何情感推断。

尽管有许多测量的局限性，但重大生活事件能够并且确实影响了人们的生活，无论他们年龄多大。例如，研究发现，经历应激生活事件的儿童在未来表现出更多的恐惧情绪，这表明应激经历对未来的社会适应产生了影响（Laceulle et al.，2014）。除了经历的事件数量，"事件类型"也很重要。例如，在追踪调查 17 年的中年人样本中，即使控制了其他风险因素，如性别、BMI、收缩压、心脏病和职业状况，与健康相关的生活事件（如接受严重疾病诊断，进行手术）仍可以显著预测死亡率，而与健康无关的生活事件，如搬家或离婚，则不能预测（Phillips et al., 2008）。许多前瞻性的纵向研究评估研究样本的生活事件经历的频率和性质，也基于生活事件可能影响其他兴趣变量，例如对残疾的适应可能会因其他重大生活变化的发生而受到破坏。

◎ 生活烦恼

除了重大且罕见的生活事件外，研究还强调了应激本质上是日常烦恼。坎纳等人（Kanner, 1981：3）将烦恼定义为"令人恼火、沮丧、痛苦的需求，在某种程度上是与环境的日常交互的特征"，包括没有足够的钱买食物或衣服，丢失东西，负担过重，犯愚蠢的错误，或与伴侣争吵。与生活中的重大事件不同，烦恼通常不需要经历者做出重大调整，但如果它们频繁、长期或在某一特定时期内重复发生，那么影响将特别明显。这些假设经常得到证实。例如，在一项相关研究中，德兰等人（Tran, 2020）对大一的学生进行了纵向追踪，重点关注烦恼和疾病的相互影响。他们发现的证据表明，通过每日日记来衡量的日常烦恼频率，可以预测随后的疾病水平，但疾病并不能预测烦恼的水平。在另一项纵向研究中，塞里托、阿尔梅达和韦辛顿（Serido, Almeida, & Wethington, 2004）发现，慢性应激源和日常烦恼对心理应激的影响有简单效应，而且慢性应激源也会削减日常烦恼的影响，经历高水平日常烦恼和慢性应激的人的精神健康状况最差。

相比之下，与生活事件理论相比，"烦恼"理论更全面地承认了被描述为"振作因素"的积极事件的作用（例如，"逃脱"某事，完成一项任务，得到或给予赞扬，大笑）。坎纳发现了生活阶段/角色和性别对如何感知和评价烦恼和振作因素的影响。例如，中年人、专业技术人员和学生对特定事件的重视程度存在差异，特别是对经济问题、工作和时间应激以及社会麻烦的重视程度。在振作因素方面，各群体对身体健康、与家人共度时光以及社交和娱乐等享乐主义项目的重视程度也不同。最近的一项质性研究表明，在决定整体应激时，需要强调"平衡消极因素和积极因素"的重要性。贾德、多罗申科和伯仁（Judd, Dorozenko, & Breen, 2017）研究了参与照顾残疾人的医护人员所经历的工作应激，发现他们需要在体力消耗大、收入低、决策权有限等应激与看到患者发展新技能或对其工作表示赞赏等回报之间进行权衡。振作因素的缺失与职业倦怠有关。

这一发现表明，振作因素可以缓解烦恼的负面影响，这与应激理论和积极心理学理论是一致的，其中积极情绪的体验（体验积极情绪的可能后果，如得到赞扬，获得好成绩）会增强应对评价（e.g. Larsson et al., 2020；Fredrickson, 2001, 2013；Folkman, 2008）。然而，这方面的证据是不确定的，因为很少有研究探索积极和消极事件之间的前瞻性相互作用。例如，在一项对小学生的研究中，烦恼和振作之间只有微弱的联系，而振作与心理健康之间的联系也很微弱（Barrett & Heubeck, 2000）。同样值得注意的是，大多数应激研究都是针对成人进行的，而且大多数应激评价都是针对成人群体开发的，部分原因是担心幼儿的语言能力不足。然而，瓦伦丁（Valentine, 2010）表明，大多数（78%）4—11岁的小学生知道应激这个词，而且随着年龄的增长，这一比例也在增加。4—5岁的儿童有45%，6—7岁的儿童有62%，而8岁或8岁以上儿童的这一比例则高达100%。虽然这项研究的样本年龄相对较小（50名4—11岁的儿童），但发现儿童也有应激概念，而且随着年龄的增长变得越来越复杂，这一点很重要。交友和"融入"的挑战，与父母分离（尤其是年幼的孩子），平衡学业和兴趣爱好，以及接收到越来越高的期望，这些都是造成应激的原因，孩子对家庭事件的反应也是如此——家庭关系紧张会被孩子注意到，比如搬家、父母失业、经济压力，以及越来越多的父母离婚。儿童在面对应激时的反应对他们的健康和行为养成，对他们未来的应对能力，甚至对他们未来的人生观都很重要。我们可能需要更新测量方法来应对现代应激的挑战，例如来自社交网络使用和网络欺凌事件的应激（e.g. Chapin, 2014）。有关儿童应激概念和测量挑战相关问题的更详细讨论，请参阅特纳-科布的研究（Turner-Cobb, 2014）。

如果健康结果确实受到重大事件或小事件的累积影响，那么发生这种情况的过程（心理生理或行为）是什么？要回答"如何"的问题，我们需要考虑应激的生理学理论（应激在生理反应中的表现，见后一节），而要回答"为什么"的问题，则需要考虑社会学解释（部分参见第二章关于健康方面社会不平等的讨论），以及涉及认知评价和情绪的应激心理学理论。在这里，我们转向心理学的解释。

二、应激是一种交互评价

根据心理学理论，应激是一种主观体验，是一种生存的内在状态，外部观察者可能认为它与引起反应的情况相适应，也可能不认为它与引起反应的情况相适应。正如约翰·米尔顿（John Milton, 1608-1674）在写《失乐园》（*Paradise Lost*）时所说："心灵是自己的地方，它可以把地狱变成天堂，也可以把天堂变成地狱。"这一点，连同佛教也是，都指向了应激心理学理论的核心原则：评价是一个事件是否被视为应激源的核心。

这一领域的关键人物是理查德·拉扎勒斯（Richard Lazarus），他和同事们（e.g.

Lazarus & Launier, 1978；Lazarus & Folkman, 1984）提出了所谓的应激认知交互模型（图 11.1）。根据拉扎勒斯的观点，应激是外部或内部事件（应激源）、个人对这些事件的评价以及个人可用的内部或外部资源之间相互作用的结果。动机和认知变量被认为是核心因素。拉扎勒斯最初的模型认为，当个体面对一个新的或不断变化的环境时，他们会进行两种类型的评价：初级评价和次级评价。

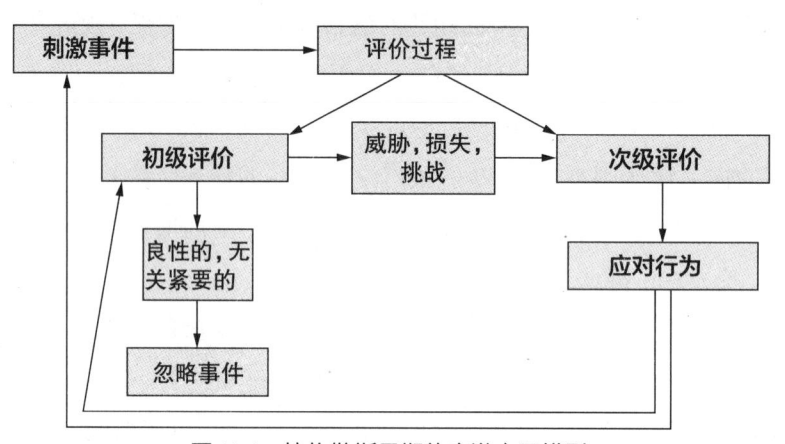

图 11.1 拉扎勒斯早期的应激交互模型
资料来源：改编自洛瓦洛（Lovallo）（1997：77）。

■ **初级评价过程**

在初级评价中，一个人会考虑刺激事件的特征和性质。拉扎勒斯区分了三种可能的应激源：构成伤害的应激源、构成威胁的应激源和构成挑战的应激源。伤害被认为是已经造成的损害，即损失或失败；威胁是对未来伤害的预期；挑战源于被评价为个人成长机会或一个人有信心应对机会的需求。没有被评价为伤害、威胁或挑战的事件被认为是良性的，不需要采取进一步的行动。评价会采取问题的形式，比如"这件事是我必须要处理的吗？""这和我有关吗？""如果是这样，那利害关系是什么？""这是一个积极的、消极的还是中性的事件？""如果是潜在的或实际上是消极的，那么它是否会对我造成伤害/威胁或挑战？"在进行这些评价的同时，可能会出现一些情绪，这些情绪除了影响应对措施外，还可能引起各种生理反应（见下文）。

■ **次级评价过程**

在进行初级评价的同时，拉扎勒斯建议进行次级评价（appraisals）[①]，即个体评价他

[①] 评价（appraisals）：是指对一个人或一件事件进行判断、分析后的结论。

们的资源和应对应激源的能力（以问题为中心或以情绪为中心的应对潜力）。在这个阶段，人们会问这样的问题："我该如何处理这件事？""我能用什么来帮助自己？"资源可以是内部的（如力量、决心），也可以是外部的（如社会支持、金钱）。

以即将到来的考试为例，可以做出各种评价判断，例如：
- "我不可能处理好这件事，我知道我会失败"（威胁 + 没有资源 = 应激）。
- "这真的很难，但是只是因为我没有其他同学聪明（威胁 + 有限的内部资源 = 应激）。
- "如果我真的努力复习，也许我能做到"（挑战 + 可能的内部资源 = 较小应激）。
- "如果我能得到朋友的帮助，我也许能做到"（挑战 + 外部资源 = 较小应激）。
- "这不是问题，我非常了解这种材料"（良性）。
- "上次我成功通过了，这次我会没事的"（良性）。

拉扎勒斯坚持认为，当感知到的伤害或威胁很高，但感知到的应对能力很低时，才会产生应激，而当感知到的应对能力较高时（即认为有资源应对威胁），那么应激可能是最小的。换句话说，应激来自于感知的需求和资源之间的不匹配，这两者都可能随着时间的推移而改变。把应激看作一个动态过程是很重要的。

■ 拉扎勒斯框架的发展

在 20 世纪 90 年代，拉扎勒斯越来越多地考虑在应激产生过程中对许多不同情绪的相关评价（Smith & Lazarus, 1993）。在此过程中，他们扩展了可以进行的评价类型的数量，并探索了它们与特定情绪的联系。两种主要的评价似乎与所有的情绪有关：情境的动机相关性（即对个体的重要性）和动机一致性（即与个体当前目标的一致性）。消极情绪与和个体及其目标不一致的事件有关。体验到的特定情绪是由一些次级评价决定的。

史密斯（Smith）提出初级评价包括两种评价：
- 动机相关性（motivational relevance）：事件与个体当前目标或承诺的相关性程度（可能包括抽象目标，如保持幸福、自信等）。
- 动机一致性（motivation congruence）：指所处情境与当前目标一致的程度。

因此，一个学生在考试中虽然得到了很差的分数，但如果他们认为考试既不重要、对他们的整体成绩也没有影响，那这种学生与那些认为考试很重要、可能会影响他们的学位成绩甚至职业生涯的人相比，他们所经历的应激可能就没有或小得多。

这些初级评价将事件标记为重要和值得关注的事件。然而，事件引发的特定情绪是史密斯和拉扎勒斯（Smith & Lazarus）所说的次级评价的结果。例如，焦虑是由于个体不确定他们是否能应对潜在的应激而引发的，而抑郁则是由于相信消极的情况肯定无法改变，愤怒可能是认为自己受到不公平对待的结果。较少明确的是与积极情绪相关的评价的作用，但积极的评价，如利益、收益或挑战，可能先于平静喜悦或希望等情绪（Folkman，2008；Hulbert Williams et al.，2013；Yih et al.，2020）。这些次级评价的正式名称和属性是：

- 内部/外部责任（"指责/功劳"）〔Internal/external accountability（"blame/credit"）〕：涉及对事件的责任归属——区分愤怒（指责他人）和内疚（自责）的情绪。对赞扬的研究较少，但它可能与骄傲等情绪有关。
- 问题焦点型应对潜力（Problem-focused coping potential）：考虑有效的（实际的，以问题为中心的）应对方案在多大程度上被认为是可以改变的。如果认为情况可以改变，就会产生希望或乐观的情绪；否则，悲伤或无助的情绪就会被激发出来。
- 情绪焦点型应对潜力（Emotion-focused coping potential）：关注情绪应对的能力。无法应对的感觉与恐惧或焦虑有关。
- 关于情境变化的未来期望（Future expectancy concerning situational change）：指的是对情境变化感知的可能性，悲伤与不能改变的感知相关。

对事件的第三种认知反应，被称为核心关系主题，是对事件本质的一种格式塔或信念的总结。它们是直接的，与评价并行发生的，也有助于特定的情绪反应。最终，这一理论提出：对事件的情绪印象储存在记忆中，并将影响我们在未来遇到同样事件时产生的评价。表11.2列出了评价、核心关系主题和情绪之间的全部联系。

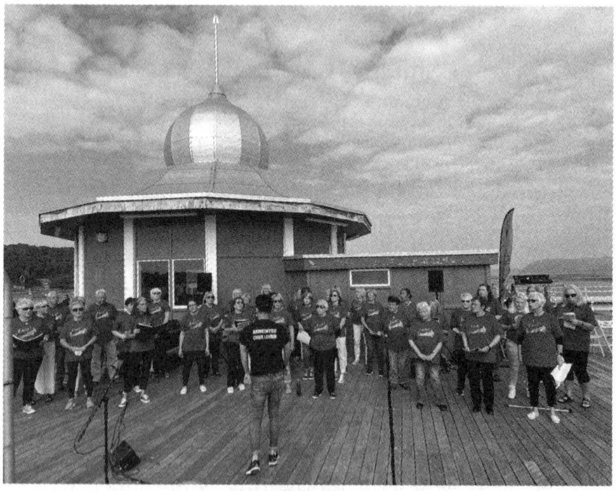

插图11.1　这是"良性应激"的一个很好的例子。一些积极和可控的东西通常被认为是有应激的

资料来源：Val Morrison.

表 11.2　评价、核心关系主题和情绪

评价组成	核心关系主题	情绪
动机不一致，动机相关，他者责任	责备他人	愤怒
动机相关，自我责任	责备自己	内疚
动机不一致，动机相关，低情绪焦点应对的潜力	危险/威胁	恐惧/焦虑
动机不一致，动机相关，低问题焦点应对的潜力，未来期望低	失落，无助	悲伤
动机不一致，动机相关，问题焦点应对的潜力	乐观	希望/挑战
动机一致	成功	幸福

资料来源：改编自 Hulbert-Williams et al.（2013）。

在与健康相关的背景下对该模型（评价、核心关系主题和情绪）进行的两项调查，一项针对确诊癌症的患者（Hulbert-Williams et al., 2013），另一项针对工作环境艰苦的护士（Bennett & Lowe, 2008）。我们看到，只有部分发现与史密斯和拉扎勒斯的理论一致。例如，对于护士来说，一些但不是所有已确定的事件被视为与个体相关，并与预期结果不一致（被认为是应激体验发生所必需的）。在评价和情感方面，只有一部分理论化的联系得到了证实，而一些非理论化的联系反而出现了。例如，只有在护士样本中，愤怒得分与指责他人或认为他人对这种情况负责显著相关，正如理论所提出的那样，在两个样本中，愤怒都与非理论化的核心关系主题——情境的意外性有明显的相关性。从理论上讲，护士的焦虑感与威胁感有关，而癌症患者则没有。对护士来说，对努力的乐观主义（相信通过某种程度的努力可以控制局势）、对应付情境的情绪后果能力的低水平信念、困惑和遗憾与焦虑有关，而对于癌症患者来说，焦虑与自责和失落/无助感显著相关。事实上，这些核心关系主题通常与一系列情绪联系在一起。

这些发现表明，这一理论在某些情况下可能是正确的，但在其他情况下则不然，而且评价和情绪之间的关系并不是直接的。开发一种理论或模型来"适应"应激体验的复杂性也许是不可能的。

■ 对拉扎勒斯框架的批判

交互模型及其认知评价理论有很多优点，它与生物学和社会模型兼容，承认刺激、情绪和行为反应、个体差异和外部环境的作用。有大量的经验证据支持，在没有承认个体差异变量和评估的核心作用的情况下，很少有关于应对应激或疾病的研究，这将在下一章中清晰描述（见第十二章）。然而，任何模型或理论都不能避免批评，因为这是促进学术理解的一种方式。其中一些批评包括：

（1）拉扎勒斯的框架具有内在的循环性，很少有研究试图检查初级评价和次级评价之间相互作用的性质，即感知的需求和感知的应对资源之间的相互作用，由此产生了循环的模型（Hobfoll，1989）——简单地说，这意味着一个事件需求是否高取决于感知的应对能力，而应对能力是否足够则被认为取决于感知的需求！

（2）目前尚不清楚初级评价和次级评价是否都是必要的。为了感受到应激，感知到的需求是否需要超过感知到的资源？扎哈和达杨（Zohar & Dayan，1999）发现他们样本中的积极情绪结果主要受到应对潜在变量（感知到的资源）的影响，而不是初级评价变量。此外，应激会随着事件的利害关系或相关性动机的增加而增加，即使在应对潜力无限的情况下也是如此。任何关于应对潜力微小的不确定性都会改变"利害关系"（初级评价）对应激的影响。例如，想象这样一种情况，你认为即将到来的期中考试是一场"模拟"考试，不计入你的期末成绩，但当你去参加考试时，你被告知这不是一场"模拟"考试，而是一场"真正的"考试。尽管你认真地复习了题目，对你回答问题的能力没有太大的担心，但这种新情况很可能会得到不同的评价，因为它的价值已经改变了（风险增加了），应激体验也会因此改变（增加了），即使你的资源（应对潜力的次级评价）没有改变。

（3）评价/核心关系主题的作用性质也受到了质疑。它们会"引发"情绪吗？或者它们是情绪的结果？或者它们是情绪的一部分？还是说这三个问题都有一定的说服力？正如费勒和门德斯（Ferrer & Mendes）所指出的那样（Ferrer & Mendes，2016：2），"应激和情绪都涉及对可预测性和可控性、社会成分以及身体不适或愉悦因素的认知评价，并且都包含主观体验和身体反应"。因此，它们很难分开也许是可以理解的！此外，评价（和其他认知事件）及其相关情绪发生的时间表使得确定它们发生的时间顺序几乎不可能。甚至对重复或类似于先前经历事件的情绪反应有可能是经典条件反射，因此独立于任何先前的认知。在这种情况下，建议评价遵循条件性情绪反应，以理解相关的唤醒体验，并不是不合理的。

尽管存在以上这些挑战，探索评价和情绪的变化以及它们之间随时间变化的关系，对于我们理解疾病经历以及有效干预的发展和时机至关重要。在这方面，一项针对160名癌症患者的纵向研究在基线（从诊断开始平均46天）的基础上进行了追踪调查，测试了拉扎勒斯的模型，发现只有一个评价（动机不一致）和四个核心关系主题（不相关性、缺乏关注、威胁消除和成功）在基线和三个月之间发生了显著变化，在基线和六个月追踪调查期间，只有一个评价成分（动机不一致）和六个核心关系主题（相关性、不相关性、缺乏关注、威胁、威胁消除和成功）发生了变化。例如，典型的愤怒或焦虑情绪都不会随着时间的推移而改变，只有基线和三个月之间的幸福感，以及羞耻/羞辱和解脱在三个月到六个月之间发生了变化，这两种情况下，都不符合理论上相关评价的变化，例如人们本以为幸福感的变化与动机相关性的变化有关，但事实并非如此（Hulbert Williams et al., 2013）。从这些数据中确定干预目标是有限的，然而，正如本节前面提到的，这项研究所做的是表明评价与许多情绪相关，而不是通常在疾病体验研究中所涉及的情绪。很少有研究考察这些数据中与某些认知相关的解脱、羞辱或愤怒情绪，但这些认知和情绪往往出现在定性研究中，并可能成为应对反应的强大驱动因素，详见第十二章。因此，本文旨在强调，在探讨癌症等疾病及其相关治疗的情绪体验时，需要拓宽我们的视野（参见第十四章）。

> **你怎么看？**
>
> 你认为哪个先出现——想法（评价）还是情感？是否有可能对它们进行排序？想想你最近发生的一件让你不开心的事情——你对这件不开心的事有什么想法？你对这件事的感觉是否随着时间的推移而改变，如果是的话，你的想法是否也发生了变化？让你快乐的一件事是什么？为什么它让你快乐？考虑一下思维过程。拉扎勒斯的模型对你来说有意义吗？

■ **哪些因素会影响评价？**

虽然刺激事件/潜在应激源的性质差异很大——例如，从收到未付账单的最后支付期限到成为自然灾害的受害者，从患感冒到被诊断患有危及生命的疾病——但事件的某些特征会增加它们被评价为有应激的可能性。这些事件是：

- 迫在眉睫（例如，医疗结果将于第二天公布；当天下午进行驾驶考试）。
- 事件发生在人生中意想不到的时间（例如，与70多岁时相比，40多岁时丧偶；孩子的死亡）。
- 本质上不可预测的事件（例如被裁员；突然丧失亲人）。
- 在以下方面是模棱两可的：
  - 个人角色（例如开始一份新工作）。
  - 潜在风险或危害（例如接受手术、服用新药）。
- 不受欢迎的事件（例如因为经济损失而不得不搬家）。
- 个人感觉无法控制的事件（行为或认知，例如吵闹的邻居）。

- 引起重大生活变化的事件（如分娩、搬迁）。

可以进一步区分为（e.g. Sapolsky, 1994: 5）：

- 急性生理应激，需要立即生理调适（例如被攻击）；
- 慢性身体应激（例如生病或在恶劣环境中生存）；
- 不擅长处理的长期生理需求，比如疼痛；
- 社会心理应激源，包括认知、情绪和行为反应，以及将被触发的生理唤醒。

许多心理学家认为，这些实际上都是社会心理方面的，因为它们不仅仅涉及事件或刺激。第十二章将讨论个体和个体之间对评价和应激反应的影响。

三、非专业的应激理论

值得停下来反思一下，在上述关于应激的科学研究综述中，我们已经清楚地看到了什么——尽管进行了重大的科学探索，但作为一个主观概念，"应激"还是很难定义的。就像在第九章中，我们描述了非专业疾病模式对于理解症状感知、解释和反应过程的重要性，在这里需要承认非专业人士对应激的原因和后果的看法所发挥的作用——应激作为一个概念不仅存在于科学研究中，而且存在于我们的日常语言中。一些作者研究了这些与工作应激有关的理解（e.g. Chartered Institute of Personnel Directors, 2011; Rystedt et al., 2004; Kinman & Jones, 2005; Jones et al., 2006），提出了应激的多面性和可变性模型。有趣的是，一项研究发现了不同的应激影响和管理责任的模型取决于一个人在公司中的级别/职位，较低级别的员工认为应激影响更个人化，但如果要管理应激，则需要他们自己和组织共同努力。然而，管理人员认为应激管理的责任在他们自己——尽管他们同意许多应激产生的原因是组织上的！(Kinman & Jones, 2005)。这种非专业的信念很重要，因为有证据表明它们对员工的应激，包括精神压力产生纵向影响（Rystedt et al., 2004），以及它们对应激管理干预的影响（见第十三章）。

其他人研究了应激与特定疾病的关系，如心脏病（e.g. Clark, 2003）或糖尿病（Schoenberg et al., 2008）。在舍恩伯格（Schoenberg）对80名被诊断患有糖尿病的非洲裔美国人、墨西哥裔美国人、美国白人或五大湖印第安人的成年人的研究中，应激被视为：（1）糖尿病发病的原因或因素；（2）直接影响或加剧病情及其症状的因素；（3）破坏糖尿病自我保健措施的因素，如改变饮食习惯或药物依从性；（4）糖尿病并发症的前兆和后果；（5）贯穿其他四个主题的是，在患者糖尿病发病开始、发病过程和发病后果中存在的资源不足和应激诱导的环境。新出现的非专业模型没有发现种族差异，非常清楚地说明了参与者是如何将糖尿病的生物医学模式与更广泛的生物、社会心理和关系解释结合起来的，有时甚至与生物医学对其病情的解释相矛盾。在克拉克（Clark）对14名苏格兰心脏病幸存者的研究中，人们普遍认为，应激比吸烟或饮食更有可能导致他们心脏病发作。当然，这样的观念可能是服务于自身的，把健康状况不佳归因于应激等外部来源可能会免除个体对其病情的责任感，因此，"临床医生如果无视病人生活中的应激，可能会在不知不觉中破坏他们自己对避免并发症的建议"（Schoenberg et al., 2008: 185）。

现在，我们把注意力转向潜在的应激来源："潜在的"来源，正如上面所描述的，是情境——人的相互作用决定了是否对某一应激产生应激反应。

第二节　应激的类型

一、应激和资源损失

霍布福尔（Hobfoll, 1989）提出了应激的"资源守恒"模型，在这个模型中，假设个体会为保存或保护他们有价值的资源而工作［例如，对象，角色，个人特征（如自尊、精力、时间、金钱、技能）］，当有实际或潜在的资源损失或投资收益甚微时，应激就会产生。资源被认为是可量化的和"真实的"。霍布福尔表示，资源损失越多，就越难取代，从而导致更大的应激，尽管只是逐渐的资源损失也会导致情绪低落和应激。霍布福尔等人（2003）发现，一个居住在市中心的女性样本中，她们的经济和社会资源的变化，无论是好是坏，都与抑郁情绪和愤怒的变化显著相关。虽然经济损失和社会损失之间的关系是双向的，但消极变化的影响比与积极经济增长相关的收益更为深远。

通过关注可量化实体的损失而不是使用评价的方法，该模型避免了区分评价与反应的困难。然而，虽然该理论显然与经济或社会环境差的人的应激水平更高这一发现一致（见第二章），但由于存在个体差异，并不是每个处于这种情况的人都会比拥有更多资源的人经历明显的情绪、焦虑或愤怒。因此，虽然该模型为外部应激源的影响提供了明确的作用，但是它补充了而不是取代了评价模型。此外，马科斯等人（Marks, 2000）指出，损失和资源结构并不是特别容易被定义或测量，并且这个模型仍然没有回答一些问题，例如，一个人要经历应激，损失的持久性有多大？资源获得从来没有应激吗？（一些彩票中奖者可能会对此提出质疑。）

除了慢性应激源的影响外，霍布福尔（1991）发现，有价值资源的快速和广泛消耗（例如在自然灾害后经历的消耗），与创伤性应激反应有关，从而使急性应激源产生长期后果。我们现在开始讨论这些问题。

二、急性应激

急性发作应激的研究通常区分罕见但灾难性的刺激事件和更常见的急性应激源，如考试。

■ 灾难性事件

地震、飓风和空难都是很少或根本没有准备时间反应的罕见事件。2005年卡特里娜飓风、2019—2020年加州森林大火等自然灾害，以及2011年日本核泄漏等技术灾难，给受害者和"忧虑者"（即那些实际上没有在灾难中但受到灾难影响的人）带来了强烈的身体和心理痛苦，因为灾难给他们的个人安全和未来带来了问题。环境应激理论（Fisher et al., 1984; Baum, 1990）认为应激是一种因为需求而产生的在心理和生理上的综合反应，自然灾害幸存者报告的许多心理和生理症状都支持这一观点。这些症状包括：

- 最初的恐慌；
- 焦虑；
- 恐惧；
- 脆弱；
- 内疚（幸存者的内疚）；
- 孤立；
- 畏缩（包括一些自杀企图）；
- 愤怒和沮丧；
- 人际关系和婚姻问题；
- 定向障碍；
- 缺乏依恋；
- 安全感丧失；
- 睡眠障碍；
- 饮食障碍。

这些影响的严重程度和持续时间似乎取决于损失的大小。然而，与更多的慢性应激源一样，个体对急性事件的反应可以增加或减轻长期反应。也许经历严重创伤事件最典型的结果是创伤后应激障碍（post-traumatic stress disorder，PTSD）[①]，特点是对事件的闪回记忆，反复思考事件及其后果的倾向，以及长期过度警觉（见第十三章）。创伤后应激障碍最常见的原因是道路交通事故，其中约22％的人会发展成某种程度的创伤后应激障碍（Lin et al., 2018）。受到媒体大量报道的罕见但灾难性的事件也被证明会增加创伤后应激障碍的发病率，正如一项关于美国人对"9·11"恐怖袭击的反应的早期研究中所看到的那样，他们报告在袭击发生后的几天内增加了对电视媒体图像的接触（Silver et al., 2013）。最近，尽管可能不是"急性"发病，但媒体大量报道的另一个灾难性应激的例子是新冠病毒感染大流行，其中病毒及其治疗的直接经验、照顾病毒感染者（见"研究重点"）、仅仅在大流行中生活（Fofana et al., 2020）以及不断被媒体曝光都导致了严重的创伤和焦虑（Garfin et al., 2020）。这种情况的风险与相信自己会死或在事件发生时感到不知所措有关。根据对比，重新评价事件比最初想象的威胁性要小，可能会减轻创伤后应激障碍的严重程度（e.g. Markk & Bennett, 2013）。

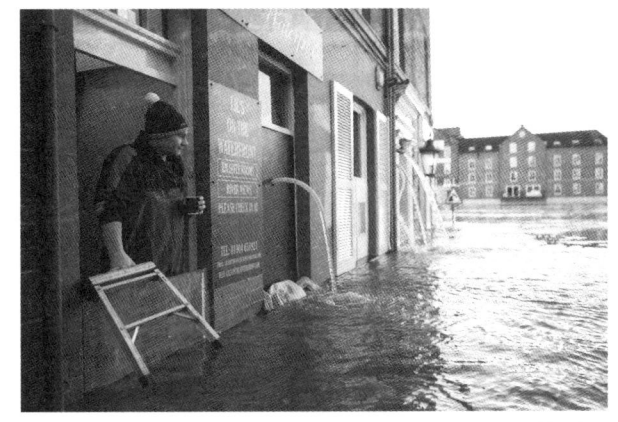

插图11.2 英国洪水给很多家庭带来的不止是金钱损失——他们的房子、财产和回忆都被淹没在泥浆中
资料来源：Ian forsyth/Getty Images news/Getty Images.

很明显，急性发作的应激源会对一个人的心理健康产生长期的影响，因此应该适当采取针对减少痛苦的干预措施。例如，就飓风幸存者而言，干预措施应同时针对受害者失去的资源（如住房、水、衣服的恢复）和情绪与认知（如自我效能）。应激管理和基于应对的干预措施将在第十三章充分讨论。

■ 考试的应激

科恩等人（Cohen et al., 1986）是最早通过实验证明高水平的感知应激会损害人们在认知活动中的记忆力和注意力的人之一。例如，许多学生报告说，问题的答案就在嘴边，甚至还记得前一天晚上复习过，但在考试时怎么都想不起来。还有一些人会误

[①] 创伤后应激障碍（post-traumatic stress disorder）：一种对经历创伤性事件产生反应的紊乱。其关键因素是对事件不必要的重复记忆，通常以闪回的形式出现，试图避免这种记忆，以及普遍提高的唤醒水平。

读和误解清楚写出来的问题。人们已经发现，有一个保持注意力和记忆力所必需的最佳唤醒水平，唤醒太少或太多都可能对一个人的表现有害，这被称为耶克斯-多德森定律（Yerkes–Dodson Law），该定律于1980年首次被提出（见图11.2）。一门学科的考试如果结果是让人期望的和有价值的（动机相关的和一致的），通常会比不受重视的考试更能引起人们的兴奋。取得好成绩的关键在于不要过度兴奋，否则在考场上头脑空空，所有的学习都白费了！

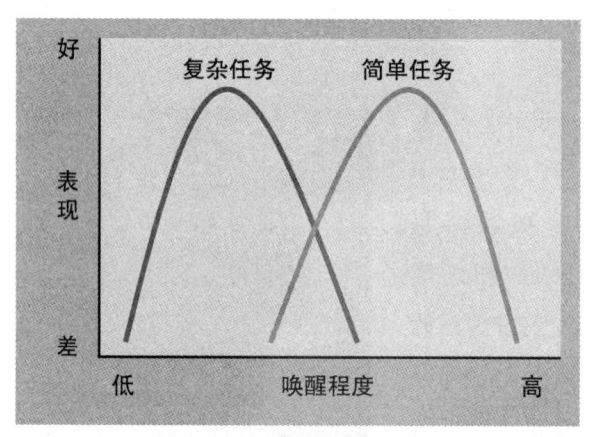

图 11.2 耶克斯-多德森定律
资料来源：Rice (1992：5).

考试应激与吸烟、饮酒、饮食不良、咖啡因摄入增加和体育活动减少有关，并被归因于自控力的下降，特别是对于那些学习技能差的学生，这在一项针对澳大利亚学生的研究中得到了证明（Oaten & Cheng, 2006）。应激和行为之间的联系形成了一种间接途径，通过这种途径，应激可以被认为是影响疾病的。一个急性应激对健康短时间内影响的例子是，病毒感染等免疫介导性疾病的易感性增加。考试和考试前的准备工作（通常伴随着焦虑和行为的改变，如增加吸烟和饮酒）可以产生很大应激，通过免疫系统失调增加对疾病的易感性（Brosschot et al., 2005; Vedhara & Irwin, 2005; 参见后面的部分，"应激作为一种生理反应"）。然而，如果考试应激是寻常急性应激源的一部分，它也可能对健康产生长期影响。虽然单次急性高血压发作［在研究中通常被评价为应激反应（stress reactivity）[①]］可能对健康的影响很小，但长期反复发作，特别是对于那些天生比其他人应激反应性更强的人，可能会引发更多的慢性高血压，并导致心脏病的长期病情发展（见后面的"应激和疾病"部分）。

---

① 应激反应（stress reactivity）：生理上的唤醒，如心率或血压增加，在潜在的应激遭遇中经历。

研究焦点

NHS 一线工作人员在第一波新冠病毒感染期间的经历

Bennett, P., Noble, S., Johnston, S., Jones, D.and Hunter, R.（2020）. COVID-19 confessions: a qualitative exploration of healthcare workers experiences of working with COVID-19. BMJ Open, 10: e043949.

这项质性研究首次报告了英国卫生专业人员照顾新冠病毒感染患者的经历。与大多数定性研究依赖于半结构化的访谈和采访者的回答不同，被试可以使用一个保密的在线录音设施，在那里他们可以在没有提示或障碍的情况下留下他们的匿名信息。目的是促进他们诚实地讲述最相关的经历、想法和感受，而不受主试在场时可能出现的限制。

方法

被试是各种类型的医疗工作者，他们通过两名在推特上拥有大量粉丝的医生（重症监护和姑息治疗）的推文得知了这项研究。推特上描述了这项研究，并提供了一个被试可以访问记录过程的网址。一旦进入网站，潜在的被试可以完成一份数字同意书，一份简短的统计问卷，并以口头或书面形式记录他们的故事。所有录音一经转录就被删除。共有54人（包括27名医生、13名护士、2名理疗师、1名放射技师、1名保健助理和10名其他人员）完成了录音。

结果

使用布朗和克拉克（Braun & Clarke）的归纳主题分析法分析音频和书面数据的脚本。本文使用了摘录和短语来识别潜在主题，在确定的主题中收集相关数据（"引用"），形成了四大主题：（1）创伤和创伤后应激障碍（PTSD）；（2）附带损害；（3）等级制度和不平等；（4）员工牺牲和奉献。

创伤和创伤后应激障碍

员工们报告说，他们发现自己的工作非常有回报，但也非常痛苦，痛苦往往超过了回报。许多人谈到自己在护理过程中感到"崩溃"和创伤："我觉得自己很不称职，尽了最大的努力来确保这些可怜的病人……获得药物治疗。工作人员都哭了，我看到一群心脏科护士在努力应对严重的新冠病毒感染患者时哭了。""他们是我见过的病得最严重的人，还有那么多人正在死去……每天一想到人们通过Skype和亲人说再见，我就崩溃了，当我回到家时，我哭了又哭。"据报道，患者还会遭受创伤："他们无法入睡。他们做噩梦……有一个人不睡觉，因为他担心如果他睡着了，他就再也不会醒来了。"

附带损害

被试还报道了多种类型的"附带损害"。这些问题包括害怕被病毒感染("我们想做出改变,但没人听我们的。我们的员工死在了病房里。在一名工作人员死亡之前,我因为在病房里戴手套和穿可怜的'围裙'而受到训斥,因为这一方法尚未批准,但是由于我们担心患者还是这样做了"),因为人们担心,有严重但非新冠病毒感染相关需求的患者,包括严重的精神残疾和健康问题,正在被边缘化:"国际电联只有两名患者感染了新冠病毒。其余的都是因自杀未遂而濒临死亡的人。他们都有精神病史,都有心理健康服务记录。在封锁期间,所有人都出现了连续恶化,心理健康支持服务、社区项目、同伴支持、上门服务等都减少了。"

等级制度和不平等

许多被试表示,高层管理人员、同事和一线员工之间的脱节导致了愤怒情绪:"如果有什么区别的话,请告诉我们,一个在家工作的白人中产阶级经理绝对没有资格把风险分配给任何一个每天都要看到发烧和生病但未经筛查病人的一线员工。这在我的组织中已经发生在黑人雇员身上。""许多员工感觉自己被组织抛弃了,得不到充分支持的员工感觉自己成了牺牲品。""工作人员之间经常会出现沮丧和冲突,尤其是在看不到任何全科医生,而我们执业护士却需要出现的情况下。"

员工牺牲和奉献

尽管护理工作带来了创伤,专业人员和管理层之间存在分歧,但仍有许多关于工作人员"超越"正常护理界限的故事:"我的临床同事们令人难以置信。适应能力强、诚实、高效、耐心,直面恐惧。尽管内部对管理层大喊大叫,说这太少太晚了,但还是保持着礼貌的对话渠道。""我们已经竭尽全力满足患者的需求……我们中的许多人现在都感染了新冠病毒,但没有一个班次没有被填补。为了我们的病人和组织,我们希望能够满足需求。然而……HR在打击我们的士气。"具有讽刺意味的是,可能最具风险的工作人员与患者的接触最为密切:"我们被告知应该由最高级别的人插管,但他们可能也是面临最高风险的人!因此,我可以看到我的一些会诊同事的眼睛里几乎有一种恐惧。"

讨论

在第一波大流行期间,护理新冠病毒感染病人的工作显然应激很大(说得轻一点),工作人员不顾创伤、疲惫和个人感染风险,付出了"艰巨"的努力来处理他们的工作。尽管如此,这些研究也报道了各种卫生专业人员和高级管理人员之间的严重分歧,并警告说这种水平的努力不能长期承担,否则会出现严重倦怠,甚至有人离开NHS。NHS需要在未来的大流行中尽可能地减轻这种应激。

三、慢性应激

■ 职业应激

大多数职场人士或多或少都会经历职业应激,虽然对许多人来说,这种应激是短暂的或可控的,但对另一些人来说,这种应激是慢性的、破坏性的,例如伴随着饮食或睡眠模式的改变、疲劳或关系紧张,这些应激通常是在"倦怠"的背景下讨论的(e.g. Wang et al., 2007,2008)(见"焦点")。

是什么让工作应激如此之大?有趣的是,早期的直观模型认为职业应激是白领做出高级决策时存在的,而最近的理论则认为应激存在于整个劳动力中。事实上,工作负荷不足和超负荷都会给员工带来应激,对一些员工来说,沮丧和无聊的应激与超负荷一样大。这突出了应激研究的核心观点:每个人都会构建"对他们来说"应激的定义,而这与人-环境匹配理论(Person-environment fit theories)有关(e.g. Rauthmanet al., 2021),或者拉扎勒斯(Lazarus, 1991)描述的早期"拟合优度(Goodness-of-fit)"方法有关。这些方法表明,应激的产生是因为环境变量(需求)和个人变量(资源)之间的不匹配,正如我们已经说过的,这些变量在个体内部和个体之间都是不同的。"拟合"本身是动态的,而不是静态的,因为需求和资源会随着时间而变化。早期的研究更多地关注工作场所的环境特征,而不是个体差异变量,例如职业应激或工作应激的工作需求-控制(Gob demand-control, JDC)模型,由卡拉塞克(Karasek)及其同事提出(e.g. Karasek et al., 1981; Karasek & theorll, 1990)。导致应激的工作特征包括:

- 需求;
- 可控性;
- 可预测性;
- 不确定性。

这些广泛的特征中的每一个都可以用特定的问题进行评价,如表11.3所示。

表 11.3 评价工作应激的项目示例

	从不	很少	有时	经常	大多数时候
需求 · 我的工作量是永无止境的 · 工作期限是固定的 · 我的工作令人兴奋					

	从不	很少	有时	经常	大多数时候
可控性 ·我有执行职责的自主权 ·上司太多					
可预测性 ·我的工作就是应对紧急情况 ·我从来不知道别人对我的期望是什么					
不确定性 ·我的工作没有很明确的定义 ·我不确定公司对我的期望是什么					

资料来源：改编自 Rice（1992：188-192）。

卡拉塞克经过验证的模型提出，需求和控制的结合将决定员工是否经历应激（高需求和低控制的情况比高需求和高控制的情况导致更高的应激反应）。然而，虽然最初认为感知或实际控制是需求的调节者（即控制"缓冲"了需求的负面影响），但只有很少的证据表明控制调节了高工作需求对幸福感或倦怠感的负面影响（见"焦点"）（Rafferty et al., 2001）。因此，需求和控制对应激有独立和直接的影响，这会对健康产生影响。例如，基维迈基和川地（Kivimäki & Kawachi, 2015）的元分析发现，工作应激大的人患冠心病和中风的风险增加了 10% 至 40%。

除了更好地说明控制部分外，还有人建议将"社会支持"或"缺乏社会支持"添加到模型中。例如，皮桑蒂（Pisanti, 2012）发现，在一个意大利的护士群体样本中，工作需求和（缺乏）社会支持是痛苦和倦怠的关键预测因素。其他人建议增加一个更普遍的"资源"成分（Demerouti et al., 2001），其中资源可以包括社会支持，或个人控制等方面。卡拉塞克的另一个替代模型是努力/回报失衡模型（Siegrist et al., 2004），该模型强调了个人对工作的"投入"，并指出缺乏认可或努力的回报可能会带来应激，并导致严重的健康问题，包括高胆固醇和高血压、免疫功能受损、发炎和心脏病（e.g. Siegrist & Li, 2017）。例如，过度投入工作与血压升高有关（Steptoe et al., 2004）。根据研究发现（Kivimäki et al., 2002），工作应激和努力/回报不平衡显著预测了 25 年内心血管疾病死亡的风险，而德拉加诺等人（Dragano et al., 2017）对 9 万多名员工的研究也揭示了努力–回报不平衡与心脏病发展之间适度但显著的关联。波什等人（Bosch et al., 2009）发现，高的努力–回报不平衡与免疫功能受损有关，他们认为这种不平衡"导致了免疫老化"。

焦点
职业倦怠

长期持续的应激源，如长期过劳工作，会给员工带来应激，同样造成应激的还有突如其来的、意想不到的要求或干扰，被迫做出决定，没有做决定的自由，或不清楚对自己的期望是什么。应激是主观的，这可以从五个健康专业人员（神经学医生—NC，眼科助理—OA，儿科医生—P，精神科医生—PS和手术室护士—TN）关于应激的具体研究结果中看到，其中列出的应激最大的方面包括工作环境因素，如单调的任务（NC）、保持清洁（TN）、时间压力（NC，TN）、候诊室满员（P）、超负荷（NC）、工资或条件差（OA）以及家庭压力（PS，P）等外部因素（Kirkcaldy et al., 2000）。

当应激源持续存在时，可能会发生倦怠。马斯拉赫（Maslach, 1997）将倦怠定义为一种由三部分组成的综合征，包括逐渐发展的情绪衰竭、人格解体和个人成就感降低，其发生在以某种身份与他人一起工作的个体中，可能与身心健康状况不佳有关。倦怠类似于谢耶（Selye）一般适应综合征的最后阶段（见下文），即身心俱疲。许多研究发现，在医护人员中，倦怠的发生率很高，医生（e.g. Taylor et al., 2005）、护士（e.g. Jones & Johnston, 2000; Allan et al., 2009），以及那些与癌症患者打交道的人（e.g. Barnard et al., 2006; Trufelli et al., 2008）。临床心理学家也提出了员工应激和倦怠对接受护理的客户或患者的影响，他们报告了对工作环境和不断变化的系统的不满（Webb, 2013）。

倦怠会在内部逐渐形成，但会对情绪和身体健康产生重大影响——长期经历应激会降低免疫功能，扰乱睡眠，改变行为习惯（如前所述），并可能降低工作效率，导致生病缺勤。埃迪（Eddy）及其同事对57项关于工作时的应激和免疫功能的研究进行了回顾（Eddy et al., 2016），发现过度投入和缺乏付出的回报尤其相关。绝望感或缺乏控制感，以及缺乏社会互动的行为或情感逃避（例如在最近的新冠病毒感染大流行期间也有所减少），都会加剧倦怠。

事实上，在2020—2021年间，在新冠病毒感染大流行期间，职业倦怠已经成为英国国民健康保险制度内的一个令人担忧的问题，在对初级和高级医疗人员的媒体采访中，人们表现出疲惫和强烈的情绪。在资源不足的医疗系统中照顾新冠病毒感染患者的应激导致了高度的职业倦怠（Mollica, Fernando, & Augusterfer, 2021），许多卫生专业人员因此决定离开医疗系统（Bennett et al., 2020）。

除了针对医疗保健部门（见"焦点"），许多研究也聚焦于教育部门的应激问题。例如，教师报告应激来自一系列因素，包括教室条件差和缺乏材料或设备，学校政策的频繁重组或实践的内外部强加，具有挑战性的学生行为，以及过多的工作量/工作要求被带到家里（e.g. Griva & Joekes, 2003；Skaalvi & Skaalvik, 2009）。本科生当然也不能免于应激，事实上，本科生的心理健康问题比同龄的非学生更普遍。这些问题会扰乱他们的表现（Royal College of Psychiatrists, 2003），并且这种影响在过去几年中显著增加（e.g. Beiter et al., 2015）。财政紧缩措施对员工招聘或设施的影响在许多层面上都能感受到，包括在高等教育领域——工作没有安全感、工作关系不佳、缺乏控制、缺乏资源和沟通不畅是最常被提及的员工应激来源（Tytherleigh et al, 2005）。由于这些原因，在2009至2016年期间，转介到心理健康或咨询服务的人数显著增加（Morrish, 2019）。鉴于目前整个欧洲的财政紧缩局势，我们中更多的人可能目前精神、情感和身体健康状况不佳，因为有证据表明，在有经济压力的人中，这种状况出现的程度更高（e.g. Jessop et al., 2005，见第二章）。

然而，值得注意的是，并非所有研究都发现了工作量本身和倦怠水平之间的关联（e.g. McVicar, 2003年的综述）。研究结果的差异可能存在以下几个原因：

- 样本或环境差异（例如注册全科护士对比姑息治疗或临终关怀护士；隐性等级中的工作人员级别）；
- 不同的个人特征和对需求的反应；
- 是否对需求、资源或两者都进行了评价。

另外值得一提的是，某些职业，如医疗保健专业，或在某个职业中占据某些职位（即高级管理人员），也可能对承认、表现或报告应激症状有强烈的内部约束（感知或实际）。这可能会影响我们研究中获得的内容，并对那些寻求支持的人的报告特征产生偏见。

首先，不同的工作类型也有不同的客观要求。例如，轮班工人或工厂工人要面对特殊的挑战（非社会时间、重复工作），在高风险环境中工作的人也是如此（如消防员、狱警或需要与公众打交道的人）（e.g. Park et al, 2014）。其次，个体特征和应对反应与工作应激有不同程度的关联。例如，能力感较强的教师报告应激较小，似乎应对得更有效（e.g. Schwarzer & Hallum, 2008）（关于应对的进一步讨论见第十二章）。在这方面值得注意的是，与护士的应对反应相比，工作量特定的压力因素与情绪障碍的相关性更强（Healy & McKay, 2000；Bennett et al., 2001）。本内特（Bennett）的结论是，护士可以用来管理工作需求的策略受到了限制，这可能缓解了他们在工作中可以使用的个人应对策略的影响,并将其与他们的结果进行了对比,发现医生应激的关键预测因素是他们自己的应对反应。

特别值得注意的是,工作需求更有可能预测情绪枯竭,而拥有工作资源或缺乏工作资源(例如低感知控制)则与离职和缺乏成就感有关。在对 71 个独立样本进行的元分析中,超过 48000 名被试将工作控制视为资源保护模型中的一种资源(见前文),这一假设也得到了证实(Park et al., 2014)。

> **你怎么看?**
>
> 你感到有应激吗?如果不是,那就是好消息!如果是,你认为是什么导致了这种感觉?作为一名学生,你的工作清单上有哪些应激方面?如果有的话,你工作负荷的哪些特点使你感到有应激?是因为需求(真实的或想象的)太大,而你的资源(真实的或想象的)太少?是别人对你的期望不明确,还是你感觉或实际上缺乏对局面的控制?是因为你有其他想做的事情,其他分散你注意力的目标和欲望?一旦你更好地了解应激触发因素的特征,就更容易找到合适的解决方案(见第十三章)。

有研究表明,男性将比女性更多地受益于基于工作的干预措施,以减轻压力并提高幸福感,此前有相当一致的发现,男性不太可能在其他地方寻求应激的支持,而积极的工作经历产生的认同感和自我价值感在男性的体验中更为突出(World Economic Forum, 2008)。

因此,这里描述的常用的职业应激模型成功地整合了个体给工作场所带来的东西(个人特征、认知、努力)、他们的支持资源和环境特征。根据不同的影响因素,干预措施可能有不同的目标来尝试减轻和管理应激(见第十三章)。个体的资源、应对策略、损害健康的行为(如吸烟或饮酒量增加)或对社会支持的利用等方面,都更容易受到试图摆脱工作控制、决策空间有限、工作负担过重、工作负担过轻或与雇主的角色模糊等问题的干扰!然而,对管理或监督人员的培训可以帮助他们更好地与员工沟通,下放责任,增强员工的信心(见帕克等人的元分析,2014)。此外,据报道,和同事的冲突或骚扰与员工的严重缺勤有关,以至于在 2002 年,皇家护理学院(Royal College of Nursing, RCN, 2002)承认有必要改善专业之间和专业内部的沟通和管理风格。与应激有关的疾病、旷工(生病时上班或因创伤等原因脱离工作)和缺勤的后果,给雇主带来了生产力损失、人员短缺和工作场所事故等巨大损失（Morrish，2018）。一项针对1440名德国制药公司员工的研究，比较了本文描述的主要工作应激模型，实际上发现，与基于"过度承诺""努力－回报不平衡"或"工作需求－控制"的模型相比，基于感知的"组织不公平"构建的应激模型是缺勤更重要的原因（Schmidt et al.，2019）。

总的来说，研究结果表明，需要以工作场所为基础的干预措施，应该在早期就以工作环境和个人福祉为目标，这有益于保持身体和情感健康以及保持生产力——这对雇员和雇主都是很重要的结果（e.g. Brabantia，Maes，& Van der Doef，2004）。

到目前为止，我们已经确定应激反应来自于事件和对事件的评价，但我们还没有描述接下来会发生什么！拉扎勒斯的应激交互作用模型认为，评价及其附带的情绪会导致认知和行为应对的努力，在第十二章中充分讨论了应激理论和应对在调节应激结果中的作用。然而，除了这些心理上的应激反应，应激也可以引发生物和生理反应，这就是我们现在关注的问题。

第三节 应激是一种生理反应

把应激看作是一种反应，这就把我们带入了寻找应激如何影响身体和潜在疾病的生物学或生理学解释的领域。这里的假设是，应激源对人的要求在某些反应中表现出来。在物理学中，这种反应被称为"应变"。应激"反应"模型的支持者描述了个体如何通过协调生理和行为反应来应对危险或潜在的有害情况，甚至是友善的要求（e.g. Cassel，1974，Leventhalh & Tomarken，1987中引用）。最初，一个事件必须被评价，这涉及中枢神经系统（central nervous system, CNS）[①]。感觉信息和对事件的评价结合在一起，引起了自主神经和内分泌（激素）反应。自主神经系统是周围神经系统的一部分，包括交感神经和副交感神经（见下文）。这些反应反过来反馈到大脑皮层和边缘系统，后者又与下丘脑和脑干相连。人们发现，将一个事件评价为本质上不可预测会影响生理激活的各个方面，例如在淋巴细胞激活方面（Zakowski，1995）或通勤者中采样的皮质醇水平（Evans et al.，2002）。

尽管第八章对生理学上的定义和细节描述更详细，但这些过程将在下文进行概述。

[①] 中枢神经系统（central nervous system）：由大脑和脊髓组成的神经系统的一部分。

一、早期关于生理应激反应的研究

早期的研究人员沃尔特·坎农（Walter Cannon，1932）概述了儿茶酚胺（肾上腺素和去甲肾上腺素）的作用，当儿茶酚胺作为激素从交感神经系统的肾上腺释放出来时，会增强唤醒，以促进"战斗或逃跑"的反应。当面临迫在眉睫的危险或高度威胁时（如被一只愤怒的狗攻击），需要选择是面对挑战还是逃避。这种身体唤醒的自然反应——口干、心率加快、呼吸急促——意味着肾上腺素的释放。肾上腺素是一种扩大自主反应的激素（例如深呼吸、心率加快），有助于释放储存的燃料作为能量，从而使人能够逃跑或对抗威胁。坎农认为，这种"战斗或逃跑综合征"具有适应性，因为它能让人对威胁做出快速反应，但也有负面作用，因为它扰乱了情绪和生理功能。如果持续时间长，这种反应被认为会导致许多医学问题（根据早期的动物研究，狗和猴子暴露在长时间的应激下，引起过量的盐酸在胃中积聚，从而导致溃疡形成）。换句话说，在长期或持续应激的情况下，这种战斗-逃跑反应将不具有适应性。

继坎农之后，另一位生理学家汉斯·塞尔耶（Hans Selye，1956）发现（在对性激素进行动物研究时偶然发现），在令人不快的注射过程之后，通常会出现三种反应——肾上腺肿大，胸腺萎缩，消化道溃疡。他在早期发现的基础上经过40多年对不同厌恶刺激（注射、热、冷、运动）的研究，得出的结论是，这些刺激对应激有普遍的和非特异性的反应，即在一系列令人愉快或不愉快的刺激后产生相同的生理反应，而"战斗-逃跑"反应只是应激反应的第一阶段（e.g. Selye，1974）。塞尔耶（Selye）的应激模型被称为一般适应性综合征（general adaptation syndrome）[①]。对应激的反应被认为是生物体维持内部平衡（即体内平衡）的一种天生的驱动力，他提出这一过程分为三个阶段：

（1）警报反应（alarm reaction）：对应激源的意识会导致身体防御能力下降，因为血压和心率可能在上升到高于正常水平之前开始下降。塞尔耶指出，一旦被唤起，这种兴奋就不能长时间维持。他将应激反应归因于前垂体肾上腺皮质系统的激活，尽管确切的生理过程直到几年后才搞清楚（Selye，1991；Pinel，2003；参见后面的部分）。

（2）抵抗阶段（stage of resistance）：下一个阶段是身体动员进行身体防御，试图适应应激源，尽管在警报阶段做出了抵抗努力。虽然生理唤醒比警报阶段低，但仍高于正常水平。塞尔耶指出，这个阶段不可能无限期地持续下去，而不使机体变得容易

[①] 一般适应性综合征（general adaptation syndrome）：是对长期应激的一系列生理反应，从警报阶段到抵抗阶段再到疲惫阶段。

生病。

（3）疲惫阶段（stage of exhaustion）：如果抵抗阶段持续太久，身体资源和能量的消耗将导致疲惫（参见"焦点"）。在这个阶段，抵抗应激的能力下降，在这一点上，塞尔耶提出，增加了如心血管疾病、关节炎和哮喘等"适应性疾病"的可能性。

二、后期关于生理应激反应的研究

■ 关注并善待反应

虽然坎农和塞尔耶的工作引发了大量关于应激生理学的研究，但其中大部分都没有证实存在一致的"非特异性反应"。研究发现，不同的生理反应与不同的应激源有关，例如与身体压力相比，精神压力更大。此外，当面临潜在应激时，我们的选择比最初的"战斗或逃跑"反应更大。泰勒（Taylor，2002，2012）描述了一种"照料和成为朋友"的反应，应激可以引发亲社会和从众行为，包括照顾他人和寻求支持，这可能有利于应对更长期的应激源。对动物和人类的实验研究发现，这些反应（主要见于女性）与荷尔蒙催产素的释放有关，催产素似乎能减少对应激的其他生理反应和相关的心理痛苦（Taylor，2012，参见第十二章关于社会支持益处的讨论）。

■ SAM（交感—肾上腺髓质系统）和HPA（下丘脑—垂体—肾上腺皮质系统）

毫无疑问，不良事件和积极事件都会产生生理变化。大量的证据表明，典型的应激反应（例如：呼吸急促、心跳加快、出汗或颤抖）不仅是由于垂体前叶肾上腺皮质系统的激活（正如塞尔耶所认为的那样），而且还因为自主神经系统（ANS）中交感神经分支活动的增加。ANS可以分为两个相连的系统——交感神经系统（SNS）和副交感神经系统（PNS）——它们"存在于一种动态但拮抗紧张的状态"（Rice，1992：126）。交感神经系统参与兴奋和能量消耗（如"战斗-逃跑"反应），而副交感神经系统参与降低兴奋和恢复、保存身体的能量储存（如休息过程）（见第八章）。

这两个神经系统都控制着许多内部器官的活动，如心脏和骨骼肌，它们的活动最初是由神经递质乙酰胆碱介导的。乙酰胆碱将脊髓突触的神经元连接到脑干，然后神经在脑干上作用于它们的目标器官。交感神经分支的介导由去甲肾上腺素（肾上腺素能纤维）和肾上腺素（在较小程度上）提供；而在副交感神经分支中，乙酰胆碱（胆碱能纤维）则是最后一个环节。

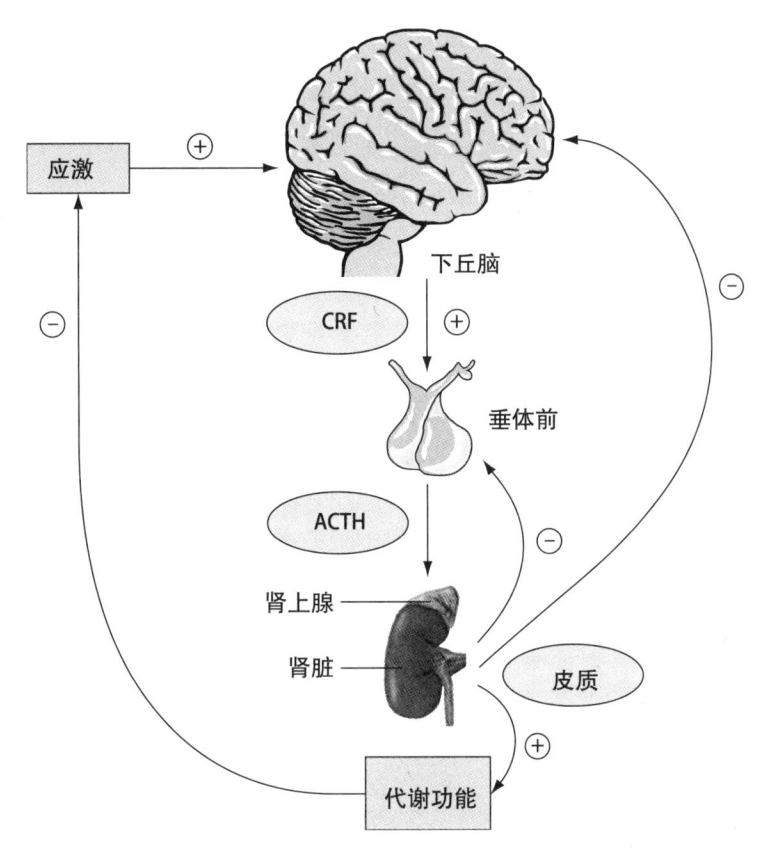

图 11.3 下丘脑—垂体—肾上腺（HPA）轴示意图。刺激和抑制通路分别用箭头和 + 或 - 符号表示。CRF 代表促肾上腺皮质激素释放因子，ACTH 代表促肾上腺皮质激素

资料来源：改编自 Lenbury 和 Pornsawad（2005）。

交感－肾上腺髓质系统（SAM）的激活导致儿茶酚胺、肾上腺素和去甲肾上腺素（肾上腺素和去甲肾上腺素是美国术语）从肾上腺髓质（肾上腺髓质和肾上腺皮质组成肾上腺）释放出来。这种激活由下丘脑触发，通过脊髓将神经信号传递到肾上腺髓质，使人能够对应激源做出立即反应，例如肾上腺素被释放到血液中而引发的"逃跑或战斗"反应。

然而，交感神经唤醒后的应激反应是短暂的，因此内分泌（激素）系统实际上是神经内分泌（神经和内分泌系统的结合，即电/化学和激素），反应紧随其后。第二个系统是下丘脑－垂体－肾上腺皮质（HPA）系统（见图 11.3），它使我们的身体器官能够改变其通常的功能，以促进对内部和外部压力更持久的适应性反应。这个系统也起源于下丘脑，它释放自己的激素——促肾上腺皮质激素释放因子（CRF），控制大脑底部的垂体前叶分泌肾上腺皮质激素（ACTH）。ACTH 然后到达肾上腺皮质，肾上腺皮

质受到刺激分泌糖皮质激素，特别是皮质醇。

人体内几乎每个细胞都含有糖皮质激素受体，并且像皮质醇这样的激素会影响身体的主要器官系统。例如，皮质醇会抑制组织细胞对葡萄糖和脂肪的吸收，这样就可以更多地用作即时能量；它可以增加血液流动，通过抑制吞噬细胞和淋巴细胞的作用来抑制免疫功能；它还可以抑制在持续战斗或"逃跑"期间受损组织的炎症（e.g. Kemeny，2003）。血液皮质醇水平在应激后20—40分钟达到峰值，因此在许多研究中，皮质醇水平被用作应激的指标。

对应激的一些生理反应，如皮质醇的释放，其持续时间会影响这些反应对机体是否有益。最初皮质醇的释放是为了支持身体最初的应激反应，皮质醇的水平通常会在40—60分钟内恢复到正常；然而，如果释放时间过长，比如在长期的内部或外部应激下，实际上会产生负面影响。由血液循环皮质醇（血清或血清皮质醇）增加引起的免疫系统抑制容易使人受到感染。HPA轴的破坏，例如过度活跃的脑垂体，可导致异常高的皮质醇水平，如库欣综合征患者（典型表现为腹胀，不常见的面部毛发）。众所周知，睡眠不足的人皮质醇水平也会升高。例如，斯特普托等人（Steptoe，2004b）发现，自尊心低的人在早上醒来时会有更高的皮质醇反应，因为他们会考虑接下来的一天以及睡眠问题。相比之下，同一研究小组（Steptoe et al.，2005）发现，人在白天时候的情感体验越积极，皮质醇的分泌就越低。肾上腺素和去甲肾上腺素的长时间释放也会产生负面结果，包括细胞免疫功能受到抑制，心率和血压升高，心跳不规律（心律失常），以及潜在的高血压和心脏病（e.g. Pan et al.，2015）。因此，通过教人们管理应激并进行冥想等积极心理学实践，可能会优化对应激的生理反应（e.g. Manigault et al.，2019）。

HPA的激活还会增加生长激素和催乳素、β-内啡肽和脑啡素的产生，这些物质也参与大脑对应激的反应。β-内啡肽具有有效的镇痛功能，因此，它可以解释为什么人们可以忍受高度的疼痛，直到他们成功逃离应激环境或完成高要求的任务。例如，众所周知，受重伤的士兵会爬很长一段距离来获得帮助，运动员可以在肌肉受损的情况下完成比赛（见第十六章关于疼痛的心理生物学理论的讨论）。

■ 皮质醇和衰老

有趣的是，还有一些迹象表明皮质醇和衰老的核心过程之间存在关联。对动物的研究表明，长期暴露于这种糖皮质激素中会损害海马结构中的神经元（e.g. Coburn-Litvak et al.，2003），这是大脑中对学习和记忆至关重要的区域（e.g. Magri et al.，

2006）。马格里（Magri）和同事们将老年人皮质醇水平的升高解释为适应应激能力下降的证据，并认为这可能与痴呆症相关的认知能力下降有关。现在，一系列研究已经证实了这一点。这些研究表明，高皮质醇水平与相对较差的认知功能有关，包括情景记忆、执行功能、语言、空间记忆、处理速度和社会认知，以及痴呆症风险的增加（e.g. Ouanes & Popp，2019）。

总的来说，SAM 和 HPA 系统，一个通过肾上腺素进行急性反应，如战斗或逃跑，另一个通过皮质醇进行更持久的反应，在自主神经系统和内分泌系统内工作，让我们的身体做好准备，以满足我们对环境的需求。我们的自主神经系统可能在"幕后"工作，但它的功能对人类的基本反应至关重要。

■ 神经系统过程

然而，应激反应的一些差异可能归因于甚至在 SAM 和 PAC 激活之前就已经发生的神经过程。根据格雷（Gray, 1983）的研究，应激和痛苦与大脑系统的过度激活有关，该系统包括隔海马系统（连接隔膜、杏仁核、海马和穹窿）和帕皮兹回路（又称情绪回路：连接乳腺体、丘脑、扣带回和海马、前额叶皮层、杏仁核和隔膜）。格雷（1983）将其称为行为抑制系统（behavioural inhibition system，BIS），因为这些脑回路的激活被认为会中断正在进行的行为，并将注意力转向威胁或危险的迹象。根据格雷的说法，BIS 从感觉皮层接收有关环境的信息，然后将其与对未来威胁变化的预测进行对比。当不匹配发生时，系统被激活，个人经历痛苦或焦虑。有人提出，在这些状态下，标准可能"设置"得太低，导致个体不断对感知到的不匹配做出反应，系统被长期激活。

产生和维持应激/焦虑的核心是大脑的杏仁核和下丘脑。杏仁核调节我们对焦虑、攻击性、恐惧条件反射和情绪记忆的体验。它与下丘脑有联系，下丘脑调节 ANS 对这些经历的反应：战斗-逃跑反应。杏仁核内的活动是通过神经递质血清素和氨基丁酸来调节的。杏仁核内低水平的血清素与高水平的恐惧有关。低水平的血清素导致低水平的 GABA（Lee et al., 2013），杏仁核内 GABA 水平低导致感知威胁的阈值低。反过来，威胁感知导致由去甲肾上腺素和肾上腺素调节的下丘脑 SNS 激活。

在对免疫反应的研究中，我们也进一步理解了应激对身体的影响，正如我们将在下面看到的，皮质醇再次起到至关重要的作用。

三、应激反应的个体差异

并非所有人对环境事件的反应都是一样的，这可能是由很多因素决定的。如上所述，在我们对霍姆斯和拉赫（Holmes & Rahe）基础模型的批判中，很显然，表面上相似的事件可能具有非常不同的意义。

还有一种可能性是，我们对应激的生理反应存在显著的基因调节差异。艾丽斯等人（Ellis，2019）认为，我们的基因组成会影响之前描述的应对积极生活事件和消极生活事件的神经生物学过程。这些遗传影响可以在对不好的童年经历的应激反应的变化中看到。博伊斯（Boyce，1995）和他的同事进行了两项关于自然发生的逆境环境和生物反应作为3至5岁儿童呼吸道疾病预测因素的研究。首先，结果显示，在低逆境环境和高逆境环境中，对应激源表现出低心血管或免疫反应性的儿童患呼吸道疾病的概率大致相同。其次，暴露在高逆境儿童保育环境或家庭环境中的生物反应很强的儿童比所有其他儿童群体的发病率要高得多。再次，出乎意料的发现是，生活在较低逆境条件下的高反应儿童（即更多的支持性儿童护理或家庭环境）的发病率最低，甚至明显低于类似环境下的低反应儿童。然而，儿童和青少年纵向研究的结果几乎没有支持基因敏感性调节早期应激生活事件影响气质变化这一观点（Laceulle et al.，2014）。

四、应激反应和免疫功能失调

免疫功能的下降或改变通常与经历应激生活事件有关（e.g. Salovey et al.，2000；Ader，2001；Glaser & Kiecolt-Glaser，2005）。塞格斯特罗姆和米勒（Segestrom & Miller）对300多项应激和免疫功能研究的回顾和元分析证实，无论应激源是急性的、短暂的、自然的、一系列事件的，还是长期的，都存在关系（Segestrom & Miller，2004），因此，对可能发生的过程有一些了解是很重要的。

如第八章所述，免疫系统是人体抵御疾病的屏障。除了皮肤的物理屏障外，我们的身体还包括对抗原（细菌、毒物、病毒、寄生虫等外来有机体）的多层次防御，例如，肠道、唾液、鼻子和喉咙中的物理或化学防御；对异常细胞（如癌细胞）等内部病原体的防御依赖于血液循环和淋巴系统中的细胞抗原。抗原威胁可以通过一般和快速反应的第一道防线（自然免疫）来应对，也可以通过较慢的、更有针对性的防御（特异性免疫）来应对。

淋巴细胞和吞噬细胞是免疫细胞（白细胞）的两种主要类型，可以在淋巴系统、淋巴结、脾脏和血液循环中找到。其中第二种，即吞噬细胞，由于组织释放化学信使而被吸引到感染部位，当它们到达目的地时，通过吞噬和消耗异常细胞或抗原而消灭它们。吞噬细胞在第一道防线中提供非特异性免疫，而淋巴细胞在第一道自然反应后提供特异性免疫。这包括通过淋巴细胞作用的细胞免疫，涉及胸腺中的 T 细胞（CD4+ T 细胞或辅助性 T 细胞，CD8+ 细胞或细胞毒性 T 细胞），以及 B 细胞（记忆细胞和浆细胞）的体液介导的免疫，其作用详见第八章。B 细胞标记入侵抗原并巧妙地"记住"它们，从而能够尽早发现未来可能的攻击。特异性免疫和获得性免疫由 B 细胞和 T 细胞提供，而针对各种抗原的非特异性免疫由第三种类型的细胞——自然杀伤（NK）细胞提供，它也出现在血液/血浆中。例如，在癌症中，细胞可以减缓异常细胞的生长，因此其他免疫反应可以形成攻击。（T 细胞和 B 细胞的特点概述见表 11.4。）特异性免疫系统包括 NK 细胞、B 细胞和 T 细胞，它们在对抗感染或异常细胞生长时相互作用并互相帮助（参见第八章，了解细胞活动的更多详情，并探讨与免疫系统功能"缺陷"相关的一些疾病，如糖尿病、类风湿性关节炎、多发性硬化症）。

表 11.4　特异性免疫和细胞类型

体液免疫：B 细胞	细胞免疫：T 细胞
在血液中发挥功能	在细胞上发挥功能
通过释放抗体来发挥作用，抗体会破坏抗原	包括记忆细胞、杀伤（NK）细胞，辅助细胞（CD4+）和抑制性 T 细胞
包括记忆细胞	在胸腺中成熟，而不是像其他白细胞那样在骨髓中成熟

因此，免疫系统受到交感神经系统和内分泌反应的影响，现在人们普遍认为，神经内分泌系统和免疫系统之间都有交流，大脑提供了免疫调节的作用。这里重要的是，研究发现 B 细胞、T 细胞和 NK 细胞的增殖与应激的主观体验之间存在联系。换句话说，他们已经证明了心理应激会干扰身体的运作。基茨尔特－格拉泽等人（Kiecolt-Glaser, 1984）的一项早期研究发现，与期中考试相比，在更重要的期末考试之前，学生的 NK 细胞活性显著降低。此外，与那些生活事件较少和孤独感较低的学生相比，那些报告了孤独感高和近期大量生活应激事件的学生在这两个时间段的 NK 细胞活性明显较低。这些实验研究的结果需要很长时间才能被接受，因为它们要求人们转变思维模式，从认为身体的运作独立于心理，转变为接受心理因素会影响免疫力（即我们的免疫系统有效运作的程度）这一事实。自从这项工作开展以来，一直有一致的证据表明，应激会对较多的身体过程产生负面影响，包括伤口愈合、疫苗接种反应和免疫疾病过程（如 AIDS）的进展。艾琳等人（Ayling, 2018）发现，流感疫苗接种当天的积极情绪可以增强疫苗的效果，而疫苗接种前 15 分钟的情绪提升方案也可以适度提高对某些流感

病毒株的免疫力（Ayling et al., 2019）。布罗德本特等人（Broadbent, 2012）使用了一种较长时间的方案，他们发现胆囊切除手术后，与对照组相比，干预组在3天的时间内被教授放松和引导积极想象可以显著改善伤口愈合（使用适量的羟脯氨酸——一种参与构建纤维蛋白原链的氨基酸，对皮肤再生具有重要作用）。值得注意的是，尽管干预组的参与者与对照组的参与者主观上没有感受到应激差异，但还是取得了改善。

■ 年龄与免疫功能

人们普遍认为免疫功能随着年龄的增长而衰退。这有时被称为"免疫衰老"，即对入侵细菌的即时免疫反应的先天系统，以及作用较慢的免疫抵抗反应，都会下降（Gomez et al., 2008; Fali, Vallet, & Sauce, 2018）。来自动物和人类研究的证据表明，即使NK细胞在老年人中数量增加，它们的功能也会变得较弱，并且导致促炎细胞因子活性（与年龄相关的疾病有关）增加（Ventura et al., 2017）。这些发现的重要性在于，人们意识到它们使老年人有更高更严重的感染风险，流感死亡更高，伤口发炎情况或术后并发症更严重，以及愈合更缓慢。作为这项研究的一个例子，韦德哈鲁和同事（Vedhara et al., 2003）检查了60名患有2型糖尿病的成年人的足部溃疡愈合率，发现那些表现出高度焦虑、抑郁或应激的人的愈合率降低了。同样，布罗德本特等人（2003）发现，在疝气手术后恢复的患者中，高应激和担忧水平对伤口愈合有损害作用。对照顾者的研究也显示出重要的关联，例如，与年龄匹配的非照护者相比，阿尔茨海默病患者的照护者的伤口愈合速度较慢，对免疫接种的抗体反应也较弱（Damjanovic et al., 2007; Pederson-Fischer et al., 2009）（参见第十五章）。

对22项研究的回顾，包括对其中11项研究进行的元分析，证实了心理应激与一系列伤口类型的愈合之间的关系（Walburn et al., 2009）。事实上，应激在伤口愈合中的作用已经通过动物、临床和干预研究得到了明确（Broadbent & Koschwanez, 2012）。

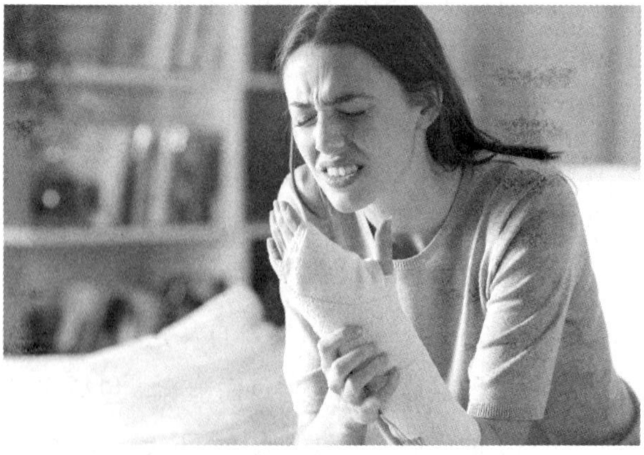

更普遍地说，格拉哈姆等人（Graham et al., 2006）的综述表明，在年轻人中，应激类似于衰老的影响，而在老年人中，应激

插图11.3 应激已被证明会影响愈合过程
资料来源：pheelings media/Shutterstock.

可以扩大衰老对免疫力的影响。

五、应激和心血管反应

有相当一致的心理生物学证据表明，应激会导致生理反应的各种变化，有些人的交感神经系统的唤醒和副交感神经反应的失活（见 Brindle 等人 2014 年的评论）比其他人更严重。这种"反应性假说"最初由克兰兹和马努克（Krantz & Manuck, 1984）提出，描述了遗传或环境因素如何结合起来影响一个人在应激和负面情绪下的生理反应脆弱性，这些情绪可能对他们的健康有害，特别是他们的动脉健康，这与心脏病有关。反应性，例如心率或血压升高，在实验室环境中，当个体暴露于急性或反复的应激，如心算任务或公开演讲，以及在现实生活中，人们面临职业挑战或婚姻矛盾，都可以观察到这些反应。有一些证据表明反应性有种族差异，例如非洲裔美国人往往表现出更大的反应性，而亚裔或欧裔美国人可能没有，但这是生物学上还是环境上的原因仍不清楚。

CVR（cardio vascular reactivity，心血管反应）是否与疾病的发展或疾病的进展有关，也是心理生物学家和心理学家都非常感兴趣的事情（e.g. Brindle et al., 2014; Pan et al., 2015）。现在看来确实如此，反应性与冠心病风险相关（详情见下文），尽管机制肯定不简单，可能涉及一系列脑机制（e.g. Ginty et al., 2017），以及更多涉及血管壁损伤和修复以及血栓形成风险变化的机制过程（见第八章）。在生理唤醒的整个过程中，从事件发生前（如预期反应、焦虑），到事件发生期间（如反应性工作所建议的），再到事件发生后，可能维持生理变化的持续性思维或反刍思维而言，都值得进一步关注（Bajko et al., 2012; Brosschot et al., 2006）。反应性，被认为发生在事件（实验室或现实生活中的应激源）中，可能只是生理过程的一部分，因为还发现激活不足也可能是有害的（Brindle et al., 2014）。

六、客观的应激测量

应激压力对免疫功能或心血管反应性的影响的证据，使科学家有机会在主观应激报告的同时，评估应激反应的"客观"指数。就短暂性烦恼的应激而言，经历意外延误的上班族的皮质醇水平更高（Evans et al., 2002）。在慢性应激方面，克雷（Clay, 2007）发现工作应激大的员工在工作、家庭甚至睡觉时的动态血压明显高于工作应激小的员工。就时间的影响而言，V. 伯恩斯（V. Burns, 2003）在一个本科生样本中研究了轻微和重大生活事件对流感疫苗抗体反应的影响，发现在五个月后重新评价时，抗体水平低的参与者报告说在接种疫苗后的间隔时间内经历了明显更多的生活事件。

学生经常成为应激研究的被试，因为他们暴露于潜在的应激模式——评价和考试的"学业应激"中！例如，钱德拉谢卡拉（Chandrashekara，2007）发现，对期末考试高度焦虑和情绪适应性较差的医学生，其炎症细胞因子（肿瘤坏死因子 α –TNF-a）的水平低于焦虑程度较低和情绪适应性较强的学生。这种影响在期中考试中没有体现出来。这种针对具体情况的反应与其他研究结果形成了鲜明对比，在其他研究结果中，暴露于非学业应激源会导致循环细胞因子水平的延迟增加（Steptoe et al.，2001）。因此，有必要对这些反应进行更多的研究，特别是对比应激源类型和背景的研究，以及考虑其他可能导致应激反应的个体差异变量（见第十二章）。重要的是，在频谱两端的极端心血管反应（即减弱或放大），也就是信号系统失调，可能对健康和行为结果产生负面影响（Lovallo，2011）。这些发现对心理干预具有一定影响（见第十三章），越来越多的证据表明，旨在减轻应激的干预措施（包括放松、正念、想象和认知行为疗法）可以在细胞因子和 NK 细胞产生的体外测量以及伤口愈合和疫苗接种反应的测量方面取得适度且一致的益处（Shakel et al.，2019）。

在本章的学习过程中，我们应该清楚地认识到，应激不是一个单一的过程，而是一个高度复杂的过程。应激体验在不同程度上取决于刺激事件（急性或慢性，生理或心理），取决于事件的内部表征，包括个人的评价和情绪反应，以及随后生理和行为激活的性质和程度。毫无疑问，应激有很强的心理成分，此外，随着时间的推移，人的应激反应也会随着人对自身情况的适应（或不适应）而发生变化。考虑到上述所有证据，测量应激是复杂的，这并不令人惊讶，如下面的问题所述。

问题

应激可以测量吗？

与其他概念一样，如何定义应激影响着如何测量应激。我们已经描述了针对应激的三种广泛的思考方式——作为一种刺激，作为认知评价的结果，作为一种生理反应——每一种观点都会导致不同形式的评价。

考虑到前面所描述的生活事件理论的弱点，将应激作为刺激来衡量是有问题的，如果许多生活事件不在被试此时的年龄或人生阶段发生，与他们无关，这是否意味着他们的应激更小，因为他们的潜在总分降低了？此外，人们通常会为自己的感受或发生在他们身上的事情寻找解释——例如，人们在心脏病发作前报告许多生活事件是很常见的——因此，在这种情况下，衡量生活事件或甚至更小的"烦恼"的回顾性报告可能会高估应激在疾病中所起的作用。一些研究人员认为，采取日常烦恼（和振作）的方法比滞后的回顾性方法测量的有效性更高。然而，日常评价对受访者提出了许多要求，事实上，对使用生活事件方法的研究结果的回顾发现，躯体症状评定量表（SSRS）在应激相关症状方面具有良好的预测效用（Scully et al., 2000）。

应激是建立在评价基础上的，评价包括刺激、认知和情绪，因此不仅需要衡量事件本身，还需要衡量人们对事件的评价、他们的情绪、他们感知到的资源和他们感知到的应对潜力。应激评价倾向于通过简单地询问人们的感受或让他们完成标准化的心理测量鉴定来确定。一个常用的例子是感知应激量表，它评价生活状况作为应激的程度（Cohen et al., 1983）。比如：

- "上个月，你有多少次因为意外发生的事情而心烦意乱？"
- "在过去的一个月里，你有多少次发现自己无法处理所有必须做的事情？"

（得分为 0= 从不；1= 几乎不；2= 有时；3= 相当频繁；4= 经常。）更高的分数表明有更大的感知应激。应激源，或正在考虑的事件，是不指定的，因此，一般评价只评价而不指定事件。然而，一些研究确实改写了感知压力表（PSS），以记录特定事件的应激评价，例如"在收到诊断后的两周内……"。

对拉扎勒斯模型的核心——次级评价过程的评价，或对个人资源（如感知控制、自我效能或感知社会支持）的评价，都非常丰富。这些被认为是调节、中介或"缓冲"应激结果关系的因素将在第十二章中描述。然而，无论使用了多少评价工具，在评价主观应激体验时都存在固有的局限性。例如，痛苦可能会使一个人在回答有关应激源的性质或最近经历的生活事件数量的问题时产生偏见，也可能会影响一个人认识自己拥有的可用资源。应激也是循环的——我们的情绪和评价可能会增加应激感，这反过来又会影响我们的评价和情绪！由于应激反应的各个方面相互作用，因此，如果要将应激反应的前兆与应激反应本身区分开来，就需要进行设计合理、控制良好的纵向研究。

在评价中应激被认为表现的是个体反应方面，研究通常采用痛苦或更具体的情绪状态（如愤怒、抑郁或焦虑）。一个经常使用的例子是一般健康问卷（GHQ；Goldberg & Williams, 1988），该问卷有不同的验证长度。28 个项目的版本测量了各种情绪状态（焦虑、失眠、社交障碍、严重抑郁和躯体症状）的组合，而更常见的、可能在时间需求方面更方便使用的 12 个项目的版本并没有对这些状态进行区分，尽管它仍然提供了对精神障碍的敏感测量。例子包括：

你最近有没有……
- 能够专注于你正在做的事情？
- 感到不开心和沮丧？
- 经常感到压力？

被试指出他们是否经历"比平常少""不比平常多""比平常多"或"比平常多很多"。

如本章所述，应激反应可以通过生理和物理指标来测量，如心率、血压、皮肤电反应、血液、尿液或唾液中的肾上腺素、去甲肾上腺素和皮质醇水平，皮质醇水平升高导致的其他指标，如唾液分泌免疫球蛋白（Sig-A）的下降，或其他免疫反应，如辅助T细胞、B细胞或NK细胞活性的数量变化。测量这些数据需要数据收集、存储、分析和解释方面的特定技能和专业知识。因此，这些数据更多的是在实验室的应激研究中收集，而不是在自然环境中，尽管在自然环境中血压或心率的动态测量是可用的。

然而，即使是所谓的"客观"应激测量也存在问题。因为，当暴露于相同的刺激时，有些人可能只是比其他人更"应激"或出现"应激反应"（Felsten, 2004；Johnston, 2007）。换句话说，由于基因差异、中枢神经系统活动的变化（Lovallo, 2011）、评价或情绪的个体差异（如前所述）或其他在第十二章中介绍的调节因素，个体对威胁做出反应时心率或血压升高的程度并不通用。

尽管测量存在挑战，但研究人员在这一领域进行了大量的研究，这些研究承认，由于应激是一种主观体验，测量它不能被期望成为一门精确的科学。正如卡斯尔（Kasl, 1996: 21）所说："我们所拥有的充其量是应激过程的间接和部分指标，而这些指标往往衡量得太多但是也不够。"为了说明这一点，他提到了感知应激量表，它测量"太多"，因为它与抑郁症有显著的相关性，而测量又"不够"，因为它没有评估次级评价过程、情绪或生理反应指标。在应激领域，很难满足"充分"评价的所有需求。许多实证研究已经承认了这一挑战，并采用了多种评价方法。这在被试需求和潜在的反应率方面产生了相应的成本，因此研究人员面临的一个挑战是决定考察哪一部分！

应激研究领域的最后一个挑战是建立应激事件和疾病之间的因果关系，理想情况是通过免疫或其他生理途径取得。因此，在本章的最后一部分，我们将向你介绍这种关联的一些证据。

第四节 应激和疾病的关系

在第八章中，我们对神经系统、呼吸系统、消化系统、心血管系统和免疫系统的工作原理作了详细描述，并向读者介绍了与这些身体系统有关的常见疾病。在这最后一节中，我们将研究应激在激活这些系统中的作用，并对疾病的发展产生影响。然而，首先，有必要提醒我们自己，看待应激和疾病之间的关系有不同的路径。

一、直接路径

应激可以产生如上所述的生理变化，这些变化可能导致疾病的发展，特别是在应激是慢性的情况下。然而，对于应激源的反应有如此多的个体差异，直接的途径并不是一条简单明了的途径，如下所述。

二、间接路径

这里有几种间接途径：

- 由于人们对应激的行为反应，如吸烟、饮食习惯和饮酒，使他们更容易患病（见第三章）。
- 由于某些性格特征，人们应对应激的方式使他们容易患病（见第十二章）。
- 有应激的人比没有应激的人更有可能使用健康服务。应激会导致焦虑、疲劳、失眠和身体颤抖等症状，人们可能会寻求治疗，但这些症状本身并不是疾病（见第十二章）。

然而，在阅读下面几部分时，我们应该记住萨波尔斯基（Sapolsky）的一句话："现在一切对人类健康有害的事情不是由应激造成的，我们也不能仅仅通过减少应激和思考充满勇气、精神和爱的健康思想来治愈我们自己最糟糕的医学噩梦。要是这样就好了。我为那些兜售这种观点的人感到羞耻。"（1994）

关于应激如何间接导致疾病的一种解释是，由慢性或反复的应激引起的"磨损"发生了。麦克尤恩（McEwen, 2008）将其描述为"应变稳态负荷"（allostatic load）。"应变稳态"（allostasis，由 Sterling & Eyer 于 1988 年创造）的过程指的是在环境（如噪声、高温、过度拥挤）或自己的身体状态（例如由于疾病）发生变化后，为了使我们回到平衡感或内稳态而做出的生理反应和适应。如果这些过程过载，或者因为反复的急性应激源而受到挑战，或者由于我们无法适应慢性应激而无法停止，系统就会失效，出现"应变稳态负荷"。重要的是，是应激反应造成了这种疾病，而不是最初的应激源，在这方面，心理、行为和社会因素也发挥了作用。麦克尤恩将应变稳态增加或失调称之为"应激过大"（stressed out），这种状态的行为和生理反应将间接导致疾病；例如吸烟、暴饮暴食、睡眠不足等损害健康的行为（e.g. Segestrom & Miller，2004）。关于在儿童或青少年样本中探索生理应激反应（包括应变稳态负荷）的研究讨论，请参阅 Turner-Cobb，2014：121-131）。

应激和疾病之间有一定的关系，下面我们选择了一些与应激有关的疾病。然后在第十二章会讨论社会心理对应激反应的影响或调节作用。

三、应激与普通感冒

这方面已经进行了许多实验，被试（通常是健康成年人）使自己人工暴露于普通感冒的呼吸道鼻病毒（主要使用滴鼻剂）（Cohen et al.，1993a，1993b，1998；Stone et al.，1993；Cohen，2005；Janicki-Deverts, Cohen, & Doyle，2016）。然后，被试在一个受控的环境中待上不同长度的时间，与此同时，研究人员将观察接受病毒滴注的实验对象是否比接受生理盐水滴注的对照组更容易患感冒或被感染。通常情况下，在实验前报告了更多长期负面生活事件、感知应激、负面情绪和不良应对反应的被试，比对照组和低生活应激的实验对象更有可能出现呼吸道感染的迹象和随后的感冒。在科恩（Cohen）的研究中，感知应激和负面影响可以预测感染率，而负面生活事件不能预测感染本身，但可以预测感染者患病的可能性。重要的是，当健康行为（如吸烟和饮酒）或人格变量（如自尊和内向－外向）被控制时，这些关联仍然存在（Cohen et al.，2003）。最近德维尔（Deverts）和同事（Janicki-Deverts et al.，2016）发现，感知应激或社会支持并不直接增加成年被试在实验中接触病毒而患病的可能性，但其他因素有明显的调节或缓冲作用。首先，当被试感受到应激并报告负面影响时，无论报告的社会支持水平如何，病毒导致疾病的风险都会增加；其次，报告应激大和积极情绪高的被试，如果他们也报告有高水平的感知社会支持，就不太可能患上疾病。

正如我们将在第十二章中描述的那样，这些实验研究表明，压力和疾病之间的关系中有许多因素相互作用。

虽然上述研究主要是基于实验室，且使用的是人工诱导的病毒，但有相当令人信服的证据表明，慢性应激（不是应激的严重程度）与上呼吸道感染——普通感冒和流感之间存在关系（Takkouche et al.，2001；Marsland et al.，2002）。塔库什（Takkouche）及其同事在一所西班牙大学的教职员工（N=1149）中进行了为期一年的前瞻性队列研究，重要的是考虑到了自然获得的普通感冒。与之前基于实验室的工作一样，他们发现应激生活事件的发生、感知应激、积极和消极情绪都与普通感冒的发生有关。对临床人群进行的前瞻性研究将不可避免地提高我们对压力-免疫功能-疾病之间联系的理解。

四、应激与冠心病

冠心病（CHD）[也称为缺血性心脏病（IHD）]是一种随时间推移受一系列因素影响而发展的心血管的（cardiovascular）[1]系统疾病，包含家族史和生活方式因素（如吸烟和饮食）（见第三章）。如第八章所述，冠心病的病因是供应心脏的血管逐渐狭窄。

■ 急性应激反应

在急性应激的情况下，交感神经系统的激活导致心脏的排血量增加，血管收缩，从而限制血液流动，因此血压升高。这可能会导致动脉壁损伤，这一过程是由应激诱导的肾上腺素和去甲肾上腺素产生过多造成的。就可能实现的过程而言，其他研究发现，在那些已经患有心血管疾病的人中，急性应激源——例如，愤怒爆发或抑郁发作——可能引发动脉粥样硬化斑块破裂，从而破坏血液流动，导致心脏病发作或中风（Sheps，2007）。

急性应激反应期间的心血管反应性（即心率或血压升高）与各种疾病过程有关，如颈动脉粥样硬化的程度和进展，以及冠心病本身的出现（Smith et al., 2003）。然而，反应性本身并不是"疾病"，而是一个风险因素（Johnston，2007）。对厌恶性或奖励性刺激反应的实验研究发现，对厌恶性任务有反应的个体心率和血压明显升高（高反应性），具有更大的下丘脑系统激活和先前描述的神经内分泌反应，但在任务的主观评分上与对照组没有差异。事实上，高反应性被试对两种任务的反应都比低反应性被试表现出更高的去甲肾上腺素增加，而厌恶性任务的皮质醇增加更大，但奖励性任务的皮质醇则没有增加（Lovallo et al., 1990）。这突显了考虑任务类型的重要性。

同样重要的是，研究者发现这种影响在人工实验室环境之外仍然存在，例如，约翰斯顿（Johnston）及其同事（Johnston，2007）研究发现，当个体暴露于真实的公开演讲应激源时的心率反应与在实验室时的增加是相似的。

■ 长期应激

有证据表明，应激反应、炎症反应和负面情绪（主要是抑郁）与急性冠状动脉事

---

[1] 心血管的（cardiovascular）：与心脏和血管有关的。

件和冠心病有关。

如果一个人的血压长时间保持在较高的水平，那么他就患有高血压，这是导致冠心病的一个因素。反复或长期的应激也会激活交感神经系统释放脂肪酸到血液中，如果不用于能量消耗，这些脂肪酸就会被肝脏代谢成胆固醇。胆固醇的积累与动脉"起毛"（furring up）或动脉粥样硬化（动脉壁上脂肪斑块的沉积）密切相关，而心脏病的一个主要特征就是动脉粥样硬化。此外，在应激反应过程中儿茶酚胺的释放也增加了血小板（凝血细胞）的粘性，这增加了血块或血栓形成的风险，因为血小板与脂肪斑块黏附在动脉壁上，从而使血液流经的"通道"更加狭窄。在炎症过程中发挥作用的促炎细胞因子，包括IL-6（白细胞介素-6）等，也参与了这一过程（见第十二章"敌意状态"）。如果血流量减少导致凝块形成，那么凝块可能会穿过人的动脉，直到它变得很大，形成堵塞（闭塞），根据阻塞的是通往大脑的动脉还是通往心脏的动脉，而导致中风或心脏病发作等不同的后果——这在世界范围内都是死亡的主要原因（见第一章）。就急性冠状动脉综合征（如心脏病发作和中风）而言，应激在诱发该事件中发挥作用的证据相当有力，而且越来越多，尽管其本身也不是没有问题。例如，国际心脏研究（INTER-HEART）（Rosengren et al., 2004）显示，工作和家庭应激、经济问题和过去一年的重大生活事件与心脏病发作显著相关，该研究涉及52个国家的11000多名心脏病幸存者和由13000多人组成的对照组。然而，在对这些数据的回应中，麦克劳德等人（Macleod, 2005）指出，这些数据没有在他们的前瞻性研究（Macleod et al., 2002）中得到重视，而INTER-HEART研究的横断面设计中涉及对经历心肌梗死后不久的患者进行访谈，可能导致患者对住院前的应激和控制的回忆出现偏差。

此外，在大量女性员工样本中，持续的工作应激与三年内冠状动脉粥样硬化的进展有关（Wang et al., 2007）。在另一项研究中，工作应激大的人在工作中和在家（甚至睡觉时）的动态血压明显高于应激小的人（Clay et al., 2007）。然而，研究结果并不一致。库珀和马尔莫（Kuper & Marmot, 2003）发现，在超过10000名英国公务员的样本中，那些决策自由度低和要求高的人在11年内患冠心病的风险最高，而美国的一项10年追踪调查研究发现，工作应激与冠心病之间没有关联（Eaker et al., 2004）。一项对从5年到近20年（包括上面提到的两项）长期追踪调查研究（Byrne & Espnes, 2008）的综述表明，研究结果总体来说是有说服力的，但需要更严格和前瞻性的研究。

应激似乎确实会导致心脏病的各种前兆，例如，在回顾和元分析8项前瞻性研究的数据时，高血压在焦虑人群中表现出更高的风险（Pan et al., 2015），血脂升高（血液中的脂肪）和吸烟行为，这是公认的危险因素（e.g. Ming et al., 2004）。虽然有大量的数据支持普遍的应激导致疾病的假说，但也有一些例外。例如，在他们的元分析中，斯帕伦伯格等人（Sparrenberger，2009）发现，三个相关研究中只有一个发现急性生活事件与高血压相关，而七项研究中有五项发现长期应激与高血压之间存在关联，风险比从 0.8（例如，如果高度慢性应激，风险会略低）到 11 倍不等。

总的来说，目前的研究结果表明，有必要区分应激在触发或维持某些风险行为方面所起的作用，这些行为与冠心病的慢性表现（如吸烟和动脉疾病）具有"间接"联系，长期应激在生理危险因素激活和现有疾病进展中所起的作用，以及更严重的应激事件可能与急性冠状动脉病变相关，例如心脏病发作（Johnston，2002，2007；Strike & Steptoe，2005；Sheps，2007）。

最后，正如应激反应可以被认为是一种在任何给定的个体中、在任何时间和事件中都是稳定的"心理生理特征"一样，它也可以被认为是一种调节因子，因为有证据表明，应激反应与否将缓和应激对疾病风险的影响（Segerstrom & Smith，2006）。正如第十二章所述，应激反应本身也会受到其他特征的影响，如愤怒，因此需要在更广泛的人格学模型中加以考虑。无论如何探讨应激反应，忽视这一因素似乎是不明智的——我们现在接受心理和身体是相互作用的！如果我们在模型中添加个体"风险"或"保护"行为（见第二章和第四章），我们就可以开始理解其对疾病过程的影响的复杂性，比如那些被归入"心脏病"这个大标题的疾病。

五、应激与癌症

癌症和心脏病一样，发展缓慢，开始时细胞发生突变，形成通常无法检测到的肿瘤，最终发展为可扩散的肿瘤（即细胞转移）。以动物进行的研究已经证明了环境应激（电击、手术）与增加肿瘤风险和促进其发展之间的关联，然而，针对人类研究的证据是有限的。各种癌症在生长速度、扩散和预后、对神经内分泌或免疫系统变化的敏感性以及现有治疗方案等方面存在巨大差异。因此，期望生活事件应激发挥统一的作用可能是不明智的。这一点在研究心理应激、癌症风险和细胞衰老三者关系的综述和元分析的文章中得到了说明（Kruk et al.，2019），他们报告了生活事件与几种癌症类型发病率之间的微小关联，例如，九篇综述中有五篇发现了生活事件与乳腺癌风险增加之间的关联，并且他们报告，应激与癌症进展之间的关系比原发性癌症风险更明显。吉利亚克（Chiriac）的综述（Chiriac, Baban, & Dumitrascu，2018）也在 26/52 项研究中发现应激事件、个人特征和乳腺癌发病率之间存在正相关，但值得注意的是，18 项研究中存在负相关，8 项研究中存在不可分类的影响。贾（Jia）和同事回顾了 25 项研究，抑郁症患者的总体癌症风险增加15%，肝癌风险增加20%，肺癌风险增加33%，但抑郁症与乳腺癌、前列腺癌或结直肠癌没有关系（Jia et al.，2017）。

在生活事件和进展方面，帕勒施等人（Palesh，2007）提供了94名转移性或复发性乳腺癌肿瘤妇女的数据，回顾性报告发现那些没有创伤性生活事件或应激较小事件的妇女的无病间隔时间明显长于经历创伤性事件或应激事件的妇女（中位数为62个月相对于中位数为31个月）。经历过创伤性事件或较小应激性事件的女性，在当前年龄、诊断年龄、病史、关系状态、皮质醇水平、转移部位和疾病状态指标方面，与那些报告没有应激性事件的女性相比没有显著差异，这些指标可能为研究结果提供了其他解释。然而，值得注意的是，报告的事件并不一定发生在这段时间内（即在首次诊断和复发之间），因此有些事件可能在原发性癌症中发挥了作用。作者假设应激对复发产生影响的机制可能与HPA功能有关，但皮质醇的测量结果在两组之间没有差异。当然，这项研究因其回顾的性质而受到限制，并受到一项为期五年的前瞻性研究结果的挑战。该研究关注被诊断患有乳腺癌的女性，在诊断前一年或随后五年经历了一次或多次极端应激事件的女性，其病情复发的情况并没有增加（Graham et al.，2002）。后一项发现更有说服力：它涉及了更大的女性样本，在本质上是前瞻性的，并且更清楚地控制了生物学预后指标，如肿瘤大小和癌症涉及淋巴结的程度。

应激的影响似乎更多地与癌症的进展有关，而不是与其发病有关（e.g. Chida et al.，2008；Lutgendorf & Sood，2011；Cancer Research UK，2021）。至于更多的内在影响因素，例如个人的角色以及他们的认知、情感和应对反应，有一些证据表明他们对癌症进展有直接和间接的影响。例如，应激反应可能通过减缓细胞修复过程直接影响肿瘤细胞突变，这可能是由于应激反应对激素激活和糖皮质激素释放产生影响，或者是通过影响免疫系统淋巴细胞的产生而起作用。

许多其他研究探讨了性格、应对方式（尤其是被动的、表明无助和无望的）和情绪是否会影响癌症的结果，并引发了一些争议。这些将在第十二章阐述。

六、应激与肠道疾病

研究者研究了两种肠道疾病与应激的关系，其中应激被视为加重因素，而不是疾病发展的因素（另见第八章）。首先，肠易激综合征（IBS）是一种大肠下端的疾病，其特征是腹痛和长时间的腹泻或便秘，没有明显且可识别的潜在生理原因。在应激发作期间，肠道的反应性更强，应激或焦虑可能会维持诸如腹胀、疼痛或腹泻等症状（Naliboff et al.，1998；Spence & Moss Morris，2007）。虽然肠易激综合征的症状与肠道感染等因素有关，但其症状与应激之间也有很强的关系。例如，斯彭斯和莫斯－莫里斯（Spence & Moss-Morris, 2007）发现，如果胃肠炎患者在感知应激、焦虑和躯体化方面得分较高，他们更有可能患上肠易激综合征。同样，里德尔等人（Riddle, 2016）发现，刚刚患有肠易激综合征的美国军事人员在患病前的胃部症状、性别（女性易激综合征风险增加）、生活应激源数量、焦虑和抑郁方面与没有这种疾病的美国军事人员存在差异。持续的应激水平似乎也会影响其结果。例如，本内特等人（Bennett, 1998）对117例肠易激综合征患者进行了追踪调查，发现在基线和16个月追踪调查期间，长期生活应激预测了97%的症状强度。在为期16个月的追踪中，发现没有暴露于哪怕是一种长期高度威胁性应激源的人的症状在临床上有显著改善。

第二种肠道疾病是炎症性肠病（IBD），它可以细分为克罗恩病（CD）和溃疡性结肠炎（UC）。这两种疾病的典型症状都是疼痛和腹泻，症状交替出现，具有破坏性。UC通常涉及下结肠的炎症，而CD可发生在胃肠道的任何地方，被视为外肠壁的炎症。

与肠易激综合征一样，这两种疾病最初被认为没有潜在的生理病理，属于心理疾病，一些有限的证据表明应激在其病因中起着作用。还有一些证据表明，应激与症状恶化有关，但是不像最初想象的那么强烈或迅速。居特里（Guthrie, 2007）指出，在探索这一问题的七项研究中，只有三项发现了社会心理基线测量与症状恶化之间的关系，其中一项研究追踪了一组UC缓解期患者长达45个月（Levenstein et al., 2000），被试参与研究的前两年中报告的高水平应激显著增加了研究期间恶化和粘膜异常的风险——然而，恶化与应激生活事件、抑郁症状或追踪调查期间经历的高水平感知应激无关。随后，米特迈尔等人（Mittermaier, 2014）对60名非活动性IBD患者进行了为期18个月的随访，每三个月测量一系列心理和生理指标。在此期间，59%的样本经历了进一步的IBD发作。回归分析显示，基线时的抑郁（以及在较小程度上的焦虑）与12个月和18个月追踪调查时报告的复发总数之间存在显著相关，然而，追踪调查期间的感知应激与IBD症状之间还是未发现相关性。

七、应激与艾滋病

AIDS（获得性免疫缺陷综合征）是一种以机会性感染和其他恶性疾病为特征的综合征，1984年首次发现的HIV（人类免疫缺陷病毒）会损害人体的免疫系统（见第八章）。至关重要的是，就患者的潜在应激而言，作为一种缓慢作用的病毒（即慢病毒），HIV感染者可能需要很多年才能发展成AIDS。对HIV感染的有效治疗（见第八章）可以延长生命，将病毒水平降低到无法测量的程度，这意味着应激在疾病过程和结果中的作用可能不像过去那么重要了。然而，关于应激对 HIV 发展影响的研究提供了有趣的见解，即应激如何影响部分免疫系统。

总的来说，应激对其是有影响的。例如，齐达和韦德哈鲁（Chida & Vedhara, 2009）在对相关文献的回顾和元分析中得出结论，包括人格类型、应对方式和心理困扰在内的一系列应激相关心理因素与艾滋病发病时间、CD4+ 细胞计数下降和疾病进展等指标之间存在一定的关系。痛苦和应激体验的影响小于人格和应对策略的影响，但仍然显著。抑郁的作用也很重要，也许比应激更重要。在关于这种关系的研究中，法琳珀尔等人（Farinpour, 2003）报告了一项针对 1000 多名 HIV 阳性个体的为期 13 年的追踪调查研究，结果发现即使在控制了基础疾病严重程度和药物使用后，一般智力功能、年龄和抑郁症的躯体症状也是 HIV 疾病进展和生存的重要预测因素。优素福等人（Yousuf, 2019）在随后对 2015 至 2019 年期间进行的八项研究进行了回顾，也发现了类似的结果。他们还指出，在研究人群中，抑郁水平始终高于焦虑水平，进一步强调了测量抑郁的重要性。佐里拉等人（Zorrilla, 1996）的早期元分析显示了其中一些问题的微妙之处，表明在 HIV 阳性个体中，抑郁症状（而非应激体验）与症状发作速度加快有关，并且应激（而非抑郁症状）与 NK 细胞数量减少有关。

小结

这一章在开始部分提出一个应激的定义，以表明没有这样一个简单的定义！应激通常以下面三种方式之一来研究：作为外部事件（应激源）的刺激，作为外部事件和个体之间的一种交互作用，当一个人面对困难的事件时表现出的一系列生理反应。应激的交互作用心理模型强调了评价的关键作用，并指出了在应激体验中考虑个体的重要性。许多不同的事件可能被认为是有应激的，应激源事件可以是急性的或长期的，它们所需要的反应变化很大。我们提供了一些例子，这些例子来自对职业应激的研究——这是我们大多数人在某些时候都会经历的，以及通过对长期健康状况的研究（我们许多人在某些时候也会经历！），对应激影响健康状况的生理途径进行了研究。虽然存在一些证据表明应激对疾病发展有直接影响，但应激的许多影响要么是间接的，例如通过对行为的影响，要么在患病期间表现得更明显，因为个性、认知和社会资源的个体差异对结果很重要。这些调节变量是下一章的重点。

拓展阅读

Sapolsky, R.M.（2004）. *Why Zebras Don't Get Ulcers*. New York：Henry Holt & Co.

尽管从所涵盖的经验材料来看，这本书已经过时了，但这仍然是一个在生理学和心理学应激理论方面有趣和优秀的读物。然而，你需要用最新的实证研究来补充这本书的阅读！

Ader, R.（2007）. *Psychoneuroimmunology*, 4th edn. New York：Academic Press.

这本书是为行为科学家、心理生物学家、神经科学家和免疫学家在内的跨学科读者编写的，是一本针对神经免疫学（行为、神经、内分泌和免疫反应的过程、机制和影响）领域和基础科学阅读的（不是过于硬核的生物学）综述。

O'Connor, D.B., Thayer, J.f., & Vedhara, K.（2021）. Stress and Health：a review of psychobiological processes, *Annual Review of Psychology*, 72：663‐88. doi.org/10.1146/annurev-psych-062520-122331.

本文对本章所述的应激对生物系统影响的实验室和现实证据进行了很好的回顾，并强调了在身体健康的背景下探讨应激的重要性。

Anisman, H.（2014）. *An Introduction to Stress and Health*. London：Sage.

这本非常有用和信息丰富的书阐述了应激在社会心理方面的问题，但特别关注应激的（神经）生物学相关性及其与身体健康状况、情绪健康和情绪的关系。

Byrne, D.G. & Espnes, G.A.（2008）. Occupational stress and cardiovascular disease. *Stress & Health*, 24：231‐238.

这篇综述论文发表在《应激与心脏》的特刊上。它回顾了工作应激影响冠心病风险、高血压和心脏病的证据，并得出结论："大致来看，证据支持假定的联系"，但欢迎提供进一步的前瞻性证据。

www.stressinamerica.org.

这个有用的网站虽然取材于美国的年度应激调查，但描述和介绍了与本章和后续章节相关的大量资料，包括：不断变化的生活压力和应激，对应激的反应，不同年龄、性别甚至是否为人父母对应激的反应有何不同，应激对酗酒或吸烟等健康行为的影响，以及减缓应激的因素，如社会支持（另见第十二章）。

第十二章　应激与疾病调节因素

学习成效

学完本章，你应该了解：

- 应对理论、定义以及应对方式、策略和目标之间的区别。
- 应对反应如何影响应激借以影响健康结果的方式。
- 影响应激评估、应对反应和疾病结果的人格因素。
- 影响应激评估、应对反应和疾病结果的认知因素。
- 影响应激评估、应对反应和疾病结果的情绪因素。
- 社会支持的性质和功能，以及它影响应激评估、应对反应和疾病结果的方式。

不只肠道中有生物群

营养不仅仅来自我们吃的进入肠道生物群的食物。根据堪萨斯大学的杰弗里·霍尔（Jeffery Hall）在 2021 年与《卫报》的对话，我们还从与他人的社会互动中获取"营养"：社会生物群（《卫报》，2021）。根据霍尔的说法，一个健康的生物群，包括一个心理健康的个体、有多层次的社会互动、与同事的随意交谈、与亲密朋友深入和有意义的对话，以及社交媒体上的互动。他认为，社会生物群的健康与肠道生物群同样重要，甚至更重要。霍尔指出，有一致的证据表明，身体健康甚至死亡风险与个人拥有的友谊的数量和质量有关。更直接地说，心理健康与社会互动密切相关，更频繁和更长时间的"有意义的"互动与更高水平的幸福感相关联。也就是说，将"独处时间"作为健康的社会生物群的一部分是很好的，从本质上讲，社会生物群是健康的社交互动和选择独处时间的结合，这与身心健康有着最佳关联。

> 正如本章将介绍的那样，许多因素会影响我们对应激的反应和应对能力，但无论年龄、性别、文化或环境如何，社会联系都起着重要作用，不仅影响情绪健康，而且正如我们将在下面报告的那样，对身体健康也有潜在的影响。

章节概要

上一章指出，应激既可作为一种客观经验也可作为一种主观体验加以考虑，并提供了证据表明，应激可以通过生理和免疫途径影响健康和疾病状态。然而，并非所有人在面对应激性事件时都会生病。于是这引发了健康心理学家非常感兴趣的问题——个体、他们的应激反应或他们的应激－应对资源和行动，哪些方面会调节或影响应激对健康的消极影响？本章将提供证据说明，心理因素对于应激的评估、反应和结果至关重要。人格、认知和情绪（积极和消极的）的个体差异对应激结果具有直接和间接的影响。它们间接地通过影响我们对任何应激需求的认知和行为反应来影响结果——这些反应被称为应对。除此之外，社会关系和社会支持等方面可充当外部的资源变量，它们会直接和间接地影响应激的消极作用。到本章结束时，应激、健康和疾病间的复杂关系将变得清晰起来。

在第十一章，我们介绍了应激理论、急性和慢性应激源以及应激与疾病间的宽泛的理论联系。我们还提供了生理和免疫过程影响应激与疾病关系的直接途径的证据。由于对应激源的反应存在很大的个体差异，所以本章更多地聚焦于第十一章中介绍过的间接途径，即不同的人格、信念和情绪以及社会关系是如何通过对认知和行为应对反应来影响应激与疾病的关系的。

任何人都不可能逃避应激，而且毫无疑问，正如前文所示，有些应激对我们是有益的（良性应激，e.g. Gibbons et al., 2008），但应激通常被认为是消极评估和消极情绪，正如上一章中介绍的拉扎勒斯的应激和应对的交互作用模型（Lazarus, 1966; Lazarus & Folkman, 1984）。当消极的想法或情绪出现时，我们通常会想要减少它们，以恢复我们内心的和谐或生命的平衡感。至关重要的是，评估的个体差异会影响认知、情绪和行为反应，即应对反应。我们所说的应对到底是什么意思？

第一节 应对的定义

尽管有关应对的定义超过30种，但拉扎勒斯的交互作用模型（参见图11.1）对于应对的概念形成具有最为深远的影响（cf.Lazarus，1993a，1993b；Lazarus & Folk-man，1984）。这是应激和应对的通用模型，而在第九章中，我们描述了一种针对疾病经历和疾病感知的自我调节的应对模型。

根据拉扎勒斯的模型，心理应激源于一种不利的个体-环境拟合，即一个人在一个特殊的情境中觉察到需求与资源间存在一种可感知的错配（Lazarus & Folk-man，1984；Lazarus，1993a）。个体被要求改变应激源，或者改变对它的阐释方式，以使它看起来更为有利。这种有目的性的努力就叫作应对。应对涉及大量源于事件的初级和次级评估的认知和行为，以及与之紧密相关的情绪（参见第十一章）。反过来，我们的评估受到许多因素的影响，其中最重要的是我们认为该事件在多大程度上干扰了我们的个人生活目标（例如在学校取得成功、避免冲突、独立；Elliot et al.，2011）。

应对是一个人为了减少一种感知的或实际的应激源的影响而采取的任何举措，因为评估会诱发情绪，所以应对可以发挥作用，要么改变或减少消极情绪，要么直接瞄准"客观的"应激源。因此，应对是有意志的，因为它的目的是试图实现适应：它是一个动态的、学习的（我们希望从过去的应对成功和失败中学习）和有目的的过程。

科恩和拉扎勒斯（1979）描述了五种主要的应对功能，其中的每一种都有助于成功地适应应激源：

（1）减少有害的外部条件；
（2）容忍或适应消极事件；
（3）保持积极的自我形象；
（4）保持情绪平衡，减少情绪性应激；
（5）保持与环境或他人合适的关系。

因此，应对并不能消除应激源，但它可以通过各种方式管理应激源。例如，通过掌握新的技能来处理它、容忍它、重新评估它或将它最小化。

应对可以是认知的，也可以是行为的，可以是主动的，也可以是被动的，应对文献中对于它的使用也各不相同，但通常会有一定的重合。表12.1总结了两种主要的应对分类：第一类辨别了问题焦点型应对（problem-focused coping）与情绪焦点型应对（emotion-focused coping）（cf. Folkman & Lazarus，1980，1985）；第二种区分了方法指向应对（approach-oriented coping）与回避（avoidance）（cf. Roth & Cohen，1986；Suls & Fletcher，1985）。

表 12.1　应对维度

1. 问题焦点型应对（问题解决功能） 即针对应激源的工具性应对努力（认知的和/或行为的），以便减少要求，或增加资源。策略包括：计划如何改变应激源或如何行动以控制它；抑制抵触行为，以便聚焦于处理应激源的方法；寻求实际的或信息的支持，以便改变应激源；直面应激的来源；表现克制力。 情绪焦点型应对（情绪调节功能） 主要但不仅仅是针对管理应激源的情绪反应的认知应对努力。例如，积极地重新评估应激源，以便从一种更积极的角度去看待它；接受；寻求情感支持；发泄愤怒；祈祷。
2. 关注/接近、监控、警惕、主动 即注意应激的源头并试图解决问题，例如：寻求有关它的信息，或做出主动的认知或行为努力以管理应激源（亦见应对方式）。 回避、钝化、被动 即回避或弱化应激源的威胁，有时聚焦于情绪，有时包括回避真实的情境。例如，通过想高兴的事来转移注意力，或从事让人不去想应激源的其他活动来转移注意力；通过使用药物来获得解脱。

在表 12.1 所描述的每一种广义的维度中，都有各种应对子量表，它们通常来自于对大量应对条目的因素分析（factor analysis）[①]，目的是要鉴别出具有统计意义的条目"群"，随后将其运用于新的测量量表。

福尔克曼（Folkman）和拉扎勒斯（Lazarus）（1988）在广受欢迎的"应对方式量表"（Ways of Coping scale）中，区分了问题焦点型应对和情绪焦点型应对两个维度的八个子量表：真情实感应对、疏离、自我控制、寻求社会支持、承担责任、逃避–回避、有计划的问题解决、积极的再评估。卡福及同事（1989）先是区分了 13 个子量表，后来又区分了 15 个子量表：计划、积极应对、抑制抵触行为、接受、转向宗教、发泄情绪、寻求工具性支持、寻求情感支持、幽默、积极的再阐释、克制应对、否认、心理解脱、行为解脱、饮酒或吸毒（COPE scale）。与此形成对照的是，恩德勒及同事（Endler & Parker, 1993; Endler et al., 1998）评估了三个维度：情绪指向（emotion-oriented）（个人指向策略，如做白日梦、情绪反应或自我关注），任务指向（task-oriented）（解决、弱化或重新定义问题的策略），回避指向（avoidance-oriented）〔包括转移注意力或社会牵制（CISS scale）〕。与情境特异性应对策略不同，克罗内（Krohne, 1993）提出警惕性和认知回避反应是注意取向垂直维度上的两种应对"超策略"，可能反映了潜在的人格，这引发了对应对"风格"的思考。

[①] 因素分析（factor analysis）：一种分析方法，旨在将大量相关项目之间的关系缩减为有意义的组或因素。

一、应对方式或策略

应对方式一般被认为与情境或应激刺激无关，相反，它们是人们在面对可能的困难情境时倾向于采用的类似特征的应对形式。如果你考虑自身行为，你将有可能知道自己是倾向于闪躲回避应激源，还是与它们正面交锋！人们普遍倾向于采用一种特定的应对方式，而不是由某种情况的特征引起的应对方式，本内特等人（Bennett，2012）发现，女性在接受乳腺癌遗传风险评估并面临一系列问题（包括对癌症的恐惧、住院、告诉家人、等待结果、完成基因检测问卷）时所使用的应对措施往往依赖相同的策略。

一种应对方式维度是"监视对比钝化"（Miller，1987；Miller et al.，1987）。监视反映了应对的一种方式，其中关乎威胁的信息被找出来并得到处理，如询问治疗方法和副作用，或是寻求即将到来的考试内容的信息。钝化反映了一种回避或转移对关乎威胁的信息的注意力的一般倾向，如通过睡觉或做白日梦，或是从事其他行为来回避思考即将到来的考试。为了说明这一点，鲁德（Rood）等人（2015）检查了被诊断患有各种血癌的患者的应对方式和生活质量。正如预测的那样，采用监视应对方式的患者对有关其病情的一般信息和具体信息的需求更高，并且希望参与决策。他们还报告说，他们对所获得的信息的满意度较低。相比之下，钝化与较低水平的信息需求有关。值得注意的是，生活质量与应对方式无关。这些发现与一项更广泛的研究（Roussi & Miller，2014）一致，该研究对63项有癌症风险或被诊断患有癌症的人进行了监视和钝化的独立研究，结果表明，尽管监视增加了人们对所面临健康威胁的了解，但他们的信息满意度较低，知觉风险更高，负面影响也更高。监视模式相互矛盾的结果突出了情境的重要性——一个人的应对方式可能不"适合"情境，结果可能是反适应的。这正是采用针对特殊情境的应对策略非常重要的原因。

以某种方式应对并不会普遍有效或普遍无效（Taylor & Stanton，2008），因为它在很大程度上取决于情境和所选择的应对反应之间的"拟合程度"（参见第十一章）。即使是同样明显的应激源也可能在不同的时间引发不同的应对策略。例如，在第一次驾驶考试失败后，进行积极的应对反应，例如多练习特定的动作，可能会很有用，但是如果你又失败了第二次或第三次（就像我一样！），那么在考试中更专注于管理情绪，以免影响你的表现，可能会更有帮助。

应对策略（见表12.1的常用应对分量表）源于一种态度，即将应激和应对视为一个动态的过程，它会因环境、事件和一个人的个人资源、心境等而变化，正如我们在本章中所介绍的（见图12.1）。在任何时间段的应对也许都会包括一系列看似矛盾的策略，例如个人不可能仅以问题焦点型方式来应对。准备考试可能包括花时间复习（问题焦点型应对）并去酒吧暂时分散注意力（情绪焦点型应对）。同样，洛（Lowe）等人（2000）发现，在心脏病发作后的数月中，人们既会使用被动应对（如接受、积极的再评估），同时也会使用主动的、问题焦点型应对（problem-focused coping）[①]。此外，在一个85岁以上居住在社区（即不在机构中）的很少被研究的人群中，约翰逊（Johnson）和巴雷尔（Barer）（1997）发现，接受改变（就自身而言，例如依赖性）以及从应激角色中解脱出来是常见的。这项研究还强调，对于高龄老人来说，放弃一些控制权是有益的，而对低龄老人的研究发现，努力保持自我和独立是普遍现象（Rothermund & Brandstädter，2003）。

在年龄的另一方面，一篇对58项应对研究的回顾，考察了年龄对应对策略的影响，发现了两种年龄趋势（Zimmer Gembeck & Skinner，2011）。首先，通过寻求支持的应对反应观察到应对能力的提升，从依赖成人到更加独立，解决问题的应对从更少地基于工具行动到更多地基于计划解决问题，以及分心应对（包括认知和行为策略）。其次，年龄的增加被认为与应对部署的变化有关，在应对灵活性和针对特定类型的应激源的应对策略调整方面也有所改善。

虽然健康心理学领域的应对研究更多评估应对策略而非应对方式，但这两种方法可以同时进行。例如，采用反复的评估阶段的研究可以在不同时间检查应对策略的性质和一致性，因为持续重复使用特殊的策略表明了一种应对"方式"的证据（e.g. Tennen et al.，2000）。

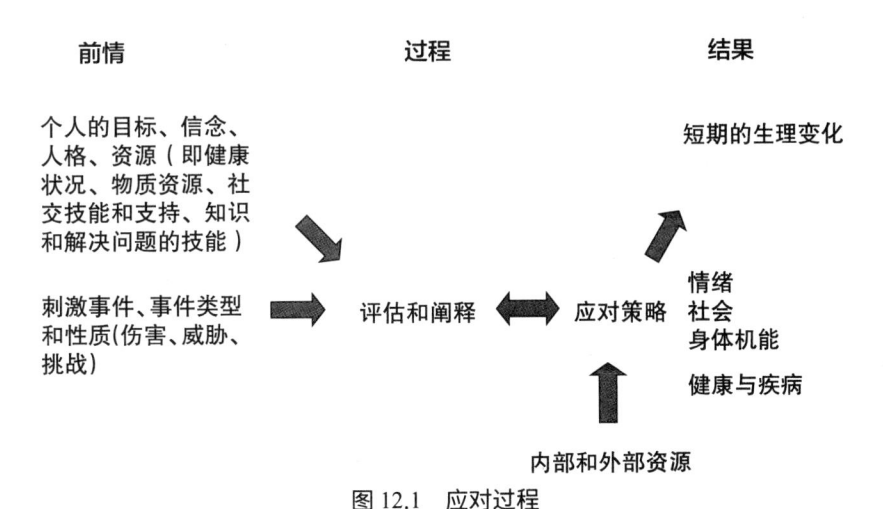

图12.1　应对过程

资料来源：改编自 Lazarus（1999：198）。

[①] 问题焦点型应对（problem-focused coping）：一种减少应激源的要求，或增加人的资源来应对应激源的应对方式。

二、什么是适应性应对？

研究认为，当可以采取措施来改变或控制应激性事件时，问题焦点型或关注型应对更具有适应性。聚焦于一个人有关情境方面的想法并计划应对的方式，是一种以认知问题为中心的应对策略，而寻找有关事件的有用信息则是一种以行为问题为中心的应对策略。情绪焦点型应对（emotion-focused coping）[①]包括发泄、表现情绪或寻求情感支持。后一种策略通常被认为是适应的。

■ **被响应**（Being responsive）

拉扎勒斯的应对模式表明，很难预测哪种应对策略在哪种情境中是有效的，因为问题焦点型策略和情绪焦点型策略是相互依赖的，并会共同作用，以产生在任何一种情境中总体的应对反应（Lazarus, 1993b）。特南（Tennen）等人（2000）在一项有关疼痛患者的纵向研究中证实了这一点，该研究令人印象深刻，患者每天都采用应对措施。他们发现，与没有使用问题焦点型策略的时候相比，在使用问题焦点型策略的同时使用情绪焦点型策略的可能性要多出 4.4 倍。他们还报告说，日常的疼痛症状会影响每天使用的应对策略，例如，"昨日之疼今日加剧会增加这样一种可能性：继昨日的问题焦点型应对之后是今日的情绪焦点型应对"（p.632）。这突出了应对努力的评估和再评估的作用：做出的修正取决于以前的应对努力是否被认为是成功的。特洛伊（Troy）等人（2010）进一步强调了再评估作为情绪调节手段的关键作用，即调节通常存在于高应激情况下的情绪应对（例如变得不安或发泄愤怒）。他们发现，在高水平而不是低水平的应激下，再评估能力高的女性比能力低的女性经历更少的抑郁症状。这种个体差异因素可以解释为什么在高度紧张的情况下，有些人似乎可以比其他人更好地调节情绪[有关此类（减压）应激调节剂的进一步讨论，请参见后面部分]。

■ **应对的灵活性**（Coping flexibility）

应对是高情境性的——为了有效，它必须经得起变化的检验（参见前一章中的图 11.1，图中有从应对反馈至再评估的箭头，也可以参见图 12.1）。如果应激性事件是开始一项新工作，而且这是一种诱发性焦虑，那么应对就可以是处理"工作"（与新同事接触，研究公司及其产品），也可以是处理焦虑（冥想，与朋友交谈，醉酒）。如前所述，一个人实际上可能以各种方式应对并完成上述所有工作。然而，我们不应当假设，

[①] 情绪焦点型应对（emotion-focused coping）：一种对应激源的情绪反应进行管理的应对方式。

以一种直接解决问题的方式进行的应对（研究新角色的要求）一定比不这样做的应对（与朋友交谈）更具适应性。有时很难区分情绪焦点型应对和问题焦点型应对，因为两者之间的变化无处不在。

通常采用问题焦点型、警惕型或关注型应对的人在处理应激时也许会发现，在某种情况下，这种做法可能适得其反。例如，当收到患有生命危险的疾病的诊断时，情绪焦点型应对可能更具适应性，因为在这种情况下，个体几乎无法控制。譬如，格里尔（Greer）等人（1990）发现，以认知性情绪为中心的否认应对策略对近期被诊断出乳腺癌的妇女而言是一种有效的应对反应，尽管持续的否认与15年生存率较差有关，这表明否认可能在短期而非长期内"适合"这种情况。将这些发现进一步延伸，一项关于儿童应对癌症的研究发现，在诊断后的前6至12个月，应对方式（一种以控制为导向、问题焦点型的应对方式）与较差的适应有关，而在诊断后的5至6年，它预示着更好的适应（Aldridge & Roesch，2007）。科赫（Cohee）等人（2021）进一步支持回避型应对可能产生的时间和环境依赖性影响，发现使用回避型（情绪焦点型）应对与从癌症治疗中康复的女性存在较高痛苦水平显著相关，这些女性被视为癌症幸存者。她们越是使用回避型应对作为应对复发恐惧和身体形象担忧的手段，她们的焦虑程度就越高。也许另一种方法，即情绪-方法应对（Emotional-approach coping）会在这里有效，至少对这些女性的第一个问题有好处。。

■ 情绪-方法应对（Emotional-approach coping）

斯坦通（Stanton）等人（2000）指出，情绪可以具有适应性应对功能，而非情绪焦点型应对区分中所暗示的破坏性功能。他们在一系列研究中检查了"情绪-方法应对"，区分了"情绪处理"（积极地尝试去理解所经历的情绪）与"情绪表达"（另见后文），认为这两种应对形式都与积极的心理调整有关。为了支持这一点，积极地重新评估一个人对一件事的反应（例如，情况本来可能更糟，但至少我尽力了）可以引发积极情绪（如自豪感、满足感）（Fredrickson，2001；Folkman & Moskowitz，2004）。弗雷德里克森（Fredrickson）认为，积极的情绪反过来"扩大"了一个人当时想要做某件事的感觉，也就是说，它扩大了他们渴望的可能性，而消极的情绪切断了我们对可能性的思考，并"建立"我们的资源，无论是心理、生理、社会还是智力的，例如建立解决问题的技能、新的纽带、替代目标或适应性应对反应。这种积极情绪的上升螺旋也被称为积极情绪的"扩展和建构模型"（Cohn & Fredrickson，2009）（见图12.2）。

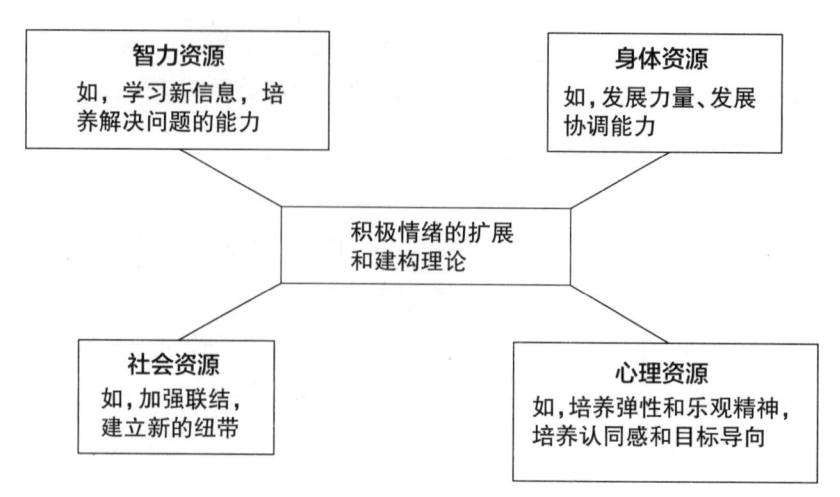

```
        ┌──────────────────┐         ┌──────────────────┐
        │   智力资源        │         │   身体资源        │
        │ 如，学习新信息，培 │         │ 如，发展力量、发展 │
        │ 养解决问题的能力   │         │ 协调能力          │
        └────────┬─────────┘         └─────────┬────────┘
                 │                             │
                 └──────┐              ┌───────┘
                        │  积极情绪的扩展 │
                        │   和建构理论    │
                 ┌──────┘              └───────┐
                 │                             │
        ┌────────┴─────────┐         ┌─────────┴────────┐
        │   社会资源        │         │   心理资源        │
        │ 如，加强联结，     │         │ 如，培养弹性和乐观精神， │
        │ 建立新的纽带      │         │ 培养认同感和目标导向  │
        └──────────────────┘         └──────────────────┘
```

图 12.2　积极情绪的扩展和建构理论

资料来源：Fredrickson，2003，Sigma Xi，The Scientific Research honor Society.

　　除了积极的情绪外，研究人员还发现了积极的应对反应。早期在乳腺癌患者的研究中有一个令人兴奋的发现，一种叫作"战斗精神"（即"我决心打败这种疾病"）的心理应对反应与改善的结果和长期的生存有关（Greer et al., 1979; Greer et al., 1990）。与此相反，绝望无助的感觉（如"我觉得在自我帮助方面我根本就无能为力"）在同一人群（Watson, et al., 1999a）和中风患者（Lewis et al., 2001）中导致较差的存活率有关。战斗精神应对反应和无助感应对反应分别与积极的、问题焦点型应对行为和被动的、回避型应对（avoidant coping）[①]行为有关。战斗精神反映了一种现实的乐观主义和决心，因为极具战斗精神的人通常会直面疾病，而不是回避它（Spiegel, 2001）。此类研究发现使得人们对这样的干预充满希望，通过激发此种态度和应对反应，如增加战斗精神而减少无助感，就能够改善疾病结果。然而，一项对26项研究调查战斗精神或绝望/无助与癌症生存率和复发率的影响的综述和元分析指出，许多报告了与此类变量间的预见性关联的研究都存在局限，或是因为其样本规模有限，或是因为其研究方法的质量不高（Pettic-rew et al., 2002）。此外，一项对578位患有早期乳腺癌的妇女为期十年的追踪研究，在诊断之后对她们的应对和情绪状态进行了基线评估，发现尽管无助/绝望始终可以预测生存结果，但战斗精神与结果之间却没有关联（Watson et al., 2005）。尽管这些发现令人失望，但这个概念也许不应该被放弃。它可能不会影响疾病的结果，但斗志似乎有利于提高生活质量，而无助-无望与癌症患者的情绪困扰

---

① 回避型应对（avoidant coping）：一种应对方式，通过避免直面应激性情境来进行情绪调节。与情绪焦点型应对类似。

有关（Allart, Suobeyran, & Cousson-Gelie, 2013）。这些概念是与一个人的评价有关的情绪，还是由一个人的评价和情绪引起的应对反应，两者很可能存在双向关系，因此显然需要设计良好、控制良好的前瞻性研究。

■ **意义焦点型应对**

福尔克曼（Folkman）和莫斯科维奇（Moskowitch）（2000）描述了应激事件如何通过评估和回应带来更积极的结果，他们将这些评估和回应描述为意义焦点型应对（meaning-focused coping），也称之为有意义的创造（meaning-making）（Park & Folkman, 1997）。由于积极心理学的兴起，采用个人的价值观和信念为基础的应对策略，包括目标修订、优先次序的重新排序和专注于优势，以在消极和压力的情况下获得个人和可能存在的意义，已经引起了广泛的研究兴趣（Seligman & Csikszentmihalyi, 2000）。意义焦点型应对被认为可以调节积极情绪的体验，如希望（Folkman, 2010），并在有关获益、个人成长和创伤后成长的文献中有所体现（见第十四章，以及 Helgeson et al., 2006; Tedeschi & Calhoun, 2004, 2008）。然而，根据一个小规模抽样调查发现（Baumeister et al., 2013），有意义的生活不一定更幸福！研究还在继续探索意义焦点型应对方式是否真的有适应性的好处。一项关于癌症患者受益发现的综述，以及一项关于癌症或艾滋病毒携带者/艾滋病患者个人成长研究的综述和元分析，分别报告了其与更好的免疫功能（Pascoe & Edvardsson, 2013）以及更好的自我评估心理和身体健康（Sawyer et al., 2010）的关联。

> **你怎么看？**
>
> 想一想你最近面临的一次应激性经历。为了应对这一经历，你采取了什么策略？你希望通过使用这些策略达到什么目的？你会把你采取的一些策略描述为"问题焦点型"，把其他策略描述为"情绪焦点型"，还是你只依赖一种应对方式？如果你尝试了几种不同的策略，它们是否都有不同的目标，如果有，哪些是有效的，哪些是无效的？
>
> 在回顾那一经历时，你是否会想起在你的个人背景、性格或生活展望中有任何方面会影响你对那一事件的应对方式？将你刚才思考过的经历记在脑中，再来阅读本章下面诸节的内容，想想我们所介绍的任何影响应激和应对的因素是否与你处理应激的方式有关。

三、应对目标

应对意图或目标（Coyne & Racioppo，2000）很有可能影响运用于任何指定情境的应对策略及其可能的成功性，尽管很少有研究明确涉及这些内容。应对目标，如渴望在创伤后或经历疾病时恢复"正常"的愿望，很少与为实现该目标而选择的特定策略有关。除非我们知道一个人"为什么"会选择以一种特定的方式来应对他们希望达到的目标——减少悲伤、更多的支持、更少的痛苦等，否则我们无法判断那种特殊的应对策略是否有效。应对的成功取决于其结果。选择一种或多种策略来处理感知到的应激源的原因之一是过去应对反应的经验，更重要的是应对反应的预期结果是什么，即应对是一个有目的或动机的过程（Lazarus，1993b）。索金（Sorkin）和鲁克（Rook）（2006）在为数不多的研究中详细探讨了这一问题，他们探索了社区生活的老年人的应对目标、应对努力和不成功的社会交流有关的情绪反应。在这种交流之后，目标和结果明显不同。那些以改变互动伙伴的行为为应对目标的参与者更有可能与他们对抗，并声称要实现他们的目标，而那些以实现或维持和谐为主要目标的参与者则以和解的方式回应，并引起自责和宽恕。

虽然这些发现看起来显而易见，但它们表明，简单地研究潜在的应激源和应对措施会忽略反应链中的一个主要元素。人们经常同时使用不同的应对策略，也许是因为每个人都有不同的目标。一些目标可能是短期的（例如避免药物副作用以便能够进行个人的日常事务）而其他目标可能是长期的（例如控制病情以实现康复）——这里的短期目标可能会减少药物治疗的应对反应，而药物治疗是实现第二个长期目标所必需的（e.g. Pound et al.，2005）。短期和长期目标的需求冲突会导致所谓的"自我调节失败"，正如在非依从性研究中所看到的那样（将依从性视为一种针对问题的应对措施）。例如，在牛皮癣治疗（一种严重的皮肤病）的背景下，一些研究参与者避免使用治疗必需的可视护肤霜，因为这增加了他们参与社交回避行为的可能性（Thorneloe et al.，2017）。我们需要进行更多的研究来加深对应对目标的理解——什么会影响它们，它们如何以及为什么会随着时间的推移而变化，以及它们会如何冲突，这也将有利于制定干预措施，以优化个体的应对反应。

第二节 应激、人格和疾病

什么是人格（personality）？人格可被定义为"个体内在的决定其典型行为或思想的身心系统中的动态组织"（Allport，1961：28）。这一定义反映了人格的特质取向（见第五章），它会从敏感性、责任心或神经质这样的稳定而持续的维度来考虑一个人的人格概貌。人格特质为我们提供了可使行为模式典型化的有用工具，而特质群通常会提供"类型学"。例如，一个外向"类型"的人通常会表现出善于社交、富于冒险精神和易于冲动的特质，而一个精神质"类型"的人将展现以自我为中心、激进、冷酷和冲动的性格（Eysenck，1982）。注意，两种"类型"中都有冲动的特征，但总体上两种类型的特质群各不相同。

如第五章所述，艾森克（1970，1991）主张人格的两个维度，后变为三个维度——神经质和外倾性，随后加上精神质。然而，几十年的研究已经证实，五个高级因素提供了对人格结构的更好描述（见 Wrosch & Scheier 的概述，2003），因此，在健康心理学中最广泛采用的模型是五因素模型，通常被称为"大五"理论。这个概念和评估人格使用以下维度（McCrae & Costa，1987，1990；Costa & McCrae，1992a，1992b）：

- 宜人性（agreeableness），即乐于合作、信任、顺从；
- 尽责性（conscientiousness），即有责任感、努力；
- 外倾性（extroversion），即积极、自信、活跃、善于交际；
- 神经质（neuroticism），即紧张、焦虑、悲观；
- 开放性（openness），即富于想象力、好奇心、乐于接受新事物。

这些因素中的每一个都是包括很多方面的上位特征（见 Costa & McCrae 的 1992b 测量，NEO-FFI）。这些相对稳定的人格特征、压力、应对和健康结果之间的众多联系已经被报道（Vollrath，2006；Semmer，2006），许多研究分别考察了这些特征，如下文所述。我们如何解释这些关联？人们提出了各种可能的关联模型，提供了不同程度的"直接性"关联：

- 人格也许可预测疾病的发作（e.g. Friedman & Booth-Kewley，1987），尽管在下文中我们会看到这种预测受到了质疑。这是一种通称为"趋病人格"（disease-prone personality）的概念，它支撑着身心相关的传统。

- 特殊的人格特质群也许使人易于患上特殊的疾病［如 A 型行为（type A behaviour）[①]模式与心脏病，C 型与癌症，参见下节的内容］。此类影响的一种可能途径是生理学的（参见第十一章），因而这种途径也是间接的。
- 人格也许会促进有疾病前兆的不健康行为（如责任心不强和过量饮酒，见图 12.3），因而对于疾病风险具有间接的影响（e.g. Bogg & Roberts, 2004; O'Connor et al., 2009）（参见第三章和第五章）。
- 人格的一般性方面也许会影响一个人处理应激或疾病事件的方式（如神经质的个体可能会过度关注应激；对于那些责任心不强的人来说，应激可能更具破坏性），因而对疾病进程或结果具有一种间接的影响（e.g. Penley & Tomaka, 2002; Ferguson, 2013）。

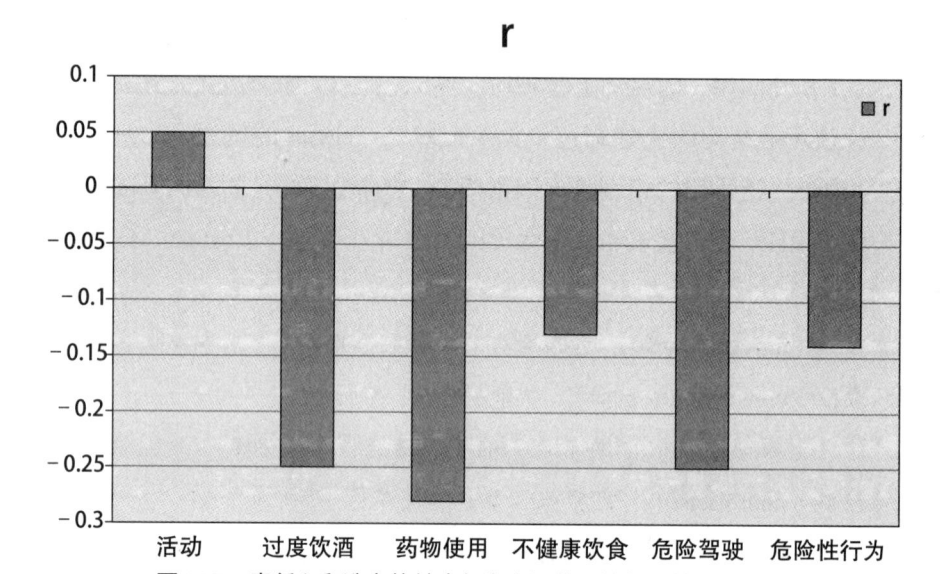

图 12.3 责任心和选定的健康行为之间的平均相关性，元分析

注意：每种行为的研究数量和样本数量各不相同，从 14 项不健康饮食研究（6356 例）到 65 项过度饮酒研究（32137 例）不等。

资料来源：改编自 Bogg and Roberts（2004: 908）。

采用五因素模型的研究发现，每一个因素都与健康行为（参见第五章；e.g. Nicholson et al., 2005）、症状知觉（Cameron & Leventhal, 2003）、应对（e.g. Cooper et al., 2000）和疾病行为（e.g. Korotkov & Hannah, 2004）有不同程度的联系，但在

[①] A 型行为（type A behaviour, TAB）：一类特征、怪癖和行为，包括竞争意识强、有时间紧迫感、缺乏耐心、易唤起敌意、说话快速且元气旺盛以及富于表达等行为。大量研究认为它与冠心病的病原学有关，其中，敌意似乎是核心。

慢性疾病发病率或最终健康结果（死亡率）方面的研究结果不尽相同（Heilmayr & Friedman, 2017）。例如，在一项针对76000多人的大型流行病学研究（其中检查了3947例死亡病例）中发现，责任心与全因死亡率之间存在负相关关系（Jokela et al., 2013）；而在另一项元分析中，经验的开放性也是全因死亡率的保护因素（Ferguson & Bibby, 2012）。一项涉及36项元分析和50多万名参与者的最新综合研究发现，在单独检查时，宜人性、责任心和神经质与健康结果的关联大于外倾性或开放性，当同时输入五大特征时，与整体健康的关联仅为中等，与心理健康的关系比与身体健康或健康行为的关系更密切（Strickhouser, Zell, & Krizan, 2017）。

下面我们概述与大五特质中每一个特质相关的一些实证性研究结果。

一、神经质与消极情感性

神经质（N）是艾森克（Eysenck, 1982）鉴别出的三种人格维度之一，也是"大五"之一，在"大五"中，受到最多研究关注的涉及疾病的方面也是神经质。神经质被认为是一种相对稳定的特质，是一个宽泛的维度，其特征是倾向于经历消极情绪，展现与之相关的信念和行为，包括退缩和恐惧（Costa & McCrae, 1987; McCrae, 1990）。高神经质的人通常会表现出不合时宜的焦虑信念和行为（Suls & Martin, 2005，对内在状态和躯体主诉增加的关注，亦可参见第九章）。沃森和克拉克（Watson & Clark, 1984）认为，一种相关结构，即被称为消极情感性（negative affectivity, NA）的普遍特质，也会在应激与健康的关系中扮演核心角色。高NA的人的特征是：对未来总体上持消极态度，具有较大的反省性，不易受（情绪）影响，自我概念低。在对一系列成人样本的研究中，NA被发现与较低的健康自我评估、较多的健康主诉有关，但普遍与客观的健康欠佳的指标无关（Cohen et al., 1995; Watson & Pennebaker, 1989; Evers et al., 2003）。然而，在一项为期21年的针对5424名英国成年人的前瞻性研究中，神经质预测了最终的健康指标——死亡，特别是心血管疾病的死亡，即使控制了已知的风险因素（Shipley et al., 2007）。然而，在癌症复发或生存结果方面，未发现神经质或外倾性有影响（e.g. Canada et al., 2005）。哈格－琼森等人（Hagger-Jonson et al.）（2012）发现，高神经质增加了社会经济地位较低的女性患心脏病死亡的风险，但降低了高收入女性群体患心脏病死亡的风险，这表明事情可能非常复杂。正如在希普利（Shipley）的研究中，在控制健康行为后，这种联系减弱了，但没有根除，并且在男性或癌症死亡者中没有发现。对此的部分合理解释可能是神经质对寻求健康行为存在影响，而且与社会经济地位也存在相互作用（参见第九章）。

对神经质和消极结果之间关系的另一种解释可能是，神经质高的人由于其性格而对消极情况（如工作应激）有更高的反应，这会增加所经历的冲突程度，从而增加报告的应激事件的数量！维勒（Wille）及其同事在一项为期15年的工作——家庭冲突跟踪研究中报告了这一点（Wille et al., 2013）。然而，很难将实际事件与主观报告事件分割开来，尤其是因为大多数研究都依赖于自我报告。就对被评估为应激性事件的反应而言，研究表明，神经质的人会使用更多不同种类的应对策略（也许是在搜寻一种起作用的策略），而这些策略通常是适应不良的，是情绪焦点型应对策略（Semmer, 2006; Karimzade & Besharat, 2011）。

由于没有充分的证据表明，NA和神经质与实际的疾病事件有关，所以它们被描述为一种"干扰性因素"（Watson & Pennebaker, 1989: 248），这使得研究人员有必要谨慎解释自我报告的健康主诉结果以及自我报告的应激或烦恼的预测因素，因为"可见的"应激与疾病间的关系也许会被NA/神经质高的被试报告偏见而夸大。然而，有一些证据表明，神经质和NA可以通过免疫抑制直接导致负面健康结果。例如，NA与皮质醇的产生有关（e.g. van Eck et al., 1996），以及老年样本中与白细胞介素-6（IL-6）相关的神经质（e.g. Bouhuys et al., 2004）有关。正如我们在第十一章中所描述的那样，应激也被证明具有免疫作用，而个性会增加这种本已负面的关系。

二、尽责性与其他大五特质

尽责性（C）被定义为具有负责任和可靠的性格，遵循社会规范，有远见，坚持不懈和自律，在应激和健康方面都表现出与积极结果的一致关系。有责任心的个体更有可能有效地解决问题、寻求支持，并参与有助于减少工作-生活/家庭冲突的认知重组因素（Michel et al., 2011）。关于健康结果，对儿童样本、中年样本以及慢性病患者的20个独立样本的元分析发现，C与寿命之间存在0.11的显著相关性（Kern & Friedman, 2008），而在长期随访研究中，尽责性与降低死亡率的风险相关（Hagger-Johnsonet al., 2012; Jokela et al., 2013）。两项对百岁老人的研究也发现，尽责性具有保护作用（Masuiet al., 2006; Martinet al., 2006）。最近一项针对中年人的研究验证了这些结果，并发现一条通向长寿的生理途径可能涉及低IL-6导致的低水平炎症（O'Súilleabháin et al., 2021）。

因此，在一系列不同样本和文化中，这种普遍影响是显著的，可能是由于尽责性和积极健康行为之间存在相当强的关联（e.g. Bogg & Roberts, 2004; Nicholson et al., 2005; O'Connor et al., 2009; Paunonen & Ashton, 2001），包括药物治疗依从性

（Molloy et al., 2014）——从而在人格和健康或疾病之间建立间接联系。除了影响健康行为之外，那些责任心强的人在应对应激时还会使用问题焦点型应对方式（Bartley & Roesch, 2011），他们特有的坚持被认为有利于自我调节，例如试图控制自己对应激的反应（Hagger et al., 2010；Solberg Nes et al., 2011）。也有人认为，虽然外倾性和神经质与情感幸福（如快乐）关联更密切，但尽责性与对幸福的认知和评估方面（如满意度）关联更密切（e.g. satisfaction）（De Neve & Cooper, 1998；Hayes & Joseph, 2003）。

在其他"大五"人格特质中，宜人性通常被认为是适应性的，可以增加一个人应对反应的灵活性，例如使用附属技能来建立对一系列结果有益的社会支持网络（见下文）。关于工作与家庭的冲突，一些研究发现宜人性是有益的，而另一些研究则发现并非如此（Michel et al., 2011）。这表明取悦他人并不总是符合你的最佳利益！外倾性，即拥有积极主动的态度和行为方式的倾向，在某些方面被发现是积极的，例如评估、积极应对和情绪健康（Hayes & Joseph, 2003），但是，与研究假设相反，在工作生活冲突方面并不显著（Wille et al., 2013），并且与健康风险行为呈负相关，因为外向者倾向于寻求刺激（参见第三章和第五章）。还有报道称，外倾性与同时使用问题焦点型和情绪焦点型的应对方式也存在正相关，表明其应对应激的灵活性（e.g. Karimzade & Besharat, 2011）。外倾性也已成为百岁老人死亡率的保护因素（Masui et al., 2006；Martin et al., 2006），特别是与呼吸道疾病相关的死亡（Shipley et al., 2007），这可能是通过增加自然杀伤细胞增强免疫功能有关（Bouhuys et al., 2004）。这些积极影响与吸烟等危险行为的关联相矛盾，然而，值得注意的是，希普利（Shipley）的研究对这些风险因素进行了控制，因此外倾性的作用机制尚不清楚。

在性格和疾病发病方面，研究结果也是喜忧参半，根据所研究的疾病而有所不同。为了说明这一点，一项大型健康和退休研究针对6904名老年人评估了基线上的五大人格特征，然后检查了在随后四年中新发的关节炎、癌症、糖尿病、心脏病、高血压、肺部疾病或中风的发生率，发现只与关节炎、心脏病和中风有中等程度的相关性，特别在开放性、尽责性和神经质的特质上（Weston, Hill, & Jackson, 2014）。然而，请注意，这也是老年人的样本，这将研究结果的普遍性限制在了预测其他年龄组的疾病发病的问题上。

除大五因素外，其他人格因素已被确定为对应激反应和健康有"普遍"积极影响，我们现在将注意力转向这些"个人资源"变量。

三、乐观

一种"保护性"资源是气质性乐观，即持有一种普遍的积极展望和积极的结果期待。席耶及同事（Scheier et al., 1986; Scheier & Carver, 1992）认为，气质性乐观主义者倾向于相信，他们所渴望的结果是可能的，这会促使乐观的人更有效、更持续地应对应激或疾病事件，从而减少他们出现消极后果的风险。在气质上乐观的人较少可能对消极事件做出内在的（"这是我的错"）、稳定的（"我是我的人格的一部分，我无法改变它"）和全局归因，也就是说，他们更有可能将应激评估为可改变的、特殊的，来自有可能比内部资源更易改变和忽略的外部资源（见表12.2）。

表12.2 测量乐观性：生活取向测试（Scheier, Carver, & Bridges, 1994）

请你自始至终尽可能保持诚实和准确。尽量不要让你对一种描述的反应影响到你对其他描述的反应。没有"正确"或"错误"答案。根据你自己的感觉而非你认为"大多数人"会选择的答案来回答。使用下面的量表，在每一题后的括号中填入适当的字母。

A	B	C	D	E
我非常同意	我略表同意	我既不同意也不反对	我略不同意	我完全不同意

(1) 在不确定时，我总是期待最好的结果 （ ）
(2) 我很容易放松下来 * （ ）
(3) 只要是可能对我不利的事，它就会发生 （ ）
(4) 我总是看到光明的一面 （ ）
(5) 我对自己的未来总是非常乐观 （ ）
(6) 我非常喜欢我的朋友们 * （ ）
(7) 保持忙碌对我而言很重要 * （ ）
(8) 我几乎从不期望事情会如我所愿 （ ）
(9) 事情从不会按我所希望的那样运行 （ ）
(10) 我不容易感到不安 * （ ）
(11) 我相信"人人都有时来运转之时"的说法 （ ）
(12) 我很少指望会有好事发生在我身上 （ ）

标注 * 的是"过滤"条目，具有区别测试焦点的功能。

研究发现，乐观情绪既有利于健康人群应对压力事件（e.g. Steptoe et al., 2008），也有利于患者应对疾病的各个方面（e.g. Fournier et al., 2002），乐观情绪还与健康行为有关（e.g. Contrada & Goyal, 2005），健康行为本身可能会调节这种结果。无论从长期还是短期来看，高度乐观似乎都有利于健康。例如，埃布雷希特（Ebrecht）等人（2004）发现乐观主义与实验管理的标准化伤口的更快愈合有关。从更长远来看，马修斯等人（2004）发现，在控制了一系列潜在的混杂因素（如生活方式和药物治疗）后，乐观可以预测健康女性三年内动脉粥样硬化的进展。那些乐观程度最高的人在这段时间里几乎没有动脉硬化的增加。令人印象深刻的是，即使在85岁及以上的老年人中，你可能会认为身体因素占主导地位，但乐观主义仍然与五年内的生存显著相关（Jacobs, Maaravi, & Stessman, 2021）。在对84项令人印象深刻的研究进行的早期审查和元分析中发现，乐观主义与积极的健康结果相关，包括更少的身体症状、更好的免疫功能和更低的心血管疾病风险（Rasmussen, Scheier, & Greenhouse, 2009）。

另一方面，悲观是一种总体的消极展望，与对于应激的否认和疏离反应有关。例如，研究发现，在癌症患者中，悲观会对乐观产生独立的影响，即使在对相关的抑郁结构加以控制后，也仍与年轻患者的死亡率有关（Schulz et al., 1996）。事实上，在最近的元分析中，悲观主义的负面影响可能比乐观主义的正面影响更大（Scheier et al., 2020）。

能够解释这种关联的可能机制是什么？

- 应对：乐观的好处很可能是乐观的个体更好地管理应激的结果，正如在一项元分析中所看到的那样，乐观主义与直接应对呈正相关，与回避应对呈负相关（Solberg Nes & Segestrom, 2006）。另一个例子，被诊断癌症后的乐观能预测在随后的12个月中更积极的调整，可能是通过减少与疾病相关的威胁评估和回避型应对来实现的（Schou et al., 2005）。乐观的人期待积极的结果，并以增加采取问题焦点型应对策略（包括毅力）可能性的方式来评价事件。例如，尽管坦尼（Tenney）的一系列实验研究得出结论，增加坚持不一定会提高成绩，但具有乐观预期的学生在考试前会付出更多努力，并报告较少的痛苦（Tenney, Logg, & Morre, 2015）。当不能选择问题焦点型应对策略时，他们使用适应性的情绪焦点型应对策略，如积极重构、幽默或接受（Wrosch & Scheier, 2003）。
- 行为：我们也知道乐观主义者从事更健康的行为和更低风险的行为（Contrada & Goyal, 2005），可能是因为他们对以这种方式行事的潜在好处持乐观态度（Scheier & Carver, 2018）。乐观主义者也会利用社会支持（Contrada & Goyal, 2005）。
- 与情绪的关联：悲观的代价可能与情绪低落、不健康行为和较差的应对机制有关。
- 生理途径：基于杜邦（DuPont）等人（2020）的元分析结果，乐观出人意料地与增强（而不是降低）心脏对实验性认知应激源的反应性有关，似乎至少有一种生理机制被排除在外。然而，乐观的人可能有较少的炎症和更好的免疫反应，这是他们管理应激能力的结果。

与气质性乐观有关的是对不切实际的乐观的建构,即认为不愉快的事件更有可能发生在别人身上而非自己身上,而令人愉快的事件更有可能发生在自己身上而非别人身上(Weinstein, 1982;参见第五章)。有时它又被称为"防御性乐观"(Schwarzer, 1994),这种思维方式也许会充当一种拒绝承认或接受可能的消极后果的情绪缓冲区,即它也许会保护人们不受令人苦恼的现实的伤害。

然而,乐观倾向的效果可能会因环境和疾病的可控性而异。一些人认为,在可控的情况下,如胰岛素依赖型糖尿病的自我管理,气质性乐观是有益的,而在不可控的情况下,如多发性硬化症,则不是这样(Fournier et al., 2002)。然而,另有人在217名处于卵巢癌晚期(生命的最后一年)的妇女样本中发现,更高的乐观情绪与随后更高的生活质量相关(Price et al., 2013)。这一发现可能表明,在这种情况下,乐观主义类似于否认,在这种无法控制的情况下有适应性的好处。

另一项研究表明,乐观的有益效果在长期或多重挑战的情况下可能更加复杂。索尔贝格·尼斯(Solberg Nes)等人(2011)发现,尽管乐观对患有慢性多症状疾病的人(以及对照组参与者)的任务持久性有好处,但当自我调节疲劳出现时,这种联系会被削弱。也许当自我监管面临多重挑战,出现"自我监管疲劳"时,乐观主义可能难以保持其积极影响。乐观主义者坚持不懈地试图应对具有挑战性的情况,而不是逃避,事实上可能会冒着健康风险,这一点也从这种情况下免疫功能降低的发现中得到了暗示(Soldberg Nes & Segerstrom, 2006; Segestrom, 2005)。需要进一步的研究来探索这些有趣的发现。

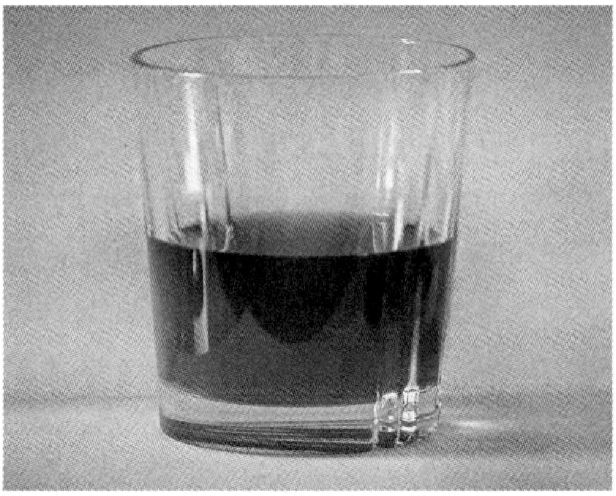

插图 12.1 你有多乐观?这只杯子是半空的还是半满的
资料来源:Tanya Louise Robinson.

福尔克曼和莫斯科维茨(Folkman & Moskowitz, 2000)认为,虽然乐观信念通常被认为是一种特质,与感知控制等情境认知相比,干预的机会更为有限,但乐观信念可以通过成功的应对结果来维持。这表明,应对技能培训和对成功努力的积极反馈可能会建立乐观情绪。如果是这样的话,乐观情绪就会变得更接近自我效能。

四、坚韧与弹性

在寻找可能区分那些通过生病来应对压力的人与那些保持健康的人的因素时,科巴萨（Kobasa，1979，1982）发现了一种信念系统的保护作用，这种信念系统产生于一个人在童年的丰富、多样和有回报的经历，并且表现在以下方面：

- 承诺：一个人在自己生活中的事件、活动和人际关系中的目的感或参与性。作出承诺的人会把潜在的应激性情境视为有意义的和有趣的。
- 控制：一个人认为他能够影响自己生活中的事件的信念。高控制的人被认为会将应激源视为有可能发生改变的。
- 挑战：一个人将变化视为生活的正常组成部分和某种积极事件的倾向。在挑战维度得分高的人会把变化视为一种成功的机会而非对安全的威胁。

人们认为，通过拥有这些特征中的每一个，一个顽强的人将免受压力的负面影响，从而使他们能够保持健康，而不是对健康产生直接影响。特别是，科巴萨报告说，坚韧（hardiness）在高压力的情况下比在低压力的情况下产生更大的影响，即一种"缓冲"效应。然而，在前瞻性研究中，对坚韧的缓冲效应的横断面研究结果并不一致，一些研究者认为坚韧的缺乏才是重要的，而不是它的存在，而且不坚韧可能反映出潜在的神经质特质（Funk，1992）。当然，这两者之间存在一定的关系［参见谢尔默（Semmer）的综述，2006］，这得到了科瓦尔斯基（Kowalski）和谢尔默（2019）的支持，他们研究了258名成年人的坚韧、应对能力和自我评估健康状况，认为其与神经质、反刍和担忧（如上所述，这些概念通常与负面健康结果相关）呈负相关。当控制神经质时，坚韧、应对和健康之间的关系变得不重要，这支持了芬克（Funk）和其他人早期的评论。然而，即使控制了神经质，坚韧仍然与心理健康指标显著相关，即低焦虑、担忧和躯体化。这表明，有理由认为坚韧提供了神经质之外的东西。

值得注意的是，在这项研究中，坚韧的衡量是使用一种性格弹性量表，这些术语通常可以互换使用。弹性（resilience）被定义为在逆境中"反弹"的能力，史密斯于20世纪80年代首次提出（Werner & Smith，1982，1992）该概念，描述了那些"反弹"的人的两个表现方面——外向的性格和获得多种社会支持的能力——可能反映了坚韧中描述的挑战和承诺。那些将弹性视为人格资源的人提供了证据，证明其有利于应激适应、积极的心理健康和健康结果（Smith，2006），甚至有利于青少年的健康行为（Mistry et al.，2009）。然而，对于坚韧和弹性这两个概念来说，是它们是否是一个人在没有应激情况下拥有的固定特征，或者它们是否只在有应激的时候才作为资源出现这一问题仍然存在。如果是后者，那么就建立一个人的资源而言，干预的机会就出现了。

五、A 型行为与人格

冠心病（CHD）及其结果（心脏病发作、心绞痛、心源性死亡）与人格变量和情绪的关系已得到大量的研究（参见后文）。对于一种冠心病型人格的探索导致了标识为 A 型行为（TAB）的行为群的发现（Friedman & Rosenman, 1959, 1974; Rosenman, 1978）。TAB 是结合了行动和情绪的多维度的概念（见第九章的定义），在显示了下列特征的个体身上有所体现：

- 日常竞争性；
- 急性子行为（试图在很短的时间里做很多的事）；
- 易怒／易激发敌意和愤怒；
- 不耐烦；
- 成就导向的行为；
- 快言快语，特点是快速、大声、紧张、简短，经常打断他人。

在 20 世纪 60 年代和 70 年代，研究发现，与显示了 B 型行为模式（A 型行为模式的反面，即很少有攻击驱动力，因而心态放松）的人相比，TAB 会适度但持续地增加 CHD 和 MI（心肌梗死）的死亡风险〔如西方合作组研究（the Western Collaborative Group study, WCGS), Rosenman et al., 1976; 弗雷明汉心脏研究（the Framingham heart study), Haynes et al., 1980〕。可是，大多数后续研究，包括对 WCGS 被试的长期（22 年）追踪研究，都未能证实这种早期的关联。事实上，其中的一些研究发现了与期望截然不同的结果，例如，拉格兰和布兰德（Ragland & Brand, 1988）对 WCGS 群体的 22 年随访发现，曾患有 CHD 的 B 型人比曾患有 CHD 的 A 型人更早经历了第二次心脏病发作，健康的 A 型人经历致命的心脏病发作的可能性要小于健康的 B 型人。这些相互矛盾的研究发现中的一些原因也许可以用 TAB 评估方法中的差异性（例如，结构性的面对面访谈对比自我填写的调查问卷）或者取样中的差异性（一些研究使用健康样本，另一些研究使用心脏病发作幸存者或有其他风险因素的人，如吸烟）来解释。或者，正如对一些研究的元分析所表明的那样（Myrtek, 2001），矛盾的发现来自被评估的心脏病结果的差异性（如突发心脏病、心脏病发作死亡、心绞痛、动脉疾病），报告阳性发现的研究主要使用自我报告的心绞痛作为冠心病的指标，这显然有局限性。

虽然对 TAB 与冠心病有关的证据也许是有争议的，但还是有一些证据表明，A 型人会以一种更强烈的情绪方式对应激做出更快的反应，而且他们展示出比非 A 型人更大的控制需求。A 型人的这些特征也许实际上增加了一个人遭遇应激的可能性，因为它们有可能影响与其他人的互动（Smith，1994）。正如在前一章中介绍过的，应激期间的心血管反应涉及多种疾病进程，如颈动脉的硬化程度和进程以及冠心病的出现（Smith et al.，2003；Pan et al.，2015），因而正是这种反应也许会提供个性或 A 型人格影响疾病的机制，尽管对现有研究的几次综述更多地揭示了最初提出的 A 型集群中的特定行为成分——敌对态度和行为（e.g. Miller et al.，1996），例如在 Cook Medley 敌视量表（见下文）中赞同"我经常遇到那些应该是专家的人，但他们并不比我好"，或者"不相信任何人更安全"等项目。有关 A 型人格的研究几乎已经被敌意和愤怒研究所取代。

■ 敌对性与愤怒人格

对敌意可能产生影响的途径的调查，发现了几种可能的机制：

（1）研究发现，怀有敌意的人会做出增加健康风险的行为，这些行为本身也许就是心脏病等疾病的风险因素，如过量吸烟或饮酒（Whiteman，2006）。

（2）怀有敌意的人从心理社会资源或人际支持中获益的能力较低，因而他们较少能够"缓冲"应激性或挑战性事件的消极影响（Miller et al.，1996）。这被称为一种"心理社会脆弱性假设"，其中敌对性被认为是应激性环境特点与健康问题之间的中介。基维迈基等人（Kivimäki，2003）对芬兰成年人的大规模研究发现，敌意只影响男性失业和健康不良之间的关系，敌对的男性无论就业状况如何，健康问题的发生率都很高，而没有敌意的男性如果受雇，健康状况会更好。

（3）实验研究表明，怀有敌意的人通常比无敌意的人会更多地做出应激反应，这使得他们在生理上易受冠心病和急性事件（如心脏病发作）的影响，这是由于在面对紧张性刺激时神经内分泌反应的血压升高（Fredrickson et al.，2000；Strike & Steptoe，2005）。来自埃弗森（Everson）等人（1995）的类似证据显示，在敌对性方面得分高的人在阶段性中断之后完成一项任务时，其心血管活动会有所增加，此外，怀有敌意的人对实验和打断他们的人的评估也与无敌意的人有所不同（例如，他们会显得更烦躁和愤怒，觉得个人受到了侮辱）。正如在第十一章中介绍过的，血压的长期或反复升高有可能会引起为心脏输送血液的血管（冠状动脉）壁的损伤。

系统的评论和元分析已经提供了足够证据，说明敌对性有可能是患上 CHD 的风险因素，其中有几位研究者认为，这种关联在年轻样本（60 岁以下）中最为明显（e.g. Smith et al.，2003；Myrtek，2001；Whiteman，2006；Chida & Steptoe，2009）。然而，研究结果也存在不一致，因此，与 A 型人格研究中发生的情况类似，研究也讨论了组成部分，试图确定是否存在关键组成部分。

敌对性被定义为由情绪、认知和行为元素构成：

- 个人经历的、并在攻击性或对抗性行为或表情中表现出来的核心情绪成分是愤怒特质；
- 认知成分包括对世界持愤世嫉俗的看法、消极的整体态度和对他人动机的负面预期（愤世嫉俗、心存戒意和诋毁贬损）；
- 在行为上，敌对的个人可能表现出明显的攻击性或愤怒。

在研究敌意影响健康状况的途径时发现，特质愤怒，包括抑制愤怒（郁怒）与愤怒表达（发怒）与血压和高度紧张有关，而减少敌意的干预措施与血压的降低相关（e.g. Davidson et al., 2007）。一些研究已报告了在高愤怒表达者中 CHD 风险的增加（Williams et al., 2000），其中愤怒的抑制或表达更多地与高血压风险有关（Vogele & Steptoe, 1993；Vogele et al., 1997）。重要的是，一项前瞻性研究的元分析审查——25 项最初健康样本的研究和 19 项现有冠心病患者的研究（Chida & Steptoe, 2009）发现，敌意和愤怒使健康参与者发生冠心病的可能性增加了 20%，即使在控制了疾病和治疗状态的情况下，也显著恶化了冠心病患者的预后。其对男性的影响比女性更明显。敌意似乎也有生理上的关联，例如，除了应激反应增强外，还有一些证据表明与促炎性细胞因子有关，这是之前讨论过的与应激反应和心脏病的潜在关联（例如在男性健康军事人员中，Mommersteeg et al., 2008）。还有其他与敌意相关的心理社会因素，例如，有敌意的人可能无法从社交中受益（见后面的部分），只因他们对他人动机充满怀疑的不信任。正如霍尔特-伦施塔特（Holt-Lunstadt）和他的同事发现的，敌意个体的心血管反应不会从与朋友讨论负面事件的经历中受益（Holt-Lunstadt et al., 2008）。

关于敌意的最后一个想法是，一些研究者认为，像敌对性之类的风险"性格"也许由某种社会环境所致，这些环境破坏了一个人达成目标或财产安全的能力，而敌对性与其说是一种特质，不如说是一种应对反应（e.g.Taylor et al., 1997）。敌对性是否也会因其与社会剥夺（参见第二章）的关系而与疾病发生间接关联。

六、C 型人格

寻找与冠心病相关的易患疾病的人格，导致了对 A 型和敌意的识别和检查，刺激了对是否存在易患癌症的人格类型的研究。1980 年，两位分别研究易患疾病人格类型是否存在的科学家走到一起，进行了一次极具争议的合作（e.g.Eysenck, 1985；Grossarth-Maticek et al., 1985）。在过去的十多年里，他们的工作中有很多是基于在合作开始前格罗萨斯-马蒂切克（Grossarth-Maticek）在匈牙利收集了几十年的数据，鉴别了四种人格"类型"。他们的"趋癌人格"（cancer-prone personality），即1型人格，具有以下特点：抑制情绪，无力应对人际应激，从而导致了绝望、无助和最终的抑郁感；而趋CHD人格，即2型人格，则以强烈的沮丧、愤怒、敌对和情绪唤起反应为特点（与上述的TAB相似）；以及还有"健康自主型"和"混合型"人格。艾森克和格罗萨斯-马蒂切克在南斯拉夫的一项大规模社区调查之后，报告说有证据显示，1型人格可将个人的癌症风险提高120倍，2型人格可将CHD风险提高27倍。这些数字明显表明，人格变量会带来大量的风险，例如，它引发的风险甚至比吸烟所引发的风险更大。这些和其他关于如何干预和降低这种风险的言论（e.g. Grossarth-Maticek & Eysenck，1991）不可避免地导致了世界各地的科学家对他们的研究设计、方法和统计分析大量审查。由于分析不恰当、方法细节不充分和不一致，以及其他人无法在冠心病研究或癌症研究中重复他们的研究成果（e.g. Amelang & Schmidt-Rathjens，1996；Amelang et al.，2004），导致人们呼吁对这项工作提出质疑，甚至反对（参见Pelosi，2019年的详细说明，包括对所有原始文章和反驳研究的引用）。

在另一项对患乳腺癌的妇女进行为期15年的追踪调查中，乔莫舒克等人（e.g. Temoshok & Dreher，1993）报告了一项强有力的发现：被动的和无助的应对方式与不良的疾病预后有关。他们描述了一种C型人格（type C personality）[①]，认为它具有以下特征：

- 顺从被动，易于安抚。
- 坚忍克己，通常会抑制或压制消极情绪，特别是愤怒情绪。
- 缺乏自信，富于自我牺牲精神/以他人为中心。

然而，对于C型人格（包含任何社会心理因素）与癌症发作的回顾发现，其影响是有限的（e.g. Garssen，2004；Stürmer et al.，2006）。

作为可影响癌症评估和反应因素的人格，也在如复发和存活等结果方面得到了探索。一般而言，支持C型人格的预测性的证据是有限的（Garssen，2004；Stephen et al.，2007）。有种存在争议的证据认为，人格方面的生存益处最好被描述为"应对方式"，如"战斗精神"（参见上文的"什么是适应性应对？"）以及无助和绝望。

[①] C型人格（type C personality）：一类人格特点，表现为坚忍克己、消极被动和非情绪表达的应对反应。据信与癌症风险的增加有关。

七、D 型人格

另一种与冠心病风险有关的概念是 D 型人格（type D personality）[1]，这种人格类型可以被描述为"痛苦"人格，因为个体在消极情感性（NA）和社会抑制〔social inhibition（SI），其定义是"对涉及如他人不赞同或无回报这样的社会互动的潜在危险的回避"，Kupper & Denollet，2018；Denollet，1998〕方面的得分很高。因而 D 型人会经历负面情绪，但会抑制情绪，同时也会避免社会接触，这些特性增加了心血管疾病预后和结局不良的风险，包括心脏病发作或其他心脏意外（cardiac event）[2]后的死亡率，即使在控制其他生物医学风险因素或同时出现应激症状时也是如此。这种影响在以前已患有心脏病的女性和男性中都有发现。例如，对 12 项研究（Grande，Romppel，& Barth，2012）进行的元分析发现，综合所有研究的数据显示，在剔除其他风险因素的影响后，D 型心脏病患者发生进一步心脏事件或死于冠心病的可能性是没有这种人格类型的人的近 1.5 倍。然而，他们还发现，这种风险在德诺尔莱特（Denollet）的早期研究中最高，并随着时间的推移而降低，最近五项研究中的三项（包括两项样本量特别大的研究）发现 D 型人格的个体没有疾病发展或死亡的额外风险。

在试图鉴别 D 型人格的生理相关性，以便更好地理解 D 型人格可能实现其报告效果的过程中，哈布拉（Habra）等人（2003）查看了在干扰下完成一项心算任务的大学生的心血管反应（血压、心率、唾液的皮质醇水平）。对自己进行社会抑制的男性显示了升高的血压反应；消极情感性与男性在完成任务期间有所减弱的心率变化有关；唾液的皮质醇水平则与两个 D 型维度都呈现正相关（但不是在最终更为严格的分析中）。然而，与德诺尔莱特的研究不同的是（在此研究中，NA 和 SI 只有结合起来才具预测性），哈布拉的研究成果表明，NA 和 SI 可独立发挥作用。相比之下，奥莱尔登（O'Riordan）等人（2020）的一项控制良好的研究发现，D 型人格与本科生对心算应激源的血压反应有较低关联，在他们必须发表简短演讲的任务中没有发现影响。另一种作用机制可能截然不同，包括心理神经免疫反应，如促炎细胞因子活性增加、全身炎症和血糖控制不佳（Jandackovaet al.，2017）（参见第十一章）。显然，尽管在 D 型人格方面有一些令人兴奋的结果，但效应大小明显降低的原因和对影响模式一致性的探索仍需继续。

总的来说，有充分的证据表明，人格方面的个体差异会影响对事件的评估以及对

---

[1] D 型人格（type D personality）：一种人格类型，特点是高度的消极情感性和社会抑制。
[2] 心脏意外（cardiac event）：各种冠心病终点的通称，包括心肌梗死、心绞痛和心搏停止。

事件的认知、行为和生理反应，包括人们的应对方式。虽然这些影响可能会增加某些疾病的风险，但人格对疾病结果（如存活率）的影响是有限的。我们现在把注意力转向与应激体验有关的更多情境认知。

第三节 应激与认知

一、知觉控制

有关控制结构的早期著作将它视为一种人格特质。例如，根据罗特尔（Rotter）的社会学习理论，控制点（locus of control，LoC）被认为是一种影响行为的普遍信念，因为当对事件的责任被置于内部而不是外部时，就会产生更大的强化作用（如有回报的结果）（Rotter，1966）。此外，内在的控制点信念只能预测在回报/结果得到珍视的情境中的行为。因此LoC指的是类似于特质的期望，即希望个人的行动在控制或掌握环境的过程中是有效的，而个人要么落在外控性一面，要么落在内控性一面。一个"内控型"的人会为发生在自己身上的事承担责任，例如他们会将成功归因于自己的努力，而将失败归咎于自己的懒惰。一个"外控型"的人更有可能相信，外部力量或偶然环境控制着自己的生活，成功和失败都有可能归因于运气或偶然性。这些信念因而会影响一个人的行为。

研究认为，内控型的人具有更有效的认知系统，他们会将精力用在获取使他们能够影响对个人非常重要的事件信息上面。换言之，定位于内部的人在面临个人或社会应激源时会更多地使用问题焦点型应对努力。为了证明这一点，亨塞尔曼斯（Henselmans）等人（2010）在一项对乳腺癌患者的纵向研究中发现，在诊断前对生活中的事件和情况的控制感较低的女性，威胁评估（初级评估）较高，而应对能力的次级评估较低（使用掌握度的衡量标准，见下文），这影响了这些女性随后的痛苦。这表明了内部资源/信念和评价是如何以一种动态的方式相互作用的，此外，还表明了个人控制或掌控感的保护作用（正如本研究中所评估的）。

控制点概念的关键是"控制什么"，各种类型的控制介绍如下：

- *行为控制*：相信一个人可以从事有可能降低应激源消极影响的行为，如在令人痛苦的牙科手术之前或中途使用控制呼吸的技巧。
- *认知控制*：相信一个人拥有某种可减少应激源消极影响的思维过程或可获得策略，如通过全神贯注于对即将到来的假期的愉悦思想来使自己不去留意手术的疼痛。

- 决策控制：有机会在选项中做出选择，如在拔牙之前进行局部麻醉（要记住，副作用可持续数个小时！），还是在不打麻药的情况下拔除牙齿。
- 信息控制：有机会找出与应激源相关的事；即是什么、为什么、何时、何地、可能的结果、可能性，等等。信息可以使人事先做好准备（参见第十一章）。
- 反省控制：在事件发生后对其原因的归因或控制，即寻找一个事件可给予某种生活秩序感的意义，如将一种出生缺陷归咎于一种有缺陷的基因（内在的）也许比外部归因更具适应性，尽管缺陷的原因不一定明确。

这其中的每一种类型的控制都可以通过改变一个人对应激源所作的评估、降低情绪唤起或影响所采纳的应对反应来降低对一个事件的应激性。

存在大量将控制点与生理健康和心理健康联系起来的证据，其中有许多都采用了一种由肯尼斯·沃尔斯顿（Kenneth Wallston）及同事（e.g. Wallston et al., 1978）开发的量表。沃尔斯顿等人使用一种他们称之为多维健康控制点（multidimen-sional health locus of control scale, MHLC）的量表来对所评估的健康控制点结构进行描述。MHLC评估了个体会在多大程度上认为，他们自身、外在因素或"强有力的他人"（如朋友、健康专业人士）应为其健康和健康结果负责。这种测量有三个子量表，包括了诸如以下的条目：

- "我能控制自身的健康"——内在的。
- "无论我怎么做，只要我注定要生病，我就会生病"——外在的。
- "对于我的健康，我只能做医生让我做的事"——强有力的他人。

研究发现，这些子量表方面的得分与一系列应对、情绪和行为结果（包括健康行为本身）有关。例如，在两项有关腰疼患者的纵向研究中，内在的健康控制点与后来的身体残疾的降低有关，具有较强的内在控制信念的患者从治疗中受益较多，且更常进行身体锻炼（痛苦与较少的锻炼行为有关）（Fisher & Johnston, 1998; Harkapaa et al., 1991）。在使用一种专门针对从残疾康复（复原控制点量表；Partridge & Johnston, 1989）的健康控制点测量时，约翰斯顿等人（Johnston, 1999）也发现，内部控制知觉预示着在急性中风六个月后的残疾恢复情况（以行走、穿衣和如厕等一系列活动的能力来衡量）。尽管芬兰研究（Harkapaa et al., 1991）报告说，这不是通过影响运动行为来实现的。重要的是，约翰斯顿和同事们在三年后对中风幸存者进行了重新评估，查看知觉控制的有益影响是否是长期的，结果证实，在进行基线评估时（中风发作后的10—20天），知觉控制信念可明显预测长期的身体复原，但不能预测涉及减轻烦恼的情绪复原（Johnston et al., 2004; Morrison et al., 2005）。此类发现的重要性在于，与神经损伤或年龄（两者都可预测中风后的结果）不同，控制信念可以通过简单的（e.g. Fisher & Johnston, 1996a）或者更加细致的（e.g. Johnston et al., 2007）干预来改变。

控制点本身可以预测其他影响健康结果的因素，如坚持服药。博克·索斯诺克、瓦左密斯卡、丹尼尔–赛兰切克（Bąk-Sosnowsk、Wyszomirska, & Daniel-Sielańczyk）（2021）发现，强有力他人的维度对类风湿性关节炎药物治疗的依从性特别有预测作用（内部控制点也有较小程度的影响）。虽然控制点也可能与癌症等疾病的情绪结果有关（e.g. Lima, Morey-Tatay, & Irigaray, 2021），但很少有研究发现知觉控制可以预测病程。除此之外，还有证据表明，鼓励患者或者参与者增加内在控制并非总是受欢迎的（e.g. Joice et al., 2010），也不总是有适应性的，因为它可能导致乐观的偏见，如不切实际的乐观，尽管因果方向尚不明确（是乐观主义者会知觉到控制，还是对控制的知觉会使你变得乐观？ e.g. Klein & Helweg-Larsen, 2002）。进而，在内在控制信念不切实际的情境中（如继创伤性大脑受损后的严重的和永久性的残疾），维持此种信念也许会导致问题焦点型应对努力的失败。这种觉察到的失败进而可能会导致抑郁感和无助感，而接受无力控制的现实也许是更具适应性的情绪焦点型应对反应（Thompson et al., 1993；Folkman, 1984）。即使在通常无法控制的情况下，为了新的、更现实或可实现的目标而修改自己的目标，例如相信对自己日常症状的控制而不是对自己疾病的整体控制可以保持希望感，有利于调整和减少痛苦（e.g. Folkman, 2010；Montpetit & Bergeman, 2007；Stanton et al., 2007）。事实上，福克曼的"应对有效性训练"方法旨在帮助参与者确定任何情况下的控制程度，并针对每种情况采取最佳应对策略（情绪或问题为焦点），参见博斯（Bose）等人（2016）在慢性心力衰竭患者中的工作。

然而，在一项对癌症护理者的研究中，菲策尔（Fitzell）和帕克南（Pakenham）（2010）发现，对护理需求的控制感并不是结果（无论是积极的还是消极的）的重要预测因素。他们调查了护理者对需求（应激、挑战）和资源（个人控制、社会支持）的评估，这些评估与积极和消极的护理者调整有关。虽然知觉控制在最终回归分析中没有预测性，但应激知觉（作为单一项目评估）是所有预期结果的重要预测因子。一个更强有力的感知挑战的五项指标只能预测生活满意度，社会支持满意度的"资源"变量也显著增加了对所有结果的预测。研究者认为，缺乏对控制信念的预测（事实上大多数应对分量表也是如此）可能是因为使用了涉及对一般护理挑战控制的项目，而不是具体的需求/护理任务。这个重要的问题是，一般还是具体地评估结构，是我们在整个文本的不同点上都要解决的问题。为了说明这一点，知觉行为控制信念，而不是更一般的内部控制点信念，可以预测中风患者康复期间独立行走行为的恢复（Bonetti &

Johnston, 2010)。

自我效能感和知觉控制点是两个在健康心理学中得到运用的主要控制概念，它们可以被认为是跨越了应对过程的不同阶段，例如，控制点是对个体认为自己能在多大程度上控制结果的评估，而自我效能感是对个体认为自己为了实现所渴望的结果而能够使用的资源和能力的评估。在五个不同国家的样本中，自我效能感高的情况下，学业要求更有可能被评估为挑战而不是威胁（Luszczynska et al., 2005）。自我效能感通常与更具体的感知行为控制结构相关，但它们的独特贡献已被证明与健康行为有关，例如健康饮食和身体运动（Parkinson, David, & Rundle Thiele, 2017）（另请参见第五章）与康复结果有关（Magklara, Burton, & Morrison, 2014；Magklara & Morrison, 2015）。

另一个与控制感相关的结构是个人的掌控感（例如"我可以做任何我真正想做的事情"）。在一份25—75岁成年人的大样本中，研究人员针对个人掌控感和另一种与控制感相关的结构——生活限制感（例如"其他人决定了我能做什么和不能做什么"）进行了研究，收入较低（反映社会阶层的指标）人群的个人掌握信念较低、限制感较高。然而，当最低收入的参与者报告有高度的控制感时，他们的健康和幸福感变得与高收入群体相当（Lachmann & Weaver, 1998）。这一结果表明，控制感会调节低收入对身体（自我的健康评估、机能限制）和心理（生活满意度、抑郁的心境）结果的影响。一项针对2471名年龄在40—79岁的挪威成年人的为期五年的追踪研究，进一步证明了这种信念可能是有益的，研究发现，掌控感较高是自我感知年轻的重要预测因素，对60—69岁的人有特别的影响，而不是40—49岁或70—79岁的人（Bergland et al., 2013）。因此，与其说掌控能力与年龄呈线性关系，不如说掌控能力似乎有特殊的影响，至少在主观或自我感知的年龄方面。在中年后期，衰老可能开始成为身体或精神健康变化方面的一个问题。

你怎么看？

虽然上文所述的那些研究发现得出了普遍的结论，但还是有相当多的人异于常人（换言之，有些社会经济地位低的人会报告高掌控感，而一些社会经济地位高的人会报告低掌控感）。然而，在思考总体情况时，停下来问问自己，为什么许多社会经济地位较低的人比社会经济地位较高的人具有较低的控制感和较高的生活限制感。你认为他们具有此类观念是正确的吗？也就是说，这些信念在某种环境中有可能是适应性的吗？在思考这些问题时请回头参看第二章。

最后，与控制信念有关的还有偶然性归因（causal attributions）[①]。在一篇针对探讨大范围的病症（包括关节炎、癌症、心脏病、烧伤、艾滋病、不育、中风和流产）的归因与适应（Hall & Marteau，2003）之间关系的 64 个数据集的分析中，80% 的研究称，内部（自我责备）归因或外部（他人责备）归因与适应之间没有关联。事实上，没有什么特别的归因会与取得一种更好的结果存在强烈的关联。性格上的自责（例如，某种与生俱来、无法改变的东西会导致我生病）经常与较差的结果有关。这与之前关于这类自责与抑郁之间关系的报告相吻合。

二、希望

斯奈德（Snyder）及其同事（1991a）在研究解释人类行为的认知-动机过程时，引入了希望的概念及其测量方法。因为与有关应激和应对的研究相关，希望被定义为"一种积极的动机状态，该状态是基于一种在介质（目标指向的能量）和途径（制定实现目标的计划）方面交互衍生的成功感"（Snyder et al.，1991：287）。在斯奈德看来，希望从根本上说就是人们相信自己能够设定、规划和实现目标的信念——希望强调以目标为导向的思维，并被认为具有特质和状态两个方面。在希望建构和其他构建之间有一些概念上的重叠，比如性格乐观和自我效能，这两者都与面对目标挑战时的坚持、积极的身体和情感健康有关。斯奈德等人（Snyder et al.，2006）承认，这三种结构都关注个人的"资源"，但他们也指出，希望与实现目标（结果）的动机（介质）和路线（途径）有关，乐观并不仅仅建立在介质和途径思维的基础上，自我效能与其说是一种广义的信念，不如说是一种情境和目标特定的信念（即哪怕情境是 b，我也能够做 a）。这之所以令人质疑，也许是因为自我效能理论确实也提出了一种较为广义的结构。斯奈德进一步阐释了他的观点，他描述了基于希望的干预与基于乐观或自我效能的干预有何不同，尽管这些差异尚未得到充分的检验。然而，斯奈德等人（Lopez et al.，2014）在他们的书中提出，"自我效能、乐观和希望共同提供了追求美好生活所需的动力"，这表明干预措施可能不太关心它们的区别。

福尔克曼（Folkman，2010）描述道"希望，像应激一样，是基于评估的，它时好时坏，与环境相关，并且是复杂的"。对福尔克曼来说，希望不仅仅是目标，它是激励性的，但它也与应对有双向和积极的关系，是关于情绪和寻找意义的（Folkman &

[①] 偶然性归因（causal attributions）：一个人将事件、感觉或行动的原因归咎于自己、他人、机遇或其他偶然因素。

Moskowitz，2000，参见第十四章关于在疾病背景下寻找意义的讨论）。例如，当面临生活改变的情景时，如裁员或疾病，人们可能会修改他们的目标，以便找到一个更容易在他们控制范围内的目标，然后他们可以充满希望。在某些情况下，希望可以具有类似信仰或存在的性质，例如，在诊断患有绝症后应对不确定的未来或不断变化的现实时（例如，希望找到安宁）。无论是与目标紧密相连，还是更宽泛地定义，希望的概念都很难用经验来描述。然而，仍然需要进行实证研究，以确定与其他个人"资源"变量（如本节中描述的变量）的评估相比，希望的可测量方面是否在调节应激对健康结果的影响方面提供了任何"独特"的解释。

本节所回顾的结构通常会在一个被称为"积极心理学"的研究领域内部被提及，在该领域中，受到关注和管理的是个体的力量、资源和能力，而非他们的病理学、局限性或消极的认知和情绪（参见"焦点"）。在接下来的章节中，我们将回到解决与应激反应和结果相关的更多负面情绪上。

焦点

应对新冠病毒感染：采取积极的方法来发展心理弹性

与新冠病毒感染疫情相关的应激是一种不寻常的应激形式，因为它的起因相对独特，而且它导致的心理社会挑战——除了感染可能带来的身体挑战之外——也是不寻常的。应对危机可以导致单一、有效的反应，有时被称为"应激反应能力"或反应（Enns，2021）。这种强大的应激反应是有时间限制的，很快就会耗尽，但事实上，应对新冠病毒感染出现了一个非常不同的挑战。在这种情况下，即使对那些没有感染病毒的人来说，应激也是一波一波地反复出现，整个经历持续数月甚至数年。虽然可能会出现反复的高峰（高感染率、高死亡率、严格的社会措施），但低谷（病例和死亡人数）也相当令人紧张，因为我们在等着看行为措施是否有效。我们如何应对长期的应激？根据恩斯（Enns）的说法，我们需要建立积极的弹性。她确定了三套应对策略，通过这些策略我们可以实现这一目标：

（1）选择一个实际可行的习惯，这将增加幸福感。这里的关键是保持这些小而有意义的习惯，可以是任何事情，从遛狗到多喝水。变化可能不会立即显现出来，但是这些日常活动的规律性有助于建立提高耐力的模式。

（2）每天建立一次积极的联系（包括感激、欣赏或幽默的积极表达），无论是现场、在线还是信息/电子邮件。根据恩斯（Enns）的说法，独处的时间或有限的积极社交互动可以让我们专注于担忧，因为我们缺乏可能打断这一过程或提供更多积极想法的互动。她声称这种日常联系将增强幸福感和弹性。

（3）停下来，真正专注于现在。焦虑和应激将我们的注意力拉向未来、过去，以及对"如果……会怎样"的担忧。管理它的一个关键方法是每天花固定的时间完全沉浸在当下——感受和闻一闻你正在烹饪的食物，或者早晨潮湿的秋风，或者感受走路的节奏（你的姿势，空气的流动，你脚下土地的感觉，等等）。这里，我们只是考虑了正念的基础，在第十三章中会更多地阐述，或者像塞利格曼可能称之为"心流"。

这些建立适应力的积极应对听起来很简单，但它们构成了被马丁·塞利格曼（Martin Seligman）称之为幸福的PERMA模型。他是抑郁症和积极心理学的专家，根据其（见positivepsychology.com）说法，弹性基于五种个人特质：

- 积极情绪（Positive emotions），包括希望、快乐、爱和同情。
- 关注当下（Engagement in the present）——心流的体验。
- 积极的人际关系（Positive Relationships）。
- 意义（Meaning）：即感受价值和作用——感受比自我更广阔的事物的一部分。
- 成就（Accomplishments）：实现目标的感觉以及通过努力和坚持不懈实现有意义的成就和能力的感觉。

这可以通过乐观、营养和锻炼得到进一步发展。现代积极心理学运动采纳了这些方法，不仅能防止不快乐（大多数心理干预的前一个目标），还能灌输快乐。

第四节　应激与情绪

一、抑郁与焦虑

在第十一章中，我们介绍了应激在一系列疾病（包括癌症、冠心病、肠道疾病、艾滋病）发病中所起作用的支持或反对证据，在这些研究中，许多研究还考察了痛苦、焦虑和抑郁等负面情绪的作用。早期，弗雷明汉心脏研究（Framingham Heart Study）发现，即使在对年龄、吸烟和肥胖加以控制后，抑郁和焦虑仍可预测20年后的高血压的发病率（Markovitz et al., 1993）。在论及癌症时，一项重要的研究显示，在一个老年样本中当前的严重抑郁预示着较高的乳腺癌发病率（Penninx et al., 1998）。最近，对25项研究的回顾发现，在抑郁症患者中，总体癌症风险增加15%，肝癌风险增加20%，肺癌风险增加33%，但与乳腺癌、前列腺癌或结直肠癌无关（Jia et al., 2017）。

然而，抑郁症在增加疾病发生率/可能性中的作用是有争议的，并且取决于许多因素，包括研究方法、样本和相关疾病。抑郁（其次是焦虑）似乎与疾病的进展或结果有更大的关联。米特梅尔（Mittermaier）等人（2014）的研究表明，抑郁症是炎症性肠病复发的重要预测因素，法林波尔（Farinpour）等人（2003）对1000多名艾滋病毒感染者进行了13年的随访，发现抑郁症是疾病进展和存活率的重要预测因素。正如应激与疾病的关系（第十一章）一样，应激与疾病之间关系的研究主要集中在冠心病和癌症上，我们将在下面简要介绍。

■ **情绪与冠心病**

关于冠心病，一些综述和元分析报告了抑郁症和冠心病结果（心脏病发作、心绞痛、心源性死亡以及总体冠心病）之间的显著相关性。例如，英国一项大型研究（Surtees et al., 2008）发现，在对近20000名冠心病随机参与者进行的平均8.5年的随访中，被诊断为重度抑郁症的人死于缺血性心脏病的可能性是没有抑郁症的人的2.7倍，即使控制了其他已知的风险因素。柯汉（Khan）等人（2020）系统回顾了17项关于无明显心脏病患者动脉硬化严重程度预测因素的纵向研究，其中13项研究发现动脉硬化与抑郁症有关，4项研究没有发现关联。毫不奇怪，最有力的发现是针对患有复发性抑郁症的人和在动脉粥样硬化的临床结果之前的较年轻个体（例如，40至50岁的人），这些影响通常是在控制了其他混杂因素后发现的。然而，抑郁和抑郁症患者较高的风险因素之间也存在协同作用，例如吸烟行为与长期抑郁对显著的动脉硬化风险有协同作用（Carroll et al., 2017）。

张（Zhang）等人（2019）对进行心脏手术（PCA）后出现症状群体的抑郁产生影响的元分析（超过3000名患者的八项研究）发现，如果参与者在手术前或手术后立即出现抑郁，则进一步不良心脏事件的风险增加50%。在一项更广泛的回顾中，梅杰（Meijer）等人（2013）分析了涉及10000多名心肌梗死患者的16项研究，发现抑郁症评分每增加一个标准差，包括潜在混淆因素在内的进一步心血管事件风险增加19%，部分混淆后增加13%。因此，在心梗后抑郁的个体中，出现进一步心脏事件的风险确实有轻微但显著的增加。

■ **情绪与癌症**

与情绪与癌症风险增加相关的证据相比，抑郁在冠心病发病中的作用的证据是相对一致的。例如，阿拉米达县的大规模纵向研究没有发现任何关系（Kaplan &

Reynolds，1988）。在 20 世纪 90 年代，两项对健康但年龄较大的样本进行的纵向研究在六年多的时间里发现了不一致的结果，一个发现了慢性抑郁与癌症发病率之间的联系（Penninx et al.，1998），另一个则没有发现任何关系（Whooley & Browner，1998）。当然，值得注意的是，在老年人中发现的结果可能不适用于中年人或年轻人。最近的研究确实更一致地指出，抑郁史在癌症风险增加中起作用，例如，在两项令人印象深刻的前瞻性研究中可以看到，一项对 601775 名韩国成年人进行的长达 19 年的研究（Chang et al.，2015）和一项对美国样本进行的 24 年的追踪调查显示，抑郁史显著增加了患乳腺癌或前列腺癌的风险，但不会增加皮肤癌、结肠癌或肺癌的风险（Gross，Gallo，& Eaton，2010）。奇怪的是，在韩国的研究中，抑郁与男性（前列腺癌）呈正相关，而与女性（宫颈癌）呈负相关，这表明可能存在不同的心理行为或生物学路径。

总的来说，与冠心病一样，证据似乎更一致、更有力地支持抑郁是影响结果，而不是病因（Petticrew et al.，2002）。例如，对 17 项研究中超过 282000 名诊断并成功治疗乳腺癌的患者进行的元分析中，王（Wang）等人（2020）发现，抑郁症与乳腺癌复发风险增加 24% 有关，与癌症相关的死亡率增加 29% 有关。相比之下，焦虑导致乳腺癌复发的风险水平相似，但与癌症死亡率无关。总的来说，死亡率的主要预测因素是年龄在 60 岁以下、女性、抑郁和焦虑。抑郁作为疾病的结果将在第十四章中加以讨论。

■ 消极情绪如何影响健康结果

在考虑抑郁或焦虑可能会影响健康结果的路径时，正如人格一样，存在各种可能的路径（参见"研究焦点"）。

◎ 影响评估与应对措施

负面情绪状态已被证明会影响个体在面临应激性事件时所作的评估（对威胁的评估，而不是对挑战的评估），这些评估会进而影响一个人所从事的应对活动。例如，应激和痛苦可能会在那些具有稳定的应对方式/特质（称为反刍）的人中持续存在，从而一个人会反复回想过去的事情并担心未来的事情（e.g. Davey & Wells，2006；Wells，2000）。反刍思维与包括焦虑和抑郁在内的许多"消极"状态有关，已被证明会加剧消极的未来思维，导致较差的问题解决能力，被认为是"应激反应性的"（Robinson & Alloy，2003）。尽管慢性躯体疾病中情绪困扰的认知模型一直与负面情绪相关，但很少包括反刍（Soo et al.，2009）。很可能反刍的不同方面存在不同的影响：例如，一种深思熟虑的反思性反刍会重新评估情况，以寻求利益，并可能与创伤后成长有关；而生活目的反刍会重温过去的事件和损失并思考一个人的生活目的，以及一种更持久的侵入性反刍，即当不想要的负面经验的想法定期侵入意识时，都与负面情绪和应对反应有关（Brosschot et al., 2005；2006）。然而，反刍是可以干预的（e.g. Segal et al., 2002），例如，使用基于正念的干预（e.g. Foley et al., 2010；Gu et al., 2015）或旨在保持担忧的元认知（关于信念的信念）的治疗（e.g. Haseth et al., 2019）（参见第十三章）。关于后者，最近有许多研究调查了元认知与抑郁和焦虑的关系。例如，在医学人群中，担忧与对担忧、认知自信和认知自我意识的好处的积极信念有关。相比之下，对负面情绪影响更大的是认为担忧是无法控制的、具有潜在危险的信念（Capobianco et al., 2020）。

◎ **影响行为**

抑郁影响健康结果的第二条路径也是间接的，即通过个体的行为起作用。抑郁显然会减少从事健康行为或停止不健康行为的可能性。例如，与不抑郁的人相比，抑郁的人不太可能坚持治疗性干预或治疗（如锻炼或药物）（e.g. DiMatteo et al., 2000；Wing et al., 2002），或者参加心脏病康复课程（Lane et al., 2001）。其他人已经证明，相比之下，积极的影响可能是维持健康行为改变所必需的（e.g. van Capellen et al., 2018，见第五章）。这种不坚持行为可能会让人面临有害的健康结果，如未来的疾病、较差的疾病恢复，甚至是死亡。

抑郁还可能干扰一个人寻求社会支持或从支持性互动中获益的能力或意愿（证据见下节）。

◎ **影响生理机能**

抑郁可能通过影响生理途径发挥作用。需要指出的是，有严重抑郁症状但没有冠心病史的人患有颈动脉斑块（carotid plaques）[①]（冠心病的一个重要危险因素）是非抑郁症患者的两倍，这种相关性也控制了基线危险因素（Haas et al., 2005），表明这种相关性不仅仅归因于吸烟等行为。在患有癌症的老年人中，抑郁和促炎细胞因子的增加之间也存在联系（Spolentini et al., 2008），这表明了进一步的可能作用机制。更直接的是，与抑郁症相关的血清素失调也是导致血液中血小板更"黏"和更可能凝结的原因，事实证明，心肌梗死的风险会立即增加（Izzi et al., 2020）。

◎ **负面情绪与疾病关系的其他考虑**

抑郁的发生时间很重要，正如莱翁（Leung）等人（2012）对冠心病风险的元分析

[①] 颈动脉斑块（carotid plaques）：斑块是一种厚厚的蜡状涂层，形成于血管壁上，限制血液流动，在该情况下斑块位于颈动脉。

所发现的那样。他们比较了在确定的心脏事件之前的不同时间与抑郁相关的风险，值得注意的是，事件发生时的抑郁似乎对心脏事件的发作至关重要，而抑郁病史与发病无关。此外，抑郁病史和当前抑郁发作相结合时风险最高（这一类别的人经历心脏事件的可能性是从未抑郁过的人的两倍多）。

抑郁情绪也可能反映其他潜在因素或与之共存，对一些人来说，很可能是心理社会风险因素聚集在了一起，例如，应激＋敌意＋抑郁＋社交孤立会带来复杂的风险。在对671名心肌梗死后两年的患者进行研究后，欧文（Irvine）等人（1999）注意到了另一个重要问题。她指出，疲劳和抑郁的症状之间有相当大的重叠，并质疑经常被归因于抑郁的研究结果是否实际上可归因于身体疲劳或精疲力竭的状态。然而，尽管他们的分析表明疲劳和抑郁在两年的时间里是相关的，但这两个变量都与心源性猝死的风险独立相关（尽管在回归分析中加入疲劳后，抑郁和死亡之间关系的强度实际上还降低了）。

最后，应该注意的是，焦虑和抑郁本身是相互关联的（Suls & Bunde，2005），尽管抑郁可能更常被发现与冠心病有关，事实上与全因死亡率有关，但焦虑也发挥了作用（Grossardt et al.，2009）。

研究焦点

在研究应激和健康结果时，是否需要更积极的情绪结构？

Schache, K., Consedine, N., Hofman, P., and Serlachius, A.（2019）. Gratitude-more than just a platitude? The science behind gratitude and health. *British Journal of Health Psychology*, 24: 1-9.

不同以往的是，这里选择的是一篇社论，而不是一篇实证文章。它被选为一个例子，说明像这样的评论是可以帮助一个领域发展的。通过回顾当前的证据，强调差距，然后明确呼吁进一步的实证研究，理论可以得到发展和测试、证实或拒绝。积极心理学已经变得"流行"，但它所强调的一些结构的证据基础有限，即它们是否对身体健康结果有作用，或者它们的影响范围是否更主观。

这里的重点是"感恩"，这是一种概念化的结构，既可以作为一种特质，即在日常生活中感恩的平均发生率的个体差异，也可以作为一种状态，即在对特定经历的反应中感受到感恩（Emmons，2004）。这篇社论指出，在健康的成年人中这些概念与心理健康之间的联系始终如一，并指出，来自患者群体的观察证据表明，感恩与改善的健康行为和坚持之间存在联系。观察性证据得到了包括感恩日记、感恩沉思或感恩作为更广泛的积极心理学干预措施的一部分的干预研究的不同支持。

考虑到有些人确实发现了关联，探究可能的作用机制是很重要的。根据对健康人群的研究来看，感恩似乎有益于情绪甚至血压，尽管与更广泛的积极心理学干预相比，感恩是否有明显的效果尚不清楚。针对患者人群的干预研究较少（15年内不到10项！），而现有的方法提供的总体有效性的证据有限（Dickens，2017）。在一系列结果中报告了不一致的影响，报告积极影响的结果更一致地与情感或心理结果（主观）相关，而不是客观结果，如病毒载量、功能状态，尽管这些相关性在某些情况下确实存在。

沙奇（Schache）和他的同事们提出，需要一种理论来建立和检验感恩的模型。他们建议改编弗雷德里克森的"扩展和建构理论"，如本章前面所述（见图12.2），通过积极情绪扩展一个人的反应并帮助开发应对资源。他们还考虑了健康行为、生物功能和生理过程产生的机制，以提出"扩展和建构模型"可能实现其效果的因果路径。他们之所以建议这样做，是因为这些路径可以被检测，例如，感恩是否会因为改变一个人的健康行为和/或对应激的生物或生理反应而有益于健康结果？

到目前为止，沙奇的建议还没有得到充分的检验，他们指出了另一种模式，以及它是如何影响身体健康的，特别是针对心血管健康——勃姆和库布赞斯基（Boehm & Kubzansky，2012）的积极心理健康模型。在该模型中，幸福感与降低心血管疾病风险之间的路径通过幸福感对恢复性健康行为和生物功能的积极影响以及恶化/风险过程的减少而起作用。通过添加"感恩"作为幸福感的一个组成部分，并将社会支持作为改善健康的另一个影响因素（见下文），沙奇的适应模型已准备就绪（见图12.4）。所提出的模型将有助于构建感恩研究，并能够测试其直接和间接影响。他们呼吁开展精心设计的实验研究，最好是在临床人群中进行，以测试各种结构和推荐的途径。有人感兴趣吗？

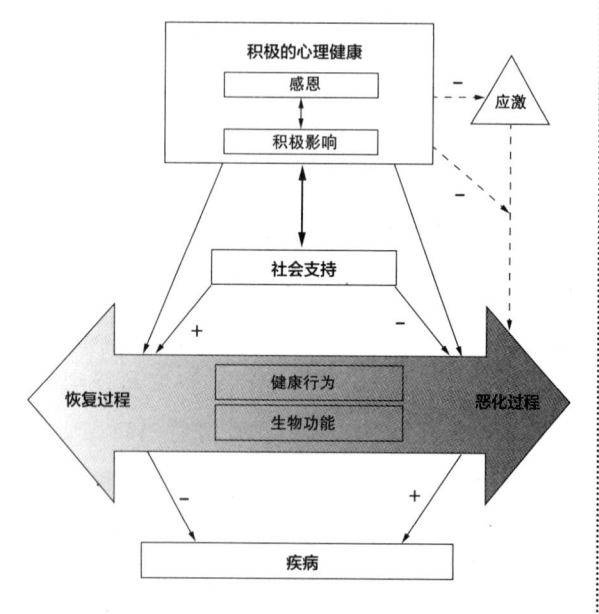

图12.4 调整后的心理健康模型
资料来源：Adapted from Boehm et al., 2012.

■ **创伤后应激障碍（PTSD）**

PTSD 通常被认为是创伤的结果，包括急性疾病发作或侵入性治疗（见第十四章），症状本身会增加个体经历进一步负面事件的风险。PTSD 的典型症状是创伤事件的闪回记忆，个体重新经历创伤，例如当时经历的情绪，通常涉及高度恐惧。第二个症状是反刍，第三个被称为过度警觉。大脑和交感神经系统的威胁反应区域（见第十一章）处于持续的警戒状态，个人对日常麻烦反应过度，经常以他们难以解释的愤怒或焦虑作出反应。这种过度兴奋的结果是，个体很可能处于我们所知的受长期应激影响的进一步风险中。例如，萨姆纳（Sumner）等人（2015）在他们的护士群体中发现，那些暴露于创伤并经历高水平 PTSD 症状的人比没有暴露于创伤的人患心脏病的可能性高 60%。在考虑了健康行为或医疗风险因素后，这种关系仍然存在。PTSD 还与包括高血压在内的心脏病前兆有关（Mendlowicz et al., 2021），在一项元分析回顾中发现，急性冠状动脉综合征患者的复发风险增加了一倍（Edmonson et al., 2012）。最后，对 150 项心脏病诱发的 PTSD 研究的系统综述发现，PTSD 的平均患病率为 12%（各项研究的范围为 0%—38%），其中病前抑郁是一个关键的风险因素（Vilchinsky et al., 2017），这表明一些人可能比其他人更容易患 PTSD，因为他们有心理共病（Ayers et al., 2009）。

二、情绪表露

一种可能的应对调节因素是情绪表露——情绪抑制的反面，后者又称压制性应对，研究发现，它通常对健康有害（参见前文"C 型人格"部分）。此领域的一个领军人物是佩内贝克（e.g.Pennebaker et al., 1988; Pennebaker, 1993），他及许多同事发明了一种范式，发现如果写下一个人最近创伤的感受（连续几天，一次通常持续 15 分钟），长期来看有益于减少应激（Zakowski et al., 2004）、增强免疫机能，包括伤口愈合（Pennebaker et al., 1988; Petrie et al., 2004; Weinman et al., 2008）和健康护理的利用（Pennebaker & Beall, 1986）。一项对 146 项此类研究的大型元分析支持了这种低成本干预的潜力（Frattaroli, 2006）。此外，言语情绪表露发生的社会背景也会影响情绪、认知和生理调节。例如，在一项实验研究中，女性参与者在观看一段令人紧张的真实视频（轮奸场景）时，被分配到"不说话""单独谈话""与支持的同盟者交谈"或"与具有挑战性的同盟者交谈"，正是那些与更具挑战性的同盟者交谈的人（她们对紧张性刺激持更乐观的看法）获得了最多的收获（Lepore et al., 2003）。

情绪体验的表露与情绪表达〔expressed emotion（EE）[①]，可包括消极和积极两种情绪的发泄〕的研究工作不可混为一谈，后者虽然也使用了类似的表达性书写范式进行研究，但一直与精神病人群中的较差预后有关，在身体疾病方面显示了相互矛盾的研究发现（感兴趣的读者可参看最近的一篇元分析，Panagopoulou et al.，2002）。研究认为，发泄消极情绪也许会使那种情绪得以保持，因为这会增加对它的关注；它也有可能干扰获取社会支持的可能性（Semmer，2006）。其他研究者认为，EE 有助于情绪的自我调节，使人能够对紧张性刺激进行更强的心理控制，并在脑海中对事件进行连贯的叙述，有助于"结束"并减少痛苦（Niederhoffer & Pennebaker，2005）。尽管对于个体而言可能是这种情况，但夫妻之间发泄负面情绪可能会产生不好的或不同的影响，例如巴克谢（Bakhshaie）及其同事（2020）所报告的。他们在被诊断为头颈癌的夫妇之间的讨论中检查了情绪表达，发现尽管患者表达负面情绪不会影响配偶的认知过程（假设是为了减少痛苦），但当配偶表达负面情绪（如鄙视或批评）时，患者确实表现出较差的认知过程。与之前的研究者（e.g. Davidson et al.，2000）一样，表达风格（如愤怒的敌对性表达对比建设性表达）似乎会影响表达的结果是否积极，因此，巴克谢提醒，在不首先考虑谁在向谁表达情绪，以及所表达情绪的价值或性质的情况下，不要提倡将情绪表达作为处理困扰的一种手段。这让我们很好地考虑到了一个可能会缓和或影响应激反应的方面，即社会支持。

第五节 社会支持与应激

心理学、社会学和流行病学领域几十年的研究证明，具有强大的（在规模和使用上）社会支持网络的人要比孤立无援的人更健康、寿命更长（Cohen，2004；Cacioppo & Patrick，2008；Umberson et al.，2010）。大多数人在生活中的某些时刻都可以获得社交联系、社交网络和社会支持，但并非所有人都能在任何时候体验到（参见第十五章）。但"社会支持"到底意味着什么？

一、社会支持的定义、类型和功能

社会支持可以是实实在在的，或是知觉的。具有社会支持的人相信，他们获得了

[①] 情绪表达（expressed emotion）：作为减少应激手段的情绪经历的表露，常通过在文字中描述经历的方法达成。

别人的爱和照顾、尊敬和推崇，是由交流和共同的责任（如常与家人、朋友和社会组织成员共同分担的责任）构成的社会网络的一部分。支持的来源可以包括任何人，如伙伴、亲密的家人和朋友、同事、健康和社会护理专业人员和支持团体。

对社会支持的讨论通常基于两个交互作用的构成元素——结构（即支持的类型）和服务功能（Uchino，2006）。社会网络有助于提供商品、服务和在有需要或有危险时的共同防卫（Cobb，1976），然而，人们在参与这些社会网络的程度上可能有所不同——他们与社会网络中的人有多少"联系"，以及他们为别人提供了什么。人们对社会网络中关系质量的感知程度以及对从中获得的支持的满意度也有所不同（Rokach，2011）。

缺乏个人支持资源的整合通常被称为社会孤立，这是公认的导致幸福感不佳的风险因素；然而，与伍兹（Utz）及其同事所描述（Utz et al.，2013）的，缺乏满足感或有意义的人际关系（无论该人拥有多少人际关系）更有可能与一种称为孤独的"心理状态"有关。因此，在研究社会支持时，我们不仅要意识到"社会支持""社会网络"和"社会整合"等常用术语之间的相互联系（Gottlieb & Bergen，2010），而且还要考虑个体对社会支持的评价，因为这区分了两种性质不同的体验，即孤独和感到孤独。

表 12.3 提供了社会支持及其功能的例子，此处的功能指的是社会支持的提供者所提供的东西以及接受者所接受的东西。有些支持可能是整体性的（即来自普通人），也可能是针对某个事件或支持人员的。表中介绍了五种基本类型，尽管有些研究者仅仅区分了工具性、情绪性和信息性的社会支持，而且大多数研究未曾致力于记录接受者从支持者那里实际"得到"的东西，而是假设支持全部是有帮助的（第十五章从所提供的支持是否"符合"需要或期望的角度审视了护理提供者和护理接受者之间的关系，在查看护理者和患者的关系时质疑了这一假设）。此外，一些研究评估感知的支持，即一个人认为他们可以获得的支持，而其他研究则处理实际获得的支持，有证据表明这是一个重要的区别，特别是在期望和获得不匹配的情况下。感知支持往往比实际获得的支持更能预测结果（Uchino，2009；Uchino et al.，2012）。必须去寻找而不是自发地接受预期的东西可能会产生负面影响（E. Lawrence et al.，2008）。

表 12.3　社会支持的类型和功能

	提供者	接受者
情绪支持	同情	再安慰
	照料	安适感和归属
	关心	

	提供者	接受者
尊重支持	积极关注	建立自我价值感
	鼓励他人	能力
	积极比较	受到重视
实际的/工具性支持	直接帮助	减少紧张/忧虑
	经济的/务实的帮助	
信息支持	忠告、建议	交流
	反馈	自我效能/自尊
网络支持	欢迎	归属感
	分享经验	加入

社会支持在拉扎勒斯的应激与应对框架中被视为一种可变的资源，在感知到可以获得时，会影响人们对事件的评估和反应方式，即应对事件。感知支持程度高的人比没有感知到支持的人更有可能将事件评估为较少的应激性（即社会支持充当的是应激的"缓冲区"）。下面的内容回顾了社会支持与健康结果间关系的证据，我们讨论了一些可能的行动机制。首先值得强调的是，社会支持可能在不同的人身上表现出不同的模式。例如，有证据表明，社会经济和文化因素决定了个人能够在多大程度上访问有助于提供和接受支持的社会网络（Chaix et al., 2007；Parveen et al., 2011）。据报道，男女之间也存在性别差异，即朋友对男性和女性的福祉同样有益，但对男性而言，家庭支持的影响更大（Cable et al., 2013）。此外，虽然一个人社交网络的规模通常会随着年龄的增长而减小，并且从比例上来说，家庭比非亲属友谊更加重要，但这并不一定意味着支持的质量更低（Soulsby & Bennett, 2015）。

二、社会支持与死亡率

研究人员花了多年的时间，试图确定社会支持是否与死亡率有因果联系。阿拉米达县研究提供了早期的支持（Berkman & Syme, 1979），即使在对健康状态和自我报告的健康风险行为加以控制后，社会关系少的男性和女性的死亡风险几乎增加一倍；而孤立无援（社会支持和社会活动水平低）与十年后中年男子的心脏病死亡率有关（Orth-Gomer et al., 1988）。一项对2603位成人的为期15年的令人印象深刻的跟踪研究（Vogt et al., 1992）得出的结论是，社会"网络"〔通过规模、支持性领域（范围）的数目和使用频率来评估〕强力预示着因缺血性心脏病、癌症和中风所导致的死亡。最近，霍尔特-伦斯塔德（Holt-Lunstad）等人（2010）对涉及300000多人的148项研究的数据进行的元分析显示，与那些报告社会关系差的人相比，具有适当社会关系（规模和功能）的人的死亡风险要低50%，而社会支持低（尽管在审查的研究中有不同的定义）与各种原因导致过早死亡的风险有关。事实上，在随后的元分析中，独居、社会孤立和孤独与令人担忧的26%至32%的过早死亡风险显著增加有关（Holt-Lunstad et al., 2015）。

三、社会支持与疾病

生活应激和健康状况之间关系的证据表明，社会支持起到了调节作用（综述见Taylor，2011）。在一项大量的法国雇员健康样本中（Melchior et al., 2003），缺乏社会支持和对社会关系的不满预示着健康状况不佳。就疾病发病率而言，感知的功能支持与心血管疾病发病率相关（Barth et al., 2010），在一个大型西班牙裔/拉丁裔样本中，更高的结构和功能支持都降低了新发糖尿病的风险，这是一个以家庭为导向的集体主义人群，其文化规范强调家庭关系和强大家庭支持的重要性（Gallo et al., 2015）。

社会支持也与疾病预后和结果有关，例如在患有风湿性关节炎的人中，有限的社会网络预示着三年后的疾病活动，即使在对应对行为进行了控制之后也是如此（Evers et al., 2003）。

老年样本中常用的一种社会支持指标是杜克社会支持指数（Duke Social Support Index）（23项版本或11项缩简版本，e.g. Koenig et al., 1993），该指数评估了人们对支持的满意度〔例如"你的家人和朋友（即对你重要的人）了解你"〕和社交互动〔如"在过去一周里，你与某人、朋友、亲戚或其他人通了多少次电话（他们打电话给你或你打电话给他们）"〕。在澳大利亚70—75岁女性的大规模（12000）全国代表性样本（澳大利亚女性健康队列）中使用该指数（Powers et al., 2004），确认了社会支持与身心健康之间的关联。特别是"满意度"而非"互动"因素是重要的，这表明质量比数量更重要。在社交关系缺失的老年人中，平衡独处的需求和与他人接触的需求可能很重要。社交网络减少后的社会冲突可能会损害情绪健康（Rook et al., 2011；Rook, 2015）。

四、社会支持是如何影响健康状态的？

我们都需要支持。有大量证据表明，社会支持会有效地降低应激期间的痛苦，此外，在需要时缺少社会支持本身可能就是极具应激性的，特别是对高度需要社会支持却没有充足的机会得到它的人而言，如老人、新近丧偶者，和其他突发的、严重的或不可控的生活事件的受害者（e.g. Balaswamy et al., 2004；Stroebe et al., 2005, Utz et al., 2013）。相比于社会支持会切实预防疾病发生，社会支持具有在生病期间减少应激和烦恼的益处的证据要更多。

研究人员已提出两种有关社会支持是如何运作的广义理论（Cohen，1988）。

（1）直接影响假设（direct effects hypothesis）或主要作用假设（main effects hypothesis）：无论人们经历的应激数量如何，社会支持都是有益的，即使不存在应激时，缺乏社会支持对健康也是有害的。高水平的社会支持会比低水平的社会支持提供更多的归属感和自尊感，因而会产生更积极的展望和更健康的生活方式。另一方面，社会支持还具有通向健康的生理途径，因为它要么会降低血压反应（据信是源于积极的应激评估和情绪），要么有可能改善内分泌或免疫系统功能，尽管在此领域一致的研究发现相对较少（全面的评论参见 Uchino，2006）。

（2）缓冲假设（buffering hypothesis）：社会支持会保护人免受高应激的消极影响。社会支持充当缓冲区的途径有：（1）影响人们对一种情境的认知评估，使他们感觉到，自己的资源足以战胜威胁；（2）在应激源被评估为应激性时，修正人们对该应激源的应对反应（例如，社会支持鼓励积极的思考或行为）（Cohen & Wills，1985；Badr et al.，2010）。

■ 社会支持直接影响的证据

就对健康行为的直接影响而言，有合理而一致的证据表明，社会支持会促进健康行为，如不吸烟和坚持服药，尽管如第五章中所讨论的，社会影响也可能是消极的。例如，社会支持很可能通过提升自我效能感来支持个人。如，戒烟时，一个支持者（也许是已经戒烟的人）可以提供保证并增强对方的信心和自我效能感（Schwarzer & Knoll，2007）。研究还表明，社会支持对健康人群和患病人群的心理健康都有有益的影响。例如，婚姻支持已被证明有益于伴侣的身心健康，尽管一些研究显示对男性伴侣的影响比女性更大（Kiecolt-Glaser & Newton，2001），这可能反映了寻求或提供所需支持的能力以及对支持的反应方面的性别差异（见第十五章）。此处，我们更多地考虑社会支持对生理而非行为过程的直接影响。

内野（Uchino，2006）回顾了受社会支持影响的生理途径的证据，强调了在心血管反应的常规测量（参见第十一章）中有所降低的应激反应，以及一些有关神经内分泌和免疫反应的证据，后者对老年样本而言尤其重要。然而，这篇综述主要是针对实验操纵的支持，我们还需要考虑"真实世界"的证据。特纳-科布（Turner-Cobb）等人（2000）发现，在乳腺癌患者中将社会支持评估为存在的和有用的人，其早晨的皮质醇水平要低于那些不这样评估社会支持的人，这表明了存在一种生理途径，通过它，社会支持也许可施加益处。正如在第八章和第十一章中所介绍的，皮质醇与免疫的降低调节有关，也许还与肿瘤的生长有关。向乳腺癌患者提供群体支持的认知-行为干预也已报告了皮质醇水平的降低（e.g. Creuss et al., 2000）。对社会支持、心血管疾病和癌症风险的回顾也强调了免疫系统和炎症生化过程的作用，涉及促炎细胞因子和白细胞介素（见第十一章；Penwell & Larkin, 2010）。虽然证据不是决定性的，但这样的综述无疑为社会支持实现其对健康有益影响的一些潜在机制提供了令人兴奋的见解。

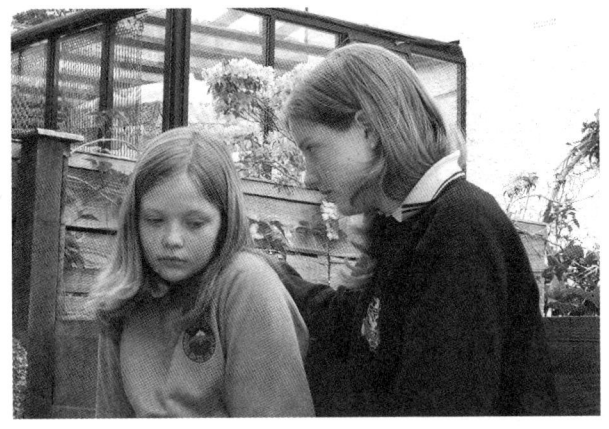

插图 12.2 从很小起，社会支持就是应激反应的有力调节因素
资料来源：Tanya Louise Robinson, Kirsten Fearn.

问题

给予他人支持对你的健康有好处吗？

普林（Poulin）及其同事的研究（e.g. Poulin & Holman, 2013; Poulin et al., 2013）提出了一种通过帮助他人来获得幸福的生理途径。他们在一系列研究中，对成年人进行了以下方面的评估：

- 应激生活事件暴露。
- "亲社会行为"，即一个人融入社区，例如献血、向慈善机构捐款或参与社区活动。
- 成为团体成员，例如宗教、社区或社会团体，如青年俱乐部。
- 终身自我报告的身心健康疾病（已诊断）。
- 催产素受体基因型（OXTR）。

后者，OXTR，需要进一步解释——这种神经激素在实验中已被发现，在动物研究中可激发父母的照顾行为（e.g. Lim & Young, 2006），并在第十一章中提到人类对应激的倾向和友好反应（Taylor et al., 2012），已被证明调节 HPA（下丘脑－垂体－肾上腺）通路活动以及心血管对应激的反应。

鉴于亲社会行为与积极的健康结果相关，普林的研究试图确定催产素是否是这

> 些影响背后的机制。他们证实了这一假设，发现对于那些具有特定类型的催产素受体基因型的人来说，催产素在两年的时间里中介了应激生活事件对新健康状况发生的负面影响。亲社会行为进一步调节了这种影响，表明慈善行为可能促进了具有该基因型的人所特有的催产素的释放。虽然这并不意味着以慈善的方式行事有益于每个人的健康（只有那些具有这种特定基因型的人），相反，这表明慈善可能是由遗传学支撑的（因此，普林的研究被描述为"美好的神经遗传学"）。尽管很吸引人，但这方面的研究仍然需要扩展和复制。然而，在本章后面对社会信任的讨论表明，慈善或志愿服务确实有可能通过发展社会资本来造福许多人。

■ **社会支持间接或"缓冲"影响的证据**

知觉的和实际的社会支持对应激性事件评估的影响也许至今一直未得到严格的研究，尽管有一些证据表明，感知社会支持是可获得的会导致更为积极的结果期待和对事件的控制评估。此外，在一项模拟负面事件的实验研究中，向参与者提供的支持性质被发现会影响事件处理、归因、对自我和未来的认知以及报告的情绪（Marroquin et al., 2019）。

一般而言，寻求社会支持被认为是一种积极的应对策略，无论是寻求信息支持和实际理由，还是寻求情感支持。例如，肯盖斯（Kyngaes）等人（2001）查看了在患上癌症两个月内的年轻人的应对策略，结果发现，获得社会支持是最常见的策略之一。社会支持的不同"功能"表现在，这些年轻人从健康专业人士那里寻求有关自身疾病及其治疗的信息，从自己的家庭中寻求情感支持。寻求关于自身状况或未来的信息以便进行规划被认为是一种积极应对（proactive coping）[①]，而不是被动应对。其他反映积极应对的技能是设定目标、组织和心理刺激（cf. Aspinwall & Taylor, 1997）。在积极应对中，一个人的努力旨在实现目标管理，将改变的事件或需求更多地视为挑战而不是威胁，而且社会支持似乎促进了积极应对，因为来自社交网络的资源有助于塑造一个人对应对策略的选择。格林格拉斯（Greenglass）及其同事（2006）研究了社区老年样本中的积极应对，以检查对功能障碍（FD）的直接或间接影响。功能能力或残疾是由本章所述的因素预测的，包括健康状况的个人资源、年龄和社会支持，以及个人应对应激事件的方式。虽然积极应对会预测较少的FD的假设得到了支持，但假设的社会

[①] 积极应对（proactive coping）：预测潜在的应激源并提前采取行动以防止它们或将其影响降至最低的过程。

支持和低 FD 之间的直接联系没有得到支持，而抑郁和 FD 之间的（正）联系得到了支持。然而，社会支持增强了这些老年参与者的积极应对努力，因此，可以被描述为社会支持对功能障碍影响的中介。事实上，积极应对与较少的抑郁和较少的功能障碍有关。然而，所使用的测量方法确实表明与自我效能感有一些重叠，诸如"我总是能找到绕过障碍的方法，没有什么能真正阻止我"，因此有可能通过自我效能感的训练来进行干预，以提高主动应对的能力。与自我效能感相关的是个人控制的概念，在对 45 项实证研究的元分析中发现，同疾病结果有关的控制知觉与寻求社会支持的行为相关，尽管相关度不像期待的那么高（Hagger & Orbell，2003）。所显示的有限的联系可能在一定程度上是由于社会支持往往只由包含在应对措施中的项目来评估，而不是由社会支持的结构和功能的特定测量来解释。

■ 性别和文化对寻求支持的影响

性别被认为是使用社会支持的一个强有力的预测因素，许多实证研究发现，女性在寻求和提供社会支持方面有更大的倾向性，因此倾向于比男性报告更大的社会网络。泰勒（Talyor，2006）认为，女性的社会化可能会在应激下产生"互助友好"的反应，即养育亲人或寻求和维持支持性网络是典型的应对行为。在配偶关系中，男性伴侣倾向于从女性配偶那里获得支持，而女性伴侣倾向于从女性朋友和亲戚那里获得支持。

一致研究发现，在寻求支持的行为规范和对现有支持的认知方面存在文化差异，其中亚洲文化具有集体主义而非个人主义的取向，倾向于不寻求或期待支持（V. Lawrence et al.，2008；Kim et al.，2009）。正如金（Kim）等人所说，"在更多的集体主义文化中，人们可能相对更谨慎地将个人问题提交给他人，以寻求帮助，因为他们有一个文化假设，即个人不应该给社会网络带来负担，而且其他人也有同样的社会责任感"。相比之下，欧洲人和美国人倾向于利用朋友来获得支持，甚至有时比家人更多（Taylor et al.，2004；Chun et al.，2007；and see review by Parveen，2011）。亚裔样本（包括中国人、韩国人、日本人）中那些患有慢性病或致残性疾病的护理者（见第十五章）一直报告说得到的社会支持明显少于美国白人护理者（e.g. Chun et al.，2007；McCabe et al.，2005；Katbamna et al.，2004）。然而，有趣的是，这种差异可能只是在一个非常广泛的层面上，即亚裔和非亚裔之间。差异似乎在于"寻求"支持，亚裔个体表现出不愿意通过谈论个人问题和寻求明确的支持来破坏关系。泰勒（Taylor）等人（2007）发现，在亚洲文化中，获得他人的"隐性支持"比明确寻求或接受支持更容易被接受，因为它不需要向他人披露任何问题。隐性支持在生物学上（见于皮质醇反应的减少）和心理学上（见于应激分数的减少）对亚裔美国人的参与者都更有利，而对欧裔美国人来说则相反，他们更喜欢明确的支持，对他们也更有利。在其他文化中也可以看到差异，例如，林肯（Lincoln）等人（2003）发现美国黑人与美国白人相比，在更大的程度上向家庭寻求支持。美国白人的文化差异更大。金（Kim）等人（2009）的论文中对文化差异有关的研究进行了回顾，并特别强调在考虑任何旨在提供明确支持的干预措施时，都需要考虑文化规范。

与社会支持的文化规范相关的是一种考虑更广泛的社区作用的方法。健康心理学中的大多数社会支持研究都集中在对个人福祉或健康的益处上，而在关注个人福祉的同时关注社会资本（social capital）①（Putnam，2001），解决了"关于互惠、网络和人与人之间信任的更公共的概念"（O'Brien et al.，2011：72）。奥布莱恩（O'Brien）在对志愿服务的研究中表明，与他人合作以实现共同的目标或应对和处理困难，可以建立一个人的社会资本感，并随后使个人以外的团体和社区受益。社会资本，通常通过对社会信任和社会参与的评估来衡量，可以增加个人拥有的资源，支持他们"抵御风暴"（Helliwell et al.，2016：16），缺乏社会信任往往与社会不平等有关，我们也知道这对应激、健康和疾病有重要影响（见第二章）。存在于社区和个人层面的社会资本，提供了支持性资源、相互交流的机会、参与和协作，并由此产生了应对应激的弹性。例如，当面临自然灾害、国家经济崩溃、失业、歧视或其他逆境时，就可以看到这种情况（Aldrich，2011；Helliwell，2016），但同样重要的是，在灾难发生后，社会信任的增长也被看到，社区走到一起，对彼此的福祉和幸福有好处（Fleming et al.，2014；Uchida et al.，2014）。虽然这些研究大多存在于主流健康心理学之外，但人们越来越认识到，我们应该将个人经验置于更广泛的背景中，正如我们在本书中努力做的那样。事实上，诸如社区意识、社会信任和互惠等构造可能有利于应激反应的心理学研究，并可能对干预产生影响（O'Brien et al.，2011；Abbott & Freeth，2008）。

■ 社会支持可能会对你有害处吗？

所提供的社会支持的类型在收到时也许并不总是支持性的，或者，更为重要的是，提供的帮助也许与患者的需要不匹配（Rook et al.，2011，Rook，2015）。例如，如果事件的各个方面是可控制的，那么工具性支持是有益的；当事情不可控时，情感支持

---

① 社会资本（social capital）：（通常包括文化和经济资本）是从人们和社区周围的网络中获得的，这些网络产生互惠、信任、参与和合作（Coleman，1988；Putnam，2001）。

也许更有用，如有人死亡之后（e.g. Cutrona et al., 2007）。此外，疼痛的操作性条件模型（Fordyce，1976）表明，对疼痛行为的过度反应将不利于一个人的适应。虽然有些证据支持这一点，例如，在慢性疼痛患者中，关怀支持与残疾呈正相关，但其他研究并不支持这一点，而是指出关怀护理改善了患者与照料者关系的替代结果（e.g. Cano & Williams，2010；McWilliams et al.，2017）。在第十五章中，我们将描述拉扎勒斯的应激——应对交互模型更系统的扩展，该模型已在本章和上一章中描述过，其中更全面地考虑了支持提供者和支持接受者之间的相互依存关系（e.g. Falconier et al., 2013）。

最后，在社会支持研究中有一个限制，通常是在健康心理学中讨论的。鉴于该结构的主观性，研究不得不依靠自我报告，而自我报告除了自我介绍的偏差外，还带有固有的偏差。如神经质这样的个体差异变量也许不仅会影响人们对自己接收到的社会支持的性质和程度的感知，而且也会影响他们对它的满意度。除此之外，人格或情绪状态也许也会干扰社会资源，实际上阻挠或促进一个人获取支持或从中获益的能力（参见有关敌对性或抑郁的讨论）。因此，在任何加强社会支持的干预措施中都需要考虑这些混杂因素。

小结

本章显示，考虑应激事件对健康和疾病结果的直接影响过于简单化，许多因素会调节这些关系。本章描述了个体的个人情况（年龄、性别、种族），以及人格、信念、情绪（积极的和消极的）和社会支持等因素是如何影响应激反应的，包括对事件的评估、对事件的应对或生理反应，这些因素反过来影响健康结果。许多这样的变量可以从它们与应激和疾病结果的直接关系方面进行研究，或者作为研究其他预测因素时需要控制的变量。例如，一项研究也许要检查特质性神经质是否预示着手术后的心理烦恼，而另一项研究也许在检查一份术前信息单对患者术后烦恼的影响时需对神经质加以控制。无论研究问题是什么，越来越清楚的是，许多变量影响着我们对事件的评价以及我们如何应对它们，而且生物、心理和社会文化因素在应激－健康－疾病的经历中共同发挥作用。在制定干预措施时，如后面一章所述，显然干预目标可以是个人的认知、情绪和行为因素，但也可能是塑造个人反应的更广泛的背景因素。

拓展阅读

Lopez, S.J., Pedrotti, J.T. and Snyder, C.R.（eds）（2015）.*Positive Psychology*：*The Scientific and Practical Exploration of Human Strengths*. 3rd edition，Los Angeles：Sage.

这本教科书介绍了该领域的历史、证据，如个人优势、弹性、快乐、积极情绪（包括幸福）、乐观和希望，以及一些证据指出的干预机会概念的知情权回顾。此外，本书还讨论了共情和亲社会行为，这与最近对积极观念的挑战有关。

重要论文

Helliwell, J.F., Huang, H. and Wang, S.（2016）. New evidence on trust and wellbeing. https://www.nber.org/papers/w22450.pdf.

美国国家经济研究局（National Bureau of Economic Research）的一份工作文件利用盖洛普世界民意调查（Gallup World Poll）、欧洲社会调查（European Social Survey）和世界价值观调查（World Values Survey）这三项大型国际调查的数据，对社会信任及其福祉关联的概念和衡量标准进行了有益的回顾。

Taylor, S.E., Welch, W., Kim, H.S. and Sherman, D.K.（2007）.Cultural differences in the impact of social support on psychological and biological stress responses. *Psychological Science*，18：831-837.

这是一篇引人入胜的重要综述，有大量证据表明寻求支持的应对方式存在文化差异——如果你打算进行社会支持干预，请阅读这篇文章！

Uchino, B.N., Bowen, K., Carlisle, M et al.（2012）. Psychological pathways linking social support to health outcomes：A visit with 'ghosts' of research past, present and future. *Social Science & Medicine*，74：949‐957.

一项回顾了三十年的研究（仅截止到2010年），审查了社会支持对本章和其他章节中描述的许多基于生理的健康结果的影响的心理机制（如应激评估、情感）。他们的一些结论可能会让你吃惊。

网络链接

基于科学合作开发人格和其他个体差异变量的高级测量的人格评估项目，请访问国际人格项目库：http://ipip.ori.org/ipip.

第十三章　应激管理

学习成效

学完本章，你应该了解：
- 应激管理的认知行为和正念方法。
- 在人口或组织层面降低工作应激的干预方式。
- 帮助人们应对与外科手术有关的应激的有价值干预。

> **应激花费了英国国家医疗服务体系的数百万英镑**
>
> 当你听到这个消息，不用感到奇怪。事实上，与应激相关的疾病确实花费了英国国家医疗服务（NHS）数百万英镑。但是，这些并不是造成与应激相关的宝贵 NHS 财务资源枯竭的唯一原因——有些可能直接受到医疗保健系统本身的影响。据估计，NHS 每年因应激引起的员工疾病花费超过 4 亿英镑（NHS Digital., 2020a）。应激对病人康复的影响则难以衡量。

章节概要

应激无处不在。事实上，在全科医生的外科手术中，最常见的问题之一就是作为应激症状的疲劳。本书的其他章节评论了应激在疾病形成和发展中的作用（第十一章、第十二章），或者学习如何管理应激可以提高情绪、改善疾病的结果和减少痛苦经历（第十六章、第十七章）。它们没有详细考虑如何实现任何改变。本章从多个角度讨论这一问题。首先回顾了应激的基本认知-行为模型，然后在此模型和更复杂模型的基础上，引入两种不同的治疗方法：第一种称为应激管理训练，采用传统的认知－行为方法；第二种使用正念来管理负面情绪。然后，本章考虑了在公众和工作场所中使健康个体应激最小化的方法。在此过程中，还补充了第五章和第六章及其对健康促进策略的考虑。最后，我们考虑了当人们面临特定的应激源，即在医院进行手术干预时，如何使用相对简单的干预措施将应激最小化。

第一节　情绪管理基础

在第一部分中，我们研究了情绪管理的认知行为理论，这些理论认为包括焦虑和抑郁在内的负面情绪是各种环境和认知过程的结果。这种方法的核心可以追溯到贝克（Beck，1976）等临床医生的基础工作，并基于这样一个假设，即我们对事件的认知反应，而不是事件本身，决定了我们的情绪。痛苦或其他负面情绪状态的经历是"错误"或"非理性"思维的结果（见图13.1）。也就是说，他们认为痛苦是对事件或认知的误解造成的，这种误解夸大了事件或认知中的消极因素，而忽略了对积极方面的关注。

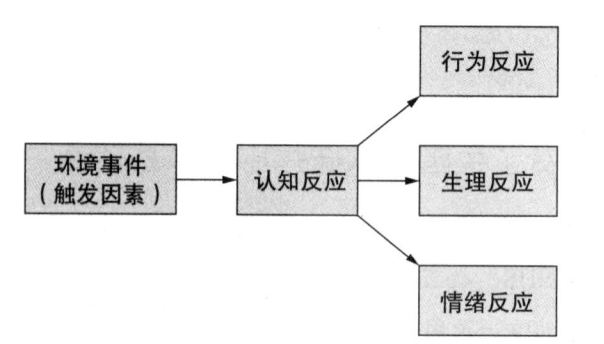

图13.1　贝克和其他认知理论家提出的事件－应激过程的简化图示

贝克（Beck，1976）将促使消极情绪的思维称为自动化负性思维（ANTs）。它们会自动进入脑海中，成为对某一特殊情况的第一反应，没有任何逻辑或现实基础。尽管如此，它们的自动性意味着它们没有受到挑战，被视为真实的。他确定了认知的两个层次，表面认知是那些我们意识到的认知，即ANTs。我们可以相对容易地访问它们并报告它们。在这些认知的基础上，则是有关我们自己和世界的无意识信念，被称为认知图式（cognitive schemata），它影响我们的表面认知，进而影响我们的情绪、行为和生理唤醒。诱发应激的想法源于交感神经系统唤起的增加（见第八章），唤起的行为或多或少有助于解决一个人所面临的问题，并导致负面情绪的体验，如焦虑和抑郁。

贝克确定了许多导致消极情绪的思维类别，包括：

- 灾难性思维（catastrophic thinking）。认为一个事件完全是消极的，并有可能是灾难性的："就是这样——我患上了心脏病，我肯定会丢掉工作，而且我将不能挣到足够的钱来还贷款。"
- 以偏概全（over-generalisation）。根据一个简单的事件得出一种普遍的（消极的）结论："就是这样——我的疼痛阻止了我去看电影——那是另一件我不能做的事情。"
- 任意推论（arbitrary inference）。在没有充分证据支持的情况下得出一种结论："疼痛意味着我有肿瘤，我就是知道这一点。"
- 选择性提取（selective abstraction）。聚焦于一个从语境中提取出来的细节："好吧，我知道我能应付外出，但我的关节一直在疼痛，我知道这将阻止我以后外出。"

普里斯（Price，1988）的A型行为的认知模式（参见第十二章）提供了很好的例子，说明有关长期图式是如何驱动极具应激性的方式来应对外部事件的。从她对A型男性的临床研究来看，她得出结论说A型行为背后的图式是低自尊和一种信念，即一个人只能通过不断地证明自己是一个"成功者"和一个有能力的人，才能够获得他人的尊重。这些潜在的信念支持了更有意识的竞争性的、紧迫的或敌对的想法。

与A型行为有关的表层认知包括：

- 时间紧迫思想（time-urgent thoughts）。"快点——我们没有一整天的时间——我要迟到了！为什么他这么慢？难道我是这儿唯一能把事情做好的人？"
- 敌对思想（hostile thoughts）。"那人故意找我的茬！我要给他点颜色看看。为什么每个人都这么无能——他们真是太笨了。"

较深层的（无意识的）图式包括：

- "我不能拒绝她的要求，否则我就会显得无能，我就会失去她的尊重。"
- "我必须准时参加会议——无论代价如何——否则人们就会认为我很无能，我就会失去他们的尊重。"
- "人们尊重你只是因为你为他们做了什么——不是因为真实的你。"

> **你怎么看?**
>
> 应激的认知行为模型假设应激存在于个体内部。应激源于对发生在我们身上的事件的误解。但这是真的吗?这是有可能的,虽然有些应激可能是错误思维的结果,但应激也可能是由真正的应激环境引发的。例如,大多数人都会认为做手术是一个有应激的事件。赫伯夫尔(Hobfoll)等理论家认为,许多更普遍的因素,如作为一个单身母亲或担任一份要求很高的工作,都是普遍的应激事件。第二章讨论的社会经济地位通过心理过程影响健康的论点也表明,不同社会群体所经历的应激程度存在广泛的差异。
>
> 如果这些论断是真的,那么至少在某些情况下,应激确实可能来自个体所面临的环境状况。这样的争论可能会让我们质疑应激管理技术在这些情况下的相关性有多大。
>
> 认知行为治疗师反驳这种批评的论据是,虽然承认环境因素是应激的原因之一,但是一些人比其他人能更好地应对环境因素。我们应对自身需求的能力存在个体差异。应激管理不是否认环境的作用,而是帮助人们尽可能有效地应对他们所面临的应激性环境,同时尽可能减少情绪困扰。
>
> 这似乎是种合理的论点,但它给健康心理学家留下了许多问题。一个特别相关的问题是,我们应当付出多少努力来改变应激的来源,又应当付出多少努力来改变人们对潜在应激环境的反应。我们是应该将重点放在通过改变环境来减少社会不公,还是应该放在帮助人们更好地应对他们此时此地的环境要求?我们是否应该帮助一些人更好地应对手术,或者尝试使手术前后的过程对所有人来说应激性更小?教导人们更好地应对应激性环境比改变应激的触发因素要更容易和更便宜。但这是最好的方法吗?

第二节 应激管理训练

许多健康心理学干预都集中在减少与慢性疾病相关的应激或可能导致疾病发展或维持的生活应激上(参见第十七章)。上述的应激反应指出了一系列为了减少个体的应激可以改变的因素,其中包括:

- 触发应激反应的环境事件——或一系列触发长期应激的因素。
- 为响应这些事件而发生的不恰当的行为、生理或认知反应。

大多数应激管理项目集中于改变人们对发生在他们周围或他们身边的事件的反应。许多干预只是简单地教人放松,以尽量减少与应激相关的高度唤起(见第十一章)。更复杂的干预试图改变参与者对这些事件的认知反应。很少有人从一开始就解决触发应激反应的因素。这可以被认为是一个严重的限制,但最有效的减少应激的方法确是如此。因此,我们在应激管理训练(stress management training)①的概述中纳入了一个识别和改变应激触发因素的过程,以及处理应激思想、情绪和行为的策略。

- 可利用问题解决策略来鉴别和修正触发因素。
- 认知扭曲可以通过认知技术来鉴别和改变,如认知重构(cognitive restructuring)②(见下文)。
- 可通过放松技巧来降低高度的肌张力和其他高唤起信号。
- 可通过思考和排练替代的行为反应来改变"应激性"行为。

因此,从应激理论的角度来看,这些策略可以被认为是既包括以问题为中心的策略又包括以情绪为中心的策略。

一、改变触发因素

这是应激管理训练中经常被忽视的一部分,也许是因为没有可以应用的标准干预措施。触发每个人应激的因素必然各不相同,人们形成的减少其频率的策略也各不相同。要改变触发因素,首先要确定导致个人应激的情境,然后改变它们的性质,或者减少它们发生的频率。例如,在开车上班时,一个简单的策略可以减轻个人的应激或愤怒水平,可能是比以前提早上路,这样他在开车途中所感受到的应激就会更小。

一个最常用的鉴别和改变触发应激因素的方法是由杰勒德·伊根(Gerard Egan,2017)提出的。他在第六章中介绍的以问题为中心的咨询模式可被用于应对应激,因此应激触发因素的处理分成了三个阶段。

(1)探索和廓清问题:什么是应激触发因素?
(2)设定目标:哪些是人们想要改变的应激触发因素?
(3)促成行动:他们如何着手改变这些应激触发因素?

应激可能有多种来源,有些因素可能比其他更容易改变。可能很有帮助的做法是,在朝着那些更难改变的方向努力之前,先改变相对容易的触发因素,因为个体在影响

---

① 应激管理训练(stress management training):干预的通称,旨在教导参与者如何应对应激。
② 认知重构(cognitive restructuring):重新思索无意识的消极或灾变性思维,使之更加合乎现实。

改变的能力上获得了技能或信心。一些变化可以通过使用个人已有的资源来实现。一旦他们制定了如何改变的计划，他们就会对自己将计划付诸行动的能力感到自信。其他的改变也许需要人们学习新技巧，以便有效地管理他们的应激。他们也许会受益于学习如何放松，或受益于减少任何可唤起应激想法的频率或类型，这些想法会导致他们产生应激。我们现在就转向传授这些技能。

二、放松训练

放松的目的是使个体在处理他们可能经历的任何应激时尽可能地和适当地放松。这与冥想之类的程序相反，后者通常会提供一段时间的深度放松和"暂停"。除了身体上的益处外，放松技巧的有效使用还可增加对应激反应的实际和知觉的控制，这本身就可能是个宝贵的结果。放松也可以增加通向平静和建设性思维过程的途径，反映了每个不同的应激元素间的相互作用。放松技巧最好通过三个阶段进行学习：

（1）学习基本的放松技能；

（2）监测日常生活中的张力；

（3）在应激时使用放松技巧。

■ 学习放松的技巧

第一阶段包括学习在最佳条件下的放松：在一个安静的房间里，坐在一张舒适的、完全支撑的椅子上。理想地说，一个训练有素的从业者应当教授深度放松的过程。这可以通过在家里持续练习得到加强，特别是使用磁带指令。在这个阶段，几天甚至几周的定期练习是非常重要的，因为在技巧能够有效地运用于"真实生活"情境之前，有必要认真练习，使之熟能生巧。

最常被教授的放松过程建立在雅各布森（Jacobson，1938）的肌肉深度放松技术的基础之上。这涉及以有序的方式使全身的肌肉群交替收紧和放松。随着时间的推移，对练习的强调转向不事先收紧的放松，或是在使用其他肌肉群的同时放松某些特定的肌肉群，以便模仿在"现实世界"中放松的作用。

在练习放松技巧的同时，人们还可以开始监测自己全天的身体紧张程度。最初，这可以充当一种学习过程，帮助人们鉴别自己在某些特殊时刻是多么紧张，以及是什么触发了任何不必要的紧张。这一过程也许有助于鉴别在未来可能触发应激的因素，提供放松过程在何时特别有效的线索。这通常涉及"紧张日志"的使用，在日志中，人们根据某种数值刻度（0=不紧张，100=可能出现的最高度的紧张）记录全天定期或特别有压力时的紧张程度。作为认知或行为干预的前奏，此类日志也许还会聚焦于在这些时刻所经历的思想、情绪或行为。图13.2提供了来自一篇典型的应激日志的摘录。当人们开始使用额外的策略来对抗自己的应激时，他们可以再加上数栏，测量他们在使用了放松技巧后的紧张程度、他们用以应对其应激性想法的策略，等等。

时间	情境	紧张度	行为	想法
8:32	开车上班——迟到！	62	紧张——紧握方向盘，向其他司机发火，咒骂红绿灯	又迟到了！……老板一定会注意到……快点啊！——加快速度——我上班时间不多了！为什么这些该死的红绿灯总是要等这么长时间？
10:00	向同事陈述工作	75	说话太快，匆匆忙忙	我此时的表现不好……为什么我永远也做不好工作？他们一定认为我是个傻瓜！我觉得我完了！

图13.2 一篇记录应激触发因素、紧张程度和相关行为与想法的应激日志摘录

经过了一段时间的放松技术学习和紧张程度监督之后，人们可以开始将放松整合进自己的日常生活中。在此阶段，放松包括在从事日常活动时将紧张度降低到适当的水平。起初，这也许涉及在应激相对较低时尽可能地保持适当的放松，然后，随着人们变得越来越熟练，可将放松运用于应激有所增加之时。此时的放松，目的不是逃避应激的起因，而是在处理特殊应激源的同时尽可能保持放松。另一种策略涉及在全天的定期时段（如咖啡时间）进行放松。

三、认知干预

有两种改变认知的策略被频繁使用。最简单的一种被称为自我指导训练，由梅琴鲍姆（Meichenbaum，1985）发明，它针对的是表层认知。它涉及打断唤起应激的思维流，代之以事先经过排练的用以减少或"应对"应激的思想，即所谓的"积极的自言自语"（self-talk）[①]。这些自我指导训练通常是两种类别中的一种，第一类提醒人们使用任何已经学会的应对应激的技术（"你在这里把自己缠起来了，记得放松，深呼吸，放纵你的肌肉"），第二类确保个体以前已经有效地处理了他们的痛苦感受（"来吧，你以前处理过这个问题——你可以再次做到——保持冷静——事情会保持在控制之中"）。为了确保这些形式与个体相关，也为了有助于在应激时能够真正唤起这些想法，梅琴鲍姆建议，应当在尽可能的地方，在应激事件发生之前，进行自我对话，无论是在治

[①] 自言自语（self-talk）：对自己说话（内在地）。可能是消极的，因而会增加应激。就治疗而言，人们会学习有助于保持平静的方式使用自言自语。

疗期间，还是在预期的应激源有可能出现之前。

一种更为复杂的干预称为认知重构，首先涉及识别，然后挑战引发应激的想法的准确性。它要求人们将这些想法当作假设而非事实，并不带偏见地评估它们的有效性。这一过程也许涉及对表层认知和认知图式两方面的思考，尽管后者需要深思熟虑。为了传授技巧，治疗师们通常会使用一种名为苏格拉底对话或"指导性发现"（guided discovery）的过程（Beck，1976）。在这一过程中，客户识别出最近出现的一些引发应激的想法，然后在治疗师的引导下挑战这些想法的准确性。他们可能会通过提出以下关键问题来挑战自己的应激假设：

- 有什么证据可以支持或否认我的假设？
- 是否有其他方式可以让我思考这种情境？
- 我的思考过程会不会出错？

一旦个体能够在治疗阶段参与这一过程，他们就会受到激励，当他们在日常生活中遇到应激时，也使用苏格拉底问答过程（另见第六章中的讨论）。

四、行为干预

行为改变的目的是帮助个体对任何应激触发因素做出反应，使他们在处理触发因素时的效率最大化，并使他们的应激最小化。有些行为改变可能相对简单，减少驾驶应激的行为可能涉及在限速范围内驾驶，在红绿灯前停车时拉手刹，花时间放松，不在其他车辆前面插队，等等。其他的改变可能需要练习：例如，一个过度愤怒的人，可能需要在治疗过程中练习适当的自信反应，为他们在"现实生活"中做同样的事情做好准备。应激管理训练的目的是教会个体制订计划并确保他们对任何潜在应激源的反应能将个人的应激降到最低。一个简单的经验法则是鼓励个体停下来，计划他们要做的事情，即使这需要几秒钟，而不是不假思索就行动，因为这通常会导致更多的应激。

五、应激接种训练

梅琴鲍姆（Meichenbaum，1985）在他名为应激接种训练（stress inoculation training）[1]的方法中提出，上述各种认知疗法可以结合起来，这样，当个体面临应激时，他们会集中精力：

---

[1] 应激接种训练（stress inoculation training）：一种减压干预的形式，参与者被教导在进入压力情境之前通过排练来控制压力；参与者被教导要放松和使用平静的自我对话（这种方法是由唐纳德·梅琴鲍姆开发的）。

- 检查他们的行为是否与环境相适应；
- 保持放松；
- 与自己适当进行自我对话。

此外，他还建议，当一个特定的应激源可以预期时，应该在事件本身发生之前抓住机会演练这些行动。一旦真的出现这种情况，就应该实施计划中的策略。最后，在情况发生之后，应该花时间来回顾所发生的事情，以及如何从成功或失败中吸取教训，而不是把它当作很快忘记的胜利或灾难。

第三节　第三波疗法

从历史上看，上述应激管理方法属于第二波认知行为疗法。第一波理论和治疗是基于巴甫洛夫和斯金纳的条件理论，其并不认为改变认知与行为改变有关。第二波采用了一种更加符合认知的方法，将认知视为情感问题发展和治疗的核心。虽然大多数的应激管理干预仍然基于这种方法，但所谓的"第三波"疗法现在正在获得越来越多的经验验证，并用于治疗情绪障碍。这种方法的关键特征可以用"感到恐惧，但还是要做"这句话来概括。它采取了一种更注重行为的立场，将重点从改变认知转回到直接改变行为。

这种方法的支持者来自多种理论背景。一种被称为接纳与承诺疗法（Hayes et al., 2004）的方法采用了一种激进的行为立场，而其他方法如元认知疗法（Wells, 2000）则进一步发展了认知模型，包括更复杂的过程，如注意力偏差、长期记忆的询问等（这两种方法将在本章后面进行更深入的讨论）。然而，这两种方法的核心都是一个概念，即许多情绪困扰是由应对失败造成的。长期应激被认为是个体在面对任何应激时持续执行不适当的应对反应的结果。通常，这些应对措施包括避免造成痛苦的原因，无论是恐惧的想法还是外部刺激。结果，个体没有意识到许多恐惧被夸大了，实际上他们可以比他们认为的更有效地应对所避免的情况。

因此，治疗的一个关键目标是鼓励个体做出令人恐惧的行为，以应对他们在这样做时可能经历的情绪或生理反应，并通过成功的协商来了解实际上没有什么可害怕的。这种疗法和第二波疗法的根本区别在于对不适当的、引起焦虑的想法的治疗反应。第二波疗法集中在思想内容上，试图修改不恰当的思想，或者用自我指导来取代它们，使之无效。相比之下，第三波疗法并不直接解决针对这些想法的内容，参与者被教导转移注意力或容忍它们，而不是改变它们。促进这一过程的一个关键策略是使用正念。

一、基于正念的干预

通过冥想，我们了解到"思想只是思想"，这可能是真的，也可能不是。我们也可以学会忽略特定的想法，或者在不引起情绪反应的情况下意识到它们。毕晓普（Bishop）等人（2004）提出了一个双成分正念模型。

- **注意力的自我调节**：包括充分意识到当前的经历，观察和关注发生的想法、感觉和感受，但不详述这些经历。正念不是陷入沉思，而是当事件发生时，对身心的直接非判断性体验。这会导致一种非常警觉和"活跃"的感觉。
- 以好奇心、开放性和接受性为特征的针对个人当前经历的取向：缺乏对我们各种经历相关的意义和联系进行阐述的认知努力，使得个人能够更专注于他们当前的体验。正念不是通过过滤我们的信念和假设来观察体验，而是直接、不加过滤地意识到我们的体验。

显然，学习正念并不简单，大多数教学计划都涉及参加几周或几个月的课程，或者使用类似学习过程的应用程序（e.g. Calm）。在冥想期间，参与者学会专注于特定的物理刺激，如图片，或感官刺激，如重复咒语的声音，可以意识到但不专注于不必要的侵入性感觉、想法或情绪。参与者也在日常活动中练习正念，比如走路、站立和吃饭。这个过程可以帮助人们意识到自己的想法，但不会被它们淹没。正念的练习者不是挑战思想，而是学会意识到它们，但只是作为他们感知意识中很小的、无人关注的一部分，大部分意识仍然主要集中在当下的直接体验上。

最常被引用的正念训练方法是基于卡巴特·津恩（2013）的正念减压课程。完整的方案包括一个为期8—10周的课程，小组每周见面约两小时，进行正念冥想技能的指导和练习，同时讨论应激、应对和家庭作业。通常在第六周左右举行全天（7—8小时）的强化正念课程，教授几种正念冥想技能。例如，"身体扫描"是一项45分钟的练习，当参与者闭目躺下时，注意力会依次指向身体的许多区域。仔细观察每个区域的感觉。在坐姿冥想中，参与者被指导以放松和清醒的姿势坐着，闭上眼睛，将注意力集中在呼吸的感觉上。

瑜伽的姿势被用来教导在轻柔的动作和伸展过程中对身体感觉的正念。参与者还在普通活动中练习正念，如走路、站立和吃饭。参与者被要求在小组会议之外练习这些技能，每天至少45分钟，每周6天。在治疗初期使用录音带，但是鼓励参与者在几周后不使用录音带进行练习。对于所有的正念练习，参与者被指示将注意力集中在观察的目标上（例如，呼吸或走路），并在每个时刻意识到它。当情绪、感觉或认知出现时，要不加判断地观察它们。当参与者注意到他们的意识已经进入思想、记忆或幻想中时，如果可能的话，简要地指出其性质或内容，然后将注意力返回到当下。即使是评判性的想法（如这是浪费时间）也要不加判断地观察。正念练习的一个重要结果是意识到大多数感觉、思想和情绪都是波动的，或者说是短暂的，就像"大海中的波浪一样"转瞬即逝。

■ **正念的好处**

正念可以作为一种独立的干预措施，也可以与其他应激管理方法相结合。维尔斯（Wells，2000）认为，情绪困扰是对实际状态和期望状态之间的不一致进行评估后产生的（"如果我待在这里，我会感到非常紧张""如果我做任何运动，我的心绞痛就会被触发"），还与减少或防止这种差异的计划进展有关。在应激或焦虑（或运动的感知健康风险）的情况下，这些计划通常涉及避免导致或促成这些负面情绪状态的情况。这可能会减少恐惧和不恐惧的理想状态之间的直接差异。然而，持续使用回避会阻止个体学习到，恐惧的情况并不会导致预期的伤害。治疗的目标包括鼓励参与者参与令人恐惧的行为或在渐进的过程中进入令人恐惧的情境，使用正念等技能来帮助他们应对此时可能出现的困难想法或情绪。

二、接纳与承诺疗法

第二种基于正念的方法被称为接纳与承诺疗法（ACT；发音为"act"）。根据海耶斯（Hayes）等人（2004：143）的看法，ACT 是一种治疗方法，它使用接纳和正念以及承诺行为和改变过程来教导人们提高心理灵活性。ACT 植根于激进的行为主义，因为它假设心理事件（思想、情绪、行为）是经典和操作性条件反射过程的结果。此外，ACT 不认为思想或情感会指导行为。改变可以通过改变环境变量或直接行为来实现，而不是试图改变内部过程，如认知、情绪、感觉等等。

ACT 训练使个体意识到正在发生的私人事件（想法），但不被它们所左右，尽可能全面地接触当下，并改变或坚持行为，以实现有价值的目标。所有 ACT 干预措施的目的是提高个人在应对他们所面临的情况时的灵活性。这种灵活性是通过关注五个相关的核心过程而建立的：接纳、认知解离、接触当下、价值观和承诺行动。

- 接纳：允许自己意识到并接受所发生的思想、情感和身体感觉，但不被它们所驱使。其目的是体验对这些事件的非评判性意识，并积极接受这种体验。治疗强调，试图进行不适当的控制本身就是一种应激，并维持一个人试图控制的痛苦。"控制是问题，而不是解决方案。"接纳是通过各种技术，包括正念来教授的。参与者通过分级练习了解到，感受到强烈的情绪或注意到强烈的身体知觉却不受伤害是有可能的。

- 认知解离：教导参与者看到"思想只是思想，感觉只是感觉，记忆只是记忆，身体感觉只是身体感觉"，这些经历都没有内在的破坏性。正如在第二波认知疗法中一样，参与者被告知，我们的想法只是对事件的一种解释，还有许多其他解释可能同样适用于任何情况。然而，与其试图识别不正确的想法并把它们转变成对事件的"正确"解释，不如鼓励参与者接受它们的存在，而不是试图去改变或控制它们。

- 接触当下：包括与当下有效的、开放的和不设防的接触。这个过程有两个特点。首先，参与者被训练观察和注意环境及"私人体验"（即他们的思想和情感）中存在的东西。其次，他们被教导在没有过多判断或评价的情况下标记和描述存在的东西。这有助于建立一种对事件和经历的认识，即"自我意识，一个持续意识的过程"。正念正是实现这一目标的一种技巧。

- 价值观：变革的动力。为了让参与者面对恐惧的心理障碍，需要有一个这样做的目的。ACT 的目的不仅仅是让患者摆脱他们的问题，还要帮助他们建立一个更有活力、更有意义的生活，这是 ACT 的核心要素。它的目标是使个体能够朝着有价值的生活目标前进，而不会被忧虑、情绪和其他私人事件所阻止。

- 承诺行动：制定实现预期目标的策略。鼓励个体在特定领域确定目标，并朝着目标前进。实现这些目标是否有进展成为治疗的关键部分。

斯特罗萨尔（Strosahl）等人（2004）确定了一些广泛的战略，以帮助人们在这些领域做出改变。其中包括：

- 帮助个体直接接触情绪控制策略的矛盾效果：即你越是试图避免痛苦的想法，就越可能经历痛苦的想法，而避免恐惧的情况会导致持续的恐惧。
- 使用分级和结构化的方法来接受：一种系统脱敏的形式，参与者在逐渐苛刻的情况下学习接受痛苦的情绪（和其他因素）。
- 使用包括正念在内的各种干预手段，来揭示不想要的私人经历是无害的，可以不加判断地接受。
- 向参与者展示如何从担忧或沉思中抽离出来，回到当下。

ACT 是一种复杂的疗法，涉及各种行为方法，以及使用故事、隐喻和心理练习来鼓励改变，因此，本章不能全面介绍这一方法。感兴趣的读者可参考哈里斯（Harris, 2019）编辑的初级读本。他们方法的关键基础是，改变的主要过程是参与以前回避的行为或避免以前无效和有问题的应对行为，学会通过使用正念来应对或减少这样做时涉及的痛苦，从而了解恐惧的后果不会发生。因此，尽管在哲学和方法上有很多不同，威尔斯（Wells）的认知方法和 ACT 治疗师的行为方法仍有很多共同点。

第四节　预防应激

一、使用应激管理策略

有明确的证据表明，第二波的应激管理项目可以显著减轻应激，提高幸福感。此外，它们已被证明对已知受应激影响的各种生物过程产生影响。例如，乌里萨尔等人（Urizar et al., 2019）和萨恩斯等人（Sannes et al., 2015）都发现了不同的应激管理方案在患有不同健康问题的个体中，对减少感知应激和应激激素皮质醇水平都很有效（见第八章和第十一章）。也有越来越多的证据表明，基于正念的干预措施可以减少医务工作者（Ghwadra et al., 2019）和一系列患有健康问题的人的应激。事实上，基于正念的干预措施在最近的文献中占主导地位，文献研究了在一系列健康问题中减少应激的方法。不过，谢尔等人（Schel et al., 2019）进行的一项元分析发现，对患有乳腺癌的妇女进行 14 项正念干预的试验中，只有边际效益。此外，第二项元分析（Ghielen et al., 2019）发现，在一系列神经系统疾病患者中，认知行为疗法和基于正念的干预措施也有类似的效果。在第二波疗法和第三波疗法之间做出选择可能并不容易，最终可能取决于个体偏好。

我们会在第十七章中更为详细地讨论应激管理对于有健康问题的人的福祉和生物性进程的影响。不过，在接下来的内容中，我们会聚焦在特殊的环境也就是工作场所中，针对健康人士所进行的应激管理干预。

二、工作场所中的应激管理

应激管理干预显然有能力向参与者提供明显的益处，但在从中受益的公众中，只有非常少部分的人有可能费时费力地去参加研讨班或其他训练计划。于是，健康心理学家和其他人转向了其他致力于减少绝大部分普通民众应激的方法。他们已采用的最重要的方法之一是，在更多的"被动观众"中形成减少应激的策略，其中最重要的人是上班族。

雇主面临着巨大且与日俱增的压力，要为员工提供有效管理应激的技巧。在英国，这已经变得越来越重要，因为决定工作场所安全标准的健康与安全执行委员会（https://

www.hse.gov.uk/stress/）已赋予了雇主保护其雇员情感和身体健康的法律责任。他们制定这一政策的理由包括以下数据：

- 在英国，有超过50万人报告说，自己经历了与工作相关的应激，其程度可使他们致病，而有近五分之一的人认为，自己的工作非常或极端具有应激性。
- 在英国，与工作有关的应激、抑郁或焦虑造成每年大约1100万个工作日的损失。
- 工作应激水平与日俱增。
- 教师和护士出现与工作相关应激的概率尤其高。

大多数已发表的减少工作场所应激的尝试都涉及在工作场所使用本章前面概述的方法进行应激管理培训。也就是说，他们试图帮助参与者更有效地应对工作施加给他们的要求。这些方法似乎是行之有效的。理查森和罗斯坦（Richardson & Rothstein, 2008）在他们的元分析中总结了相关数据，他们报告说，对于那些参加认知行为应激管理计划的人来说，好处有限但意义重大。最近，巴特利特（Bartlett）等人（2019）在他们对工作场所正念计划试验数据的整合中，发现了在应激、焦虑、苦恼、幸福感和睡眠等方面的收益。范德·里特、莱维特－琼斯和阿基诺·拉塞尔（van der Riet, Levettt—Jones, & Aquino Russell, 2018）针对护士的正念干预进行了更具体的研究，发现了正念干预对压力和倦怠测量有一定好处的证据，但也指出，许多研究规模相对较小，在更大的人群中进行更多的研究将是有益的。需要注意的是，在米诺（Mino）等人（2006）的研究结果中也发现，应激管理训练之后，参与者的情绪得到了改善，但对与工作有关的特殊应激几乎没有影响，这反映了在充满挑战的工作环境中实现改变的困难。

有很多人批评在工作场所内针对个人的应激管理项目。这种类型的课程通常只吸引了10%到40%的员工，原因包括缺乏兴趣、课程的时间安排、缺乏管理支持，以及所教内容与工作环境的实际情况不一致等因素（Ilvig et al., 2018）。除此之外，大多数参与者所具有的与应激有关的问题相对较少，而许多焦虑的人则没有参

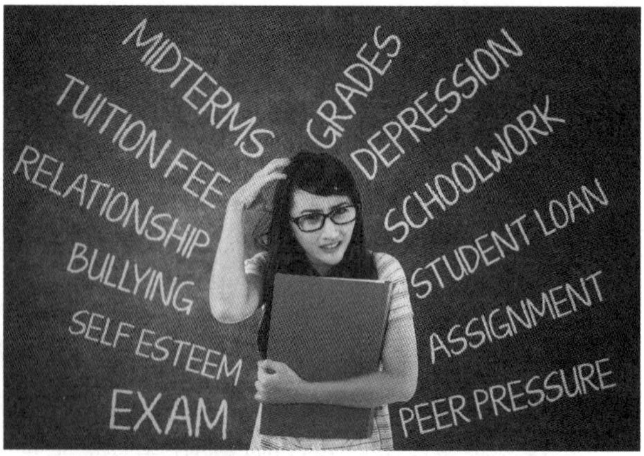

插图13.1　有时候，即使是学生也会遇到应激！
来源：Creativa/Shutterstock.

与，这也许是因为，他们觉得他们不会从此类过程中获得多少收益，或者不想让自己的问题暴露在同事面前。诺布莱和拉蒙他涅（Noblet & Lamontagne，2006）有更多哲学上的担忧，因为他们认为，这种方法可以被视为给那些高应激的人贴上不善应对的标签，而且回避了必须修正任何与工作相关应激原因的雇主。

帮助个体管理工作场所应激的另一种方法是改变个体工作的环境，使其减少内在的应激。鉴别应激的组织性起因远比提供应激管理课程要复杂，且对一个组织来讲具有更为重要的意义。表13.1显示了各种也许会影响医院工作者应激的潜在应激源，其中一些在许多工作情境中都非常常见，而另一些则专门针对在健康护理环境中工作的人。

表13.1 医院工作人员的一些应激来源

职业问题	患者问题	工作问题
晋升过快	痛苦的患者或亲属	轮班工作
晋升困难	"难缠的"患者或亲属	工作条件差
与同事的互动	濒死的患者	劳动负荷过高
与管理者的互动	对工作人员的抱怨	工作侵占了家庭时间
超出知识水平的工作		缺少社会支持
缺乏管理支持		装备不足

病例历史

改变任何组织因素都可能对医院工作人员的应激产生影响，但在组织层面确定在哪里和如何进行干预并不容易。然而，其中一位作者（PB）在一组医院中所使用的减少应激的过程提供了一个如何做到这一点的例子。这个过程包括：
- 找出工作环境中应激的原因；
- 从最相关的人那里找出解决这种应激的办法；
- 制定一个变革过程来解决提出的问题。

干预的前两个阶段包括与整个组织的不同员工进行一系列焦点小组讨论。这些讨论由一名健康心理学家领导，他与医院的管理层合作，但不属于管理团队。许多焦点小组由医院的主要员工组成，包括清洁工和搬运工、护士、经理、文员和辅助医疗行业的人员，诸如职业治疗师和物理治疗师。在这些大约由六人组成的会议中，参会者被邀请确定其工作环境中对"生活质量"产生不利影响的因素。如果发现这些问题不可避免地会出现，他们也被要求确定这些问题的解决方案。

在小组中提出的每一个问题和解决方案都被整理成一套共同的问题（以及可能的解决方案），在一份文件中构成了下一阶段干预的基础。所提出的问题包括主要的系统性问题，例如：

- 糟糕的计算机网络系统；
- 医院巴士提供的时间不佳（与轮班时间不符）；
- 停车设施非常差，导致上下班交通不便；
- 托儿所设施不足；
- 医院的各病房组之间相互竞争而非相互合作；
- 管理层的工作文化是惩罚那些没有大量加班的人。

有趣的是，一些员工用来控制应激的方法影响了其他员工，增加了他们的不满和应激。例如，一家医院的管理团队把办公室搬到了远离病房的地方，他们认为这样可以避免与病房工作人员有太多的日常接触，使他们能够专注于更长期的规划。与此相反，在管理团队不知道的情况下，病房的护士感到愤怒和失望，因为他们认为这是管理层切断联系的一个例子，他们认为这种联系对病房的有效运行至关重要。

一旦问题和解决方案被记录下来，这些问题就会被提交给一个由高级管理人员组成的小型委员会，该委员会对这些需求做出了回应。提出的问题分为三大类：

1. 哪些是可能产生最小影响，但相对容易做到的问题；
2. 哪些是可能产生重大影响，但较难做到的问题；
3. 哪些是可能产生重大影响，但不可能做到的问题。

显然，干预措施主要集中在前两个类别。所做的改变包括增加托儿所的规模和延长其开放时间，以便对轮班员工更有用；改变医院巴士的时间，使其更方便用户；以及在几年内启动一个新的医院计算机系统。然而，任何干预都不一定要有这么大的规模。一位护士长提供了一个例子，她注意到她的员工经常迟到或到点打卡上班。当她问他们为什么时，她发现这些人大多是单身母亲，她们不得不在上班的路上把孩子交给儿童保育员。由于儿童看护人只在接近交班的时候带孩子，这给这些护士带来了很大的时间应激。如果儿童看护人和医院之间的交通状况良好，她们就能按时上班；如果交通繁忙或延误，她们就会迟到。解决这个问题的简单办法是推迟15分钟开始交班，并记录交接情况。

研究焦点

应激管理训练的效果能持续多久？

Herr, R.M. BARRECH, A., Riedd.N.et.ou（2018）.Long-term effectiveness of stress management at work:effects of the changes in perceived stress reactivity on mental health and sleep problems seven years later. *International Journal of Enviromental Research and Public Health*, 15:255.

该研究报告了一项此前曾报道的令人印象深刻的长期跟踪研究，在该研究中，中层管理人员参加了一系列旨在教他们更有效地管理工作压力并获得同事支持的研讨会。所选择的群体被认为有潜在的高度应激，因为他们在参与生产的人和高层管理者之间形成了一个有时难以管理的缓冲区。心理动力学和认知行为方法的干预在短期内证明是有效的。该研究对其长期结果进行了调查，最初的研究包括一个随机对照试验，有一个备选名单的对照组，他们在控制期后接受干预。因此，本研究的所有参与者都接受了干预。

方法

参与者

共174名男性参与者（占被邀请者的66%），他们是德国南部杜塞尔多夫一家国际制造厂的工人，年龄在18至65岁之间，没有影响工作能力的严重疾病。本研究报告的数据来自干预前的基线，以及2年（n=131）和9年（n=102）的随访。

测量工具

- 应激反应量表：测量个体在以下六个领域对应激反应相关的应激程度：
- （1）工作超负荷：感到紧张、激动、烦躁；
- （2）社会冲突：感到受影响、烦恼、不安；
- （3）社交应激：感到紧张，失去自信；（4）失败：感到烦恼、失望、沮丧；
- （5）预期反应：在重要任务或决定之前感到紧张；
- （6）长时间的反应性：放松/展开困难。通过合计子量表得分来计算总体应激反应性得分。
- 医院焦虑和抑郁量表：测量焦虑和抑郁（注意，尽管名字如此，两个量表都是测量日常情绪的）。
- 睡眠问题：衡量入睡困难和整夜持续睡眠困难的两个项目。
- 协变量：包括社会经济地位、工作特征（轮班工作、责任水平）、生活方式因素（吸烟、锻炼、体重指数）。

干预

干预措施包括一系列为期两天的"面向小组的预防研讨会"，共有八个教学单元，随后是两次复习强化课程。它使用心理动力学、冲突和情绪聚焦原则以及认知行为技术来促进对工作场所应激情况的认识和洞察，并提供工具来更好地处理典型的应激情况，如工作负担过重、社会冲突、社会评价问题以及工作失败。

结果

干预前后测量的感知应激反应的变化被转化为变化分数，然后使用线性回归来确定变化分数与随访中抑郁、焦虑和睡眠问题等结果之间的关系。研究人员对每个结果进行了四次回归分析，在对越来越多的变量进行调整后，测量了变化分数和因变量（情绪等）之间的关系：

（1）年龄、教育程度、伙伴关系、应激管理干预的参与和参与年份；

（2）工作特点（轮班工作，人员职责）；

（3）生活方式因素（吸烟、体力活动、体重指数）；

（4）慢性病和重大生活事件。

通过这种方式，有可能确定应激反应的变化与情绪和睡眠结果之间的关系，以及在考虑了越来越多的替代解释变量的影响后，这些变化是否显著以及在多大程度上仍然显著。在表中，β值和每个变量解释的方差（R^2）被报告是抑郁症的因变量。

检验应激反应性的变化措施和随后的抑郁症措施之间关系的线性回归表

	抑郁							
	模型1		模型2		模型3		模型4	
	β	R^2	β	R^2	β	R^2	β	R^2
总反应性	0.091	0.142	0.091	0.144	0.097	0.175	0.092	0.180
工作超负荷	−0.186	0.132	−0.180	0.133	−0.118	0.158	−0.140	0.168
社会冲突	0.393*	0.149	0.394*	0.151	0.415*	0.182	0.412*	0.189
社会压力	0.328	0.133	0.343	0.136	0.362	0.166	0.343	0.171
工作失败	0.489	0.146	0.483	0.146	0.461	0.172	0.491	0.183
预期反应性	0.147	0.117	0.149	0.119	0.138	0.147	0.088	0.155
长期反应性	0.776**	0.204	0.797**	0.209	0.812**	0.236	0.795**	0.238

注：* $p<0.05$，** $p<0.01$。

> 线性回归显示，对社会冲突的应激反应性和长时间应激反应性的减少预示着七年后抑郁症的分数会降低（模型4：社会冲突 β=0.41；P=0.048；R^2=19%；长期反应性 β=0.80；P=0.003；R^2=24%）。
>
> 在一系列类似的分析中，长期反应性是焦虑唯一重要的预测因素：β=0.62；P=0.012；R^2=25%。最后，总体应激反应性分数的改善（β=0.07；P=0.017；R^2=17%）、社会冲突（β=0.29；P=0.005；R^2=18%）和长期反应性（β=0.35；P=0.01；R^2=17%）与睡眠质量呈正相关。
>
> **讨论**
>
> 这些数据显示了以问题为中心的部分心理动力学、部分认知行为学在两天的研讨会和跟踪调查之后，应激反应性的变化所产生的影响。最初的研究显示，有证据表明关键的应激测量指标，特别是应激反应性，发生了明显的变化，而这项研究显示，这些变化可以预测随后长达9年的情绪和睡眠质量的变化。重要的是，这些变化是独立的因素，与社会人口和经济因素、工作特点、慢性疾病、生活方式和生活事件等因素无关。因此，它们似乎是稳健而直接的。令人印象深刻的是，在相对简短的干预之后的变化，在职业领域内外都有持久的影响。看来，管理者可能会从这种规定的学习中大大受益。

布尔博耐、布里森和维西娜（Bourbonnais, Brison, & Vézina, 2011）报告了一个与病例史类似的经验性评估方案。他们针对加拿大一家大型医院的一系列卫生专业人员进行系统性干预，干预小组与一系列工作人员举行了长达三个小时的会议。通过这个会议，他们确定了六类需要解决的问题：团队协作和员工士气、人员配置流程、工作组织、培训、沟通和人体工程学。问题包括未经培训的护士的高工作量、护士对处理医生的消极态度缺乏信心以及护理团队缺乏稳定性。针对这些问题和其他已发现的问题，干预小组制定了"可行的"解决方案。在三年的跟踪调查中，情况发生了很大变化。然而，正如经常发生的那样，在这段时间里出现了许多新的问题，包括高级护士离职且无人接替，医院新院长的任命，医院内难以治疗的感染增加，医院遇到严重的财务问题，以及医院员工的进一步重组。尽管存在这些问题，但与未受变化影响的个体相比，在为该计划制定的9项衡量标准中，有5项得到了改善，包括增加主管的支持和减少因工作而产生的倦怠。在心理应激、睡眠问题和同事支持等方面没有发现进展。最近，诺尔曼和巴苏（Norman & Basu, 2018）采用了一系列焦点小组研究，以确定在英国医院急诊科工作的文职人员中造成应激的组织因素。这些小组确定了问题和可能的解决方案，然后在可能的情况下实施。随着时间的推移，员工们报告说，虽然他们的工作要求或社会支持没有明显的变化，但他们感觉对自己的工作环境更有控制力了。

更有针对性的干预措施集中在特定的应激源上，如工作场所的欺凌。在对此类干预措施有效性的审查中，吉伦（Gillen）等人（2017）研究了旨在促进文明、尊重、参与以及消极行为意识培训的组织层面干预的有效性。这些活动遵循CREW程序，其中包括为期六个月的周会，由10—15名员工和主持人参加，其间每个小组探讨对文明和尊重的理解，以及如何在他们的工作场所建立这些原则，随后是频率较低的会议，旨在促进员工持续参与项目。不幸的是，尽管付出了努力，干预类型的影响并不大，主管的不文明行为和受害情况减少了，但同事的不文明行为和受害情况没有减少，甚至自我报告不文明行为的频率也没有降低。不过，干预措施与缺勤的减少有相关。

焦点

尽管新冠病毒感染后，明显的健康挑战与感染的身体后果有关，但更进一步影响的可能是长期的精神健康问题。这可能有多个来源，包括：（1）经历过包括使用呼吸机在内的高度创伤性医疗保健的感染幸存者；（2）长期感染新冠病毒的人由于持续的症状而面临抑郁和焦虑的风险；（3）参与护理新冠病毒感染患者并目睹高死亡率和个人痛苦的卫生专业人员；（4）因封锁而加剧现有精神健康问题的患者；（5）直接因健康焦虑、社会隔离等导致的新"病例"。这些群体中的每一个都可能需要大量不同类型的支持，这种支持可能会持续到疫情减弱之后的几年。这种需求已经得到了英国政府和国民保健服务体系的承认。人们希望，在该国从疫情走出后所面临的经济挑战中，这种隐藏的需求不会被忘记，而且是适当的。

在个体层面上，与新冠病毒感染疫情相关的应激是一种不寻常的应激形式。它的起因不仅相对独特，其导致的心理挑战也是不寻常的。应对危机可以产生单一、有效的反应，有时被称为"激增能力"或反应（Enns, 2021），这种强大的应激反应是有时间限制的，很快就会耗尽。但是应对新冠病毒感染出现了一个非常不同的挑战。在这种情况下，即使对那些没有感染病毒的人来说，应激也是一波一波地反复出现，整个经历持续数月甚至数年。那么，我们该如何应对长期的应激，或者增强抵御能力呢？根据恩斯（Enns）的说法，我们需要建立积极的弹性。她确定了三套应对策略，通过这些策略我们可以实现这一目标：

（1）选择一个切实可行的习惯，从遛狗到多喝水，这将增加幸福感。根据恩斯的说法，这里的关键是保持这些小而有意义的习惯。变化可能不会立即显现出来，但是这些日常活动的规律性有助于建立增加耐力的模式。

（2）每天建立一次积极的联系。根据恩斯的说法，我们独处的时间或有限的积极社交互动会让我们把注意力集中在担忧和关注上，从而错过可能会打断这一过程或提供更多积极想法的社交和其他互动。因此，她建议每天至少寻求一次积极的互动（包括感激、欣赏或幽默的积极表达），无论是现场、在线还是短信/电子邮件。她声称这将提高幸福感和弹性。

（3）停下来，真正专注于"现在"。焦虑和应激将我们的注意力吸引到未来、过去和"如果……会怎样"的担忧上。管理它的一个关键方法是每天花固定的时间完全沉浸在当下——感受和闻你正在煮的米饭、早晨空气的味道、走路的节奏（如何保持身体、空气的流动、脚下土地的感觉等等）。在这里，我们有正念的基础，或者如塞利格曼所说，心流。

这些建立适应力的积极应对听起来很简单，但它们构成了马丁·塞利格曼（Martin Seligman）模型的一部分，塞利格曼是抑郁症和积极心理学的主要研究人员，他把自己的模型称之为幸福的 PERMA 模型。根据塞利格曼（参见积极心理学）的说法，弹性基于五种个人属性：

- 积极情绪的体验包括希望、喜悦、爱和同情；
- 参与当下心流体验；
- 积极的关系；
- 意义：即对价值的感受——感受比自我更广阔的东西的一部分；
- 成就：实现目标的感觉，通过努力和坚持不懈实现有意义的成绩和能力的感觉。

这些方法可以通过乐观、营养和锻炼得到进一步发展。现代积极心理学运动包含了这些方法，不仅能防止不快乐（大多数心理干预的前一个目标），还能传递快乐。

蒙塔诺、霍芬和西格里斯特（Montano, Hoven, & Siegrist, 2014）在他们对 39 项干预研究中报告的旨在改善员工健康的干预措施有效性的元分析中，总结了这种减少应激的系统性方法的有效性。这些研究涉及一系列应激结果，包括心理和身体健康措施，以及一些与身体工作条件变化更相关的肌肉骨骼措施。那些涉及精神健康问题的研究报告了诸如精神痛苦和睡眠、心理健康、与应激有关的健康问题和"倦怠"等结果。39项研究中的19项报告了干预措施的显著效益，而且这些干预措施有多个目标，包括工作时间和工作强度、组织应激源（包括对工作的控制程度）、工作等级结构和"物质条件"（噪声、振动、人体工程学），比那些目标有限的干预措施有效近3倍。布兰德（Brand）等人（2017）分析了11项针对医疗保健环境的研究，这些研究利用针对工作环境或提高高级管理人员技能的方法，以提高员工的健康和福祉。结果发现，所有的干预措施都被证明是合理有效的，那些衡量身体和心理健康的干预措施显示出一些成效。除了个人收益外，这种干预措施已被证明可以加强团队合作和沟通、病人安全和护理质量以及组织的整体效率和成本效益（Giga et al., 2018）。

干预措施失败的原因往往涉及组织上对变革的限制，包括相关管理层和工人对变革缺乏热情、外部事件如工作流动、组织重组和公司合并，以及未能在工作场所内实施适当的干预。这些普遍存在的问题很好地说明了在任何大型组织中进行组织变革所面临的挑战。

第五节 尽量减少医院环境中的应激

一、术前准备

做手术是个应激性事件，无论它是在局部麻醉下进行的小手术，还是涉及长时间无意识和长时间恢复的较大的手术。所以，在手术前和手术后，焦虑的程度都可能很高，这并不令人惊讶。这种焦虑既会给相关的人造成不适，也可能增加他们所经历的并发症。这可能会增加他们服用镇痛药物的数量、在术前和术后所需的抚慰程度，甚至是需要住院的时间。因此，许多研究人员已致力于鉴别尽量减少这些痛苦的方法。

虽然上述应激管理方法可能适用于此类环境，但健康护理人员和患者很少有时间（或意向）教导或学习此策略，尽管催眠已被证实对成人（Montgomery et al., 2007）和儿童（Liossi et al., 2006）有效。因此，为了帮助人们应对这种特殊类型的应激，研究人员采用了非常不同的方法。

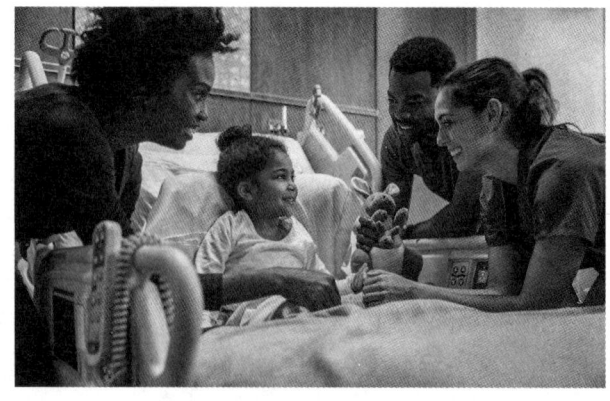

插图13.2 父母的平静状态可以帮助孩子放松，更好地应对他们对手术的担忧

来源：Shutterstock.

许多研究已显示，如果我们

能够对潜在的应激环境拥有一些控制权，那么当我们面对它们时，就会感觉到较少的焦虑。这些成果促使健康心理学家研究，给予即将手术的患者对自身环境某种程度的控制权是否会减少他们所经历的应激的数量。很明显，患者不可能对自身的麻醉或手术有多大的控制力，这样的事确实要留给专家！那么，在这种情况下，"给予控制权"一直被解释为"让人们了解自己身上正在发生的事"。研究认为，这种做法可通过将未知的恐惧降至最低来减少焦虑。如果患者知道将会发生什么，他们也许就能更好地理解，从而对他们所经历的一切不再那么害怕。例如，如果患者被告知他们在手术后会感觉到一些疼痛，那么当他们确实产生了疼痛时，便不会那么害怕，也较少可能出现胡思乱想。许多研究已经检验了在手术前向患者提供两类信息的效果。

（1）程序信息（procedural information）。告诉患者在术前和术后将会发生的事：进行术前注射，在恢复室中醒来，在胳膊上打点滴，等等。

（2）感觉信息（sensory information）。告诉患者在术前和术后他们会有何感觉：在手术后觉得有些疼痛是正常的，当他们从麻醉中醒来时，也许会感到有些困惑，等等。

总的来说，这些干预通常会起作用（Johnston & Vogele，1993），尽管并非总是如此。例如，勒克（Luck）等人（1999）发现，在患者接受结肠镜检查（colonoscopy）[①]的一周前让他们观看有关手术的视频，可减少术前阶段的焦虑。然而，对同样的手术进行的后续研究中，却没有发现这样的益处（Pearson et al.，2005）。

二、匹配患者需求

对这些存在异议的研究成果的一种解释是，干预的影响相对较弱，而且并非总能被发现。另一种可能的解释是，干预对有些人有用，而对有些人没用。与干预类型同样重要的也许是使之与接受干预的患者的特征相匹配。例如，那些通常使用回避型应对策略的患者可能会得益于比使用问题焦点型应对策略的患者获得更少的信息（见第十一章），反之亦然。摩根（Morgan）等人（1998）检验了这一假设，他给被鉴定为主要的"信息寻求者"或"回避者"提供有关即将进行的结肠镜检查性质的感觉信息，或者不提供信息。得到与自己的应对方式相一致信息（即"回避者"无信息，"寻求者"获得信息）的患者比得到不一致信息的患者报告了较少的术前焦虑。他们在手术期间由护理人员实施的"疼痛行为"测量也得分较低，尽管被试在手术期没有报告任

[①] 结肠镜检查（colonoscopy）：一种从结肠中切下一小片肠壁的微创手术操作。切片随后可用来检测是否存在恶性肿瘤细胞。

何疼痛的差异，也没有出现使用镇静药物方面的差异。这些数据表明：
- 通常使用以问题为中心策略来应对的人，会从帮助他们理解自己的经历，并根据所提供的信息积极解释自己的经历中受益。
- 通常使用回避、情绪化策略的人，最受益于不告诉他们会发生什么，以及帮助他们制定有助于转移注意力的策略。

总的来说，尽管这些基于个体应对差异的标准干预措施可能会产生不同的结果，但包括信息提供在内的术前程序以及放松和认知疗法等更多"干预性"方法的有效性证据总体上是积极的，尽管程度有限。在对100多项研究的元分析中，鲍尔（Powell）等人（2016）认为，与对照组相比，心理准备技术与较低的术后疼痛、住院时间（平均减少了半天）和负面情绪有关联。干预的类型对结果几乎没有影响，除了术后疼痛，而对于这些疼痛，更多的干预性方法可能更有效。

三、针对儿童和家长的工作

近期在帮助人们准备手术方面的许多工作都集中在帮助儿童和他们的父母，而不是上面提到的成年人目标。聚焦于儿童的研究显示，各种各样的技术也许都有益处。也许最简单的是在等待手术时提供故事书（Tunney & Boore, 2013）或最近流行的电子游戏（Kumar et al., 2019），这种做法普遍降低了儿童的手术期疼痛、应激和焦虑。

在一个更复杂的干预措施中，哈塔瓦（Hatava）等人（2000）将儿童及其家长随机分派到两个干预组中的一个，这些干预的目的是减少耳鼻喉（ENT）手术前的焦虑。在第一组中，在手术进行的前两周，一位护士向儿童及家长提供书面或口头信息，其中包括有关医院的一般性规章制度、惯例和手术时间的信息。这担当的是安慰干预（placebo intervention）[1]的形式，因为除了与有可能来护理的护士会面外，你不能指望还有什么可减少焦虑的东西。第二组得到的是更复杂的干预，其构成是，儿童及家长在手术前两周获得相同的信息，之后，在手术前一天去ENT科参观。在参观期间，每个儿童及家长都会与参与手术的麻醉师见面，并参加由一名护士带领的小组活动，在活动中，儿童及家长会参观手术室，并躺上手术台。他们还会看到在麻醉期间所使用的装置，并在护士的鼓励下操作它，以尽可能减小其威胁性，增加熟悉度。随后，他们会通过使用玩偶的角色扮演来了解手术当天要进行的程序。这种复杂的干预产生了

---

[1] 安慰干预（placebo intervention）：一种旨在激起心理干预的干预措施，但不被视为对目标症状的特殊治疗。

显著的益处——特别是对干预计划中最年幼的儿童，他们的年龄在 5 岁以下。年龄较小和较大的孩子在手术前都报告了较少的恐惧和焦虑。除此之外，他们的家长比那些未受此干预的家长报告了更多的满意和更少的焦虑。

最后一种方法是由莉奥西（Liossi）等人（2009）在类似情况下使用的，他们比较了单独使用局部护肤霜麻醉剂与混合使用包括麻木、局部麻醉和手套麻醉（模仿手套覆盖在手上无痛区域）等建议的自我催眠的效果，然后再进行引起痛苦的程序（在这种情况下是抽血）。这种综合干预措施在减轻焦虑和手术相关疼痛方面被证明是有效的，其有效性得在随后的用于帮助年轻人应对痛苦手术的类似方法的元分析中得到了积极结论的支持（Birnie et al., 2018）。

从另一个角度来看这个问题，针对父母的干预措施可能对父母和孩子都有好处。例如，凯恩（Kain）等人（2007）比较了标准护理、手术前父母单独在场、基于家庭的复杂干预（包括在麻醉前和麻醉期间支持孩子的父母培训）和口服抗焦虑药物的有效性。接受家庭干预的父母比其他条件下的父母有更少的焦虑。此外，这些父母的孩子在手术后出现精神错乱的可能性更小，在恢复室需要更少的麻醉，并且比其他条件下的孩子更快地出院。尽管后一种类型的干预可能会取得成功，但其相对复杂性和卫生专业人员需要的承诺使得它们不太可能在现实的工作中被采用，在现实的工作中，视频分心技术可能同样有效，并且在为儿童准备麻醉和痛苦手术方面更节省时间（Bernie et al., 2018）。

小结

本章研究了各种应激管理的方法和进行应激管理的背景。针对整个组织的系统性干预可以作为一种预防性方法。更多基于特定治疗方法的个性化方法可能会让经历一般应激的人受益。最后，简单的程序性信息可能会帮助面临手术应激的人，因为手术没有时间（或需要）来采取更复杂的干预措施。

（1）基于第二波和第三波干预的应激管理"课程"提供了一个潜在有用的干预措施，参加者可能是有限的，健康心理学家和其他人已经瞄准了组织中的基数更大的和"更被动的观众"。

（2）根据应激的组织性起因，在这个层次上管理应激可能涉及各种方法。应激管理干预措施应该遵循对应激源的检查，并指向那些既造成应激又能在特定工作场所的背景下实际改变的环境问题。

（3）认知-行为干预的目标是减少与以下改变有关的应激：
- 诱发应激的因素，使用伊根（Egan）的以问题为中心的方法。
- 应激的认知前兆，使用贝克、梅琴鲍姆和埃利斯（Beck, Meichenbaum, & Ellis）的自我指导和认知重构方法。
- 对应激的生理反应，使用放松方法，包括改进的雅各布森（Jacobsen）技术。
- 对应激情况的行为反应，使用梅琴鲍姆（Meichenbaum）的应激接种和角色扮演技术。

（4）基于正念的第三波应激管理方法持一种相反的观点。他们不是试图直接改变认知，而是引导参与者承认他们可能存在的任何引起应激的想法，但不要把这些想法作为他们关注的焦点。这种方法可以通过正念和接受技巧来实现，并允许个体从事以前有压力的行为，并通过经验让他们了解他们可以在这样做的过程中应对。

（5）最后，提供相关信息来帮助人们理解并应对诸如手术之类的医院程序所带来的应激的做法也许会减少应激和疼痛，并促进手术后的恢复。但是，它的益处会因应对方式的个体差异而有所不同。
- 通常是问题解决型的患者从信息提供中获益最多。
- 对通常使用回避策略来应对应激的患者来说，最有帮助的是教他们转移注意力的技巧。

拓展阅读

Elkin, A.（2013）. *Stress Management for Dummies*. New York: Wiley.
这是一个相当轻松但却很有用的管理自己应激的指南。

Wells, A.（2011）. Metacognitive Therapy for Anxiety and Depression. New York: Guilford Press.

Harris, R.（2019）. ACT Made Simple: An Easy-to-read Primer on Acceptance and Commitment Therapy. Oakland, CA: New Harbinger Publications.

Kabat-Zinn, J.（2013）. Full Catastrophe Living, Revised Edition:How to cope with stress, pain and illness using mindfulness. London: Piatkus.
现代应激管理方法的三个关键文本。

Hesketh, I. and Cooper, C.（2019）. Well-being at Work: How to Design, Implement and Evaluate an Effective Strategy. London: Kogan Page.

研究组织应激的后果以及如何减轻这些后果。着眼于组织，而不是个体。

视频网站（YouTube）

了解治疗的最好方法之一是学习治疗师的行为干预，并解释他们对相关理论和技术的使用。在没有任何讲解视频时，我们可能不会对人们面临的问题产生创新想法。除非你已经对这些技术有所熟悉，否则很难真正理解其中的微妙之处。

YouTube 上的心理治疗网（https://www.youtube.com/ciser/PsychotherapyNet）有许多世界领先的治疗师讨论和展示一系列正在进行的治疗，通常是相对碎片化的剪辑。

在 YouTube 上，有一些频道提供了 CBT 的基本知识，其中包括克里斯汀·帕德斯基和贝克认知行为疗法，研究院的一些节目。参加他们的现场工作坊需要一大笔钱，所以你可以在 YouTube 上找免费视频观看从中获益。克里斯汀·帕德斯基（Christine Padesky）和贝克（Beck）在观看之前均需付费，所以从他在 YouTube 上的免费赠品中获益。而且，在任何搜索引擎中输入"应激管理"或"应激管理培训"，你都会得到成千上万的搜索结果。但是很少有有用的资源，因为大多数都是商业网站的链接，这些网站在你获取信息之前均需付费。你可以试试这个网站（尽管无法保证）：http://www.mindtools.com/。

第三部分 疾病生成

第十四章　疾病的影响和后果：患者视角

学习成效

学完本章，你应该了解：
- 疾病的心理影响。
- 应对疾病的多样性反应。
- 人口统计学、临床和社会心理对患者预后的影响。
- 患者适应、主观幸福感和生活质量模型。
- 生活质量是一个多维的、动态的、主观的建构。
- 评估主观健康状况和生活质量的挑战。

> ### 身体健康问题不仅仅是身体上的影响
>
> 　　健康心理学的症结在于一个简单的事实，即作为人类，我们对症状、疾病，与医疗卫生专业人士交流和治疗的经历会作出复杂而多样的反应。虽然我们的个性化让生活变得精彩，但是它也给传统的医疗卫生系统和专业人士带来了挑战。医疗卫生专业人士试图治疗各类疾病，但他们面临的不仅仅是身体症状，还有一系列情感、行为和社会相关的因素和后果，他们可能觉得自己没有足够的能力来应对。例如，虽然综合护理服务日益增加，临床健康心理学家越来越多地加入医院多学科团队，从事疼痛、癌症或康复服务，国家指南通常建议在医疗服务的同时开展心理服务。然而，这并不是所有年龄段和所有健康状况下所面临的情况都是一致的。正如本章和下一章所表明的，患者的心理建设不仅影响情感健康和生活质量，而且还影响未来的身体健康。因此，健康心理学家必须向卫生部门证明，认识疾病的心理社会影响以及由此产生的患者及其家庭需求具有"附加价值"。

> **章节概要**

疾病是一个动态过程，始于对症状的感知或诊断，随着疾病病理、治疗可能性以及患者及其周围人对疾病的反应而持续或改变。在第九章中，我们介绍了疾病的自我调节模型，并描述了如何看待症状，以及如何看待症状对后续应对反应的影响。在第十一章和第十二章，我们描述了影响个体对一系列生活应激（包括疾病）反应的各种个人和社会因素。在本章中，我们将更多地关注疾病的影响和个体可能遭遇的结果——不仅是在身体功能方面，还包括情感健康、适应和生活质量（QoL）方面。

我们强调疾病特异性、个人、心理和社会因素在适应疾病方面发挥的作用，其中应对在理论上和实证上都发挥着关键作用。本章还描述了面临疾病挑战的个人做出的广泛的应对反应以及这些反应所起的作用。另外，本章不仅关注疾病的消极反应或结果，还将展示在疾病经历中的个人成长或受益的证据，并讨论了积极的评价和情绪如何影响获得的感知。

鉴于许多概念的主观性，我们还增加了如何衡量疾病结果的问题，特别是多维的、动态的和主观的生活质量概念。

许多受疾病影响的人并不能独自应对，因此本章很好地引出了下一章，即疾病对重要他人的影响，以及患者和照顾者的信念、经历和结果之间的关系。

第一节 慢性病和多发病的流行

据估计，在欧洲，大约有 5000 万人患有多种慢性疾病，随着时间的推移，老龄化人口的数量也在增加。然而，我们的服务往往是针对单一的医疗专科而设立的，而不是解决多种疾病对身体和心理社会影响带来的挑战（Albretht et al., 2016; Rijken et al., 2018）。其他令人担忧的数据也进一步推动了最近对更多综合护理的呼吁，例如，三分之一 15 岁以上人群和近四分之一的工作人群患有慢性疾病，大约 65% 的退休人员至少患有两种慢性疾病（European Chronic Disease Alliance, ECDA, 2019）。令人担忧的是，儿童期肥胖水平的上升也将导致未成年期慢性疾病发病率的增加。除了对个人的影响外，身体疾病及其后果还会带来重大的社会成本，包括由于人们过早死亡，或工作减少和退休提前，从而使经济损失许多潜在的生产寿命年（see Busse et al, 2010, Report for Europe），同时对医疗卫生系统的需求也有所增加（ECDA, 2019）。照顾患有多种共病的人是复杂的，因为病情和治疗方法各不相同，例如，照顾糖尿病患者，其重点是健康知识和自我管理，其生活方式可能主要是在社区管理中发生改变，而癌症则可能涉及多种医疗干预和医院管理（Albreht et al., 2016）。事实上，至少在医院环境中（相对于初级保健中以社区为基础的全科医疗环境），许多服务都是针对一种疾病而设立的，例如呼吸系统疾病、肌肉骨骼疾病、癌症、精神健康问题等。这种"筒仓"（silos）式的护理提供了个体生病、接受治疗、继续康复、缓解或慢性疾病经历的环境。作为健康心理学家，我们也许不能迅速影响医疗服务的提供，但可以建立和提供证据，证明解决个体疾病经历"整体性"（whole）的重要性，以及以人为本的护理、知情和共享决策的好处。里肯和他的同事（Rijken et al., 2017）在对欧盟24个国家（包括冰岛、挪威和瑞士）的112个医疗实践的回顾研究中指出，针对那些患有多种慢性疾病的人，非特定疾病的医疗实践提供了更全面的护理，更强调患者的需求和患者的参与，因此有可能提供一种更全面的生物心理社会方法，这也是我们作为健康心理学家所提倡的！

第二节　疾病带来的挑战

疾病给个人带来了许多挑战，这些挑战可能随着时间的推移而改变，这取决于疾病、治疗方法、个人的认知、行为和情绪反应以及疾病发生的社会和文化背景。生病是一个复杂的过程，莫尔塞和约翰逊（Morse & Johnson）（1991）的情绪和应对反应的通用模型说明了从症状出现到患有慢性疾病的过程。个体被认为必须处理以下问题：

（1）不确定性（uncertainty）：在此期间，患者试图理解最初症状的意义和严重程度。

（2）中断（disruption）：当个体明显患有严重疾病时，就会发生这种情况。他们会经历一种危机，其特征是巨大的压力和高度依赖健康专业人士或其他情感上与他们亲近的人。

（3）努力恢复（striving for recovery）：这一时期的典型表现是个体试图通过获得某种形式的积极应对来控制自己的疾病。

（4）恢复幸福感（restoration of wellbeing）：在这一阶段，个体在接受疾病及其后果的基础上达到新的情绪平衡。

霍兰和古恩－皮尔斯（Holland & Gooen–Piels, 2000）提出了一个类似的癌症诊断反应阶段。患者最初的感觉是不相信、否认和震惊，有些人会质疑医疗专业人员的能力或诊断，并试图保护自己免受诊断的影响，随后是一到两周的病理性心境恶劣，直到个人逐渐接受诊断结果。此时可能会出现严重的痛苦和相关症状，如失眠、食欲不振、注意力不集中、焦虑和抑郁。但随着有关治疗信息逐渐被处理，希望和乐观可能会出现并与更痛苦的想法对抗。在这之后，患者将逐渐开始适应，为了保持平衡，人会发展出长期的应对策略。

虽然这些模型提出了分阶段的适应过程，但并不是所有的个体都能顺利地通过各个阶段，并达到情绪平衡或接受和适应的阶段。来自不同"阶段"的因素可能会在某个阶段同时出现，例如一个人即使在积极应对疾病时也可能会经历巨大的痛苦。个体也可能在不同的阶段和反应之间来回徘徊，例如将他们的关注点从一种痊愈转变为一种"自然治愈"，在这个过程中，他们试图解决生活问题，并完成一些简单的人生成就。在这些阶段，他们可能仍然保持希望，但他们的希望可能会转向"美好"或无痛苦死亡，而不是痊愈（Little & Sayers，2004）。

"分阶段"的方法因其对患者进行分类，以及对应对严重疾病事件的反应建立预期的方式而受到批评（e.g. Hale，1996；Crossley，2000）。虽然阶段理论为那些与病人或垂死之人打交道的工作者提供了一个有用的起点，但我们需要认识到个体可能并不完全"适合"任何一个确定的阶段。带病生活需要一个适应的过程（正如第九章"疾病常识模型"和"疾病自我调节"所述，或第十一章"应对压力理论"所述），很多因素共同影响着个体的应激反应，如第十二章所述。疾病影响的性质将决定个体经历的幸福、生活质量和适应结果，但正如在本章中概述的那样，这种关系同时受到个人、文化、认知和情感的影响。

第三节 疾病的影响

在本章中，我们将讨论一些常见的和可能改变生活的健康状况。作为一般原则，重要的是要区分突发疾病，如中风或心脏病发作，以及那些不那么急性和隐蔽发展的疾病，如癌症、多发性硬化症或痴呆症，因为生活改变的速度可能会产生重要后果。疾病对个人功能、残疾、社会融合和角色表现的生理性后果，在专门讨论疼痛体验的一整章（第十六章）中得到了特别说明。各种疾病的身体影响结果和任何相关的治疗都不可避免地会影响个体对其的应对和适应方式，而他们如何应对又会反过来影响情绪、功能和社会结果。疾病的最终结果当然是死亡，因此许多研究也会评估生存率。然而，心理学家可能更感兴趣的是与疾病相关的生理和心理状态的变化——患者的能力和残疾、生活质量和幸福，以及个体能够独立行动或与医护人员互动的程度（参见第十五章关于护理的讨论）。从一开始，当患者由于身体的变化或体征（见第九章）进入到医疗卫生领域时，我们从接受疾病诊断的影响来看其对患者情绪的影响。

一、抑郁和焦虑的流行

冠心病和心脏病发作是国际社会的两大杀手，据估计，五分之一或更多的患者在住院期间会经历抑郁水平超过临界值，表现有临床障碍，伴随严重焦虑的比例通常超过三分之一（Lichtman et al.，2008；Murphy et al.，2020）。抑郁和焦虑症状通常会在事件发生后持续一年，例如，从澳大利亚一项对911名心脏病人的混合样本（心肌梗死、急性冠脉综合征、不稳定性心绞痛或接受冠状动脉搭桥手术）研究中可以看出，在事件后6—12个月焦虑比例维持在27%（事件发生时的评估接近43%），抑郁比例维持在15%（相对于最初的22%）（Murphy et al，2020）。在中风患者中，一项对超过25000名中风患者的61项研究的系统回顾和元分析报告称，中风后1至5年的抑郁症患病率为25%（95%置信区间为16%—33%），这些数据差异取决于样本是在医院、家中还是在社区中接受评估，或者评估的时间有所不同（Hackett & Pickles，2014）。对于许多中风患者来说，程度严重的情绪困扰（焦虑和/或抑郁）可能持续数月，对未来的不确定性、对复发的恐惧和角色变化也很常见（McCurley et al.，2019）。那些经历其他脑损伤的人，例如事故后的创伤性脑损伤（TBI），还会经历进一步的巨大变化，多重损失（认知、情感和行为）往往还会导致抑郁症（患病率高达33%）和广泛性焦虑［患病率高达41%，见施瓦茨博尔德（Schwarzbold）等人的综述，2008］。

据报道，在癌症人群中，情绪困扰的总体患病率高达70%，大多数患者在某种程度上都存在抑郁和焦虑（e.g. Fallowfield et al.，2001；Zabora et al.，2001）。然而，这可能取决于评估的是广泛性痛苦还是更具体的情绪状态，也可能取决于评估的患者处于哪个特定的疾病阶段，尽管后者的评估结果并不一致。例如，8%至25%的晚期癌症患者被诊断为抑郁（Hotopf et al.，2002），然而，对100项研究的回顾发现，疾病阶段并不必然预示着更大的痛苦（Massie，2004）。然而，某些癌症确实与较高的痛苦有关，例如：在304名胰腺癌患者（一种具有高死亡率风险的癌症）中，近29%的患者报告抑郁程度升高，而在7749名其他癌症患者中，即使在控制性别和年龄的情况下，这一比例也只有18.5%（Clark et al.，2010）。

在一项比较糖尿病成年患者组与健康对照组的系统回顾性研究中发现，糖尿病患者的抑郁症比例要高出健康人群2—3倍（Roy & Lloyd，2012），情绪困扰、广泛性焦虑障碍和焦虑症状明显更多，出现在40%的糖尿病样本中（Grigsby et al.，2002）。糖尿病困扰描述了一种更广泛的疾病特定状况，与"临床抑郁"（Fisher et al.，2012）有所不同。临床抑郁涉及管理疾病的需求负担、担忧和情绪负担、对人际关系的影响以及与护理人员和健康专业人士的关系，因此反映了适应性（Berry et al., 2015）。而对于患有这种慢性、可控但可能危及生命的疾病的患者来说，日常自我管理是必要的，包括七个领域（Greenhalgh et al., 2011）：了解自己的病情、控制饮食、服用胰岛素、足部护理、锻炼、每天检测和监测血糖水平，以及参加体检，这需要糖尿病患者投入大量的时间和精力。格林哈尔（Greenhalgh）的定性分析强调，糖尿病自我管理产生了几个"故事情节"，例如："生病""重建一个被宠坏的身份""过一种有纪律和平衡的生活""组织一个医疗网络"和"在医疗系统中航行和谈判"。这些由病人的疾病引起的情绪任务和行为任务，可能会超出症状管理的范围，占据他们的生命。

在带有一定程度被污名化的疾病中，例如艾滋病病毒感染者和病患者，围绕疾病的社会意义可能与患者报告更高程度的痛苦相关。瓦伦特（Valente）（2003）的研究综述得出结论，20%至30%的艾滋病病毒感染者在其疾病的某个阶段的临床上表现为抑郁，其他研究报告称70%的感染者有中度至高度的焦虑（Cohen et al., 2002）。艾滋病病毒感染者可能持有某些特定特征，被认为是"惩罚信念"的观点（即艾滋病病毒感染被认为是对"不当"行为的"惩罚"）与相对高水平的抑郁和相对低的自尊相关（Safren et al., 2002）。这种信念反映了对艾滋病病毒和可能的感染途径（如注射毒品或无保护的同性性行为）的早期信念或偏见内化的可能性。

■ 需要考虑的几点

在考虑与各种疾病的痛苦、焦虑和抑郁相关的数字时，各种因素都很重要。

首先，除疾病特征外，一系列心理社会因素可预测长期的情绪结果，例如：患者对医疗护理的满意度和对康复的信心可预测急性中风后六个月和三年的抑郁情况（Morrison et al., 2000b, 2005）。其次，研究需要评估患者的情绪障碍病史以及更广泛的因素，如他们的社会经济地位和经济状况，这同样十分重要。这些因素也与焦虑和抑郁的增加相关，正如墨菲（Murphy）的回顾研究所述。在艾滋病病毒感染者中，高水平的环境压力、低水平的个人资源和社会支持，以及糟糕的应对技巧也会导致抑郁（e.g. Catz et al., 2002）。这些因素也可以预测健康人群的抑郁。

有趣的是，虽然在疾病经历的许多阶段，痛苦、焦虑和抑郁水平高于一般人群（见关节炎、哮喘、癌症、糖尿病、骨质疏松症和中风的研究综述，Clarke & Currie, 2009），但在最初一年左右评估的水平可能与一般人群的水平一致。总体而言，数据表明，情绪障碍的终身患病率大约为9.6%，抑郁症的患病率为12.6%（Steel et al.,

2014）。然而，虽然抑郁症在癌症"幸存者"（通常指治疗结束后五年以上的患者）中不太常见，但这些人面临着幸存者的不确定性：复发、患其他癌症的可能性、治疗的持续效果，以及预期寿命缩短的可能性，因此焦虑或担忧仍然普遍存在（e.g. Deimling et al.，2006）。

总之，在儿童和成人中，慢性疾病通常会增加抑郁和焦虑的患病率。对儿童心理学的研究还强调了打乱儿童的日常生活和改变环境（例如住院、离开父母或学校），以及角色、功能和能力的变化对儿童自我意识和情感健康方面的影响（e.g. Coyne，2006；Gannoni & Shute，2010；Christie & Khatun，2012；Compas et al.，2012）。

二、对疾病的情绪反应

■ 对诊断的情绪反应

对诊断的反应方面，也许是因为感知到对生命的威胁，但同样是因为它的普遍性，大多数研究似乎都是针对收到癌症诊断的人，他们的反应通常被描述为"灾难性的"和"高度情绪化的"。一项定性研究报告了一位最近被诊断患有乳腺癌的妇女如何描述自己："一只脚在坟墓里，另一只脚在边缘"，而其他人则毫不夸张地描述自己是"为生命而战"（Landmark & Wahl，2002）。在一项罕见的男性阴茎癌诊断研究中（Bullen et al.，2010），一名男性描述了在被告知诊断结果时，他崩溃了，"我不知道他在说什么，因为当他提到癌症时，我只有六个星期的生命了"。然而，对于一些人来说，威胁健康的严峻现实使他们迅速接受了进行治疗的积极决定的必要性，包括手术（例如："如果他们不切除这个阴茎，你就死了，好吧，所以你有两个选择，要么活下去，要么死。"我说："切除它。"）除了癌症切除手术提供的安慰之外，在自我概念方面疾病也产生了长期的负面后果，"那时你开始明白：你不再是……你是半个男人了。"有趣的是，在被诊断为乳腺癌后两周内接受评估的女性报告了更高的癌症特异性应激反应（但不是一般应激反应），而在六个月的随访中更有可能表现出"创伤后成长"（post-traumatic growth, PTG）（Tedeschi & Calhoun，2004）。研究者认为，也许疾病早期的一些挑战会促进随后的积极成长。我们将在随后的章节中讨论"创伤后成长"，因为它不仅仅是由诊断引起的。

负面情绪反应通常伴随着许多疾病的诊断，包括那些危及生命的疾病，如突发脑损伤（Gracey et al.，2008）、心脏病（e.g. Murphy et al.，2020；Polsky et al.，2005）、中风（e.g. Hackett & Pickles，2014），或改变生活的诊断，如糖尿病（Berry et al.，

2015）或艾滋病阳性诊断（Valente，2003；Moskowitz et al.，2009）。对于某些病症，现在诊断出的患者的反应可能不同于过去几十年或几个世纪诊断出的患者。例如，今天被诊断出患有艾滋病与还没有抗逆转病毒治疗的20世纪80年代首次发现艾滋病毒时相比，或者现在被诊断出患有结核病与19世纪发现抗生素之前相比。对诊断的不同反应可能是由于个人和社会期望的变化以及与这些病例预后的发展有关。

■ 失去"自我"

慢性疾病也会给患者带来一种"失去自我"（loss of self）的感觉（Charmaz，1983，1991）。这种情况可能由于疾病症状导致必须过一种受限制的生活，或由于身体限制导致的社会孤立，或由于难以像以前那样在世界上发挥作用，或由于担心他人对自己的"新状态"的反应，变得更加恶化。某个领域的研究表明，自己感知到的耻辱感和他人评判与自我意识的挑战、重大痛苦和生活质量下降相关，该研究的对象是那些患有"可见"疾病的人，包括面部疤痕、烧伤、毁容，甚至使用轮椅、辅助宠物等辅助技术的患者。我们在"研究焦点"中将讨论这些问题。

他人的负面反应有时会引起自我怀疑的感觉，或者认为自己是他人的负担，因为无法履行自己"正常"的社会角色和任务（Cloute et al.，2008；Band et al.，2015）。疾病常常迫使一个人重新定义自己，从一个"健康"的人变成一个被限制的人，这可能会降低自我价值感或自尊感。有证据表明，让一个人能够坚持他们生病前的认同感，将疾病与认同感分开，学会"放手"那些不能改变的东西，适应疾病而不是让自我认同被消耗，这有利于个体的调整和对自己的评价（Aujoulat et al.，2008）。这样的区分对于那些为了加强控制而与患者合作的人来说也是有意义的——有些方面要坚持，有些方面要放手。而且，正如本书前面所述，感知到的控制信念必须是现实的，才能最有帮助。与此类似，琼斯等人（Jones et al.，2011）发现，在获得性脑损伤患者中，发展包括生存意识在内的强烈自我认同感方面的个人变化以及强大的社会网络，对严重头部损伤对生活满意度的负面影响发挥了调节作用。奇怪的是，那些头部受伤更严重的人有更高的生活满意度和幸福感，这可以解释为他们做了更多的"认同感工作"（identity work），从而建立了更强的自我认同，并改善了社会关系。这些因素可能相互作用，尽管该研究不是纵向研究，但这些数据表明了从逆境中获得积极因素的重要性。与这种身份感和与疾病的分离感相关的是"疾病中心性"（illness centrality）的概念，即个体将疾病纳入自我概念的程度。赫尔格森和诺瓦克（Helgeson & Novak，2007）发现，患有1型糖尿病的女性青少年的疾病中心性高于男性，且与较差的心理健康相关。在后来的一项研究中发现，疾病中心性与患有乳腺癌女性的适应能力较差有关（Helgeson，2010）。有人提出，高疾病中心性会对那些有相关病耻感的人产生进一步的负面影响，影响其信息披露、寻求支持等（Fisher & Chaudoir，2010）。

研究焦点

疾病和残疾的明显差异

Sharratt, D., Jenkinson, E., Moss, T. et al.（2019）. Experiences of living with visible difference: Individual and social reflections. *Health Psychology Update*, 28: 16–26.

Squires, L.A., Williams. N. and Morrison, V.L.（2019）.Matching and accepting assistive technology in multiple sclerosis: a focus group study with people with multiple sclerosis, carers and occupational therapists, *Journal of Health Psychology*, 24: 480–494.

正如帕特里奇和皮尔森（Partridge & Pearson）（2008）发表在《心理学家》（*The Psychologist*）杂志上的一篇感人的文章中描述的他们自己的毁容经历，"喜欢并以'不同的'外表是非常具有挑战性的"。然而，也有人认为，与更"可见"的疾病或状况相比，患有"无形疾病，例如慢性肾病"的人"没有任何外在表现"（Bristowe et al., 2019: 4），从而削弱了他们获得"病人角色"及其支持权利的机会。

然而，人们会从病人角色或可见差异的结果中受益吗？

选择以下两篇文章是因为它们研究了"可见的差异"，首先是由健康状况引起的，其次是由使用辅助技术引起的。由于篇幅的原因，对这些研究的总结都相当简短粗暴，以解决本"研究焦点"的问题。但是，请务必寻找完整的论文进行阅读！

研究 1

背景

位于布里斯托尔的西英格兰大学外貌研究中心的研究团队强调，由外貌改变或毁容（无论是先天的还是后天的）引起的"可见的差异"对那些受影响的人来说是巨大的挑战。"可见的差异"的程度与适应的相关性似乎不如人们对"差异"的主观评价显著。这些评估的关键是对他人反应的感知，其中可能包括感知到的污名化。这项研究的主要目的是检验与外表相关的经历及其对个人生活的影响。

方法

采取半结构化访谈，通过在线、电话或面对面的方式进行，访谈方式取决于参与者的选择，共有22名（16名女性，6名男性；年龄25—64岁，平均43岁）外貌有明显差异（14例外貌有明显差异，8人患有先天性疾病）的参与者。这些症状包括那些典型的明显症状，如唇腭裂、面部疤痕或胎记；还有那些其他人通常看不出来的疤痕，比如乳腺癌相关的疤痕，或者需要戴假发的脱发。

访谈被记录并逐字抄录下来，并在寻求了解个人经历的研究中适当地使用归纳主题方法进行分析。

结果

研究确定了五个主题，每个主题都包含几个子主题。本文呈现了其中两个主题，分别是：

主题	子主题	案例
关于外貌差异的 个人反思	成为一个有差异的人 隐藏起来 这个孤独的星球	降低了信心 积极成长 掩盖差异 别人不理解 缺乏支持
社会意义的外貌	被投射的外貌 公共财产 寻找相对的常态	第一印象 评价 侵犯 假设 向下比较 向上比较

第一个主题强调了可见的差异对个体的思想、情绪和行为的影响，第二个主题强调了外貌是如何被认为是一种社会现象的，它塑造了社会互动。很多数据都显示了负面影响，例如，一名参与者指出："我很有自我意识，也很敏感。我很容易生气。我的确是自找麻烦。这确实影响了我。"而另一个人写道："当我觉得我不能离开家的时候，我会说就在这种处境下走一英里，这有点难，不是吗？"所提供的引用采访还强调了其他人如何无法理解，因此这种情况使他们必须处理可见的差异造成的后果。对于一些人来说，这导致他们会为了尽量减少自己的差异出现而隐藏起来——要么用衣服（如疤痕、牛皮癣）或假发（脱发）掩盖他们的差异，要么完全避免社交场合："走进酒吧是我最糟糕的事情……和高中一样，这是最糟糕的事情，不是说我去酒吧，这可能是我不去的原因"，或者"如果我穿短袖的衣服，那是我最不自在的时候，或者我受到批评，或者，对其他人感到恐惧或厌恶"。

参与者认为他们的"自我"是由他们的外表反映出来的，而其他人也在此基础上对他们进行了含蓄的评判。正如一位面部有疤痕的参与者所观察到的，这与她的经历类似："你会认为胖的人是懒惰的，但事实并非总是如此。"其他人的反应，如侵犯性的凝视或不必要的问题等，让参与者感觉自己是公共财产。然而，少数人报告说，他们的差异并没有像他们担心的那样被别人注意到。对另一些人来说，他们与别人的明显差异促进了积极的成长，比如："如果我不是天生就有唇腭裂，我就不会有现在的自信和决心。"

讨论

外表是这些参与者生活的中心。值得注意的是，其他人对自己外表的反应虽然很难处理，但似乎这是参与者所预料到的，因为在当今社会，外表和身体形象在人们心中是多么根深蒂固。值得注意的是，污名化有时是个体想象和预期的，而不是实际经历的，然而，对他人负面反应的预期可能会导致回避行为。

这链接到第二篇论文，其中关于接受辅助技术的叙述也提供了与他人反应相关的数据。

研究 2

背景

多发性硬化症（multiple sclerosis，MS）是一种以失去平衡和出现功能障碍、疼痛、认知和情绪变化以及疲劳为特征的疾病。现有的辅助技术（assistive technologies，AT）旨在通过支持患者的日常生活活动，增强机动性、独立性等来减少其负面影响。然而，许多设备未被使用，因此它们的好处没有得到累积，这似乎违反直觉。虽然研究主要对与设备相关的因素进行考察以解释这一点，但目前的研究采取了心理学的角度。

方法

使用半结构化主题指导组成了四个焦点小组：两个小组为有多发性硬化症的成人（10 名女性，4 名男性；年龄 43—74 岁），一个小组为非正式护理人员，一个小组为职业治疗师。

对焦点小组进行采访并逐字转录，并使用主题分析方法（Braun & Clark，2006）进行分析，以探索参与者的经验和看法。

结果

本文只强调了那些与接受（或不接受）AT 主题以及可见性/不可见性问题相关的发现。根据使用 AT 之前、其间和之后，确定了三个主题，形成了按时间顺序的叙述。

- MS 严重事件（例如，症状恶化，等待诊断或护理；公众的反应；所需 AT

的级数）：

- ○"一开始我的一只脚拖着，然后接着另一只脚也拖着，但最后我用了一根棍子，然后是两根棍子，我还用了拐杖。"如果需要走远一点，我有轮椅。
- ○"这对他们（其他人）来说非常困难，因为他们很好，我们看起来还好……至于罗斯和阿奇，至少你能看到他们坐在轮椅上，但我只是坐在这里，看起来好像没什么问题，所以我想我的家人很难理解我有什么问题。"

● 配合 AT 继续使用（接受 MS 和 AT，现实的期望，医生回应）：

- ○"这真是个麻烦……有时候我们都觉得自己太独立了，不想让别人看到我们做不到……我认为这是由于你的性格，决定你是否会使用这个东西。"
- ○"人们倾向于认为，如果他们使用器械，他们就陷入了一种状态。我经常听到这样的话。"

● 在使用 AT 之前、使用 AT 期间和使用 AT 之后（促进或丧失独立性，羞耻和尴尬，重新定义照顾者）形成了按时间顺序的叙述：

- ○"我不需要那些……我真的不需要。所有（我的主治医生）想到的事情，我现在需要了（停顿），这在某种程度上是令人尴尬的，但我们就是这样。"
- ○"她可能已经脑死亡"或者"她不能和我们说话，因为她坐在轮椅上""……他们经常给我一个有趣的表情，我在想你在看什么？"

讨论

在这个样本中，最常用的辅助工具是移动辅助工具，并且可以看到这些辅助工具有不同等级——从一根棍子到两根棍子，再到手动轮椅直至电动轮椅。一些 MS 患者不愿意使用 AT，因为他们希望过"正常"的生活，保持独立，而不使用经常可见的设备，因为这些设备被认为会增加预期或已经受到的羞辱感。使用 AT 的重要作用是为了实现独立，需要 MS 患者（和家庭护理人员）接受它的需求和好处，并在其他人的同情反应中处感知或接受羞耻的问题。

总体讨论

这两项研究都提出了社会对疾病和残疾的反应问题，同时，对一些人来说，生活在因毁容或残疾而带来的日常挑战中，"隐形"可能比暴露在他人的负面反应中更受他们欢迎。这样的发现挑战了"研究焦点"开始时提出的观点，即可见的疾病至少"允许"个体扮演生病的角色且有伴随的支持，但"可见"并不一定是人们所追求的东西。如本章其他地方所述，这两项研究也强调了接受自我以及自己的外表或残疾的重要性，因为接受通常与积极的适应指标相关。

■ 对新冠病毒感染流行的情绪反应

值得注意的是，在 2020 年的前半年新型冠状病毒感染大流行期间，一项研究对 32 个国家的观察性研究数据进行了系统回顾和元分析，研究得出的全球患病率估计数发现，抑郁症的全球患病率为 28%，焦虑症为 26.9%，广泛性痛苦为 50%，创伤后应激症状为 24.1%，应激为 36.5%，睡眠问题为 27.6%。此外，根据区域社会经济指标、不平等和大流行病防范情况，观察到的患病率水平存在很大差异（Nochaiwong et al., 2021）。在美国的一项调查中，抑郁症症状的患病率比大流行之前和大流行期间增加了三倍，再次凸显了社会的不平等（Ettman et al., 2020）。

■ 对治疗和住院的情绪反应

并不是每个人都愿意在必要时接受医院护理，也不是每个人都愿意扮演"病人角色"、人格解体和失去控制，这些往往在进入医院等大型机构时出现。害怕麻醉，害怕被限制（如核磁共振扫描仪，Bolejko et al., 2008）或涉及疼痛和不适的治疗手段，以及所有这些都需要提供敏感的术前信息（e.g. Uman et al., 2008; Smolderen & vinerhoets, 2010）（见第十三章）。成人和儿童的术前焦虑都很高，并已被证明会影响手术后的结果，如伤口愈合（Rokach & Parvini, 2011）以及重复和持续的治疗。例如，在化疗或透析过程中，患者报告有预期性焦虑和预期性恶心（即一想到要进医院接受治疗就感到担忧和不适）（Pandey et al., 2006; Rosco et al., 2010）。在他们的积极治疗阶段，癌症患者可能会面临各种各样的压力，包括恶心、疲劳和体重减轻等严重的副作用。此时的痛苦可能是复杂的，因为个体会权衡治疗的不良影响与症状减轻和生存率增加的好处，他们对治疗的看法和期望，以及对症状严重程度的看法，都将发挥作用（Thuné-Boyle et al., 2006）。

如前所述，一些治疗干预措施不仅带来健康益处，也带来重大挑战，如接受化疗或肾移植。对一些人来说，必须选择接受哪种治疗。例如，尽管大多数受癌症影响的人选择继续治疗，但有一小部分人会拒绝或退出治疗。当有患病风险时，治疗也可能被拒绝，例如洛夫格罗夫（Lovegrove）等人（2000）发现，在参加乳房临床护理并被要求参加他莫昔芬（一种合成的非类固醇药物，在未受影响的乳房中具有限制肿瘤的作用）试验的 106 名具有高乳腺癌家族风险的妇女中，有一半人拒绝参加。那些拒绝的人往往更年轻，与参与治疗的人相比，她们更难理解他莫昔芬试验作为一种潜在的预防性治疗的信息，更了解生活方式的风险因素，而且看到药物的好处更少。如果一种要求很高的治疗被认为没有显著的好处，那么拒绝它是病人的权利。

上述内容可以通过终末期慢性肾病患者在保守性肾脏管理（CKM）和透析之间的检查经验来进一步说明。有证据表明，透析不一定能改善老年人的生活质量（e.g. Selman et al., 2019），未开始透析的晚期肾病患者中，约15%的患者可能年龄较大，有合并症和较高的依赖性（NHS Improving Quality, 2015）。对于这些个体，即患者接受充分的支持和多学科护理（医疗、心理、社会和精神，但不包括透析），CKM可能更好地提高生活质量。在荷兰进行的一项前瞻性研究中，65岁及以上的患者在开始透析后6个月内出现功能下降（Goto et al., 2019）。此外，患者报告称，他们对开始透析感到不满意，有迹象表明，开始透析的选择通常更多地反映了医生或家庭的意愿，而不是他们自己的意愿（Davison, 2010；Han et al., 2019）。治疗选择，在这个情境下即透析与否，需要与个人的目标和价值观相一致，有证据表明，老年晚期肾病患者可能会优先考虑保持独立性而不是维持生命（Ramer et al., 2018），并且CKM可能更符合他们生命阶段的优先事项（e.g. Moustakas, Bennett, & Tranter, 2015；Seah et al., 2015）。然而，有证据表明，一些肾病学家（肾脏专科医生）不愿意讨论它，因为他们觉得CKM是在放弃，而不是治疗患者（Ladin et al., 2018）。然而，CKM正在从整体和现实的角度看待疾病体验，并从促进生活质量的角度出发，因此不讨论它会引发有趣的伦理和道德问题（Chan, Parry-Jones, & Jackson, 2021）。对于其他患者，特别是终末期肾病患者，肾移植可能是一种选择，虽然移植对身体和生存的好处可能超过透析，但对心理的好处不太明显。例如，一项对30名移植患者进行的两阶段定性研究（14名接受了活体供体的肾脏，16例为已故捐赠者），对18例患者进行了访谈，然后对其余12例患者进行焦点小组讨论，以探讨访谈中出现的主题，之后对调查结果进行三角测量，确定了从移植前到移植后的一系列情绪和挑战的变化（Schipper et al., 2014）。例如，在等待捐赠时，焦虑和不耐烦挑战了希望的感觉：患者对移植手术和捐赠者感到感激；有些人对新肾脏有信心，而有些人担心它可能不会持续很久；还有一些人则正在与疲劳和体重增加等副作用作斗争。报告消极的结果，比如幻灭，会让人因为没有更感恩而感到内疚。在考虑捐赠者时，内疚再次出现，尤其是对那些已经去世的捐赠者。对于那些仍在等待器官移植的人，以及不知道如何最好地表达自己对活着的捐赠者的感激之情，他们也会感到内疚。内疚是一种复杂的情感。在适应健康状况的改善，甚至在他们和家人已经习惯的"病人角色"之外的生活和角色的改变方面，也出现了问题。一位女士描述道："我丈夫看到了我的变化——从依赖到独立。我们必须找到一个新的平衡。我已经不是以前的我了。"对一些人来说，这也意味着失去了他们原本能够管理的支持系统。为了适应新的情况，他们使用了适应性的应对方法，如积极的重新评价、重新确定优先次序、寻找益处（见前一节），对一些人来说，他们为自己的健康和健康行为负责，所有这些都有助于培养复原力。从这些患者身上看到的复杂情绪，从感激到内疚，与之前的期望密切相关，并强调了医患沟通的重要性，即"推销"移植作为相对于肾透析的积极选择。它还强调了可能需要进行认知行为干预（见第十七章），以便管理移植对患者及其家属产生的预期和任何负面情绪后果。

在治疗的各个阶段，与健康专业人士的沟通是患者是否感到知情、被关心以及能够对治疗做出满足其需求和目标的选择的关键（Brataas et al., 2009）。尽管许多（但不是所有）研究确实发现，在患者的突出需求列表中，开放、真诚和清晰的沟通排名靠前不罕见，幸运的是，这些需求已经得到了满足（Morrison et al., 2011）。

创伤后应激障碍（PTSD）是对高度压力环境的常见反应，尤其是当个体在某种程度上感到高度威胁，对生命感到恐惧时。在健康方面，包括可怕的、突然发作的经历，以及意想不到的危机，如心肌梗死或肺栓塞（见第八章）。目前，创伤后应激障碍的一个特别相关的触发因素是在重症监护病房接受护理的经历（e.g. Zisopoulos, Roussi, & Mouloudi, 2020）。在这里，人们可能会被镇静剂麻醉，并经历严重的噩梦，由于他们意识水平的下降，他们无法检验现实，并可能在康复后的几个月里再次经历这些噩梦。毫不奇怪的是，在住院的新冠病毒感染患者中，即使他们没有接受重症监护，创伤后应激障碍的发病率也很高。例如，塔希塔尼等人（Tarsitani et al., 2021）发现，10%的新冠病毒感染患者在出院后的三个月出现了临床水平的创伤后应激障碍，另有8%的患者出现了亚临床水平的症状。

■ 治疗结束时的反应

在治疗结束后的一段时间内，患者及其家属可能会经历一定程度的情感矛盾：一方面，治疗和任何副作用都停止了；但另一方面，由于与健康护理专业人士的接触减少，导致他们可能会产生一种脆弱感和被遗弃感，在治疗期间，他们不可避免地与健康护理专业人士建立了联系。治疗出院后的这种"被抛弃"的感觉在不同的患者群体中都有过报道。例如癌症患者（Costanzo et al., 2007）。这可能是因为当癌症幸存者不再需要将如此多的注意力集中在医疗治疗上时，就为心理斗争留下了开始的空间（Schnipper, 2001）。在这段时期，治疗期间获得的来自朋友和家人以及健康专业人士的支持减少了，这会导致痛苦的感觉（Stanton et al., 2005）。然而，如果病人的期望得到控制，也可以避免此时增加的痛苦。对中风患者的经历的定性研究发现（e.g. Wiles et al., 2004），在出院预期得到"良好管理"的情况下，痛苦和失望在物理治疗停止时被遏制住，而不是失去对进一步康复可能性的期望方面的失望。考虑到治疗结束对癌症研究的影响的相互矛盾的发现，科斯坦佐（Costanzo）认为，对复发的担忧或焦虑的特定痛苦可能会增加，而更多的广泛性的负面情绪或抑郁可能不会增加（Costanzo et al., 2005）。

从治愈性治疗到姑息性治疗的过渡（如果前者不成功），如果患者理解这种过渡对他们来说可能是极其痛苦的。根据一项对十年研究的回顾，在即将死亡的人群中，抑郁症的比例是中等的，从12.2%到26%不等（Massie, 2004）。但是，焦虑水平可能更高。死亡的确定性通常会带来情感和存在危机，姑息治疗或临终关怀在临终者的生活质量中发挥着重要作用（见"问题"）。

■ 疲劳

在许多慢性病中普遍存在的与疾病或治疗相关的一个生理方面的特征是疲劳，例如：病毒感染后的疲劳、中风后的疲劳、化疗后的疲劳、手术后的疲劳。疲劳表现为疾病事件后身体和精神表现的显著下降，在包括中风在内的神经系统疾病中比较常见（出现率为36%至77%）。虽然疲劳在很大程度上可能是由于各种疾病的相关神经、免疫、激素和炎症过程造成的，但随着疾病而来的症状产生的情感需求和侵入性治疗经验也被认为发挥了作用。在新冠病毒感染大流行期间，我们的医疗系统也记录了疲劳病例。这些被认为部分是由于对潜在病毒SARS-Cov-2的炎症反应的影响，这种反应被称为"细胞因子风暴"（Islam, Cotler, & Jason, 2020）。（细胞因子在第八章和第十一章中有描述，是身体应激反应的一部分。）

疲劳可以通过身体运动的速度和强度（运动功能）等表现来评估，也可以通过睡眠数量和质量指标来评估，但也经常通过主观报告来记录，如疲劳评估量表（Michielsen et al., 2003）。这种主观疲劳在那些被诊断为慢性疲劳综合征的患者中也得到了研究，慢性疲劳综合征的特征是在没有任何确定的病理情况下普遍和持续的疲劳。针对慢性疲劳综合征人群的研究（e.g. Moss-Morris & Chalder, 2003；Wearden et al., 2012）发现，疲劳、抑郁和焦虑之间存在关联，尽管这些关联也存在于已确定有潜在身体状况的人群中，如癌症（Brown & Kroenke, 2009）、肺部疾病、糖尿病、冠心病和类风湿性关节炎（Katon et al., 2007）。这种与疲劳相关的负面情绪会增加疾病对个体生活的有害影响，当然，任何关系都可能是双向的。疲劳始终与生活质量受损有关，疲劳导致的不活动会导致进一步虚弱，即它可以成为"自我延续的循环，其中生理变化、疾病信念、减少和不一致的活动、睡眠障碍、医疗不确定性和缺乏指导相互作用以维持症状"（Moss-Morris et al.，2013：303）。此外，如下一章所述，重要他人对所爱之人疾病的反应，或者在这种情况下，持续疲劳可能会影响其他患者预后（Band et al.，2015）。

■ **对疾病的消极情绪反应**

抑郁症患者比非抑郁症患者更不可能进行疾病自我管理。例如，坚持服药（Lin et al.，2004），在心脏病发作后戒烟（Doyle et al.，2014），或进行心脏或骨科康复锻炼（Lane et al.，2001；Pomp et al.，2012）。抑郁情绪的影响也可能延伸到冒险行为。例如，报告中抑郁的艾滋病阳性同性恋男性与伴侣进行无保护肛交的比率是非抑郁男性的两倍（Rogers et al.，2003）。

尽管与抑郁症相比，对焦虑症的研究较少，但它也与较差的疾病自我管理有关。例如，糖尿病患者对血糖水平的控制（e.g. Niemcryk et al.，1990），以及接受干细胞移植的患者对血液癌治疗的反应较差（e.g. Park et al.，2010）。也有证据表明焦虑对疾病进程有影响。例如，在多发性硬化症患者中，痛苦事件的经历先于症状恶化和复发（Ackerman et al.，2002）。

抑郁症也对这些患者是否能恢复患病前的功能产生了重大影响，特别是在重返工作和社会活动方面。这可能是由于抑郁症患者中常见的症状加重，或者是对积极结果预期的降低导致了脱离（Bjärehaed et al.，2010；Pomp et al.，2012）（见第九章中的焦点）。有一致的证据表明，抑郁症是患病和残疾甚至死亡的重要原因，例如，中风（见对 28 项前瞻性研究的综述，Pan et al.，2011）或者那些患有心力衰竭的人（Garight et al.，2017）。此外，一项针对 17 项情绪健康影响研究的元分析（主要是通过抑郁或情绪评分来衡量积极情绪）发现，在身体状况不同的个体中，情绪健康对康复和生存有显著影响。这使研究者得出结论，尽管作用很小，但是积极的情绪对身体疾病患者的康复和生存具有重要意义（Lamers et al.，2012）。

情绪调节对疾病预后有重要影响。换句话说，一个人如何经历、处理和应对他们的情绪会影响他们的适应情况，回避和压抑情绪通常是不适应的，而承认和表达自己的感觉通常是适应的（Ridder et al.，2008）。虽然在这篇综述中没有明确地评估积极情绪，但其结果指向了一个不断发展的研究领域，因此我们将转向下一个研究领域。

三、积极应对疾病

有一致的证据表明，积极的性格特征和积极的评价可以直接或间接地影响疾病的结果，甚至对疾病本身也可以带来积极的变化。

■ **积极的评价和情绪**

拥有积极或乐观的心态始终直接或间接（通过对应激反应的影响）与积极的结果相关（参见第十二章）。在 85 岁及以上的成年人中，你可能会认为身体因素占主导地位，但乐观与超过五年的生存可能性显著相关（Jacobs, Maaravi, & Stessman, 2021）。在接受化疗十周以上的癌症患者中，乐观和拥有更高的掌控信念与较轻的疼痛和较低的疲劳相关（Kurtz et al., 2008）。相反，在肖乌（Schou）及其同事评估的术后乳腺癌患者的研究中，悲观主义者支持和使用更多的不良应对策略，这可以预测情绪发病率（Schou et al., 2004）。

弗雷德里克森（Fredrickson, 1998, 2001）总结了保持积极情绪的主要好处：

- 促进心理弹性和更有效的问题解决；
- 消极情绪的消解；
- 触发积极情绪的螺旋式上升。

为了说明这些好处，弗雷德曼（Fredman）和他的同事（Fredman et al., 2006）报告说，在最初住院期间具有高水平积极影响的老年髋部骨折患者，在 2、6、12、18 和 24 个月的随访中，他们的站立和行走速度比最初积极影响水平较低的患者功能恢复得更好。那些在每个阶段都有高水平积极影响的人，功能恢复得最好。

为什么积极评价和积极情绪会产生这样的影响呢？人们认为这些因素可能对免疫功能和个体的炎症反应产生有益的影响（Dockray & Steptoe, 2010；Rasmussen, Scheier, & Greenhouse, 2009），在关于应激体验的调节因子的章节（第十二章）中也有讨论。然而，保持积极情绪只是个体对疾病反应的一部分，我们将在下文描述，个体采取怎样的应对策略以帮助自己应对疾病及其后果，在决定疾病预后方面也很重要[参见第九章、第十一章和第十二章，讨论勒温塔尔（Leventhal）的疾病自我调节模型和拉扎勒斯（Lazarus）的压力应对理论]。

第四节 应对疾病

莫斯和舍费尔（Moos & Schaefer, 1984）将疾病的经历描述为一种"危机"（危机理论），个人面临着身份（例如从健康人到病人）、位置（从家到医院或疗养院）、角色（例如独立到依赖）以及社会支持方面（例如从社会支持到社会孤立）的潜在变化。用于应对疾病的策略与用于应对个人面临的任何其他问题的策略没有区别。换句话说，疾病不会触发独特的应对策略，因此，第十一章中概述的理论和概念与这里讨论相关联，因为都是围绕压力应对。然而，与压力一样，急性疾病事件（如流感、小手术）和慢性疾病之间需要区别，因为这些事件给个体带来的挑战不同。疾病及其症状是否影响持续六个月以上，或者疾病是否有治愈的可能是公认的"慢性"的"分界点"。有些（但不是全部）慢性疾病是发展性的，例如许多形式的癌症或关节炎是，而哮喘则不是。

莫斯和舍费尔（moos & Schaefer, 1984）确定了疾病危机导致的三个过程：

（1）认知评估（cognitive appraisal）：个体评估疾病对他们生活的影响。

（2）适应性任务（adaptive tasks）：个人需要执行疾病的特定任务，如处理症状和一般任务，保持情绪平衡或与他人的关系（见下文）。

（3）应对技能（coping skills）：个体采取以评估为中心的应对策略（否认或最小化，积极的重新评估，心理准备/计划），以问题为中心（寻求信息和支持，采取直接行动解决问题，确定替代目标和奖励）和以情绪为中心（情绪调节；情绪释放，如发泄愤怒或被动和顺从地接受）。

关于压力和疾病的认知评估的完整讨论见第九章和十一章。在这里，我们进一步探讨莫斯和舍费尔的第二和第三个过程。慢性疾病所需要的适应性任务包括：

- 处理疾病的症状和可能的疼痛；
- 保持对疾病的控制，包括症状管理、治疗或预防病情发展；
- 处理与健康专业人士的沟通关系；
- 为不确定的未来做准备并面对；
- 在受到挑战时（例如外观或功能改变）保持自我形象和自尊；
- 在总体上保持对健康和生活的控制和情绪平衡；
- 处理与家人和朋友关系的变化。

这些挑战对于许多不同的疾病都是通用的，尽管某些方面的强度和显著性可能因疾病而异。例如，与哮喘患者相比，疼痛性关节炎患者在适应治疗方面可能面临更大的挑战。年龄也可能带来独特的挑战，一项针对1型糖尿病青少年的研究报告显示，父母关于糖尿病自我保健的"唠叨"是与糖尿病相关的第二大压力源（Jaser et al., 2017）。个体选择如何应对这些挑战可能会有所不同，我们将在下文中描述（也请参见第十一章和第十二章）。

一、通过否认或回避来应对

对诊断或疾病发作的一种常见的初始反应是有意识或无意识地否认其发生，或随后忽略，或从问题中脱身。回避型应对倾向于在个体评估应激源时，例如在癌症的背景下，认为其是有害的或造成损失的（Franks & Roesch, 2006），然而从长远来看，否认和回避往往会干扰积极的应对努力，并可能增加痛苦（Stanton et al., 2007）。一些典型的研究报告了回避型应对和否认的负面结果，例如：

- 在一组艾滋病阳性同性恋男性样本中，回避型应对和以情绪为中心的策略比以问题为中心的应对更容易导致抑郁（Safren et al., 2002）。
- 在对男性前列腺癌患者应对研究的元分析中，回避型应对通常与适应不良有关（Roesch et al., 2005）。同样，在对头颈癌患者应对的系统回顾中，脱离型或回避型应对与心理困扰有中等到较大程度的关联（Morris et al., 2018）。
- 在一项为期三年的随访中，乳腺癌女性患者的认知回避应对，包括被动接受和顺从，与长期心理调整不良的风险显著相关（Hack & Degner, 2004）。
- 在一项针对 1 型糖尿病青少年的研究中，与解决问题和参与应对策略相比，脱离和回避的应对策略可以更多地预测 12 个月内较差的生活质量和更多的抑郁症状，尽管没有任何形式的应对与血糖控制相关（Jaser et al., 2017）。

最近的一项综述发现，98 篇综述文章中有 79 篇（包括 80.6% 的研究）表明，在一系列健康状况中，回避型应对与较差的社会心理适应之间存在正相关，尽管作者认为鉴于研究样本的多样性，研究设计（过度依赖横断面设计）以及应对的概念化和测量方法（通常使用通用的而不是使用针对疾病特定的应对的测量），建议不要过度基于此得出结论（Livney, 2019）。值得注意的是，一些研究发现回避型应对独立于一系列社会心理结果，例如在一项对下肢截肢者的研究中发现了相同的研究结果（Pereira et al., 2018）。

二、以问题为中心和接受型应对

一般来说，在疾病发作或诊断后的初始阶段过后，以问题为中心的应对（如，如何利用社会支持资源或计划处理所面临的问题），以及接受型应对与更积极的适应相关（Stanton et al., 2007）。在患有 1 型糖尿病的青少年样本中，被描述为初级控制参与应对（即问题解决、情绪调节、情绪表达）或二级控制参与应对（即积极思考、认知重组、接受、分散注意力）比脱离或回避型应对预测更少的抑郁症状和生活质量问题（Jaser et al., 2017）。在成年人中，勒维（Lowe）等人（2000）发现，以接受为中心的应对方式（例如，接受事物的本来面貌，以积极的态度重新解释事物）是医院中最普遍的应对方式，在六个月的随访中，这种方式与较低的痛苦水平相关。此外，以问题为中心的应对与高水平的积极情绪有关，而以情绪为中心的应对与情绪低落相关。

正如第十一章所述，人们通常不会采用仅以情绪为中心、仅以问题为中心或仅采用逃避的策略，而会采取多种应对措施。这是因为包括大多数疾病在内的情况通常是动态和多维的，因此应对措施也需要是动态和多维的。作为证据，一项对两个月内患癌症的年轻人的研究（Kyngaes et al., 2001）发现，以情绪为中心、以评估为中心和以问题为中心的策略都被患者采用了，最常用的是获得社会支持（从健康专业人士那里寻求信息以及从家人那里寻求情感支持），相信康复，回归"正常"生活（积极的重新构建）。一些研究者指出了一种"时间 × 互动策略"，即在疾病"危机"的不同时期采用不同的策略。这种转变可能具有很强的功能性。斯坦顿（Stanton）等人（2002a）报告了积极的未来期望、应对和早期乳腺癌女性预后之间的复杂关系。与回避策略相比，诊断时的积极接受预测了更好的情绪调整并减少了对复发的恐惧。对未来持悲观主义的患者倾向于通过宗教来应对，而那些对未来保持高度希望的女性通常受益于使用更积极的应对策略。

三、宗教应对与精神

在个人对宗教的积极程度（宗教虔诚/宗教信仰）方面，已经发现了种族和文化的差异。罗伊（Roy）等人（2005）提出，应对疾病的本能会受到文化的影响，他们对一个种族多样化的英国癌症人群的研究表明，英国的亚洲人比白种人样本更抑郁、更无助和绝望，对应对癌症有更大的宿命论态度。欧洲人、美国人、亚洲人、非洲人和拉丁人使用基于宗教的应对方式的程度也有所不同，宗教信仰和精神也是一些人生活质量的组成部分（e.g. Culver et al., 2004）。

宗教信仰与更高的感知挑战评估、更大的乐观、希望、意义创造［对事件的积极评估、个人成长（cf. V. Lee et al., 2006b）］以及老年人应对一般应激时更好的情绪和身体调整相关（Park, 2006）。在一项对793名参加到糖尿病护理中心的老年人的研究中，宗教信仰对药物依从性和健康相关生活质量的影响是通过宗教应对和社会支持发挥中介作用的（Saffari et al., 2019）。宗教信仰在一系列其他年龄组和疾病的应对行为中也有所反映（例如乳腺癌，Gall et al., 2000；类风湿性关节炎，van de Creek et al., 2007；心脏手术患者，Ai et al., 2004），尽管这些好处没有得到一致的报道。这在一定程度上可能是由于测量方法的差异，尽管大多数研究区分了认知和行为的宗教应对（religious coping, RC）策略及其功能，一些研究还进一步区分了积极或支持性的 RC（上帝被视为"支持"和安慰）、消极 RC（上帝更为遥远且具有"惩罚"性，自己与上帝存在不太安全的关系），以及主动和被动 RC（e.g. Pargament et al., 2000; Loewenthal, 2007）。洛文塔尔（Loewenthal, 2007）描述了信仰"惩罚性"上帝的人与信仰"支持性"上帝的人相比，信仰"惩罚性"上帝的人心理健康状况更差。宗教应对通常被认为是被动的，但事实却不一定如此。例如，想象一下，参加祈祷团体，可以作为一种寻求志同道合的人的支持形式，或者开始帮助别人（Harrison et al., 2001），这两种都可以被认为是积极的应对。对17项关于癌症适应的研究（Thuné-Boyle et al., 2006）的回顾发现，在7项研究中，宗教应对有利于减少痛苦和增强适应（3项研究发现，根据种族和所抱"希望"的程度，宗教应对只对特定的亚群体有益），7项研究没有发现有益的影响，3项研究发现宗教应对实际上是有害的。

在西方世界，许多人将自己描述为"精神上"的，但不是宗教的（Csof et al., 2009），尽管人们经常在心理科学中寻求经验性证据，但人类对精神领域的兴趣已经有所增长（Collicutt, 2011）。精神主义可以与宗教相对比，因为它更倾向于个人主义和个体主义，而不是制度主义或集体主义；更注重情感而不是问题；更关心内在而不是外在；更关心自我实现而不是牺牲的要求或责任，且比宗教更反权威（e.g. Koenig et al., 2001）。许多第三代疗法都有"精神"元素，例如基于正念的练习和冥想（见第十六章）。宗教信仰或精神信仰似乎是通过影响对意义的评价、保持希望或影响应对来影响疾病体验，尽管这些信仰在疾病结果中所起的作用仍需要进一步研究。

第五节 疾病的后果

发现好处和创伤后成长

越来越多的报道称，那些面临重大健康或生活压力的人经常从他们的经历中获益——这不是一个新现象，而是更多地反映了研究关注点的转移。这通常被称为积极发现，对这种现象的研究符合一个更大的框架，即"创伤后成长"（post-traumatic growth, PTG）[①]，个体在与压力生活环境的斗争中经历积极的心理变化（Tedeschi & Calhoun, 2004；参见 Calhoun & Tedeschi 2007 年的手册，其中讨论了一系列经历应激

---

① 创伤后成长（post-traumatic growth）：在创伤性事件（包括严重疾病）之后，个体可能会经历积极的心理变化。例如，对生活的欣赏增加，与自己和他人的关系改善，产生新的生活价值和优先事项。

源后的创伤后成长）。

压力或创伤导致的积极变化有五个方面：

（1）增进个人关系；

（2）更加珍惜生活；

（3）感觉个人力量增强；

（4）精神更好；

（5）在有价值的生活优先事项和目标上改变。

在一项早期研究中，贝特利（Petrie et al., 1999）发现，60%的心脏病发作或乳腺癌患者在发病后的前三个月内报告了一些个人收获，58%的人报告了他们疾病具体的积极影响（见表14.1）。最普遍认可的益处是改善亲密关系，增加了乳腺癌女性患者的同理心，以及男性的生活方式在心脏病发作后更健康了。此外，在癌症人群中，PTG预测了12个月时较低的癌症特异性压力，18个月时较低的普遍压力（Groarke et al., 2015），同时还包括了代表观点转变和寻找意义的因素，如对生活或关系的更好理解，精神探索的加深，对个人力量或未来潜力的感受。在患有其他疾病的人群中（如风湿性关节炎，Danoff-Burg & Revenson, 2005），患者与重要关系人的关系得到了改善和加强。

根据所考虑的事件和样本，尽管这些可能维度的增长程度在不同的研究中有所不同，但从包括综述的定量研究（e.g. Helgesen et al., 2006）：健康问题、生活事件、创

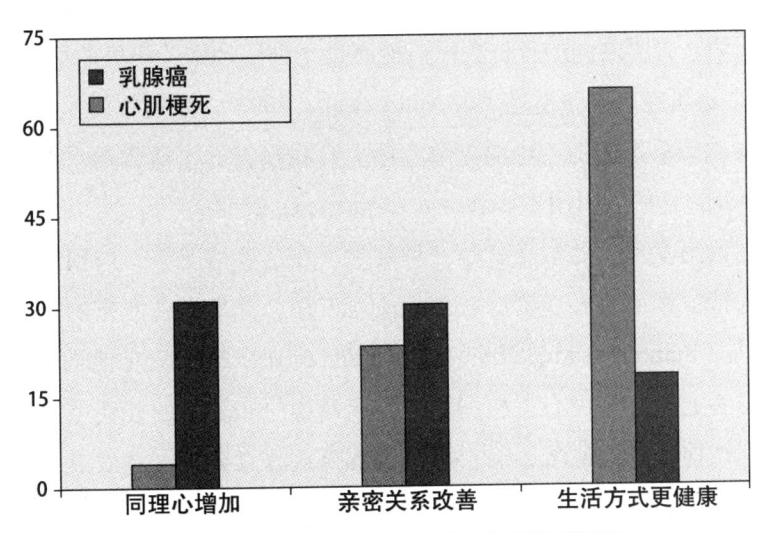

图14.1 根据健康状况，好处可能相似或不同
（来自贝特利等人，于1999年的研究案例）

资料来源：Petrie et al. (1999).

伤、护理（Shand et al.，2015）；癌症患者综述（Groarke et al.，2015）；乳腺癌患者综述（Danoff-Burg & Revenson，2005）；类风湿关节炎和定性研究（e.g. Gall & Cornblatt，2002）；癌症（Parveen & Morrison，2012）护理中发现，它们的存在具有合理的一致性。巴尔斯科娃和奥斯特莱西（Barskova & Osterreich，2009）在对一系列健康状况（癌症、艾滋病毒/艾滋病、类风湿性关节炎、多发性硬化症和心脏病）中的PTG进行综述时得出结论，PTG与一系列健康结果相关，具有潜在的适应性意义，但是研究结果通常针对特定的患者群体。此前，托米奇和赫尔格森（Tomich & Helgeson，2004）也曾报道过这一点，他们发现，随着时间的推移，对那些在疾病晚期的女性来说，发现益处（benefit-finding）与更高的痛苦相关。他们认为，发现益处可能反映了早期不切实际的希望，当这种希望无法与结果相匹配时，就会成为痛苦。这说明了现实主义的重要性。为了进一步证明应激源的类型对发现益处是否具有适应性的影响，赫尔格森（Helgeson）和同事对横断研究进行了回顾（因为当时可用的纵向研究太少，无法进行元分析）并发现，与其他生活应激源相比，发现益处与经历健康/疾病应激源的人的痛苦之间的相关性较小。令人奇怪的是，发现益处还与认知过程甚至沉思有关，这种认知过程是发现益处或成长实现的必要认知过程。事实上，有支持性的纵向证据表明，PTG的发展可能会因为面临早期与疾病的斗争而得到促进，正如一项针对癌症患者的研究指出，在18个月的时间里，那些初始癌症特异性压力和焦虑水平较高的患者表现出更大的PTG（Groarke et al.，2015）。

发现益处被认为是结果的潜在预测因素，如情绪改善、更好的适应或生活质量。例如，有人认为，夫妻之间的良好关系可能有助于创造和维持积极的情绪（在患者和/或照料者中），这可能有利于适应（de Vellis et al.，2003）。更能接受生活中的事情，或与家人、朋友的关系更密切，可能导致实际上自我报告的生活质量水平高于健康个体（Tempelaar et al.，1989，引用于Schulz & Mohamed，2004）。

一些人也认为发现益处本身就是一种结果。在这些情况下，与预测疾病的负面后果一样，个人特征和社会心理资源，包括应对反应，都是潜在的影响因素。斯坦顿等人和里德等人（Stanton et al.，2007；de Ridder et al.，2008）在他们的综述中指出，年龄较小的患者通常与积极心态相关，少数族裔身份和较低的社会经济地位具有不同的影响，性别往往不产生显著影响。那么还有哪些因素会影响益处或成长体验呢？在肿瘤手术后1个月、6个月和12个月对105名癌症患者进行采访的前瞻性研究发现，在12个月时的发现益处可以通过1个月时的自我效能（一种个人资源）和社会资源（获得的社会支持数量）水平直接预测（Schulz & Mohamed，2004）。然而，如图14.2

所示（其中带星号的箭头线反映了显著相关性），当检验应对是否对个人和外部资源与发现益处之间的关系进行调节时，无论使用接受型应对（acceptance coping）[①]还是社会比较型应对（social comparison）[②]，拥有高社会支持资源的个体都表现出更强烈的发现益处，然而，自我效能感的有益效果似乎是通过应对来调节的（因为自我效能感和发现益处之间的直接联系是不显著的）。这些都是重要的前瞻性发现，因为回顾性地评估这些变量（正如许多研究所做的那样）存在风险，正如斯坦顿（Stanton）等人（2007）指出，即事件发生后的时间会影响报告增加的程度。人们可能会重建他们过去的经历，以使他们与当前的经历更加一致。因此，发现益处或报告收获（参见第十五章"看护者"）可以被视为一种应对方式。乐观也是影响报告收获的一个因素，在尚德（Shand）等人（2015）对116位癌症患者研究的综述中，乐观确实与PTG密切相关。乐观主义者倾向于以积极的方式重新评估事件，也倾向于以一种更以问题为中心的方式来应对。此外，通过在新环境中找到秩序感或目的感来寻找"意义"是一种认知重组的形式，可以帮助个体处理或适应疾病的挑战（Sharpe & Curran，2006；Park，2010）。

发现益处和"创伤后成长"可能是"正常"生活经历中不可分割的一部分。为了解决这个问题，帕克和莱希纳（Park & Lechner，2007）指出了在研究中纳入对照组的重要性，然而这种情况实际上并不像应该的那样普遍。

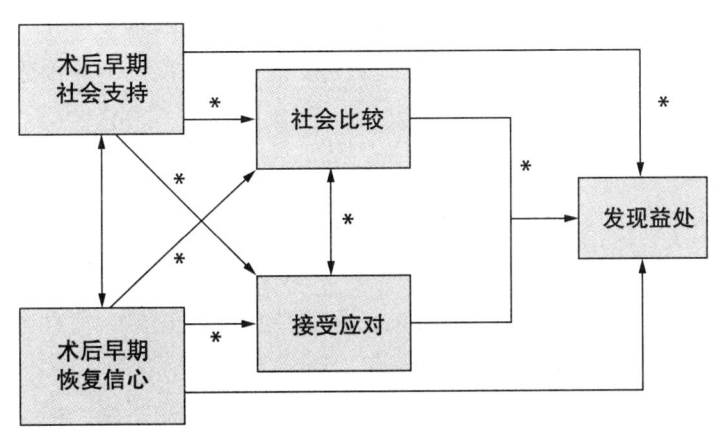

图14.2 内部和外部资源对发现益处的直接和间接影响
资料来源：改编自 Schulz & Mohamed（2004：659）。

[①] 接受型应对（acceptance coping）：接受不易改变的现实状况。
[②] 社会比较型应对（social comparison）：一个人或一群人将自己（他们的行为或特征）与其他人进行比较的过程。

此外，创伤后症状（post-traumatic symptoms，PTS）和创伤后成长（PTG）之间的关系是什么？应激的体验对于成长的体验是必要的吗？它们是连续的吗？一项对116项癌症患者的研究数据的系统回顾和元分析报告称，PTG与创伤后应激症状只有中等程度的相关性，而且两者之间存在不同的心理社会相关因素（Shand et al., 2015）。PTS与抑郁、焦虑、整体痛苦、低身体质量和社会支持密切相关；而PTG与积极的重新评价、宗教应对、精神、乐观、社会支持密切相关，与年龄、性别、低痛苦和抑郁的相关性较低。这表明PTS和PTG不仅仅是对疾病连续反应的两端，尽管目前很少有研究真正地探索了积极因素（如乐观主义）在PTS体验中的作用，且许多研究是相关性而不是前瞻性研究，因此尚未完全理解PTS和PTG之间关系的本质及其影响。

这里值得考虑的最后一点是，个人成长或发现益处的本质中可能存在文化差异。霍（Ho）等人（2004）认为，来自亚洲文化的人在对待健康和疾病方面更"集体主义"（见第一章和第九章），他们个人观点、目标或优先事项的改变，可能不会像来自更"个人主义"文化的人那样大。我们将在下一章关于照料者收获的报告（第十五章）中回到这个问题上。

■ 接受疾病

适应疾病的过程中有一部分是评估疾病对自己和周围人的影响的个人过程，而这个人在多大程度上"接受"他们的疾病被认为是这个过程的核心部分。接受疾病被定义为"认识到需要适应慢性疾病，同时认识到要能够忍受疾病不可预测、不可控制的性质并处理其不良后果"（Evers et al., 2001，引用于Casier et al., 2013）。这并不是建议被动，而是说，接受对患者的情绪和应对都有好处，并且它与持续参与生活的目标相关，而不是与疾病有关的目标相关。接受与一系列关键的健康结果相关，例如减少与疼痛相关的残疾（McCracken & Eccleston, 2003）；增强幸福感，如在患有囊性纤维化（CF）的青少年中发现的幸福感（Casier et al., 2011, 2013），或在患有多发性硬化症的患者中看到的对生活的满意度（Pakenham & Fleming, 2011）。

一般来说，如果病人要伴随着治疗或更好地继续他们的生活，接受是必要的。例如，"慢性健康状况接受量表"（Stuifbergen et al., 2008）中项目的措辞对此有所反映。例如，在为多发性硬化症患者的研究进行改编的量表项目中（Wright & Kiropoulos, 2017），"我不能征服多发性硬化症，但我可以适应它"，或"我认为多发性硬化症只是我的一部分"等。再例如，在一项对经历过心力衰竭的心脏病患者的研究中发现（Obieglo et al., 2015），那些对疾病接受度较低的患者更有可能报告精力较差、疼痛更严重、消极的情绪反应、睡眠障碍和活动能力有限，并被社会孤立。这种对生活质量指数的广泛影响促进了对接受度增强干预措施建议的呼吁（第十六章）。

在疾病后果高度可见的情况下，个体接受疾病或已有增强状况可能会受到挑战。例如，烧伤或受伤的受害者、那些有先天性缺陷的人，或那些手术后留下疤痕的人（Rumsey & Harcourt，2005；Harcourt，2017；参见"研究焦点"）。

第六节 生活质量

虽然医学和医疗护理的主要目标是治疗和治愈疾病及其症状，以降低发病率和过早死亡率，通常使用所谓的"客观健康指标"来衡量，如观察身体功能的改善、减轻症状，但还有必要解决医疗护理治疗和服务的更全面结果，包括患者满意度和幸福感。这些主观结果需要征求患者和（或）其家属的意见。例如，在测试新药疗效的临床试验或基于性别差异的治疗（CBT）等心理学原理的干预研究中，不仅要评估临床结果，还要评估个人对治疗或干预如何影响他们的疾病经历和一般心理社会功能的看法。正如在第一章中提到的，人们的寿命更长了，但往往有一些依赖需求或生活的某些方面受到限制，因此，生活质量（quality of life，QoL）研究有了显著增长，设法解决博伊尼（Boini）等人（2004）观察到的问题，即"医生现在有机会延长寿命，也有机会增加活力"。正如第一章所述，世界卫生组织也承认，健康的定义是"身体、精神和社会的健康，而不仅仅是没有疾病和不虚弱"（WHO，1958）。我们已经看到了两个研究领域的出现，一个是关于幸福的，另一个是关于生活质量的，两个领域有许多重叠，如下所述。

什么是生活质量？

在 20 世纪 70 年代的调查中，早期的生活质量定义包括生活满意度、幸福感、情感和生活压力等指标，但从 1991 年开始，世界卫生组织为了制定一项全球性的衡量标准而采用了这一术语，其定义范围就扩大了。根据世界卫生组织生活质量工作组（World Health Organization Quality of Life，WHOQOL）（1993，1994）的定义，生活质量是一个人对自己在其文化背景下的生活地位的看法，以及在该文化背景下与自己的目标、标准和期望有关的价值体系。生活质量是一个广泛的概念，受个人的身心健康、独立程度、社会关系质量、社会融合以及随后增加的个人、宗教和精神信仰（世界卫生组织质量调查，1998）的影响。该工作组制定了通用和跨文化评估的有效工具

(WHOQOL-100)，它涉及了生活质量的25个不同方面，并被纳入六个领域中的其中一个。

（1）身体健康（physical health）：疼痛和不适，精力和疲劳，睡眠和休息。

（2）心理方面（psychological）：积极的感受，自尊，思考、记忆、学习和专注，身体形象和外表，负面情绪。

（3）独立程度（level of independence）：日常生活活动（如自我照顾），灵活性，药物和治疗依赖，工作能力。

（4）社会关系（social relationships）：个人关系，实际的社会支持，性活动。

（5）与环境的关系（relation to environment）：物质安全和保障，财务资源，家庭环境，卫生/社会护理的提供和质量，学习的机会，休闲参与和机会，交通运输系统，物理环境。

（6）精神、宗教和个人信仰（spirituality, religion & personal beliefs）。

这个通用评估工具提供了适用于所有症状的核心项目，随后还开发了针对特定疾病和人群的版本（见下文）。大多数可用的QoL量表都是复合量表，涉及上述多个维度，似乎具有表面效度——换句话说，如果你问某人他们的"生活质量"是什么，他们的答案可能会反映出他们生活的许多不同方面。

然而，早期的研究往往更专注于身体功能，生活质量似乎是从根本上反映了一个人能"做什么"，因此，研究通常衡量疾病或症状的严重程度，残疾或身体功能被认为是生活质量的指示性指标。然而，世界卫生组织的损伤、残疾和残障（见第一章）（WHO，1980）模型描述了疾病不仅仅会产生身体上的结果，因为残障被定义为直接由损伤和/或残疾导致的在扮演社会角色时的劣势和限制。然而，正如我们在本心理学书籍中所展示的损伤、残疾和障碍之间的线性关系，或者如世卫组织修订模型（国际功能、残疾和健康分类，世卫组织，2001）中所定义的那样，损伤、活动限制和参与限制之间的关系并非不可避免，而是取决于许多心理和社会因素。例如，在类风湿关节炎患者中，病理生理学和残疾结果之间的联系通常是间接的，并受到社会心理和环境因素的调节，见沃克（Walker）等人2004年的综述；或者在接受工作手册干预的中风患者中，在他们对恢复的控制信念方面，发现残疾组相对于对照组降低了生活质量（Johnston et al., 2007）。与其将疾病或残疾视为生活质量的指标，不如将其视为对生活质量的潜在影响（McKenna et al., 2000；McKenna，2004），这些因素可能会影响一个人感知的生活质量，也可能不会，这取决于这个人在多大程度上认为这些因素对这种评价很重要（e.g. Cox，2003）。

因此，一般来说，生活质量（QoL）可以指一个人在特定时间对其整体生活体验（他们的处境、经历、状态和感知）的评估（整体生活质量）。"与健康相关（health-related）的生活质量"（HRQoL）一词指的是对这种生活经历的评估，以及它如何受到症状、疾病、事故或治疗，以及健康政策的影响。它还应包括患者对治疗、结果、健康状况和未来前景的满意程度的一些评估（Bowling，1995）。

■ **幸福感 vs 生活质量？**

请注意，在前文中鲍林（Bowling）提出的对 HRQoL 的定义里，"幸福感"包含在定义中。历史上，幸福感一直被认为是一个更广泛的概念，包括社会和经济福祉，可以在国家和个人层面客观地进行推定（例如，从经济、就业、生活安排和健康指数），也可以是通常通过自我报告的心理福祉或个人福祉。

在健康和社会科学中，幸福感有两种研究方式，首先是个体对与自身理想/愿望相关的幸福的情感判断，即存在积极影响和缺乏消极影响的主观幸福感（subjective wellbeing，SWB）（Diener，2000；Diener et al.，2009）。这被描述为"享乐主义"（hedonic）[①]，即通过快乐和实现自己目标的满足感而获得的幸福。相比之下，一个更"幸福"（eudaimonic）[②]的视角强调了从来自个人成长、自我实现和价值观获得的幸福，这种幸福被认为来自参与和贡献，而不仅仅是接受（e.g. Ryff，1989）。两者都在一些现有的幸福衡量标准中有所体现，如生活满意度指数；或里夫（Ryff）的量表，幸福涉及自我接受、与他人的积极关系、自主性、环境掌握、生活目标和个人成长，而其他量表则只关注主观的、享乐的幸福感（参见 Mcdowell，2010 年对衡量标准的回顾）。

一些研究检验了 HRQoL 维度和主观幸福感之间的关系，结果并不令人意外，主观幸福感与 QoL 测量的心理健康领域密切相关，但与身体领域无关（e.g. Mukuria & Brazer，2013）。此外，在一项有趣的探索性研究中，研究了随着时间的推移 HRQol 和 SWB（主观幸福感）之间的关系，发现乳腺癌患者似乎在 SWB 中转向权衡 QoL 的社交领域，这表明人们可能会重新调整优先级或进行适应（Tessier et al.，2017）。这些关于疾病过程中相互作用的前瞻性研究十分有意义，它们挑战了人们通常认为的我们总是以同样的方式重视我们健康和幸福的相同方面的假设（另见后面关于年龄的讨论）。

[①] 享乐主义（hedonic）：生活的目标是最大化幸福和快乐，最小化负面影响，关注主观幸福感和生活满意度。
[②] 幸福（eudaimonic）：人生的目标应该是活出真正的自己，为人生的意义、个人成长和自我实现而奋斗，重点是心理上的幸福。

■ 什么会影响生活质量？

对某些人来说，由于损伤或残疾而不能从事有价值的活动可以被认为是"比死亡更糟糕的命运"（e.g. Ditto et al., 1996）。然而，对其他人来说，尽管身体有所伤残，他们仍将继续寻找生活的意义和目标，例如癌症或艾滋病毒感染等危及生命的疾病（Tsarenko & Polonsky, 2011）。正如卡尔（Carr）等人（2001）所指出的，"与健康有关的 QoL 是我们对健康的期望和我们对它的体验之间的差距"，然而"现有的 QoL 衡量标准并不能说明对健康的期望"。并不是每个人都期望身体健康，因此健康状况不佳可能不会被认为影响这些人的 QoL。反之亦然，在那些期望身体健康的人身上，疾病对 QoL 的损害被认为更大。"你怎么看？"（下文）提出了患者在医疗保健和 QoL 判断方面的偏好问题，并向读者介绍了健康经济学家采取的一种方法。

你怎么看？

不同的健康结果对不同的人重要吗？对于大多数人来说，在没有重大副作用的治疗和有重大副作用的治疗之间做出选择是很容易的，即选择没有副作用的治疗。然而，如果现在要在一种没有重大副作用但在根除或控制有关疾病方面仅能取得一定成功的治疗方法和一种有重大副作用但成功率很高的治疗方法之间做出选择，那么决定就会变得更加复杂。你会选择哪一种？许多癌症患者每天都面临着这样的决定，他们为生存而战，但往往面临着有副作用的毒性治疗。这些治疗可能会延长寿命，但生命质量呢？

如果经济因素也参与到辩论中，就像越来越多地涉及治疗费用、住院费用、后续护理费用等方面一样，那么关于哪种治疗结果最好的决定通常会落到负责支出的医生和医院管理人员的手中。死亡的结果几乎没有医疗成本，而延长寿命如果伴随着慢性疾病或一定的发病率，则会产生更多的医疗成本。从医学角度来看，治疗效果是这些决定的核心，理想的结果可能是患者恢复到最佳功能，但现实通常是通过权衡治疗成本（例如财务成本，就副作用而言的个人成本）与客观效益（例如，减少进一步治疗的需求节省的财务成本，个人的预期寿命增加）做出决定。

健康经济学家越来越多地与健康心理学家合作，研究影响健康状态效用（或者用健康心理学的说法，即重要性）的因素，以及这些决定给患者带来的感受。例如，如果你对自己在健康状况不佳的情况下生活了六个月或者在接受治疗的情况下处于最佳健康状态的三个月无动于衷，那么这就表明该治疗对你个人的效用。基本上，这些判断要求个人考虑他们是否愿意用目前的 QoL 来换取治疗后的 QoL，例如：你愿意用多少天的治疗来换取几个月的健康改善？

在你看来，做出这些判断有多容易？这样问公平吗？价值可能在生命周期中发生变化。例如，一名 75 岁的癌症患者是否会考虑每三周进行六次化疗的治疗方案？它在延长寿命方面的预期好处以及可能的副作用（恶心、四肢疼痛、脱发等），会和像 35—40 岁的患者一样吗？重要的是要评估个人对影响其生活"质量"改善因素的看法。

影响生活质量的因素很多，包括：
- 人口统计：例如年龄、文化；
- 健康状况：如症状、有无疼痛、功能障碍；伴有相关运动、情绪或认知障碍和感觉或交流障碍的神经损伤；
- 治疗方法：如有效性、性质、程度、毒性、副作用等；
- 社会心理因素：如情绪（焦虑、抑郁）、应对、社会环境、目标和支持。

■ 年龄和生活质量

年龄已被证明会影响人们认为重要的生活方面，年龄也会影响疾病可能影响的生活方面。例如，癌症治疗通常会影响学校出勤和参与对儿童社会发展很重要的学校活动（Eiser，2004）；儿童癫痫会妨碍社会功能、独立性和与同龄人的关系，在某些情况下还会影响自尊和情绪（McEwan et al.，2004）。

就儿童而言，有必要了解可能对疾病及其治疗对儿童产生调节作用的不同环境（Matza et al.，2004），因为儿童 QoL 受损的任何影响都可能会进行累积，并影响后来的发展（Jirojanakul et al.，2003）。患有慢性疾病的儿童是否会因为童年 QoL 下降而改变他们未来的生活预期？我们还不确定这一点。然而，从逻辑上讲，我们可能对此有所预期，因为有证据表明，童年时期的社会排斥（一些身体疾病或残疾可能造成的不参与的后果）等负面经历会产生长期影响（Maddern et al.，2006）。青少年通常被认为是诊断患有慢性或严重疾病的特别具有挑战性的时期，关于如癌症等疾病是否会对 QoL 产生长期影响的证据是混合的。例如，拉尔森等人（Larsson et al.，2010）对 61 名在青春期被诊断为癌症的患者（平均年龄 15.5 岁）进行了纵向研究，并将他们四年的 QoL 和与他们年龄和性别匹配的对照组进行了比较。虽然最初（诊断后 6 个月）癌症组的心理健康和活力明显低于对照组，抑郁程度也更严重，但在 18 个月和 48 个月时，这一情况逆转了，癌症组实际上报告了更强的活力，更低的焦虑和抑郁。这些发现与之前在成年人群中描述的研究相吻合，即疾病的创伤经历及其相关治疗促进了成熟和对生活的高度欣赏，有时被称为创伤后成长（Tedeschi & Calhoun，2004）。

虽然许多针对年幼儿童的研究依赖于父母对其孩子 QoL 的"代理"报告（见下面关于测量 QoL 的部分），但有几项有趣的研究使用定性研究方法（qualitative methods）[①]来引出 QoL 中重要的领域和影响它的因素，发现了它们对 QoL 的广泛影响。例如，在患有癫痫的青少年（11—17 岁）中进行的焦点小组讨论（Cramer et al.，1999，引用于 McEwan et al.，2004）确定了八个与健康相关的 QoL 的子项目：

（1）癫痫的一般性影响；
（2）记忆/注意力问题；
（3）对癫痫的态度；
（4）身体机能；
（5）羞耻；
（6）社会支持；
（7）学校行为；
（8）总体的健康知觉。

同一研究的定量研究结果发现，癫痫的严重性是预测与健康相关的 QoL 的主要手段，与发病年龄无关。换句话说，儿童患病的时间长短似乎不会降低严重的癫痫对 QoL 的影响。另一项焦点小组研究检验了与健康相关的 QoL 及其与年龄在 6—12 岁的癫痫患儿的痛苦之间的关系，痛苦主要与失去独立性和日常活动受限相关，与担心别人对自己疾病和癫痫的突然发作的反应、同伴的对待方式相关，与担心药物的副作用相关（Ronen et al.，1999；亦引自 McEwan et al.，2004）。

年龄对生活质量评分的影响并不是不可避免的。例如，在一项对 32 至 90 岁的中风幸存者进行的为期一年的纵向研究中，年龄并不能预测 QoL；而其他因素，如身体残疾、抑郁情绪和性别（女性 QoL 较差）可以预测 QoL（Carol-Artal et al.，2000）。年龄可能不如"生命阶段"重要，即致残疾病对 QoL 的影响可能会根据它是否发生在个体的职业生涯或生育能力活跃阶段中而有所不同。在患有急性中风的年轻人中，无法重返工作岗位与生活满意度和幸福感（wellbeing）[②]降低相关（e.g. Vestling et al.，

[①] 定性研究方法（qualitative methods）：聚焦对某一特定群体的经历、信仰和行为的描述（具体说明）。
[②] 幸福感（wellbeing）：对一个人整体生活的主观评价。

2003），而这并不存在于大多数退休年龄后的中风患者。鉴于大多数社会的人口老龄化，保持 QoL 和促进健康、积极和成功的老龄化变得越来越重要（Baltes & Baltes, 1990；Grundy & Bowling, 1999）。健康老龄化方法的目标是最大限度地减少依赖（身体和/或情感），这反过来希望能降低为日益老龄化的人口提供医疗保健服务给社会带来的"成本"。对老年人的研究发现，生活重要的方向包括良好的身体机能，与他人保持良好的关系，保持健康和社会活动。与年轻样本相比，老年人更有可能提到独立，或担心失去独立并变得依赖（Bowling, 1995b）。

主观幸福感随着年龄的增长而下降的假设也受到了一些研究结果的挑战，这些研究发现，生活满意度在成年后并没有太大的变化，事实上，在 40 岁出头到 70 岁出头之间，生活满意度会增加（贝尔德回顾了英国的数据，而不是德国的数据，Baird et al., 2010），再之后随着年龄的增长，主观幸福感才会下降。然而，贝尔德总结的是两项针对全国人口而不是慢性病人群调查的结果，因此无法解释疾病对这些判断的影响。

鲍林和艾利夫（Bowling & Iliffe, 2006）在 999 名 65 岁以上的成年人中研究了成功老龄化的五种"模式"和 QoL 之间的关系，研究发现对于"成功变老"意味着什么的最广泛的理解模型，最能预测一个人的生活质量是好的还是不好的。这个广泛的"世俗模型"包括生物医学（功能）、更广泛的生物医学（如角色和功能）、社会功能（社会网络和支持）和心理资源（如自我效能、乐观、应对）模型，但还增加了社会经济（收入、资本）和环境（安全、服务、获取）因素。

> **你怎么看？**
>
> 你曾经经历过 QoL 的挑战吗？如果有，你是怎么处理的？QoL 的某个领域比以前更重要了吗？如果是，为什么？你对不同领域的"权重"看法是否恢复到挑战前的水平，或者该事件是否对你评估生活和机会的方式产生了持久的影响？想想将"现在"的你与父母比较。你认为你对"生活质量"的看法与他们不同吗？想想未来什么会改变你对 QoL 的判断。

因此，虽然患有限制性疾病会影响一个人的 QoL，因为他们会更关注身体功能和活动、社会支持和社会接触，但感觉自己"成功变老"的意义远不止于此。

■ **疾病的各个方面和生活质量**

有相当有力的证据表明，身体疾病对个体报告的 QoL 有影响。例如，一项对 118 位 2 型糖尿病成人健康相关 QoL 研究汇总数据的综述（Norris et al., 2011）表明，糖尿病具有负面影响，特别是对身体功能和 QoL 的一般健康领域，当然，汇总效应掩盖了影响个人 QoL 体验的许多个体的差异性因素。疾病的各个方面也很重要，例如，普遍并持续的疼痛和残疾通常与较低的 QoL 相关，反映在如抑郁症水平、残疾和医疗护理的使用等方面（见第十六章）。费鲁奇等人（Ferrucci et al., 2000）调查了中风、帕金森病（PD）或冠心病（CHD）患者的疾病严重程度与其健康相关的 QoL 之间的关系，有趣的是，他们发现中风和冠心病患者之间的关系是非线性的，只有在最轻的中风和最严重的冠心病病例中与 QoL 具有相关性。然而，在帕金森病中，严重的 PD 与较低的健康相关 QoL 存在线性关系。换句话说，疾病的严重程度并不一定或始终与较低的健康相关的 QoL 相关，还需要探索与特定疾病的关系。

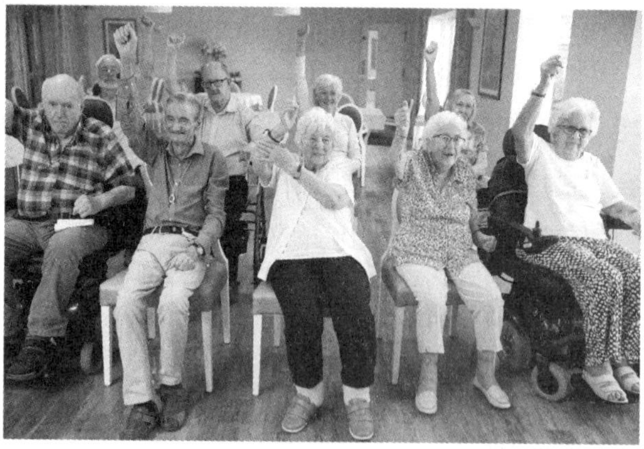

疾病的类型似乎不如任何由此导致的身体残疾程度重要，很可能是因为身体残疾挑战了许多其他重要领域，包括个体的社会、情感、认知、经济、社会和环境功能。例如，布兰（Blane）等人（2004）发现，在 300 多名年龄在 65 至 75 岁之间的个体中，严重和

插图 14.1 社会参与对老龄化的健康有益
资料来源：shutterstock。

限制性健康问题是 QoL 的最强预测因素，而非限制性慢性疾病不影响 QoL。他们还发现住房保障、福利或非养老金收入以及（仅针对男性）失业年限具有预测性。

虽然在活动或角色方面受到限制通常预示着较差的心理和身体功能，但 QoL 的意义不止于此。例如，埃万德罗（Evandrou, 2006）调查了长期患有限制性疾病的老年人，超过一半的人自认为他们的健康状况良好或相当好。事实上，贝格（Berg et al., 2006）强调，老年人（85 岁以上）的主观健康评级与其他自我评估相关，包括总体幸福感或 QoL、焦虑和抑郁，但它们与客观健康相关指标的关联往往更弱。

在患有帕金森病等神经系统疾病的患者中，记忆障碍或注意力缺陷等认知功能障碍会破坏关键的 QoL 领域。此外，记忆缺陷会使一些人很难根据以前的状态来评估他们当前的状态，从而无法做出有意义的 QoL 判断（Murrell, 2001）。也许正是由于这个原因，认知障碍患者一直是较少被关注的研究对象。

然而，总体而言，无论何种疾病类型，提高 QoL 干预措施的一个关键的整体性目标就是改善和维持所有年龄段的身体和角色功能，但 QoL 仍然是多维度的。

■ 文化与生活质量

第一章介绍了西方和非西方文化对健康本身的看法略有不同，并鉴别了有关健康的西方个人主义观点和东方更具集体主义性质的观点。在比较中国患者（典型的集体主义）和西方患者（典型的个人主义）样本的研究数据时，颜和塞立克（Yan & Sellick, 2004）指出，文化会影响许多与 QoL 的判断相关的因素，例如对疼痛的反应、对使用传统的和西方的药物和治疗的态度、依赖的概念和有关沟通的文化等。正如布林格（Bullinger）（1997）所观察到的："如果疾病像人类学研究表明的那样，在很大程度上受到文化的限制，那么 QoL 如何与文化无关呢？"然而，关于个人主义文化与集体主义文化在 QoL 方面是否有区别的研究：第一，数量有限；第二，不确定。有人可能会假设，来自个人主义文化的人在 QoL 中会强调对主观和享乐幸福的追求，而来自集体主义文化的人在 QoL 中重视并报告了更多的幸福和社会参与。有几个例子可以说明这一点。例如，一项针对澳大利亚年轻人（18—25 岁）的研究发现，与集体主义取向的人相比，个人主义取向的人的幸福感较低。作者认为，围绕个人主义的西方社会价值观可能导致心理健康问题日益普遍（Humphrey et al., 2019）。在一项包括欧洲、亚洲、澳大利亚、北美和南美在内的 15 个国家与地区的研究中，穆恩斯及其同事（Moons et al., 2021）在一个患有先天性心脏病的大样本中研究了"一致性感"（sense of coherence, soc, 一种解决生活的感知意义、可理解性和可管理性的概念，Antonovsky, 1987）的区域间差异及其与 QoL 的关系。他们的分析发现，个人主义和集体主义与社会 SoC 密切相关，日本和中国台湾地区的集体主义文化报告的社会 SoC 较低。SoC 与 QoL 呈正相关，其中最强烈的相关性是在日本，QoL 差异的 30% 以上可以被解释。这些发现表明，有必要认识到文化信仰体系及其对 QoL 和幸福感等健康结果的潜在影响。

■ 治疗的各个方面和生活质量

治疗本身也会影响 QoL。大多数检验治疗对 QoL 的影响的研究，要么是为了判断它对特殊人群的影响，要么是为了比较几种治疗方案中哪一种与最好的生活质量结果相关。例如，在癌症中，POQOLS〔pediatric oncology（儿科肿瘤学）QoL scale;

Goodwin et al., 1994］的得分在接受不同治疗的小组中各不相同，如正在接受强化治疗的儿童的 QoL 要差于那些正在恢复中的儿童（Bittebier et al., 2001）。

作为新疗法或可比较疗法的随机对照试验的一部分，许多治疗评估包含了一些生活质量指标，如症状学、身体功能或重返工作岗位。越来越多"以患者为中心"的措施已被使用，即基于患者报告结果的测量（Patient reported Outcome Measures, PROMS），该测量邀请患者描述对他们的生活质量来说重要的结果（见 Black, 2013 年的综述）。这些测量措施可以针对特定疾病或通用疾病（见下文）。PROMS（病人报告结果测量）的使用现在很普遍，特别是在癌症治疗的研究中被广泛使用，但更广泛接受它们的使用并不自动等同于它们对临床决策的影响（Meldahl et al., 2012）。

例如，在英国的一项研究中，沃森等人（Watson et al., 2004a）检查了 481 名白血病患者的 QoL 结果，这些患者参加了两种类型的骨髓移植（bone marrow transplantation, BMT）（之前都进行了强化化疗）中的一种随机试验，并与单独的强化化疗进行了比较。在一年的随访中，接受 BMT 的患者报告了比单独接受强化化疗的患者更严重的疲劳、更多的性关系和社会关系问题，以及工作和休闲活动的中断。此外，与无血缘关系的供体移植或化疗组相比，来自亲缘兄弟姐妹的骨髓移植对 QoL 指标有更大的负面影响。尽管绝大多数 BMT 患者报告其 QoL 良好至优秀，但相当数量的 BMT 患者可能在较长时间内继续经历显著的功能限制（Broers et al., 2000）。另一项荷兰的研究（Helder et al., 2004）支持了这一观点，研究发现在进行 BMT 时还是儿童的青年人的 QoL 得分实际上并不显著低于健康青年人的对照组（尽管他们的总体健康评分较低）。这表明，儿童时期需要强化治疗和长期适应期的严重疾病并不一定会对成年期产生长期影响，尽管这需要更大规模的前瞻性研究，并需要将对 BMT 幸存者 QoL 的其他可能的影响纳入考虑中，如社会支持资源。

■ 影响生活质量的心理因素

在身体健康的人群中，焦虑症状或失调的存在一直与不良的 QoL 有关（e.g. Mendlowicz & Stein, 2001）。在那些身体患病的人中，情绪反应也显示会对 QoL 产生影响——情绪本身是 QoL 的一个确定领域。例如，研究发现，在心脏病发作后的 15 天之内测量到的抑郁和焦虑症状预示着四个月中的低 QoL，且抑郁的预测性最强（Lane et al., 2000）。同样，在 568 位癌症患者中，焦虑和抑郁都与 QoL 的情绪、身体和社会机能、疼痛、疲劳（只有抑郁症如此）维度以及整体的 QoL 相关，尽管如在莱因（Lane）的研究中发现的一样，抑郁具有更强的相关性（Skarstein et al., 2000）。

问题

临终关怀

虽然大多数死亡发生在医院，但对临终者的护理更多地是在患者家中进行，直到一些家庭护理人员无法再提供必要的护理或药物，而不得不让患者在疗养院或临终关怀院住院。其中，伊丽莎白·库伯勒－罗斯（Elizabeth Kubler-Ross）（1969）强调了临终时的心理和情感，以及"倾听临终病人"的必要性。库伯勒－罗斯（1969）描述了对死亡的阶段性反应过程，在绝症诊断后，最初是震惊和麻木，随后是否认和孤立感的阶段，在这一阶段，个体可能会变得愤怒，责怪他人，甚至试图通过在死前"讨价还价"实现他们希望的目标。库伯勒－罗斯将最后一个阶段描述为接受阶段。然而，并不是所有人都能接受，正如我们之前强调的那样，所阐述的"阶段"并不适用于所有情况。

临终关怀是在20世纪60年代后期发展起来的，因为人们认识到，传统的、医疗化的医院不一定是为临终者提供护理的最佳场所。临终关怀是在死亡临近时，为病人及其家属提供最佳QoL的护理，这要求病人没有痛苦，或很少感到痛苦，保持一定的尊严和自控力，并能在关怀和富有同情心的环境中与亲人保持关系。人们还发现，在生命结束时，良好的QoL还包括患者尽可能保持独立的需求，以免给他们的护理人员造成"负担"（e.g. Gill et al., 2003）。照料者的需求也应该得到支持，以便他们能够在病人生命的最后几天或几周内为他们提供所需的任何支持（见第十五章）。重要的是，临终关怀院需要承认伴随死亡"仪式"的文化差异，以及家人和朋友可能有的期望。例如，死者面向麦加的位置对那些穆斯林信仰者很重要；美国印第安人焚烧鼠尾草是一个重要的仪式，为死者的灵魂来世做准备。正如伊曼纽尔（Emanuel）等人（2007）指出，垂死的"角色"包括实际的、关系的和个人因素，如果一个人要从"生病"的角色转变到"垂死"的角色并适应它，所有这些都是必要的。虽然承担这个角色是情绪化的，伴随着失落和悲伤的感觉，但只关注身体需求是不够的。临终关怀能做到这一点吗？

在临终关怀院去世的病人的护理人员报告说，"他们的"病人比那些在医院去世的病人更清楚自己即将死去，这也许反映了临终关怀院鼓励开放的精神。对死亡持开放态度可能会使患者对死亡以及家人对失去亲人有更充分的准备，这反过来又与降低情绪痛苦水平有关（e.g. Chochinov et al., 2000）。然而，在对临终关怀院、医院或家庭为癌症患者提供姑息治疗的回顾中，临终关怀对QoL有益的证据并不一致（Finlay et al., 2002）。随着医院对专科护士越来越重视，至少在英国，医院护理本身可能变得更加全面，因此与临终关怀的差异不那么明显。当然，在英格兰和威尔士，英国国家健康护理卓越研究所（NICE）关于改善成人癌症患者的支持和姑息治疗的指导（2004）长期以来一直建议：评估和讨论患者对身体、心理、社会、精神和经济支持的需求应该在关键时刻进行（如诊断，治疗开始时、治疗期间和治疗结束时，再复发，以及当死亡临近时）（关键建议2）。

当一个人面临死亡时，诸如"善终"和"有尊严地死去"之类的问题就会变得突出，并随之引发许多伦理和道德辩论。一直有研究表明，老年人不像年轻人那样害怕死亡本身，而是更关心死亡的过程，以及恐惧自己在痛苦中或没有尊严和自我控制的情况下死亡（e.g. Chochinov et al., 2002; Strang & Strang, 2002）。就死亡体验的质量而言，"善终"对失去亲人的人也很重要，可以减少一些挥之不去的愤怒或怨恨，使悲伤的过程变得更加积极（Tedeschi & Calhoun, 2008）。棘手的问题出现了，例如：应该何时停止治疗？一个人能忍多少，或者应该忍多久？一个濒死的人经历了巨大的疼痛或严重的呼吸困难，如果他们失去知觉，是否应该抢救？一个面临绝症和不可避免走向死亡的人是否应该被允许邀请他人协助自杀？病人选择如何死亡，甚至在哪里死亡，都不可避免地是个人决定。选择"何时"死亡更有争议，甚至当病人的"预先指示"已经到位，表明他们希望（或不希望）医疗干预时，如果时间到了，他们无法沟通自己的愿望，护理专业人员可能会优先考虑家庭成员关于临终护理的偏好（Mowery, 2007）。

对临终者不进行治疗的做法——被动安乐死——被普遍认为是医学不可避免的一部分。然而，主动安乐死，即实施有效地结束生命的行动（如注射致命剂量的肾上腺素）则不太常见，并且因国家而异（e.g. van der Heide et al.，对六个欧洲国家的回顾研究，2003），部分反映了国家在协助自杀或安乐死合法性方面的差异。在荷兰，全科医生自1991年以来已经能够实施这些做法（Onwuteaka-Phillipsen et al., 2003），而其他国家尚未就这一问题制定政策。例如，在威尔士进行的一项研究（Pasterfield et al., 2006）中询问全科医生"你认为关于故意杀人的法律应该改变，以允许（a）医生协助自杀和（b）自愿安乐死吗？"在对此进行了回应的1025名医生中（在被邀请进行回应的人中占65%，这是非常合理的），62.4%的人不赞成修改关于（a）的法律，55.8%的人同样不赞成修改关于（b）的法律。面对这样的发现，这一有争议的问题可能需要一段时间才能在其他立法方面得到解决。

人权立法、控制我们生活的愿望，以及世界正面临人口老龄化的事实，在老龄

> 化世界的大部分地区中许多人将在慢性疾病中生活多年，这表明关于安乐死的问题将继续存在，并有可能发展（Zucker，2007）。
>
> 如果你有过对死亡的亲身经历，在你有选择机会时，这些经历是否影响了你对死亡方式的选择？你认为什么能在生命临终时提供"生活质量"？

勒温塔尔和科莱曼（Leventhal & Coleman, 1997）指出，QoL 除了作为一种结果被进行检验外，还需要被视为一个过程，其本身受到各种生活领域的影响，包括对疾病、症状和治疗的体验和感知（见第九章），以及在任何特定时间点上对这些感知的重视程度。任何这些决定因素的改变都会影响 QoL 的改变。这个过程模型在心理学研究中已被普遍接受，这些研究评估了多个决定因素，以及一般或特定的 QoL "结果"测量（见下面对测量的讨论）。很明显，在试图确定什么能够"预测"QoL 时，需要考虑各种因素：是否存在疼痛，是否存在抑郁情绪，社会支持、种族和可能在研究的疾病过程中独立发挥作用的其他环境应激源。

■ 应对和生活质量

在应对反应方面，卡弗等人（Carver et al., 1992）指出，在个体无法施加控制的情况下，回避型应对可能有利于生活质量，他们认为，当控制不起作用时，在这些情况下的应对方法可能会导致挫败感。其他人提出在相对不可改变的情况下保持良好的 QoL，例如慢性疼痛患者所面临的情况，可能需要个人通过接受应对或积极的重新解释来应对。麦克拉肯和埃克尔斯顿（McCracken & Eccleston, 2003）在一项对 230 名患有慢性疼痛的成年人的研究中支持了这一观点，他们发现，尽管应对与疼痛接受程度之间的关系很弱，与适应之间的关系也不可靠，但那些确实表现出接受疼痛的人报告了更高的 QoL，包括疼痛症状和残疾减少，抑郁和与疼痛相关的焦虑减少，每天花在活动和走动上的时间更多，工作的可能性更大。这些发现强调了应对策略在当前环境下的"拟合优度"的重要性，这在第十二章中也有讨论。

■ 社会支持和生活质量

就个体在面临应激或疾病要求时也许会加以利用的资源而言，前面诸章已经强调了社会支持的重要作用（第十二章）。然而，变量之间因果关系的方向并不总是明确的。例如，在一项针对 210 位接受癫痫治疗的门诊病人的研究中，回归分析的结果发现，在当前的身体健康状态之外，心理烦恼、孤独、调适和应对，以及对羞耻的感知，都会对 QoL 的测量有显著益处（Suurmeijer et al., 2001）。然而，要解决心情、资源（如果考虑的是孤独的话，则是资源的缺乏）或应对变量与诸如 QoL 之类的疾病结果间的关系指向，就需要进行几波数据收集的研究，其中支持和适应水平的变化、应对反应的变化等可能都会得到评估。为了做到这一点，博戈因和伦威克（Burgoyne & Renwick, 2004）在四年的时间里对 41 名感染艾滋病毒的加拿大成年人进行了三次评估，并研究了社会支持的变化或稳定是否与 QoL 的变化或稳定相关。本研究虽然样本量相对较小，但考虑了疾病症状学、社会支持和 QoL 之间的动态关联，并探讨了这些因素之间的因果关系方向：是社会支持的变化导致了 QoL 的变化，还是 QoL 的变化导致了社会支持的变化？与预期略相反，分析揭示社会支持和 QoL 在四年时间里都相对稳定，尽管社会支持确实在 40% 的样本中有显著的下降。如果是在一个较大的样本中得出了这样的发现，就会令人警觉地进一步探索，以尝试确定这 40% 的人都是"谁"，也就是说，他们与那些社会支持保持稳定的人在个性或疾病特征方面会有不同吗？较差的心理机能 QoL 得分通常预示着后来觉察到的较低情感和信息支持，但对身体机能 QoL 与社会支持间的方向关系的认识并不清楚。重要的是，研究结果并未显示社会支持与后来的 QoL 之间长期而紧密的关联。此外，尽管有证据表明第一年和第二年之间的变化存在联系，但结果并未显示 QoL 或社会支持的变化在较长期（即从第一年到第四年）是有联系的。当然，这两个测量在每个时间点都是相关的，社会支持的积极或消极变化与 QoL 领域的积极或消极变化相对应。然而，该纵向的预测结果仍令人失望，这意味着，社会支持及其对 QoL 的影响，至少在该疾病组中，仍然值得商榷。

■ 目标和生活质量

QoL 研究有时会遭到这样的批评：它缺乏一种可围绕其进行 QoL 概念的发展和测试的理论模式。一种试图将理论付诸实践的尝试使用了席耶和卡佛的自我调节理论（参见第九章），它描述了在面对诸如疾病之类的干扰时达成目标的过程（1992）。它提出，由慢性疾病及其后果所导致的对个人目标达成的干扰有可能会影响个体感知到的 QoL。在自我调节框架内，事件评价、目标干扰评价、结果预期、资源评价和应对过程共同影响 QoL。例如，艾克泰尔德等人（Echteld et al., 2003）发现，在 158 名经历过冠状动脉血管成形术（coronary angioplasty）[1]的人中，手术前的 QoL、低应激评

---

[1] 冠状动脉血管成形术（coronary angioplasty）：将一个小球囊插入患有动脉粥样硬化的患者阻塞的冠状动脉的手术操作。

估和回避型应对可预测手术三个月后的生活质量和积极影响。目标干扰预示着疾病特有的 QoL 和消极影响。布尔斯马等人（Boersma et al., 2005b）也发现，在一次心脏病发作之后，诸如履行对他人的职责，或享受乐趣，与焦虑、抑郁和较低的与健康相关的 QoL 相关。目标也许会通过改变个体赋予其疾病的意义来间接影响 QoL（Taylor, 1983；对疾病的认知适应理论，见下文），即个体了解疾病对他们自己、他们的关系和他们的未来的影响，并以此被认为影响幸福感和适应（Walker et al., 2004）。如果我们要更好地理解为什么人们在给出标准化的生活质量评估工具时，会以这种方式评估他们的生活质量，那么核实个人目标（包括日常目标和更高层次的目标）以及它们因健康问题是否达成的情况是很重要的。

■ 期望和适应

为什么一些慢性病患者报告的 QoL 高于预期，有时水平与健康对照组相似，关于该问题的一种可能的解释可以在适应研究中找到，这些研究表明，当一种情况十分明确并被理解为个体生活的永久特征（例如，丧失亲人、失去肢体、不治之症）时，比当个体认为他们的情况是暂时的并可能发生变化时，他们能更容易和更好地适应（Herrman & Wortman, 1985）。这个出乎意料的建议使史密斯及其同事对生活满意度进行了一项有趣的研究（Smithies et al., 2009）。他们对一组都接受过外科手术的患者进行了比较，这些患者进行了肠道旁路术，因此身体中的废物通过管道传递到外部容器（因此"残疾"是相同的），但一组做了临时和可逆的结肠造口术（也称为回肠造口术，如果病情好转就会逆转），另一组做了永久性结肠造口术。研究对患者在术后一个月和六个月进行随访，并控制潜在条件。研究的主要假设是与临时结肠造口患者相比，永久性结肠造口患者的 QoL 随着时间的推移会提高更多，这一假设得到了强烈支持。可逆结肠造口组的最初生活满意度较高（虽然不显著），但随着时间的推移它确实显著下降，而永久性组的生活满意度上升。

这些发现与适应模型不一致，适应模型假设负面反应会随着时间的推移而消失，其原因仅仅是持续暴露在负面刺激下（Diener et al., 2006）。至关重要的是，研究者认为这些发现突出了认知的作用，尤其是对环境改善的预期可能会阻碍适应。他们认为，这两组人应对的动机可能各不相同，期待手术在未来某个时候逆转可能会阻止人们积极适应当前环境，因为他们不断地将目前的状态与尚未达到的状态进行比较。遗憾的是，这项研究并没有明确地评估这些期望，例如通过评估希望，同时也没有评估其他可能的疾病特定信念，这些信念也可能解释生活满意度和生活质量评级的差异。然而，尽管如此，研究结果表明，健康专业人士关于预后的沟通应避免对变化过于乐观，因为这可能会灌输错误的希望，不利于患者的适应。希望在我们放弃积极心理学这一新兴领域（见第十一章和第十二章）并接受没有希望可能比希望更好的观点之前，会有更多更大规模的研究进一步探讨这一问题！

在"问题"中，我们讨论了由于衰老或绝症走向生命结束时，是否可以实现生活质量的问题。

你怎么看？

当克里斯托弗·里夫（Christopher Reeve），又名超人，在一次严重的脊椎受伤后只能坐在轮椅上，被问到"你如何评价你的生活质量"时，他回答说："我想说不仅仅是好。我会说，你知道的，这是好上加好。我不会说很棒，因为它不足以表述……"

疾病，甚至像克里斯托弗·里夫那样颈部以下完全瘫痪，并不一定会导致一个人的QoL评价很差，QoL基于主观健康因素之外的许多事情，包括环境指标，如交通、污染、住房市场，以及休闲活动、消费品所有权、犯罪、教育程度和失业的相关社会统计数据。《世界人口评论》（2021年）利用这些数据对QoL进行了"客观"评估，发现丹麦、瑞士、芬兰、澳大利亚和荷兰是生活质量排行榜的"前五名"，英国排名第19位，仅高于立陶宛。在本章中，我们认为QoL是一种主观的结构——我们应该重视这样的排名吗？这样的"排行榜"纯粹是为了给媒体提供弹药来攻击我们的政客，还是真正引起人们对我们国家的卫生、社会保障系统和环境政策的关注？

第七节　生活质量测量

有几个主要原因表明，QoL评估为什么是有用的临床实践（e.g. Higginson & Carr, 2001）。它们包括：

- 为提供信息而进行测量（Measure to inform）：增加对疾病的多维影响以及调节影响的因素的理解，以便（1）为干预和最佳实践提供信息，（2）向患者提供有关治疗结果或可能的副作用的信息，使他们为此做好精神上的"准备"，或者使支持性资源可以部署到位。来自QoL研究的描述性数据也可以被用于向患者及其家人提供治疗相关可能性经历的信息，以便使他们做出医疗选择。例如，科基（Cocquyt）等人（2003）发现，没有绝对的证据表明，保留了乳房的手术会比乳房切除术得到更好的 QoL 和心理社会结果（尽管有些研究确实发现在那些保留乳房的治疗中存在较好的体象和性机能）。这些信息可以由健康护理人员提供，以帮助患者做决定。

- 为评估选择而进行测量（Measure to evaluate alternatives）：QoL 测量也许可被用作一种临床"审计"形式，以鉴别哪种干预的结果"最佳"——但对于患者而言，选择通常与成本有关。在医学（以及健康经济学）中，已出现一个相关的概念，叫作生活质量调整寿命年（quality adjusted life years），或简称为 QALYs（在特定干预后达到良好生活质量的年数或年数比例）。不同的治疗方法可以在不同程度上延长寿命与提高质量，当计算这些权重时，可以根据实际治疗成本进行评估（即物有所值）。QALYs 可以为医疗决策提供信息，例如，两种癌症治疗可能提供相同的生存益处，但在治疗期间和治疗后的 QoL 和 QALYs 不同。

- 为促进交流而进行测量（Measure to promote communication）：尽管在临床环境中，这不可能是进行 QoL 评估的首要动机，但进行 QoL 评估可能可以使健康专业人士处理之前没有处理的领域，例如有关治疗满意度、疾病和治疗对家庭互动的影响、社会或性机能。这会为健康专业人士提供疾病或治疗对其患者的影响更为全面的观点，并可帮助其做出未来的治疗决定或提供健康护理。

无论评估 QoL 的动机是什么，研究人员或临床医生所面临的一个主要问题都是使用哪种评估工具或方法。正如卡尔和斯金森（Carr & Higginson，2001：1359）所指出的："如果它们（标准化措施）不涵盖对患者个体重要的领域，那么对于这些患者来说，它们可能就不是有效的措施。"此外，临床医生需要对他们的解释和实践的潜在益处感到自信，但有证据表明他们的实际情况并不是这样（e.g. Meldahl et al., 2013）。如果我们接受 QoL 是一个多维的、动态的和主观的结构，测量将不可避免地面临许多挑战！

一、通用 QoL 测量对特殊 QoL 测量

世界卫生组织生存质量测量（WHOQOL）小组提出的 QoL 的总体领域一直以来得到了许多实证研究的支持。然而，有一个问题始终存在，是应采取一种通用的或普遍性的 QoL 测量方法，用以评估与所有疾病群相关的概念，还是应采取一种专门针对所研究疾病的测量方法。和 WHOQOL-100 或 WHOQOL-Brev 一样，常用的通用测量包括通常被称作 SF36 的健康状况调查问卷简表 36（Medical Outcome study short form

36)（Stewart & Ware，1992）、诺丁汉健康量表（Nottingham Health Profile，NHP）（Hunt et al.，1986）以及EUROQOL（Euroqol group，1990）。在针对特定疾病的测量方面，有越来越多的可用措施（Bowling，2005），包括针对癌症（e.g. EORTC QLQ-C30；Aaronson et al.，1993；Cocks et al.，2008；FACT-G，Cella et al.，1993；Holzner et al.，2004）、哮喘（e.g. Hyland et al.，1996）、关节炎（e.g. AIMS-1，2；Meenan & Mason，1990）或帕金森病（见 Marinus et al.，2002年的综述）的测量措施。

这两种测量方法各有优缺点。通用的测量方法允许在不同疾病组之间进行比较，但可能无法解决该疾病的一些独特的QoL问题。例如，欧洲癌症研究与治疗组织（EORTC）开发了一种癌症特异性工具（EORTC QLQ-C30），不仅用于评估与大多数人相关的生活质量问题（见表14.1），而且还包括癌症特异性补充模块，评估内容涉及对复发或治疗副作用的恐惧（Aaronson et al.，1993）。在艾滋病方面，诸如艾滋病检测和结果过程，以及向他人披露阳性诊断等问题，都在前面提到的WHOQOL（WHOQOL-HIV）开发的工具中得以解决（O'Connell et al.，代表WHOQOL-HIV小组，2003年）。

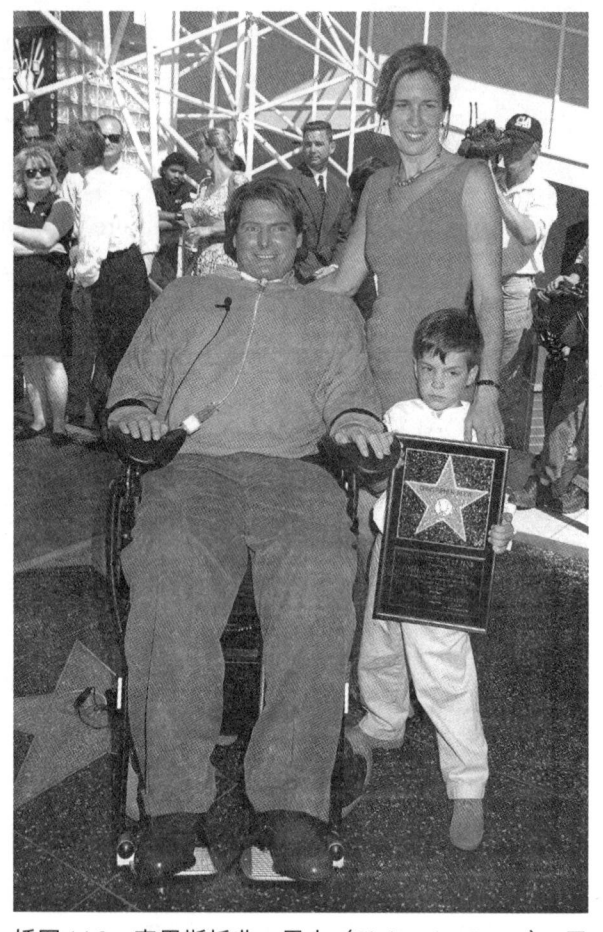

插图14.2 克里斯托弗·里夫（Christopher Reeve），又名超人，尽管被限制在轮椅上，但他认为自己的生活质量"比好更好"

资料来源：featureflash Photo Agency/Shutterstock.

因而，针对专门疾病的测量具有附加值，但它们没有考虑到相同数量的疾病之间的可比性。例如，这种比较可能会考虑："癌症对生活质量的降低作用会大于心脏病吗？"这是一个也许会令那些正在考虑如何分配资金或形成社区支持资源等问题的人感兴趣的问题。

二、个性化的 QoL 测量

另一种选择是采取个性化的方法来评估生活质量，允许受访者选择与他们相关的和有价值的维度和关注点［正如患者报告结局指标（PROMs）的目标，见上文］。例如，不是每个人都会对健康、社会生活或工作给予很高的评价！斯坦纳等人（Stenner et al., 2003）采用了一种被称为"Q 排序"的技术，证明不使用问卷也可以获得生活质量评级，他邀请 90 名健康参与者（65 岁以下的白人在职成年人）根据对自己的重要性（最不重要、一般、最重要）将 52 个关于 QoL 的陈述进行分类。根据这三类，他们对每一项进行排序，从 –5（最不重要），到 0（一般），再到 +5（最重要）。然后，参与者检查自己独特的"Q 排序"，并讨论为什么这样排序，以及他们是否认为自己的排序准确地反映了自己对生活质量的个人看法。研究发现了八个显著因素，并认为其反映了本样本 QoL 的意义和个人相关性的不同结构：幸福的家庭，靠自己的双脚站立，情感独立，想做就做，生活是一种积极的挑战，我们信仰上帝，保持足够健康以"养家糊口"，以及"你无法选择你的家庭"。人口统计学对这些因素的影响包括：年轻参与者对自立、独立和控制能力的评价高于年长参与者；而年龄较大的参与者通常已婚，他们对幸福家庭及其关系的评价更高，对他们获得的支持评价也更高。还有一些其他方面的差异存在，例如，与身体健康相比，人们对心理健康的重视程度存在许多其他差异。此外，研究结果强调，不同的生活质量链相互作用，互为因果序列似乎是可能的。换句话说，心理方面可能会影响所报告的社会、经济和身体方面，反之亦然。

这种"具体"方法也被用于特定的评估工具，例如：个人生活质量评估的时间表（the schedule for the evaluation of individual quality of life，SEIQoL；O'Boyle et al., 1993；Joyce et al., 2003）。该评估工具并不是专门针对健康的，而是邀请人们确定生活中对他们重要的五个方面（即"目前你生活中最重要的五个方面是什么——目前让你的生活相对快乐或悲伤的事情……，你的感受决定了你的生活质量？"）。个体对自己五个方面目前的功能进行评分，对每个方面的重要性进行加权，并对自己目前对这些生活方面的满意度进行评分。在最初的研究中，髋关节置换术患者最常提到的生活方面是家庭、休闲活动、独立、幸福、财务和宗教。但令人惊讶的是，"健康"更经常被健康对照组的受试者提名，这可能显示了保持健康对那些目前拥有健康的人的重要性，然而，在患者样本中，可能是生活目标和价值观的重新调整导致了健康的重要性被淡化，这项研究并没有探讨这一点。

表 14.1 生活质量评估——来自 EORTC QLQ-C30（第 3 版）的案例

（注意：这不是完整的量表，不要用于研究）
我们对你和你的健康十分感兴趣。请回答所有问题，并圈出最适合你的数字。
没有"正确"或"错误"的答案。你所提供的资料将被严格保密。）

	一点也不	偶尔	经常	总是
（5 个题目中的 2 个）				
你长距离散步有困难吗？	1	2	3	4
你白天需要躺在床上或椅子上吗？	1	2	3	4
在过去一周：				
（23 个题目中的 10 个）				
你的工作或其他日常活动是否受到限制？	1	2	3	4
你的业余爱好或其他业余活动是否受到限制？	1	2	3	4
你感到疼痛吗？	1	2	3	4
你有睡眠问题吗？	1	2	3	4
你吃饭时会没有胃口吗？	1	2	3	4
你觉得紧张吗？	1	2	3	4
你有记忆问题吗？	1	2	3	4
你的身体状况或治疗是否影响到家庭生活？	1	2	3	4
你的身体状况或治疗状况是否影响了社交活动？	1	2	3	4
你的身体状况或治疗状况是否给你带来经济困难？	1	2	3	4

对于以下问题，请在 1 到 7 之间圈出最适合你的数字：

你如何评价过去一周你的整体健康状况？

1	2	3	4	5	6	7
非常差						非常好

你如何评价自己过去一周的整体生活质量？

1	2	3	4	5	6	7
非常差						非常好

资料来源：欧洲癌症研究和治疗组织生活质量部 http://groups.eortc.be/qol/questionnaires_qlqc30.htm 要获得使用权限，请联系：生活质量部，欧洲癌症研究与治疗组织，非营利的国际性协会合作组织，埃米尔·穆尼埃大道 83/11 号，1200 布鲁塞尔，66 比利时。网址：http://groups.eortc.be/qol。

另一项针对有健康状况的人的个性化测量是 PGI——患者主观评分指数（the patient generated index）（Martin et al., 2007）。该测量也要求个人说出他们生活中最重要的（五个）方面，但与 SEIQoL 不同的是，这五个方面是受他们健康状况影响的方面。然后按照0—100分（最糟糕的、毫无效果、正如自己所希望的那样）对这些内容进行评分。这一测量还允许对列出的五个方面之外的其他方面进行关注。最后，在一项新的补充项目中，参与者被给予60分来"花费"购买他们所列出的任何领域的改进，并将此花费与评级相乘，以得到附加到该生活质量领域的权重的最终得分。这确实强调了不同人对不同领域的主观价值。虽然PGI很受欢迎，但未发现它与头颈部癌症患者的假设方式和疾病感知同时相关（见第九章）（Llewelyn et al., 2007），而且在老年心力衰竭患者中，PGI评分仅显示中等的可重复性、对变化的反应性以及与其他生活质量指标的相关性（Witham et al., 2007）。也许该测量还需要进一步的验证工作。

虽然个性化的评估方法承认QoL的主观性，但此类方法非常耗费时间，且过程相对复杂，这可能会使它们在某些人群中不被使用。为了解决这一点，詹金森（Jenkinson）等人（2001）采用了可使QoL评估更快速、更便捷，而且有可能更适用于临床情境的技术。他们介绍了一种名为动态健康评估（dynamic health assessment, DYNHA）系统（参见www.qualitymetric.co）的评估方法，是一种基于电脑的简便工具。根据被试对整体问题的回答，从项目池中选择用于评估的项目。该网站提供了许多经过验证的测量，包括患者报告的和临床结果评估的，以及有关其使用情况的信息。

三、测量疾病经历和结果

在条件允许的情况下，大多数研究都会使用多种测量方法，以及评估一般和/或疾病特定的多维QoL，通常还包括单维结果测量方法，如"患者报告的"情绪、疼痛或残疾评估（即PROMS）。对一个患病的人"施加"多少调查问卷是有自然限制的，研究人员对这一点也很敏感。此外，一个好的研究工具可能并不适合在临床环境中使用。例如，功能限制量表（the functional limitations profile）（Patrick & Peach, 1989）是一种经过充分验证和被经常使用的结果测量方法，它包括136个项目，评估潜在疾病影响的12个领域（如自我护理、行动能力、社会功能、沟通和情绪），需要20—30分钟才能完成，在许多临床环境中根本不可能实现！事实上，对于一线护士来说，在住院患者中发现情绪障碍（如临床抑郁水平）通常很困难（见Mitchell & Kakkadasam的元分析，2011），部分原因是评估工具的复杂性。使用简单的心理痛苦温度计（Distress Thermometer）在一定程度上解决了这一问题，尽管这只是一种筛查工具，而不是全面的评估（Mitchell & Kakkadasam, 2011）。

此外，引起沟通障碍的疾病，如中风后常见的接受性和表达性失语症，使得对主观知觉进行评估变得困难，这通常会导致失语症患者被排除在自我报告研究之外（e.g.

Morrison et al., 2005）。如下所述，在这些情况下，另一个选择是采取代理人测量，尽管这些措施也有局限性。

现在评估疾病结果的方法越来越多。但这些方法主要是用英语来完成的，这意味着在非英语国家使用时，必须经过翻译。鲍登和福克斯（Bowden & Fox-Rushby）（2003）回顾了非洲、亚洲、东欧、中东和南美的 23 个国家翻译测量工具的过程，并得出结论，在翻译的过程中，项目的意义可能会丢失。此外，使用主要来自西方人群样本的测量方法，则假定了某些单词和概念在不同文化中具有相同的含义，且有定义的领域具有相同的重要性。不同国家的致残率、发病率和死亡率差异很大（见第一章），这可能会影响疾病感知和生活质量预期。

WHOQOL 小组在制定其测量方法时解决了文化等效性的问题，同样，癌症特异性 QoL 测量方法 FACT-G（Cella et al., 1993）已获得跨文化验证。例如，在韩国样本中（e.g. Lee et al., 2004），李（Lee）等人发现，身体、情感和功能幸福感维度具有良好的结构效度，但社会/家庭幸福感分量表存在问题，因为这些项目没有叠加到一个连贯的因素上。这个分量表评估了与朋友和伴侣的亲密程度、从家人或朋友处寻求情感支持、家庭沟通、接受家庭方面的疾病以及性生活。研究者将这些发现解释用以证明韩国女性在对自己的幸福做出贡献方面，会将家人与朋友区分开来，认为家庭沟通和亲密关系是基础，而癌症通常不会与朋友分享。这种对家庭内部支持的关注，而不是家庭外部的支持，在亚洲文化中也有报道（e.g. Parveen & Morrison, 2009; Parveen et al., 2013）。这种影响需要被关注，并避免将在混合文化样本中使用多维测量获得的数据汇集在一起。然而，很少有研究涉及对 QoL 理解的这种具体差异的讨论和解释。

在研究中要处理的结果和要使用的测量方法的选择必然取决于研究的目标以及研究情况和所涉及人群的可实践性。但在实证文献中最终会在以上方面出现不统一，这使得在不同研究之间进行比较或将研究结果转化为临床实践非常困难。虽然某些测量方法占主导地位，即那些被认为是标准的测量方法（例如情绪、功能、QoL）可能在某种程度上实现了测量的一致性，但这种标准化带来了丢失非常个人和个性化的疾病经验信息的风险，因此，也许定性方法需要被越来越多地纳入大型定量研究中。

问题
考虑反应转变和社会比较

什么时候评估、多久评估一次疾病结果，以及由谁评估是需要被考虑的问题。如本章所述，医学专业人员越来越多地认识到关于心理社会结果重要性的科学证据。然而，在临床环境中，我们能够评估患者的结果数量和频率有限。此外，即使病情没有发生客观变化，随着时间的推移研究结果有时与患者报告的逐渐改善的QoL、功能或情绪评分也会不一致。事实上，有些研究者发现，因疾病受限的个体对QoL的评价高于健康人（例如糖尿病患者；Hart et al., 2003）。在试图解释这一与直觉不一致的发现时，我们可以简单地认为它反映了测量的主观性，或者疾病并不一定会限制个体的QoL。或者，疾病本身可能会产生所谓的反应转变（response shift）[①]，即疾病导致人们重新校准他们的内部标准，重新确定期望的优先级，也许还会改变他们的生活价值观（Schwartz et al., 2004）或重建他们的身份以适应并拥有疾病身份（Jones et al., 2011; Tsarenko & Polonsky., 2011）。

亚德利和迪布（Yardley & Dibb, 2007）在他们对301名梅尼埃病患者的纵向研究中很好地说明了这一点。梅尼埃病是一种慢性疾病，虽然没有生命危险，但其特征是严重的致残性眩晕、耳鸣和进行性听力丧失。他们发现，当拿被试在第一次研究时间点的SF36生活质量测量得分与十个月后被试回顾第一个时间点并给"那时"的生活质量打分时所得分数进行比较时，所报告的归于第一个时间点的总体健康程度、心理健康、身体作用和情感作用都出现了显著的降低。换句话说，当回顾过去时，这些被试将除"身体健康"之外的所有SF36子量表中较差的QoL都归于"当时"而非他们提供报告之时。这种"当时测试"结果非常明显，虽然第一个时间点和第二个时间点之间的差异不那么明显，即十个月后的后续得分本身与基线得分并无差别。这就是反应转变，在进行纵向研究时应牢记在心。亚德利（Yardley）为这种反应转变提供了一些解释，他还表示，随着参与者方法的改进，与生活质量五大领域相关的目标取向测量的得分确实会随着时间的推移而变化。另一些人则认为，当面临严重或危及生命的情况时，患者可能会"缩减"目标（Carver & Scheier, 2000; Sharpe & Curran, 2006）。如本章所述，定性研究通过强调诊断后

---

① 反应转变（response shift）：主观报告的变化可能是由于寿命预期的重新优先级或内部标准的重新校准导致的，因此被评估的结构被重新定义。

或患病期间的生活预期、意义、目标和优先事项的变化来支持这一观点。为了更好地理解疾病过程中的"变化","当时测试"需要被纳入更多未来的研究中,包括在应激源不一定危及生命的情况下,以确定反应转移是否只在严重情况下存在。当发现这种视角的"转变"会影响在不同时间点对问卷项目的解释和评分时我们不应该惊讶,尽管可能存在自适应功能,但在这方面还需要更多的证据。

与此相关,萨金特-考克斯等人(Sargent-Cox et al., 2010)进行了一项有趣的研究,评估了澳大利亚关于老龄化大型纵向研究中的自我评估健康状况,并确定这些判断通常是在与他人进行比较时做出的,而且评级可能会因比较者是谁而有所不同。他们发现,在10年的随访期间,自我比较评分("你现在的健康状况是比12个月前更好、大致相同还是不如以前?")有所下降,而年龄比较评分(即"你的健康状况是比大多数同龄人更好、大致相同还是更差?")女性基本保持稳定,但男性则变得更低。这与预期的向下社会比较相悖(Festinger, 1954),即将自己与那些在相同年龄时境况较差的人进行对比时,可能有助于使一个人摆脱"衰老"的刻板印象,增强一个人的自尊(Wills, 1981)或有助于其适应性应对(Buunk et al., 2006)。向下识别(与向下对比相反),尤其是在年龄较大的男性(85岁以上)中,他们将自己与同龄人进行负面比较,很可能会使他们产生威胁或焦虑的感觉。相比之下,年轻的老年男性(65岁)显示出预期的越来越积极的年龄比较评分。通常被认为可以预测包括死亡率在内的许多健康结果的整体评级("你目前如何评估你的整体健康状况?")随着时间的推移而显著下降。这些发现对得出的结论有影响。与本研究中明确邀请参与者进行比较评分不同,我们如何知道社会比较是否隐含在人们对我们问题的回答中呢?

四、评估儿童的疾病经历和结果

麦克尤恩等人(McEwan et al., 2004)指出,将成人问卷改编成儿童版需要考虑到儿童认知的局限性,这些局限性使儿童难以理解有关生活满意度或全球福祉等抽象问题。根据皮亚杰的理论(见第一章),对QoL更具体的领域(如疼痛)的理解可能早在4—6岁时就出现了,而对更抽象的领域(如感觉)的理解则在7岁左右才出现。此外,正如马特撒(Matza)对概念、方法和监管问题非常有用的回顾研究中强调的(Matza et al., 2004):"重要的是确保项目与样本年龄直接相关的经验、活动和背景相符合。"询问儿童疾病对一般功能的影响几乎没有收获,因为可能需要对学校、游戏、在家和与同伴进行区分。

由于缺乏用于儿童且经过验证的 QoL 评估，以及对儿童认知局限性的普遍假设，导致许多研究让父母代表孩子完成问卷调查，这被称为代理测量（proxy measurement）。然而，父母的"代理"报告实际上违背了 QoL 是个人主观信念的原则，因为父母可能与孩子的观点不同（Matza et al., 2004）。在可观察到的 QoL 方面，如身体功能，相对于情感或可感知的社会功能，亲子意见一致的可能性更大。例如，一项针对 100 名患有先天性心脏病的儿童及其父母的研究发现，尽管与健康儿童相比，父母和孩子都报告说孩子的运动功能和自主能力下降了，但孩子报告的情绪 QoL 水平低于父母报告的。此外，父母报告他们的孩子面临的问题数量比孩子自己报告的要多（Krol et al., 2003）。

通过评估"可见的"情绪困扰，父母代理的可靠性可能会增加，例如在一项关于年轻癌症患者 QoL 的研究中则体现了以上情况（Bijttebier et al., 2001）。关于使用父母代理报告，该研究主要评估了 QoL 的可观察方面，包括与情绪相关部分：

- 身体局限：如，我的孩子能够像往常一样表现。
- 情绪苦恼：如，我的孩子脾气火爆。
- 治疗带来的不适：如，我的孩子在做完医疗手术后抱怨疼痛。

然而，并不是所有的情绪都反映在公开的行为中。一项对在研究中应用了两套评估方式的六个研究的回顾性综述发现，在长期（主要是癌症）治疗过程中，医生对患者健康和 QoL 的看法与患者（即儿童或儿童的父母）报告的看法存在显著差异（Janse et al., 2004）。鉴于报告中存在分歧的证据，目前尚不清楚研究人员应该向谁提出问题：可能同时评估"患者"以及一位亲朋好友会更全面地了解其疾病经历。

五、适应的模型

从不同的视角来看，适应意味着不同的事情。例如，从医学的角度来看，病理、症状减轻或生理适应将被纳入考虑；从心理学的角度来看，则会考虑情绪健康或缺乏负面情绪及认知适应（见下文）；从生物心理角度来看（如健康心理学所采用的，见第一章），适应可能要考虑病理+情绪+认知+应对反应+社会适应或功能的性质和程度。沃克等人（Walker et al., 2004）回顾了这三种与调整类风湿性关节炎相关的方法或范式。类风湿性关节炎具有明确的病理，是一种典型的疼痛和致残的关节慢性炎症疾病，对患者及其家人都有重大影响，研究发现这三种模型与其都具有相关性。然而，他们得出结论，生物心理方法最"适合"慢性疾病经验（不仅仅是类风湿性关节炎），因为有证据表明，个人特征（如乐观）、评估（如控制）、情绪（如焦虑）和应对反应在症状经验和疾病结果中发挥了关键作用。社会因素，如社会支持的性质和可获得性，也在疾病经历中发挥着重要作用，如第十二章所述，并与照顾相关（第十五章）。

雪莱·泰勒（Shelley Taylor，1983）提出了一个被广泛引用的心理适应模型，她认为对威胁事件的适应过程，无论是否生病，都围绕着三个主题：

- 在经历中寻找意义；
- 试图获得对体验的控制感或掌控感；
- 努力恢复自尊。

这被称为认知适应模型，在一个有压力的事件（挑战或威胁）之后，个体有动力去面对挑战，并积极地寻找方法来应对它们，以恢复生活中的平衡。与前面描述的疾病反应的阶段模型不同，雪莱·泰勒没有对这三个适应主题进行任何排序，尽管在经历中寻找意义可能会有助于尝试获得一些控制感或增强自尊。

斯坦顿等人（Stanton et al.，2001）概述了慢性疾病适应的五个相关概念：

- 掌握与疾病相关的适应性任务；
- 功能状态的保持；
- 在多个领域感知生活质量；
- 无心理障碍；
- 低负面情绪。

后两者通常反映的是情绪而不是认知适应任务，适应通常被定义为没有这些消极情绪状态。如前所述，消极情绪状态和情绪调节（包括表达和压抑的情绪），会影响身体和情绪对疾病的适应（de Ridder et al.，2008）。

适应是动态的，要实现适应，就必须在自己的处境中找到意义，并在一定程度上控制或掌握它。找到意义意味着一定程度上接受现状（见前一节），这有助于对期望和目标进行适应，使生活能够继续下去（cf. Folkman & Moskowitch，2004）。获得现实的控制感并不意味着对疾病的实际控制，而可能只是意味着对疾病的某些方面的控制，例如，对服用症状改善药物或改变饮食的控制。事实上，雪莱·泰勒描述的意义、控制感和恢复自尊可能是"幻想"，但如果要进行适应，这些幻想是必不可少的。正如我们希望在本章中阐明的那样，很多适应都与信念和应对有关，尽管这种关系可能是双向的。

正如我们所描述的，在面对挑战性的情况下，获得良好适应甚至个人成长是可能的。这在一定程度上可能是由于"问题"中描述的"反应转变"，即个人"重新校准"对他们来说重要的东西，并改变它们的优先级。也许这是适应环境变化的关键，无论是工作或生活压力（见第十一章和第十二章），还是这里讨论的疾病，我们都需要灵活应变，对变化的环境做出反应。尽管已有理论承认这一点，但经验证据仍然需要更多的研究来反映这种动态变化，即评估信念、期望和反应在疾病过程中的变化。

> **小结**
>
> 本章提供的证据表明，疾病可以对一个人的生活产生多种影响，无论是身体上的、情感上的还是社会功能上的，或者是这些方面的综合影响。此外，积极的结果也是有可能的。在本章中，我们描述了一系列疾病后果及其影响，从疾病及其治疗的各个方面，到个人的各个方面，如年龄、种族、情绪、应对反应或社会支持水平。我们希望证明，尽管在衡量主观健康和疾病体验方面存在一些困难，但研究和实践显然需要突破临床上的结果（如症状学和死亡率），关注更全面的心理上的结果。这种转变可以从临床试验或心理干预中越来越多地纳入 QoL 评估中看出来。对于健康结果的研究，还需要对特定人群的需求保持敏感，例如儿童或来自不同文化的人群。最后，就像吸引力一样，幸福或生活质量是在"旁观者的眼睛"中，这将继续对干预措施提出挑战，因为"一种方法不太可能适合所有人"。

拓展阅读

Stanton，A.L.，Bower，J.E. and Low，C.A.（2007）. Post-traumatic growth after cancer. In L.G. Calhoun and R.G. Tedeschi（eds）（2007）. *Handbook of Post-traumatic Growth*：Research and Practice. London：Lawrence Erlbaum Associates，pp. 138-175.

这本优秀的手册包含了许多与本书主题相关的章节。但对于这一章，我建议你看看斯坦顿（Stanton）和他同事的章节，内容讲述了如何从通常被认为是坏的东西中产生一些好的影响。

Fallon，M.，and Hanks，G.（eds.）（2006）. The ABC of Palliative Care，2nd edition，Oxford，Blackwell/BMJ Books.

这本教科书涵盖了姑息治疗的所有方面，从一般原则到不同人群（如儿童、癌症患者）的特定症状护理（例如抑郁症、呼吸困难），以及丧亲之痛。本书内容强调了沟通、照料者和家庭的重要性。本书内容将会吸引医学和心理学读者的兴趣。

关键文献

Park，C.L.（2010）. Making sense of the meaning literature：an integrative review of meaning making and its effects on adjustment to stressful life events. *Psychological Bulletin*, 136：257‐301.

这篇文章有效地区分了寻找意义（对压力和疾病的常见反应）和找到意义，以及这两个过程对适应的不同影响。

Compas, B.E., Jaser, S.S., Dunn, M.J. and Rodriguez, E.M.（2012）. Coping with chronic illness in childhood and adolescence, *Annual Review of Clinical Psychology*, 8：455‐480.

这篇综述强调了理解儿童和青少年应对和适应疾病的过程的重要性。其内容侧重于描述基于控制的应对努力。

Moss-Morris, R., Deary, V. and Castell, B.（2013）. Chapter 25：Chronic fatigue syndrome, *Handbook of Clinical Neurology*, 110：303‐314.

本章内容提供了与慢性疲劳综合征相关的所有复杂性的最新研究证据总结，并提供了一个很好的案例来说明认知和情绪与身体症状的经验相互作用，及其对干预的影响。

网页链接

在任何搜索引擎中输入"生活质量"（QoL），你都会得到成千上万的搜索结果，一些来自健康专业页面，一些来自学术界，还有一些来自经济学家、政策制定者甚至政府机构的论文。很明显，QoL是一个在心理学以外的许多领域都会使用的术语！

克里斯托弗·里夫（1952—2004），又名超人，谈到他在布偶秀中脊椎受伤的经历：http://www.youtube.com/watchv=OzHvV.UGTOM。

死亡教育和咨询协会网站是由最古老的多学科组织之一创建的，研究死亡和临终领域的政策、实践和相关证据：www.adec.org。

第十五章　疾病的影响和后果：家庭和非正式护理人员

学习成效

学完本章，你应该了解：
- 家庭系统中非正式护理的普遍性和性质。
- 对护理和护理人员的期望，以及护理选择和意愿的问题。
- 面对护理时的应对反应。
- 非正式护理结果，包括护理福利。
- 关键个人、社会和认知对护理人员体验和成效的影响。
- 可能对受护理人员不利的护理形式。
- 双人互动因素和相关因素对患者及其护理人员心理结果影响的重要性。

无论是疾病还是健康……

　　如果你所爱的人患有慢性疾病或者残疾，你愿意照顾他们吗？社会结构发生了巨大的变化：人口老龄化带来了人们对护理的需求，文化多样性提高了人们对不同疾病模式和非正式护理模式的认知水平。我们每五个人中可能就会有三个人的家人（无论是父母还是伴侣）患上慢性疾病，并且需要在日常生活方面获得一些他们以往不需要的帮助。虽然大多数家庭护理人员是伴侣，但慢性病和残疾的患病率随着年龄的增长而增加，而且由于全球女性的寿命往往比男性寿命长，因此照顾老年寡妇的责任很可能会落在她们的成年子女身上。成年子女护理人员通常有自己的工作，或是要抚养未成年人。一个生病、丧偶的父母可能不会给成年子女在承担起照顾人员的角色上太

> 多的选择。也许帮助父母或配偶穿衣或做家务是可以接受的，但帮助他们上厕所或洗澡呢？这些事情对人们之间的关系会有什么影响？本章侧重于护理的性质，包括所涉及的任务和动机以及这些因素对护理人员的经验和结果的影响，进而影响患者接受到的护理质量。健康、积极和得到支持的护理人员可能会提供更好的护理质量。

章节概要

在前几章中，我们已经描述了影响人们对应激性经历（如疾病）反应的各种个人和社会因素的理论和证据（第九章、第十章和第十二章）。但我们的重点主要集中在直接经历应激事件或遭受疾病折磨的人身上，而在本章中，我们会将注意力转向那些为上述人提供社会支持的人。在前面的章节中，我们描述了支持者可以缓解患者的压力，但现在我们将考虑疾病对支持者、家人或朋友身心健康的影响，其中他们中的许多人充当着非正式护理人员。这些护理人员是谁？他们所面临的护理任务的性质是什么？他们是否愿意并能够在需要时承担起这一角色，或者社会是否对他们寄予了不可避免的期望？

我们将描述个人和文化对护理的影响，并向读者介绍孝顺、互惠和选择的概念。接下来，我们将提供大量证据证明护理工作会对身体和情感造成的消极影响，但也会用越来越多的证据描述护理的积极效果来缓和这一情况。我们将回顾个体、认知、社会和文化因素，这些因素可能使护理人员或多或少地体验到收获或压力，在此过程中，我们向读者介绍了一些关键但往往被忽视的因素，如关系质量、价值观和动机，以及双人互动关系、系统性交易及共同的认知和体验。在依靠非正式护理人员来支持资源不足和过度紧张的卫生和社会护理系统时，国家政策和社会保健服务机构也认识到需要承认他们的宝贵贡献。健康心理学和健康服务研究正在日益解决疾病对"患者"以外的人的更广泛影响。在这一章中，我们将通过讲述护理经验，试图进一步将疾病纳入健康心理学课程的核心教学中。

第一节 疾病：家庭事务

人们不会在真空中生病：疾病存在于个人所接触的生活环境中，也存在于他们所处的巨大的社会网络和文化中。毫不奇怪，上一章（第十四章）描述了疾病对"患者"的许多广泛影响，与患者最接近的人也能感受得到。家庭护理和日间护理的日益增长趋势给家庭带来了进一步的压力。

一、什么是非正式护理？

除了由从事卫生和社会护理工作的专业人员或受过培训的个人提供的护理之外，该类服务通常按一定的时间、特定的角色以及某种形式的雇佣合同支付报酬（通常称为正式护理），许多欧洲的卫生和社会护理政策都做出假设，非正式护理将成为针对长期疾病患者的正式护理的支持和补充（Triantafillou et al.，2010:43）。事实上，欧盟委员会《欧洲非正式护理报告》（欧盟委员会，2018）的执行摘要开篇就指出，"非正式护理是欧洲所有长期护理（LTC）系统的基石，通常被视为防止制度化和让患者留在家中的一种具有经济效益的方式"。

当一个家庭成员生病时，其他家庭成员通常会向他们提供支持，因此一些家庭成员也会成为该患者的主要护理人员，即他们需要提供超出他们角色"正常"范围的帮助（为伴侣准备一顿饭可能是正常的，而帮助他们洗澡可能是不正常的）。与正式护理人员不同，非正式护理人员通常是患者或残疾人的未经培训的家庭成员或朋友。非正式护理人员本身并没有合同规定的"工作时间"，他们的角色也没有明确的限制，也没有固定的经济报酬（European Commission，2008）。

大约70%的被护理对象的年龄在65岁以上，因此，护理人员提供护理的"问题"主要（50%—60%）是慢性病或残疾，但也有相当一部分被护理对象是与老龄化有关的问题，如痴呆症，以及其他涉及感觉障碍或精神健康问题的疾病。根据2014年确定的涉及7000多名护工的英国护理状况调查得知，护理人员基本的护理工作包括：

- 实际的帮助，例如做饭、洗衣、购物；
- 情感上的支持、鼓励和一般的监督（通过电话或当面）；
- 帮助安排或协调医疗/护理预约，包括提供药物；
- 协助处理文书工作或财务事宜；
- 帮助完成个人护理事务，如穿衣、洗澡、吃饭和如厕；
- 帮助行动，帮助上下床，在家里走动。

护理任务显然根据病情的性质、症状和相关的依赖程度而有所不同，如下文将要讨论，护理任务可能会对护理人员产生不同的影响（例如，护理人员报告发现，许多痴呆症相关的认知和行为变化比提供实际支持更有"负担"）。护理任务的性质和程度还取决于护理人员是否与被护理人员住在一起，与被护理人员住在一起的护理人员更可能参与到被护理人员个人或身体护理，或其药物管理中（参见"问题"中的远程护理）。

例如，自2014年《护理法案》（Care Act）颁布以来，英国就有了每年评估护理人员需求的国家政策，以便为他们提供适当的干预措施。然而，这一政策的实施并不到位，英国护理人员 2019 年护理状况报告发现，在过去 12 个月里只有 27% 的护理人员接受了评估，即便接受了评估，也可能无法实现其目标，正如一位参与者所说："他们是在我妈妈在场的情况下评估的，所以我无法做到畅所欲言。当我查看他们记录的内容时发现他们所记录的与我所说的几乎没有相同的地方——这就像是一个打对钩的练习。"如果护理人员的需求得到满足，例如通过向他们提供相关的信息和技术培训来支持他们的护理工作，那么这一政策可能是有效的。例如，卡尔拉（Kalra）等人（2004）发现，培训护理人员为其护理对象（中风幸存者）提供身体上的护理，在减轻护理人员的负担、减少焦虑和抑郁等方面具有积极的作用。值得注意的是，培训能够提高护理人员及患者的生活质量，并强调了针对护理人员的干预对双方都有益。

二、非正式护理的普及率

由于慢性病和残疾的普遍存在，且卫生和社会护理系统难以跟上需求，因此对非正式护理的需求日益增加。据估计，到 2025 年，全球将有超过五分之一的人超过 60 岁，而在世界上的一些地区，这一比例甚至更高。例如，据预测，到 2050 年，中国将有三分之一的人超过 60 岁，年龄最大的老人群体（80 岁以上）的人口将增加五倍，达到人口总量的近 8%，这两个事实都会对一个由家庭承担主要责任的大国的非正式护理服务产生影响（Feng et al.，2013）。此外，大约 65% 的达到退休年龄的人至少患有两种慢性疾病（European Chronic Disease Alliance，ECDA，2019）。从长远来看，这些状况中的大多数情况都将在家庭环境中得到安排，例如：在意大利，据估计，有护理需求的老人所需的帮助中有三分之二是由家庭提供的（Triantafillou et al.，2010）。

根据在 33 个国家（所有欧盟国家加上 5 个候选国家）和近 37000 名成年人中进行的欧洲生活质量调查（European Quality of Life，EQLS，2016），关于欧洲非正式护理普及率的现有估计值因国家而异，占总人口比例约 10%（罗马尼亚）到 30%（希腊）不等（见表 15.1）。然而，他们将非正式护理定义为"每周护理他人一次或多次"——这是一个相当低的门槛，因为其他研究通常规定每周护理时间需超过 11 个小时甚至 20 个小时，这可能导致报告的数据产生差异。例如，在 EQLS 数据中，英国的数据为 19%，而在 2017 年英格兰健康调查（Health Survey for England）（Digital NHS，2018）中接受采访的成年人中，16% 的人表示目前至少为一名长期精神或身体疾病患者提供无偿支持。将这一数据转化为具体的数字，据估计，2018 年英国约有 760 万名 16 岁以上的非官方护理人员（Social Market Foundation，2018），从 2011 年的人口普查到 2019 年，这一数字增长了惊人的 43%（Carers UK，2019），而且预计还会进一步增长。护理人员的流动率很高，英国每年有超过210万成年人成为非正式护理人员，这与那些由于护理对象康复、重新安置到寄宿护理或死亡而不再"担任"此角色的人数相当。由于人口的变化，现在估计每五个人中就有三个人会在他们生命中的某个时刻护理他们的家人或朋友。简单地说，需要被护理的人与现有的非正式护理人员（如成年子女）之间的护理差距越来越大（Picard，2015）。

据估计，非正式护理人员每年为英国国民保健服务体系和社会服务部门节省约1190亿英镑，而且还通过他们提供的以社区为基础的自助团体进一步节省了10亿英镑！然而，与此相抵消的是就业市场、税收收入和向他们支付的福利（据Age UK 2012年的估计，每年达53亿英镑）造成的护理人员损失。当然，对非正式护理的依赖程度取决于各国现行的国家福利制度，以及个人获得私人护理的能力——这两个因素都会影响潜在的护理人员的选择程度，我们稍后将讨论这个问题。

三、非正式护理人员的人口特征

表15.1　非正式护理人员占总人口的百分比、年龄和性别的分布（%）

国家	总计	男性	女性	18—34岁	35—64岁	65岁以上
捷克共和国	9	9	9	6	11	9
法国	16	13	18	11	18	14
德国	23	20	26	12	28	24
荷兰	18	13	23	10	23	17
西班牙	16	13	19	14	19	11
瑞典	12	10	15	12	14	10
英国	19	16	22	18	20	19
比利时	30	23	36	25	33	30
爱尔兰	10	9	11	6	13	8
希腊	34	29	39	33	35	34
意大利	17	16	19	12	20	18
波兰	20	18	21	7	26	20
葡萄牙	13	9	17	8	17	10
斯洛伐克	19	22	17	16	24	11
欧盟整体	17	15	20	13	20	17

资料来源：EQLS，2016年，部分国家和欧盟。

上述EQLS调查收集了来自33个国家和近3.7万名成年人的数据，并按国家总结了性别和年龄类别的分布（见表15.1），尽管存在差异，但总体趋势非常相似。可以看出女性提供护理的比例通常高于男性（斯洛伐克例外，其提供护理的男性较多，而在捷克共和国该比例相同，这可能反映了女性劳动力市场的差异）。

在一项针对六个欧洲国家——德国、希腊、意大利、波兰、瑞典和英国的研究中（EUROFAMCARE，2006），四分之三的非正式护理人员（76%）是女性，最近英国护理人员协会（Carers UK）将这一数字提高到了81%（基于对以8069多名护理人员为样本的2019年年度护理状况调查的回应）。从提供护理的小时数也可以看出护理人员的性别差异，在每周护理50小时及以上的人群中，女性的比例更高。事实上，在英国，45至54岁的女性中有五分之一的人承担护理责任，而这一年龄段的男性中有七分之一的人承担护理责任（Carers UK，2019）。性别比例也因少数族裔背景而有所不同，尽管很难确定这一数字是否可以代表少数族裔群体，因为这些群体缺乏与所处文化适合的服务提供或获取，或他们使用其他护理服务（e.g. Carers UK，2014）。在2011年的人口普查中，英国非正式护理人员的人数（650万）中，约有60万英国护理人员来自黑人、亚裔和少数族裔群体（BAME），正如后面所讨论的那样，这些人群可能对家庭和护理持有不同的信念。

提供的护理类型中的性别差异也得到了相对一致的报告，特别是发现女性护理人员比男性护理人员更有可能为其家庭成员提供个人护理（帮助洗澡、如厕、穿衣等）（Maynard et al.，2018）。事实上，女性护理人员可能会比男性护理人员更广泛地照顾被护理人员的需求，而男性护理人员可能更多地关注实际和较少直接接触的护理需求（e.g. Lilly，2008）。下面讨论了护理任务类型对护理人员结果的潜在影响，如他们自身的身心健康。

就年龄而言，根据广泛的分组方式，通常护理人员在18—34岁年龄组中不太普遍（除了西班牙，其数量超过65岁以上年龄组）（EQLS survey 2016, Eurfound 2017，表15.1）。大多数国家的调查发现，非正式护理人员的年龄主要在45至64岁之间（峰值年龄50—59岁），例如，占英国护理状况（Carers UK，2019）调查人数的62%。据估计，在英国大约有18万名18岁以下的护理人员，这带来了特殊的挑战，如后面儿童或年轻护理人员章节中所述。然而，典型的年龄人口统计数据意味着许多护理人员仍有工作，或可能还需要抚养子女。这被描述为"三明治"一代，在为父母提供护理的同时，还要护理照顾子女（通常是学生！）。在这一点上，女性比男性护理人员更经常发现自己不得不放弃有意义的工作（Carers UK，2014；Evandrou & Glaser，2014），尽管有些人选择同时担任这两个角色继续工作（Hilbrecht et al.，2017）。据统计，15%的护理人员将减少工作时间，以提供更多的护理（Triantafillou et al.，2010）。在最近一项针对意大利一家上市公司1704名管理人员的在线调查中，超过20%的人要么护理老人，要么"夹"在老人和儿童之间，这一比例随着员工年龄的增长而增长，在55—64岁的员工中达到27%的峰值（Converso et al., 2020）。有很多方面要同时兼顾！

在护理强度方面，不同调查对此的定义各不相同。然而，英国护理人员协会将护理人员按护理时长进行了区分，将其分为每周提供1—19小时护理（占2019年样本的13%）；每周20-49小时（23%）；每周50—89小时（17%）和每周90小时以上（占2019年样本的46%）。2014年在20个国家进行的大型欧洲社会调查中，区分了"非正式护理人员"和"特护人员"，前者指的是花费时间护理或帮助长期身体疾病或残疾、长期精神健康或残疾或与年老有关问题的患者的家庭成员，后者被定义为每周护理时间超过11个小时的护理人员。在28406名受访者（年龄超过25岁的普通人口随机调查）中，超过三分之一的人被确定为非正式护理人员（远高于上述EQLS数据中的报告，表15.1），但只有7.6%的人被认定为特护人员（Verbkel et al., 2017）（另见图15.1）。

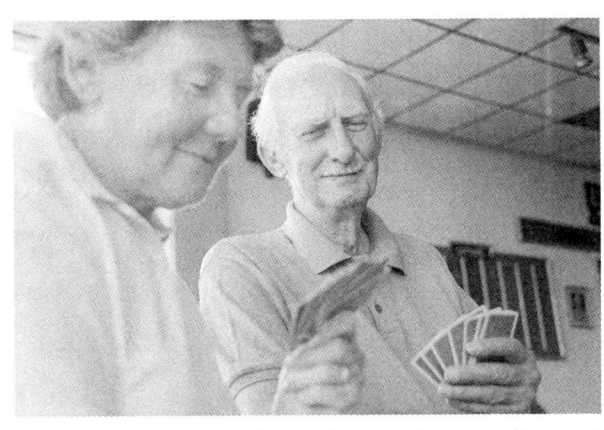

插图15.1 由于生病而有更多的时间与伴侣在一起，可以让他们进行以前因其他生活需求而失去的活动。一起度过"优质时光"可以加强彼此间的一些关系。

资料来源：Reg Charity/Corbis/Getty Images.

关于欧洲护理的事实和数据

三分之一的人是护理人员

- 20%的人提供重症监护
- 10%的人有严重的负担

Netherlands Institute for Social Research (2020). Informal carers in focus.
Verbakel (2018). Scandinavian Journal of Public Health, 46, 436–447.

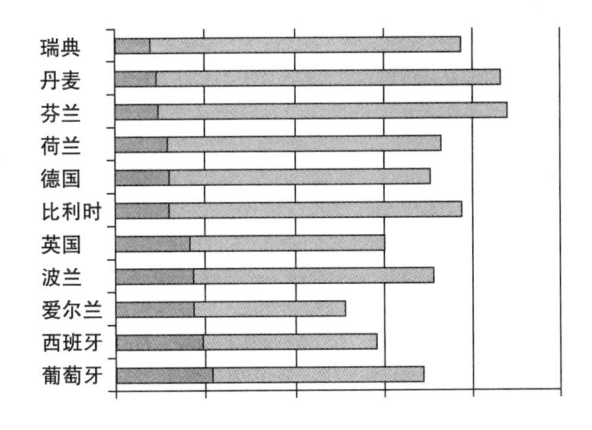

图15.1 在部分欧洲国家提供特殊护理（每周11小时以上）的非正式护理人员比例
资料来源：M.Hagedoorn，UMCG，2021欧洲健康心理学会年会主题演讲会（基于 verbekel 的数据创建，2018）。

同样值得注意的是，对于典型的护理人员（即成年人、中年人）来说，相当一部分人会有自己的健康问题，而他们护理人员的角色可能会加剧这些问题。例如，2019年全科医生患者调查（e.g.NHS England, 2019）发现，护理人员中的长期疾病、残疾或疾病的患病率为63%，而非护理人员为51%。

问题
远程护理——挑战性更小？不一定

随着家庭合住减少、就业流动性增加和全球化的社会趋势，传统的核心家庭护理模式受到了挑战（Croucher et al., 2020）。尽管在接受调查的近6000名非正式护理人员中，超过一半（56%）与被护理人员住在同一个家庭或建筑里，但这也意味着几乎一半的非正式护理人员没有与被护理人员住在一起（EUROFAMCARE, 2006）。在英国2018年的护理状况报告（Carers UK, 2018）中，近7000名受访的护理人员中约有一半与他们的被护理人员住在一起，而那些没有与被护理人员住在一起的人中超过三分之一的住在步行距离内，45%的人住在30分钟的路程内，四分之一的人住在离被护理人员更远的地方，仅有6%的人住在路程超过两个小时的地方。在潜在的护理类型和支持强度方面，不与被护理人员共同居住的影响是显而易见的，然而地理隔离本身是否会影响远程护理人员（distance care givers, DCG）的体验和结果？

就任务而言，DCG通常提供的是实用和工具性的支持，如家务、家庭维护、购物、协调护理或交通，而不是更多的个人护理，尽管距离较近的护理人员确实提供了这些服务。

然而，我们目前对远程护理的体验知之甚少，包括它的动机、维持因素，以及远程护理的心理和生理后果（Bei et al., 2020）。一些研究表明，DCG的动机与相应的CG相似，如爱情和亲情、家庭义务、社会期望和互惠（e.g. Baldasar, 2007），但其他研究也表明，护理人员因距离遥远（即使是跨国）的内疚感可能会激励他们在远方持续努力进行护理（e.g. Amin & Ingman, 2014）。远程护理还与不充分感（e.g. Douglas et al., 2016）以及比共同居住的照顾人员更高的抑郁水平（e.g. li et al., 2019）相关。

正如政策的指导方针所反映的那样，尽管许多国家正在努力解决护理人员的教育、支持和社会心理需求，但这些往往主要是针对共同居住或当地的护理人员的需求进行评估和提供支持的。为了维持DCG提供的重要作用，解决不充分感、内疚感或痛苦感的支持性干预措施可能需要更具创新性，可能需要使用技术来优化护理人员和被护理人员之间的联系（Benefield & Beck, 2007），以及使用潜在的电子健康干预措施来支持DCG（Petrovic & Gaggioli, 2019）。

四、作为一个护理人员意味着什么？

文献中存在着关于谁"有资格"成为护理人员或某些人更愿意成为"照顾人员"的定义问题。例如，如果你生病了，你的同居伴侣或配偶或者你的成年子女，恰好与你住在一起或附近，并且似乎愿意照顾你，他们是会自动被标记为你的"护理人员"或"照顾人员"，还是由于照顾你是爱的关系的"期望"部分且具有相互照顾的特征，因此他们的身份仍然是你的配偶或孩子？这种互惠关系是否只适用于你发现自己在照顾自己父母的时候？只有当一个人完成了没有他们就没办法完成的事情，例如帮助你穿衣或喂你吃饭，并且一直这样做时，他才会被认为是护理人员吗？后者是更常采用的方法（e.g. Roth et al., 2015）。然而，对于那些与生病或残疾的父母一起长大的孩子来说，照顾父母可能是正常的，即"照顾妈妈或爸爸，是我一直都在做的事"，因此这需要一个特殊的标签。同样，照顾生病的孩子的父母可能会拒绝这个标签，因为他们认为照顾孩子是他们身为母亲/父亲这个角色的一部分。

因此，尽管研究人员将那些为所爱的人提供护理的人贴上"照顾人员"（carers）或"护理人员"（caregivers）的标签，但这并不意味着"照顾人员"或"护理人员"的标签是被他们所接受的。事实上，这两个词也可以被分开使用："照顾人员"一词被描述为来自爱的关心，构成了自然爱的关系的一部分，它具有"情感"特征；而"护理人员"被认为更多地反映从关爱中自然产生的"做"行为（Pearlin et al., 1990）。

给参加研究或用于政策文件的群体样本贴标签真的有用吗？当然，如果卫生和社会保健提供者要确定谁有资格从更正式的护理系统获得财政或实际支持，就需要有明确的标准。对于确实需要认证并获取经济或心理支持的护理人员，我们需要能够确定他们是谁、他们正在提供哪种护理以及护理的频率（Arksey & Glendinning, 2008）。

然而，给"护理人员"贴上这样的标签可能会改变关系的性质，例如，健康的配偶和需要身体护理的"不够幸运"的配偶之间的关系，因为它从根本上贬低了被护理人员，没有认识到护理提供者和接受者关系的性质和质量，以及接受者自己可能会给互惠关系带来什么（Molyneaux et al., 2011）。

目前，我们没有从护理接受者的角度对标签的感知进行研究。然而，休斯

（Hughes）等人（2013）从护理人员的角度进行研究，采访了40名家庭成员或朋友患有多发性硬化症的"护理人员"，了解他们从多发性硬化症变得明显的时候的经历。利用身份认同理论分析访谈记录，研究者发现了四种有时相互重叠的对"护理人员"标签的自我认同：

- 那些"接受"护理人员身份与其他身份一致的人（无论提供的支持是情感支持还是实际支持）。
- 那些"执行"身份但坚持这种身份但与其他身份（如伴侣、兄弟姐妹、子女）不一致的人，承认失去了自我和配偶角色。
- 那些吸收了部分护理人员身份，但同时具有矛盾心理、实用主义和根据需要能够灵活转变的人（"我只是作为我父亲的儿子在照顾他。但如果我和别人说起，我会说我是他的护理人员，因为我就是这么做的。这是我正在扮演的角色。"）。
- 那些拒绝护理人员身份而坚持他们的关系身份的人，即虽然承认自己可能被他人描述为护理人员，但他们没有将这种身份内化。

在这篇文章中，很明显地说明人们对标签和角色的认同并不简单：不同的身份表现出不同的显著性，这取决于关系类型、护理人员的性别和护理任务的性质——在多发性硬化症中这可能会有很大的波动。事实上，那些不太"典型"的护理人员，像成年子女、兄弟姐妹等，似乎比那些更典型的护理人员（配偶）更能够接受护理人员这个角色。这可能与我们在本章稍后将要讨论的社会责任感和关于护理意愿的假设有关。

我们在本章中使用称呼（照顾人员/护理人员），以便于在讨论中更好地进行描述，并将其与同样使用该称呼的文献联系起来，但我们需要承认研究中使用这些标签的利弊。

第二节 护理期望

一、性别期望

护理角色的性别偏见可能是女性预期寿命更长的原因（即女性比男性更健康，并且比男性活得更久）。这也可能是源于一种社会期望：护理是女性的"天然"角色，即使在没有经济回报的情况下，也"期望"女性能够找到以家庭为导向的角色，而男性可能会更专注于工作而避免表现出情感上的、关心他人的一面（Yee & Schulz, 2000; Feeney & Collins, 2003; Ussher & Sandoval, 2008）。性别的社会化是存在的——社会对男性与女性的不同期望程度早就存在，在本书中我们已经描述了这是如何潜在地影响他们在各个方面的信念和行为的——涉及健康、健康行为、症状识别和医疗保健使用的一般信念，及与医疗保健提供者的沟通。因此，它会影响护理的性质和范围也就不足为奇了。男性"供养者"和女性"养育者"使照顾患病家庭成员的期望落在女性伴侣或亲属身上。虽然性别失衡已经发生了变化，但女性仍然占据护理人员统计数据的主导地位。北美一项关于护理范围界定的回顾研究和基于性别的分析（Maynard et al., 2018）表明，尽管社会逐渐开始接受男性护理人员这一角色，但女性比男性更能够为被护理人员提供密集的护理，因此男性比女性更有可能成为次要护理人员。一个有趣的问题是，提供护理是否对性别角色认同有影响（见下文）。

二、文化和护理期望

大多数关于护理文化期望的研究都来自于多元文化的美国，其中美国黑人、西班牙裔和拉丁裔美国人与美国白人形成了对比（Pinquart & Sörensen, 2005）；或者在亚洲，主要是中国内地和香港之间的对比（e.g. Feng et al., 2013）；或在英国白种人和英国南亚人（该人口主要由四个部分组成，即旁遮普邦锡克人、巴基斯坦人、孟加拉人和古吉拉特邦印度人）之间的对比（Katbamna, 2004; Parveen & Morrison, 2009）。这些研究突出强调了社会价值观方面的文化差异，如集体主义（相对于个人主义），以及包括家庭主义和孝道责任或孝道在内的信仰和价值体系的文化差异。孝道是指尊重、支持和照顾年长家庭成员的义务（Tang, 2006），是亚洲国家（如中国、韩国和日本）的核心文化期望（Feng et al., 2013），尽管它在其他族群中也很强烈（如非洲裔美国人）（Ejem et al., 2018）。

从20世纪80年代到2015年，中国长期且严格执行的独生子女政策，意味着一个典型的三代家庭将由四位长辈（祖父母）、两位成年子女（父母）和一位孩子（孙子）（"4-2-1"家庭）组成。在这里，成年子女承担着照顾四个老人和一个孩子的身心健康的责任。如果老年人因慢性病需要长期的护理，那么成年子女的护理负担就会变得更加沉重（Liu & Cai, 1997, Feng et al., 2013）。在这种文化中，缺少兄弟姐妹对护理人员工作的结果有重大影响，因为当家庭成员（通常是年长的父母）生病时，成年子女缺乏共同的责任。与此不同的是在南亚文化中，护理的责任往往落在女性家庭成员身上（首先是女儿，然后是媳妇），而在中国，孝顺的义务首先落到长子身上（如果已婚，那么他的配偶也将被期望承担起护理人员的角色）。

三、护理的意愿问题

未来对有需要的家庭成员的照顾将取决于配偶、成年子女和其他亲属是否有能力并愿意提供照顾。此外，随着家庭规模较小（子女较少），更多的女性进入劳动力市场，且许多家庭的共同居住或家庭地理位置接近的情况减少，社会确实面临着满足老年人、患病者或需要照顾人员的需求的挑战——这被一些人称为是"护理鸿沟"（e.g. Pickard，2015）。

有意愿照顾可以被认为是一个与"有动机照顾"相关联，但又独立的结构。意愿可能更多地指对某种行为的一般态度，例如特定的照顾任务，而动机指的是更多以目标为导向的态度，负责发起、指导或维持行为（Ryan & Deci，2001）。我们的动机可能解释了行为的"为什么"，而意愿可能更好地解释了行为的"是什么"，然而在护理研究中，这些术语通常被视为同义使用，这是一个复杂的领域，想试图从理论和基于证据的角度探讨我们最近回顾研究的这些结构之间的相互联系，感兴趣的读者可能希望研究这些概念（Zarzycki & Morrison，2020）。然而，就当前的目的而言，我们使用了研究中使用过的术语或结构，并承认它们可能并不完全反映相同的态度或信念测度。

研究通常区分护理的内在动机（例如原则、护理性质）与外在动机（例如出于内疚或期望）（Feeney & Collins，2003；Lyonette & Yardley，2003；Quinn et al.，2010，2012；Walker et al.，2019）。使用这种双人互动理论的研究表明，护理人员与被护理人员之间关系的性质和质量与动机及护理人员的幸福感是相关的（Lyonette & Yardley，2003；Parveen，Morrison，& Robinson，2013；Sorensen et al.，2008；Williams et al.，2014）。在威廉姆斯（Williams）及其同事的定性研究中，一些护理人员报告说，他们愿意提供护理，因为他们认为自己与护理对象在得病前的关系很好，而其他护理人员提供护理是为了避免将照护权转交给专门机构（如养老院）而感到内疚。里昂内特、亚德利和索伦森（Lyonette & Yardley，2003；Sorensen et al.，2008）也报告了关系质量对护理动机的影响。在包括少数族裔护理人员（非裔美国人、西班牙裔美国人和亚裔美国人的护理人员，英国南亚裔）在内的研究结果中，人们经常看到对家庭主义和孝道责任的重视，部分原因是出于对之前父母提供照顾和支持的互惠意识，但也有可能出于情感依恋（Pinquart & Sörensen，2005；Parveen & Morrison，2009），因此动机变得更加复杂和多元化，参见关于护理动机和相关结构的理论综述（Zarzycki & Morrisson，2020）。然而，虽然在帕尔文（Parveen）的一项研究中发现了英国南亚裔和英国白人护理人员之间的家庭主义差异（Parveen et al.，2013），但这并没有反映出护理意愿的差异，两组人都表示同样愿意为自己的爱人提供护理帮助。也许感觉的孝道义务不应该引导我们去预设意愿，这一建议得到了研究者自己的定性研究的支持（Parveen et al., 2011）。

此外，初始的动机可能不同于持续的动机，研究表明，护理动机可能会从爱和互惠的利他动机或责任感转变为更加利己主义的动机（例如保持联系以便继承；或者更积极地说，坚持护理人员角色，以保持被需要和有用的感觉）。虽然格林伍德和史密斯（Greenwood & Smith, 2019）对痴呆症护理的定性研究的综述表明，护理人员动机仍然相对相似，但疾病的性质以及被护理者需求的稳定性或波动，可能会影响护理者动机的稳定性或其他方面，正如对不同病情的护理者的纵向定性研究所看到的那样（Morrison & Williams, 2020）。在这项研究中，一位最初决定亲自为自己患有进展性痴呆症的母亲提供所有护理的护理人员发现，随着母亲病情的恶化，逐渐需要更多的护理，她对如何护理的焦虑也因此不断增加。当她后来承认接受了正式的帮助并获得了一些独立性时，这实际上增加了她继续共同照顾的动力，而不是看着母亲进入养老院。与应对措施一样（见第九章和第十二章），护理是动态的，也有利于健康，并需要灵活性。动机可以是内在的、外在的或者是两者的结合，也可以从"互惠"的各个方面来考虑，如"回馈"父母，或通过"传递付出"或"得到回报"，期待如果自己以后生病了，也能得到同等的互惠照顾（例如，在夫妻关系或在照顾孩子时）。

大多数护理研究涉及的是那些已经提供护理的人，因此护理的动机取决于实际的护理经验。然而，在一项对未来有影响的有趣研究中（考虑到我们中有多少人可能需要承担起护理人员的角色），罗尔和朗（Rohr & Lang, 2014）讨论了德国的成年人样本（平均年龄为55岁，77%为女性）中与照顾角色预期的收益或损失相关的护理意愿假设，将113名实际护理人员与189名表示愿意在未来提供护理的人、121名不确定是否愿意在未来提供护理的人和62名拒绝提供护理的人进行了比较。那些表示愿意提供护理以及那些目前是为护理人员的参与者，比那些报告不愿意提供护理的人的预期损失更少，而收益更多。有意愿的群体也预期会获得与实际护理人员类似的收益，这明显高于那些不愿

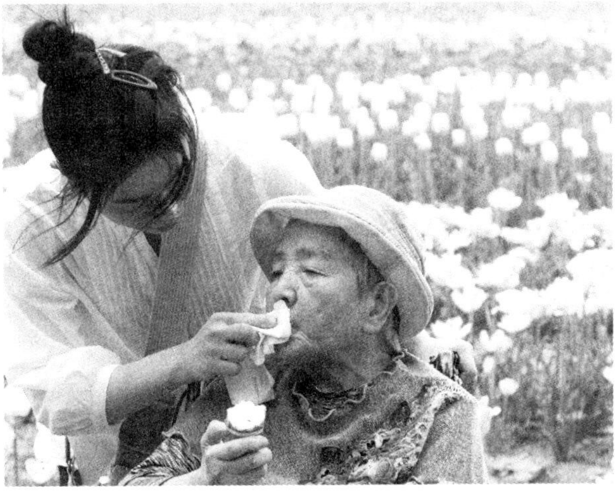

插图 15.2　照顾老人
资料来源：Chuugo/Shutterstock.

意或不确定提供护理的人的预期。那些愿意参与的人年龄也更大，报告的健康状况更好。对损失的预期和较低的关系满意度预示着潜在的不愿意护理。尽管这些数据是横截面的，并没有解决护理人员类型和关系质量的复杂性，但"有所回报"，即从护理中获得潜在收益的重要性是显而易见的。这可能是因为获得期望值会增加一个人未来接受该角色的可能性，显然需要纵向数据来进一步探索向护理过渡的预测因素。正如我们下面所讨论的那样，护理带来的收益是确实存在的。也可能是这样，潜在的护理人员比其他人群更喜欢提供某些形式的护理，例如他们可能愿意提供实际的护理，但不帮助完成个人护理任务。这需要进一步的研究。

然而，对于许多非正式护理人员来说，除了为其家庭成员提供必要的照顾之外，可能没有任何其他明确的选择。当直接询问非正式护理人员是否缺乏选择且没有自由选择承担照护责任的机会时（Al Janabi, Carmichael, & Oyebode, 2018），结果存在一定差异。例如，爱尔兰痴呆症护理人员者样本中的80%以上（Pertl, 2019），美国老年护理人员的44%（Schulz et al., 2012），以及贾纳比及其同事（Al Janabi et al., 2018）研究的英国护理人员样本中约20%的人认为他们没有选择提供护理的机会，但实际上只有三分之一的人认为自己有"自由的选择"。波拉斯（Bolas）对年轻护理人员（年龄小于18岁）的研究中，五位受访者都表示（Bolas et al., 2007），他们在担任护理人员角色时"别无选择"，他们承认他们其实不愿意做护理人员，尽管他们觉得这个角色要求很高，但对有些人来说，这是不可避免的。

你怎么看呢？

残疾和依赖性正在增加，不仅在那些被认为是"老年人"的人群中，而且也在那些中年末期的人群中，他们也许能在一种依赖的状态下继续活10年、20年或30年。社会越来越多地转向家庭来解决这些日益增长的需求。在过去的一个世纪里，性别角色发生了巨大的变化。问问你的姐妹、母亲或祖母，他们对在家里照顾生病或需要照顾的亲属有什么看法；问问你的兄弟、父亲和祖父。比较一下每代人的反应是否不同？他们是否是因为性别不同而产生差异？然后考虑一下你自己的情况。你是否已经或将来可能会面临为亲属提供非正式和无偿护理的情景？这让你有什么感想？想象一下，如果你承担起一个附加的照顾人员角色，你会如何平衡你的各种生活角色？你计划中的生活目标是否可能会因预期的护理角色而受到限制？你是否已经在担心，如果你的父母患上了慢性病或痴呆症，他们会怎么样？

> 职场性别平等和社会地位的提高（但还不够完美），是否导致如今的女性比前几代人更不愿意留在家里照顾一个需要照顾的家庭成员？现在的男性是否比过去几代人更愿意承担照顾人员的角色？我们正在更多地了解护理意愿对护理人员身心健康的影响，但我们对不愿意护理人员对受护理人员的影响，或对卫生和社会护理政策的影响知之甚少。这些问题具有重大的心理学意义，但也需要社会和政治方面的答案。

第三节 家庭系统和家庭成员

严重和/或慢性或致残性疾病的诊断以及随后的测试和/或治疗可对家庭应对以及他们对未来的确定程度和生活目标产生重大影响（Sherman & Simonton, 2001）。如前一章所述，患者适应疾病的阶段性理论已经被提出（如 Morse & Johnson, 1991）。麦库宾和帕特森（McCubin & Patterson, 1982, 1983）将类似的思维方式带到了家庭中受到应激（不一定是疾病）影响的人身上，他们描述了应激是如何破坏或改变"家庭系统"的，并提出了一系列适应阶段。

（1）抗拒阶段：家庭成员试图否认或回避所发生的现实。

（2）重构阶段：家庭成员开始承认现实，并开始围绕已经发生变化的家庭概念重新组织自己的生活。

（3）巩固阶段：新近接受的角色可能会成为永久性的角色，例如，在患者不可能康复时，而新的思维方式（关于生活/健康/行为）可能会出现。

更具体地说，罗兰（Rolland）的家庭系统疾病模型（Rolland & Williams, 2005; Rolland, 2012）提供了一种系统的疾病观点，考虑到要使之有效，疾病的生物-心理-社会方法必须承认：(1) 疾病及其随时间推移可能具有的特征，以及 (2) 家庭单位中的所有人，因为他们可以"反过来影响疾病的进程和患者的健康"（Rolland, 2012）（见图 15.2）。考虑到家庭成员之间相互作用的复杂性，罗兰建议，需要探讨某一个家庭成员对疾病的积极和规范的反应，而不是更普遍地关注消极反应和结果。家庭的目标是了解特定的情况及其任何可能发生的变化（例如，由于健康状况或治疗），以便其能够继续作为一个家庭而运作。这需要了解家庭及其组成人员是如何共同和独立运作的，并承认其中任何性别或文化的规范以及对护理的期望。

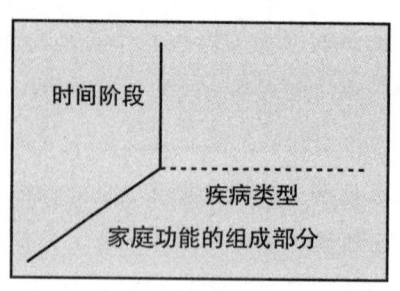

图 15.2 疾病类型、时间阶段和家庭功能的三维模型
资料来源：Rolland（1987a，引用于罗兰 2012）。

奥尔森和斯图尔特（Olson & Stewart，1991）的早期研究强调了家庭系统功能的三个综合维度：凝聚力、适应性和沟通。在这些维度上保持平衡的家庭（即那些一起工作、彼此有关联和情感联系的家庭，及在面对新情况时适应角色和规则，并有效沟通的家庭）能更好地适应生活压力（包括疾病）。这反映在一项关于致残性中风影响的研究中，帕尔默和格拉斯（Palmer & Glass，2003）指出，家庭需要适应新的关系模式、角色和沟通方式，并"在继续满足整个家庭的社会心理需求的同时，照顾中风患者的功能和社会损失"。他们的综述强调，从家庭系统的角度来看，中风康复的过程与家庭成员之间的支持和协作有关，缺乏这些支持和协作可能会对中风患者及其家庭成员的健康产生不利影响。在一项针对中风患者和护理人员以及护士的定性研究中，人们一致认为，需要在患者住院期间进行干预，但出院后仍需继续进行干预，以增强护理人员的弹性，防止慢性痛苦。这些干预措施将帮助患者和护理人员发展解决问题的能力，让患者自我护理，活在当下，乐观/感恩（见第十四章），构建人际沟通和支持网络（McCurley et al.，2019）。

一、父母作为护理人员

对父母应对的研究强调了家庭内部沟通的重要性，以及利用外部社会关系（包括与医护人员和受类似影响儿童的父母的关系）来应对的重要性。不同的预期和应对反应被认为对家庭功能有不同的影响。例如，在支持患有糖尿病的青少年儿童方面，父母必须在以下两方面取得正确的平衡：为年幼儿童提供护理和做出知情决定，以及允许儿童发展符合其年龄阶段对疾病管理的责任或疾病方面的责任（Comeaux & Jaser，2010；Compas et al.，2012；Law et al.，2013）。前文显示了父母护理人员面临的任务，正如从癌症患儿父母的描述中（Klassen et al.，2012）可以看出，潜在的任务会使父母与一系列权威机构（例如医疗和教育机构）接触，并且需要投入大量的时间和努力来保持家庭其他成员的正常生活。在公布的这些任务中，值得注意的是，一些被列为体力的任务具有明显的情感相关性，例如处理儿童行为或情感挑战，使生病的孩子心情愉悦。

如果儿童所面临的疾病或伤害是创伤性的，并且面临着困难的治疗，例如在处理意外烧伤后的疼痛和组织损伤时，父母护理人员可能会经历严重的创伤后症状——痛苦、内疚（尤其是幼儿在家中被烧伤时）、因疤痕而对孩子未来的外表感到的恐惧等。父母或护理人员的焦虑和创伤后症状已被证明会影响儿童的应对和痛苦过程，甚至通过延迟皮肤修复的自然过程影响伤口愈合（Brown et al., 2019）。护理人员似乎可以将他们的焦虑传递给被护理人员，尽管目前尚不清楚这是否是通过对儿童自身情绪、生理反应或伤口护理依从行为的产生影响。

正如本章后面将讨论的，护理人员反应带来的影响也可以从成年护理人员双方关系中看到。护理人员对被护理人员的潜在影响是否意味着护理人员应该隐藏自己的感受？当然，有证据表明，在谈论孩子的疾病时存在性别差异，父亲似乎更不愿意谈论孩子的疾病（Eiser & Havermans, 1992），但早期的关注是围绕着孩子的疾病对父母自身幸福感的影响。一项研究比较了健康儿童的父母与正在接受或完成癌症治疗儿童的父母的应对方式、焦虑和抑郁情况，在这两种情况下，母亲的焦虑和抑郁程度都比父亲更高。然而，值得注意的是，59%的无回应者是父亲（Norberg et al., 2005）——这可能表明父亲不愿意谈论孩子的疾病，或是痛苦的父亲没有做出回应。有人认为，一些母亲主导着照顾孩子的任务，导致一些父亲感觉自己被边缘化了，这可能有助于解释父亲更多地报告以问题为中心的应对方式，并试图获得对情况的控制感，而不是谈论他们的感受（Hill et al., 2009，引用于 Turner Cobb, 2014）。

当然，不仅仅是当孩子生病时，家庭才会受到影响。大多数慢性和致残疾病的发病率随着年龄的增长而增加，因此大多数非正式护理的接受者是成年人。根据《欧洲健康、老龄化和退休调查》（Survey of Health, Ageing and Retirement in Europe, SHARE 2015）的数据，在整个欧洲，五分之一以上的非正式护理人员是配偶，60%是子女或子女的配偶。值得注意的是，女性配偶更有可能独自进行护理，而男性配偶更有可能与其他家庭成员共同实施护理（Bertog & Strauss, 2018）。

二、配偶作为护理人员

通常，在中老年人发病的情况下，如中风或帕金森病，主要护理人员将是伴侣或配偶，而这些护理人员自己也可能有健康问题和共病（Adelman et al., 2015）。然而，在老年人和高龄老年人中，许多人，特别是女性，可能会丧偶，因此照顾通常落在成年女儿身上。然而，预期寿命的性别差距正在缩小，也许更多的男性配偶将面临承担护理人员的角色（Triantifillou et al., 2010）。

配偶护理人员倾向于与他们所照顾的人生活在一起，这本身就解释了为什么关于护理影响的研究中通常指出照顾配偶比照顾其他人（如成年女儿）对自身的负面影响更大。由于同居的性质，配偶将理所当然地承担起护理的角色，提供比非共同居住的家庭成员更多的时间支持，覆盖从白天到晚上的需求范围。考虑到这一点，一些人认为配偶的照顾更规范，因此不太可能像照顾老人那样有很大的压力（Chappell, Dujela, & Smith, 2014）。在夫妻之间，支持往往首先来自彼此，支持关系通常是互惠的，尽管夫妻关系质量确实不同，但这不应被默认和假设。

此外，配偶与被护理人员共同居住，几乎没有时间离开这个角色，因此一些人表明，配偶护理人员比非配偶护理人员面临的挑战更大（e.g. Kim et al., 2012）。在这方面甚至可能存在性别差异，潘宁和吴（Penning & Wu, 2016）发现，对女性而言，照顾配偶或子女比照顾父母或其他人更有压力，对她们的心理健康的影响也更大；而对男性而言，虽然照顾配偶或子女压力更大，但对心理健康的影响与照顾父母或他人相比没有显著差异。

三、儿童和成年子女护理人员

为父母提供护理的儿童和年轻人（通常定义为18岁以下），以及中年子女在为父母提供某些对于亲子关系来说非常典型的护理时会面临特殊的问题，例如帮助父母吃饭、穿衣或上厕所等并不常见的问题。

更具体地说，就儿童护理人员而言，仅在英国，一项人口普查（2011）结果就表明，近178000名18岁以下的未成年人承担了护理责任。还有更多的人生活在有家庭成员患有疾病或残疾的家庭中，但没有出现在这些数据中。虽然大多数人提供的护理时间不到20小时，但许多人的护理强度很高，我们还不了解护理工作对这些儿童护理人员的全面长期的影响。一些有趣的定性研究结果表明，对于儿童护理人员来说，即使他们不在家，他们的注意力也会被护理需求和护理对象的想法所分散。例如，波拉斯（Bolas et al., 2007）采访了三名女性护理人员（14岁、16岁、18岁）和两名男性护理人员（14岁和16岁）的护理经历。一位照顾妈妈的年轻人说："从早上醒来到晚上睡觉，你都是一个护理人员。即使你不在家里，你基本上还是在想我回家后该做些什么，实际我必须做什么，所以它永远不会从我的脑海中离开。"未成年护理人员的学习成绩和未来能力都会受到损害。在社会交往上他们也会受到影响。据观察，许多年轻的护理人员当时并不认为自己是护理人员，他们只是以父母对他们提供的其他形式的照顾的对等方式来回应父母的照顾请求，而且他们可能不知道这种行为不是常态的（Smyth et al.，2011）。因此，很难确定社区中年轻护理人员的真正比率。

欧洲和全球老龄人口中最大的非正式护理人员群体包括成年的子女及其配偶（EUROFAMCARE，2006）。在中国的文化中，在老人需要的时候照顾老人几乎受到宪法支持——政府将护理责任放在家庭的肩上，而孝道义务是指成年子女需要承担起他们对父母的护理责任（Feng et al.，2013）。在中国，这通常涉及与父母的共同居住。然而，在非东方文化中，成年子女更可能住在其他地方，这就是为什么许多研究报告称，与共同居住的护理人员（通常是配偶）相比，成年子女护理人员的负担水平较低。作为成年子女照顾父母，其与配偶的情感投入可能类似，但角色颠倒的可能性——为儿时照顾自己的父母提供个人照顾，以及不得不同时照顾其他被抚养人的可能性——使得照顾父母变得非常困难。事实上，人们通常认为成年子女护理比配偶护理更具内在压力，因为这些护理人员通常具有多重角色，并且可能"将护理视为额外工作（角色过载），并经历角色转换的负担"，而配偶照顾则更具规范性（Chappell，Dujela，& Smith，2014）。一项针对加拿大成年女儿在为中风后的父母提供护理的定性研究支持了这种超负荷感（Bastarous et al.，2014）。对这些女性来说，在照顾孩子的同时还需要兼顾多种其他角色，这会导致她们与孩子和伴侣的关系变得紧张，并减少了重要社会活动（工作和休闲）的参与。

如前文所述，成年子女护理人员的性别可能会对所执行的护理任务的性质产生影响，与个人护理或家务支持相比，儿子更有可能提供诸如跑腿、接送等实际支持（Pinquart & Sorensen，2006）。然而，这也可能取决于护理对象的性别，有证据表明，女性护理人员可能不太愿意为父亲提供个人护理。美国一项针对近3000名护理人员的大型研究（老龄化纵向研究）发现，在两年的随访期内，儿子作为护理人员比女儿作为护理人员更可能将对日常生活活动受损的父母的护理转变为寄宿的护理方式，同样，丈夫也比妻子更经常这样做（Allen et al.，2012）。

四、支持性关系

对支持关系的性质和影响的评估显然是有明确需求的，因为是否从爱的人那里得到社会支持会显著影响个体对应激经历（如疾病）的反应和结果。正如第十二章所述，有一些证据表明，作为一个功能性支持网络的一部分比社会孤立更有好处。

社会支持对被护理人员和护理人员都有好处，例如：
- 增加护理接受者对治疗和自我护理的持续性（e.g. Toljamo & Hentinen, 2001）；
- 护理人员较好的情绪调整，如在配偶心脏病发作或丧亲后（e.g. Hallaråker et al., 2001; Balaswamy et al., 2004）；
- 改善婚姻关系（e.g. O'Connor et al., 2008）；
- 减少护理人员负担和孤独感（Love et al., 2005）；
- 改善护理人员的主观幸福感（Gray & Pattaravanich, 2019）；
- 为护理人员和护理接受者提供更积极的康复经验（Lou et al., 2017）；
- 降低死亡率或增加生存率（e.g. Aizer et al., 2013）。

关于社会支持对生存的益处，伯克曼和赛姆（Berkman & Syme）对7000名健康状况复杂的加州居民进行的为期九年的随访研究的经典发现，在许多更具体的人群中得到了证实（参见Taylor 2004年的综述）。最近，艾泽尔（Aizer）对734000多名美国癌症患者的生存情况进行了研究，发现即使在控制人口统计学、癌症类型和癌症分期以及提供的治疗后，婚姻与癌症生存率之间仍存在一致的相关性（Aizer et al., 2013）。其他地方已经报道过婚姻对健康和健康结果的保护作用，通常表明，在压力时期，丈夫从妻子的支持中获得的"收益"大于已婚妇女从丈夫的支持中得到的（e.g. Cutrona, 1996）。

目前的普遍共识是，在预测结果方面，这不仅只是个体可获得的支持的绝对数量（结构性），同样还有这些支持的感知质量和功能（功能性）（无论提供支持是自愿的还是不情愿的）（e.g. Williams et al., 2014），以及其对所获得的支持的满意程度，均是预测的关键因素，但是如下文所述，即使护理人员有意提供社会支持，也不一定会得到帮助。

向他人提供支持可以被视为是一种亲社会行为，具有爱、同情、信任和利他的特征。催产素（oxytocin）[①]作用于外周和中枢神经系统，从而影响我们的行为，它的存在受到基因组成的影响。那些愿意为他人提供支持的人与那些不愿意为他人提供支持的人的催产素水平可能存在不同（Israel et al., 2012）。这被一些人描述为"照料和友好"特征的变化（e.g. Taylor, 2006，见第十二章）。当然，这开辟了一条有趣的研究路线，即我们是否在基因上有护理角色的倾向性，是否存在"友善的神经源"（Poulin & Holman, 2013; Poulin et al., 2013，见第十二章）。然而，这不太可能是唯一的解释。

---

① 催产素（oxytocin）：这种激素在大脑中也起神经递质的作用，似乎可以减弱（减少）自主应激反应，并可能与从属的社会行为有关。

五、有用和无用的护理

对一系列疾病患者的护理研究发现，有一些普通的护理行为被认为是有用的，如实际的辅助和表达爱、关心和理解，而有些活动则相对一致地被认为是无用的，如尽可能的弱化状况，忽视患者，低估疾病对患者的影响，或漠不关心、吹毛求疵或要求过高。例如，在患有癌症的年轻人中，朋友与他们保持距离或表达同情被认为是无济于事的（Breuer et al., 2017），相反地，通过亲自在场并将他们视为"正常"来支持他们则被认为是有用的（Woodgate, 2006）。

研究发现，那些认为自己的支持网络或护理人员的行为对自己没有帮助的患者会对自己和配偶有更多的负面看法，焦虑和抑郁也更严重（Clark & Stephens, 1996; Romano et al., 2009; Band et al., 2015）。此外，研究发现重要他人的信念会影响他们的护理行为和护理效果，例如班德（Band）对14项关于重要他人对所爱的人的慢性疲劳综合征的反应研究的系统回顾也反映了这一点。研究发现，将疾病及其症状的原因和责任归因于患者，与无用的护理反应相关，例如强装高兴和鼓励患者休息（两者通常被发现对患者没有帮助），同时上述归因与照顾者和患者的痛苦也相关。

尽管有用的帮助行为通常比无用的行为更经常发生，但无用的行为对幸福感的消极影响似乎比有用的行为的积极影响更强烈（e.g. Norris et al., 1990）。此外，过度的关心与过度的帮助和热情（例如，帮助做所有家务，鼓励他们休息）可以形成一种操作性条件反射，在这种条件反射中，患者表现出"病态角色"的行为会得到奖励（见第一章）。这可以从一项119名慢性疲劳综合征患者及其伴侣的样本研究中看出，被"过度帮助"的被护理人员比那些受到惩罚（如护理人员对患者表示愤怒）或分散（如护理人员让患者参与活动）护理人员注意力的患者表现出更大的疲劳和痛苦（Schmaling et al., 2000）。这一发现已在一项对慢性疲劳综合征的研究综述中得到证实，被"过度帮助"的被护理人员报告了更严重和频繁的症状，并增加了其寻求帮助的行为（Band et al., 2015）。被过度保护的患者的自我效能感、自尊感和恢复动机可能会降低，抑郁程度有所升高（e.g. Thompson & Pitts, 1992），疼痛患者的无法自理程度也会增加（e.g. Williamson et al., 1997）。

这类研究的结果强调了需要单独评估积极感知支持和消极感知支持，而不是在没有解决如何评估这种支持的情况下对连续的整体支持进行评估。鉴于有证据表明存在有用和无用的护理行为，因此在最初面对护理角色时，护理提供者会问自己一些问题，如"什么是'好的'护理""我是否有能力满足被护理人员的需求"。在某些情况下，例如多发性硬化症，每个新的症状或患者功能能力的变化都会给家庭护理人员带来新的挑战，因此，护理人员也需要支持才能成为有效和有用的护理人员（McCabe et al., 2014）。正如豪肯和拉森（Hauken & Larsen, 2019）所指出的，毫无帮助的支持通常是无意的（并非有意的），通常是由于缺乏理解或不知道该做什么（而不是缺乏对患者的护理），其部分原因可能是被护理人员由于不愿成为负担或希望保持独立而没有向其护理人员表达他们认为有帮助或没有帮助的内容。

在一项有趣的研究中，内夫和卡尼（Neff & Karney, 2005年）探讨了一个被广泛接受的假设，即女性比男性更善于提供支持，这一结论部分来自上文所述的发现，即已婚男性从婚姻中受益比女性多。利用169对没有孩子的新婚夫妇的观察数据和每天的日记记录，研究者得出结论，男性和女性在向伴侣提供支持的技能上，甚至在每天提供的支持数量上都没有差异，而女性对丈夫不断变化的需求的反应更敏感，这体现在她们的压力指示行为上，因此在更需要的时候她们能提供更好和更积极的支持。

第四节　护理人员照顾的结果

与母性有所不同，母性的照料责任通常由预期的事件"分娩"标志着其出现，而在疾病和残疾的情况下，非正式的照顾角色往往是突然或逐渐出现的，并往往出乎意料地出现在家庭关系中。然而，就像母亲角色一样，"护理人员"的角色通常也很少会受到培训（Montgomery & Kosloski, 2000）！正如卡尔拉等人（Kalra et al., 2004）在关于中风治疗方面所指出的："尽管护理人员的身体、心理、情感和社会性后果及其对社会的经济效益得到了充分认识，但护理人员的需求往往得不到重视。"解决护理人员的需求对患者和护理人员都至关重要。

通过志愿服务等利他的方式照顾或帮助他人，通常与帮助者的社会、情感和可能的身体健康等幸福感相关，尤其是在老年人中（e.g. Post, 2007; O'Brien et al., 2011）。然而，在亲人生病的情况下提供定期护理往往被视为是对幸福感的威胁，这可能是因为存在情感纽带，或者是因为家庭护理人员不仅仅是偶尔提供"积极的帮助"，而是24小时都沉浸在角色中（Poulin et al., 2010年）。研究者使用了许多不同的术语来描述护理人员提供护理的结果，也使用了许多不同的结果测量指标，其中一些评估了心理健康，一些评估了身体健康，还有一些评估了全球社会心理幸福感。一个常用的术语是"护理人员负担"，被定义为护理人员的客观和主观"成本"（e.g. Zarit et al., 1980）。这一概念涵盖了护理的多维结果，包括护理的身体、心理、经济和社会成本，许多研究都将负担作为一种结果进行探索，而不仅是关注情绪困扰或身体结果（见van der Lee

等人的综述，2014）。在范·德·李（van der Lees）对被护理人员行为问题的综述中，护理人员的人格（特别是神经质人格）和应对反应，以及护理人员的能力（自我效能）都是护理人员负担的一致性决定因素。类似的决定因素也被发现与抑郁症相关。

一、护理对情感的影响

研究结果通常发现，慢性病或残疾患者的护理人员经历的痛苦程度显著高于同龄的对照组（Pinquart & Sörensen, 2003）。同样，护理人员的身体健康和生活满意度普遍低于非护理人员（e.g. Schulz & Sherwood, 2008; Bergland, Lytsy, & Westerling, 2015）。伯格兰（Bergland）的研究涵盖了近9万名瑞典普通民众，并将11%的护理人员与非护理人员进行了比较。他们发现，护理人员自我评价较差的健康状况和较低的心理幸福感的概率显著增加。检验比较数据十分重要，许多研究只报告了来自护理人员样本的数据，这使得无法得出护理人员的经历是否与普通人群不同的结论。护理人员痛苦的一些常见原因见表15.2。后面的内容部分表明了难以表达的极其复杂的情感，但如果它们受到压制，则会增加应激和痛苦。

表15.2　护理人员痛苦的潜在原因

○因护理对工作的干扰而造成的经济困难。
○长期护理一个很少有回报的亲属所带来的情感需求。
○一些护理角色对体力的耗费。
○因社会孤立或无法充分利用支持资源和休闲时间而无力补充个人资源。
或在更深的层次上，甚至不了解应激来源：
○愤怒或怨恨感（例如，对生病的人，对天生残疾的人）。
○内疚感（例如，他们可能直接/间接导致了这种情况）。
○悲伤感（例如，他们"失去"了曾经拥有的）。

研究表明，情绪困扰在女性护理人员中最为明显（e.g. Kuenzler et al., 2010; Pinquart & Sörensen, 2003; van den Heuvel et al., 2001），尽管一些报告中的性别差异可能与研究样本中的性别失衡有关。如前所述，通常情况下男性和女性护理人员执行的护理任务类型会有所不同，有证据表明，通常由女性护理人员提供的个人护理（穿衣、洗澡、如厕、喂食等）在情感上要求更高和/或在身体上令人更为疲惫。这在一定程度上是由于此类任务的时间紧迫性，和/或提供这些任务所涉及的亲密程度。

在照顾生病的孩子方面，也有人提出父亲照顾孩子时比母亲遭受到的困扰更少

（高于或超过在一般非护理人群中性别对痛苦的影响，见 Pinquhart & Sorenson 2006 年的回顾和元分析），尽管差异看起来似乎不大。例如，在一项对患有癌症的儿童的父母的研究中，51% 的母亲和 39% 的父亲情绪障碍水平高于临界值，即使在癌症治疗完成后，父母亲的痛苦程度仍然很高，这反映了父母亲对癌症复发的恐惧（Sloper，2000）。在后面的章节和"研究焦点"中，我们将讨论男性身份是否会影响男性对护理人员角色的评价及其角色体验的问题。

护理人员的人生阶段可能会影响护理人员的情感体验，例如仍在学校、接受高等教育、就业或被解雇等不同阶段。关于年轻护理人员感受的一个案例来自于一项对 14 至 18 岁的儿童进行的定性访谈研究（Bolas et al., 2007），其中参与者报告了孤立感。这种孤立被认为是由于他们没有与人讨论或隐瞒了自己的角色，以此来避免被同龄人或社会接触的人视为"与众不同"，或是为了避免与疾病相关的任何污名（如果他们的护理对象患有精神健康疾病，那么这种情况更有可能发生）。尽管年轻的护理人员也报告说，在增强自爱和自尊方面，他们表现出了积极的一面，并在执行护理任务时感到自己有用和自豪，但这种收获可能不会抵消那些消极的影响，除非如一位护理人员所说，他们在未来的职业生涯中会充分利用到这些经验。这种孤立对他们自己的情绪健康有着明显的影响。然而，并不仅仅是年轻的护理人员报告称因他们不透露自己的护理人员角色而感到孤立，在职场中发现男性护理人员比女性护理人员更不可能告诉他们的雇主自己承担的其他角色，因此他们错过了潜在的支持，包括灵活的工作等。令人担忧的是，一些研究发现参与者不愿披露是因为担心职场歧视（Maynard et al., 2018）。

在一项针对爱尔兰 442 名 16 岁以下护理人员的研究中（Cassidy et al., 2014），36% 的护理人员的痛苦程度达到了临床上的标准（使用一般健康问卷的推荐病例阈值进行评估）。消极心理健康是通过评估负担、压力和益处发现来预测的（下文将进行详细的讨论）。来自家人和朋友的支持水平低、以问题为中心的应对水平低以及社会对其角色的认可水平低也是预测因素，但当所有其他变量都纳入分析时，这些效应就消失了。然而，很明显，消极的心理健康影响是存在的，但令人惊讶的是，这些影响并没有被年轻护理人员的心理弹性所中介，或换句话说，没有被他们从压力中"反弹"的能力所中介。我们之前已经描述了个人应对压力的心理弹性的重要性（见第十二章）。

18 至 25 岁的年轻人也报告了护理方面的挑战，因为他们可能会承担其他义务，如高等教育、就业，或伴随着自主性和成熟度发展的人生阶段的其他角色（参见第一章）。豪格兰（Haugland）及其同事（Haugland, Hysing, & Sivertsen, 2020）在一项对40000多名大学生的全国性调查中发现，5.5%的大学生肩负护理责任，他们中的心理健康问题和包括失眠在内的躯体症状较高，生活满意度较低的人群也较为普遍。护理人员也更可能是女性、单身和有经济困难的人。然而，该研究中的护理对象可能是"家庭或其他"，目前尚不清楚护理角色是否包括有偿工作。

二、护理对身体的影响

护理的压力也可能影响一些人，但可能不是所有人的身体健康，从睡眠和体重障碍[（Klassen et al., 2012），通过增加身体健康主诉的风险（Kiecolt-Glaser et al., 2003）]，到实际的健康主诉，如背部或关节疼痛（Triantafillou et al., 2010）。例如，在癌症护理人员中，女性护理人员会在伴侣诊断出癌症后的六个月内，自身的身体健康状况有所下降，而男性护理人员则没有（Nijboer et al., 2001），这可能与其他研究中报告的女性护理人员的痛苦程度更高或感知到的护理者效能的程度更低有关，尽管这项研究没有探讨这些问题。有趣的是，一项针对11000多名年龄在70至75岁之间的澳大利亚女性的身体健康、心理健康和生活质量进行的非常大规模的研究（Lee, 2001）并未发现其中10%的被认为是护理者的人与绝大多数老年人样本间存在显著差异。然而，护理人员在情感幸福感和感知到的压力水平方面确实存在显著差异，这支持了关于护理对情感影响的合理一致的研究结果（见下文）。护理人员更广泛的生活质量也受到影响，包括身体、社会和情感领域。在针对六个欧洲国家护理人员的欧洲家庭关怀计划（EUROFAMCARE）研究中（如前所述），英国和瑞典的护理人员报告的生活质量最高（分别为65%和67%），而希腊和意大利的护理人员报告的生活质量最低（分别为50%和51%），这初步归因于前几个国家提供了更多的服务和积极的护理人员政策（e.g. Triantafillou et al., 2010）。

三、护理对免疫的影响

如第十一章所述，应激源事件的性质、强度、持续时间和频率已被发现以一种动态的方式影响免疫变化的性质和程度，这部分取决于应激源事件发生时免疫系统的状态（Dantzer & Kelley, 1989）。有大量证据表明，长期护理会产生免疫抑制作用，而且这种影响在已存在免疫系统缺陷的老年人身上可能会加剧（Graham et al., 2006, 见第十二章）。关于照料压力，虽然免疫效应在对老年护理人员的研究中得到了一致的发现，但与年轻人群中的研究结果却不一致。例如，与同等年龄的健康对照组受试者相比，配偶患有阿尔茨海默病的老年护理人员的免疫功能较低，报告的患病天数也较多

（Kiecolt-Glaser et al., 1994），并且照顾阿尔茨海默病患者的免疫损害效应已得到普遍证实（Bourgeois et al., 1996; Kiecolt-Glaser et al., 2002）。例如，基科特·格拉泽等人（Kiecolt-Glaser et al., 1996）进行了一项早期研究，在该研究中，护理人员接种了流感疫苗，与匹配良好的对照参与者相比，接种疫苗后的免疫反应较差。当将70岁以上的人（23.3%的护理人员对疫苗有反应，而对照组为60%）与70岁以下的人（53.8%的护理人员对疫苗有反应，而对照组则为70%）进行比较时，差异尤其明显。然而，韦德哈拉（Vedhara et al., 2002）发现，配偶患有多发性硬化症的护理人员在接种流感疫苗后的免疫反应与非护理人员没有差异。多发性硬化症是一种与阿尔茨海默病一样的慢性疾病，但影响的人群更年轻，因此其配偶护理人员通常比痴呆症患者的配偶护理人员更年轻。然而，韦德哈拉研究的年轻护理人员样本似乎也没有其他护理人员群体报告的那么担心他们的护理，这可能在一定程度上解释了他们在接种疫苗后免疫反应的"保留"。在另一个较年轻的样本中，与性别和年龄匹配的对照组相比，发现患有发育障碍的儿童的父母对流感和肺炎球菌疫苗的免疫反应均有所降低。在这项研究中，当父母要面对孩子身上较多的问题行为时，对疫苗接种的反应降低最明显（Gallagher et al., 2009a, b）。总之，这些发现表明，护理对免疫反应的影响是存在的，但它们可能因人群和条件而异，其他因素也可能起作用。

另外一项重要的事是，针对护理人员压力引起的身体结果的研究已经被普遍验证，并发现了由免疫变化而非实际疾病发展导致的疾病易感性增加的证据。例如，在护理人员中发现的促炎细胞因子白介素-6水平升高，被认为是心血管疾病的危险因素（Kiecolt-Glaser et al., 2003）。如第十一章所述，生活压力已被证明会影响各种炎症和免疫反应（例如，C-反应蛋白和白介素-6的浓度），这些过程可能会加速与年龄相关的疾病的发展（见第十二章）。因此，基科特·格拉泽（Kiecolt-Glaser et al., 2011）通过评估端粒①长度，研究了护理压力与加速衰老的可能性之间的关系。此前，较短的端粒被认为与较高的白介素-6和肿瘤坏死因子α（TNF-a）相关（Epel, 2009）。通过与对照组（平均年龄69.7岁）相比，研究者发现阿尔茨海默病护理人员的端粒明显短于对照组。此外，在控制护理人员状况和其他相关因素的情况下，早年经历的多次逆境与较高的白介素-6和较短的端粒相关，研究者声称这可能会导致预计寿命的5—7年的差异。护理进一步放大了其中的一些关系，反映了应激的潜在叠加效应。

---

① 端粒（telomeres）：聚集染色体顶端的DNA簇，防止DNA解体。端粒会随着年龄的增长而自然缩短，直至细胞无法复制。

尽管护理有消极的一面，但越来越多的研究开始思考护理的角色是否也有积极的一面。

四、护理角色的积极方面

奥贝尔等人（Orbell et al., 1993）指出，"护理人员可以将护理分为消极的、良性的或积极的。护理可能被认为是对个人生活计划的阻碍，但也可以被认为是积极的，因为它提供了对自我价值方面的肯定"。有许多关于护理角色所产生的主观满足感和回馈的报告。例如，研究发现了各种护理的满足感，如成就感、有用感，及亲密感增加或日常互动增加，因为患者和护理人员花更多的闲暇时间在一起（e.g. Kinney et al., 1995；Kramer, 1997；Parveen & Morrison, 2012），且与不提供护理的同龄人相比，儿童护理人员的同理心和同情心更强（Charles & Marshall, 2012）。在一项早期研究中，肯尼等人（Kinney et al., 1995）调查了78名中风患者家庭护理人员报告的日常困扰和日常提升（压力和满意度），发现护理人员通常报告的日常提升（如接受护理者与他们合作，与接受护理者有愉快的互动）比他们的日常困扰更多（如接受护理者抱怨或批评，接受护理者反应迟钝）。然而，这取决于接受护理者的损伤程度，针对损伤较大的接受护理者的护理人员通常报告更多的麻烦。尽管争吵预示着护理人员的幸福感不佳，但当总体提升的程度超过了争吵的程度时，护理人员的幸福感结果会得到改善（抑郁程度降低，社会关系改善）。即使在同时遇到麻烦的情况下，这种提升的保护或缓冲作用也突显了评估护理的消极和积极方面以及两者之间相互作用的重要性。拉普和超（Rapp & Chao, 2000）在对痴呆症护理人员的研究中得出结论，压力的评估和收获的评估对负面情绪（压力与NA呈正相关，收获与NA呈负相关）产生了独立的影响。有趣的是，收获和压力都与积极情感无关，这表明许多因素影响护理人员的情感，而不仅仅是他们对收获或压力的评估。在儿童护理人员样本中，卡西迪等人（Cassidy et al., 2014）发现，益处发现主要由感知到的来自家人和朋友的支持来解释，同时也可以被感知到的低压力、使用以问题为中心的应对方式、感知到的社会对其角色的认可以及个人心理弹性来解释。正如纵向研究所支持的那样，反过来，益处发现与积极的结果相关。

此外，对护理文献的回顾和重新评估引出了这样一个问题：护理是否像我们长期以来认为的那样，总体上是负面的。事实上，这一及时的回顾研究表明，护理的积极体验被淡化了，包括来自五个护理人员和非护理人员群体大样本的纵向证据发现，护理人员被发现具有显著的生存优势（Roth et al., 2015）。这些研究的发现对未来具有重要意义,因为它可以改变人们对承担护理角色的期望,并可能在必要时增强承担护理角色的意愿。尽管如此,无论结果是积极的还是消极的,都需要了解哪些因素会增加或减少护理体验的益处。

第五节 护理结果的影响因素

一、疾病或被护理人员的特征

被护理人员的疾病或行为特征对护理人员的结果有重要且复杂的影响。例如,对阿尔茨海默病患者的护理人员的研究表明,与被护理人员的身体损伤或残疾程度相比,痛苦更明显地与苛求或破坏性行为相关(e.g. Morrison,1999;Gaughler et al.,2000)。护理人员的痛苦会随着被护理人员在任何时间点的身心健康而波动(e.g. Beach et al.,2000)。

在中风幸存者的护理人员中,急性期(即中风后约十天)中风损伤的严重程度预测了他们对未来的期望,他们对疾病后果的评估和自己的应对资源预测了他们的心理健康(Forsberg-Wärleby et al.,2001)。因此,护理人员对情况的主观评估不同于疾病的客观特征,包括残疾的严重程度,在某种程度上决定了护理人员的结果。进一步阐述,在那些照顾中风幸存者的人中,六个月后抑郁的预测主要取决于被护理者的负面特征(如苛刻的行为)的增加,取决于护理人员认为他们与所照顾的人之间相互信任关系的降低,取决于被护理人员的年龄和健康状况(但不包括护理人员自己的年龄和身体状况)以及收入和生活水平的变化。相比之下,护理人员的负担可以由护理人员的年龄(年长的护理人员负担较轻)、被护理人员积极特征的减少、对自己的社会交往满意度的降低以及对未来护理的担忧增加来解释(Schulz et al.,1988)。这项研究虽然有些过时,但仍然很重要,因为它考察了客观和主观预测变量在时间上的变化,反映了护理需求的动态和波动。值得注意的是,被护理人员消极特征的增加预测了护理人员的抑郁,而他们的积极特征的减少则预测了护理人员的负担。这反映出负担并不等同于抑郁(正如一些研究所暗示的那样),但可能更多地是与护理人员和被护理人员之间的关系相关。越来越明显的是,护理人员的适应(以及患者自身的适应)受到人际关系过程的影响,如果夫妻一方患病,双方对这种情况的情感、认知和行为反应也会受到影响。我们将在后面的章节中讨论这些双向互动因素。

二、护理人员特征和反应的影响

■ 种族和文化

拉普和超（Rapp & Chao，2000）发现，在黑人护理人员的小样本中报告的为痴呆症配偶或父母提供护理的益处要大于白人护理人员的大样本，这可能反映了围绕家庭主义和孝道的强烈价值观（Tang，2006；Feng et al.，2013），或者不同种族或不同文化背景的护理人员在寻求家庭支持方面的意愿差异。卡班纳等人（Katbanna et al.，2004）发现，对他人尽义务的恐惧降低了南亚家庭护理人员利用更广泛的社会网络来帮助提供护理的可能性。这项研究没有发现大家庭成员愿意支持主要护理人员这一假设的证据，例如格雷（Gray）和同事指出，这种联系是一种核心文化价值观（Gray et al.，2016，如其他关于集体主义的讨论）。大多数其他研究都支持这一点，如在对20年间护理研究的回顾中，少数族裔护理人员比白人护理人员（非西班牙裔）更常将大家庭的成员纳入其中（Dilworth Anderson et al.，2002）；在英国，与英国白人护理人员相比，英国南亚裔护理人员的家庭主义（与提供护理有关的家庭成员之间的忠诚和团结感）程度更高（Parveen & Morrison，2009）；与白人护理人员相比，非裔美国人、亚裔和拉丁裔护理人员的家庭主义程度更高（e.g. Knight et al.，2002）。一项针对居住在加拿大并为患有癌症的孩子提供护理的南亚护理人员的研究（Klassen et al.，2012）提供了定性方面的证据，证明了缺乏支持加剧了护理人员的痛苦，思考一下这位母亲的这段话。

"我想我当时处理得不太好。这种抑郁一直持续到今天……我的抑郁症越来越严重。我是一个人……我过去有时想告诉更多的人，但我丈夫觉得这不好，他说我对别人重复这些事情越多，我就会越想这些事情。"（第7页）

帕文（Parveen）及其同事（2013）报告了在所使用的应对策略和护理结果方面进一步发现的种族差异，其研究强调了不应假设疾病认知和应对模式适用于所有文化甚至亚文化的重要性。社会文化应激和应对模型（Aranda & Knight，1997；Knight & Sayegh，2010）是目前护理相关文献中唯一明确考虑了文化在应激-应对-结果关系中所起作用的理论模型，帕文基于此模型报告了英国白人和英国南亚裔护理人员之间的差异。护理人员关系类型［配偶、成年子女（或子女配偶）和其他人（父母或兄弟姐妹）］对英国白人护理人员的情绪没有影响；但在英国南亚裔的护理人员中，配偶护理人员与成年子女或其他类型的护理人员相比，焦虑和抑郁更少。同样，与单身、离异或丧偶的个体相比，在英国南亚裔样本中，已婚人士的焦虑和抑郁程度较低，但英国白人护理人员的情绪没有差异。最后，英国南亚裔护理人员的情绪不受被护理人员疾病诊断的影响，而在英国白人护理人员中，那些为患痴呆症的所爱之人提供护理的人的焦虑程度明显高于为帕金森病、多发性硬化症或其他诊断提供护理的人员，且其抑郁程度明显高于帕金森病、多发性硬化症、癌症或其他疾病的护理人员。信仰也有所不同，控制年龄的影响（因为英国南亚裔护理人员更年轻），英国南亚裔护理人员的家庭主义水平明显更高，但与预期相反，这与情绪没有显著的相关性。也许是由于信仰不同，虽然没有得到充分证实，但他们的应对方式也有所不同，英国南亚裔护理人员明显使用更多的行为脱离和宗教应对，并且报告的支持程度明显低于英国白人护理人员。此外，在这项研究中，虽然两组护理人员之间的护理意愿水平没有差异，但护理意愿和护理人员的焦虑呈负相关。高意愿的南亚裔护理人员更焦虑，而高意愿的英国白人护理人员则不那么焦虑。研究者认为，这可能是由于南亚裔护理人员的护理意愿与履行护理义务的文化价值有关，从而导致对未能履行此类义务的焦虑，而英国白人护理人员愿意提供护理可能是出于更内在的原因，包括个人选择（Parveen et al., 2011）。

一项对美国印第安人护理人员的有趣且罕见的研究（Goins et al., 2011）强调，很少有研究真正从个体认同和重视自己的少数民族文化（例如，体现在使用自己的语言、仪式或疗愈传统）的程度上评估"文化"，而是从主流文化的角度。种族不同于文化，护理研究认识到在同一种族中，文化认同可能有所不同，因此对提供护理的反应和结果产生不同的影响，这一点很重要。

研究焦点

心理弹性和年轻护理人员

Wepf, H., Joseph, S. and Leu, A.（2021）.Benefit finding moderates the relationship between young caregiver experiences and mental well-being, *Psychology & Health*, doi: 10.1080/08870446.2021.1941961.

介绍

正如本章前面所述，年轻的护理人员可能会面临特殊的护理挑战，比如对他们的学业、社会参与和友谊的影响，另外对一些人来说，他们害怕被污名化，这可能会限制他们向可能的支持来源求助。以成人为主的研究和针对为处于各种健康状况的父母提供护理的青少年研究中，均报告了创伤后成长和益处发现，且提供了表明积极适应指标的益处，包括减少痛苦、适应性应对和更好的生活质量的证据（e.g. Cassidy, Giles, & Mclaughlin, 2014; Pakenham & Cox, 2018）。

较少被研究的是所体验到的益处的性质，虽然一些研究者描述了六个维度：接受（例如接受事物，随遇而安，适应无法改变的事物）、家庭纽带（更感激家庭，对家庭问题更敏感，更亲近）、人际关系（意识到来自他人的支持，对他人持积极态度，意识到谁是真正的朋友）、成长（更好地应对，变得更强大，更有效地处理事情）、重新排序（不再强调物质，生活更简单，改变优先级）和同理心（对处于类似情况的人更富有同情心，关心他人，对他人的需求更敏感）（Cassidy, Mclaughlin, & Giles, 2014）。此外，研究还探讨了年轻护理人员的益处发现，但没有与这些人应对一般的生活压力方式进行比较，也没有将他们的发现与非护理青少年人群进行比较。本研究旨在解决这一局限性。

目的和目标

该研究旨在通过解决以下问题，对年轻护理人员的积极结果形成新的理解：

（1）在应对生活压力时，作为一名年轻的护理人员，与益处发现的性质和程度之间是否存在关联？

（2）在应对生活压力时的益处发现是否调节了青少年的护理经历（是/否）和心理健康之间的关联？

为了解决这些问题，研究首先比较了护理人员和非护理人员这两组人群在应对一般生活压力时的发现益处得分，使用了卡西迪等人（Cassidy et al., 2014b）提出的维度。

其次，他们研究了是否有护理经历与心理健康之间的联系是否会因为益处发现的总体水平（以及不同的维度）而有所差异。

参与者包括2525名在瑞士上学或接受职业培训的青少年（很有趣的是年龄段大都为15至21岁，因此对于青少年来说年龄上限较高，一般来说，18至21岁的群体更典型的可能叫法是"青年人"）。完成和评估问卷大约需要25分钟。

● 护理经验：为因健康问题而需要支持的家庭成员或亲密朋友提供护理（是/否），如果"是"，则提供帮助的程度，四类护理任务的频率为：家庭护理、亲密照顾、社会/情感护理和仪器护理，以及这是现在的还是过去的情况。

● 不良生活事件：基于现有的青少年评估工具和26项事件清单，包括家庭事件、学校或职业事件以及个人事件。

- 使用卡西迪等人（Cassidy et al., 2014b）的 28 项一般益处发现量表进行评估，其中要求参与者指出与过去经历的困难时期相关的益处发现及其程度（使用上述六个分量表）。
- 使用德国版的沃里克－爱丁堡积极心理健康量表（Warwick-Edinburgh Mental Wellbeing Scale）评估心理健康。

结果

研究人员比较了由 1137 名青少年组成的"年轻护理人员"小组的结果，这些青少年目前（n=601，平均年龄 17.87，72% 女性）或以前（n=536，平均年龄 17.81，56.5% 女性）提供某种类型的护理，或"没有护理经验"（n=1388，平均年龄 17.63，55.5% 女性）。详细的结果可以在资料源中找到，但其中一个关键点总结是：

- 年轻的护理人员组的益处发现的总分更高，特别是成长和同理心，即使在控制不良生活事件的数量时也是如此。
- 回归分析表明，认识到自己的护理角色好处的年轻护理人员，比那些没有认识到的人有更高的益处发现总分、关系益处和同理心，现在或以前从事护理人员角色对这一点没有影响。
- 在测试益处发现对护理经验和幸福感之间的关系的调节作用时，分层回归分析发现，只有当青少年的益处发现水平较低时，护理经验才会对心理健康产生负面影响。
- 在年轻的护理人员中，益处发现的总分以及其中的人际关系和成长分量表与心理健康呈正相关，有趣的是同理心益处与心理健康呈负相关。
- 总体而言，关系益处发现与心理健康之间存在正相关，对于那些将他们的益处发现与护理联系起来的年轻护理人员来说也是如此。

讨论

这篇写得很好且简明扼要的论文证实了研究者的假设：(1) 作为一名年轻的护理人员确实与益处发现有关，那些将益处与护理联系起来的人总体上获得了更高水平的益处、同理心和改善的关系；(2) 益处发现降低了护理体验和心理健康之间的负相关性。

然而，有时研究中重要的是那些研究结果不显著的东西（当你在本科项目中由于你的假设可能没有得到统计数据的支持开始感到沮丧时要记住这一点！）。在这项研究中，只有几个益处发现的分量表表现出显著性——关系、成长和同理心，而不是家庭关系接受度或重新确定优先级。此外，虽然在个人成长过程中，自信和内在力量增强的感觉以及人际关系的好处看起来有利于心理健康，但同理心却起着反作用！也许对年轻人来说，过度认同他人的需求对他们的情感健康是无益的——研究者没有花很多时间来推测这个问题，但这个问题值得进一步探讨，因为一般来说，同理心被视为一种积极的品质，甚至是一种情商的指标，但什么时候它就变得毫无用处了，它是否会通过制造担忧来阻碍人们的日常生活呢？如果能在年轻的护理人员和年长的护理人员身上看到这一点，我会很高兴。我个人想知道同理心是否与沉思默想有关，正如我们在本书其他地方所描述的那样，沉思默想与消极情绪有关。

总体而言，本文通过强调比较护理人员（当前和过去）与非护理人员的价值以及其他优势和局限性来进行总结。除了关于横断设计的常见局限性，还有一个值得强调的问题是，他们的抽样是根据潜在参与者是"青少年"来筛选，而不是从那些之前认为自己是护理人员的人中抽样。虽然这更具包容性，也就是说，并非所有从事护理任务的人都会像我们在本章前面所述的那样将自己称为"护理人员"，并且可能不会对这样的研究做出回应，但这的确意味着当前样本的反应可能无法直接与那些明确自称为护理人员的研究进行比较。

抛开局限性不谈，这是一篇非常值得阅读的论文，并且它解决了一个重要问题，该问题对我们/专业人员如何与年轻护理人员合作具有启发意义。它还比许多其他研究更仔细地检查了益处的类型，这使得在未来能够进行更具针对性的干预，因此，这是值得关注的研究重点，我希望你会同意！

■ 人格

研究强调了护理人员人格变量的作用，如乐观（通常是积极的资源）和神经质（通常是消极的特征），表明这些特征对护理人员的心理健康有直接影响，同时也能通过感知压力的影响以及对被护理人员的损伤程度的感知和评估，对心理健康产生间接的影响（e.g. Hooker et al.，1992；Shifren & Hooker，1995）。最近，一项对痴呆症患者护理人员负担的综述发现，护理人员的神经质与其负担和抑郁显著相关（Van der Lee et al.，2014）。

研究兴趣也转向了更积极的心理弹性结构，即在逆境中"反弹"的能力（Werner & Smith，1992），这被认为是一种固定的特征或压力引发的适应性反应（Smith，2006）（另见第十二章）。卡西迪等人（2014）在他们对儿童护理人员的研究中发现，心理弹性是生活满意度和积极心理健康的一个微弱但重要的预测因素（分别解释4%和3%的差异），而心理弹性不能预测消极心理健康，只能解释益处发现1%的差异。正如研究者得出的结论，心理弹性对于发展积极的健康结果比减少消极结果更重要。

■ 依恋关系

彼得罗莫纳科等人（Pietromonaco et al., 2013）强调了健康心理学研究的必要性，特别是试图理解家庭内部适应疾病的过程，以便更好地整合关系科学，特别是依恋理论（cf Bowlby, 1969, 1973）。孩子和父母在童年时期形成的依恋（从焦虑和回避两个维度衍生出的四种典型风格）也存在于成人间的亲密关系中，并且可能在患病期间且其中一个成员承担护理角色时被激活。焦虑型依恋的人会关注自己的痛苦，专注于自己的痛苦和需求，害怕因为不够好而被别人拒绝。如果另一个人被困于自己的情况，这种焦虑可能会增加，比如当一个人生病的时候。然而，回避型依恋的人的特点是倾向于将自己的思想与情绪分开，并自力更生，达到与他人情绪分离的程度，这可能是一种自我保护（免受潜在的痛苦）的形式。所爱的人患病，随之而来的是需要伴侣在情感上投入来提供护理，这种情况被认为会造成一种距离感。安全型的成年人的焦虑和回避程度都较低，焦虑型的成年人的焦虑程度高但回避程度低，恐惧型回避者的焦虑和回避程度都较高，而轻视型回避者则焦虑程度低但回避程度高（Feeney & Collins, 2001:973）。

越来越多的研究已经在护理人员样本中检验了这些理论，其中护理人员是配偶或伴侣（而不是成年人照顾父母，存在成人-儿童依恋关系）。例如，对癌症护理人员的研究发现，安全的依恋关系与护理和益处发现的自主动机相关（这两方面在前面的章节中都有讨论）（Kim et al., 2008）。哈森-奥哈永（Hasson-Ohayon）等人（2013）发现，依恋类型与意义发现之间存在着有趣的性别差异，对于男性而言，在护理中的意义发现与低回避依恋相关，而对女性而言，护理人员意义发现与获得社会支持呈正相关。研究者提出，回避型依恋可能会阻止护理人员参与社会互动，或者实际上阻止他们在情感上充分参与到护理人员的角色中，从而在其中找到意义，这与之前沟通中的性别差异的讨论有关。相比之下，焦虑型依恋与意义发现无关。根据定义，焦虑型依恋的人往往更倾向于解决情感需求和担忧，因此当需要照顾所爱的人时，他们会经历更多的痛苦。这一点在一项针对癌症护理人员的研究中得到了支持，其中焦虑型依恋与护理人员的抑郁呈正相关（Braun et al., 2007）。此外，在其男性伴侣因急性冠状动脉综合征入院并在住院期间和六个月后分别接受评估的女性护理人员中，有较高依恋焦虑的护理人员报告的负担与抑郁之间的关联显著更强（Vilchinsky et al., 2014）。

■ 护理人员评估

人们普遍认为，护理人员痛苦或紧张的根本原因似乎是对护理人员的需求与可获得的资源之间不平衡的主观评估（e.g. Orbell & Gillies，1993），这可能包括瓦兰德和瓦尔尼（Wallander & Varni，1998）所称的"阻力因素"。阻力因素包括个人因素，如性格、动机和自我效能信念；社会生态因素，如护理人员的家庭环境和支持资源；以及压力处理因素，其中包括个人对情况的认知评估及其应对反应 [类似于拉扎勒斯（Lazarus）的理论，第十一章或第九章中描述的勒温塔尔（Leventhal）的常识模型 / 疾病自我调节模型]。因此，前面章节中概述的原则也适用于这里关于护理的讨论。

例如，麦克莱纳汉和温曼（McClenahan & Weinman，1998）的研究表明，对疾病本身的感知，而不是对被护理人员的看法，在护理人员的痛苦中发挥了作用，其中，对疾病有长期感知时限的护理者表现出更大的痛苦。然而，正如我们在本章稍后讨论双人互动信念时将提到的，与当前护理人员自身结果相关的研究相比，还有更多的工作在探讨护理人员的疾病认知对患者结果的影响。

一些研究指出，护理人员的自我效能感（即他们觉得有能力执行护理任务的程度）对情绪结果和压力或负担的感知有显著影响（e.g. van den Heuvel et al.，2001；Chronister & Chan，2006；Merluzzi et al.，2011）。后一项研究在姑息治疗的背景下进行，制定了一份护理人员效能清单（caregiver efficacy inventory，CEI），产生了四个感知效能的因素：

- 管理医疗信息；
- 照顾被护理人员；
- 照顾自己；
- 管理困难的互动和情绪。

在对 133 名非正式护理人员的研究中，CEI 效能总分与压力和负担呈负相关，但在回归分析中，照顾自己和管理困难的互动和情绪的因素对压力和负担最为重要。这些有趣的发现值得开展进一步的前瞻性研究，并进一步针对非姑息性治疗人群的护理人员进行研究，在该类护理人员中，其自我护理的需求或情感体验可能有很大差异。

在男性身上也有一个普遍的发现，首先，他们承担较少的护理角色；其次，对于那些确实成为护理人员的人，由于承担了非社会化和不太受重视的社会角色，他们的体验与女性不同。然而，证据并不像预期的那样明确，也不清楚男性对角色的评价是否与女性不同，可参见"焦点"。

焦点
男子气概和护理

关于男性性别的刻板印象是，与女性相比，男性缺乏同理心，在压力时表现出较少的情绪反应和更多的工具性或实用性的应对反应。虽然性别是由生物学决定的，但"性别角色"是涉及男性气质和女性气质的问题。根据世界卫生组织（2014）的定义，性别角色通常是由社会决定的（大男孩不哭，女孩不玩建筑工具包），涉及"特定社会认为适合男性和女性的社会建构的角色、行为、活动和属性"。因此，人们认为性别角色期望/规范在不同的社会/文化中有所不同，此外，正如平克特和索伦森（Pinquhart & Sorensen, 2006）的综述和元分析所发现的，随着时间的推移，性别角色期望/规范会随着社会变革而变化，即与前几代研究相比，最近研究中的性别差异较小。

在衡量性别角色认同时，通常根据某些特征对人进行分类：例如，男性的"工具性"特征包括"攻击性""支配性"，而女性的"表达性"特征则包括"热情""真诚"（常用的量表包括BEM性别角色量表，Bem, 1979，以及个人特质问卷，Spence & Helmleich, 1978, Baker et al., 2010）。

直到最近，依然很少有人探索这些自我认同的特征如何与总体的应对评估相关，或者当前的兴趣是如何与护理过程和结果相关的。霍伊特（Hoyt, 2009）描述了情感方法应对或情感的表达和处理对男性的有用性是如何不清晰的，并且可能受到男性对传统男性信仰的认同程度的影响，以及角色或经历与传统男性信仰的冲突。在他对男性癌症患者（即非护理人员）的研究中，高水平的性别角色冲突确实与低水平的情绪表达相关，反过来（也直接）与较高水平的痛苦相关。将此结果纳入护理领域，与传统性别角色冲突的感觉也可能影响护理人员对社会支持的使用。由于担心工作场所的歧视，一些在职男性护理人员被发现不太可能透露他们护理人员的角色（Maynard et al., 2018），也支持了这一观点。

健康受损已被证明会造成角色冲突，一些人将疾病描述为对男性气概的威胁（见第十四章），因此同样地，这种由社会化男性角色产生的情感可能会影响男性如何适应在可能需要社会支持但不寻求社会支持的家中，为所爱之人提供护理。

贝克等人（Baker et al., 2010）在一项关于丈夫照顾被诊断为痴呆症的妻子的研究中发现，"男性化"的工具性和"女性化"的表达性与个人压力呈显著负相关，男性的工具性与护理角色的压力呈显著负相关。然而，这些关系中均没有在多变量

> 回归中持续存在，相反，护理人员角色的压力是可以由护理情境特征（例如，护理持续时间长、对护理接受者的记忆和行为问题的负面反应）来解释的，护理人员自我评估的糟糕的健康状况也显著增加了对个人压力的解释。
>
> 　　探索与性别角色信念相关的寻求社会支持的行为同样重要，因为这些行为可能会在社会上限制应对行为和潜在的护理适应。
>
> 　　最后一个想法：贝克和同事提出一个有趣的观点，可能存在一种反应偏差，即男性可能会报告说，作为护理人员他们感到紧张，以此来远离这个他们认为应是女性来承担，因此他们不应该胜任的角色！当然，相反地，他们可能不想报告自己应对不了，因为担心自己看起来会显得"不够男人，不能胜任这份工作"。为了进一步探讨这些有趣的问题，我们需要进行更多的研究来检查性别认同和护理角色评估、应对反应和结果之间的相互作用，在理想情况下，还需要探索任何感知到的对报告的压力或影响。

　　如第十二章所述，虽然感知到对结果的控制可能并不总是现实的，但发现或保持对事件的某些方面或对事件的反应的控制通常被证明是有益的（Hagedoorn et al., 2002；Montpetit & Bergman, 2007）。甚至有研究表明，在已婚夫妇中，配偶护理人员对配偶中风后康复的信心（Molloy et al., 2008），或对患者自身管理病情的自我效能感的信心（关节炎，Gere et al., 2014），可以是患者预后的重要纵向预测因素。然而，这些信念对护理人员的结果有什么影响呢？

　　例如，哈格多伦（Hagedoorn et al., 2002）在对癌症患者的男性伴侣和女性伴侣护理人员进行比较时发现，女性护理人员的压力升高仅出现在那些报告说护理效能水平低（不相信自己有能力提供有效护理），以及由于感觉"照顾不好"而对自己的角色认同产生挑战的人。然而，另一项针对癌症护理人员的研究发现，无论是积极的还是消极的对护理需求的感知控制并不能预测结果（Fitzell & Pakenham, 2010）。研究者考察了护理人员对需求（压力、挑战）和资源（个人控制、社会支持）的评估与护理人员积极和消极的适应之间的关系，虽然感知控制没有预测作用，但感知压力（使用单个项目评估）是可以预测的。也许令人惊讶的是，在针对感知挑战的更可靠的五项测量指标上的得分仅能预测生活满意度，这表明"压力"不仅仅与挑战有关，事实上，社会支持满意度这一"资源"变量也大大增加了对所有结果的预测。研究者认为，缺乏对控制信念的预测（事实上也包括他们评估的大多数应对子量表）可能是由于使用的项目涉及对一般护理挑战的控制，而不是具体的需求/护理任务。要进行一般性的评估还是具体的评估是一个重要的问题，我们在本书的各个阶段都讨论了这一问题。

■ 社会支持的使用

休查克等人（Shewchuck et al., 1998）发现，对脊髓损伤患者的护理适应在第一个护理年中有显著差异，并受到患者和护理人员特征的影响，如年龄、护理人员自身的健康状况，以及护理人员在使用支持方面的行为。使用社会支持作为应对策略已成为护理人员结果的重要预测因素。例如，在一项针对男性心脏病患者及其配偶的研究中，贝内特和康奈尔发现，护理人员焦虑的主要原因是心脏病发作的预期后果，许多妻子会变得高度警惕，观察伴侣是否会有进一步心肌梗死的迹象，并且缺乏一个可以与她们讨论这些问题的知己是这种焦虑一直维持的重要因素（Bennett & Connell, 1999）。感知到社会支持，或缺乏社会支持，在预测创伤性脑损伤家庭成员的生活质量或护理负担的应激过程模型中也发挥了核心作用（Chronister & Chan, 2006）。哈格多伦（Hagedoorn）等人（2011）对88对伴侣患有癌症的夫妇进行了一项纵向研究，结果发现，如果过去（癌症前）配偶的支持被认为是很高的，那么无论配偶目前的支持行为如何，患者和伴侣都会认为他们的关系质量是相对较高的。虽然配偶支持度的测量是依赖于癌前行为的回顾性报告，因此可能容易产生偏差，但这些发现突显了即使当前的支持不那么理想，也要拥有一段支持性的"历史"的重要性——也许对当前低水平的积极参与或高水平的保护性缓冲的归因更令人共情或更倾向于外部归因，从而使关系满意度得以保持。

■ 保护性缓冲

护理人员的其他行为，如对患者情况做出的反应，也可能影响他们的情绪健康。例如，发现配偶护理人员抑制、否认或隐瞒负面信息、想法或感受，并向伴侣屈服，以"保护"他们的伴侣，尽管这样的做法可能会增加他们自己甚至患者伴侣的痛苦（例如心脏病患者的妻子，Coyne & Smith, 1991；癌症患者的配偶，Langer et al., 2007；Manne et al., 2007）。再例如，护理人员可能对这种关系不满意，因此避免参与情绪讨论；或者可能是他们对表达的抑制造成了不满，或者可能是彼此双向的不满！为了对这些关系进行纵向研究，曼尼等人（Manne et al., 2007）评估了患者和配偶在诊断出早期乳腺癌后18个月内的三个时间点的保护性缓冲行为，以及他们的痛苦和关系满意度。研究发现，患者和护理人员的缓冲能力随着时间的推移而降低，而高水平的关系满意度保持相对稳定，这表明它们是独立的。然而，患者或伴侣的缓冲会导致患者的痛苦,如果缓冲增加,痛苦也会增加。在上文提到的哈格多伦(Hagedoorn et al., 2011)的研究中,纵向分析发现,在配偶护理人员中,基线时的高保护性缓冲水平(由患者提供)与低配偶关系满意度相关,特别是在癌症前患者对护理人员的支持度相对较高的情况下。这可能是因为缓冲被认为阻碍了他们履行护理职责的能力。正如我们现在所关注的那样,其他关系因素也可能影响护理人员的结果。

三、护理人员和患者之间的关系

许多研究都对配偶护理人员进行了调查,这种关系的特点是全职的、相互依赖的和亲密的(Coyne & Fiske, 1992),因此具有独特的支持性。其他研究则对招募到的护理人员"类型"的控制较少,包括具有不同关系的非正式护理人员——母亲、父亲、兄弟、姐妹、女儿、朋友。平克特和索伦森(Pinquart & Sörensen, 2003)假设,配偶护理人员的心理和身体健康差异会大于非配偶护理人员,且女性护理人员比男性护理人员更大,老年护理人员比年轻护理人员更大。虽然这项研究仅关注了老年人,但他们的结果确实支持了这些假设,在本章中,我们强调了性别或年龄对研究结果的影响,这些因素对结果有调节作用。普林(Poulin, 2010)发现,当疾病状态、功能障碍和"随叫随到"得到控制时,配偶的积极帮助会对护理人员产生更大的积极影响,特别是在护理人员与配偶存在相互依赖关系的情况下,即护理人员同意"我需要我的配偶,就像她(他)需要我一样"的说法时。如果相互依存程度较低,帮助和随叫随到通常会产生负面影响。这些研究结果表明,相互依赖可能会"缓冲"患者和护理人员之间帮助行为的任何负面影响,但也强调了并非护理角色的所有方面都是负面的。越来越清晰的观点是,除了护理人员与患者关系的性质之外,这些个体之间关系的质量也会影响为双方提供护理的结果。此外,共同应对,也被称为"双人互动应对",即伴侣双方都参与应对压力源,即使只有一方受到直接影响,例如癌症诊断(Hagedoorn et al., 2008; Badr et al., 2010)已经被发现可以增加适应结果,包括维持关系的功能(见综述,Traa et al., 2015)。

■ 关系质量

德·维利斯等人(De Vellis et al., 2003)强调,了解双人互动关系的性质和过程有助于理解对疾病的适应。对社会支持的研究并没有一致性地从互动的性质和质量方面探讨被研究对象之间的关系,但人们互惠和相互依存的关系至关重要。这种互惠关系如图 15.3 所示,其中描述的关系是婚姻关系。据观察,疾病会导致"压力溢出"效应，增加现有的婚姻挑战，并带来更多的冲突和紧张的机会。在一项针对50对长期婚姻中的健康夫妻进行的日常日记研究中，婚姻满意度的提高与表达和接受感激有关（Gordon et al., 2011），这表明即使在长期关系中，相对简单的感谢手势也是有益的。在照顾生病或残疾的人的过程中，感到"不被欣赏"可能是压力或负担的常见来源（见下文）。如果疾病适应对双方来说都是最佳的，那么努力保持良好的关系质量，或防止关系变得更糟（如果一开始就不是特别好！）是极其重要的，而这在生命受到严重威胁的情况下可能尤为重要，例如肺癌（Badr & Taylor, 2008）。

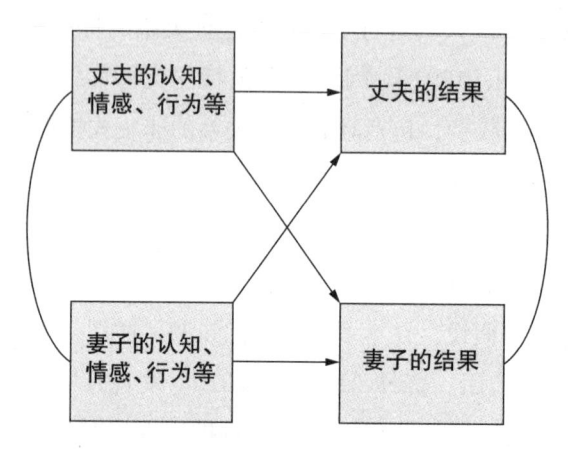

图15.3 夫妻适应的相互依赖模型
资料来源：Devellis, Lewis, & Sterba (2003: 263).

班西亚等人（Banthia et al., 2003）报告称，人际关系的质量可以调节个体应对的效果，发现与他人人际关系密切的前列腺癌症患者相比，与他人人际关系不那么密切的患者经历的痛苦更少，即使他们采取了适应性不良的应对策略，如回避性应对和侵入性思维。威廉姆森（Williamson et al., 1998）在对75名癌症护理人员进行的横断面研究中，对抑郁的护理人员和怨恨的护理人员进行了区分：抑郁护理人员报告他们与患者有密切的、共同的和亲密的关系，这种亲密关系限制了他们的活动（即他们想与他们护理的人在一起）；而心怀怨恨的护理人员则报告说他们与患者的关系不那么密切，他们可以由患者症状的严重程度来预测他们的活动受限程度（他们的活动受到限制是出于提供护理的必要性）。抑郁和怨恨的护理人员之间的这种重要但微妙的区别可能有助于解释长期护理人员结果之间的差异。汤普森等人（Thompson et al., 2002）还发现，心怀怨恨的护理人员往往会提供过度控制和过度保护的护理，而这种护理方式可能会影响患者的自主性和进步。需要更多的研究来探究护理人员怨恨的原因，因为它可能提供潜在的干预机会，从而使双方受益。

关系质量也可能与开始和继续提供护理的动机相互作用（Lyonette & Yardley，2003）。巴德尔和泰勒（Badr & Taylor，2008）报告了在那些不那么痛苦的人（无论是配偶护理人员还是癌症患者）中，关系维护行为，包括积极的策略、提供保证、使用社交网络和分担任务，是如何变得更好的。并且，随着时间的推移，当两个人都采取这种行为时，则有利于双人互动的调整。特拉（Traa）和同事（2015）在对33项关于癌症双人互动应对研究的系统综述中也呼应了这一观点，在这些研究中，夫妻之间的开放和建设性沟通、支持性行为（互相）、积极的双人互动应对（例如，通过共同寻求信息或分享感受）以及共同解决问题，都与更好的关系功能相关。

■ 夫妻身份的认同

另一个可能调节配偶护理人员压力的因素是"夫妻身份"，即双方的关系具有了自己的身份，而不是被视为两个独立的个体。在一个相对较新的调查领域中，巴德尔及其同事（Badr et al., 2007）发现，健康的配偶将他们与患病配偶的关系视为自我概念的一部分的程度（反映了作为夫妻的一部分对他们的重要性），部分地调节了感知超载、关系变化、独立性的丧失和"自我"的丧失对心理健康评分的影响。尽管该研究是横断面的，并且涉及的是相对有经验的护理人员（平均超过五年），但这项研究很可能会激发对这一结构的更多研究。

从上述研究中可以清楚地看出，护理人员所经历的任何压力都不仅仅直接来源于他们所做的事情，而是来源于他们赋予自己所做的事情的意义（Dobbins，2007）。

> **你怎么看？**
>
> 如果你正在恋爱，这对你意味着什么？你那些亲密的人际关系是否为你看待自己的方式提供了一种隐性的延伸？虽然研究似乎表明，在检查夫妻双方的心理健康状况时，夫妻身份是一个积极的因素，但你能想到在任何情况下，拥有强烈的"夫妻身份"可能会有风险，可能会以牺牲强烈的自我意识为代价吗？当夫妻分开或其中一方丧偶怎么办呢？这对健康有什么影响呢？

■ 双人互动认知，共同和矛盾的信念

鉴于健康和疾病信念、压力评估和应对反应具有个人特质，我们不可能假设，家庭护理人员和他们所护理的人会表现出类似的信念和反应。越来越多的研究正在探索

非正式护理人员及其伴侣或其他亲属的信念和反应的差异是否会影响疾病的结果（e.g. Morrison，2001；Figueiras & Weinman，2003；Sterba et al.，2008；Vilchinsky et al.，2011；Band et al.，2015）

处于护理双人互动关系的个体可能对疾病本身持有分歧和不同的信念，例如疾病表述（见第九章）、时限、原因、后果和控制/治疗可能在患者、配偶护理和重要他人之间有所不同。温曼等人（Weinman et al.，2000）发现，在心脏病发作后，配偶的信念比患者自己的归因更能预测患者是否参加康复锻炼，特别是当配偶将心脏病发作归因于患者不良的健康习惯（内因）时。菲盖拉斯和温曼（Figueiras & Weinman，2003）进一步研究了70对患者及其伴侣在心脏病发作后的疾病表现，并区分了具有"相似的积极"看法、"相似的消极"看法或"冲突"看法的夫妻。在控制/治疗的感知方面，出现了最消极和最矛盾的感知，而在身份、时限和结果维度方面，出现了更明显的共同积极感知。在残疾程度较低、性功能困难较少、与健康相关的困扰较少、活力较强、总体适应能力较好等方面，具有共同积极认知的夫妻表现得比具有消极认知和冲突认知的夫妻更好。

正如人们所期望的那样，护理人员向患病的伴侣、父母、孩子或朋友提供支持，主要是因为他们认为这是必要的。然而，如上所述，这并不意味着被护理人员会认为所获得的护理和社会支持是积极的或有帮助的。这种差异是很重要的，例如护理人员和被护理人员之间可能存在感知护理需求的差异。达干（Dagan）的一项研究强调了个人控制信念如何影响个人对其配偶支持或不支持的行为的反应（Dagan et al.，2011）。他们假设，与个人控制信念相对较高的人相比，个人控制信念相对较低的人更容易对来自伴侣的积极的和消极的支持做出反应，因为那些控制信念较高的人"需要"的支持较少，也因为他们能够更好地独立应对。关于内部控制信念益处的研究支持了这一假设（参见本章和第十二章），同时发现控制信念相对较低的人会更多地使用应对策略，如社会依赖（Elfström & Kreuter，2006）。此外，那些受到的支持度低的人可能会因为接受了他们认为没有帮助的支持行为而更加痛苦，即与他们的需求不匹配。达干（Dagan）对70名新诊断为癌症的患者及其伴侣（52名男性患者，18名女性患者，52名女性伴侣，18名男性伴侣）的样本在诊断后三个月（基线）和九个月（随访）时，就他们感知到的配偶支持（SSL）行为（例如，你能和你的伴侣公开交谈并与他/她分享你的感受吗？）和不支持（SSL-N）行为（你的伴侣多久……对你说不赞成的话？）进行了评估。参与者还完成了一项关于他们的个人控制感（皮尔林和斯库勒编写的七个项目的个人掌控感问卷）和抑郁症状（流调中心用抑郁量表）的测量。

对于患者和伴侣来说，较高的个人控制力与较低的痛苦程度有适度的关联，然而，患者感知到的支持和不支持的配偶行为与痛苦之间的假设相关性并不显著。相比之下，对于护理者来说，他们自己的痛苦与他们对配偶患者的支持和不支持行为的看法有中度的相关性。尽管有不同的关联，但患者和伴侣对支持和不支持的配偶行为的感知呈中度的正相关，至少在支持或不支持的性质上反映了一致性。同样对于患者和伴侣而言，在基线时，感知到的配偶支持行为和个人控制之间的相互作用预测了后续的痛苦。随着时间的推移，那些感受到更多配偶支持的人报告的痛苦会减少，但前提是在他们的个人控制相对较低的情况下；相应地，感受到更多不支持配偶行为的护理伴侣（而不是患者）报告的痛苦会更多，同样也是在他们个人控制相对较低的情况下。为什么控制低的配偶和伴侣比控制低且认为护理人员不支持的患者更容易受到不支持行为的影响，目前原因尚不清楚。然而，研究者认为，对于控制相对较低的护理伴侣来说，感知到患者的不支持行为可能被解读为他们作为护理人员失败的迹象，这可能会增加他们作为护理人员的痛苦。

这些发现支持了这样一种观点，即那些个人控制较高的人拥有适应环境所需的应对技能，并且对他人的依赖较少（由于应对反应没有得到评估，因此这一假设在本研究中无法验证）。然而，数据确实表明，减轻痛苦的干预措施应该优先考虑那些个人控制相对较低的人。这些发现也有助于我们了解谁从社会支持中受益，因为研究发现感知到的配偶支持和不支持行为对痛苦的影响受到个人控制的限制。通过采用双人互动的方法，我们可以从这些数据中看到，即使在性别被控制的情况下，患者和伴侣可能会对不支持的配偶行为做出不同的反应，而且如果进行复证的话，这样的发现对制定干预措施或服务具有重要意义。

这种应对疾病和护理的双人互动方法的研究正在增加。如第十一章所述，应激应对理论倾向于关注个体，然而，越来越多的人正在采取更为系统化的方法，特别是探究夫妻之间的患者–护理人员组合。该方法的主要支持者是盖伊·博登曼（Guy Bodenman），他描述了一种应激的系统交易模型（systemic–transactional model，STM），该模型发展了理查德·拉扎勒斯（Richard Lazarus）的应激应对交易模型（e.g. Lazarus & Folkman, 1984），后者在第十一章进行了充分讨论。STM 考虑了夫妻二人组的两个成员之间的相互依赖关系，以及每个成员对另一个成员的信念和结果的相互影响，另外至关重要的是，它承认并能够对该事实情况进行测量，即夫妻关系既可以受到应激的影响，也可以成为应激的来源（Bodenmann, 1997; Falconier et al., 2015）。这种双人互动内压力或关系压力（Bodenmann et al., 2007）会进一步影响双人互动外压力的效果，例如其中一人患病。双人组成员如何单独或共同应对，也会相互影响结果，如在一项关于夫妻应对转移性乳腺癌的研究中显示，共同积极的应对有利于双方的适应，而共同消极的应对则与更大的痛苦相关，尤其是在接受治疗的患者中（Badr et al.，2010）。在另一项针对长期家庭护理人员的研究中（并不是所有都为共同居住者，且被护理人员的损害程度有很大差异），护理人员与其被护理人员在对护理人员角色评估方面的差异，特别是在遇到的困难方面的差异（护理人员比被护理人员所报告的更多），可以预测护理人员感知到的关系紧张，而不能预测被护理人员感知到的关系紧张（Lyons et al.，2002）。这种差异似乎可能会对护理人员和被护理人员产生不同的影响，根据检验的结果还可以看出进一步的差异。

差异的重要性在于父母与子女以及配偶护理人员与被护理人员的互动关系。正如十四章所描述的，亲子双人组对疾病及其症状的信念可能会趋同，也可能会有分歧，这取决于各种因素，包括孩子目前的健康状况。父母过高或过低地评估了孩子的问题范围，可能会对父母的护理行为产生影响。此外，患者、伴侣或父母的评分通常与卫生专业人员对患者生活质量、活动或情绪水平的评分有差异。这可能会导致对治疗方案或其有效性的误解，正如詹士（Janse et al.，2004）所指出的，这可能会导致不坚持治疗。事实上，也许同时评估"患者"和重要他人会获得一个更完整的画面。

显然还需要纵向证据来更充分地探究因果关系。例如，斯特尔巴和同事（Sterba et al.，2008）通过使用 IPQ-R（见第九章）发现，夫妻对类风湿关节炎有相似的看法，这与上述某些情况有所不同。特别是在女性对疾病及其周期性的个人控制方面存在一致性的情况下，四个月后接受评估的女性也有更好的心理适应，即使在控制其最初的心理调整、关节炎严重程度、教育程度、结婚年限和全球婚姻率的情况下也是如此。同样地，尽管在对重要他人和患者的综述中发现关于慢性疲劳综合征的信念相对一致，但其他信念本身也预测了护理人员的反应和患者的结果（参见 Band 等人的综述，2015）。在实证研究中，同样的研究者（Band et al.，2014）发现，在重要他人表达情绪［批判性评论和情绪过度参与（emotional over involvement，EOI）参数］方面处于程度较高的情况下，患者的疲劳严重程度和抑郁症状在六个月后随访时更为严重。此外，EOI 也能预测疲劳严重程度，且父母的 EOI 高于伴侣。这支持了早期横断研究的结果，即淡化或最小化慢性疲劳综合征及其对配偶的影响与较差的患者预后相关（Heijmans et al.，1999）。在这项研究中，也许令人惊讶的是，配偶对疾病时限持悲观态度（即认为疾病的持续时间比患者认为的更长期）与更好的患者结果相关。

在讨论对疾病的心理社会适应的看法时，发现双人组的任何信念差异都会受到波动的影响，这应该不足为奇。例如，在一项对 81 对夫妻的研究中，男性被诊断为前列腺癌症，其研究结果就证明了这一点（Ezer et al., 2011）。首先在探究信念不一致是否存在方面，研究者发现在大多数心理社会适应领域（职业、家庭、环境、家庭关系）存在显著的一致性。然而，在接受医疗保健（妻子对医疗保健表现出更痛苦）、心理痛苦（丈夫更高）和社会活动（丈夫对社会关系更痛苦）的看法上，在诊断时存在不一致。接下来检验诊断后的前 12 个月在一致性方面是否发生变化。三个月时，妻子们对医疗保健的期望感到更为担忧，而男性则在心理痛苦上更甚，另外，男性在两性关系方面也表现出了明显的差异和更高的痛苦。男性在 12 个月的随访中表现出更高的心理痛苦和更大的与性关系相关的痛苦。这与其他关于前列腺癌症的研究一致，在这些研究中，性功能的挑战已被证明会影响男性身份，而且配偶似乎比男性更能接受这一生活领域的变化（Resendes & McCorkle, 2006）。

综上所述，似乎除了关系类型和质量在护理人员（和被护理人员）的经历中发挥作用外，双人互动组中关于对疾病的信念、对给予和接受支持的信念以及使用的应对策略都发挥了影响。虽然共同的感知和双人互动应对似乎比差异和个人反应更具适应性，但仍需要在成人和亲子双人互动中进行进一步的研究。

小结

本章描述了重要他人的疾病可能对家庭成员产生的影响，其中许多人会发现自己成为他们的主要护理人员。我们描述了非正式护理人员的含义，并讨论了"护理人员"标签对相关人员是否有帮助，并提出了对护理角色及其可能结果的一系列复杂影响的证据。这种影响的复杂性给希望评估护理人员结果的研究人员或从业者带来了许多挑战，而这是在社会对非正式护理需求增加以及护理的相关政策和服务改善的背景下发生的。同时，必须考虑关系因素以及个人、社会和文化对承担护理角色和对护理角色回应的影响。

另外一部分重要的内容是，我们强调了护理就像患病一样，不一定会带来不可避免的负面影响。我们还探讨了一个新的重要研究领域，该领域强调了患病的夫妻对疾病及其结果的看法可能有所不同，以及这种差异和关系中的相互依赖性如何影响一系列结果。认识和确定护理结果，能够使干预措施的实施让护理人员和他们所护理的人的利益得到促进，并有可能为自身承受巨大压力、负担或健康不佳的护理人员降低其社会和医疗保健成本。

拓展阅读

Pickard, L.（2015）.A growing care gap? The supply of unpaid care for older people by their adult children in England to 2032. *Ageing & Society*, 35, pp 96–123 doi:10.1017/ s0144686x13000512.

本研究论文描述了对非正式护理需求的预测将很快超过可用的非正式护理供给，尤其是家庭护理人员的现有供应能力。鉴于此，有必要开发其他护理资源，可能包括创新政策和技术解决方案。

Cipolletta, S., Morrison, V.and Vilchinsky, N.（2020）.Caregiving and social support in the context of chronic illness, *Editorial*, *Frontiers in Psychology*，doi: 10.3389/fpsyg.2020.620357.

这篇社论收录了26篇文章，涉及护理中的各种主题，从文化和关系角色期望到特定环境下的护理以及开发电子健康干预措施。它值得一读。

主要论文

Adelman, R.D.Tmanova, L.L., Delgado, D. et al.（2015）.Caregiver burden: a clinical review. JAMA, 311：1052-1059. doi:10.1001/jama.2014.304.

该文章对证据进行充分的回顾，列出明确的清单，用以讨论和评估护理责任和护理人员需求。医生在识别和支持护理人员以优化护理人员和被护理人员的健康方面所起的关键作用在本文中被特别强调，同时还介绍了一篇关于现有护理人员干预措施的摘要总结。

Roth, D.L., Fredman, L.and Haley, W.E.（2015）. Informal caregiving and its impact on health：a reappraisal from population-based studies, *The Gerontologist*，doi：10.1093/geront/gnu177.

这是一篇具有潜在的重要意义的论文，它对护理的负面影响的证据提出了质疑，同时强调了其积极的方面，如死亡率和寿命的增长。

网页链接

www.carersuk.org.

英国护工协会是一个由护理人员领导、为护理人员服务的慈善机构，但研究人员同样可以从该慈善机构委托开展的调查和报告中下载有用的信息。

第十六章　疼痛

学习成效

学完本章，你应该了解：
- 不同类型的疼痛。
- 慢性疼痛的流行率。
- 影响疼痛体验的心理因素。
- 疼痛的闸门理论。
- 疼痛的神经基质理论。
- 急性和慢性疼痛的行为和认知行为治疗。

一份耕耘，一份收获

看看运动员在比赛关键时刻的照片，他们的脸上可能会有疼痛的表情。职业自行车手大部分时间都戴着太阳镜，一方面是为了遮挡阳光和苍蝇，另一方面是掩盖自己的痛苦，以免向竞争对手示弱。"承受痛苦"的能力被视为运动的核心。这种体验对自行车运动来说是如此重要，最著名的商业训练项目之一是"痛苦之旅"，骑自行车的人说他们在"痛苦洞穴"里训练。真正伟大的自行车运动员艾迪·默克斯（Eddy Merckx）甚至曾说过："自行车运动员与疼痛为伴。如果你不能承受痛苦，你将一无所获。比赛是由最能忍受痛苦的车手赢得的。"那么，为什么有些人，至少是骑自行车的人喜欢甚至寻求痛苦，而我们大多数人都害怕并避免痛苦呢？秘密可能在于痛苦的含义。骑行中的痛苦表明力量，战胜自我和他人，这是一次积极的经历。相比之下，与疾病相关的疼痛可能会引发恐惧、不安，以及对疾病状况缺

> 乏控制和担忧的感觉，这是不受欢迎的。疼痛体验的核心是我们对其原因、性质和后果的解释。根据我们对它的理解，我们对疼痛的体验，包括对它的感知程度，可能会有很大的差异。疼痛是一种心理体验，也是一种生理体验。

章节概要

疼痛发生在各种医疗条件下，有时甚至发生在没有任何身体问题的情况下。这种经历是如此普遍，以至于我们花了整整一章来研究其病因和治疗方法。这一章探讨了对不同的疼痛体验的一些生理和心理解释。首先我们考察了疼痛的体验：各种类型的疼痛是如何定义的，它们的普遍程度，以及我们如何应对急性和慢性疼痛。然后，我们探讨了情绪、认知和注意力在调节疼痛体验中的作用。下一节将介绍梅尔扎克和沃尔提出的疼痛之门理论，该理论解释了生理和心理因素是如何结合起来创造疼痛体验的。最后，本章继续考虑一些用于治疗急性和慢性疼痛的心理干预措施。第十七章讨论了针对这些疾病的额外或替代治疗方法，如果你正在阅读患者可能遇到的任何心理治疗方法，可以将其与本章结合起来阅读。

第一节　疼痛体验

疼痛对我们大多数人来说都是一种熟悉的感觉。它是功能性的，它令人不快，并警告我们身体可能受到的伤害。当我们感到疼痛时，一种反射行为就是从疼痛的起因中抽离出来，或者试图以某种方式减轻疼痛。疼痛也可能是疾病发作的信号，是最有可能导致个人寻求医疗帮助的症状。虽然疼痛的体验似乎是不言而喻的，而且是持续不断的，但国际疼痛研究协会（见 www.iasp-pain.org）最近修订了对疼痛的定义：

一种厌恶的感觉和情绪体验，通常是由实际或潜在的组织损伤或类似情况引起的。

这一定义旨在涵盖疼痛的一些关键方面以及我们对疼痛的反应，它们表明：

- 疼痛始终是一种主观体验，在某种程度上受到生理、心理和社会因素的影响。
- 疼痛和伤害感觉是不同的现象，疼痛的体验不能被简化为感觉通路的活动。
- 通过生活经历，人们学习到了疼痛的概念及其应用。
- 一个人报告自己的痛苦经历应该被接受和尊重。
- 虽然疼痛通常起着适应作用，但它可能对功能、社会和心理健康产生不利影响。

- 语言描述只是表达痛苦的几种行为之一，无法沟通并不否定人类或动物体验疼痛的可能性。

没有疼痛是有问题的。患有"先天性普遍疼痛不敏感症"的人通常英年早逝，因为他们对以疼痛为主要症状的疾病（如阑尾炎）反应迟钝，也无法避免危及健康的情况（Nagasako et al., 2003）。例如，他们可能会因为坐得离明火太近而被大面积烧伤，却没有感受到我们大多数人认为理所当然的警告信号。然而，尽管有这些生存的好处，当疼痛持续很长一段时间时，它会让人感觉有破坏性和有问题。我们很难忽视它，以至于它占据了我们的生活。它可能会在任何物理损伤之后持续很长时间，甚至在身体不存在的部位也会出现。许多胳膊或腿被截肢的人会继续经历幻肢痛（phantom limb pain）[①]，他们在自己不存在的肢体上感到疼痛，有时会持续很多年。因此，疼痛也可能是适应不良，并导致受影响的个体出现长期问题。

一、疼痛的类型

临床上对各种类型的疼痛进行了分类，包括：

- 急性疼痛：尽管大多数人认为急性疼痛只持续几分钟，但急性疼痛的定义是持续时间少于3到6个月（Turk & Okifuji, 2001）。一些急性疼痛发作，通常涉及某种形式的损伤，可能只发生一次，一旦受损组织愈合，疼痛就会消失。然而，急性疼痛可能会复发。偏头痛（migraine）[②]、头痛或三叉神经痛（trigeminal neuralgia）[③]等症状可能会反复发作，每一次都可以被定义为"急性"，但也属于长期疾病的一部分。

- 慢性疼痛是持续超过正常愈合时间的疼痛，因此缺乏生理痛觉的急性预警功能。通常，当疼痛持续或复发超过3到6个月时，就被认为是慢性的。慢性疼痛通常始于急性疼痛的发作，但随着时间的推移，疼痛没有得到改善。在这一类别中，有两种广泛的疼痛类型：(1) 有可识别原因的疼痛，如类风湿性关节炎或背部损伤，以及 (2) 没有可识别原因的疼痛。后者并不罕见，90%的背痛病例通常被认为没有已知的身体原因（Koes & Tulder, 2006）。慢性疼痛本身可以分为两种类型：

[①] 幻肢痛（phantom limb pain）：截肢后出现的一种现象，患者感觉自己的肢体还在，并且感到疼痛。
[②] 偏头痛（migraine）：头痛的一种，症状包括恶心、呕吐或对光敏感，与大脑内血管流动的变化有关。
[③] 三叉神经痛（trigeminal neuralgia）：三叉神经的一种疼痛性炎症，可引起剧烈的面部疼痛。

（1）慢性良性疼痛：随着时间的推移，会经历类似程度的长期疼痛。腰痛就是一个例子。

（2）慢性进展性疼痛：由于类风湿性关节炎等疾病的发展，疼痛随着时间的推移而逐渐加重。

另一种思考疼痛类型的方法是思考疼痛的本质。这里，我们经常使用三个经验性的维度：

- 疼痛类型：包括刺痛、击痛、跳痛、隐痛、穿刺痛、锐痛和热痛；
- 疼痛的严重程度：从轻微不适到极度痛苦；
- 疼痛的模式：包括短暂性、持续性和间歇性。

二、疼痛的普遍程度

在过去一个月左右的时间里，大多数人经历过某种程度的急性疼痛，但慢性疼痛也非常普遍。法亚兹（Fayaz）等人（2016）对英国19项探索这一问题的研究进行了元分析，发现35%至51%的普通人群经历了某种程度的慢性疼痛，10%至14%的人出现了足以导致中度至重度残疾的疼痛。正如预期的那样，老年人的发病率更高，75岁以上的人群中约有三分之二的人有这些问题。更令人惊讶的是，在18至39岁的人群中，有多达30%的人也有这种问题。在美国，达尔哈默（Dahlhamer）等人（2018）发现，20%的人报告有慢性疼痛，而8%的人患有"高度影响"的慢性疼痛，严重影响他们的工作、社交、娱乐或自我护理活动。

在所有年龄组中，女性比男性更有可能报告疼痛，离婚或分居的女性也是如此。与久坐不动的人相比，从事"高体力劳动"的人也可能报告慢性疼痛。另一种观察疼痛流行率的方法是检查普通人群中止痛药的使用情况。芬兰的一项研究为我们提供了一些相关数据。图鲁宁（Turunen）等人（2005）发现，在15至74岁的人群样本中，8.5%的人每天使用非处方止痛药，13.6%的人每周至少使用几次止痛药。在美国，2001年2月至2013年4月期间，使用强效阿片类药物治疗疼痛的人口比例从11.5%增加到了24%（Nahin et al, 2019）。

根据布莱思（Blyth）等人（2003）的研究，成年人中最常报告的疼痛原因是受伤（38%）、运动损伤（13%）和"健康问题"（29%）。近80%自称患有慢性疼痛的人在调查前6个月曾就此咨询过医生。一项针对12至19岁丹麦学童的研究（Rathleff et al, 2013）发现了他们背痛的特定原因。20%的人报告说几乎每天都有疼痛，超过一半的人报告说他们的下背部疼痛或不适，四分之一的人因为这种疼痛而出现功能下降。疼痛似乎主要是由单肩背着沉重的书包引起的，这一发现促使政府建议使用双肩包，以使负载均匀地放在两个肩膀上。

疼痛是看医生的主要起因。例如，曼蒂塞拉（Mantyselka）等人（2001）报告称，40%的初级保健就诊是由疼痛引起的，在以疼痛为主要症状去看医生的样本中，21%的人已经经历了6个多月的疼痛，80%的人报告说，由于疼痛，他们的身体机能受到限制。最常见的疼痛部位是下背部、腹部和头部。在特定的患者群体中，疼痛程度甚至更高。例如，波特（Potter）等人（2003）报告说，在接受临终关怀的人中（其中大多数人被诊断为癌症晚期），有64%的人报告说疼痛是他们的主要症状之一。

三、生活在疼痛中

说慢性疼痛令人不快是低估了它的潜在影响。疼痛会对患者及其身边的人产生深远的影响，以至于许多患有慢性疼痛的人都围绕着疼痛来安排他们的一天。他们可能会被阻止参加体育活动、社交活动甚至是工作，有些人甚至会发现每天照顾自己都很困难。它可能会影响社会和婚姻关系，导致夫妻之间的冲突，这本身可能加剧疼痛（Leonard，Cano，& Johansen，2006）。它还可能影响个人的财务状况，因为他们可能会因为疼痛相关的残疾而失去工作。值得注意的是，与久坐不动的人相比，从事体力劳动的人更有可能经历疼痛，而且最有可能因疼痛造成的身体限制而失去工作（Eriksen et al, 2003）。奥斯本和罗德姆（Osborn & Rodham, 2010）发现了一些对疼痛存在的心理反应，包括困惑和担忧，"自我攻击"的感觉和自我认同的变化以及社会挑战。显然，除了慢性疼痛之外，还有更多的负面后果。在对定性研究进一步综合后，克罗（Crowe）等人（2017）确定了大多数慢性疼痛研究中常见的五个"元主题"：①"身体是障碍"，代表身体丧失能力，不再发挥功能；②"无形但真实"，涉及不被相信的感觉，并坚忍地将事情藏在自己身上；③"被破坏的自我意识"，涉及"正常"体验的变化，以及与自我、他人和环境的关系的变化；④不可预测性；⑤"继续前进"，包括在希望与屈服、依赖与退缩、自杀与战斗之间的平衡行为。

毫不奇怪，慢性疼痛患者的抑郁和焦虑水平很高（Hampton et al., 2019）。然而，抑郁和疼痛之间的关联方向并不总是明确的。一些抑郁或焦虑的人可能会把注意力集中在身体症状或轻微的疼痛上，与没有抑郁的人相比，他们更有可能将这些症状视为疾病的痛苦"症状"。也就是说，情绪障碍可能导致高水平的疼痛症状报告。在其他情况下，生活在痛苦中的压力及其对生活的限制可能会导致情绪低落或焦虑。抑郁和疼痛之间可能确实存在一种相互关系。抑郁或焦虑的人可能会感到无法应对疼痛，从而通过限制活动，以尽量减少他们所经历的疼痛。缺乏活动可能会导致关节和肌肉僵硬，这导致他们尝试活动时的疼痛加剧。反过来，这可能会进一步限制他们的活动，增加他们的抑郁，如此循环往复，F夫人的案例就是一个例子。

> ## 病史：F夫人
>
> 我老是头疼。有些日子疼得比其他时候厉害。不好的时候，它令人头疼欲裂，无法逃避。日子好过一点的时候，我能感觉到它，但它没有那么强烈。日子难过的时候，我什么也不想做。我挣扎着去上班，因为我不想失去工作。但我要花十个小时的时间去做五个小时的工作，我无法集中注意力，事事都不如意，我只想躺下来一动不动。周末的时候我什么也不想干，但我知道我必须得做，可它真的让我沮丧。我在做事，但我心不在焉……我其实一点也不喜欢这些事。所以，即使我在做我应该喜欢的事，我也不像过去那么起劲了……知道这一点使我郁郁寡欢，因为我看不到疼痛什么时候是个头……

另一个可能影响人们对疼痛反应的因素来自于他们与社会环境的互动。疼痛会带来许多成本，但也可能给疼痛中的人和周围的人带来许多（通常是无意识的）好处。博坎（Bokan）等人（1981）确定了三种与疼痛相关的"收益"或奖励：

（1）初级（个人）收益：当疼痛的表达（退缩、抓住疼痛部位等）导致厌恶性后果的停止或减少时，就会发生——例如，有人接手引发疼痛的家务；

（2）次级（人际）收益：当疼痛行为导致积极的结果时发生，例如表达同情或关怀；

（3）三级收益：与帮助疼痛患者相关的快乐。

另一种类型的收益可能源于个体对自己疼痛的信念。如果他们认为，当他们做某些事情时，他们所经历的痛苦表明，这正在给自己带来身体上的伤害，那么避免这种活动所获得的缓解也可能会强化不作为和不活动的行为。

焦点
种族和疼痛

一位曾在多个国家工作过的麻醉师，描述了他给在欧洲不同国家和美国进行相同手术的人注射的麻醉剂量。他建议，如果用英国作为一种"基线"来和其他国家进行比较，美国人喜欢全麻，根本不想经历任何疼痛，所以他们比英国人需要更多的麻醉剂。相比之下，他认为斯堪的纳维亚国家的人预计在手术后会经历合理程度的疼痛，因此他们比英国人需要更少的麻醉剂。

无论他的故事是真是假，都引发了一个问题，即不同国家和文化在疼痛预期和容忍度方面是否存在差异。

许多研究也探讨了类似的问题，研究了美国急性和慢性疼痛经历的种族差异，佩里（Perry）等人（2019）得出结论，有一致的证据表明，非洲裔美国人和西班牙裔美国人的术前和术后疼痛强度评分明显高于非西班牙裔白人。

这些数据引发了许多问题。第一个必须要问的问题是，为什么我们对这类问题感兴趣？我们为什么要期待这样的差异，如果有的话，它们告诉了我们什么？有生物或遗传上的差异吗？它们是社会文化因素的结果吗？它们是以认知为中介的吗？它们是有偏见地报告结果所导致的吗？是否有研究发现，不同社会和种族群体之间的疼痛体验和反应没有差异，但没有被报告出来？这些数据几乎没有告诉我们任何群体间差异的起源，导致种族刻板印象的危险。

具有讽刺意味的是，这些新出现的刻板印象也至少与一些卫生专业人员关于疼痛阈值种族差异的信念相冲突。有证据表明，至少在一些美国医院，非洲裔美国人可能比白人得到的止痛药更少（见第二章）。但刻板印象似乎确实影响了我们对不同社会群体的期望，以及如何对待他们。例如，莫里斯（Morris，1999）指出，在任何文化中，权利最小的群体最有可能经历对疼痛的漠视，而权利最大的群体很可能在需要时获得良好的疼痛缓解。他列举了历史上18世纪的精神病患者和19世纪的美国黑人女性无视痛苦的例子。莫里斯指出的一个有趣的观点是，在18世纪和19世纪，劳动者被认为有"粗糙"的神经，可以在从事艰苦的体力劳动时摆脱痛苦，而上层阶级的男性和女性被认为有着"精细"的神经系统，无法在不受伤害的情况下从事此类劳动。我们应注意不要建立更多的种族或民族成见。

资料来源：Perr, Baumbauer, Young 等人（2019）。

这些不同的回报系统可能会导致相当大的问题，并使其中的人难以治疗（Steinmetz & Tabenkin, 2001）。如果一个人表达的痛苦得到了他们渴望的结果的回报，而他们周围的人从提供这些结果中获得了满足，这可能会导致越来越少的自我帮助（见"病史"：J 先生）。这反过来可能导致不活动、肌肉僵硬和损耗的增加，加剧他们可能遇到的任何问题。布雷尼亚（Brena）和查普曼（Chapman）（1983）描述了这种环境可能产生的所谓"五个 D"：

1. 将抱怨夸张化（dramatisation）；
2. 因缺乏活动而废弃（disuse）；
3. 因对疼痛行为的过度用药而导致的药物滥用（drug misuse）；
4. 由于习得性无助和个人应对技能使用受损而对他人产生依赖（dependency）；
5. 因缺乏活动而导致的残疾（disability）。

相比之下，许多人在很长一段时间内都能很好地应对慢性疼痛，而不会遇到这样的问题，而且许多环境鼓励活动，并将疼痛体验降至最低。例如，如果关节炎患者得到了很好的支持，他们的伴侣和朋友可能会鼓励他们参加一些活动，以保持身体功能，防止关节僵硬和其他导致疼痛的因素。这些人提供的情感支持甚至可能影响他们的痛苦体验。再例如，车（Che）等人（2018）发现社会支持可以通过减少疼痛相关痛苦的不利影响、重新评估疼痛相关的痛苦和促进应对尝试来提供益处。有趣的是，疼痛患者报告了与他们的伴侣相似的满意度水平，无论他们是提供不适当的"支持"还是鼓励独立和更积极的应对策略（Holtzman et al., 2004）。

病史：J 先生

J 先生经历了数月的慢性背痛。在这段时间里，他发现某些活动增加了疼痛。事实证明，站着举起双手和举重这样的活动特别困难。不幸的是，这些活动与他通常准备晚餐的任务相对应。他担心自己经历的疼痛都是因为做饭时采取的姿势。因此，尽管他没有抱怨做饭，但他在工作台前的痛苦表情和尴尬姿势显示了他的疼痛。他的妻子注意到他的非言语行为，不希望丈夫疼痛，有几次主动提出帮他做饭，很快 J 先生就完全不做饭了。结果，J 先生感觉好多了，因为他避免了烦恼和无聊的任务，而 J 太太也感觉好多了，因为她关心丈夫，想为他尽最大努力。这似乎是一个双赢的局面。然而，双方最终可能会因为这一过程而失败：J 先生，因为他越来越不活动将导致进一步的背部问题；J 太太，因为她可能会变得负担过重，并对自己"看护人"的角色感到不满。

第二节 社会交往和疼痛

对照之前的讨论，疼痛的表达符合更广泛的"疼痛中的社会交往"模型（Hadjistavropoulos et al., 2011）。模型基于疼痛行为是一种交往的形式，其表达是功能性的。也就是说，疼痛行为的目的是引起其他人的反应。这个论点可能相当激进。例如，芬利（Finlay）和赛尔（Syal）（2014）采用了一种进化的观点，认为女性可能会觉得分娩十分痛苦，因为数千年来，在分娩过程中表现出高度疼痛的女性更有可能在分娩过程中获得支持，这可能会增加她们和孩子的生存机会，导致有利于这些行为的进化压力。相比之下，涉及故意自我施加痛苦的疯狂的宗教体验，包括自我鞭打、身体穿孔，以及用金属钩支撑在木架上，可以在没有任何痛苦体验的情况下发生，并具有其他共享欢腾和喜悦的意向信息。另一种情况下，至关重要的疼痛交往是在医疗或外科护理的背景下发生的。在这里，对没有得到足够的止痛药的恐惧可能会夸大疼痛的表现，而对临床医生的信任可能会减少疼痛体验和疼痛的表现。不同情况下的疼痛报告可能反映了"实际"的疼痛体验，因为它们不仅会影响疼痛的报告，也被证明会影响已知的调节疼痛体验的大脑区域的活动（Jackson, Meltzoff, & Decity, 2005）。

疼痛的表达可以是故意的，也可以是偶然的。疼痛的口头报告通常涉及自我意识和对疼痛体验的关注。它还能让人做出期望的反应，不管是诚实地表现痛苦，还是装腔作势以博取同情和社会好感。非语言反应更有可能是无意的（但也有可能是有意的）。交流疼痛的一种常见方式是通过面部表情，例如降低眉毛、缩小眼睛、抬高上唇或分开嘴唇。这些可能是伪造的，而且伪造得非常有效。医疗保健专业人员和非专业人员都发现很难区分伪造的和"真实的"疼痛信号（Steinkopf, 2016）。我们通常理解疼痛的语言，而表达和理解疼痛的能力是一个随着时间的推移而不断完善的过程，因为它具有明显的进化益处（Ickes & Decity, 2009）。它也可能受到外部因素的影响，比如情感上亲密的人在经历同样的痛苦刺激时的表情。在这里，每个人的面部表情都可能反映出另一个人的面部表情（Gagnon, Hadjistavropoulos, & MacNab, 2017）。因此，理解每种疼痛表达的关键在于确定其功能，是为了塑造坚忍不拔的"男子汉气概"，还是为了获得他人的关注或治疗，或是为了表达对他人的同情。

第三节 疼痛的生物学模式

也许最简单的疼痛生物学理论是，皮肤和身体其他地方有"疼痛感受器"，当它们被激活时，会将信息传递给大脑中处理疼痛相关信息的中心。一旦被激活，这个"疼痛中心"就会产生疼痛的感觉体验。这种类型的理论被称为特异性理论，最早由伊壁鸠鲁（Epicurus）在公元前3世纪提出，后来在17世纪被笛卡尔（Descartes）和其他人采用。冯·弗雷（Von Frey, 1894；参见 Norrsell et al., 1999）补充了这一理论，提出皮肤包括三种不同类型的神经，每种神经都对触摸、温度或疼痛做出反应。戈德舍伊德（Goldscheider, 1894；参见 Norrsell et al., 1999）进一步发展了这些理论，他的疼痛模式理论表明，只有当神经刺激的程度超过一定阈值时，才会出现疼痛感。这些疼痛的基本生物学模型，经过一些发展，直到20世纪60年代一直占据主导地位。对不同类型疼痛敏感的神经的识别支持了这些观点，通过从皮肤到脊柱的神经束与其他神经连接，然后到达大脑（见下文）。

这些理论有一个共同的原则：疼痛感是个体所遭受的身体损伤或感觉程度的直接表征。这一原则的好处是简单。不幸的是，正如我们已经看到的，它很容易被证明是错误的。我们已经考虑了许多影响疼痛体验的因素。另外三组证据被用来挑战这些简单的疼痛生物学理论：

（1）缺乏疼痛感受器时的疼痛；
（2）不传递疼痛的"疼痛感受器"；
（3）心理因素对疼痛体验的影响。

一、缺乏疼痛感受器时的疼痛

也许与简单的生物学模型相冲突的最明显的证据是，许多人在没有任何神经疼痛感受器的情况下体验到了疼痛。这种现象最引人注目的例子被称为"幻肢疼痛"，它涉及在患者截肢后失去的肢体部位的感觉，有时非常疼痛。例如，阿拉米（Allami）等人（2019）发现，在接受截肢手术的伊朗战争退伍军人中，84%的人在手术后很长一段时间内都会经历肢体残余部分的疼痛。幻肢感觉或肢体缺失部分疼痛的发生率分别不低于77%和74%。一旦出现，幻肢疼痛经常会变得慢性和持久。例如，米什拉（Mishra）等人（2007）发现，近三分之一的截肢患者最初经历了幻肢疼痛，尽管使用了强效阿片类药物，但仍继续经历严重疼痛。有趣的是，上肢截肢者出现幻肢痛的概率远远低于腿部截肢者。不幸的是，正如这些数据所表明的，幻肢疼痛很难治疗，并可能对患者产生显著的负面影响。

二、不传递疼痛的"疼痛感受器"

第二个给这些早期理论带来挑战的物理现象源于上文提到的先天性普遍对疼痛不敏感的患者（congenital universal insensitivity to pain，CUIP）的经历。患有这种疾病的人可能会经历没有痛感的骨折和手脚溃疡，而这些情况可能会被忽视。他们也可能无法识别疼痛是一种严重疾病的症状，并由于未能对危险信号做出反应而遭受严重伤害。一些患有这种疾病的人甚至可能会出现角膜溃疡，因为他们无法抵御强烈的阳光（Nagasako et al., 2003）。CUIP患者似乎有完整的疼痛通路，因此他们呈现出与幻肢相反的问题：在明显完整的疼痛路径存在的情况下，他们却无法感知疼痛。

三、心理因素对疼痛体验的影响

我们已经发现许多心理因素会影响疼痛的体验。其中的四个关键因素是：

（1）情绪：焦虑和抑郁会降低疼痛耐受力，增加疼痛报告。
（2）注意力：专注于疼痛会增加疼痛的体验。
（3）认知：对疼痛增加或减少的期望可以自我验证。
（4）社会背景：周围其他人的影响。

■ 情绪和疼痛

情绪对急性疼痛体验有影响的证据可以在研究中找到，在这些研究中，参与者被要求对疼痛进行评分或忍受疼痛，直到他们的不适感太大而无法再忍受为止。这些研究表明，与那些没有情绪低落的人相比，患有慢性背痛的抑郁症患者认为同等的疼痛刺激更痛苦，并且忍受疼痛的时间明显更短（e.g. Tang et al., 2008）。在这一现象的一个经典例子中，菲舍尔（Fisher）和约翰斯顿（Johnston）（1996）给下背部疼痛患者进行一个简单的情绪诱导程序，询问他们在病情中令人沮丧的方面或积极的方面。在这个程序前后，参与者会得到一个塑料袋，里面装有他们认为能够忍受与任务相关的疼痛数量相当的大米包。报告令人沮丧的问题的参与者（因此被认为情绪较低）表现较差。相比之下，情绪得到改善的人能够在比基线更长的时间内保持相同的重量。这是一项重要的研究，因为它面对的是参与类似日常活动任务的真实患者。

除了一些例外情况（e.g. Cagnacci et al., 2018），数据表明慢性疼痛对情绪有显著的负面影响，而情绪对疼痛体验有相互影响。例如，马尼（Magni）等人（1994）跟踪了2000多名患有肌肉骨骼疼痛的参与者，发现抑郁可以预测未来的疼痛水平，疼痛也可以预测未来的抑郁。疼痛和情绪的变化也可能受到生活事件和护理背景等环境因素变化的影响。例如，克雷格（Craig）等人（2017）发现，因脊柱损伤而感到疼痛的焦虑患者出院回家后报告的疼痛比不那么焦虑的同龄人更多。情绪低落也会对睡眠的持续时间和质量产生间接影响（Harrison et al.，2016）。长期疼痛导致的抑郁经历也可能降低个体忍受疼痛的意愿，并导致更低水平的参与有潜在痛苦的行为，即使它们是有长期收益的（Probst et al.，2016）。

■ 认知和疼痛

情绪可能会通过影响我们对任何疼痛的性质和后果的信念和期望的方式来影响疼痛。可能影响疼痛体验的思维类型包括：

- 关于疼痛的归因；
- 关于忍受疼痛的能力的信念；
- 关于控制疼痛的能力的信念；
- 对疼痛缓解的期望——安慰剂效应。

卡塞尔（Cassell，1982）在一份病例报告中描述了一个关于疼痛的归因如何影响疼痛体验的简单例子，在该病例报告中，当一名患者将疼痛归因于坐骨神经痛（sciatica）[①]时，使用可待因（用鸦片制成的止痛镇咳药）很容易控制疼痛，但当他们将同样的疼痛归因于癌症时，则需要强烈的阿片类镇痛剂。在对这一过程进行的一项更具实验性的研究中，戈雷（Goli）等人（2016）对慢性偏头痛患者实施了一项实验程序，其中使用短片来影响情绪（快乐、中性、悲伤），然后进行一项高要求的认知任务，这可能会导致这些易受伤害的人出现某种程度的头痛。他们发现情绪和头痛的严重程度之间有直接的联系，那些处于快乐状态的人疼痛最少，而那些处于悲伤状态的人疼痛最多。此外，他们发现，在悲伤的情况下，疼痛程度可以通过情绪和参与者对疼痛的灾难程度来预测。董（Dong）等人（2020）发现，在经历持续疼痛的人群中，患有持续疼痛的老年人报告的疼痛差异在很大程度上可以解释为他们对疼痛的灾难性（catastrophise）[②]想法。报告的疼痛由心理因素解释的差异很大：16%由焦虑引起，

[①] 坐骨神经痛（sciatica）：向腿部下方延伸的疼痛，起因是进入腿中的主神经即坐骨神经的刺激。这种疼痛往往出现于神经从脊椎较下方的骨骼处（腰椎）通过且出现的地方。

[②] 灾难性（catastrophise）：唤起对一种情况夸大的负面归因或期望："这种痛苦意味着出了严重的问题！"

17%由抑郁引起，31%由疼痛灾难引起。不幸的是，当疼痛的原因是特别创伤性的，并且个体因此经历了高度的应激或痛苦时，疼痛的体验可能会被放大（Outcalt et al., 2014）。将这种反应扩展到考虑疼痛的影响，沃什尔和拉德克列夫（Walsh & Radcliffe, 2002）发现，慢性背痛患者认为自己的疼痛是身体损伤影响脊椎造成的，他们比那些将其归因于"心理"因素的人更不愿意锻炼，因为他们担心锻炼会加剧受损的背部并增加疼痛。

不出所料，那些感觉能够忍受或控制疼痛的人受到疼痛的限制比较小。例如，马利（Maly）等人（2007）发现，膝关节骨性关节炎患者（见第八章）对控制疼痛的能力有高度信念的人，比信念不那么坚定的人走路走得更多。同样，与那些控制信念较低的人相比，相信自己有能力控制或管理疼痛的健康自行车手让自己经历了更痛苦的锻炼（Motl et al., 2007）。具有高度控制信念的个体也可能经历较少的痛苦。亨森（Jensen）等人（2001）发现，在一组参与疼痛管理计划的慢性疼痛患者中，对疼痛控制的认知越高，报告疼痛的严重程度越低。实验研究也提供了支持。在一项相关研究中，范登浩特（van den Hout）等人（2000）将健康的参与者随机分配到这样的条件下，即在进行冷加压试验（cold pressor test）[①]之前，他们会得到反馈，表明他们对实验任务的控制力很高或很低（这是一种非常痛苦的过程，需要将手臂放在接近冰点的水中——如果你愿意，可以试试！）。尽管最初的任务与疼痛无关，但它似乎与冷加压任务有关，与接受低控制反馈的人相比，接受高控制反馈的患者对冷加压任务的耐受时间要长得多。

■ 对疼痛缓解的预期：安慰剂反应

与疼痛有关的最有趣的现象之一被称为安慰剂效应。如果你给正在经历某种程度疼痛的人服用一种没有生化作用的惰性药片，告诉他们它没有任何效果，其中一定比例的人（可能相当大的比例）会报告说，服用这种"药片"后，疼痛有所缓解。在这种情况下，红色"药片"比蓝色"药片"更有效（Huskisson, 1974）。这种现象被称为安慰剂效应。简单地给予似乎是治疗的东西，无论是片剂、注射剂还是更具文化多样性的治疗形式，似乎都有一些好处。事实上，这种效果是如此强大，它被认为是一种临床上可行的干预措施（e.g. Klinger et al., 2018），其潜在效果与许多生物化学活性治

[①] 冷加压试验（cold pressor test）：被试将胳膊放置在保持0℃—3℃温度的水与冰的混合物中的操作程序。

疗方法一样大或更大。

安慰剂（来自拉丁语，意为"我高兴"）是一种没有药理作用的惰性制剂。在一系列研究中，在不同的条件和时间段内，服用安慰剂后疼痛至少减轻50%的个体所占百分比的范围从最低7%到接近50%不等（McQuay & Moore，2005）。它的效果不仅限于疼痛，安慰剂效应可以影响炎症、伤口愈合速度、对感染的免疫反应，并改善心绞痛、哮喘和抑郁等各种症状（Humphrey，2002）。如果安慰剂看起来像先前处方的活性药物，患者不仅表现出在积极治疗期间症状减轻的受益程度，还可能出现与服用活性药物时体验到的相同的副作用（Suchman & Ader，1992）。

研究假定了安慰剂效应是通过两种关键机制发挥作用的。第一种机制涉及与减轻疼痛相关刺激的经典条件反射（Bbel，2019），可以解释安慰剂与先前处方的活性药物结果相似的发现。一种更具认知性的模型，被称为反应预期理论，关注我们对疼痛或疼痛缓解的预期（Colloca & Miller，2011）。我们感受到疼痛减轻是因为我们期望疼痛减轻。这两个过程都会在多巴胺、阿片、血清素和内源性大麻素通路中触发一系列与疼痛中介相关的神经生化过程（Colagiuri et al，2015）。

安慰剂效应可能会受到一系列因素的影响，包括医生对治疗的描述和管理，以及接受者对医生的可信度、专业知识或信心的看法。他们也可能受到个体因素的影响，如过去使用其他药物的经验、缓解的欲望和焦虑（Bingel，Colloca，& Vase，2011）。罗塞蒂尼、卡利诺和泰斯塔（Rossettini，Carlino，& Testa，2018）提供了可能影响安慰剂效应的更长且更明确的因素列表，包括患者的期望和治疗史；临床医生的行为、信念、口头建议、积极的治疗方式、以病人为中心的方法和社会学习的程度；公开治疗和处方规定剂量的使用，治疗给药方式（片剂、注射剂等），治疗的营销特征和医疗环境。当然，这些可能会干扰和促进安慰剂效应。例如，最近被诊断为患有严重疾病的患者或不信任其治疗的患者，不太可能产生有意义的安慰剂效应（Benedetti et al.，2007）。

稍微离题一点看，安慰剂效应被认为是如此重要和普遍，以至于任何新的干预措施有效性的最佳测试都会涉及与干预安慰剂版本的比较，因为试验参与者对此版本效果的预期是相同的。新的干预措施必须明显优于安慰剂才能被认为是有效的治疗方法。例如，克罗卡（Colloca，2019）指出，2011年对新的止痛药进行了4000多项临床试验，但只产生了5种新药，因为绝大多数新药的表现都不如安慰剂。药物安慰剂相对容易制造——通常是一种药片或注射剂，看起来与实际干预相同。心理安慰剂更难构建，但它与实际治疗一样，通常要尽可能减少用在某些显然具有"心理学"行为（如对一个问题非专门的讨论）的被试身上的时间。

令人惊讶的是，尽管医生经常使用安慰剂（Howick，2013），但临床使用指南却很少，而且似乎没有任何医疗或法定机构正式指定的指南。然而，埃弗斯（Evers）等人（2018）报告了使用它们的"专家共识"，其中有以下几条建议：

（1）将安慰剂效应作为常规治疗的一部分。

（2）告知患者安慰剂和反安慰剂的作用，使治疗效果最大化，副作用降至最低。

（3）确保以信任、温暖和共情为特征的医患关系，最大限度地发挥安慰剂效应，最大限度地减少非安慰剂效应（nocebo effect）①。

（4）对医疗保健提供者进行患者—医生的沟通培训，以最大限度地发挥安慰剂效应，最大限度地减少非安慰剂效应。

（5）有证据证明有效且处方安慰剂合法的情况下，更倾向于开放式而不是隐藏式安慰剂处方。

（6）不要冒险（例如，开出侵入性治疗的处方）来最大化安慰剂效应。

（7）不要认为欺骗是安慰剂效应的必要组成部分。

■ **注意力和疼痛**

情绪影响痛觉的一种方式是通过影响我们对任何痛觉的注意力。抑郁的人，尤其是焦虑的人可能会特别留意痛觉，这种关注可能会极大地影响他们对疼痛的体验。关注疼痛似乎会增加疼痛的影响，而关注其他事情似乎会减少疼痛。例如，许多人在进行需要努力和集中注意力的运动时受伤，直到比赛结束后才注意到受伤的程度。不那么有趣的是，有证据表明，与在压力较小的情况下遭受类似程度的伤害相比，在强烈压力下（例如在战场上）遭受身体创伤后感到疼痛的人更少。这可能是因为注意力的因素——在战场上有许多重要的因素分散了对自身疼痛的注意。然而，其他因素也可能参与其中。例如，有可能士兵们只是很高兴能在战斗后还活着，并认为他们受伤会导致他们被送出战场。因此，这里的问题可能是归于伤害和疼痛的意义，以及对其关注的程度。

对注意力和疼痛之间关系的更有控制的评估表明，分散注意力可以减轻疼痛，而增加对疼痛刺激的注意力的实验性操作会导致疼痛报告的增加。例如，雅姆和哈达多

---

① 非安慰剂效应（nocebo effect）：与安慰剂反应相反——由心理或身心因素，如对治疗或预后的负面期望，对健康产生的负面影响。

特（James & Hardardottir，2002）要求患者参加冷加压任务。那些专注于疼痛的人最不能忍受疼痛，而且他们的手臂从水里抽出来的时间比分散注意力的人要早得多。

注意力偏差也可以解释为什么一些急性疼痛的人会发展成慢性疼痛，而另一些人则不会。瓦莱伊恩（Vlaeyen）等人（1995）认为，在没有任何明显的身体损伤或炎症的情况下出现慢性疼痛的人可能会对急性疼痛产生一定程度的恐惧，担心其后果，一有痛觉就开始检查自己。因为他们现在将注意力放在了各种别人也许未加注意已消失不见的疼痛，他们便将自己的疼痛标识为一个潜在问题的症状。刘（Lau）等人（2019）的一项研究证明了这种对疼痛相关刺激的注意力偏向的长期影响，以及从疼痛相关刺激中解脱出来的相关问题。他们将16—19岁的年轻人分为三组：①没有慢性疼痛的人；②对日常生活影响最小的持续疼痛的人；③对日常生活有重大影响的持续疼痛的人。在一项研究中，在视觉搜索任务之前，先让被试暴露在痛苦或中性的面孔面前，他们发现，与任务中的其他两组人相比，第三组的人表现出了成绩的下降，他们认为这一发现表明他们在脱离与疼痛相关的刺激方面存在问题。德赫尼（Dehghani）等人（2003）提供了这一过程的进一步证据，他们的研究使用点探测任务来探索对疼痛相关刺激的注意力偏向，发现慢性疼痛患者更注重描述疼痛感官体验的词汇，而不是中性词汇或描述其情感或行为后果的词汇。他们的结果还表明，对疼痛有高度恐惧的人会更快地注意到相关词汇，然后很难将注意力从相关词汇上转移开。这两个结果都支持了慢性疼痛的注意力假说。

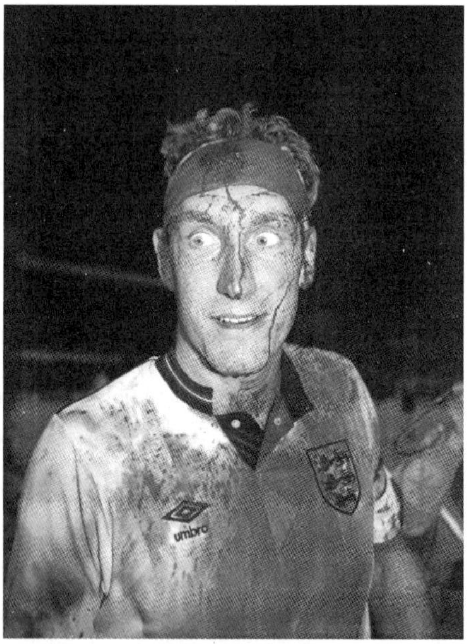

许多理论模型已经详细阐述了注意力在疼痛体验和反应中的作用。这方面的一个例子是范·达姆（Van Damme）对偏向疼痛相关刺激的动机解释（Becker et al.，2018）。这表明，我们在进化中倾向于自动关注疼痛，以牺牲对其他目标的关注为代价，正如我们在本章前面所报道的，这种偏向有时可能会被忽略。此外，他们还认为，个体可能会有意识地选择将疼痛控制置于其他目标之上。由于我们的注意力处理能力有限，这可能意味着我们会越来越专注于减轻疼痛，而减少对其他生活目标的关注。埃克尔斯顿和克龙贝（Eccleston & Crombez，

插图16.1 疼痛的体验因情境不同而不同
特里·布彻在为英格兰踢球明显受伤时没有感觉到疼痛。比赛过后，情况可能就不一样了。
来源：David Cannon/David Cannon Collection.

1999）提出了一个类似的模型确定了针对疼痛的三种基本反应。首先，疼痛的存在会引发逃避行为；其次，疼痛需要并吸引注意力；再次，疼痛吸引注意力和打断其他正在进行的活动的能力受到疼痛许多特征的影响：它的强度、新鲜度以及可能与之相关的任何情绪，如恐惧。疼痛会打断其他正在进行的与目标相关的行为，慢性疼痛会导致对其他目标的注意力长期中断。

第四节　疼痛的心理生物学理论

上述证据表明，疼痛体验与两个过程有关：一个涉及来自疼痛刺激部位的感觉信息，另一个涉及情绪和认知过程。由梅尔扎克和沃尔（Melzack & Wall，1965）提出的疼痛的闸门控制理论（gate control theory of pain）[1]考虑了这两个过程，被普遍认为是目前关于疼痛体验的最佳理论解释。梅尔扎克和沃尔用闸门的类比来解释疼痛体验。他们关于疼痛的闸门控制理论的精髓在于，我们所经历的疼痛程度是两组过程的结果：

（1）皮肤和器官中的疼痛感受器将有关物理损伤的信息传递到脊柱中的一道道"闸门"（见图16.1）。在"闸门"内，这些神经与脊柱上的其他神经相连，将信息传递到大脑中的疼痛中心。

（2）在我们经历身体损伤的同时，我们也经历相关的认知和情绪——恐惧、惊慌等等。这些信息导致神经纤维的激活，神经纤维将信息从大脑传递到脊柱，到达疼痛信号进入脊柱的闸门。

我们所经历疼痛的程度是这两个系统不同的激活程度导致的。从疼痛部位到脊柱感觉神经的激活"打开"了这扇门。这一过程激活了通往疼痛中心的神经，并被识别为疼痛，这就是上述疼痛生物学理论的精髓所在。然而，由情绪和认知因素激活的下行通道也会影响闸门的位置。焦虑的想法或对疼痛的关注"打开"了这扇门，增加了我们对疼痛的体验；平静或分散注意力的想法会"关闭"大门。实际上，这抑制了神经冲动通过脊髓到达大脑，减少了疼痛的体验。我们在任何时候经历的疼痛强度都是这两个过程的作用，有时相互竞争，有时相互补充。

---

[1] 疼痛的闸门控制理论（gate control theory of pain）：一种由梅尔扎克和沃尔提出的关于疼痛的理论，在这个理论中，"闸门"被用来比喻包括内啡肽在内的减轻疼痛体验的化学物质。

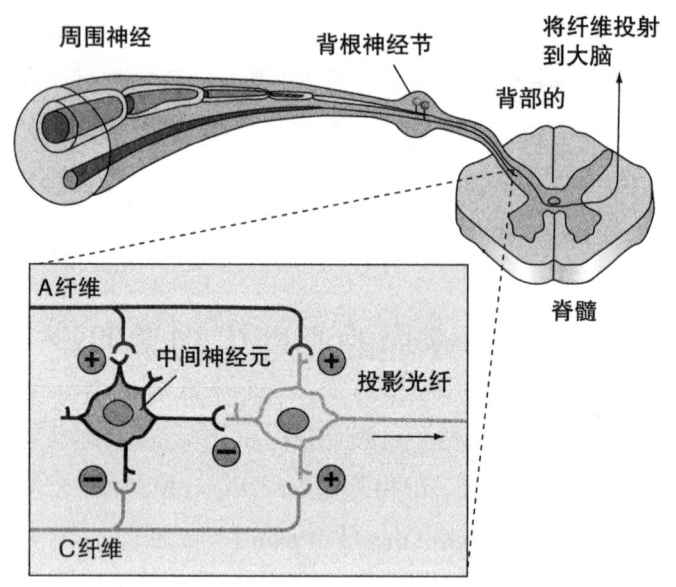

图16.1 信息沿A和C纤维传输到脊髓中的胶质，并向上传输到大脑
资料来源：改编自Rosenzweig, Leiman and Breedlove（1996：272）。

痛觉通过伤害感受器（nociceptors）从受伤部位传递到脊髓闸门，目前已经确定了三种类型的伤害感受器：

- Aδ 纤维（Ⅰ型和Ⅱ型）：
  ○ 对轻触、机械和热刺激有反应；携带有关短暂剧痛的信息；
  ○ 与对组织的潜在或实际损伤相关的非常强烈的有害刺激；这种体验是短暂的。
- C 类纤维：
  ○ 传导缓慢；携带有关钝痛和悸痛的信息——这些信息的经历时间比 Aδ 纤维要长。

也许这些不同纤维最重要的特征是它们以不同的速度传输信息。因此，我们对伤害的反应通常包括两个阶段：

（1）首先是由 Aδ 纤维介导的，涉及剧烈疼痛的体验。
（2）其次是由 C 类纤维介导的更慢性的悸动疼痛。

名为 Aβ 纤维的第二副神经也会传递触觉信息，特别是与轻柔的触摸有关。这些纤维能够在提供可与脊柱中的 Aδ 纤维和 C 纤维相竞争的信息时为我们进行有益的工作。当我们受到伤害时，Aδ 纤维的激活就会启动，将"疼痛信号"通过脊柱输送到大脑。我们在这一伤害后的第一本能是揉搓受伤部位。这一简单的行为会减少我们体验到的痛苦，这是因为摩擦受伤部位会激活 Aβ 纤维。由于它们比 C 纤维更快地传递信息，这些信息也更快地到达大脑，并降低了仅由 C 纤维触发的激活程度。根据梅尔扎克和沃尔的说法，触摸和温和刺激 Aβ 纤维的激活可以关闭疼痛之门。Aδ 纤维和 C 纤维对疼痛刺激的激活打开了疼痛的大门。

A 和 C 纤维将信息传递到脊髓中被称为胶状质（substantia gelatinosa）的区域。胶状质位于脊柱各部分的背角内（见图 16.1），这里的神经冲动触发一种称为 P 物质的化学物质被释放到胶状质中，这反过来又激活了被称为 T（传递物）纤维的神经纤维，将疼痛感传递给大脑：

（1）来自 A 纤维的信息被带到丘脑（thalamus）[1]和皮层，在那里，个体可以计划并开始行动，将它们从疼痛的来源中移除。

（2）来自 C 纤维的信息沿一条通路到达大脑边缘系统（limbic system）[2]［尤其是杏仁核（amygdala）[3]］了、下丘脑（hypothalamus）[4]和自主神经系统（见第八章）。边缘系统内的活动增加了情感内容，如恐惧或警报，疼痛的经验。下丘脑控制自主神经系统的活动（见第八章），这使我们能够迅速做出反应，避免受伤。

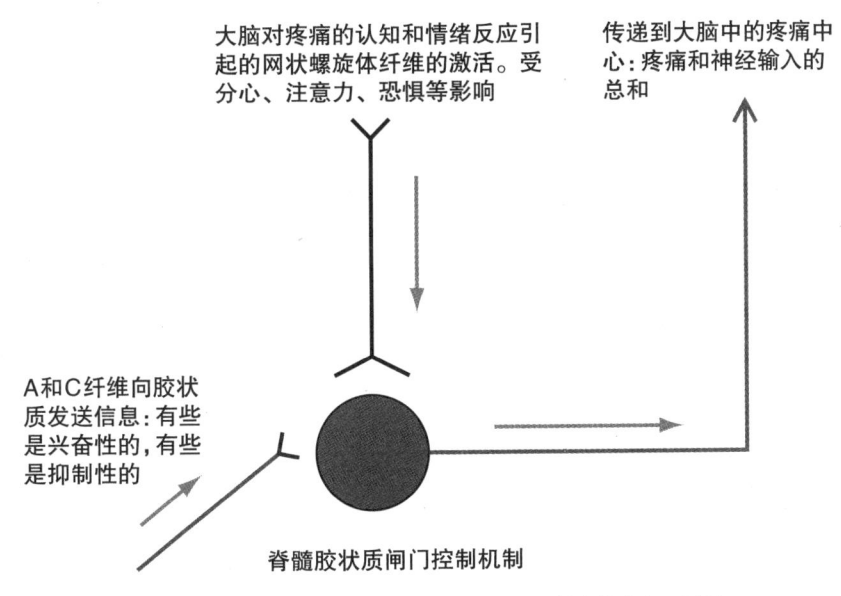

图 16.2　由梅尔扎克和沃尔提出的闸门控制机制示意图

---

[1] 丘脑（thalamus）：大脑中连接后脑和中脑的基本功能与高级处理中心——大脑皮层的区域；调节注意力并有助于记忆功能——进入边缘系统的部分涉及情感体验。
[2] 大脑边缘系统（limbic system）：大脑中的一系列结构，包括海马体、杏仁核、丘脑前核、中隔和边缘皮层，通常被称为"情绪计算机"，因为它在协调情绪方面起作用；它将感觉信息与情绪相关的行为联系起来，尤其是对恐惧和愤怒的反应。
[3] 杏仁核（amygdala）：大脑边缘系统的一部分，涉及记忆、决策和情绪反应（包括恐惧、焦虑和攻击性）的处理；有时被称为大脑的"恐惧中心"。
[4] 下丘脑（hypothalamus）：大脑中控制食欲、性唤起和口渴的区域，似乎还能控制情绪。

这一神经活动的结果通过称为杯网状脊髓纤维（reticulospinal fibres）的神经通路沿脊柱向下传递到脊髓闸门的控制机制（见图16.2）。这可能会引发各种化学物质释放到胶状质（和大脑）的化学物质"汤"中，其中最重要的是名为内啡肽[①]（endorphins）的阿片样物质（opiate-like substances）的自然释放。这些物质会"关闭"闸门，调和所体验到的疼痛。这一系统中的活动会受到许多因素的调节，其中的每一种都会影响内啡肽的释放。这些因素包括：

- 对疼痛的专注：担忧或灾难化（catastrophising）会减少内啡肽的释放，打开闸门。
- 情绪和认知因素：感觉乐观和不关心疼痛的"意义"会增加内啡肽的释放，并关闭闸门——焦虑、担心、愤怒或抑郁会打开闸门。
- 生理因素：放松会增加内啡肽的释放，减少疼痛的感觉。

止痛药也会"关闭"疼痛闸门。

你怎么看？

我们已经确定了一些影响疼痛体验的因素。想想你对疼痛的反应。这些因素是否反映了你的疼痛体验？我们是如何对疼痛做出反应的呢？如果你擦伤了，你会揉搓自己来缓解疼痛吗？如果有，为什么？你是由于以前的疼痛经历才学会这样做的，还是你的父母或朋友告诉你这样做的？你在痛苦面前坚忍吗？如果是这样，这是别人期望你回应的结果吗？"大男孩不哭"：文化和童年经历可能会鼓励男性和女性以不同的方式表达情感和身体上的痛苦。它们会影响你对疼痛的反应吗？还是你的个性决定了你的反应方式？通常焦虑的人可能更容易对疼痛做出灾难性思维、焦虑和高度生理唤醒的反应，从而导致相对较高的疼痛体验（以及其他将身体感觉标记为疾病"症状"的标签：见第九章）。更放松和乐观的人对疼痛的情绪反应可能更少，经历的疼痛也相对较少。这是你的情况吗？

[①] 内啡肽（endorphins）：在大脑和脊髓中释放的天然鸦片类化学物质，它们减少了疼痛的体验，并能引起放松或快乐的感觉——与所谓的"跑步者的快感"有关。

第五节　神经递质

尽管疼痛的闸门理论取得了成功，但它仍然很难解释幻肢疼痛：在没有 A 和 C 纤维刺激的情况下的疼痛。为了回应这些局限，梅尔扎克（Melzack，2005）提出了一个更复杂的疼痛机制理论，试图解释这种神秘的现象。他的模型有三个关键假设：

（1）在健全的身体中参与疼痛感知的神经过程也同样参与幻肢的疼痛感知。

（2）我们从身体中正常感受到的所有特质，包括疼痛，都可以在没有身体参与的情况下被感受到。

（3）身体被视为一个整体，并被认定为"自我"，与其他人和周围世界相区别。

梅尔扎克认为，"身体自我"（body-self）的解剖学基础是一个连接大脑中的丘脑、皮层和边缘系统的庞大而普遍的神经网络。他将这个系统称为神经矩阵（neuromatrix）。我们在痛觉神经矩阵中处理和整合与疼痛相关的信息。关于疼痛体验的相关信息（损伤的物理因素、对损伤的情绪反应等）结合在一起，形成了关于疼痛刺激的性质和情绪反应的"神经签名"（neurosignature）或信息网络。神经签名有两个组成部分：

（1）身体自我矩阵（the body-self matrix）：处理和整合传入的感官和情绪信息。

（2）行动神经矩阵（the action neuromatrix）：对这些网络产生行为反应。

对疼痛的行为反应只有在有关疼痛的性质、原因、身体和情感后果的信息经过部分处理和整合后才能发生。例如，我们不会远离一个热的物体，直到我们意识到它是疼痛的原因，并且继续靠近它会导致进一步的疼痛和潜在的伤害。只有在这种集成的信息网络被投射到梅尔扎克所说的"感知神经轮轴"（sentient neural hub）：意识到疼痛所在地之后，我们才会清醒地意识到疼痛。在这里，神经冲动流被转化为持续变化的意识流。

到目前为止，梅尔扎克的理论还不能解释幻肢疼痛的体验。这使我们从解释如何从外部来源感受疼痛转变为解释我们如何感受身体本身制造的疼痛。梅尔扎克认为，痛觉神经矩阵理论预先"假设"四肢是可以移动的。因此，在切除肢体的人身上，身体仍然会发出信号试图移动肢体。当它们对这些信号没有反应时，身体可能会向肌肉发送更强、更频繁的信息，这些信息被视为疼痛。梅尔扎克的疼痛理论仍然相对较新，直到最近才得到实证研究的关注。然而，现有的数据为神经矩阵的存在提供了广泛的支持，但我们尚未在任何特定的大脑区域找到它（Derbyshire，2000）。也就是说，并不是所有的幻肢疼痛现象都可以用痛觉神经矩阵理论来解释。特别是，它无法解释为什么与幻肢体验相关的其他感觉的减少或消除没有伴随着疼痛的减少，幻肢疼痛是如何自发停止的，以及为什么不是所有患者都会经历这种类型的疼痛（Giummarra et al.，2007）。

第六节　帮助人们应对疼痛

急性疼痛的首要干预通常是某种形式的药物治疗——从阿司匹林到某种形式的鸦片衍生物，如哌替啶，效果各不相同。心理干预通常形成第二层次的干预。例如，美国卫生保健政策署（The American Agency for Health Care Policy）（1992）建议，这些药物应当应用于那些认为这种干预"有吸引力"的人（即患者可能从减少或避免药物治疗中受益）、焦虑程度高的人、需要长期缓解疼痛和/或药物干预后疼痛没有完全祛除的人。相比之下，越来越多的类风湿性关节炎和下背痛等慢性疼痛患者正在学习用心理学的方法来控制疼痛，以尽量减少他们需要服用的止痛药的数量，并维持或改善他们的生活质量。重要的是，对这些干预措施的有效性进行评估，既可以作为患者日常护理的一部分，也可以作为研究的一部分。因此，在了解用于治疗急性和慢性疼痛的一些方法之前，我们先来看看测量疼痛的一些简单和不那么简单的方法。

一、测量疼痛

最简单的疼痛测量方法是使用简单的线性视觉模拟或数字评分量表——通常从0分到100分不等，0分表示没有疼痛，100分表示你能想象到的最大疼痛。这种类型的测量方法易于管理和评分，并且在临床环境中经常使用。这种方法的局限性在于，患者通常很难将疼痛量化。另一种简单的方法是，患者用一系列表示疼痛加剧的形容词对自己的疼痛进行评分：轻度的、痛苦的、极其痛苦的等等。这比数字量表更容易被患者理解，它使用了患者更熟悉的概念。然而，这种方法也有其缺点，因为许多患者倾向于将自己的评分定在此类评分的中段的某一点上，使他们对疼痛的细微差异不如模拟评分那样敏感。

这些测量方法的一个重要限制是，它们只是测量痛觉。然而，我们已经注意到，疼痛的体验是多层面的。它涉及情感、认知和行为反应以及感官体验。许多测量方法都试图解决这些不足。其中最著名的可能是麦吉尔疼痛问卷（McGill pain questionnair）（e.g. Melzack, 1975）。它要比上述简单的量表更难管理和解释。然而，它提供了对个体正在经历的痛苦本质的多维理解。它以各种形式来衡量：

- 疼痛类型：包括跳动性疼痛、放射痛、刺痛、绞痛、撕裂样痛、热痛和触痛，使用从"无"到"严重"的四点分值。
- 对疼痛的情绪反应：包括疲惫、筋疲力尽、恐惧和惩罚。
- 疼痛的强度：从"无疼痛"到"可能的最严重的疼痛"。

- 疼痛的发生时间：是短暂的、持续的还是间歇性的。

虽然这项测量扩展了我们对疼痛的评估，但它并没有涉及对疼痛的所有反应。例如，它没有测量与运动有关的疼痛，也没有测量个体对疼痛的行为反应。疼痛在多大程度上限制了他们的日常生活？他们能上楼吗，或者能举起重物吗？这些可能都需要单独测量。为了弥补这些缺陷，图尔克和冲腾（Turk & Okifuji, 1999）建议还可以衡量：

- 言语/发声：叹息、呻吟、抱怨。
- 运动行为：面部扮鬼脸、步态扭曲（一瘸一拐）、姿势僵硬或不稳、动作过慢或费力、寻求帮助/减轻疼痛的行为。
- 治疗行为：服药、使用防护装置（如拐杖、颈圈）、就诊。
- 功能限制：休息，活动减少。

其中每一项都可能成为下文讨论的一些干预措施的目标。

二、治疗急性疼痛

许多方法已经被用来帮助人们应对急性疼痛。任何此类程序都需要相对易于学习和使用。因此，大多数急性疼痛控制方法都集中在：

- 提高患者对疼痛体验和可能导致疼痛的医疗程序的控制感。
- 教授应对技巧，包括分散注意力的技巧和放松。
- 催眠术。

其中的一些方法已经在第十章中有关让人们为手术经历做好准备的内容中有所讨论。在这里，我们讨论实现这些目标的其他方法。

■ 加强控制：患者自控镇痛术

创伤或手术后的疼痛体验可能会因患者担心自己无法控制疼痛而变得更糟。他们可能会害怕，当他们感到严重疼痛时，护士可能太忙了，无法立即给他们止痛药，害怕疼痛会变得厉害到吃下的那种止痛药无法止住疼痛，等等。为了缓解这种恐惧，患者可能会夸大疼痛或纠缠医疗保健专业人员给他们服用止痛药，以避免镇痛不足。这可能会导致他们经历不必要的焦虑，并使用超出需要的药物。

解决这些问题的一种方法是使用患者自控镇痛术（patient-controlled analgesia，PCA）[1]。使用这种方法，患者可以控制他们通过静脉滴注接受的镇痛药物的量——然

---

[1] 患者自控镇痛术（patient-controlled analgesia，PCA）：一种由患者自己控制小剂量的镇痛药物（通常是通过静脉滴注和泵控制）的技术，通常是阿片类药物，它主要用于控制术后疼痛。

而在输送系统中内置了一些控制措施，因此不能超过指定的剂量。它假定，由于患者可以控制疼痛缓解的时间，他们对疼痛控制的焦虑程度会降低，对镇痛的满意度会提高，使用的镇痛药也会减少。对这种方法的系统评价（e.g. Morlion et al., 2018）表明，情况确实如此，甚至在已有阿片类药物依赖性的患者中也提倡使用这种方法，因为该系统提供的药物总量可以受到适当限制（Mehta & Langford, 2006）。儿童也可以使用 PCA 系统，通常效果良好，尽管需要注意避免儿童的一系列风险，包括与以下错误有关的风险：（1）儿童（例如过度使用，有阿片类药物相关呼吸问题的风险）；（2）其他人，包括父母（例如不恰当和过度使用）；（3）专业人员（例如未能遵守协议）（Ocay et al., 2018）。

■ 传授应对技巧

◎ 分散注意力

我们在本章中已经注意到，专注于疼痛往往会增加疼痛体验，而分散注意力则会减少疼痛体验。鉴于传授分散注意力的技巧显而易见的简单性，这些技巧似乎是教给患有急性疼痛或不得不经历疼痛手术的患者的明智策略。这一程序似乎有效。例如，卡拉汉和李（Callaghan & Li, 2002）向接受子宫切除术的女性传授了如何在手术前分散自己对担忧的注意力的技巧。与只被提供手术信息的女性相比，她们在手术后报告的疼痛和烦恼更少。在某些情况下，分散注意力可能比其他医疗干预措施更有效。例如，巴兰约克（Balanyuk）等人（2018）发现，在减少外周静脉导管插入过程中的疼痛方面，分散注意力比局部麻醉膏更有效。更广泛地说，丹瑟、莱尔斯和菲奥雷（Dancel, Liles, & Fiore, 2017）得出结论，在管理年轻人的一系列痛苦医疗程序方面，主动分散注意力是非常有效的，比被动分散注意力更有效。最前沿的研究是，越来越多的证据表明，在纤维肌痛、幻肢疼痛和烧伤后的剧烈疼痛等长期情况下，以及在急性医疗程序中，通过使用虚拟现实可以达到的沉浸水平都可以强有力地缓解疼痛，尽管对这种方法的反应是非常特殊的，并非所有患者都可能受益（Pourmand et al., 2019）。

◎ 放松

一系列缓解疼痛的放松方法已经得到了评估。例如，菲利克斯（Felix）等人（2019）回顾了放松运动、冥想、"舒缓的生物节奏音乐"和手足按摩等干预措施在治疗术后疼痛方面的有效性证据，发现其总体益处的证据有限。然而，在这组更广泛的干预措施中，已经有许多成功的试验，涉及教导人们放松全身肌肉，特别是靠近疼痛部位的肌肉（见第十三章）。这有很多优点。首先，它可以用来减少任何可能导致疼痛的肌肉紧张。其次，因为放松指令可以明确涉及思考愉快的图像，或者至少是与痛苦情境无关的图像，所以它可能会成为一种分散注意力的形式。与全神贯注有关的放松可能也会分散对痛觉的关注。最后，有证据表明，放松可以促进内啡肽的释放，从而对疼痛体验产生直接影响。

相关研究的例子包括瓦尼奥利（Vagnoli）等人（2019）的工作，他们发现肌肉放松与涉及愉快记忆的引导图像相结合，可以有效减少接受小手术的儿童的焦虑和术前疼痛。同样，弗里斯纳（Friesner）等人（2006）发现，在冠状动脉搭桥手术中，需要在一个短暂但痛苦的手术过程中拔出一根导管插入胸部，此时将肌肉放松与阿片类药物结合起来使用，其效果要优于单独使用阿片类药物。与正念有关的证据（见第十三章）是有希望的，但现在就其在管理疼痛方面的价值得出明确的结论还为时过早（Lachance & McCormack，2019）。

◎ **催眠**

催眠是一种程序，通过这种程序，健康专业人员或个体可以诱导一种催眠状态，在这种状态下，他们可以体验到感觉、知觉、思想或行为的变化。尽管有许多不同的催眠诱导，但大多数都包括放松、平静和健康的建议。想象或思考愉快经历的指令通常也包括在催眠诱导中。它已被证明对急性疼痛有可靠和显著的作用。最痛苦、最反复的医疗程序之一涉及治疗烧伤伤口，而其中的补救措施通常涉及使用阿片类药物或类似药物。因此，人们已经形成共识，认为催眠可以降低接受这种手术的人的疼痛强度（和焦虑），这是令人鼓舞的，可能会减少阿片类药物的使用（Provençal et al., 2018）。

催眠不仅可以减轻疼痛，还可能有助于患者的身体恢复。例如，希南德斯（Ginandes）等人（2003）研究了催眠对乳房手术后疼痛和伤口愈合的影响。他们将手术后的女性分为三组：常规护理（正常止痛），与提供非结构化支持的咨询师进行会谈，以及催眠。在催眠中，作为指导的一部分，他们专注于放松和"加速伤口愈合"（想象你的伤口愈合得很好）。他们在干预后一周和七周测量了这些女性的疼痛和伤口愈合程度，发现处于催眠组的女性伤口愈合速度明显快于其他女性。她们在康复过程中也经历了较少的痛苦。从长远来看，催眠也是有效的。布若格力（Brugoli）等人（2018）对患有严重慢性疾病的患者在学习了使用自我催眠来控制疼痛后，进行了长达两年的随访，这些患者有风湿性、神经性和癌症相关的疼痛。在一年和两年的随访中，与接受阿片类药物标准治疗的对照组相比，学习自我催眠作为药物辅助的患者报告的疼痛更少，并且为实现这些益处而使用的药物明显更少。

自我催眠的好处并不局限于成年人。廖西（Liossi）等人（2009）提供了一个在6

至 16 岁儿童静脉穿刺（通过静脉针头抽血）过程中使用催眠控制疼痛的例子。孩子们被教授了自我催眠技术，涉及的想象包括调节疼痛体验、麻木感和手部麻醉体验的开关，然后鼓励他们在采血前一个小时内使用这种方法。那些接受催眠干预的人在手术过程中体验到的预期焦虑和疼痛都减少了。这种方法非常有效，勒芬（Loeffen）等人（2020）组成的专家组的实践指南建议在所有涉及儿童的针头手术中使用催眠（和主动分散注意力）。

三、治疗慢性疼痛

■ 经皮电神经刺激（TENS）

在研究减轻疼痛的心理干预措施之前，我们首先考虑一种流行的疼痛控制方法，该方法基于 Aβ 纤维的电刺激，与疼痛相关神经的疼痛信号竞争（见本章前面的讨论），并刺激 C 纤维从而释放内啡肽。经皮电神经刺激（Transcutaneous electrical nerve stimulation，TENS）涉及使用一个小型的电装置，该设备通过电线连接到疼痛区域皮肤上的电极。这使得小的、低强度的电脉冲能够通过该区域。这种刺激装置通常使用 15 到 20 分钟，一天数次，并且由用户控制。通过英国国家医疗服务（National Health Service，NHS）体系的多个医疗服务提供商网站上的搜索表明，在医院中 TENS 已经被广泛用于管理疼痛，尽管 NHS 网站本身（NHS，2018）在其建议中更加谨慎，指出缺乏可靠的证据来支持其作用。事实上，与 TENS 相关的证据非常缺乏，以至于无法为判断其价值和证明其使用合理性提供良好的基础。作为这项研究的一个例子，阿尔-斯马迪（Al-Smadi）等人（2003）报告称，在治疗多发性硬化症患者的腰痛方面，TENS 并不比安慰剂好。然而，他们只将五个人随机分配到每个治疗组，这使得他们几乎不可能找到任何具有统计学意义的治疗效果。由于证据基础有限，约翰逊（Johnson）等人（2017）发现，他们无法就 TENS 作为纤维肌痛的独立治疗方法的有效性得出结论，吉布森（Gibson）等人（2019）没有发现任何证据表明其在治疗慢性疼痛方面有益处或有害处，然而克莱登（Claydon）等人（2011）得出的结论是，有强有力的证据表明，除了与压力相关的疼痛外，TENS 对所有类型的疼痛都缺乏有效性。

■ 放松疗法和生物反馈

放松疗法可以用来放松全身或特定的肌肉群，如前额或背部的肌肉群。这些肌肉群分别会导致头痛和背痛。放松背部的肌肉群可能对某些患者特别有益。例如，坊间证据（土耳其语，个人交流）指出，许多接受全身放松治疗背痛的患者报告了疼痛的减轻。然而，一小部分个体报告说，干预后没有任何益处，甚至疼痛加剧了。进一步的评估显示，虽然这一群体中的许多人能够放松大部分肌肉，但他们无法放松导致他们疼痛的背部特定肌肉。为了做到这一点，他们需要获得如何放松特定肌肉的指导。这可以通过使用生物反馈（biofeedback）[①]技术来实现，包括肌电图生物反馈、皮肤电流反应和热生物反馈：

- 肌电图（EMG）生物反馈：测量肌肉中的少量电流。电压等同于肌肉张力，电压越高，张力越大。使用电极贴在导致疼痛的特定肌肉的皮肤上，提供最直接、最准确的反馈形式。
- 皮肤电流反应（GSR）：通过测量手部水分（汗液）的细微变化来测量身体的总体张力。出汗增多与全身肌肉张力增加有关——尽管这种关系不是一一对应的。
- 热生物反馈：基于温暖皮肤可以减轻头痛的理论。皮肤温度由热敏电阻测量，热敏电阻通常放在手指背面，以避免出汗，并提供更准确的体温测量。

无论采用哪种技术方法，生物反馈都可以帮助患者做出改变（放松、提高手指温度），并以某种形式的反馈引导他们产生任何生理变化的幅度。在听觉反馈的情况下，当人们放松肌肉时，音调可能会变得更低。视觉反馈可能包括在患者做同样动作时，一个沿着标尺移动的指示器。这样，患者在没有反馈的情况下可能无法识别的肌肉张力变化就会显现出来，他们可以学习如何改善和复制这种反应。

生物反馈在治疗慢性头痛这一特定场景方面取得了显著成功，因为这通常涉及开始引起头痛的特定肌肉的放松。在对所有相关研究的概述中，李（Lee）等人（2019）对用于治疗头痛障碍患者的所有心理干预措施进行了元分析，包括生物反馈、认知行为疗法（见本章稍后部分）和正念冥想。总的来说，他们发现所有这些干预措施在衡量每月头痛天数、每周头痛次数和头痛严重程度方面都有显著的益处。没有发现任何特定干预措施的有效性存在差异。生物反馈后取得了典型的收益，偏头痛和紧张型头痛的频率和严重程度降低约35%至55%（Rains et al., 2005）。这些改善大约是某种形式的安慰剂干预后收益的三倍，与药物治疗的效果相当。

生物反馈在治疗紧张性头痛方面非常有效，欧洲神经科学联合会（Bendsten et al.,

[①] 生物反馈（biofeedback）：使用监测设备来提供关于自主身体功能（例如心率或血压）信息的技术，用于试图获得对该功能的自愿控制。

2010）的指导方针建议使用生物反馈，同时指出认知行为干预和放松也"可能"有效。生物反馈在一些其他特定疼痛情况下的使用也被证明至少与其他非药物干预同样有效。例如，谭（Tan）等人（2015）发现，通过对疼痛强度、与疼痛相关的日常活动干扰和睡眠质量的测量，催眠疗法对治疗慢性腰痛是有效的。

■ **行为干预**

第一个针对疼痛的现代心理干预涉及基于操作性条件反射过程的行为干预。该治疗模型最初由福戴斯（Fordyce，1976）开发，其前提是我们无法真正理解他人的疼痛体验，我们所能做的就是观察"疼痛行为"。因此，福戴斯（Fordyce）认为，这种行为应该成为任何干预的目标，而不是不可观察的内在体验。操作性理论认为，疼痛行为的建立和控制不仅取决于对疼痛的体验，还取决于他人对疼痛表达的反应。疼痛行为可能像轻微的抽搐一样微妙，也可能像因无法忍受的疼痛而躺下无法移动一样明显。同情的表达、被"解除"家务劳动、给予镇痛剂等行为可能都会强化疼痛行为（见 Bokan et al.，1981，本章前面的部分）。

行为干预的目的是通过改变影响疼痛行为的环境突发事件来减少能力丧失——使个体远离任何强化其疼痛行为的事物。相反，与疼痛无关的适应性行为得到加强。行为干预所使用的方法包括：

- 加强适应性行为，如适当的锻炼。
- 撤回注意力或其他先前对疼痛行为反应的奖励。
- 在规定的时间而不是对行为做出反应时提供止疼药。

通过这种方式，新的行为形式被适当强化而得到鼓励，而旧的不适应行为通过弱化而被消灭。这种方法可能涉及卫生专业人员，也涉及与患者有互动的其他人，包括他们的伴侣甚至朋友。

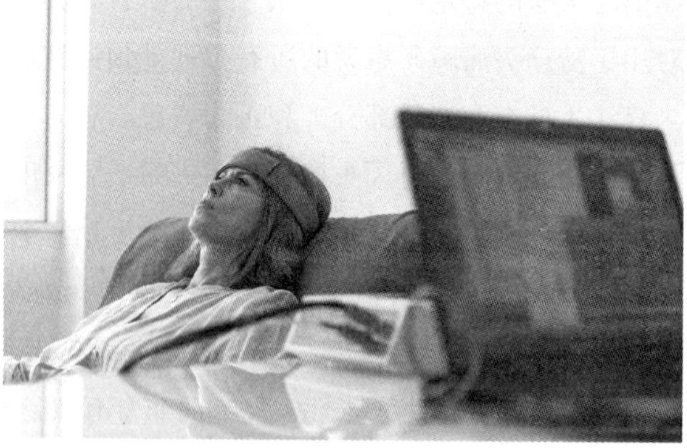

因为呈现出问题的性质各不相同，这些过程也许需要其他干预的加入。例如，在下腰痛的例子中，废止不用也许会导致背部肌肉的虚弱，因而患者也许会参

插图 16.2 生物反馈已被证明是一种极好的治疗因肌肉紧张而引起特定疼痛的方法，如头痛。然而，在许多情况下，简单的放松可能被证明是有效的。
资料来源：BatuhanPehlivan/Shutterstock.

加锻炼计划。在这些计划中，患者通常会参加一些锻炼测试，以确定他们对各种举重活动和动作的耐受性。随后，该计划将通过一系列逐渐增加难度的步骤，来促进他们达到充分的活动量和力量。参与治疗计划的医护人员会对患者在每个干预阶段的成功给予积极奖励。

这种方法的早期研究通常是病例，因为用于治疗个体案例的方法必然有很大的不同。例如，福戴斯（Fordyce，1976）报告了一个案例，他们将一名表现出过度疼痛行为的患者转移到一个单间，如果必要，可以关上单间的门。这阻止了病人试图引起病房护士的注意。对非疼痛行为的奖励和对疼痛相关行为的"惩罚"是这样实现的：在患者不适当地要求止痛药物时，护士进入然后离开房间；如果患者不这样做，护士则会留下来与他们聊天。这些不同的病例报告表明了这类治疗的潜力。最近，在治疗包括背痛在内的各种疾病方面，标准化行为方案的发展意味着可以使用小组设计来评估其有效性。背痛经常使用行为方法进行治疗，并且很成功，这可能是因为它是一种常见的疾病，通常没有明显的病因，但会导致显著的伤害。例如，范·图尔德（Van Tulder）等人（2003）报告了一项关于行为计划对下背痛效果的元分析，并得出结论，有强有力的证据表明，行为治疗对报告的疼痛测量、行动能力和举重能力的改善以及远离诊所的行为都有显著益处。尽管取得了这些成功，但从行为干预到认知行为干预的更广泛转变已经反映在疼痛治疗方案中，现在通常会将行为和认知因素结合起来。

■ 认知行为干预

行为干预显然是通过改变行为来起作用的，但这些变化也可能影响疼痛体验的其他部分。积极参与活动可能会分散患者对疼痛的负面认知和情绪反应的注意力。重新参与以前受到阻碍的活动可能会增加自我效能信念和乐观情绪（"哇——我原本认为我做不到这一点。也许我可以做一些我已经不再做的事情"）。也就是说，行为方案可能会间接改变与疼痛有关的认知，而这些改变可能会促进患者病情的改善。认知行为干预更直接地解决了这些问题，它专注于调节我们对疼痛的情绪和行为反应的认知。认知被视为我们对疼痛的体验和反应的核心，因此，该模型与闸门模型所提供的疼痛模式并不矛盾——它专注于影响闸门的一组变量。认知行为疗法（CBT）治疗疼痛的目标有三个：

（1）帮助患者改变他们认为自己的问题无法控制的信念。帮助他们成为"资源丰富的问题解决者"，摆脱无法应对痛苦的感觉。

（2）帮助患者识别他们的想法、情绪和行为之间的关系，特别是灾难性或其他负面偏见的想法是如何导致疼痛感知、情绪困扰和心理社会困难增加的。

（3）为患者提供管理疼痛、情绪困扰和心理社会困难的策略，特别是帮助他们发展有效和适应性的思维、感觉和行为方式。

认知行为干预可以采取个体干预和群体干预两种形式。认知变化会在多个阶段出现（另见第十三章中对应激管理技能的讨论）。在这些阶段中，患者被帮助识别任何增加他们的疼痛体验或无能感的适应不良的想法。这可以通过在治疗过程中进行讨论来实现，在这些讨论中，患者会反思出现疼痛或者害怕做出特定行为的时段。出现在这类时间点上的任何想法都会被识别和讨论。患者还可能被要求通过日记来监控他们在日常活动中的想法，记录他们的疼痛程度、伴随的想法和情绪。

一旦患者开始认识到他们的思想如何影响他们经历的疼痛程度、他们的行为和他们的情绪，他们就会被教导改变自己思想的性质，使这些思想更具适应性。这可能涉及两种类型的认知干预。第一种是自我指导训练。患者被教导在烦扰或担心自己的疼痛或活动时，将脑海中的评论改为更积极的评论。这种训练可以和治疗师一起提前排练和思考。这些想法包括安慰性的评论，比如："我以前也有过这样的疼痛，从长远来看，它对我没有任何伤害"或"疼痛只意味着我在扩展自己，而不是对自己造成任何伤害"。其他想法可能包括提醒人们使用其他策略来帮助控制疼痛："好吧！当疼痛开始时，记得放松，这样我就不会增加它的强度"等等。

一个更为复杂的认知过程包括试图识别导致任何情绪困扰或抑制行为的想法，并对其进行挑战。这包括不将它们视为真理，而是将其视为假设，并通过寻找相反的证据来挑战假设。在实践中，这些类型的挑战可能与自我指示没有太大区别，但它们可能更加针对特殊的担心或忧虑：

"哦，不！我的背又开始疼了。我知道这意味着我会痛苦好几个小时——我最好现在停下来，放松一下。坚持下去！还记得上一次发生这种情况，我并没有感觉那么糟糕，特别是在放松和放慢了一些速度之后。所以，放松点——继续前进……我会因为努力尝试而感觉更好。"

这些认知干预措施通常伴随着一系列逐渐增加锻炼的计划。这也许会有很多好处。首先，也是最明显的一点，它能增强体质，最大限度地减少对活动的限制。此外，它可以让病人从自己的经历中学习，他们不会受到正在经历的痛苦的伤害。认知改变已被证明是调节治疗中转变的重要因素。例如，伯恩斯（Burns）等人（2003）发现，患者在认知行为计划的早期阶段所做的认知改变，对治疗后期的疼痛结果有很强的预测作用。在为期四周的认知行为疼痛管理计划的开始、结束和中期阶段，对灾难性和疼痛进行了测量。灾难性程度的早期变化可以预测治疗结束时进行的疼痛测量。相比之下，疼痛的早期变化并不能预测灾难性程度的变化。特纳（Turner）等人（2007）利用颞下颌关节紊乱病疼痛（temporomandibular disorder pain）[①]（一种面部疼痛）患者的数据得出了类似的结论。在这群人中，疼痛信念的变化（对疼痛的控制、无能和疼痛信号的伤害），与管理疼痛相关的灾难性和自我效能感，在治疗结束一年后，在认知行为疗法对疼痛、活动干扰和下颌使用限制的影响中起到了中介作用。

汉森和伯格（Hanson & Gerber, 1990）总结了一些应对特别剧烈疼痛的策略，这些策略可以在认知行为课程中教授，包括：

- 停下来问问自己，我是否能识别疼痛的诱因，或者从这种疼痛中学到什么。
- 开始缓慢、深呼吸，提醒自己保持冷静，回想我的备选方案。
- 识别一些分散注意力的活动——与我的伴侣谈论除了疼痛之外的任何事情、填字游戏、烤饼干等。
- 洗个热水澡。
- 听放松的或自我催眠的磁带。
- 使用积极的自我对话——"痛苦不会持续，我自己能解决"。
- 使用疼痛矫正图像——"想象一块冰放在我的背上，看到我的内啡肽在对抗疼痛"，等等。

这一节已经很长了，反映了认知行为干预在世界各地的疼痛诊所中的广泛使用。因此，考虑到与其有效性有关的一些证据，有些令人失望。例如，威廉姆斯、埃克莱斯顿和莫利（Williams, Eccleston, & Morley, 2012）分析了35项研究的数据，这些研究有近5000名参与者，尽管认知行为疗法在短期内——而不是长期——在残疾、灾难和情绪方面明显比不治疗更有效，但与主动干预或安慰剂干预相比，几乎没有证据表明存在任何优势。最近，克诺尔、史密斯和魏斯伯格（Knoerl, Smith, & Weisberg, 2016）发现，在他们审查的35项研究中，不到一半（43%）的研究发现使用CBT治疗慢性疼痛后患者的疼痛显著减轻。

在基本行为方案中加入认知因素，也可能没有最初预期的那么有用。例如，西莫（Schemer）等人（2019）将一个基本的行为计划与一个更复杂的认知行为计划进行了比较，发现它们的有效性没有差异。在这个基本的行为计划中，患有慢性背痛的人逐

---

① 颞下颌关节紊乱病疼痛（temporomandibular disorder pain）：引起颞下颌关节（下颌关节）压痛和疼痛的各种情况。

渐增加他们所从事的活动量，并重新参与之前避免的情境。这些发现与许多所谓的第三波疗法一致（见第十三章），它们已经回到了对核心行为的干预，并积极反对认知改变的特定策略的必要性。这些更简单的干预措施可能具有同等甚至更大的益处，因为经历疼痛的人可能缺乏充分参与复杂认知行为计划的动机。

其他因素也可能干扰CBT等复杂干预措施的有效性。贝尔（Bair）等人（2009）发现了与低依从性相关的许多其他因素，包括：缺乏朋友和家人的支持、资源有限、抑郁、疼痛缓解策略无效、时间限制和其他生活优先事项、身体限制和糟糕的医患关系。虽然坚持任何计划都可能不太理想，但那些即使在等待治疗时也坚持计划的人似乎确实受益（McCracken，Sato，& Taylor，2013）。也许未来的研究不仅需要考虑疼痛的认知行为疗法是否有效，还需要考虑谁从中受益最多。

■ 基于正念的干预措施

基于正念的干预措施越来越多地用于心理健康环境，同样也用于身体健康环境——并具有一致的效果。希尔顿（Hilton）等人（2017）对38项关于正念影响的研究进行了元分析，有证据表明，正念可以适度但持续地减轻疼痛，并在抑郁和生活质量方面有所改善。

罗森威（Rosenzweig）等人（2010）报道了一项有趣的研究，他们比较了正念训练对许多不同类型疼痛患者的效果，发现效果有显著差异。大多数患有背痛和颈部疼痛的患者在疼痛强度和功能限制方面都有所改善。患有纤维肌痛、紧张性头痛或偏头痛的患者报告的疗效最小，而患有关节炎的患者报告的疗效最大。佐特拉（Zautra）等人（2008）对一组类风湿性关节炎患者的CBT和正念进行了直接比较，结果指标包括疼痛和炎症（白细胞介素-6）。总的来说，CBT组在两项测量中都取得了最大的变化。然而，与CBT组相比，有复发性抑郁症病史的患者在正念训练后关节压痛和情绪测量方面发生了更大的变化。相比之下，戴维斯（Davis）等人（2015）发现，虽然正念和CBT在减少疼痛方面似乎具有同等的益处，但正念在减少关于疼痛、晨僵和疲劳的性质和影响的灾难性信念方面被证明是有优势的。尽管不同人群之间存在细微的差异，但总体情况是，基于正念的干预措施取得的收益似乎与CBT取得的收益相当或更大（Veehof et al.，2016）。

> ## 病史：W先生
>
> 多年来我一直在寻找治疗背痛的方法，后来我来到这家诊所（接受认知行为疗法）。医生会把你送到这里、那里，到处寻找答案。我试过止痛药、TENS、物理治疗、手法治疗……然后是手术。每当你接受下一种治疗时，你都会抱有一线希望，希望这能治好你的病！我甚至去找过提供另类疗法的人，希望他们能帮上忙。我做过的最奇怪的事情是一种叫作颅骨手法的治疗……据说可以缓解神经什么的。但这次不同。课程的重点不是试图消除疼痛，而是帮助我应对疼痛。这是我在课程中遇到的第一个打击——令人失望。我本以为能摆脱它，而不是保留它……让我更好地应对！得知这个消息后，我沮丧了好几天……但我想我必须坚持下去。我没有太多选择。但我必须承认，随着课程的进行，它对我有所帮助。放松真的对我很有帮助。我可以想象一些事情，让自己暂时远离痛苦。至少我知道我可以应付疼痛，不会让它阻止我像以前那样做事情。

一些研究人员评估了提供基于正念的干预措施的创新策略，这些策略既有效又具有成本效益。在一项这样的研究中，加德纳-尼克斯（Gardner-Nix）等人（2008）将使用小组面对面形式进行的正念慢性疼痛干预，与使用视频会议设施对独自在家的患者进行的相同干预进行了比较。将这两种积极干预措施的结果与等待名单对照组的结果进行比较。与对照组相比，两组在疼痛测量方面都取得了更多的收益。然而，接受面对面干预的人在"常见疼痛"方面的得分高于远程干预组。约翰斯顿（Johnston）等人（2008）采用了第二种创新方法，研究了一本与接受和承诺疗法有关的自助书籍的影响（见第十三章）。参与者在为期六周的时间里阅读这本书并完成相关练习，每周都有电话支持。干预对疼痛产生了适度的影响，同时也导致了接受度、生活质量和生活满意度的更大变化。

> ## 研究焦点
> ### 两种心理学方法对疼痛管理的直接比较
>
> Cherkin, D.C., Sherman, K.J., Balderson, B.H. et al.（2016）. Effect of mindfulness-based stress reduction vs cognitive behavioral therapy or usual care on back pain and functional limitations in adults with chronic low back pain: a randomized clinical trial.

Journal of the American Medical Association, 315: 1240 - 1249.

介绍

这项有趣的研究对应激和疼痛管理中最流行的两种心理学方法进行了直接比较。它们来自不同的理论背景，认知行为疗法（CBT）侧重于识别和挑战加剧疼痛/应激体验的想法，而正念旨在通过防止它们成为关注的焦点来减少它们的影响，而不是直接挑战它们。本研究中提供的正念干预包括瑜伽练习，瑜伽本身对背痛有益。在此基础上，研究人员预测这将是最有效的干预措施。

方法

参与者为342名年龄在20至70岁之间的人，通过一家大型医疗保健机构招募，他们都经历了至少持续3个月的非特异性腰痛。如果潜在参与者在0到10分的量表上对疼痛"烦恼"的评分小于4或"疼痛对活动的干扰"的评分低于3，则将其排除在外。

随机性和条件

在同意并完成基线测量后，参与者被随机分配到三种情况中，每种情况在8周内每周持续2小时（加上MBSR组的自愿研讨会日）：

- 基于正念的减压（MBSR）遵循了卡巴特·齐恩（Kabat Zinn）的计划的基本形式（见第十三章）。它没有专门关注疼痛管理，而是教授了一系列提高参与者正念的技巧，包括身体扫描、瑜伽和各种形式的冥想，如有呼吸意识的静坐冥想和步行冥想。
- 认知行为疗法（CBT）技术包括：(1) 心理教育，包括思想与情绪和身体反应之间的关系、睡眠卫生、预防复发；(2) 改变功能失调的思想、建立和努力实现行为目标、放松技能、活动节奏和疼痛应对策略的指导和实践。
- 常规护理包括提供所需的任何医疗护理，但没有额外的支持。

每一项干预都由经过培训的治疗师领导，他们在教学方法方面经验丰富，并遵循手册以确保一致的实施。此外，他们对疗程进行记录和监测，以确保遵循所需的治疗方法。

测量

- 罗兰·莫里斯残疾问卷（RDQ）：测量与背痛相关的功能限制。
- "背痛烦恼"是以0—10分制进行测量的。
- 患者健康问卷-8（PHQ-8）：测量抑郁症状。
- 广义焦虑症量表（GAD-2）：测量焦虑。

- 患者整体变化印象量表：在7分量表上对疼痛的感知改善进行评分。

研究人员在基线治疗、中期和末期治疗（4周、8周）以及26周和52周进行测量。

结果

分析遵循意向治疗模型，所有来自参与者的数据都包含在分析中。如果参与者退出研究，他们的基线数据会在他们错过的每个时间点添加到数据库中（即，假设他们在任何衡量标准上都没有收益或损失）。与只分析完成者数据的研究相比，这提供了强大的统计能力，并对变化进行了相对保守的评估。本文报告了基线、8周、26周和52周的数据。数据有两种形式：每组在关键指标上取得显著临床进展的参与者的百分比，以及每组与其他组相比取得进展的"相对风险"。

疼痛相关结果测量的变化表

基线后一周	实现临床相关变化的百分比				相对风险		
	常规护理	MBSR	CBT	P值	MBSR×常规护理	CBT×常规护理	MBSR×CBT
RDQ							
8	27.3	34.5	24.7	NS	1.34	1.47*	1.10
26	35.4	47.4	51.9	.04	1.37*	1.31*	.95
52	48.6	68.6	58.8	.01	1.41*	1.21	.86
疼痛困扰							
8	24.7	36.1	33.8	.15	1.46	1.37	.94
26	26.6	43.6	44.9	.01	1.64*	1.69*	1.03
52	31.0	48.5	39.6	.02	1.56*	1.28	.82
	变化的估计				组间差异		
改变疼痛强度							
8	−.09	−1.00	−.86	.002	−.63*	−.49*	.15
26	−.65	−1.10	−1.15	.04	−.45*	−.50*	−.05
52	−.79	−1.42	−1.40	.007	−.63*	−.61*	.02

在关键的疼痛相关结果的测量方面，总体模式表明CBT组或MBSR组均可获得改善，两种干预的效果差异不大或没有差异。在测量功能限制的RDQ中，两种干预后获得改善的参与者比例没有立即出现差异，但到26周的随访时出现了差异，支持积极干预的MBSR组取得的成效在52周的随访中仍然显著，而CBT组则不然。然而，在任何时候，积极干预的结果之间都没有显著差异。在疼痛困扰的测量

上也发现了类似的结果模式。在疼痛强度变化的衡量标准上，积极干预的效果更为直接，在治疗后和整个随访期间，相对于常规护理的效果更明显。同样，两种积极干预措施在任何时候都没有发现显著差异。

在情绪测量方面，两组之间几乎没有一致的差异。MBSR 参与者在 8 周时的抑郁和 Sf-12 心理成分指标比那些只接受常规护理的参与者改善得更多。认知行为干预被证明更有效，随机接受 CBT 的参与者在 8 周时的抑郁和 26 周时的焦虑程度比接受 MBSR 的参与者改善得更多，在 8 周和 26 周比常规护理组改善得更多。

讨论

作者得出结论，"MBSR 和 CBT 的结果之间没有显著差异"，两者在疼痛测量方面都取得了显著的减少，特别是在统计的"中等"（效果大小）水平上。这些数据可能与越来越多的研究一致，这些研究表明，旨在改善情绪和功能的一系列干预措施之间的有效性是相等的。这些发现导致一些人认为，任何干预措施的具体特征可能与非具体因素（如增强改变能力的信心，提供改变策略）同等重要或没有非具体因素重要，即使它们在具体方面有所不同。

■ 疼痛管理门诊

到目前为止，我们一直在孤立地考虑治疗疼痛的方法，而没有考虑谁提供治疗或患者可能去哪里治疗。如今，许多医院专门为慢性疼痛患者提供服务，不管原因是什么。这些服务涉及许多人。医生，通常是麻醉师，提供药理学甚至外科治疗疼痛的专业知识。物理治疗师与患者合作制订他们期望可以实际参与的锻炼计划。职业治疗师可以与患者合作，考虑如果他们的行动受限，如何改善他们在家中的日常活动。专科护士可以与患者合作，为个体或群体制订疼痛管理计划。心理学家也可以为这些方案做出贡献并加以发展。表 16.1 显示了在英国格洛斯特皇家医院（Gloucester Royal Hospital）进行的一个典型的门诊患者疼痛管理计划的大纲。

表 16.1　英国格洛斯特皇家医院的典型疼痛管理计划大纲

第1周	欢迎和介绍 疼痛管理理念 什么是慢性疼痛——回答问题 运动简介——坐着和站着 调整日常活动的节奏 压力反应和腹式呼吸介绍	第5周	举重和弯腰 管理日常活动 性关系 锻炼的好处 锻炼 放松你的思想 行动计划

第2周	回顾节奏调整 目标设定和行动计划 运动简介——躺着 坐着和椅子 拉伸和放松简介 录制患者练习并在小组结束时进行比较	第6周	健身和健身设备介绍 医生讲座：慢性疼痛药物、治疗和手术、睡眠和缓解疼痛的床/姿势 行动计划 放松
第3周	疼痛是如何起作用的：疼痛的闸门控制理论 疼痛是如何工作的：疼痛路径 关于疼痛的想法和感受 锻炼 伸展和放松 行动计划	第7周	突发事件和挫折 有益的睡眠习惯 录制练习并与课程开始时进行比较 简单放松技巧介绍 回顾进展情况，并为后续环节设定目标
第4周	慢性疼痛药物的推荐使用 沟通与人际关系 疼痛管理专业毕业生观点演讲 练习 放松心态的介绍 行动计划		

小结

疼痛是一种普遍存在的现象。在任何时候，都有超过20%的普通人群在经历慢性疼痛，慢性疼痛对个人和社会的影响是巨大的。

已经确定了各种类型的疼痛：

- 急性：持续3-6个月。
- 慢性：持续3-6个月以上；可进一步分为慢性良性疼痛和慢性进展性疼痛。

疼痛也可以根据其性质来定义：类型、严重程度和模式。

疼痛的体验受到各种身体和心理因素的调节，包括：

- 对疼痛的关注程度。
- 个体的情绪。
- 患者对包括疼痛的原因和可控性在内的疼痛性质的信念。

早期没有考虑心理因素的特异性和模式理论被证明无法解释疼痛的各种体验方式。梅尔扎克和沃尔（Melzack & Wall）开发的一个更复杂的模型，即疼痛的闸门理论，已经取代了这些疼痛模型。这表明疼痛是一系列互补或竞争过程的结果。任何疼痛模型都必须考虑心理因素如何影响疼痛的感知。疼痛的闸门理论表明：

> - 传入神经将疼痛信息传递到胶状质，然后通过脊髓闸门机制传递到大脑。
> - 同时，心理过程会影响从大脑到脊椎闸门的神经活动。
> - 这两个系统的激活会导致在闸门（胶状质）内产生各种化学物质，其中一些"打开"疼痛闸门，另一些"关闭"疼痛闸门。减少胶状质疼痛感的主要化学物质是内啡肽。
>
> 梅尔扎克开发了一种更复杂的疼痛神经模型，称为神经矩阵，它解释了以前难以用闸门理论解释的现象（包括幻肢疼痛）。
>
> TENS是一种基于疼痛闸门控制理论的生理干预。但关于其有效性的可靠证据并不充分。
>
> 生物反馈干预可以帮助减轻疼痛，但其总体效果通常不比一般的放松程序好。当个别肌肉群导致疼痛，而这些肌肉群在遵循一般的放松指令后没有得到放松时，或者用于治疗头痛时，生物反馈干预可能是最好的方法。
>
> 事实证明，行为和认知行为干预在治疗急性和慢性疼痛方面都是有效的，但效果可能比最初想象的要少。认知转变似乎在疼痛体验的变化中起中介作用。正念也被证明可以减轻疼痛，并（可能在更大程度上）提高生活质量和接受度。心理干预与抗抑郁药物相结合（至少在某些情况下），可能会提供最大的益处。

拓展阅读

Jensen M.P. and Turk D.C.（2014）. Contributions of psychology to the understanding and treatment of people with chronic pain：why it matters to all psychologists. *American Psychologist*，69：105－118.

对疼痛研究和干预措施的更广泛影响的有趣看法。

Melzack, R. and Wall, P. D.（2016）. *The Challenge of Pain. London*：Penguin.

一部经典。是闸门控制理论创始人最新的文本，比最近的《华尔街》和《梅尔扎克的痛苦教科书》便宜近200英镑。本书以非技术性的方式为感兴趣的"外行"读者编写。

Turk, D.C. and Gatchel, R.J.（2018）. Psychological approaches to pain management：a practitioner's handbook. New York：guilford Press.

一本以良好从业者为基础的关于疼痛管理机制的书。

Williams, A., Eccleston, C. and Morley, S. (2012). Psychological therapies for the management of chronic pain (excluding headache) in adults. *Cochrane Database of Systematic Reviews*, 11: Cd007407.

英国著名疼痛学者对疼痛管理文献的批判性评论。

Crombez, G., Eccleston, C., De Vlieger, P. et al (2008). Is it better to have controlled and lost than never to have controlled at all? An experimental investigation of control over pain. *Pain*, 137: 631－639.

一项有趣的实验研究，研究当你第一次控制疼痛，然后再消除疼痛时会发生什么。

关于疼痛的三种不同的理论心理社会观点：

Van dammme, S., legrain, V., Vogt, J. et al (2010). Keeping pain in mind: a motivational account of attention to pain. *Neuroscience and Biobehavioral Reviews*, 34: 204－213.

Eccleston, C. and Crombez, G. (1999). Pain demands attention: a cognitive-affective model of the interruptive function of pain. *Psychological Bulletin*, 125: 356－366.

Meredith, P., Ownsworth, T. and Strong, J. (2008). A review of the evidence linking adult attachment theory and chronic pain: presenting a conceptual model. *Clinical Psychology Review*, 28: 407－429.

Klinger, R., Stuhlreyer, J., Schwartz, M., Schmitz, J. and Colloca, L. (2018). Clinical use of placebo efects in patients with pain disorders. *International Review of Neurobiology*, 139: 107－128.

本文考察了安慰剂效应在真实疼痛患者中的作用和重要性。

请访问网站 go.pearson.com/uk/he/resources，获取更多帮助学习的资源。

第十七章 改善健康和生活质量

学习成效

学完本章,你应该对一些心理干预措施有所了解,其目的是:

- 减少痛苦:聚焦于信息提供、压力管理训练和提供社会支持。
- 改善疾病管理:聚焦于信息提供、自我管理训练、压力管理训练、促进家庭和社会支持以及书写性情绪表达的使用。
- 减少未来患病或疾病加剧的风险:聚焦于咨询、压力管理和提供社会支持。

每个医院都应该有一个……心理科

这可能不是一个你真正会读的标题,但它应该是对的。大多数国家的大多数综合医院,即使在有成熟的临床和健康心理学专业的地方,也无法接触到心理学专家。阅读美国或英国等国家的研究论文,你会认为所有医院都有心理学专家参与干预,实证数据显示这些干预非常有效,但事实并非如此。那么,如果我们知道心理学可以"有所作为",为什么真正雇用专业心理学家的医院这么少?也许内科或外科医生认为心理学提供不了太多东西或者什么都提供不了?嗯,很多人都这么认为。当作者之一(保罗·班尼特,PB,下同)在一家综合医院担任临床心理学专家时,一些在糖尿病、胃肠病学和肾脏医学等专

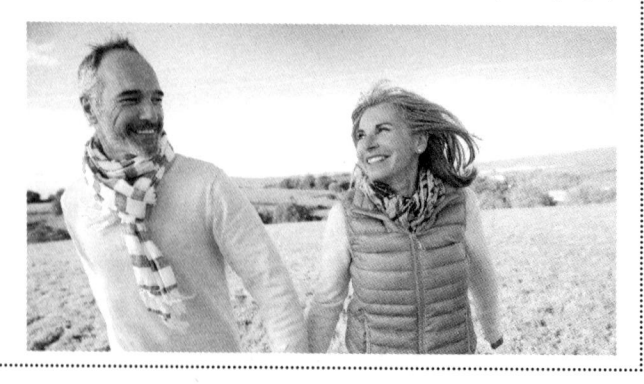

> 业领域工作的医生要求在他们的科室中提供心理学服务。他们非常热心……直到要求他们从预算中支付心理学专家的服务费！这时，他们就不那么热衷了……最终大多数人决定不聘用心理学专家。所以人们认为心理学是重要的，但并不是提供优质护理的核心。因此，在制定干预措施时，心理学专家不仅需要考虑什么是有效的，还要考虑什么是具有成本效益的。医疗保健提供者越来越多地要考虑底线：它的成本是多少？太多了，他们就不会付钱。在阅读本章时你需要思考一些问题……

章节概要

本章重点介绍一些用于帮助人们应对和管理严重疾病的心理干预措施。这些干预措施有若干目标：一些措施是为了减少与重病有关的痛苦；另一些措施旨在帮助人们尽可能有效地管控他们的疾病，并尽量减少疾病对日常生活的影响；还有一些措施是为了防止疾病的加剧，尽量减少将来出现进一步健康问题的风险。本章探讨了一些在慢性疾病（如癌症、糖尿病、冠心病和关节炎）境况中为实现这些目标而设计的干预措施。

第一节 应对慢性疾病

严重疾病的发作对患病的个体和周围的人都有很多影响（见第十二章）。症状出现后，患者可能会经历由等待并拿到重病诊断、不得不住院的可能性以及由此带来的不适和对正常生活的干扰等造成的焦虑。从长期来看，他们也许不得不接受与其症状相关的限制或障碍以及健康状况逐渐下降的可能性。他们也许不得不学习如何控制自己的病情或采取行动防止健康状况进一步恶化。患有慢性疾病的人面临许多"任务"。例如，患有关节炎的人可以通过进行各种各样的锻炼来保持关节的灵活性等。其他疾病，如冠心病（CHD），可能会也可能不会明显地展现在日常生活中。然而，改变饮食或吸烟等风险因素可能有助于防止疾病进一步恶化。患者经常需要面对的第三个问题是严重疾病或慢性疾病诊断可能会伴随着严重的情绪困扰。

本章探讨的干预措施旨在帮助人们应对其中的每一种挑战。本章将考察一些方法的有效性，这些方法用于帮助人们减轻他们所经历的痛苦，管控他们的疾病，并防止疾病进一步发展。我们探讨的治疗方法包括：

- 相关信息的提供。

- 压力管理训练（见第十三章）。
- 社会支持的利用。
- 积极心理学的方法。
- 自我管理训练。
- 社会支持的加强。
- 书写性情绪表达（written emotional expression）[①]的使用。

每种类型的干预都可能有多种益处。例如，情绪的改善可能会增加心脏病患者参与锻炼计划（exercise programme）[②]的可能性，从而对他们的幸福感和身体健康产生影响。相反，参加运动计划可能会减少抑郁或焦虑，因为个人感到他们正在控制自己的疾病和生活。压力管理训练可以同时减少与心脏病有关的痛苦，并通过对心脏功能的积极影响改善其预后（Linden et al., 2007）。因此，将各种干预措施的特定结果分开是有些武断的。尽管如此，我们还是试图梳理多个端点中的每一个，并探讨每种干预措施对其中每一独立目标的实现程度。

第二节　减轻痛苦

一、信息提供

许多患有严重疾病的人都会经历极大的痛苦。他们可能担心自己的预后和治疗、疾病对生活质量的潜在影响。痛苦的程度可能在疾病的早期阶段或疾病性质发生变化时达到最高。我们在第十二章详细讨论了这些问题。然而，就许多患者所经历的痛苦程度的例子而言，大约三分之一的癌症患者和四分之一的心肌梗死（MI）患者在其疾病过程中的某个时间报告了临床水平上的显著痛苦（Lane et al., 2002b）。许多类型的信息可以减少这种痛苦，包括与下列内容有关的信息：

- 疾病的性质和/或它的治疗。
- 如何应对疾病和/或它的治疗。
- 如何改变行为以降低患病或疾病加剧的风险。

也许最简单的信息提供形式是让患者了解病情的进展和治疗情况。不确定性会增

[①] 书写性情绪表达（written emotional expression）：一种写作技巧，参与者写下他们过去或与特定问题有关的令人不安的事件。
[②] 锻炼计划（exercise programme）：大多数心脏病康复的关键因素，包括锻炼的循序渐进增加。锻炼通常始于健身房，有时会发展成在家或室外的练习。

加痛苦——提供信息，即使是简单的信息，也可以减少痛苦。例如，威尔斯（Wells）等人（1995）发现，向癌症患者提供有关他们即将进行化疗的信息，对于降低他们的痛苦程度非常有效。然而，情况并非总是如此。阿兰达（Aranda）等人（2012）和斯科菲尔德（Schofield）等人（2008）发现，在所有接受化疗的患者中，基于信息的干预减少了他们对化疗的担忧，并增加了自我效能感，但焦虑本身没有减少。然而，如果干预措施专门针对高焦虑水平的人，可能会发现焦虑的改善（Deshler et al., 2006）。新兴技术也可用于帮助提供信息。例如，洛（Lo）等人（2010）发现，对经历过严重烧伤的台湾地区患者进行基于计算机的学习教育项目，在知识测量、压力服的使用和焦虑方面产生了显著的益处。

更复杂的基于信息的干预措施也可能在严重疾病开始时适用。一个需要特别处理的敏感问题是，当患者患有愈后不佳或致命的疾病时，如何告知他们及其亲属——这个过程通常被称为"透露坏消息"（参见第十章）。在这个时候提供信息的方式可能对人们如何应对和接受他们的预后有重要的影响。显然，传达坏消息的人的沟通技巧对这个过程的成功至关重要。例如，格布哈特（Gebhardt）等人（2017）发现，患者更喜欢表明医生临床能力、以患者为中心并询问其信息偏好的沟通方式，这一点并不令人感到奇怪（另见第十章）。

一种简单的信息策略可以进一步促进这一过程。事实证明，通过提供会诊记录，简单地提醒人们在会诊中提供的信息，具有持续的益处。例如，斯蒂芬斯（Stephens）等人（2008）发现，与未接受干预的患者相比，获得癌症诊断会诊记录的患者更有可能保留有关其病情和治疗的信息。录音带对情绪没有影响。形成对比的是，科普（Cope）等人（2003）比较了各种与进行胎儿畸形筛查的妇女进行交流的策略的有效性。会诊两周后，收到会诊总结信息的录音带或信件的女性报告了比没有这些信息的对照组更少的焦虑，两组在回忆信息方面没有差异。

教育方案的主要目的是帮助人们控制疾病或降低进一步患病的风险，它也可能对情绪产生影响。例如，哈特福德（Hartford）等人（2002）对接受冠状动脉搭桥手术的患者及其伴侣使用了电话联系方案。该方案提供了一些帮助康复的信息，包括分级活动和运动计划，以及帮助应对疼痛的策略，处理心理问题、饮食和药物使用。该方案开始于出院当天，由专科护士与患者及其伴侣会面，向他们提供有关止痛药物、步行距离、回家途中的休息站、护士的24小时电话号码以及再次打电话的时间等信息。随后在接下来的七周内，他们会接到六通电话，其间隔会随着时间的推移而加大，在电话中问题会得到评估，相关信息会得到提供。尽管它强调的是改变行为，但事实证明它在降低患者和伴侣的焦虑程度方面也很有效。

为什么提供有关控制疾病的信息可以改善情绪还不清楚。这种干预措施可使患者对疾病有一种控制感，并减少对其长期健康的不确定性。它们还可能鼓励患者不要因为疾病而过度限制自己的生活。这两者都可能使患者情绪得到改善。

二、认知行为干预

基于认知行为原则的干预措施涉及直接教导个体如何应对应激或改善情绪，使用的策略包括问题解决、认知重组：放松和正念（详见第十三章）。

鉴于大量证据表明，此类干预措施可以在各种心理健康环境中降低焦虑和抑郁的临床水平（Bennett，2021），如果它们对有身体健康问题的患者没有类似的效果，那将是令人惊讶的。事实确实如此。即使是相对简单的干预，包括单独教授放松技巧或与其他认知方法相结合，也已被证明可以有效地减少痛苦和（当测量时）应激的近端生理指标，如皮质醇（Van Dixhoorn & White，2005）。这些益处通常比标准治疗预期的要大。例如，奥尼尔（O'neil）等人（2014）发现，在通过电话进行抑郁症认知行为干预和行为风险降低计划联合治疗 12 个月后，心肌梗死后抑郁的心脏病患者保持抑郁的可能性显著低于标准治疗对照组，他们的生活质量也更好。

认知行为干预被证明有益的第二个心脏病群体是接受植入式心律转复除颤器（ICD）的人。ICD 是放置在患者胸前的小型仪器，其导线通向心脏。它们监测心脏潜在的致命的心律变化，首先通过"起搏"来纠正心脏，如果有必要，还可以电击它。起搏是在短时间内提高心率，电击类似于外部除颤器的电击。虽然患者可能不会注意到起搏，但许多人注意到了，不过他们肯定会注意到电击，电击被描述为类似于胸部被重击。尽管大多数患者从未真正经历过电击，但他们都知道电击可能发生。因此，许多人避免了他们认为可能导致心律失常的情况，如从事运动或有潜在应激的情况。那些经历过休克的人可能会对发生过休克的情况或与之相似的情况产生一种典型的条件性恐惧。因此，受过或未受过电击的患者可能会从某种压力管理计划中受益。在一个对该方法的研究中，西尔斯（Sears）等人（2007）比较了 ICD 植入后两种积极的压力管理干预措施，一种是持续一整天，另一种是每周六次的课程。这两种干预措施都与焦虑和皮质醇水平的短期降低有关。

■ 正念

正念经常被用来帮助患者处理他们所经历的一些应激事件；而且事实证明，这是一种有效的、容易学习的技能。格里森和陈（Greeson & Chin，2019）在对迄今为止的相关研究进行总结时认为，基于正念的干预措施可能会使患者更好地应对他们的症状，以及改善整体幸福感和生活质量。这类干预的例子包括亨德森（Henderson）等人（2013）的研究，他们研究了基于正念的干预对接受放疗的早期乳腺癌妇女的有效性。事实证明，他们在一系列衡量标准上是有益的，包括意义、无助、认知回避、抑郁、偏执、敌意、焦虑、整体严重性、焦虑关注和情绪控制。同样，格罗斯（Gross）等人（2010）比较了正念与教育和无治疗对照条件对器官移植后睡眠不佳患者的效果。他们在两个月的追踪中取得了初步成果，在干预后一年，正念组的人继续报告比其他组的人更少的焦虑和睡眠问题。最后，埃利斯（Ellis）等人（2019）发现，在一群患有控制不佳的1型糖尿病的年轻成年人中，正念干预减少了自我报告的应激，但对任何临床结果没有影响。相比之下，注重实际和情感支持的同伴支持小组对抑郁水平和对糖尿病的控制都有影响。

三、积极心理学的方法

到目前为止，所考虑的干预措施都是基于改善痛苦的尝试，其中痛苦是关键词。另一种截然不同的方法是采用更"有益健康原则的"或"积极心理学"的方法。也就是说，加强和利用个体心理的积极方面来促进健康（Seligman & Csikszentmihalyi, 2000），而不是通过改善包括环境和认知过程在内的压力诱发因素来减少他们的痛苦。这种方法的一个例子可以在杰瑟（Jaser）等人（2019）的研究中找到，他们为患有1型糖尿病的年轻人开发了一种"积极心理学干预"（见第八章）。他们的干预措施结合了基于教育的干预和相对简单的基于文本的积极心理学干预。这种方法涉及患者接受治疗师的访谈，其间他们确定了感恩（让你开心哪怕是片刻的事情）和自我肯定（让你自豪的事情）的来源。在接下来的八周里，他们每周都会收到短信，要求他们报告使他们快乐或自我肯定的事情。此外，还要求他们在痛苦地检测血糖时想一想让他们感到自豪的事情。最后，要求父母每周提供肯定的信息。与单纯的教育干预相比，该组在干预后的三个月内，生活质量明显提高，对逃避性应对策略的使用减少（但血糖控制没有变化）。不幸的是，该研究结果相对短暂，在六个月的追踪调查中没有组间差异。

霍夫曼（Huffman）等人（2019）在心肌梗死后的成年心脏病患者中也采用了类似的方法。干预措施包括患者每周与研究"干预者"进行12次电话交谈。在这些电话中，患者被鼓励参与一系列积极心理学练习，具体内容为：

- 对积极事件的感恩：回忆上周发生的三件让你满意、快乐或产生其他积极状态的事件。
- 感谢信：写一封信感谢别人的善行。
- 利用积极事件：回忆最近发生的三件积极事件，然后与他人分享或以其他方式回忆/庆祝。
- 利用个人优势：选择一个个人优势，并在接下来的一周以新的方式运用它。
- 愉快和有意义的活动：完成能立即改善情绪和/或有深刻意义的活动。
- 做善事：在一天内完成三件善事，然后写下参与的感受。

研究者将这种干预的影响与类似时间控制的教育干预进行了比较。参与者平均完成了 12 次访谈中的 10 次，表明干预的可接受性很高。在干预结束后和三个月后，它在情绪（积极情绪、焦虑、抑郁）测量方面也被证明优于对照组。

一种特别简单的积极心理学干预被用作认知行为疗法的辅助手段，它涉及一个被称为益处发现（benefit finding）[①]的过程。这包括探索通常被视为负面事件的有益后果，如患癌症或感染 HIV。所确定的益处包括：

- 更大的热情去充分享受生活。
- 因生病而做出积极的生活选择。
- 更加珍惜生命。
- 改善与伴侣的关系。

这种方法已被证明能有效地减少痛苦。例如，施塔格尔（Stagl）等人（2014）发现，在乳腺癌手术后接受应激管理训练（包括益处发现）的女性，在干预后 5 年内，抑郁症状比对照组的女性更少。在接受前列腺癌药物治疗后的男性（Penedo et al., 2006）以及在接受放疗过程的男性和女性（Krischer et al., 2007）中也取得了类似的成果。朱（Zhu，2018）等人报告了一项有趣的研究，不仅是因为他们的研究结果，还因为其进行了统计分析。他们研究了在癌症患者中进行基于益处发现的干预后的不同变化轨迹。在干预后，他们确定了五种益处发现的"轨迹"：①他们称之为"高水平—稳定"（即之前存在的高水平益处发现—没有变化，涉及 8% 的接受者）；②"极低水平—小幅增加"（16%）；③"低水平—小幅增加"（39%）；④"低水平—大幅增加"（9%）；⑤"中等水平—稳定"（28%）。并不出人意外，那些低水平高增长组的人在抑郁症方面的改善最大，且益处发现与焦虑无关。

[①] 益处发现（benefit finding）：发现如患上癌症或被感染 HIV 等消极事件后果中的有益结果的过程。

四、加强社会支持

我们在第十二章讨论了社会支持如何改善或维持身心健康。考虑到这一点，一些研究评估了旨在为经历类似健康问题的人提供社会支持的支持小组的影响。其中许多是由专业人员领导的，包括团体治疗或为实现团体目标而努力的部分。

吉斯-戴维斯（Giese-Davis）等人（2002）发现，与未接受治疗的组相比，参加社会支持小组的晚期癌症女性报告对负面情绪的抑制更少，同时也表现出更少的攻击性、不体贴、冲动和不负责任的行为。他们得出的结论是，这种形式的干预可以帮助女性更善于表达自己的情绪，而不会变得更有敌意。诸如此类的支持性干预似乎对不同文化的女性都有好处，包括伊朗（Montazeri et al., 2001）和日本（Fukui et al., 2000）的女性。相比之下，男性可能相对不愿意参加互助小组，但仍可能受益于同伴的支持。例如，韦伯（Weber）等人（2007）发现，经历过根治性前列腺切除术（radical prostatectomy）[①]的男性，在连续八周每周与一位患者会面一次，讨论他们所担心的任何问题以及他们可以使用的应对策略后，他们可以在测量抑郁和自我效能方面受益。

随着互联网的普及，面对面支持的需求正在发生变化，一些创新工作开始衡量在线支持小组的好处。在一项关于这种方法的研究中，威尔豪尔（Vilhauer）等人（2010）发现，73% 的转移性乳腺癌妇女应邀参加了一个虚拟小组，大多数人在两个月内继续留在小组中，平均每周有六天参加小组活动。虽然她们没有测量情绪，但同一小组对这种方法的另一项研究报告称，女性报告的好处包括团队凝聚力、信息交换、与他人处于相同情况的感觉、希望、宣泄和利他主义。类似地，邦德（Bond）等人（2010）报道了一项针对老年糖尿病患者的研究，涉及基于网络的社会支持，可能涉及一系列基于网络的联系，包括"与同龄人和护士的同步聊天"，以及通过电子邮件、公告栏和信息页面进行联系。与常规护理相比，网络社会支持在抑郁症、生活质量和自我效能方面取得了重大进展。斯廷森（Stinson）等人（2016）采用了类似的方法，在他们的 iPeer2Peer 项目中，将训练有素的年轻导师与年龄相仿的同龄人配对（见第七章对类似方法的讨论），以帮助他们应对青少年特发性关节炎。他们通过 skype 进行了联系，并安排了同伴和患者之间一系列计划性的"会议"。他们的研究主要评估了该计划的可接受性。这确实是可以接受的，85% 计划的联系实现了，而且每次联系都相当广

[①] 根治性前列腺切除术（radical prostatectomy）：也被称为全前列腺切除术，涉及通过手术切除所有前列腺，以治愈前列腺癌。

泛。接下来，他们需要证明这在改变情绪方面也有效。

在结束这个问题之前，重要的是要注意，尽管基于社会的干预已经被证明是有效的，但有时它们可能不如其他基于个体的干预有效，比如正念（Carlson et al., 2013）。此外，波洛克（Pollock）等人（2007）发现，许多患者更愿意向朋友和家人寻求支持，而不希望参加更专业的支持小组。

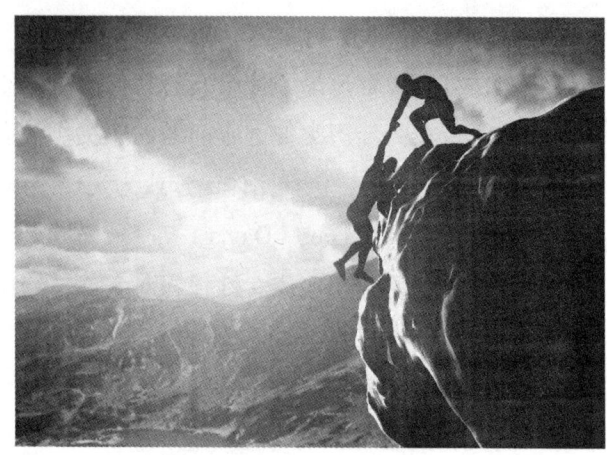

插图17.1 社会支持可以帮助你保持健康。有时只是找人说说话。有时是支持健康的行为——即使是在困难的情况下。
资料来源：Michal Bednarek/123rf.

这一发现支持一种加强家庭和伴侣技能的方法，并为患者提供帮助。这种方法确实有好处。例如，李和洛克（Li & Loke, 2014）总结了当时可用的数据，并得出结论，与其中一人被诊断患有癌症的夫妇合作，可以提高患者和伴侣的生活质量、性功能和婚姻满意度，并降低其痛苦程度。在随后的研究中，尼古拉森（Nicolaisen）等人（2018）评估了基于依恋理论的干预措施的影响，该措施涉及癌症治疗早期的人们。其目标和策略包括：

- 通过关注他们的关系优势和依恋安全，增加夫妻间的依恋安全感，并支持他们"创造新的情感体验"。
- 通过支持夫妻说出他们的情感困扰和情感需求程度以及依恋安全感，识别个体的情感困扰和需求。
- 分享有关乳腺癌的知识、伴侣以前的癌症经历，以及这些经历如何影响他们目前的情况。
- 支持公开个人以前的情绪困扰经历，并考虑夫妻双方如何利用这些经历来帮助他们应对当前的处境。

有趣的是，尽管这种干预措施比常规护理的对照条件下对伴侣关系的调整有更大的改善，但这并没有转化为对癌症相关痛苦的测量结果的改变，两种条件下的人在痛苦方面有同样的改善。通常情况下，干预措施的影响是非常具体的，并与它的主要目标有关。

> **你怎么看？**
>
> 针对身体有健康问题的人的潜在干预措施在规模和性质上有很大的不同。它们可以是简单的单页自助表，也可以是长期的复杂的认知行为干预措施。也许有一种普遍的倾向，认为干预措施越复杂，就越可能有好处。但事实是这样吗？这些干预措施所针对的大多数人都没有寻求过任何形式的心理干预，也可能没有动力参与复杂的、需要时间和精力的干预措施。因此，这些干预措施有可能太复杂、太苛刻，而更短或更简单的干预措施实际上可能更有效。因此，试想一下，如果你因糖尿病入院，并被邀请参加一个为期八周的应激管理或类似的课程，即使你并没有感到特别有压力，你会有什么感觉呢？你对参加课程会有什么感觉？你会喜欢这种深度的课程，还是会努力参加？一个较短的、不太复杂的干预措施是否更容易被接受？或者你会觉得两者都没有好处，因为你的问题主要是身体上的？

第三节　管控疾病

第二套干预措施可用于帮助人们获得尽可能有效地管控疾病症状的技能和动力：类风湿关节炎患者保持锻炼和活动计划，1型糖尿病患者保持胰岛素治疗方案，等等。这里的干预目标不是防止疾病的发展，而是尽量减少其对受影响个体的负面作用。

一、信息提供

大量证据表明，至少在短期内，患者教育方案可以增加对某种病症或其管控的知识。然而，即使知识有所增加，也不一定会对行为或症状控制产生影响。事实上，许多研究发现，教育方案和行为改变之间只存在微弱的关联。例如，吉布森（Gibson）等人（2000）对11个哮喘患者的治疗方案进行了系统回顾，得出的结论是，虽然此类方案增加了知识，但没有证据表明它们对药物使用、医生就诊、住院和肺功能的指标有影响。然而，简单地增加一个行动计划（见第六章关于以问题为中心的咨询和实施意图的讨论）似乎可以提高其有效性（Powell & Gibson，2003）。

互联网现在为许多患者提供了一个关键的信息来源，有些甚至提供人工智能驱动的问答（Rose-Davies et al.，2019）。也就是说，虽然互联网现在是年轻患者最可能使用的信息来源，但老年患者更有可能仍然使用印刷媒体或专家的信息来源（Heiman et al.，2018），而在沙特阿拉伯，主要的信息来源仍然是医生和电视（Jamal et al.，

2015）。

  互联网提供了正式的"官方"网站和"非官方"网站，其中许多网站提倡使用各种治疗方法，或谴责这些方法是危险和不可接受的。鉴于互联网上有大量的、往往是相互矛盾的信息，获取这些信息既能使患者受益，又有可能给患者造成混乱甚至伤害。在提供有关一种特殊病症的信息时，它也给医生带来了重大挑战。请看一则轶事：一位英国医生开出了他莫昔芬的处方，这种药物治疗可以大大降低患过乳腺癌的妇女的癌症复发风险。在会诊中，他向一位患者描述了服用该药物的好处和常见的副作用及健康风险。有了这些知识，她决定在预防的基础上服用这种药物。第二天，她打电话给医生说，她不再愿意服用这种药物，因为她搜索了一些美国网站，这些网站对这种药物的健康风险的描述使她决定不使用这种药物。虽然从某种程度上来说，这可能被视为真正的知情同意权，但让这位女士感到害怕的是，她读到了一份服用该药物的妇女所发生的疾病清单。她没有数据来解释这份清单，其中包括许多可能只发生在极少数服药者身上的疾病，或者甚至可能不是服用他莫昔芬的结果。考虑到这一点，卡利奇曼（Kalichman）等人（2006）发现，为艾滋病患者提供的关于适当使用互联网的八次培训，使他们在互联网上获得更多的健康信息，且更不容易受到错误信息的干扰，也更不容易被欺诈。

  对这一问题的另一个反应是，医疗服务提供者建立了他们自己的网络信息，患者可以很容易地访问，并能获取适当的信息。作为许多专业网络健康信息网站的典型，美国心脏协会（www.americanheart.org）拥有大量与心力衰竭、冠心病、高血压、高胆固醇和心房颤动（atrial fibrillation）[①]有关的信息。更令人印象深刻的是，它有一个基于网络的互动工具，患者可以通过它获得一份"科学准确"的治疗方案的个性化报告，一份在下次就诊时向医生提出的问题清单（这已被证明可以改善医患沟通和患者满意度——见第十章），以及他们参与治疗所需的关键信息。这种类型的干预措施的有效性很难评估。然而，访问健康和疾病相关网站的人通常比不访问的人更有知识（Kalichman et al., 2003），尽管这可能是信息更灵通的人最有可能访问与他们疾病相关的互联网网站的结果。这些数据表明，互联网对许多慢性病患者来说是一种有用的资源，而且正如我们将在后面说明的，可以证明是一种有效的改变媒介。

[①] 心房颤动（atrial fibrillation）：心律紊乱（心律不齐），涉及非常快的心率，其中心房（心脏的上部腔室）以非常快速和无序的方式收缩，不能有效地通过心脏泵送血液。

二、自我管理训练

也许最著名的帮助患者控制病情的方法是自我管理训练,这是一种由加州执业护士凯特·洛里希(Kate Lorig)首创的方法(Lorig & Fries,2006)。接受这种形式训练的人通常被称为"内行患者"。该方法包括教导受影响的个体如何通过最大限度地控制其症状和生活质量的方式管理他们的疾病。它基于社会认知理论(Bandura,2001),该理论认为患者可以从实践和观察他人中学习自我管理技能,而成功实现控制将反过来增加信心并继续应用新技能。因此,自我管理训练的核心是一个结构化的、循序渐进的技能训练计划,以确保在进入下一个阶段之前在每个阶段都取得成功。自我管理计划通常(但并非唯一)以小组干预的方式进行,促进从观察他人中学习的过程。

该方法专门针对疾病的有效管理,它不关注疾病的情感后遗症,它也不是一种预防性干预。早期的自我管理计划侧重于帮助人们应对类风湿性关节炎,通常解决以下问题:

- 关节炎患者的运动。
- 控制疼痛。
- 饮食健康。
- 预防疲劳。
- 保护关节。
- 服用关节炎药物。
- 应对压力和抑郁。
- 与医生和医疗团队合作。
- 评估替代治疗方案。
- 战胜关节炎:解决问题。

最初的自我管理计划涉及所有参加计划的成员关于其疾病管理的所有问题。然而,有些问题可能与疾病管理的相关度更高,这取决于接受者不同的知识水平、与健康有关的行为等。因此,一些计划现在已经从"一刀切"的方式转向了量身定做的方式,提供一系列的模块,患者可以根据他们的特殊需要进行选择(Iversen et al.,2010)。埃弗斯(Evers)等人(2002)评估了一个针对类风湿性关节炎患者的此类计划的有效性。这些模块旨在帮助人们应对疲劳、负面情绪和疼痛,以及维持或改善社会关系。每个模块都包括教育和家庭作业元素。此外,它们还概述了一些策略,如对功能失调的想法进行认知重组、解决问题和在患病情况下设定目标。举例来说,疼痛模块包含的策略包括识别日常生活中引起疼痛的线索和注意力转移;疲劳模块包含的策略包括识别疲劳模式、计划和安排日常活动以及放松。与不治疗的情况相比，该方案在一些心理测量方面产生了中长期的效益，包括积极应对策略的使用、情绪、疲劳和无助感等心理测量。

在治疗关节炎方面取得成功后，自我管理计划扩大了范围，帮助人们管理一些长期疾病。例如，弗劳奈克（Franek，2013）报告了基于洛里希模式的自我管理计划的系统回顾结果，该计划涉及一系列疾病，包括关节炎和慢性疼痛、慢性呼吸系统疾病、糖尿病、心脏病和中风。当与常规护理相比，该方法与疼痛、残疾、疲劳、抑郁、健康困扰、自评健康和健康相关生活质量的"适度"改善有关。相比之下，这些干预措施并没有减少全科医生或急诊室的就诊次数，也没有减少入院人数和住院时间。更为谨慎的是，尽管这种类型的方案在许多国家的医疗系统中越来越多地被使用，并且受到患者的高度重视（Sharpe et al., 2017），但克龙（Kroon）等人（2014）的综述指出，这些方案所依据的许多证据并不充分，当与注意力控制（相对于常规护理）相比，受益的证据仅限于"没有或少量受益……但……不太可能造成伤害"。

自我管理计划不需要"现场"实施。现在有几个以技能为基础的渐进式计划的例子，将自我管理过程的关键因素转化为书面或基于计算机的形式。例如，《心脏手册》采用了洛里希建议的渐进式变化和技能学习的发展方法。在该计划中，一本A4大小的活页书（《心脏手册》）提供了一个为期六周的渐进式行为改变计划，重点是增加锻炼、使用应激管理程序、改变饮食和吸烟行为。每个星期，健康专业人士鼓励患者计划和监测他们的进展，并且通过电话与患者进行三次联系，讨论计划的遵守情况——但不鼓励患者将电话作为咨询联系方式。乔利（Jolly）等人（2007）报告了对这种方法的最新评估。他们将来自英格兰西米德兰兹郡（West Midlands）贫困地区的不同种族的心肌梗死患者随机分组，让他们接受医院的心脏康复计划或在家中使用《心脏手册》，两者都涉及包括锻炼、放松、教育和生活方式咨询的计划。在基线和六个月的追踪调查期间，两种情况下的总胆固醇、吸烟状况、自我报告的身体活动和饮食都有明显的改善。此外，在家庭组和医护中心组之间没有看到临床或统计学上的显著差异，这表明家庭干预是一种可行和有效的干预。

自我管理计划也可以利用互联网或一系列平台上的互动程序，实施起来简易且节省成本。例如，德维（Devi）等人（2014）发现，一个为期六周的互联网心脏康复计划为一组被诊断为心绞痛的患者提供了关于预防进一步心脏问题的信息，并建立了用户在体育活动、饮食、情绪管理和吸烟方面的目标，结果比正常护理更有效。那些使用该方案的人平均每周登录三次，并在每日步行步数、"静态活动"时间、体重、情绪结果和心绞痛频率等方面相对于正常护理组有明显改善。本研究中的参与者所面临的健康问题表明，老年人愿意并能够参与基于互联网的计划。然而，情况可能并不总是如此。一些研究表明，年轻人喜欢并受益于使用这种技术来管理疾病，如糖尿病（Jeon & Park，2019）和哮喘（van der Meer et al.，2007）。

老年人群或缺乏电脑知识的人可能对这种方法感到不舒服。例如，萨卡尔（Sarkar）等人（2007）在加州一个多种族的样本中发现，69%的受访者对电话支持感兴趣，55%的人希望群组就医，而只有42%的人愿意使用互联网。不足为奇的是，自称文化水平低的人更有可能对使用电话感兴趣，而不是其他方法。无论有效性如何，自我管理计划都可以通过远程监测得到加强。一些研究已经考察了远程监测病人疾病生理指标的好处，如在自己家里监测胰岛素水平和哮喘患者的肺功能。在这些研究中，病人进行测量，然后转发给临床医生和相关的实验室，后者再提供在线反馈。虽然这种方法的直接一对一性质已被确认难以证明是有效的（Hanlon et al.，2017），但它构成了一些自我管理干预措施潜在的重要辅助手段。

三、认知行为干预

一些干预措施侧重于教授应激管理程序，以努力控制各种疾病的症状，如类风湿性关节炎和特应性皮炎，这些疾病的病程和预后被认为会受到压力的影响。

其中一种情况被称为肠易激综合征（IBS：见第八章），在这种情况下，认知行为应激管理干预通过面对面进行（Spiller et al.，2007）或通过使用自助材料加上简短的电话联系来加强症状控制，取得了与医疗干预相似的效果（Moss-Morris et al.，2010）。催眠也被证明是有效的。例如，在催眠和饮食干预的比较中，彼得斯（Peters）等人（2013）发现催眠对IBS症状有类似的好处，而且催眠后的心理效果更好。

肯尼迪（Kennedy）等人（2005）进一步研究了这个问题，他们研究了应激管理是否可以增加一种能够减缓肠道活动药物的有效性，这种药物通常用于治疗IBS。研究中所有的人首先都接受了药物治疗，那些在六周后仍有IBS症状的人要么进入应激管理计划，要么继续接受他们的药物治疗，希望更多的药物治疗时间能改善他们的症状。结果显示，认知行为方案中的患者表现最好，他们报告说在测量各种IBS症状上都有明显改善，而且所测的情绪困扰也减少了。多宾（Dobbin）等人（2013）采用了类似的模式，比较了简短的（一个或两个疗程）催眠疗法或生物反馈干预对医学治疗无效的患者的有效性，发现两者都能改善症状，并且同样有效。

心绞痛发作可能由情绪和身体应激触发（见第八章）。因此，许多研究探索了应激管理程序对患有这种疾病的人的潜在益处。总结迄今为止的数据，基斯利（Kisley）等人（2012）得出结论，这种认知行为干预成功地降低了干预后三个月内心绞痛的频率，在随后一年的追踪调查评估中获益逐渐减少。穆尔（Moore）等人（2007）从另一个角度出发，为那些对心绞痛症状或其他非心绞痛样感觉感到焦虑的人（他们认为其他非心绞痛样感觉预示着心绞痛或心肌梗死）设计了一种干预措施（见第八章）。这包括：

（1）通过访谈来识别和纠正对心绞痛性质的任何误解；

（2）教患者如何挑战和合理化胸部有不良感觉时的灾难性想法，因为胸部的这些不良感觉曾经导致他们就医；

（3）学习放松。研究不是随机试验，而是与之前的行为进行比较。

在这些研究中，每位患者每年的平均住院次数从 4.2 次减少到 1.8 次。当然，这些变化可能只是反映了疾病过程中自然发生的变化，但它们也暗示着这些个体的护理成本可能会降低，以及相关个体的生活质量会提高。

病史：P 先生

P 先生提供了一个涉及应激管理和心绞痛的有趣案例。他的问题开始于他在发生心肌梗死后入院的时候。和大多数病人一样，他在冠心病监护室待了两天，然后被转到内科病房，几天后在病房里度过了一段平静的时光后出院。不幸的是，当他回家后，他出现了心绞痛的症状，这些症状有时会类似于 P 先生在最初发生心梗时的症状：胸痛、气短和头晕。其中一次发作发生在一次大的销售之后（他是一名销售代表），这让他感到非常兴奋，之后他走出大楼，准备开车回家，而外面是冰冷的夜晚。肾上腺素激发的兴奋和突然暴露在冷空气中，引发了心绞痛的严重发作。不幸的是，他发现这些症状非常可怕，并将其解释为他又出现了心肌梗死。这导致他过度换气，加剧了他的身体症状，出现了"全面的"惊恐发作，然后叫了一辆救护车，被送进了同一家医院。和第一次一样，他在被告知"只是心绞痛发作"后第二天就出院了。

为了防止这种情况再次发生，他被转诊给一名临床心理学家。治疗的困难之处是帮助 P 先生区分（然后控制）任何恐慌症状和他的心脏病症状，并能够区分任何心绞痛的症状和真正的心肌梗死症状。这个过程中任何一个阶段的错误都可能是致命的。干预被证明相对比较简单，因为 P 先生迫不及待地采取了一种管理自己问题的心理学方法。第一阶段包括准确找出导致他恐慌情绪的原因。这里的关键问题是恐慌的想法，特别是他认为他的心脏病已经失去控制，除非得到医疗帮助，否则他可能会死亡，这加快唤醒了交感神经。具有讽刺意味的是，这给他的心脏带来了更大的压力，增加了他的心绞痛以及过度换气，这也增加了他失控和头晕的感觉。

治疗的目的是打破这种循环。最初，P先生学习放松，并使用一些简单的呼吸技巧，当他变得焦虑时，他可以使用这些技巧来减缓他的呼吸。他定期练习这些技巧，直到它们变得相对容易实施。然后，他与心理学家合作，制定了一个策略，在他出现任何心绞痛症状时使用。这些策略是：

● 假设症状是心绞痛，而不是心脏病发作，使用积极的自我对话来提醒自己，他以前曾经历过这些症状，这些症状并不是即将死亡的迹象，他可以控制这些症状，如果他使用硝酸甘油（gtn）喷雾（参见第八章），症状很快便会消失。
● 使用放松和呼吸练习来控制症状。
● 等待5—10分钟，看看症状是否会因这些步骤而减轻。
● 如果症状没有减轻，请呼叫救护车并寻求医疗救助。

他在一次治疗过程中详细地谈及这个行动计划，并计划在一天中的关键时刻使用该计划。在计划制定后的一个月内，他成功地使用了两次。在接下来的一个月里，他没有经历任何恐慌发作，并从心理学服务机构出院。又一个成功的案例！

应激管理对控制糖尿病的潜在好处可能不如心绞痛明显。然而，我们有理由认为，它们可以成为任何糖尿病控制计划的有效组成部分。应激往往发生在对自理行为的坚持降低之前，并可能与饮食模式的不适当变化有关（Snoek & Hogenelst，2008）。此外，高水平的应激激素（如皮质醇）会降低身体对胰岛素的敏感性，并可能伴随着血糖的升高（Surwit & Schneider，1993）。因此，有合理的理由表明，针对情绪的干预措施也可能影响糖尿病患者的治疗效果，而事实似乎也是如此。例如，阿塔里（Attari）等人（2006）报告了一项针对伊朗的研究，比较了应激管理与不干预对1型糖尿病患者高血糖水平长期控制的有效性。他们主要的结果指标是一种被称为HbA（1c）的物质，它表示过去三个月的血糖水平。在三个月的干预过程中，应激管理组的参与者的HbA（1c）水平低于无干预组的参与者。

2型糖尿病患者也有类似的情况（见第八章：Surwit et al.，2002）。有趣的是，塞威特（Surwit）和同事们发现，那些应激最大的人并没有比应激较小的人受益更多，也许是因为他们发现应激管理干预更难实施。然而，尽管有这些积极的结果，仍应谨慎行事。李（Li）等人（2014）对糖尿病患者认知行为治疗抑郁症的十项试验进行的元分析发现抑郁症和生活质量指标得到了持续改善，这并不令人惊讶。他们还发现一些证据表明，一次性指标（空腹血糖）的血糖降低了，但没有总体证据表明长期的血糖水平控制得到了改善。

也许最好的干预措施是将传授应激管理技术和其他有助于控制糖尿病的策略结合起来。例如，格雷（Grey）等人（2000）将在患有糖尿病的年轻人中实施的两项干预进行了比较，一项干预将强化的糖尿病管理计划与应激管理计划相结合，另一项只涉及糖尿病管理计划本身。在一年的追踪调查中，与单一条件下的被试相比，联合干预的被试血糖水平更低，对自己控制糖尿病和总体健康的能力具有更强的自信。此外，联合干预组中的被试体重增加的可能性比糖尿病管理计划中的更小，而且这种情况下女性报告低血糖发作（hypoglycaemic episode）[①]的可能性最小。针对抑郁症和药物依从性，塞弗伦（Safren）等人（2014）针对未受控制的 2 型糖尿病患者报告了一个类似的综合干预措施。在短期内（三个月的追踪调查），患者的依从性和抑郁症的水平都有所提高，依从性的提高一直持续到一年的追踪调查。不太乐观的是，在这段时间里，对抑郁症的治疗效果减少了。尽管如此，该组患者药物依从性的提高对健康的潜在影响可能是巨大的，这是一个重要的收获。

四、加强社会和家庭支持

正如家庭和更广泛的社会团体可能是改善情绪效果的干预措施的目标一样，它们也可以被用来促进慢性病患者的良好自我护理。例如，格列柯（Greco）等人（2001）报告了一项干预的结果，在这项干预中，年轻的糖尿病患者和他们最好的朋友参加了一个小组干预，旨在增加两组被试的糖尿病相关知识，并增加朋友对患者糖尿病护理行为的支持。该干预措施实现了这些目标。此外，年轻人更广泛的朋友群体对糖尿病有了更多的了解，而父母报告的与糖尿病相关的冲突更少。

随着现代技术的发展，来自同龄人或同伴的支持不一定是在现场发生的。互联网已经成为保持联系的重要手段，但是林赛（Lindsay）等人（2009）的研究结果表明，如果目标是行为改变，那么由健康专家或其他知情人士主持的互联网支持小组"会议"，则更可能实现这一目标。他们评估了生活在英国经济贫困地区的心脏病患者的风险行为变化程度，这些患者能够进入先专业约束后不约束的互联网支持小组。在约束

[①] 低血糖发作（hypoglycaemic episode）：当体内葡萄糖水平过低时发生，通常发生在服用过量胰岛素或口服糖尿病药物、进食不足或运动后没有适当进食时，症状包括出汗过多、脸色苍白、昏厥，最终失去意识。

阶段，小组成员在饮食方面比常规护理对照组实现了更多的改变。然而，在接下来的非约束阶段，他们不仅失去了他们已经取得的行为成果，而且还比对照组的人预约了更多的医疗人员。为什么会发生这种情况尚不清楚，但一个不受约束的小组在其成员中传播忧虑和担忧、而不是改善这种情况的可能性是显而易见的。

将伴侣纳入任何干预中的做法，也可能是有价值的——而且完成起来可能十分简单，例如，泰勒（Taylor）等人（1985）比较了妻子在患有心肌梗死的丈夫运动能力评估中的不同参与程度的影响。妻子们被分配到三个条件组中的一个：①不观察测试；②观察他们的伴侣参加跑步机测试（treadmill test）[①] 以评估他们的心脏健康状况；③观察他们的伴侣参加测试并且自己也参加测试。研究中的关键测量是妻子对其伴侣的身体和心脏效能的评估。正如预测的那样，妻子对其丈夫运动能力的信心在参与运动测试过程的每个层次上都有所增加。在一项更复杂的干预措施中，加西亚-胡伊多布罗（Garcia-Huidobro）等人（2011）发现，在治疗至少与一名家庭成员生活在一起且未受控制的2型糖尿病成年患者时，与家庭合作比个人护理更有效。然而，让伴侣参与教育计划可能并不总是成功的。里姆斯马（Riemsma）等人（2003）报告说，当患者和他们的伴侣都参加心脏团体教育计划时，患者报告自我效能感下降，疲劳感增加。相比之下，没有伴侣参加团体教育的患者显示出自我效能感的增加和疲劳的减少，也许是因为他们必须对自己的护理进行个人控制和负责。

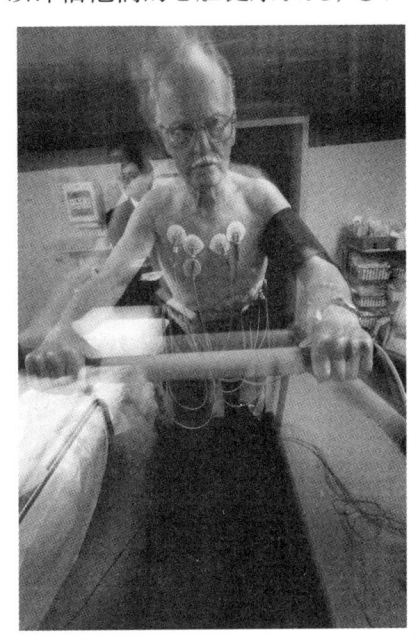

插图17.2　在医疗环境安全的情况下，跑步机可以提供良好的心脏健康测试
资料来源：Alvis Upitis/Stockbyte/Getty Images.

鉴于家庭在照顾患有慢性病的年轻人时参与的必要性，一些针对家庭或父母的干预措施试图帮助管控这些疾病也就不足为奇了。有趣的是，这些干预措施既关注促进对已确定的儿童病情的控制，又经常侧重更广泛的家庭动态。例如，叶（Yeh）等人（2016）致力于通过解决家庭不和、发展家庭问题解决方案以及采取"联合方法"来促进目标儿童的哮喘治疗制度，从而增强家庭照顾者管控孩子哮喘问题的能力。该干

[①] 跑步机测试（treadmill test）：心血管健康测试，参与者在跑步机上逐渐增加运动量，同时用心电图监测其心脏。

预措施在系统层面上取得了成功，与常规护理组相比，改善了家庭功能，包括凝聚力和解决冲突的措施，以及改善肺功能和减少咳嗽和喘息的频率。使用类似的系统方法，莫拉夫斯卡（Morawska）等人（2016）使用了 Triple P 育儿方法（积极的育儿计划），其中包括与父母进行两次两小时的会议，培养他们与孩子合作的行为方式，以帮助他们管控哮喘和湿疹的治疗。因此，与常规的护理条件相比，父母报告在管理他们孩子的湿疹方面有更大的控制力和信心，症状严重程度降低，家庭生活质量提高——但生病的孩子没有感受到变化。

五、情绪表达

也许现在对有身体健康问题的人使用的最不寻常的治疗方法是各种各样的叙事或书写性情绪表达。这项工作源于佩内贝克（Pennebaker）20 世纪 80 年代有关书写任务的心理影响的研究结果（Pennebaker et al., 1990）。在这项写作任务中，健康的参与者（通常是学生），会连续三天、每天花 15—20 分钟的时间写下一件过去曾造成其不安或烦恼的事件或问题，以探索他们对那一事件的情绪反应。这项练习的典型指令如下：

（1）找一个不会被打扰的地方。你可以手写，也可以在电脑上写——只要你觉得舒服就行。如果你不想写，你也可以对着录音机说话。

（2）计划你的写作时间至少为三天，每天至少 15 分钟。唯一的规则是你要连续写作。如果你没话可说了，只需重复你已经写过的内容。

（3）指示：真正顺其自然地写下你对 X 内心最深处的想法和感受。X 与你生活的其他方面有什么关系？例如，它们是如何与你的童年、你与家人和朋友的关系以及你当前生活相关的问题联系起来的。它们与你的未来、过去或现在有什么关系？为什么你会有这样的感觉，这又会带来其他哪些问题？

（4）你可以每天写下相同的一般性话题，也可以每天换一个不同的话题。不要担心拼写或语法问题。你写的东西是给自己的，并且是只给自己的。许多人一写完就把他们的稿子扔掉，而其他人则会保存它们，甚至编辑它们。

（5）做你自己的实验者。试着用不同的方式书写。如果你发现自己在写作中变得过于心烦意乱，那就后退一步，改变方向。你的目标是更好地理解你与 X 相关的想法和感受，看看哪种书写方法最适合你。

遵循这一过程的被试通常会报告短期内抑郁或痛苦的增加，但在中长期内，他们的情绪会有所改善，重要的是，从免疫功能和就诊频率来看，被试的身体健康状况似乎更好（Esterling et al., 1999）。这种方法在患者群体中进行测试需要一些时间，然而，已经进行的干预似乎显示出了好处。例如，史密斯（Smyth）等人（1999）比较了类风湿性关节炎（RA）和哮喘患者书写表达情绪和中性书写任务的不同效果。干预组的人被要求写下"他们经历过的最紧张的经历"，对照组的人被要求写下时间管理问题，作为减轻压力的练习。在四个月的追踪调查中，干预组的两类患者的表现都优于对照组的同类患者，哮喘患者的肺功能有所改善，而类风湿关节炎患者在医生评定的因素（如疾病活动、关节肿胀和触痛、关节畸形的存在和严重程度）以及患者报告的对日常生活任务限制的综合指数上有所改善。因此，报告的收益不能简单地归为干预后情绪改善，进而症状的自我报告发生变化，它们似乎是疾病活动的"客观"收益。

拉姆利（Lumley）等人（2011）在情绪表露对类风湿性关节炎作用的进一步研究中显示，在书写性情绪表达干预后六个月，患者的行走速度、疼痛、关节肿胀和医生评定的疾病活动等变量也取得了进展。沃纳（Warner）等人（2006）也报告了在患有哮喘的年轻人中有类似的改善，并开始探索写作任务中的哪些元素介导了他们发现的改善。通过分析被试的写作内容，他们发现哮喘病的最大改善与被试对所写问题的认识的改善和更多负面情绪的表达有关。

在一项评估书写性情绪表达方法的有效性并试图确定谁从中受益最大的研究中，斯坦顿（Stanton）等人（2002b）指定被试（她们都处于乳腺癌的早期阶段）书写下列内容中的一种：（1）她们对乳腺癌最深刻的想法和感受（情绪表达条件组）；（2）关于乳腺癌的积极想法和感受（积极情绪表达条件组）；（3）关于她们患乳腺癌的经历的事实（中性任务组）。情绪表达似乎在此也是有益的。与中性任务组相比，情绪表达条件组的被试报告了较少的躯体症状和较少因担心癌症或相关的医学病症而去看医生的次数。有趣的是，通常使用积极应对策略的女性似乎从情绪表达条件中受益最多。积极情绪表达任务似乎对那些典型的回避型女性有利，可能是因为她们没有被迫面对自己的恐惧和其他因疾病引起的问题。

尽管有这些积极的结果，但应该承认，并非所有涉及书面表达的干预措施都是有效的。例如，哈里斯（Harris）等人（2005）发现它对患有哮喘的成年人没有好处。同样地，在某些情况下，情绪的表达可能会产生反作用。帕那果普罗（Panagopoulou）等人（2006）发现，在接受体外受精时，表露情绪的女性比那些控制自己情绪的女性更难怀孕。随后，伦齐（Renzi）等人（2019）发现怀孕率有所提高，而弗雷德里克森（Frederiksen）等人（2017）发现进行和不进行表达性写作的人之间没有区别。然而，他们确实发现，与被试对其不孕症的情绪反应有关的表达性写作毫不意外地增加了她们的痛苦水平，这也许对帕那果普罗（Panagopoulos）的负面发现给予了解释。

第四节 阻止疾病发展

■ 心理社会干预

干预措施对降低死亡率的影响或与死亡率相关因素的三种情况包括心脏病和癌症——这是工业化国家导致人们过早死亡的两大原因。

一些研究已经探讨了传统心脏康复计划结合某种形式的认知行为干预的影响。在一篇涉及广泛心理干预方法的科克伦（Cochrane）综述中，理查兹（Richards）等人（2017）利用了35项研究的数据，涉及近1.1万名被试。这些综合数据表明，心理干预在减轻压力和抑郁方面似乎有效，尤其是在那些患有各种疾病的临床患者中，并使心脏病导致的死亡减少了21%，但没有降低复发性非致命心肌梗死的风险。

在早期探索认知行为疗法对心脏病死亡率和发病率的影响时，复发性冠状动脉预防计划（Friedman et al., 1986）针对的是心肌梗死后A型行为测量值较高的男性（见第十二章）。被试被分配到三组中的一组：标准心脏康复组、心脏康复加A型管理组以及常规护理对照组。标准康复计划包括在四年半的时间里举行小组会议，被试接受关于药物治疗、运动和饮食的信息，以及来自小组的社会支持。A型管理小组聚焦于持续的方案，包括放松训练、认知技巧和具体的行为改变计划，以减少他们的A型行为。在四年半的干预期间，参加A型计划的人比参加传统康复计划的人进一步梗死的风险要低一半，在这段时间里，这两组的总梗死率分别为6%和12%。这项大规模的研究已经在一些小型研究中得到复制（Gulliksson et al., 2011），并且仍是应激管理对心肌梗死后的生存效果最有说服力的研究之一。更值得注意的是布卢门撒尔（Blumenthal）等人（2005）的研究结果。他们发现心脏病患者在接受应激管理计划后的死亡率与接受传统运动计划后的死亡率相似或更低。冥想对于冠心病患者来说也可能是一种有效的干预措施。卡斯蒂略-里士满（Castillo-Richmond）等人（2000）发现，有证据表明，与没有接受冥想的对照组相比，接受冥想训练的患有高血压的非洲裔美国人的颈动脉粥样硬化厚度的增加更慢（甚至可能还会略有减少）。

抑郁症会显著增加梗死或再梗死的风险，抑郁症的减少与心肌梗死复发风险的降低有关（Smolderen et al., 2017）。考虑到这一点，ENRICHD（改善冠心病患者的康复）研究以近2500名抑郁性心脏病患者为对象，试图降低他们进一步发生梗死的风险（Berkman et al., 2003）。积极干预组的所有被试都接受了两到三个治疗部分，每个治疗部分的目的都是在长达一年的时间内改善他们的情绪状态：①小组认知-行为治疗；②通过培训被试发展社会支持网络所需的社会技能来加强社会支持；③对那些没有证明情绪得到改善的人进行抗抑郁药物治疗。对照组接受了研究所在机构提供的常规护理。不幸的是，研究结果令人失望。尽管与常规护理条件相比，ENRICHD 干预确实导致抑郁水平略微降低，但两组在梗死后两年内的生存率没有差异。遗憾的是，这项研究的庞大规模意味着研究人员对两组患者接受的干预措施的控制有限。这意味着在控制条件下，一些人接受的常规护理实际上与 ENRICHD 研究提供的非常相似。此外，ENRICHD 干预的人数并不理想，大多数患者参加了大约 11 次治疗，这种出勤率与干预控制组的许多人并无多大不同。也许是因为这些因素，两组之间抑郁水平的差异虽然有统计学意义，但临床价值不大。因此，相对于对照组，ENRICHD 条件下抑郁症的减少仍有可能不足以降低进一步心肌梗死的风险。

癌症和一系列其他疾病后的存活率可能至少在一定程度上由免疫系统的强度来调节。考虑到这一点，布莱克（Black）和斯拉维奇（Slavich）（2016）确定了 20 项随机对照试验，这些试验评估了心理干预对类风湿性关节炎、溃疡性结肠炎和乳腺癌患者、艾滋病患者以及阿尔茨海默病患者的护理者等"高危"人群中各种免疫参数的影响。许多研究都集中在循环细胞因子的水平上（见第八章），这些细胞因子对抵御一系列系统性挑战至关重要，但如果其水平失调和长期升高，就会增加疾病、愈合不良和死亡的风险。因此，这里的研究有些复杂，一些研究旨在提高细胞因子的水平，而另一些研究则旨在降低细胞因子长期的高水平。

总的来说，免疫功能的变化是显著的，而且是朝着有益的方向变化的，尽管变化通常是适度的，而且随着时间的推移不会总是保持下去。例如，鲍尔（Bower）等人（2015）旨在降低被诊断为早期乳腺癌的女性的促炎细胞因子活性水平。接受积极干预的被试参加了为期六周的正念课程。干预后来被证明是成功的，有证据表明，正念条件下的炎症活动相对于对照、等待条件下的炎症活动有所减少。然而，在三个月的追踪调查中不再发现这种影响，并且这种影响与练习正念的时间长短无关。

在那些测量 T 淋巴细胞水平的研究中（见第八章），虽然伦加赫（Lengacher）等人（2013）的一项关于正念影响的研究显示，NK 细胞水平没有差异，但大多数研究表明，在正念干预后，艾滋病和乳腺癌患者的 T 细胞数量相对于对照组有所增加，这意味着正念干预后患者的预后得到改善。似乎有一致的证据表明，心理干预后，免疫功能至少在短期内发生了变化。因此，需要解决的问题是，这些变化是否足以影响健康和生存。在这方面，证据是复杂的。

> ## 焦点
>
> 在阅读发表在著名的《美国医学协会杂志》(Journal of the American Medical Association) 上的 ENRICHD 研究报告时，这本杂志的读者显然有一个共同的兴趣点。治疗抑郁症能挽救生命吗？这是一个让许多健康心理学家和医生感到兴奋的问题——而且它非常重要。但由于它没有挽救生命，许多心理学家认为 ENRICHD 研究是失败的。但事实是这样吗？是的，从生物医学的角度来看，ENRICHD 研究的结果令人失望。但若从一个更贴近心理学的角度来看呢？
>
> 抑郁症是一种潜在的致残疾病，对患者及与之相关的人的生活质量和康复结果都有重大影响。虽然心理学家应该参与到疾病对生理过程的影响问题中，但他们也应该小心，不要忽视其他心理学问题，在他们解决的问题中采取过于强烈的生物医学立场。抑郁症的改变本身就是一个重要的结果，而不仅仅是降低死亡率的工具。从这个角度来看，ENRICHD 干预被证明是一种高代价的干预，但较常规护理表现略好。因此，它提供了关于如何识别和治疗心脏病患者抑郁症的丰富信息，这极有可能为将来的患者带来很大好处。我们应该小心，不要在泼出"医学的洗澡水"的同时，把"心理学的婴儿"也一同倒掉了。

在一项涉及癌症晚期女性的试验中，施皮格尔（Spiegel）等人（2007）未能成功复现他们早期的总体生存益处的发现（Spiegel et al., 1981），这项干预包括每周的支持性会议，在会上研究人员鼓励被试表达他们的担忧和痛苦，并给予支持。然而，有一组患者的病情对激素治疗没有反应，但他们确实从干预中受益。其中，干预组的生存期为 30 个月，而非干预组为 9 个月。对于那些对治疗反应更积极的女性来说，高效的医学治疗可能抵消了心理干预的任何好处。同样，斯塔格尔（Stagl）等人（2015）报道了乳腺癌手术后向女性提供认知行为应激管理干预的长期结果（诊断后 8 至 15 年）。这项对 350 多名女性进行的大型研究提供了为期 10 周的团体 CBT 计划或一天的心理教育培训会（对照组）。通过追踪调查，总体数据显示，接受 CBT 计划的女性存活率比对照组更高，复发的可能性也更小，但这一趋势无统计学意义。一项更严格的分析，重点关注患有浸润性癌症的女性，结果显示出更强的影响，两项指标在统计学上都有非常显著的提高。

总的来说，这些研究的结果是复杂的。事实上，米罗舍维奇（Mirosevic）等人（2019）的一项综述结果表明，对于心理干预是否可以延长生命的回答兼有"是"和

"不是",因为关于生存的研究呈现出复杂的结果。他们确定了12项试验,比较心理社会干预与常规护理对生存的影响。总的来说,证据表明,在这些干预措施后,患者生存时间有了适度的增加(研究者将其描述为小到中等),12项研究中的10项在生存时间方面取得了显著的好处。研究者还指出,这种益处大部分出现在病程早期接受干预的患者身上,包括在病情明显发展之前,以及在发病时年龄超过50岁的患者身上。那些在癌症诊断后早期接受认知行为治疗的人的生存率比后来接受治疗的人高出两倍以上。

研究焦点

正念除了让人们感觉更好之外,还有其他作用吗?

Witek Janusek, L., Tell, D. & Mathews, H. L.(2019). Mindfulness based stress reduction provides psychological benefit and restores immune function of women newly diagnosed with breast cancer: a randomized trial with active control. *Brain, Behavior, and Immunity*, 80, 358–373.

患有乳腺癌的女性通常有较高的应激水平,特别是在诊断后的一段时间内。这种应激可能导致免疫系统失调,特别是降低自然杀伤细胞活度(NKCA)和改变细胞因子的水平(见第八章),这两种情况都可能损害身体对癌症的自然控制。本研究旨在确定在进行正念冥想训练后,应激的减少是否能够改善被诊断乳腺癌并接受治疗的女性的免疫功能,但是没有研究她们的痛苦水平。

方法

被试

被试是年龄在28至75岁之间、最近被诊断为乳腺癌的女性。排除标准是以前有正念经验、复发性癌症、免疫性疾病和心理健康问题。

条件

女性在诊所被招募,并在招募前被分配到每个条件组(以防止分配条件的偏见)。研究人员使用计算机随机生成年龄"区块"对她们进行随机分配:28—45岁、45—59岁、60—74岁,分别为以下其中一组:

● 正念减压法(MBSR):遵循卡巴特·津恩正念训练模型(见第十三章),为期8周,第五周进行6小时正念静修。这些课程以小组形式进行,并由一名获得Kabat-Zinn方法认证的临床心理学家主持。

- 主动控制条件：一个为期8周的教育计划，在与卫生专业人员接触方面反映正念计划，并解决包括了解乳腺癌、与医疗保健提供者沟通、骨骼健康以及图像和癌症等问题。

测量

在五种情况下进行测量：T1，手术后两周；T2，计划开始后四周；T3，课程完成；T4，追踪调查1个月；T5，追踪调查6个月。被试完成了心理测量，并在每次献血时进行下列测量。

- 感知压力量表：衡量整体压力的指标。
- 流行病学研究中心，抑郁症量表，即一种常用的抑郁症测量方法。
- 多维疲劳量表——简表：包括总体疲劳和五个领域的疲劳体验（一般，情绪，身体，精神，活力）。
- 匹兹堡睡眠质量量表：包含七个子量表——主观睡眠质量、睡眠潜伏期、睡眠持续时间、习惯性睡眠效率、睡眠障碍、睡眠药物使用和日间功能障碍。总分为5分或5分以上表示睡眠质量较差。
- 五方面正念问卷：解决正念的五个方面——以意识行事，不评判内心体验，以及不对内心体验做出反应。
- 自然杀伤细胞溶出活性：溶出活性涉及被病毒或肿瘤感染的细胞的破坏，被认为是暴露于这些细胞的标准化测试中，达到20%的目标肿瘤细胞裂解（破坏）所需的NK细胞数量。也就是说，它是NK细胞摧毁癌细胞的"有效性"的衡量标准，以"毒性百分比"表示。
- 在受控条件下测定血浆中细胞因子水平及细胞因子产生水平。

结果

最终的样本包括164名女性（84名处于正念状态），平均年龄为55.1岁。大多数人（86.8%）处于0期或1期癌症（见第八章），只有少数人病情加重。所有人都做过手术，其中大多数人（76%）做了乳房保留手术，24%的人做了乳房切除术。在基线上，各组在任何指标上均无显著差异。

这项研究的主要发现如下。

心理测量

与对照组相比，正念减压组的女性在感知压力（$p<.01$）、疲劳（$p<.001$）、睡眠障碍（$p<.05$）方面经历了显著的线性变化（例如，更快的改善）。此外研究还报告了抑郁指标有快速减少的非显著趋势（$p = .08$）。这导致在T4（$p = .004$）和T5 （p = .016）的感知压力水平以及T4（p = .045）的睡眠障碍之间存在显著差异。

免疫效果

免疫指标的变化也与身体状况有关。

受教育对照组的女性促炎细胞因子、白细胞介素（IL）6和TNF（肿瘤坏死因子）α（p<.05）增加水平明显更快（p<.001）。

处于正念减压条件下的女性NKCA细胞和干扰素（IFN）γ的增加明显更快（p<.001）。

干预后（T4），各组之间的差异在所有测量值上都是显著的，正念减压条件下的女性IL-6（p = .001）和TNFα（p = .05）水平显著降低，IFNγ（p = .001）和NKCA细胞（p = .001）水平较高（见下表）。这些差异一直持续到T5。

关键的心理和免疫变量随时间的变化表

	T1		T3		T4		T5	
	Mean	SD	Mean	SD	Mean	SD	Mean	SD
CESD								
MBSR	13.67	11.26	10.46	10.40	10.31	10.15	10.57	9.50
ACC	13.84	9.21	11.42	8.80	11.79	10.89	10.69	10.38
PSS								
MBSR	17.85	8.51	13.66	6.79	13.76	7.59	13.70	7.10
ACC	17.81	6.82	15.66	6.87	16.67	8.27	16.09	7.76
MFSI								
MBSR	16.21	22.08	9.65	23.54	7.72	20.91	8.28	22.46
ACC	14.41	18.12	10.09	19.98	11.29	22.55	10.33	25.58
PSQI								
MBSR	8.24	3.43	6.48	3.12	6.55	3.13	6.94	3.26
ACC	7.81	3.84	7.36	3.55	7.31	3.82	6.88	3.58
NKCA（LU at 20%）								
MBSR	73.33	44.46	80.20	58.93	89.92	49.77	103.38	44.18
ACC	78.05	52.44	65.26	30.26	63.88	39.33	77.88	50.76
IL-6（pg/ml）								
MBSR	1.81	1.61	1.43	0.91	1.45	0.97	1.28	0.78
ACC	1.85	1.50	1.68	1.05	1.43	0.85	1.39	1.02
TNFα（pg/ml）								
MBSR	1.64	0.96	1.50	0.78	1.66	0.82	1.60	0.83
ACC	1.63	0.91	1.85	1.11	2.16	1.43	1.91	1.25

> 尽管存在这些组间差异，但在每个评估时间点，正念水平与感知压力、抑郁症状和疲劳的测量值之间存在显著关联，在正念（p 值范围为 0.57–0.93）和免疫结果之间，或者在心理测量和免疫参数之间（p 值范围为 0.29–0.73），没有发现显著的关联。
>
> **讨论**
>
> 总的来说，数据是积极的，因为参加正念干预与 NKCA 和 IFN γ（促进对癌症的免疫反应）的更快恢复有关，而且促炎细胞因子（IL-6 和 TNF α）的减少也与较差的预后和癌症的发展有关。NK 细胞的增加是很重要的，因为我们已知它们可以消除未受治疗影响的残余肿瘤细胞，防止复发，并提高生存率。正如在主要章节中指出的，我们知道癌症的早期心理干预与癌症进展和死亡率方面的最佳结果有关，这一发现提供了一个可能实现这种收益的机制。
>
> 心理测量和免疫功能之间缺乏直接联系是令人失望的，但这不是本研究所独有的。例如，在一项评估基于应激的干预如何影响对流感疫苗的免疫反应的研究中也发现了类似的结果，该研究涉及本书的一位作者（Vedhara et al., 2003）。正如本研究报告的那样，干预对免疫反应有积极的影响，但在压力测量和免疫功能之间没有发现关联。这可能是因为这些测量方法本身就"充满噪音"，缺乏持续揭示心理和免疫功能等测量方法之间联系的"浓度"。

小结

本章探讨了心理干预措施，旨在针对患有严重慢性疾病患者实现三个相互影响的目标，这三个目标是：

- 减少痛苦。
- 改善疾病管理。
- 降低未来患病或疾病恶化的风险。

多种方法已被成功地用于各种情况。

通过使用下列方法来减轻痛苦：

- 适当的信息（包括有关病情或减少痛苦或提升对病情控制的应对策略的信息）。
- 在等待诊断、治疗和应对长期疾病带来的情绪压力期间进行应激管理训练。

- 提供社会支持——通常以专业支持小组的形式。

疾病管理的改善途径是：

- 提供信息——特别是提供实现症状控制的结构信息，而不是简单地提供关于病情或其治疗的信息。
- 自我管理计划的训练，重点从提供一般的"一刀切"计划，转向为满足被试的需要而量身定制的计划。
- 在应激与病因有关（如肠易激综合征）或可能加重症状（如心绞痛、糖尿病）的情况下进行应激管理训练。
- 改善社会和家庭支持。
- 书写性情绪表达。

最后，许多干预措施可能对长期健康产生影响：

- 压力管理似乎有利于改善许多疾病的健康状况，包括冠心病（CHD）和艾滋病（HIV/AIDS）。
- 虽然ENRICHD研究建议这种方法应被谨慎看待，但心脏病患者的抑郁症治疗可能会影响预后。
- 社会支持可能是有益的，尽管一些早期研究的预言并没有在后来的研究中得到重复验证。
- 在癌症患者的生存方面，接受心理干预似乎有一些长期的好处，尽管这可能仅限于更大人群中的亚组患者。

总的来说，有重要的证据表明，心理干预在帮助人们接受患有严重慢性疾病的情绪后果方面具有很大的价值。它们也可能有助于缓解日常症状，甚至在更有限的条件下进行长期预后。

拓展阅读

Shields, G. S., Spahr, C. M. & Slavich, G. M.（2020）. Psychosocial interventions and immune system function: a systematic review and meta-analysis of randomized clinical trials. *JAMA Psychiatry*，77，1031–1043.

对最近主要的应激管理干预措施的结果进行了积极的综述。阅读本书需要一点心理神经免疫学知识，但值得一读。

Winkley, K., Upsher, R., Stahl, D. et al.（2020）. Psychological interventions to improve glycemic control in adults with type 2 diabetes: a systematic review and metaanalysis. *BMJ Open: Diabetes Research and Care*, 8：e001150.

对一种非常重要的疾病的行为干预的影响进行了详细的、有点悲观的综述。

Bradt, J., Dileo, C. & Potvin, N.（2013）. Music for stress and anxiety reduction in coronary heart disease patients. *Cochrane Database of Systematic Reviews*，Dec, 28；12：CD006577.

本书提醒我们，有很多方法可以减轻慢性疾病患者的压力，改善他们的健康状况。

Rogers, M. A., Lemmen, K., Kramer, R. et al.（2017）. Internet-delivered health interventions that work: systematic review of meta-analyses and evaluation of website availability. *Journal of Medical Internet Research*，19：e90.

这篇有趣的综述探讨了互联网作为干预手段的有效性。

Lenferink, A., Brusse-Keizer, M., van der Valk, P. D. et al.（2017）. Self-management interventions including action plans for exacerbations versus usual care in patients with chronic obstructive pulmonary disease. *The Cochrane Database of Systematic Reviews*，8：CD011682.

正如题目上写的那样，这是一篇通过自我管理和行动计划来管理肺部疾病的综述。

网络

访问 go.pearson.com/uk/he/resources 网站获取更多的资源来帮助学习。

第四部分 从理论到实践

第十八章 从理论到实践

> **学习成效**

学完本章，你应该了解：
- 理论引导实践的需要。
- 心理学家如何影响实践，以及有效开展实践存在的一些障碍。
- 世界各地健康心理学家的培训和角色。
- 对采用（或不采用）推荐治疗方法的影响因素。

健康心理学的未来

现在最普遍的疾病，当然是指在工业化国家，常常是我们的行为，即我们的生活方式导致的。事实上，世界银行认为，仅 2 型糖尿病这一疾病的影响就会对经济和提供医疗保健的成本产生深远影响。这些生活方式疾病的治疗通常包括坚持长期药物治疗和/或改变生活方式，以控制症状或减轻增加健康问题的风险。因此，行为经常导致疾病，而行为改变是治疗的核心，但这并不是健康心理学在医疗保健中的作用或影响的限制。正如我们在这本书中所看到的，心理学与医疗保健中更广泛的问题有关，包括医疗决策、卫生专业人员与患者之间的沟

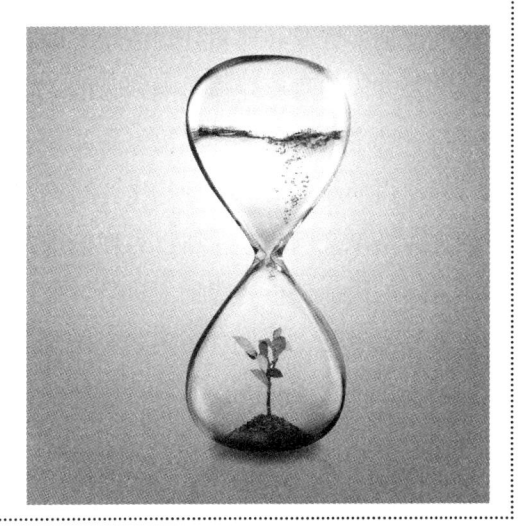

通、卫生服务的组织和职业压力等。

所以健康心理学的未来是令人兴奋的。真的是这样吗？健康心理学家尚未在许多医疗保健系统中获得强大的专业存在感。心理学家很容易就能认识到心理技能的必要性，但其他人却未必认识到这一点。许多卫生专业人员认为他们已经具备相关技能，不需要费用可能昂贵的专家。因此，在许多医疗保健系统中，支持和反对健康心理学家角色的争论仍在进行。他们的结论仍然存疑。至关重要的是，那些参与健康心理学的人现在要传播信息，并展示他们的专业知识，以清楚地表明，我们拥有一套独特的技能和能力，让医疗保健系统对此不能忽视……

章节概要

本章将健康心理学的一些研究和实践结合在一起。它首先提醒我们，健康心理学家不仅需要发展健康心理学的实践，而且需要在健康心理学实践中发展和应用理论。本章将提供一些案例，说明理论如何指导实践，然后再考察谁可能会实际使用基于健康心理学理论的干预措施。本章还讨论了传播良好保健实践的一些障碍，无论该实践是基于健康心理学还是吸收了来自其他学科的理论。本章还讨论了在许多医疗保健环境中将健康心理学发展成为一个医疗保健专业的问题。

第一节　理论驱动型实践的需要

在本节中，我们将讨论健康心理学理论如何应用于医疗保健环境。本书概述了大量当代证据，表明心理和社会心理学因素在解释健康、与健康有关的行为以及干预措施的结果方面的重要性。影响行为的关键变量已经被整合到连贯的理论中，如计划行为理论、社会认知理论等。更复杂的模型，如健康行动过程，进一步将这些理论整合到行为习得和改变的二阶理论中。这些理论的发展和扩展是许多健康心理学家理论工作的直接结果，例如：计划行为理论现在经常被置于像道德规范和预期后悔（见第五章）这样的附加变量的背景下进行考虑。然而，这些理论不仅对研究人员和其他心理学家有学术意义，而且对一系列医疗保健从业者也很重要，因为它们有助于在大量潜在因素中，确定哪些因素最有可能影响行为。它们可以帮助我们构建在各种情况下最有可能有效的干预措施。这并不是说非理论性的干预可能不起作用，我们已经证明，许多干预行之有效。相反，这意味着理论主导的干预措施比没有理论指导的干预措施更有可能解决影响健康相关行为的关键因素。

戒烟工作就是一个例子。如果询问许多健康专家如何帮助人们戒烟，他们可能会回答说最好的方法是吓唬他们，使之做出行为方面的改变。经验表明，这种方法对一些吸烟者有效，但对大多数吸烟者无效。现在已经清晰地整合到COM-B模式中（见第六章和第七章）的心理学理论，提供了一系列可能更有影响力的替代因素。

- 健康信念模式（Health belief model）认为，我们不仅需要让吸烟者相信，吸烟会导致严重的疾病，使他们处于患上此类疾病的巨大风险之下，我们还应当说服他们，戒烟的益处（健康、成本、强健等）要胜过继续吸烟的益处（避免戒断综合征、失去社交伙伴、"它不会发生在我身上"等）。
- 计划行为理论（Theory of planned behaviour）进一步强调态度和信念在行为转变中的作用。它还指出了同伴和其他亲朋好友在戒烟时形成个人策略中的潜在作用。它与健康行为过程（Health action process）还清楚地表明了计划行为转变的好处，而非只是冲动行事。
- 社会认知理论（Social cognition theory）认为，在人们受到促动戒烟和/或竭力继续保持戒烟状态之前，他们必须相信自己有能力做到这一切。各种学习原理认为，我们可从观察应对模式中获得技能和自我效能——这些是形成戒烟计划的不可分割的一部分。该理论还认为，尽管健康是戒烟之后的长期收获，但我们主要会受到较短期利益的影响。因此，戒烟计划应当在强调长期的健康收益的同时，也突显戒烟所带来的短时好处。
- 成瘾理论（Theories of addiction）和实证数据让我们洞察到，避免逐渐戒断香烟等成瘾物质，而要减少到即将出现戒断症状的吸烟水平，然后"突然戒断"。

最后，许多理论都强调环境因素对吸烟等行为的影响，这表明在戒烟的早期改变环境是有益的，要么尽量减少个体可能经历的吸烟诱因的数量，要么制定特殊的策略以应对因这些可能出现的诱因而产生的吸烟冲动。这些因素没有设计出一种干预计划，但它们提供了一个建立在基本原理（任何戒烟计划都基于此）基础之上的良好框架。

我们现在要思考的是，两种理论如何能够为我们提供信息，令我们了解个体对一系列症状的反应，以及它们是如何有可能决定我们所实行的干预类型的。一些最初的在理论促进下的干预涉及改变患者对其疾病的不正确的反应——特别是对他们所体验到的疼痛的反应（见第十六章）。福代斯（Fordyce,1982）的创新性著作受到学习理论的影响，利用操作性条件反射技术来影响患者与疼痛相关的行为。福代斯认为，我们对疼痛的反应是由疼痛的内在感觉和任何与疼痛相关的行为所引发的环境偶然性决定的。他指出，一些人对疼痛的反应要么是夸张（疼痛的呻吟、退缩等），要么是无所作为（避免可能导致疼痛的行为）。这两种反应都有可能带来不良的后果。过度的反应可能导致过度用药，因为护理人员和卫生专业人员会对这些疼痛行为做出反应；回避行为可能导致身体能力下降。福代斯认为，我们不应该治疗我们无法看到和评估的疼痛，相反，我们应该管理与疼痛相关的行为，要么定期缓解疼痛，忽视（不强化）疼痛行为，和/或奖励（强化）适当的行为，如参与体育活动。他在一系列精细的个案报告中展示了这些简单的干预措施如何能够极大地改变疼痛药物颇为明显的不正确使用。

对医疗从业者实践的近期影响是基于人们如何应对和处理严重疾病的认知模型之上的。例如，勒温塔尔（Leventhal）的自我调节理论（参见第九章）认为我们会生成一系列的信念，或者更专业地说，我们会根据疾病的性质、后果、可治愈性等来评估症状的性质。正如在更广泛的情绪理论中一样，这种评估会决定我们对疾病的情绪反应。尽管勒温塔尔没有明确指出评价与情绪之间的联系，但是其他更普遍的情绪理论（e.g. Lazarus, 1999）为我们提供了这些联系。将一种疾病评估为严重的和超出控制的，也许与焦虑和抑郁的情绪有关；将一种疾病评估为严重的但可以控制的，也许与某种焦虑有关，但也与乐观和希望有关。评估还会决定我们对疾病的行为反应。例如，将一种疾病评估为长期的和不可治疗的，也许会导致不同于将同一疾病评估为很快就会过去和易于治疗时的行为。自我调节理论还认为，我们对一种情境的情绪反应，特别是消极的情绪反应会诱发应对行为。我们所采取的应对策略，无论是以情绪为中心还是以问题为中心，都是为了缓和这些负面情绪。因此，患有心肌梗死的人可能会选择锻炼或戒烟——这些行为既有助于降低疾病加剧的风险，也有助于减少与此类风险相关的焦虑。另一些人可能会避免锻炼，因为他们在锻炼时所经历的感觉会提醒他们自己的疾病以及它对健康带来的威胁。

正如我们在第十一章看到的，应对反应与现实情况相符时，它们便有可能是有效的。但当评价与现实不匹配时，则可能激发不恰当的应对策略。更糟的是，不恰当的应对可能会导致不良的情绪和健康状态，并导致消极预期和对疾病反应的下行循环。我们需要对这些不同的步骤有更多的了解。然而，基本框架使受理论驱动的有效干预成为可能。例如，我们知道，任何旨在优化患者对疾病发作反应的干预措施都可能受益于许多因素，包括：

- 疾病信念的鉴定，以及在它们不适当或不正确时对之加以改变的努力，例见第十七章中描述的皮特里（Petrie）等人针对心脏病患者的工作。干预措施可能还包括使用第十三章中描述的认知重构技术。
- 应对技能的传授，帮助人们更有效地应对严重疾病带来的生活压力。鼓励使用以问题为中心的应对策略以促进加强对疾病控制的积极尝试，使用以情绪为中心的应对策略或技能（例如，正念）来提供减少个人可能经历的任何情绪烦恼的方法。
- 行为假设检验（参见第十三章），用来驳斥个人可能持有的任何不适当信念。

同样，理论没有提供个性化的干预，但它提供了一个结构，任何干预都可以围绕这个结构设计。

关于我们如何制定个人干预措施的另一种思考方式可以从临床心理学领域得到启发。在这里，干预是由一个公式驱动的，即对个人如何以及为什么经历他们的问题的解释。虽然公式的内容必然会根据治疗师的取向而有所不同，但典型的认知行为公式会考虑以下内容。

- 目前的问题：是什么困扰着个体或对他们的健康产生了负面影响？
- 易感因素：什么因素使他们容易受到自己正在经历的任何问题的影响？
- 诱发因素：他们为什么会出现问题？
- 延续认知和后果：他们正在经历什么想法，他们正在从事什么行为来维持他们的问题？

这些因素共同促进了问题和个人可以接受的治疗计划的形成，并在他们的资源范围内实施。

更广泛的社会和心理环境在促进和维持行为改变方面也可能是无比宝贵的。正如我们在第十五章中所讨论的那样，此类干预措施借鉴了家庭动态模型，可能涉及的行为改变方法不像通常情况那样个性化。这些模型在改变年轻人行为的背景下可能特别相关（尽管我们认为类似的问题在许多旨在改变成年人行为的干预中加以考虑可能也是有益的）。例如，迪马特奥（DiMatteo, 2004a）强调了在尝试这样做时应考虑如下因素：

- 通过支持和敏感的互动以及对治疗需求和目标的前景的讨论，在健康专业人员、年轻患者和父母之间建立信任。
- 考虑关于治疗需求和目标的具体信念和态度，包括年轻人和父母之间的差异，特别是确定年轻人的健康信念。
- 确定和讨论与年轻人所接触到的期望行为相关的规范和期望，例如：家长坚持行为和治疗焦虑、与坚持治疗相关的文化和社会规范。

- 当出现治疗问题时,通过提供社会支持(可能通过特定疾病支持小组)获得和鼓励家庭对治疗的承诺,进行家庭内部沟通。
- 共同努力克服障碍,增强年轻人做出必要行为改变的能力的信心(自我效能)。
- 为家庭的生活方式量身定制任何可能的治疗之道。

读完这篇文章后,你可能会认为此处提出的问题是显而易见的,当健康专业人员在"现实世界"中提出干预措施时,必然会将之考虑在内。但现实情况远非如此,健康心理学需要继续发展相关的理论和基于其上的干预措施,特别是在健康专业人员特别繁忙的工作背景下"可行"的干预措施(我们稍后会重新讨论这一问题),还要考虑如何鼓励实施这些干预措施。我们将在下一节转向这个问题。

研究焦点

我们如何使干预研究更有用?许多干预试验的问题之一是,干预和对照条件都没有得到足够详细的描述,无法被充分理解和复制。从干预发展的角度来看,这种缺乏准确性意味着很难确定任何干预的确切性质,特别是有几个要素的干预,因此很难确定各个研究中哪些要素起作用,哪些要素不起作用。与对照条件相关的信息缺乏也使得很难确定被试接受了什么,没有接受什么,因而难以判断干预的有效性。对照条件通常被描述为"常规护理",这并不是很能说明问题。对于心脏病患者来说,这可能意味着每月与心脏病顾问专家进行三次会议,也可能意味着预先制订心脏康复计划。在癌症领域,它可能是与训练有素的癌症专家会面,花时间探索与患者相关的问题,也可能什么都不做。考虑到这一点,包括苏珊·米奇和查尔斯·亚伯拉罕在内的大量英国研究人员呼吁所有研究都要有更多关于研究中每个元素的信息,并要求研究人员使用共同的词汇(在行为改变干预的情况下称为行为改变分类法)来描述它们(Michie et al, 2013)。这应该有助于开发更好的干预措施,因为我们可以更好地理解它们的确切性质,深入到它们的组成部分,并开始梳理出哪些更有效或效果较差,以及以何种组合会更有效。

资料来源:Michie, Richardson, Johnston. et al.(2013).

第二节 化证据为实践

在讨论了心理学理论如何指导以患者为中心和基于人群水平的预防干预措施的发展之后，我们现在要考虑健康心理学家和其他人如何促进这些干预措施在相关客户群体中的应用。如今，所有类型的健康专业人员通常都没有机会尝试或使用他们"喜欢"或"觉得"可能有效的干预措施，尽管在前面的章节中，我们已经呼吁在可能的情况下谨慎地试行干预措施。

我们越来越多地受到可接受干预措施的指导方针和范围的限制（参见第六章的相关讨论）。例如，在英国，国家健康与护理卓越研究所（NICE）已经制定了与一系列健康状况相关的治疗和护理途径的指导方针，包括医疗和心理护理。例如，他们为心脏康复计划的内容制定了指导方针，并将社会心理干预纳入了对类风湿关节炎、糖尿病和肠易激综合征等疾病的更广泛护理中。他们甚至有一套指导方针，确定公共卫生行为改变的战略（NICE，2007）。

这些指导方针连同其他指南都是基于循证实践。为了创建这些指南，专家小组根据他们的临床知识和显示现有最有效治疗方法的研究来进行编写。这些准则一旦确立，就成为卫生服务部门判断其服务质量和与国家指导评估标准比较的基准。在这一点上，研究开始为实践提供信息，不仅仅是在个人从业者层面上，而且也在国家和国际层面上。这一过程的缺点是，基于证据的指导方针基本上是保守的，可能在一定程度上扼杀创新。新的干预措施需要时间积累足够的证据来证明将其纳入指南是合理的。

第二类证据更接近于数据，不依赖于专家组的时间和努力，也可以对实践做出重大贡献。许多组织现在对医疗保健中的一系列干预方法提供了出色的系统评价和元分析。其中最著名的两个可能是 Cochrane 协作网（https://www.cochrane.org/）以及乔安娜布里格斯研究所（https://joannabriggs.org/）。前者可能与身体和心理健康的个人干预最相关；后者关注的则更为具体，通常是与护士有关的护理，尽管也包括来自医学和相关卫生领域的其他人。要让这些组织发表元分析研究，需要提交一份方案，并对其进行严格审查，必要时进行修订。最终审查包括遵循严格的研究鉴定和分析规程，然后生成最终报告，在发表前再次经过仔细的内部审查。研究结果通常是保守的，侧重于采用了强大方法的研究，但明确指出哪些干预措施对谁有效。个人、组织和指南作者经常使用这些回顾性研究来确定最佳实践。

一、健康心理学家的角色和培训

根据健康心理学家进行的重要研究，健康心理学家应该能够在医疗保健系统中应用他们的理论和实践知识，这似乎是合理的。健康心理学家的职业追求也正是这些目标。根据英国心理学会健康心理学分会（BPS，未注明日期），健康心理学家的关键角色包括以下方面。

- 促进健康和改变行为：在健康饮食、体育活动、药物使用和性健康等领域，采用循证干预措施进行疾病的初级预防，从而促进健康。
- 改善卫生服务：提高卫生保健系统的有效性，例如增加宫颈普查。
- 慢性病/状况管理：帮助人们更有效地应对心脏病、糖尿病和癌症等疾病，包括帮助他们处理对疾病的正常情绪反应，这可以提高他们的生活质量。
- 专家建议或咨询：帮助卫生专业人员和患者，例如通过收集证据来改善疼痛或体重管理等服务。
- 研究：健康心理学家拥有各种先进的研究方法，这使他们能够进行研究，提供专家建议或进行合作研究，例如研究压力与健康之间的联系。
- 教学和沟通：这可能包括对卫生专业人员进行一系列干预技能培训，例如：如何进行干预以帮助促进健康饮食；或提供沟通技能培训，包括如何宣布坏消息，或支持行为改变。

在英国，要成为一名健康心理学家，首先要获得官方认证的心理学学士学位。在此之后，要持续接受培训，获取专业博士水平认证。培训方案的监督和标准由负责确定各种职业培训标准的政府机构（卫生保健专业委员会）提供。在撰写本书时，成为一名合格的健康心理学家可以通过两种方式实现，这两种方式都包括首先获得由英国心理学会认可的健康心理学硕士学位（称为第一部分资格）。在此之后，学员必须获得第二部分的资格，以便能够成为一名健康心理学从业者。这可以通过两种不同的途径获得，这两种途径都涉及学员在五个能力领域获得相当于两年的督导实践：①一般专业技能；②行为改变干预；③研究；④咨询；⑤教学和培训。许多大学提供博士培训课程，完成该课程后还可以在卫生专业委员会注册，并成为英国心理学会的特许会员。在所谓的"独立路线"中，受训者需自己安排实习机会，并保存实践档案，由英国心理学会指定的考官进行评估。学员还将接受现场语音考试，以确保他们在一系列问题和背景下具备相应的知识和能力。该路线提供了同等的资格。一旦合格，健康心理学职业的结构很可能遵循类似于下面的路径，NHS中每个级别的相应角色与其他应用心理学家（如临床或咨询心理学家）的职业结构相匹配。

- 健康心理学家：为特定的医疗保健服务或一对一的服务（如糖尿病诊所、戒烟、心脏康复）提供健康心理学投入。通过与多学科团队内的其他健康专业人员合作，为治疗、发展和提供量身定制的干预措施进行心理评估，并就改善心理护理的方法提供建议。
- 主任健康心理学家：领导医院内的健康心理服务专家，为患者提供临床服务，并为多学科团队的成员提供咨询。监督初级和实习心理学家。
- 顾问健康心理学家：除了有个人案例工作量外，还领导和管理所有健康心理学家和服务中的其他专业人员，并在包括公共卫生和医院在内的一系列环境中发展健康心理学。

健康心理学家的其他角色包括：

- 研究型心理学家：在一系列环境中进行健康心理学研究。
- 培训健康心理学家／助理健康心理学家：评估患者，提供心理干预以改变健康行为，并在合格的健康心理学家的监督下开展研究。

值得注意的是，这种培训和职业结构可能只反映了英国的临床心理学状况，不同国家的培训水平和最终学位层次可能有所不同。例如，在澳大利亚，健康心理学家的培训有限，而且是在硕士学位水平。在荷兰，尽管该国许多健康心理学研究是世界领先的，但心理学家的专业培训却非常有限，没有健康心理学的专业，只有针对临床心理学的有限培训。荷兰的第三级资格需要硕士学位，接着要完成两年的保健心理学家培训课程，课程的主要内容是处理心理健康问题。许多其他欧洲国家不提供类似英国的培训项目。

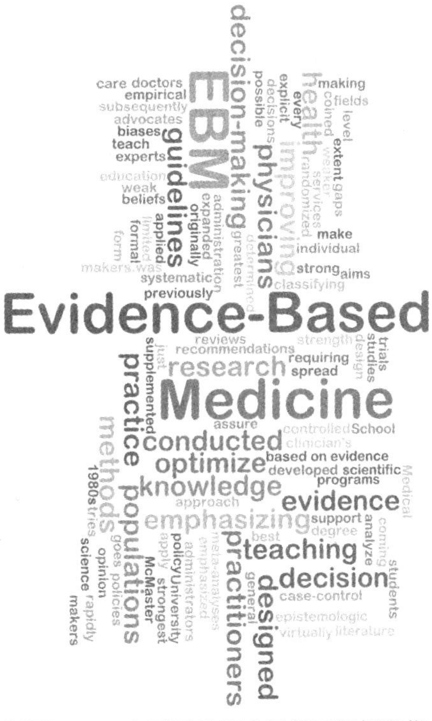

二、其他人也"做"心理学

即使有健康心理学家在医疗保健系统中工作，但人数还是太少，难以向所有可能会从其工作中受益的患者提供服务。此外，许多医疗保健专业人员也需要采用针对患者的错综复杂的心理学方法。因此，应用来自健康心理学研

插图 18.1　高质量的医疗是基于证据和指南，而不是健康专业人员个人对"什么最有效"的直觉

资料来源：Kheng Guan Toh/123RF.

究的护理原则通常掌握在与心理学没有直接联系的健康专业人员手中。在没有健康心理学家的情况下，我们如何确保健康心理学家进行的研究被纳入更广泛的医疗保健系统的实践之中呢？

案例研究
健康心理学实践

以下两个招聘信息中的职位描述是健康心理学家工作描述的案例。

1. 职位名称：健康心理学顾问

主要职责：负责开发、领导、管理和提供心脏医学和肾脏医学的心理服务。作为多学科团队的一员，为肾病和冠心病患者提供高度专业的心理护理（包括个人和团体干预、对同事的咨询意见和监督、同事的教育和服务性研究）。为其他医疗人员和机构提供监督、教学、培训和咨询。监督博士实习生和新任合格的临床和健康心理学家。作为部门管理小组成员，对健康心理服务的战略和运营进行管理。负责管理肾脏及心脏康复服务的员工。参与肾脏和心脏康复服务的预算规划。

2. 职位名称：戒烟服务负责人

主要职责：管理和开发戒烟服务，将研究应用于实践。根据当地的需要，决定所需的戒烟治疗水平。管理服务预算。确保为保健专业人员和其他人提供戒烟方面的适当培训。确保训练有素的员工得到适当的持续专业发展。评估现有服务并在必要时进行改进。担任初级护理信托戒烟督导小组主席。管理多学科戒烟顾问团队。为其他公共卫生倡议提供健康心理学投入。为有意戒烟的人士提供治疗服务。与卫生管理局和区域内的其他服务部门保持联系，以确保信息交流和协调的服务提供。统筹卫生局内戒烟工作人员的持续专业发展（培训）的支持和实施。致力于推动全伦敦戒烟服务的倡议。

实现这一目标的一种方法是，在任何医疗保健系统中通过雇用的健康心理学家发挥关键作用，教授其他专业人士有关健康心理学的知识。但除此之外，这些信息还能如何传播呢？很遗憾的是，在目前，这个问题的答案只能是"有困难"。影响保健专业人员（包括心理学家！）的一个公认问题是研究人员和从业者之间的沟通鸿沟，这可能是特别令心理学研究苦恼的事。大多数医疗保健从业者和管理人员都很少阅读有关医疗保健前沿研究的期刊，即使是在其学科范围内。但是，对于心理学来说，沟通

问题可能更加严重。护士倾向于阅读护理杂志,医生倾向于阅读医学杂志等。走进大多数医院的图书馆,你不会看到一本心理学杂志。然而,大多数心理学研究都发表在心理学杂志上,而不是医学杂志,也不是其他保健专业杂志。正如理查德·拉扎勒斯(Richard Lazarus,2000:667)所指出的,"研究人员和临床医生之间缺乏合作和沟通……对大多数心理学家来说是一个熟悉而痛苦的话题。"他接着说,"令人沮丧的是,很少有研究人员愿意担负责任,让从业者清楚地了解他们研究的相关性,而且很少有临床医生关注这样的研究,哪怕它对临床实践具有重大意义。"虽然拉扎勒斯主要谈及的是美国的情况,但他的评论也反映了世界其他地方的情况。

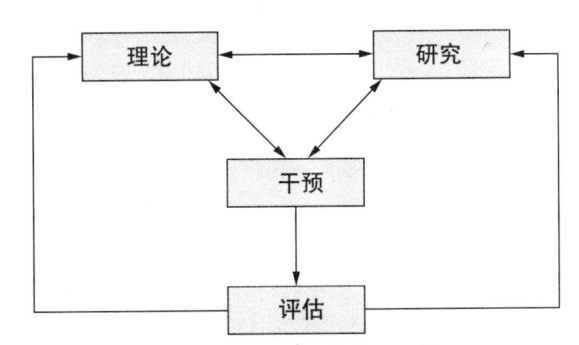

图 18.1　从理论到实践,再循环

资料来源:NHS Centre for Reviews and Dissemination (1999).

如果接触和影响医疗保健专业人员个体都是困难的,那么心理学又如何能对医疗保健产生影响呢?一种方法是在我们试图影响的保健专业人员阅读的相关期刊上发表文章。另一种是通过它对更高层次的综合政策产生影响(正如本章前面所讨论的那样)。许多国家的心理学和其他专业机构都制定了关于对身体健康有问题的人进行心理护理的指南。然而,比这些更有影响力的可能是由政府和政府资助的组织制定的护理指南(正如本章前面所讨论的那样)。第六章中关于行为改变策略的 NICE 指南是这种类型指南的一个很好的例子,针对特定条件的指南也是如此。然而,更一般的指导方针也可能受到健康心理学的影响。例如,NICE 关于"住院急性病人治疗"的医疗指南(NICE,2007c)的首页内容如下:

- 本指南提供了关于紧急医院环境中成年患者护理的最佳实践建议。治疗和护理应考虑到患者的需要和偏好。急性疾病患者在适当情况下应有机会与其医疗保健专业人员合作,就其护理和治疗做出知情决定。
- 医疗保健专业人员和患者之间的良好沟通至关重要。它应该有根据病人需要量身定制的基于证据的书面信息作为支持。治疗和护理,以及向患者提供的相关信息，应该具有文化上的适宜性。它还应当让具有其他需求的人能够获得，如在身体、感官或学习上有残疾者，以及不能说或读英语的人。
- 如果患者同意，看护者和亲属应该有机会参与治疗和护理的决定。看护者和亲属也应该得到他们所需的信息和支持。

第十章中报告的研究类型清晰地强调了保健专业人员和病人之间的良好沟通。健康心理学通过护理指南的影响，对危重病人的护理做出了贡献，而且是公认的贡献。随着各种疾病患者护理指南的制定，我们可以自信地期望心理护理和干预措施将整合于其中。但是，尽管如此乐观，我们的贡献却可能不是最重要的。甚至有证据表明，将其纳入指导方针并不能保证实施任何形式的护理。

三、临床指南的实施（与否）

遗憾的是，即使存在充分的证据基础和最佳实践的书面指南，从而在理论上弥合了研究和实践之间的差距，也无法保证相关保健专业人员切实实施这些指南。例如，贝尔胡德和斯坦弗利特（Bellhuder & Stanfliet, 2014）的一份令人极为沮丧的报告称，在一组医院医生为确诊心肌梗死而要求患者进行的血液测试中，只有6.2%的样本遵循了指南的规定。在一个更复杂的过程中，焦耳（Jouleh）等人（2018）调查了慢性阻塞性肺疾病患者对三种治疗方法的坚持程度（见第八章）：①指南推荐的药物治疗；②提供流感疫苗接种；③提供戒烟建议。在接受初级保健治疗的病人中，完全遵守医生指南的比例仅为7%，这一比例在接受医院医生治疗的病人中为30%。分别有10%和36%的患者完全坚持正确的药物治疗。这些数据并不例外。在对相关文献的回顾中，阿茨（Arts）等人（2016）发现，对一系列临床指南的依从率在35%至91%之间变化。

显然，促进遵守临床指南并不容易，有一系列潜在因素导致了这一现象。许多研究者（e.g. Knighton et al., 2019）强调了一系列可能会减少临床指南采用的因素：

- 在向从业者传达证据基础方面比较薄弱。
- 从业者获得的信息和意见来源相互矛盾（如患者的偏好，这可能与整体的建议相矛盾）。
- 指导方针过于复杂和难以实施，或在"实际环境"中显得过于死板。
- 难以找到合适的人一起实施变革。
- 对改变的抗拒，这会因保健专业人士的压力水平而增强。
- 被认为科学可信度低或证据基础差。
- 难以进入，且未在"工作流程"中建立。

其他因素包括：

- 涉及目标行为（他们自己和/或病人的行为）、治疗（例如，对激素替代疗法、儿童免疫接种、堕胎的态度）和病症（例如，肥胖、吸毒、心脏病、艾滋病、慢性疲劳综合征）的个人态度和信念。
- 专业人员的个人特征：年龄、性别、文化价值观或规范可能会影响做出需要的改变的意愿。

鉴于任何指南都可能在广泛的潜在决策点上失败，因此研究者正在努力试图解决这一情况也就不足为奇了。仅提供研究信息不足以改变从业者的健康实践（Oxman et al., 1995）。然而，将信息与新指南的提醒结合起来可能是有益的。例如，多尔蒂（Doherty）等人（2007）报告了在邮寄指南手册和在临床环境中放置流程图海报后，成人哮喘患者治疗在各个方面均有不同程度的改善，从0到26%（通过间隔装置提供治疗），从66%到84%（使用全身类固醇），以及从14%到82%（使用书面短期计划）。没有接受这种干预的医院没有发现任何变化。这些结果显示了现有的对指南的低依从性，以及相对简单的干预如何显著提高依从性。

史密斯（Smith）和韦斯特拉（Westra）（2016）也发现，这种将教育和提醒相结合推荐的过程是有效的，他们将儿童上呼吸道问题的指导治疗（特别是正确的抗生素处方）的依从性从95%提高到98%，结果令人惊喜。在该治疗路径中遵循将提供教育更新和实施临床决策支持系统（见第十章）提醒相结合的干预措施。奈顿（Knighton）等人建议进行更系统性的改革，包括：

- 建立准确的依从水平监测。
- 确保任何新指南都有强有力的证据基础，并确保目标受众了解这些指南。
- 保健专业人员团队的高级成员相信变革，并提供强有力的领导。
- 所有必要的资源都可用。
- 可以应对所有卫生技术挑战。
- 任何部署障碍都是可以克服的。

四、健康心理学家参与政治的必要性

健康心理学家需要向医疗保健从业人员进行适当的宣传，最好是向政策制定者进行宣传——而且有必要变得更擅长此道。由于有了更高的职业"地位"（作为严格训练的结果），再加上在健康护理环境中有越来越多的健康心理学"从业者"出现，将在某种程度上让健康心理学的声音"被听到"。在这一点上最好的例子就是向英国和其他国家政府提供咨询的小组,包括在新冠病毒感染大流行期间建立的行为科学大流行调查小组(SPI-B)和世界卫生组织(WHO,2020c)。由英国政府建立的助推单位(https://www.bi.team/),现在是一个独立的"公共机构公司",是心理学对社会行为,而不仅仅是与健康有关的行为产生影响的长期推动者。

默里和坎贝尔(Murray & Campbell,2003)认为,除了学习如何更好地向保健专业人员和政策制定者"推销"健康心理学研究成果外,健康心理学还需要拓宽其方法,以涵盖健康和医疗保健的社会文化、经济和政治方面。心理学以及健康心理学默认的观点是,我们要在个人层面上发展并测试理论和方法。默里和坎贝尔认为,这种焦点的传统窄化已成为大规模改善健康的策略(如减少撒哈拉沙漠以南非洲的艾滋病毒感染,在西方国家推进更健康的饮食)的有效性的绊脚石,因为致力于维持健康中的不平等的微观和宏观社会经济和政治环境的突出方面遭到了忽视(见第二章)。他们进一步指出,健康心理学需要进行一些反思,以便以一种更"可行"的方式推进。施瓦兹和卡彭特(Schwarz & Carpenter,1999,引自 Davey-Smith et al.,2001)还指出,关注个人层面的健康决定因素而非宏观层面的决定因素(如收入或贫困水平),会导致个体化干预措施无法适当地处理问题或解决问题。

五、保持简单

本章简要提及的一个关键因素是,如果干预措施相对简单易行,则它们更有可能被保健专业人士及其客户所实施。本书的一位作者(PB)曾经在一所全科诊所的学术部门工作,在一次与当时的同事讨论中,他强烈地意识到了这一点。他当时正在考虑评估一种针对抑郁心脏病患者的干预措施的有效性,想看看它是否既会降低抑郁又会降低复发性心肌梗死的发病率(见第十七章)。讨论围绕着以下哪种方法更好而展开:是在干预刚结束的那几周就组织小组活动(因而能够阻止任何抑郁症变成慢性的,但也会产生治疗那些本来毋需任何干预就会自然康复的人的风险),还是等上6个月,去治疗那些其抑郁症已变成慢性(且有可能更难治疗)的人。但很遗憾一位全科医生注意到,即使此种干预能够发挥作用,但很少有心理学家能够组织此类小组(且不可能在NHS中得到基金资助),没有全科医生有能力让自己的患者去参加这种小组,这时争论便戛然而止了。作为这一讨论的结果,作者进而开发了一种非常有效的单页书面干预,以主动分散注意力为基础,旨在减少正在经历遗传风险评估的女性的痛苦(Bennett et al.,2007)。

> **你怎么看？**
>
> 那么，你怎么看？心理学家是否应该试图影响医疗保健和其他领域的关键人物？如果是，怎么做？个人可以做些什么来传播良好的心理学实践？学术和专业团体应做些什么来促进这门学科发展？谁是心理学家应当施加影响的关键人物？他们是否应当寻求与其他保健专业人士（如医生、护士或职业治疗师）以及将心理学作为是工作核心的学科建立联盟？我们是否应该影响与我们一起工作的人、政治家、保健服务部门的领导者或其他人？你要影响的人是谁？要影响的职位是什么？你将如何着手去做？现实情况是，通过这些体系施加影响并不容易。但不管作为个体从业者还是心理学家协会，我们是否应该通过英国心理学会这样的机构努力尝试？抑或是应该把这个影响工作留给其他人？

不管这次讨论对 PB 的职业生涯有什么影响，这次讨论揭示了一个关键的真理。心理学家和其他人可以开发出许多复杂的干预措施，但除非它们在繁忙的、资源紧张的医疗保健服务环境中可实施（无一例外皆如此），否则它们不会被医疗保健专业人员所采纳，而管理者也不会给它们提供资金。像在第十七章中描述的复发性冠状动脉预防计划（有效）和 ENRICHD 研究（无效）这样的干预措施可能显示了复杂和拓展的心理学干预对健康的潜在影响。但是，即使两者都被证明非常成功，也不会在大多数现有的保健服务中得到实施。像确立实施意图（如第六章所述）或使用简单的分散注意力技术来减少忧虑这样的干预措施可能没有耗资巨大的多因素研究那么光鲜耀目，但它们可能最终会更为有益。在制定任何干预措施时不得不考虑的问题不仅包括它是否有效，还包括它是否具有成本效益。因为只有在具有成本效益的情况下，医疗保健提供者和为医疗保健提供者提供指导的机构（如 NICE）才会认可使用这种干预措施。因此，如果健康心理学家希望他们的干预在医疗保健系统中发挥价值，他们可以有效地集中精力进行这类干预。

第三节 保持积极的心态

虽然本教材，特别是这一章，强调了我们学科和专业面临的许多挑战，但也彰显了健康心理学是对人们理解诸如，健康行为和行为改变、压力和应对、疾病过程和结果、心理社会干预等领域做出了重大贡献。有许多令人欢欣鼓舞的方面，但显然不能为此沾沾自喜，因为还有许多问题悬而未决。例如，实施意图在临床样本中有效吗？

基于阶段的活动干预长期有效吗？应对真的会带来不同吗？许多健康心理学倾向于关注诸如预防疾病、应对疾病等问题。除了自己保持乐观，我们还可以从"积极心理学"领域的发展中学习（e.g. Seligman & Csikszentmihalyi, 2000），这为健康心理学带来了许多其他机会以加强其证据基础（见第十一章、第十二章和第十七章）。

"积极心理学"的研究表明，许多潜在的消极情况都有积极的一面（例如，重新确认爱，或者因进入配偶护理角色而发现未知的个人强项），积极的影响和在压力情况下"意义"的发现可以是适应性的（e.g. Folkman & Moscowitz, 2000）。许多旨在改善适应或行为改变的社会心理干预的基本假设是，某些应激源（如疾病、护理）不可避免地会引起消极情感和认知，而为了改善结果，需要减少这些应激源。与此相反，积极心理学鼓励转向强化积极的情感（特别是与个人当前情况相一致的情感），比如在目标可以实现情况下的希望或乐观，在目标不容易实现情况下的幽默或积极的再评估。

健康心理学可能对健康问题的影响提供有一种偏见或扭曲的观点，一项研究癌症遗传风险识别的影响的工作提供了相应案例。这项研究发现，在接受乳腺癌/卵巢癌风险评估的女性中，约有四分之一的人经历了巨大的痛苦（见第六章）。然而，本书其中一位作者（PB）对这一群体进行的一项研究发现，对这一过程最受认可的情绪反应既包括焦虑，也包括与希望、

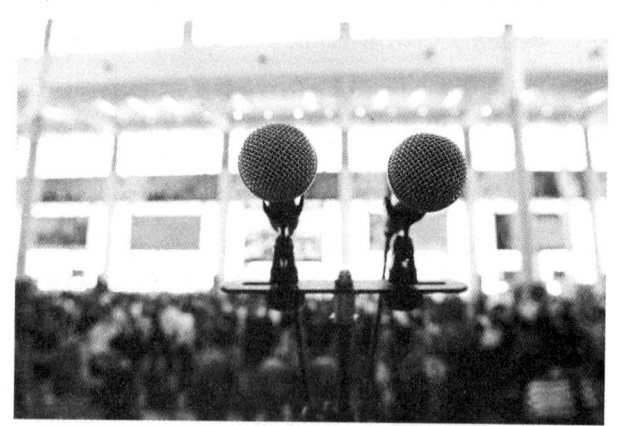

插图18.2 为了对民众的健康产生越来越大的影响，健康心理学家需要向广大民众传播他们的发现，包括保健专业人员、教育工作者和政策制定者

资料来源：Hxdbzxy/Shutterstock.

挑战和乐观相关的更积极的情绪。忽视这些问题意味着我们面临着将研究的许多现象病态化的风险，并忽视了它们带来的许多积极和人性化的方面。此外，在预防保健领域，健康心理学研究已经确定了健康的"保护性"因素以及发病的危险因素。例如，那些支持社会支持或乐观主义与对压力事件的积极调整之间有积极联系的研究。这些发现为干预提供了机会，其干预重点与基于敌意、压力反应和冠心病之间的负相关性的发现的干预截然不同。我们不能落入这样的陷阱，认为我们只能就"什么不能做"提出建议。

健康心理学不会停滞不前。它对社会健康的贡献可能会随着我们对它的知识建构和信心的增长而增长，随着外界对心理学在健康方面所起的重要作用的信心增长而增长。请通过我们的网站与我们保持联系。

小结

最后一章力图将本书中介绍过的大部分工作汇集在一起，并向读者描绘出健康心理学研究可以为健康实践做出贡献的方式。虽然健康心理学是一门以理论为主导的学科，但它的目标是应用到实践中，而且我们在本章中力图使理论和实践之间的联系更加紧密。除此之外，我们还注意到，健康心理学家需要更多地投身于政治，并更有效地向决策者和医疗从业者"推销"自己和自己的（具有成本效益的）"商品"。在此过程中，我们希望可以将作为一门"学科"的健康心理学对作为一种"实践"的健康心理学的影响最大化。我们的最终目标应是加强健康心理学和健康职业实践间的联系，以便使我们这些将在生命中的某个时刻进入医疗保健系统的所有人受益。

拓展阅读

Beard, E., West, R., Lorencatto, F., Gardner, B., Michie, S., Owens, L. and Shahab, L.（2019）. What do cost-effective health behaviour-change interventions contain? A comparison of six domains. *PloS one*, 14（4）, e0213983.

该文章对行为改变分类学的概念以及如何使用它来确定最具成本效益的心理干预进行了介绍。

King, K. M., Pullmann, M. D., Lyon, A. R. et al（2019）. Using implementation science to close the gap between the optimal and typical practice of quantitative methods in clinical science. *Journal of Abnormal Psychology*, 128：547–562.

研究与实践之间的差距一直存在问题，本论文采取了一种新的学术方法来研究和影响这一过程。实施科学正在成为一门重要的学科。

除这些静态文献资料以外，浏览介绍健康心理学的专业发展的网站也许会十分有趣。以下是其中的一些网站（2021年尚存）：

澳大利亚心理学会：

https://groups.pslahology.org.au/chp/.

英国心理学会：

https://careers.bps.org.uk/area/health.

https://careers.bps.org.uk/area/health/how-do-i-become-one.

一些已发表的临床指南资源。以下这些是政府提供的指南资源，其他指南（通常）则由参与特殊疾病治疗的专门的医疗组织所提供。心理学指南通常较为笼统，不会专门针对病症或干预类型。提供指南的主要国家机构是：

www.nice.org.uk/（英格兰、威尔士、北爱尔兰）

https://www.sign.ac.uk/（苏格兰）

www.guideline.gov/（美国）

网站

访问 go.pearson.com/uk/he/resources 网站获取更多资源来帮助你学习。

术语表

A

- **acceptance coping** 接受型应对

  接受不易改变的现实状况。

- **ACE inhibitors** 血管紧张素转化酶抑制剂

  血管紧张素Ⅱ（angiotensin Ⅱ）导致血管周围的肌肉收缩，从而使血管变窄。血管紧张素转化酶（Angiotensin Converting Enzyme，ACE）抑制剂可减少血管紧张素Ⅱ的产生，使血管扩张，进而降低血压。

- **acetylcholine** 乙酰胆碱

  一种神经递质，负责肌肉的激活，与注意力和唤醒有关。

- **adrenal glands** 肾上腺

  位于每个肾上方的内分泌腺，由分泌多种类固醇激素的皮质和分泌去甲肾上腺素的髓质构成。

- **adrenaline** 肾上腺素

  一种由肾上腺髓质分泌的神经递质和激素，可提高体内的生理活动，包括刺激心搏的脉冲以及血压和代谢率的提高；又名为 epinephrine。

- **aetiology（etiology）**病原学（病因学）

  疾病的起因。

- **affective** 情感的

  与情感、心情和情绪有关的。

- **agonist** 兴奋剂

  一种刺激神经传递素的效用的药物，如诱发饱足感（减少饥饿感）的 5- 羟色胺兴奋剂氟西汀（fluoxetine）。

◆ ambivalence 矛盾心理

对某一态度对象同时存有既积极又消极的评价，该态度对象既可能是认知的，也可能是情绪的。

◆ ambulatory blood pressure 动态血压

使用自动血压监视器在一段时间内测量血压，该机器支持个体佩戴或从事日常活动时测量血压。

◆ amygdala 杏仁核

边缘系统的一部分，参与处理记忆、决策和情绪反应（包括恐惧、焦虑和攻击）；有时被称为大脑的"恐惧中心"。

◆ angina 心绞痛

因供应心脏的血液暂时性不足而导致的胸部剧痛。

◆ antibodies 抗体，免疫体

抗原刺激而产生的免疫球蛋白。

◆ antigen 抗原

见于病原体表面的独特蛋白质，使免疫系统能够将病原体识别为外来物质，从而产生抗体与之对抗；接种疫苗会将专门准备的病毒或细菌引入体内，使之含有抗原。

◆ antioxidant 抗氧化剂

低密度脂蛋白（LDL 或"坏"）胆固醇的氧化在动脉的脂肪沉积形成中一直显示出重要的作用；抗氧化剂是一些物质（如红酒）的化学性质（多酚），被认为可以抑制氧化过程。

◆ aorta 主动脉

体循环动脉的主干，将血液从心脏左侧输送到除肺部以外的所有肢体和器官的动脉中。

◆ aphasia 失语症

因脑损伤而失去了理解或产生语言的能力。

◆ appraisals 评估

对状况、事件或个人的所作所为的阐释。

◆ apraxia 失用症

丧失了有目的地完成复杂活动的能力。

◆ arteriosclerosis 动脉硬化

动脉失去弹性和变硬。

- atheroma 动脉粥样硬化

  动脉内膜（内壁）中的脂肪沉积。

- atherosclerosis 动脉粥样硬化

  动脉中脂肪斑块的形成。

- atrial fibrillation 心房纤维性颤动

  一种心律失调（心律不齐）。涉及心动过速，其间心房（心脏上部空间）以极其快速而紊乱的方式收缩，未能有效地泵送流过心脏的血液。

- attention 关注

  通常指选择一些而非另一些刺激以进行内部处理。

- attributions 归因

  个体对引起信念、感觉、行为和行动的事物的看法（建立在归因理论的基础之上）。

- autoimmune condition 自身免疫性病症

  包括1型糖尿病、克罗恩病和类风湿性关节炎等以免疫系统功能异常为特征的疾病，在免疫系统中产生针对自身组织的抗体——将"自我"视为"非我"。

- avoidant coping 回避型应对

  一种应对方式，涉及通过避免直面一种应激性情境来进行情绪调节。与情绪焦点型应对（emotion-focused coping）相类似。

B

- B cell B细胞

  与破坏抗原有关的一种淋巴球形式。记忆B细胞会提供对以前遭遇到的病原体的长期免疫性。

- bad news interview 坏消息访谈

  健康专业人士（通常是医生）与病人间的对话，在对话期间，病人会得知"坏消息"，通常是他们的预后极其不良，也许会死去。

- baroreceptors 压力感受器

  受压力变化刺激的感觉神经末梢，如位于颈动脉窦（carotid sinus）这样的血管壁中。

- behavioural immunogen 行为免疫原

  一种被认为有益于健康的行为方式，如锻炼。

- behavioural pathogen 行为病原体

一种被认为有害健康的行为方式，如吸烟。

◆ behaviourism 行为主义

这种方法强调客观的行为以及行动/行为的环境因素（c.f. Skinner，经典条件反射）。

◆ benefit finding 益处发现

发现如患上癌症或被感染艾滋病等消极事件后果中的有益结果的过程。

◆ beta-blockers β- 阻滞剂，β- 受体阻滞药

肾上腺素和去甲肾上腺素对 β- 肾上腺素能受体（β-adrenergic receptors）的阻滞行为，会调停心脏及动脉周围的肌肉中的"或战或逃"反应。这样做的过程中，它们会减少与交感神经激活有关的血压上升。

◆ bile 胆汁

一种消化液，在肝脏内生成，贮存于胆囊中，与小肠中的脂肪吸收有关。

◆ biofeedback 生物反馈

使用监测设备来提供关于自主身体功能（例如心率或血压）信息的技术，用于试图获得对该功能的一些自愿控制。

◆ biomedical model 生物医学模式

认为疾病和症状具有一种潜在的生理解释的观点。

◆ biopsychosocial 生物心理社会学的

认为疾病和症状可通过生理、社会、文化和心理因素的结合来加以解释的观点（cf. Engel，1977）。

◆ blunters 钝回避

一种一般性应对方式，涉及将威胁或应激源最小化或对其加以回避，即回避与威胁相关的信息（与监视正相反）。

◆ body mass index 体重指数

体重相对于身高的度量，可以计算出一个人的"身高"有多重，从而决定了一个人是超重还是过轻。

C

◆ carcinogenic/carcinogenesis 致癌的/致癌作用

与癌细胞发展有关的物质/正常细胞变成癌细胞（即癌）的过程。

◆ cardiac event 心脏事件

各种冠心病的终点的通称，包括心肌梗死、心绞痛和心搏停止。

◆ cardiovascular 心血管的

与心脏和血管有关的。

◆ carotid artery 颈动脉

将血液从心脏通过颈部输入大脑的主要动脉。

◆ carotid plaque 颈动脉斑块

斑块是一层厚厚的蜡状涂层，它形成在血管壁上，限制血流，文中位于颈动脉。

◆ catecholamines 儿茶酚胺类

这些化学物质是大脑神经传递素，包括肾上腺素和去甲肾上腺素。

◆ causal attribution 偶然性归因

一个人将事件、感觉或行动的原因归咎于自己、他人、机遇或其他偶然因素。

◆ CD4+cells CD4+ 细胞

又称辅助 T 细胞（helper T cells），与作为免疫应答一部分的细胞毒性 T 细胞的增殖有关。艾滋病感染会损坏它们提供这一功能的能力。

◆ cell suicide 细胞自杀

一种细胞死亡形式，其中一系列受控的事件（或程序）导致细胞被消灭，而不会将有害物质释放到周围区域。

◆ central nervous system 中枢神经系统

由大脑和脊髓构成的部分神经系统。

◆ cervical smear 宫颈涂片检查

从宫颈中提取细胞涂片，用以检查是否存在癌症风险的细胞变化。

◆ chronic bronchitis 慢性支气管炎

一种支气管炎症。支气管是肺部的主要气管，慢性支气管炎会长期持续或反复发作，特征是具有过多的支气管黏液，咳嗽时有痰，至少连续两年持续三个月以上。

◆ chronic obstructive pulmonary（airways）disease 慢性阻塞性肺（呼吸道）疾病

与慢性支气管炎、小气道疾病、哮喘和肺气肿的结合有关的持续的气道阻塞。

◆ clot busters 血块溶解剂

可溶解导致心肌梗死的血块并能防止梗死之后心脏损伤的药物，在梗死发生的一小时内使用效果最佳。

◆ cognitive dissonance 认知失调

由于持有两种对立的思想而导致的不适状态，通常通过拒绝一种而支持另一种来解决。

◆ cognitive restructuring 认知重构

重新思索无意识的消极或灾变性思维，使之更加合乎现实。

◆ cognitive schemata 认知图式

对于世界和自身的一系列无意识的信念，它会塑造对影响事件更加有意识的认知反应。

◆ cold pressor test 冷加压试验

被试将胳膊放置在保持0℃—3℃的水与冰的混合物中的操作程序。

◆ collectivist 集体主义

一种文化哲学，强调个体是更广泛的单位的一部分，强调义务高于权利，行动受相互联系、互惠和团体成员的激励，而不是个体的需求和愿望。

◆ colonoscopy 结肠镜检查

一种从结肠中切下一小片肠壁的微创手术操作。切片随后可用来检测是否存在恶性肿瘤细胞。

◆ colostomy 结肠造口术

一种手术操作，在腹部创建一个开口（孔），以将大便从大肠（结肠）导出。它有可能是暂时性的，也可能是永久性的。

◆ colposcopy 阴道镜检查

一种仔细检查子宫颈、阴道和外阴以寻找疾病迹象的程序，此过程包括在宫颈涂片检查中进行更深层次的诊检。

◆ comparative optimism 比较性乐观

最初被称为"不切实际的乐观"，该术语指个体通过与具有相似经历的人比较来对其所经历的消极事件进行的风险评估（Weinstein & Klein，1996）。

◆ conditioning theory 条件反射理论

该理论认为行为直接受到积极和消极后果的影响。

◆ coronary angioplasty 冠状动脉血管成形术

将一个小球囊塞入患动脉粥样硬化病人阻塞的冠状动脉的手术操作。

◆ coronary artery bypass graft 冠状动脉旁路搭桥术

一种外科手术操作，在手术时，来自患者身体别处的静脉或动脉被用以连接主动脉与冠状动脉，绕过因心脏动脉粥样化而造成的阻塞，促进对心肌的血液供应。

- coronary heart disease 冠心病

  向心脏提供血液和氧气的血管变窄，源于脂肪物质和斑块的堆积（动脉硬化），可导致心绞痛或心肌梗死。

- coronavirus 冠状病毒

  一组可导致多种疾病的核糖核酸病毒，最近的一种是 SARS-CoV-2 病毒，曾导致新冠病毒感染（SARS：严重急性呼吸综合征）。

- corticosteroids 皮质类固醇

  身体内部自然生成的或作为合成药物使用的强效抗炎激素（包括皮质醇）。

- cortisol 皮质醇

  一种应激激素，可增加能量储存和脂肪的可用性，从而为生理活动高发阶段供给燃料。它还会抑制受损组织的炎症。

- C-reactive protein C 反应蛋白

  与高水平的应激和感染相关的免疫激活的标志物。

- Crohn's disease 克罗恩病，阶段性回肠炎

  自身免疫疾病，可影响胃肠道的任何一个部分，但最常发生在回肠（大小肠汇聚区域）。

- cross-sectional design 横断设计

  一种只从一个时候的样本中收集数据的研究，理想而言，所选择的样本应当可代表被研究人群。

D

- decisional balance 决策平衡

  对行为的成本（弊端）与行为的收益（益处）的衡量。

- defibrillator 除颤器

  一种使用电流来停止心脏肌肉任何不规律和危险活动的机器。它可以在心脏停止跳动（心脏骤停）或以高度不规则（和无效）的方式跳动时使用。

- diabetes（type 1 and 2）糖尿病（1 型和 2 型）

  一种终身疾病，其特征是血液中的糖分水平高，无法将其转移到需要的器官。它可能是由于胰岛素过少（1 型）或胰岛素抵抗（2 型），或两者兼而有之。

- diastolic blood pressure 舒张压，低压

心脏舒张间动脉血管壁的最低血压（相对于收缩压加以测量）。

◆ dispositional pessimism 气质性悲观

对生活前景通常持消极看法，倾向于预测消极后果（反义词为气质性乐观）。

◆ distancing response 疏远反应

对某一事件或刺激采取一种超然的看法，通常是科学的看法，以减少情绪激活。

◆ diuretics 利尿剂，利尿药

此类药物可提升身体的尿液排泄速率，以减少心血管系统内部的液体量，从而减少内部的压力。

◆ dualism 二元论

认为精神和肉体是相互独立存在的观点（cf.Descartes）。

◆ dysarthria 构音障碍

由于控制说话时使用的肌肉病变而导致的说话困难。

◆ dysphasia 言语障碍

以言语生成不足为特征的语言障碍，有时也表现为理解力不足。

E

◆ efficacy 效能

班杜拉（Bandura）的专业术语，与信心同义。

◆ egocentric 自我中心的

以自我为中心的，如在儿童的前运算阶段（2—7岁）只从自己的角度看待事物（cf. Piaget）。

◆ emotion-focused coping 情绪焦点型应对

一种对于应激源的情绪反应进行管理的应对方式。

◆ emphysema 肺气肿

支气管慢性感染或刺激的晚期影响。当支气管受到刺激时，一些气道可能受阻，或细小肺泡的壁膜可能撕裂，使空气无法从肺部排出。结果，肺容积也许会增大，同时置换氧气和二氧化碳的效率变低。

◆ empiricism 经验主义，经验论

由一个认为所有知识都可通过经验获得的学派提出的观点。

◆ endocrine glands 内分泌腺

产生和分泌进入血液或淋巴系统的激素的腺体，包括脑下垂体和肾上腺，以及胰腺中的胰岛，这些激素可以影响某个器官或组织，或影响整个身体。

◆ endorphins 内啡肽
释放到大脑和脊髓中的自然存在的类似阿片类的化学物质，它们可以减少疼痛的体验，并能引起放松或快乐的感觉，与所谓的"跑步者快感"有关。

◆ epidemiology 流行病学，传染病学
对各种人群中的疾病模式及其与生活方式之类的其他因素之间关系的研究。主要概念包括死亡率、发病率、传播率、患病率、绝对风险和相对风险。典型问题有：谁会生这种病？它有多普遍？

◆ erythrocyte 红细胞
含有血红蛋白（haemoglobin）的成熟血细胞，可将氧气带向身体的各组织。

◆ eudaemonic 幸福学的
人生的目标应该是做真实的自己，努力追求意义、个人成长和自我实现，关注心理健康。

◆ exercise programme 锻炼计划
大多数的心脏病康复的关健因素，包括锻炼循序渐进的增加。锻炼通常始于健身房，有时会发展成在家或室外的练习。

◆ exogenous 外源的
与体外的事物有关的。

◆ exosystem 外部系统
个人受到不属于他们的系统的影响，例如合作伙伴不灵活的工作场所政策，媒体对健康问题的报道。

◆ expressed emotion 情绪表达
作为减少应激之手段的情感经历的表露，经常通过在文字中描述经历的方法达成。

F

◆ factor analysis 因素分析
一种分析方法，旨在将大量相关项目之间的关系简化为有意义的组或因素。

◆ fistulas 瘘管
联结肠与其他器官或皮肤的小管道的形成。

G

- **gallbladder** 胆囊

  位于腹部右侧肝脏下方的组织，由肝脏产生的胆汁在进入肠道前贮存于此，它有助于身体消化脂肪。

- **gate control theory of pain** 疼痛的闸门控制理论

  一种由梅尔扎克和沃尔提出的关于疼痛的理论，在这个理论中，"闸门"被用来比喻包括内啡肽在内的减轻疼痛体验的化学物质。

- **general adaptation syndrome** 一般适应性综合征

  是对长期应激的一系列生理反应，从警报阶段到抵抗阶段再到疲惫阶段。

H

- **haemoglobin** 血红蛋白，血色素

  红血球的主要物质。当肺部充满氧气后，它就会转变为氧合血红蛋白，从而使红血球将肺部空气中的氧气传送至身体的各个部分。

- **health behaviour** 健康行为

  一个人无论其健康状况如何，为了保护、促进或维持健康而从事的活动，如节食。

- **health differential** 健康差异

  用以表示不同群体的健康状态和寿命之差异的术语。

- **health hardiness** 健康坚韧性

  个体认同并从事与健康相关的活动、将掌控自身健康和应对健康应激源视为成长的挑战或机遇的程度。

- **health locus of control** 健康控制点

  认为一个人的健康是在个人的控制之下的观点，这种控制或者掌握在健康专业人士之类的强有力的手中，或者是受到命运或运气之类的外在因素的左右。

- **heart failure** 心力衰竭

  因心肌受损或衰弱而不能产生足以满足身体所需的心输出量的状态。

- **hedonic** 享乐主义

  生活的目标是最大化幸福和快乐，最小化负面影响，关注主观幸福感和生活满意度。

- hemianopia 偏盲

  单眼或双眼正常视野的一半缺失。

- hemiparesis 偏瘫

  一侧的身体软弱无力。

- hemiplegia 半身不遂

  一侧的身体不能移动。

- high-density lipoprotein（HDL）高密度脂蛋白

  脂蛋白是血液中的油脂蛋白合成物，可将胆固醇、甘油三酯和其他脂质输送至各个组织。HDL 的主要功能是将多余的胆固醇输送至肝部进行"重新包装"或在胆汁中排出。较高的 HDL 水平似乎可阻止 CHD，所以 HDL 有时被称为"好"胆固醇。

- human papillomavirus（HPV）人乳头状瘤病毒

  一个由 100 多种病毒组成的家族，其中 30 种病毒可引起湿疹，并通过接触传播。尽管大多数生殖器 HPV 的存续时间只有几年，但两种特定的 HPV 类型感染会显著增加宫颈癌的风险。

- humanism 人本主义

  这种方法强调个人的内心感受和需要（c.f. Rogers，Maslow）。

- hypoglycaemic episode 低血糖发作

  发生于身体的葡萄糖水平过低之时。时常发生于摄入了过多的胰岛素或口服糖尿病治疗药物、未吃足量食物或在未摄入适当的食物即进行锻炼之时。症状包括大量流汗、面色苍白、头晕目眩并最终失去意识。

- hypothalamus 下丘脑

  负责调节食欲、性欲和干渴的大脑区域，似乎还对某些情绪有所控制。

I

- illicit drugs 非法药物

  包括非法物质，但也包括非法使用的合法物质，即以非预期的方式使用，例如嗅胶、注射安定。

- illness behaviour 疾病行为

  以一个人患病后寻求一种治疗方法（如吃药）为特征的行为。通常先于正规的诊断，那时的行为被描述为患病角色行为（sick role behaviour）。

◆ illness cognition 疾病认知

涉及一个人对症状或疾病的感知或解释以及他们向自己（或他人）对其进行描述的方式的认知过程（cf.Croyle & Ditto，1990）。

◆ illness representations 疾病表征

对于一种特殊疾病和健康不佳状态的看法——通常被归于利文撒尔（Leven-thal）描述的五个领域：特征，时间表，原因，结果和控制/治疗。

◆ implicit attitude 内隐态度

对实际或象征性的态度客体（刺激）做出反应而无意识地激活的态度，因此不需要外显态度的认知努力。

◆ incidence 发病率

在一个指定的时间段内出现新病例的数量——不可与患病率（prevalence）混淆，后者指在任何一段时间里人群中的已有病例数。

◆ individual differences 个体差异

一个人使自己区别于他人或群体的方面（如年龄、个性）。

◆ individualistic 个人主义

一种文化哲学，将责任置于个人的脚下，强调权利而不是义务，因此，行为往往是由个人的需要和愿望驱动的，而不是由群体的需要或愿望驱动的。

◆ inflammatory bowel disease 炎症性肠病

大肠和某些情况下的小肠的一组炎症状态，其主要形式是克罗恩病（Crohn's disease）和溃疡性结肠炎（ulcerative colitis）。

◆ irritable bowel syndrome 肠易激综合征

一种下肠道的紊乱，症状包括疼痛和改变的排便习惯导致腹泻、便秘或两者兼而有之；它没有明显的生理异常，因此需要根据症状的存在和模式进行诊断。

◆ ischaemic heart disease 缺血性心脏病

一种因流向心脏的血液受限而引起的心脏病。

◆ ischaemic pain 缺血性疼痛

由于肌肉供血不足而引起的疼痛。

K

- Kaposi's sarcoma 卡波西肉瘤

  结缔组织的一种恶性肿瘤，常与艾滋病有关。肿瘤由皮肤上的蓝红色或紫色病变组成，它们通常先出现在脚或脚踝、大腿、手臂、手和面部。

L

- lay referral system 外行转介系统

  由个体（如朋友、家人、同事）构成的提供有关症状和其他与健康相关事务的建议或信息的非正式网络。通常但并非只是在寻求正规的医疗意见之前使用。

- life events 生活事件

  用以描述出现在一个人的生活中的事件的术语，这些事件可能得到积极或消极的看待，但它们天然需要个人方面的某些调整（如婚姻、失业）。此类事件与应激经验有关。

- limbic system 边缘系统

  大脑中的一系列结构，因其在协调情绪方面所起的作用而通常被称做"情绪电脑"。它将感觉信息与和情绪有关的行为（特别是对恐惧和愤怒的反应）相联结。

- locus of control 控制点

  区分将责任归于自身（即内在 LoC）或归于外在因素（外在 LoC）的人格特质。

- low-density lipoprotein（LDL）低密度脂蛋白

  LDL 的主要功能是将胆固醇输送到身体的各个组织。LDL 有时被称作"坏"胆固醇，因为 LDL 水平的增高与冠心病有着最直接的关联。

- lower respiratory tract infection 下呼吸道感染

  包括喉、气管、支气管和肺在内的呼吸系统部分的感染。

- lumpectomy 乳房肿瘤切除术

  一种外科手术操作，手术时，只有肿瘤及组织周围的小部分区域被切除。与将整个乳房都切除的乳房切除术（mastectomy）不同。

- lymphocyte 淋巴球，淋巴细胞

  一种白血球。淋巴球在免疫系统中担负着多种角色，包括产生抗体和与感染和疾病相对抗的其他物质，包括 T 细胞和 B 细胞。

M

◆ macrosystem 宏观系统

个体的更广泛的环境，包括社会经济、环境和文化因素，这些因素构成了所有其他系统之间的结构和关系。

◆ mammography 乳房X光检查

一种低剂量的X光检查，可以产生乳房图像。X射线图像可用于识别肿瘤的早期阶段。

◆ mechanistic 机械论

一种还原论的方法，可将行为减少到器官或生理功能的水平，与生物医学模式（biomedical model）有关。

◆ mediate/mediator 中介/中介变量

中介变量解释了其他两个变量之间存在关系的方式或原因。例如，年龄对行为的影响可能由健康信念来中介，因此，年龄的影响是间接的，而不是直接的。

◆ melanoma 黑色素瘤

皮肤癌的一种形式，通常始于一颗痣，若不及早治疗，会产生不良预后。

◆ mesosystem 中观系统

个人微观系统的多个方面相互连接并作用于个人，例如个人的家庭成员和医疗保健提供者之间的通信。

◆ meta-analysis 元分析

回顾和重新分析先前存在的量化数据集，结合分析，以提供大样本和强大的统计能力，从中得出关于特定影响的可靠结论。

◆ metabolic syndrome 代谢综合征

存在以下症状中的三种：中枢性肥胖、高血压、高血糖、高血清甘油三酯、低血清高密度脂蛋白。这些症状增加了患心血管疾病和2型糖尿病的风险。

◆ microsystem 微观系统

个体的直接接触者，包括家人、朋友、同学或同事。

◆ migraine 偏头痛

头痛的一种，症状包括恶心、呕吐或对光敏感，与大脑内血管流动的变化有关。

◆ mirroring 镜映

一种治疗技巧，治疗师将刚刚表达的想法重复给客户，通常是释义，有时是逐字逐句地重复。

- moderator/moderation 调节变量/调节作用

调节变量解释了两个其他变量之间可能存在关系的条件。例如，个人信仰和行为之间的关系可能会根据性别或健康状况而有所不同。

- monis 一元论

非物质思维不能与物质大脑分开研究的观点。

- monitors 监视

一种广义的应对方式，涉及关注应激或威胁的来源，并试图直接面对它，如通过信息收集/关注与威胁相关的信息（与钝化相反）。

- morbidity 病况

与诸如残疾和受伤等疾病有关的损失。

- mortality（death）死亡率（死亡）

通常以死亡率统计数据的形式呈现，即特定人群和/或特定年份中归因于特定疾病的死亡人数（例如，2020年女性癌症死亡人数）。

- motivation 动机

记忆、思想、经历、需求和偏好的共同作用，影响（驱动）我们行为的类型、强度和持久性。

- multiple sclerosis 多发性硬化

一种大脑和脊髓疾病，由包裹神经细胞的髓鞘逐渐受损所引起。

- myelin sheath 髓鞘

一种包含蛋白质和脂肪（油脂）、包裹大脑外所有神经的物质，它充当了神经绝缘体的角色，有助于神经信号的传送。

- myocardial infarction 心肌梗死

因血液供应停止而导致的心肌坏死，更普遍的叫法是心脏病发作。

N

- natural killer（NK）cells 自然杀伤细胞

在血液中游动并攻击癌细胞和感染病毒的体细胞的细胞。

- negative affectivity 消极情感性

一种性格倾向，易于经历持续的、普遍的消极或低沉情绪和自我概念〔与神经质（neuroticism）有关〕。

◆ **neophobia 恐新症**

对任何新事物（地点、事件、人物、物体）的长期恐惧。

◆ **neuroticism 神经质**

一种个性特质，反映为易于焦虑、内疚，通常会经历消极的思维模式。

◆ **neurotransmitter 神经递质**

一种化学信使（如肾上腺素、乙酰胆碱），用于神经元与其他神经元和其他类型的细胞之间的通信。

◆ **nocebo effect/response 非安慰剂效应/反应**

与安慰剂效应相反，来自拉丁语"伤害"，它描述了一种情况，即由于一个人相信他们已经接触到了有害的东西而报告了负面的结果或经历。

◆ **noradrenaline 去甲肾上腺素**

这种儿茶酚胺是一种神经递质，发现于大脑和交感神经系统中，又称为降肾上腺素（norepinephrine）。

O

◆ **objective 客观的**

即真实、可见或可系统测量的（如肾上腺素水平）。一般与身体外部可被他人看见的东西有关（反义词是"主观的"）。

◆ **observational studies 观察性研究**

评估干预（或治疗）效果而不与对照组进行比较的研究，因此这些研究的结论比随机对照试验更有限。

◆ **operant conditioning 操作性条件反射**

由斯金纳提出，该理论基于这样的假设：行为直接受其后果影响（例如奖励、惩罚、避免负面结果）。

◆ **oral hypoglycaemic agents 口服降糖药**

各种类型的能降低循环血液中的葡萄糖含量的药物。

◆ **outcome expectancies 结果预期**

对行为所导致的结果的预期，如锻炼会让我更健康。

◆ **oxytocin 催产素**

这种激素在大脑中也起神经递质的作用，似乎可以减弱（减少）自主应激反应，并可能与附属社会行为有关。

P

- **pain threshold 痛阈**
在检测之前所需的疼痛强度的最小量（因人而异）。

- **pancreas 胰腺**
产生胰岛素的胰岛所在的腺体，它还会产生和分泌消化酶，位于胃的后方。

- **parasympathetic nervous system 副交感神经系统**
自主神经系统的分支，负责休息和恢复。

- **patient-controlled analgesia（PCA）患者自控镇痛术**
一种由患者自己控制小剂量的镇痛药物（通常是通过静脉滴注和泵控制）的技术，通常是阿片类药物，它主要用于控制术后疼痛。

- **perceived behavioural control 知觉行为控制**
一个人相信自己可控制某一特定的活动或行为的信念。

- **phagocyte 吞噬细胞**
一种免疫系统细胞，可包围并消灭微生物，移除死去的细胞。吞噬细胞中包括巨噬细胞。

- **phantom limb pain 幻肢痛**
截肢后出现的一种现象，患者感觉自己的肢体还在，并且感到疼痛。

- **placebo intervention 安慰干预**
一种旨在激起心理干预的干预措施，但不被视为对目标症状的特殊治疗。

- **placebo response 安慰效应**
来自拉丁语"取悦"，描述了一种情况，即尽管接受了无效的物质或干预，但仍报告了积极的结果或经历。

- **post-traumatic growth 创伤后成长**
在创伤性事件（包括严重疾病）之后，一个人可能会经历积极的心理变化，例如，对生活的欣赏增加，与自我和他人的关系改善，新的生活价值观和优先事项。

- **platelets 血小板**
见于血液中的微量原浆，对血液凝结至关重要。这些细胞聚集在一起形成凝块，从而阻止伤口流血。

- **post-traumatic stress disorder 创伤后应激障碍**
  一种疾病，是在经历了一个创伤事件后形成的反应。关键的构成元素是通常以闪回的形式出现、对事件令人讨厌的反复回忆、回避这类回忆的努力，以及普遍有所提升的唤起程度。

- **predisposition 易感性**
  易感因素会增加一个人从事某种特定行为的可能性，例如遗传对饮酒的影响。

- **premature mortality 早逝**
  在通常预期的年龄之前死亡，通常设定为65岁以下死亡。

- **primary prevention 一级预防**
  在疾病发展之前改变风险因素的干预措施。

- **proactive coping 积极应对**
  预测潜在的应激源并提前采取行动以防止应激或将其影响降至最低的过程。

- **problem-focused coping 问题焦点型应对**
  一种减少应激源的要求，或增加人的资源来应对应激源的应对方式。

- **prognosis 预后**
  疾病的预测结果。

- **prosocial behaviour 亲社会行为**
  受到社会的积极推崇、也许会诱发积极的社会后果的行为活动。

- **psychosocial 心理社会的**
  一种寻求将心理学方法（更微观和以个体为导向）与社会学方法（宏观、更以社区和互动为导向）相结合的方法，例如，在健康领域。

Q

- **qualitative methods 定性研究方法**
  聚焦对某一特定群体的经历、信仰和行为的描述（具体说明）。

R

- **radical prostatectomy 根治性前列腺切除术**
  又名完全性前列腺切除术（total prostatectomy），它利用手术切除整个前列腺，以治疗前列腺癌。

◆ reflection 反映
包括倾听和反馈对个体感受的理解，而不仅仅是他们陈述的内容。

◆ reinforcers 强化刺激
奖励或提供特定行为或一系列行为后的积极反应的因素（积极强化物），使其消除或避免不希望的状态或反应的因素（消极强化物）。

◆ repression 压抑，遏制
一种防御性应对方式，通过阻止人获得意识来保护他们免受消极记忆或导致焦虑想法的影响。

◆ response shift 反应转变
主观报告中的变化，这也许源于生活期望之优先顺序的变更或内在标准的重新校正，以使正在接受评估的结构重新概念化。

◆ rheumatoid arthritis 风湿性关节炎
一种慢性自身免疫疾病，患病者关节发炎并明显变形。

S

◆ salience 显极性
强度和重要性。

◆ sciatica 坐骨神经痛
向腿部下方延伸的疼痛，起因是进入腿中的主神经即坐骨神经的刺激。这种疼痛往往出现于神经从脊椎较下方的骨骼处（腰椎）通过且出现的地方。

◆ self-concept 自我概念
那些有关自身的有意识的思想和信念，它使你觉得有别于他人，觉得自己是一个独立存在的人。

◆ self-determination theory 自我决定理论
该理论考虑行为在多大程度上是自我激励的（即内在因素），并受到自主、能力和心理关联等核心需求的影响。

◆ self-efficacy 自我效能
认为一个人可以在特定的环境中实施特殊行为的信念。

◆ self-regulation 自我调节

个体监视并调节自身的行为、思想和情绪以保持一种平衡或一种正常的功能感的过程。

◆ self-talk 自言自语

对自己说话（内在地）。可能是消极的，因而会增加应激。就治疗而言，人们会学习以有助于他们保持平静的方式自言自语。

◆ sensitivity（of a test）（检测的）灵敏性

以百分比表示检测出的真阳性与阳性病例总数的比率，例如，在已知患有某种疾病的患者中，敏感测试可能有95%的成功率。高灵敏的测试几乎没有假阴性。

◆ sick role behaviour 患病角色行为

一个被诊断有病的人为了努力痊愈而采取的活动。

◆ social capital 社会资本

（通常包括文化和经济资本）是从人们和社区周围的网络中获得的，这些网络产生互惠、信任、参与和合作（Coleman, 1988; Putnam, 2001）。

◆ social cognition theory 社会认知理论

一种社会知识和行为模型，强调了认知因素（如信念和态度）的解释作用。

◆ social comparison 社会比较

一个人或一群人拿自己（他们的行为或特点）与他人进行比较的过程。

◆ social desirability bias 社会期望偏差

以一种认为可能会获得社会（或面试官）认可的方式回答有关自己或个人行为的问题的倾向。

◆ social exclusion 社会排斥

一个多层面的过程，通过这个过程，个体脱离主流社会，被剥夺了大多数人享有的权利、资源和服务。

◆ socialisation 社会化

一个人从家庭、教师和同辈处学习他们应遵循的规则、规范和道德准则的过程。

◆ social learning theory 社会学习理论

该理论的核心是相信结果预期和结果价值的结合将影响后续行为；强化是未来行为的重要预测因素。

◆ socio-economic status 社会经济地位

对一个人的社会阶层的测量。不同的测量手段会使用不同的指标，包括收入、工作类型或受教育年限。较高的地位意味着较高的薪水或较高的工作地位。

◆ specificity（of a test）（检测的）特异性
以百分比表示检测出的真阴性与阴性病例总数的比率，例如，健康的人被正确地识别为没有被测试的条件。具有高特异性的测试很少有假阳性。

◆ stem cell 干细胞
一种可无限地准确复制自己的"通用"细胞。此外，此类细胞还有能力为身体中的各种组织生产特殊的细胞，包括血液、心肌、大脑和肝脏组织。其存在于骨髓中。

◆ stress inoculation training 应激接种训练
一种减压干预的形式，参与者被教导在进入压力情境之前通过排练来控制压力；参与者被教导要放松和使用平静的自我对话（这种方法是由唐纳德·梅琴鲍姆开发的）。

◆ stress management training 应激管理训练
干预的通称，旨在教导参与者如何应对应激。

◆ stress reactivity 应激反应
在经历可能充满应激的境遇时的生理激发，如心率加速或血压升高。

◆ subjective expected utility（SEU）theory 主观期望效用理论
一种决策模式，个体评估某一行动的预期效用（cf. desirability）及其结果，并选择具有最高主观期望效用的行动。

◆ subjective norm 主观规范
一个人有关亲朋好友（参考者）是否认为他会或不会采取一种特殊行动的信念。这是一种社会压力指数，通常通过个体顺从他人愿望的动机进行测量。

◆ subjective 主观的
个人的，即一个人的想法和报告（如兴奋）与客观的（objective）事实相反。主观通常与事件的内在阐释有关，而不是与可观察到的特征有关。

◆ sympathetic nervous system 交感神经系统
自主神经系统的组织部分，涉及调动能量以激活并保持唤起状态（如心率加速）。

◆ synapse 突触
两个神经元之间的联结，或者一个神经元和靶器官神经冲动之间的联结——神经冲动通过神经递质的作用穿越突触。

◆ systolic blood pressure 收缩压，高压
动脉壁的最高血压，它出现在左心室输出/收缩结束时（相对于舒张压进行测量）。

T

- **T cell T 细胞**
  一种可识别受病毒感染的细胞表面抗原的细胞，它会绑定那一细胞并摧毁它。

- **tachycardia 心动过速**
  高心率——通常定义为每分钟超过 100 次。

- **telomeres 端粒**
  这是一种位于染色体末端的化合物，可以防止细胞复制过程中 DNA 丢失，需要有一个最佳的长度来防止这种情况；端粒较短与衰老有关。

- **temporomandibular disorder pain 颞下颌关节病疼痛**
  引起颞下颌关节（下颌关节）压痛和疼痛的各种情况。

- **thalamus 丘脑**
  将后脑和中脑的基本功能与大脑皮层这一更高的处理中心连接起来的大脑区域。可调节注意力，有助于记忆功能——进入边缘系统的比例与情绪体验有关。

- **theory 理论**
  对我们所生活世界的某个方面或世界上事物的普遍看法或信念，它们可能有证据支持，也可能没有。例如，女人开车没有男人好。

- **trait self-control 特质自我控制**
  抵抗诱惑和抑制冲动的一般能力。

- **transient ischaemic attacks 暂时性脑缺血**
  流向大脑的血液的短时减少，导致包括短期性意识模糊、虚弱和其他轻微的神经症状在内的症状。

- **treadmill test 跑步机测试**
  心血管健康测试，参与者在跑步机上逐渐增加运动量，同时用心电图监测其心脏。

- **trigeminal neuralgia 三叉神经痛**
  三叉神经的一种疼痛性炎症，可引起剧烈的面部疼痛。

- **type 1 diabetes 1 型糖尿病**
  参看糖尿病（diabetes）条。

- **type 2 diabetes 2 型糖尿病**
  参看糖尿病（diabetes）条。

- type A behaviour（TAB） A 型行为

  一类特点、怪癖和行为，包括竞争意识强、有时间紧迫感、缺乏耐心、易唤起敌意、说话快速且元气旺盛以及表达性行为。大量研究认为它与冠心病的病原学有关，其中，敌意似乎是核心。

- type C personality C 型人格

  一类人格特点，表现为坚忍克己、消极被动和非情绪表达的应对反应。据信与癌症风险的增加有关。

- type D personality D 型人格

  一种性格类型，特点是高度的消极情感性和社会抑制。

U

- ulcerative colitis 溃疡性结肠炎

  大肠的慢性炎症性疾病，以反复发作的腹痛、发烧和严重腹泻为特征。

- unrealistic optimism 不切实际的乐观

  也称为"乐观偏差"（optimistic bias），指某人认为自己与他人相比较少可能患病或经历负面事件。

V

- variable（noun）变量（名词）

  可以测量或报告并记录为数据的东西，如年龄、情绪、吸烟频率或身体机能。

- vasospasm 血管痉挛

  心脏动脉壁的肌肉迅速收缩和放松的状况，会导致通过动脉的血流的减少。

- visual field loss 视野缺损

  失去了一部分的视野。它不涉及失明。

- volition 意志

  行为或举措（在健康行为变化的 HAPA 模式中得到强调的后意向阶段）。

- volitional 意志的

  一种经过深思熟虑或反思过程后的自愿行为，而不是自动或冲动的。

W

◆ wellbeing 幸福感

对一个人整体生活的主观评价。

◆ written emotional expression 书写性情绪表达

一种书写技巧,被试可借此书写过去的或与特殊问题相关的令人不快的事件。

参考文献

Aaronson, N.K., Ahmedzai, S., Bergman, B. et al. (1993). The European Organisation for Research and Treatment of Cancer QLQ-C30: a quality of life instrument for use in international clinical trials in oncology. *Journal of the National Cancer Institute*, 85: 365–76.

Abbott, S. and Freeth, D. (2008). Social capital and health; starting to make sense of the role of generalized trust and reciprocity. *Journal of Health Psychology*, 13: 874–83.

Abdelrahman, W. and Abdelmageed, A. (2017). Understanding patient complaints. *British Medical Journal,* 356: j452

Abraham, C., Krahé, B., Dominic, R. et al. (2002). Do health promotion messages target cognitive and behavioural correlates of condom use? A content analysis of safer sex promotion leaflets in two countries. *British Journal of Health Psychology*, 7: 227–46.

Abraham, C. and Michie, S. (2008). A taxonomy of behavior change techniques used in interventions. *Health Psychology*, 27: 379–87.

Abraham, S.C.S., Sheeran, P., Abrams, D. et al. (1996). Health beliefs and teenage condom use: a prospective study. *Psychology and Health*, 11: 641–55.

Abraham, C and Sheeran, P. (2007). The health belief model. In: S. Ayers et al. (eds), *Cambridge Handbook of Psychology, Health and Medicine*, 2nd edn, Cambridge: Cam- bridge University Press, pp. 97–102.

Abramsky, L. and Fletcher, O. (2002). Interpreting information: what is said, what is heard – a questionnaire study of health professionals and members of the public. *Prenatal Diagnosis* 22: 1188–94.

Absetz, P., Aro, A.R. and Sutton, S.R. (2003). Experience with breast cancer, prescreening perceived susceptibility and the psychological impact of screening. *Psycho-Oncology*, 12: 305–18.

Aceijas, C. and Rhodes, T. (2007). Global estimates of the prevalence of HCV infection among injecting drug users. *International Journal of Drug Policy*, 18(5): 352–8.

Acharya, S.D., Elci, O.U., Sereika, S.M. et al. (2009). Adherence to a behavioral weight loss treatment program enhances weight loss and improvements in biomarkers. *Journal of Patient Preference and Adherence*, 3: 151–60.

Achat, H., Kawachi, I., Byrne, C. et al. (2000). Prospective study of job strain and risk of breast cancer. *International Journal of Epidemiology*, 29: 622–8.

Acheson, A., Vincent, A.S., Cohoon, A.J. and Lovallo, W.R. (2017). Defining the phenotype of young adults with family histories of alcohol and other substance use disorders: Studies from the family health patterns project. *Addictive Behaviors*, 77: 247–54.

Ackerman, K.D., Heyman, R., Rabin, B.S. et al. (2002). Stressful life events precede exacerbations of multiple sclerosis. *Psychosomatic Medicine*, 64: 916–20.

Ackerson, K. and Preston, S. (2009). A decision theory perspective on why women do or do not decide to have can- cer screening: systematic review. *Journal of Advanced Nursing*, 65: 1130–40.

Adams, G. and Salter, P.S. (2009). Health psychology in African settings: a cultural-psychological analysis. *Journal of Health Psychology*, 12: 539–51.

Adams, J. and White, M. (2005). Why don't stage-based activity promotion interventions work? *Health Education Research*, 20: 237–43.

Adelman, R.D., Tmanova, L.L., Delgado, S. et al. (2015). Caregiver burden: a clinical review. *JAMA*, 311: 1052–9. doi:10.1001/jama.2014.304

Ader, R. (2001). Psychoneuroimmunology. *Current Directions in Psychological Science*, 10: 94–8.

Ader, R. (2007). *Psychoneuroimmunology*, 4th edn. New York: Academic Press.

Adler A.J., Martin N., Mariani J. et al. (2017). Mobile phone text messaging to improve medication adherence in secondary prevention of cardiovascular disease. *Cochrane Database of Systematic Reviews*, 4: CD011851.

Adriaanse, M.A., Gollwitzer, P.M., de Ridder, D.T.D., de Wit J.B.F. and Kroese, F.M. (2011b). Breaking habits with implementation intentions: A test of underlying processes. *Personality and Social Psychology Bulletin*, 37: 502–13.

Adriaanse, M.A., Vinkers, C.D.W., deRidder, D.T.D. et al. (2011a). Do implementation intentions help to eat a healthy diet? A systematic review and meta-analysis of the empiri- cal evidence. *Appetite*, 56: 183–93.

Advisory Council for the Misuse of Drugs (2016). Reducing opioid-related deaths in the UK. Retrieved from https://assets.publishing.service.gov.uk/government/uploads/system/uploads/attachment_data/file/576560/ACMD-Drug-Related-Deaths-Report-161212.pdf (accessed 21 September 2021).

Agency for Health Care Policy and Research (1992). *Acute Pain Management, Clinical Practice Guideline*. Silver Spring, MD: AHCPR.

Age UK (2012). More than £5.3 billion wiped from the econ- omy. 28 June. Retrieved from https://www.ageuk.org.uk/ latest-press/archive/care-in-crisis-more-than-53-billion- wiped-from-the-economy/ (accessed 16 September 2021).

Agha-Mir-Salim, L., Bhattacharyya, A., Hart, D. et al. (2019). A randomised controlled trial evaluating the effectiveness of Facebook compared to leaflets in raising awareness of melanoma and harmful sun-related behaviour among young adults. *European Journal of Cancer Prevention*, 29(1): 89–91.

Ahmad, W. (2000) (ed.). *Ethnicity, Disability and Chronic Ill- ness*. Buckingham: Open University Press.

Ahmed, S., Swaine, B., Milot, M. et al. (2017). Creating an inclusive mall environment with the PRECEDE-PROCEED model: a living lab case study. *Disability and Rehabilitation*, 39: 2198–206.

Ai, A.L., Park, C.L., Huang, B. et al. (2007). Psychosocial mediators of religious coping styles: a study of short-term distress following cardiac surgery. *Personality & Social Psychology Bulletin*, 33: 867–82.

Aida, J., Kondo, K., Kawachi, I. et al. (2013) Does social capital affect the incidence of functional disability in older Japanese? A prospective population-based cohort study. *Journal of Epidemiology and Community Health*, 67: 42–7.

Aizer, A.A., Chen, M-H., McCarthy, E.P. et al. (2013). Marital status and survival in patients with cancer. *Journal of Clinical Oncology*, 31: 3869–76.

Ajzen, I. (1985). From intentions to actions: a theory of planned behavior. In J. Kuhl and J. Beckman (eds), *Action-control: From Cognition to Behavior*. Heidelberg: Springer Verlag.

Ajzen, I. (1991). The theory of planned behaviour. *Organi- zational Behavior and Human Decision Processes*, 50:179–211.

Ajzen, I. and Fishbein, M. (1970). The prediction of behavior from attitudinal and normative beliefs. *Journal of Personality and Social Psychology*, 6: 466–87.

Al-Janabi, H., Carmichael, F., & Oyebode, J. (2018). Informal care: choice or constraint? *Scandinavian Journal of Caring Sciences*, 32: 157–67

Alaranta, H., Rytokoski, U., Rissanen, A. et al. (1994). Intensive physical and psychosocial training program for patients with chronic low back pain. *Spine*, 19: 1339–49.

Albarracín, D., Johnson, B.T., Fishbein, M. and Muellerleile, P. A. (2001). Theories of reasoned action and planned behaviour as models of condom use: a meta-analysis. *Psychological Bulletin*, 127: 142–61.

Albarracín, D., Gillette, J.C., Earl, A.N. et al. (2005). A test of major assumptions about behaviour change: a comprehensive look at the effects of passive and active HIV-pre- vention interventions since the beginning of the epidemic. *Psychological Bulletin*, 131: 856–97.

Albreht, T., Dayakova, M., Schellevis, F.G., and van der Broucke, S. (2016). Many diseases, one model of care? *Journal of Comorbidity*, 6: 12–20.

Aldrich, D.P. (2011). The externalities of strong social capital: Post tsunami recovery in South-East Asia, *Journal of Civil Society*, 7: 81–99

Aldridge, A.A., and Roesch, S.C. (2007). Coping and adjustment in children with cancer: a meta-analytic study. *Journal of Behavioral Medicine*, 30: 115–29.

Alexander, S.C., Keitz, S.A., Sloane, R. et al. (2006). A controlled trial of a short course to improve residents' communication with patients at the end of life. *Academic Medicine*, 81: 1008–12.

Allami, M., Faraji, E., Mohammadzadeh, F. et al. (2019). Chronic musculoskeletal pain, phantom sensation, phantom and stump pain in veterans with unilateral below-knee amputation. *Scandinavian Journal of Pain*, 19: 779–87.

Allan, J.L., Farquharson, B., Choudhary, C. et al. (2009). Stress in telephone helpline nurses. *Journal of Advanced Nursing*, 65: 2208–15.

Allart P, Soubeyran P, Cousson-Gélie F. (2013). Are psycho-social factors associated with quality of life in patients with haematological cancer? A critical review of the literature. *Psycho-Oncology*. 22: 241–9. doi: 10.1002/pon.3026. Epub 2012 Jan 29. PMID: 22287503.

Allen, S.M., Lima, J.C., Goldscheider, F.K. and Roy, J. (2012). Primary caregiver characteristics and transitions in community-based care. *The Journals of Gerontology, Series B: Psychological Sciences and Social Sciences*, 67(3), 362–71, doi:10.1093/geronb/gbs032.

Allport, G.W. (1920). The influence of the group upon association and thought. *Journal of Experimental Psychology*, 3: 159–82.

Allport, G.W. (1935). Attitudes. In C. Murchison (ed.), *Handbook of Social Psychology*. Worcester, MA: Clark University Press.

Allport, G.W. (1961). *Pattern and Growth in Personality*. New York: Holt, Rinehart & Winston.

Allport, G.W. (1966). Traits revisited. *American Psychologist*, 21: 1–10.

Aloise-Young, P.A., Hennigan, K.M. and Graham, J.W.

(1996). Role of self-image and smoker stereotype in smoking onset during early adolescence: a longitudinal study. *Health Psychology*, 15: 494–7.

Al-Smadi, J., Warke, K., Wilson, I. et al. (2003). A pilot investigation of the hypoalgesic effects of transcutaneous electrical nerve stimulation upon low back pain in people with multiple sclerosis. *Clinical Rehabilitation*, 17: 742–9.

Ambigapathy R., Chia Y.C., and Ng C.J. (2016). Patient involvement in decision-making: a cross-sectional study in a Malaysian primary care clinic. *BMJ Open*, 6: e010063.

Amelang, M. and Schmidt-Rathjens, C. (1996). Personality, cancer and coronary heart disease: further evidence on a controversial issue. *British Journal of Health Psychology*, 1: 191–205.

Amelang, M., Hasselbach, P and Stürmer, T. (2004). Personality, cardiovascular disease, and cancer: First results from the Heidelber Cohort Study of the Elderly. *Zeitschrift für Gezundsheitpsychologie,* 12: 102–15

American Agency for Health Care Policy (1992). *Acute Pain Management: Operative or Medical Procedures and Trauma. Clinical Practice Guideline No. 1.* Washington, DC: AAHCP.

American Cancer Society (2012). ACS Guidelines on Nutrition and Physical Activity for Cancer Prevention: Reducing the Risk of Cancer with Healthy Food Choices and Physical Activity. Kushi, L.H., Doyle, C., McCullough, M., et al. *CA Cancer Journal for Clinicians*, 62: 32–67.

American Psychological Association (2020). *Stress in America: A National Mental Health Crisis.* Washington, DC: APA. Retrieved from https://www.apa.org/news/press/releases/stress/2020/sia-mental-health-crisis.pdf (accessed 15 September 2021).

Ames, G.M. and Janes, C.R. (1987). Heavy and problem drinking in an American blue-collar population: implications for prevention. *Social Science and Medicine*, 25: 949–60.

Amin, I., and Ingman, S. (2014). Elder care in the transnational setting: insights from Bangladeshi transnational families in the United States, *Journal of Cross Cultural Gerontology*, 29: 315–28.

Amirkhanian, Y.A., Kelly, J.A., Kabakchieva, E. et al. (2005). A randomized social network HIV prevention trial with young men who have sex with men in Russia and Bulgaria. *AIDS*, 19: 1897–905.

Amundsen, A., Bergvik, S., Butow, P., Tattersall, M. et al. (2018). Supporting doctor-patient communication: Providing a question prompt list and audio recording of the consultation as communication aids to outpatients in a cancer clinic. *Patient Education and Counseling*, 101: 1594–600.

Amundsen, A., Nordøy, T., Lingen, K.E. et al. (2018). Is patient behavior during consultation associated with shared decision-making? A study of patients' questions, cues and concerns in relation to observed shared decision-making in a cancer outpatient clinic. *Patient Education and Coun- seling*, 101: 399–405.

Andersen, B.L., Cacioppo, J.T. and Roberts, D.C. (1995). Delay in seeking a cancer diagnosis: delay stages and psychophysiological comparison processes. *The British Journal of Social Psychology*, 34(1): 33–52. doi.org/10.1111/j.2044-8309.1995.tb01047.x

Andersen, R. and Newman, F. (1973). Societal and individual determinants of medical care utilization in the United States. *Millbank Memorial Fund Quarterly*, 51: 95–107.

Anderson, M.R., Drescher, C.W., Zheng, Y.Y. et al. (2007). Changes in cancer worry associated with participation in ovarian cancer screening. *Psycho-Oncology*, 16: 814–20.

Anderson and Baumberg (2006). Anderson, P. and Baumberg, B. (2006). Alcohol in Europe: A Public Health Perspective. London: Institute of Alcohol Studies.

André, M., Borgquist, L. and Molstad, S. (2002). Asking for 'rules of thumb': a way to discover tacit knowledge in general practice. *Family Practice*, 19: 617–22.

Andreassen, H.K., Bujnowska-Fedak, M.M., Chronaki, C.E. et al. (2007) European citizens use of e-health services: a study of seven countries. *BMC Public Health* 7(53).

Anglim, J., Horwood, S., Smilie, L.D. et al. (2020). Predicting psychological and subjective well-being from personality: a meta-analysis. *Psychological Bulletin*, 146: 279–323.

Annema, C.M., Luttik, M.L. and Jaarsma, T. (2009). Reasons for readmission in heart failure: perspectives of patients, caregivers, cardiologists and heart failure nurses. *Heart & Lung*, 38: 427–34.

Ansari, M., Shlipak, M.G., Heidenreich, P.A. et al. (2003). Improving guideline adherence: a randomized trial evaluating strategies to increase beta-blocker use in heart failure. *Circulation*, 107: 2799–804.

Antoni, M.H., Baggett, L., Ironson, G. et al. (1991). Cognitive behavioral stress management intervention buffers distress responses and immunological changes following notification of HIV-1 seropositivity. *Journal of Consulting and Clinical Psychology*, 59: 906–15.

Antonovsky, A. (1987). *Unravelling the Mystery of Health: How People Manage Stress and Stay Well.* San Francisco, CA: Jossey-Bass.

Anyanwu P.E., Craig P, Katikireddi S.V., et al. (2018). Impacts of smoke-free public places legislation on inequalities in youth smoking uptake: study protocol fora secondary analysis ofUK survey data. *BMJ Open* 8:e022490. doi:10.1136/ bmjopen-2018-022490.

Aoun, S.M., Bentley, B., Funk, L. et al. (2012). A 10-year literature review of family caregiving for motor neurone disease: moving from caregiver burden studies to palliative care interventions. *Palliative Medicine*, 27: 437–46.

Appels, A., Bar, F., Lasker, J. et al. (1997). The effect of a psychological intervention program on the risk of a new coronary event after angioplasty: a feasibility study. *Journal of Psychosomatic Medicine*, 43: 209–17.

Appleton, S., Watson, M., Rush, R. et al. (2004). A randomised controlled trial of a psychoeducational intervention for women at increased risk of breast cancer. *British Journal of Cancer*, 90: 41–7.

Aranda S., Jefford M., Yates P. et al. (2012). Impact of a novel nurse-led prechemotherapy education intervention (Chem- oEd) on patient distress, symptom burden, and treatment- related information and support needs: results from a randomised, controlled trial. *Annals of Oncology*, 23: 222–31.

Aranda, M.P. and Knight, B.G. (1997). The influence of ethnicity and culture on the caregiver stress and coping process: a sociocultural review and analysis. *The Gerontologist*, 37: 342–54.

Arcaya, M., Glymour, M., Christakis, N.A. et al. (2014). Individual and spousal unemployment as predictors of smoking and drinking behavior. *Social Science & Medicine*, 110: 89–95.

Arksey, H. and Glendinning, C. (2008). Combining work and care: carers' decision making in the context of competing policy pressures. *Social Policy & Administration*, 42:1–18.

Aronson, E., Wilson, T.D. and Akert, A.M. (2005). *Social Psychology* (5th edn). Upper Saddle River, NJ: Prentice-Hall.

Armanasco, A.A., Miller, Y.D., Fjeldsoe, B. S. et al. (2017). Preventive health behavior change text message interventions: A meta-analysis. *American Journal of Preventive Medicine*, 52: 391–402.

Armitage, C.J. (2003). The relationship between multidimensional health locus of control and perceived behavioural control: how are distal perceptions of control related to proximal perceptions of control? *Psychology and Health*, 18: 723–38.

Armitage, C.J. (2009). Is there utility in the transtheoretical model? *British Journal of Health Psychology*, 14: 195–210.

Arora, N.K. and McHorney, C.A. (2000). Patient preferences for medical decision making: who really wants to participate? *Medical Care*, 38: 335–41.

Arrigo, I., Brunner-LaRocca, H., Lefkovits, M. et al. (2008). Comparative outcome one year after formal cardiac rehabilitation: the effects of a randomized intervention to improve exercise adherence. *European Journal of Cardio- vascular Prevention and Rehabilitation*, 15: 306 –11.

Arts, D.L., Voncken, A.G., Medlock, S. et al. (2016). Reasons for intentional guideline non-adherence: a systematic review. *International Journal of Medical Informatics*, 89: 55–62.

Arroyave, W.D., Clipp, E.C., Miller, P.E., et al. (2008). Child- hood cancer survivors' perceived barriers to improving exercise and dietary behaviors. *Oncology Nursing Forum*, 35: 121–30.

Arsenis, N. C., You, T., Ogawa, E. F., Tinsley, G. M., & Zuo, L. (2017). Physical activity and telomere length: Impact of aging and potential mechanisms of action. *Oncotarget*, 8: 45008–45019. doi.org/10.18632/oncotarget.16726.

Arthur, R.S., Dannenberg, A.J., Kim, M. et al. (2021). The association of body fat composition with risk of breast, endometrial, ovarian and colorectal cancers among nor- mal weight participants in the UK Biobank. *British Journal of Cancer*, 124, 1592–1605 (2021). doi.org/10.1038/ s41416-020-01210-y

Asamoah-Adu, A., Weir, S., Pappoe, M. et al. (1994). Evaluation of a targeted AIDS prevention intervention to increase condom use among prostitutes in Ghana. *AIDS*, 8: 239–46.

Ashton, L., Karnilowicz, W. and Fooks, D. (2001). The incidence and belief structures associated with breast self examination. *Social Behavior and Personality*, 29: 223–9. Asch, D.A., Troxel, A.B., Stewart, W.F. et al. (2015). Effect of financial incentives to physicians, patients, or both on lipid levels: a randomized clinical trial. *Journal of the American Medical Association*, 314: 1926–35.

Aspinwall, L.G. and Brunhart, S.M. (1996). Distinguishing optimism from denial: optimistic beliefs predict attention to health threats. *Personality and Social Psychology Bulletin*, 22: 993–1003.

Aspinwall, L.G. and Taylor, S.E. (1997). A stitch in time: selfregulation and proactive coping. *Psychological Bulletin*, 121: 417–36.

Aston Medical Adherence Study (AMAS) (2012) Establishing the extent of patient non-adherence to prescribed medication in the Heart of Birmingham teaching Primary Care Trust (HoBtPCT), Final Report, Heart of Birmingham teach- ing Primary Care Trust, R&D Programme, which is now part of NHS Birmingham and Solihull.

Atienza-Carrasco, J., Linares-Abad, M. et al. (2018). Breaking bad news to antenatal patients with strategies to lessen the pain: a qualitative study. *Reproductive Health*, 15: 11.

Attari, A., Sartippour, M., Amini, M. et al. (2006). Effect of stress management training on glycemic control in patients with type 1 diabetes. *Diabetes Research and Clinical Prac-tice*, 73: 23–8.

Audit Scotland (2012). Health inequalities in Scotland. Audit Scotland: Edinburgh.

Audrain, J., Boyd, N.R., Roth, J. et al. (1997). Genetic sus- ceptibility testing in smoking-cessation treatment: one- year outcomes of a randomized trial. *Addictive Behaviors*, 22: 741–51.

Aujoulat, I., Marcolongo, R., Bonadiman, L. and Deccache, A. (2008). Reconsidering patient empowerment in chronic illness: a critique of models of self-efficacy and bodily control. *Social Science & Medicine*, 66: 1228–39.

Austin M.K., Chen E., Ross K.M. et al. (2018). Early-life socioeconomic disadvantage, not current, predicts accelerated epigenetic aging of monocytes. *Psychoneuroendocrinology*, 97: 131–34.

Austoker, J. (1994). Screening for ovarian, prostate and testicular cancers. *British Medical Journal*, 309: 315–20.

Australian Bureau of Statistics (2018). National Health Survey: First Results, 2017–18. ABS cat. no. 4364.0.55.001. Canberra: Australian Bureau of Statistics.

Australian Government, Cancer Australia (2015). Early Detection Breast Cancer, https://www.canceraustralia.gov.au/resources/position-statements/early-detection-breast-cancer

Australian Government, Cancer Australia (2015b). Lifestyle Risk Factors and the Primary Prevention of Cancer, https://www.canceraustralia.gov.au/resources/position-statements/lifestyle-risk-factors-and-primary-prevention-cancer

Autenrieth, C.S., et al. (2013). Physical activity is inversely associated with multimorbidity in elderly men: results from the KORA-Age Augsburg Study. *Preventive Medicine*, 57: 17–19.

AVERT (2019). Gender inequality and HIV. Retrieved from https://www.avert.org/professionals/social-issues/genderinequality (accessed 15 September 2021).

AVERT (2021). Globa HIV and AIDS statistics, Retrieved from https://www.avert.org/global-hiv-and-aids-statistics (accessed 4 September 2021).

Ayanian, J.Z., Cleary, P.D., Weissman, J.S. et al. (1999). The effect of patients' preferences on racial differences in access to renal transplantation. *New England Journal of Medicine*, 341: 1661–9.

Ayers, S., Copland, C., and Dunmore, E. (2009). A preliminary study of negative appraisals and dysfunctional copingassociated with post-traumatic stress disorder symptoms folllwoig myocardial infarction, *British Journal of Health Psychology*, 14: 459–71.

Ayhan, C., Bilgin, H., Uluman, O.T. et al. (2020). A systematic review of the discrimination against sexual and gender minority in health care settings. *International Journal of Health Services: Planning, Administration, Evaluation*, 50: 44–61.

Ayling, K., Fairclough, L., Buchanan, H., Wetherell, M. A. and Vedhara, K. (2019). Mood and influenza vaccination in older adults: A randomized controlled trial. *Health psychology : official journal of the Division of Health Psychology, American Psychological Association*, 38(11): 984–996.

Ayling, K., Fairclough, L., Tighe, P., Todd, I., Halliday, V., Garibaldi, J., Royal, S., Hamed, A., Buchanan, H. and Vedhara, K. (2018). Positive mood on the day of influenza vaccination predicts vaccine effectiveness: A prospective observational cohort study. *Brain, behavior, and immunity*, 67, 314–323.

Baic, M.J., Morgan, P.J., Plotnikoff, R.C., Lonsdale, C., et al. (2014). Physical activity and physical self-concept in youth: Reviw and meta-analysis. *Sports Medicine*, 44: 1589–601 Bąbel P. (2019). Classical conditioning as a distinct mecha-nism of placebo effects. *Frontiers in Psychiatry*, 10: 449.

Bacharach, S.B., Bamberger, P.A., Sonnenstuhl, W.J. et al.(2004). Retirement, risky alcohol consumption and drinking problems among blue-collar workers. *Journal of Stud- ies in Alcohol*, 65: 537–45.

Bachiocco, V., Scesi, M., Morselli, A.M. et al. (1993). Individual pain history and familial pain tolerance models: relationships to post-surgical pain. *Clinical Journal of Pain*, 9: 266–71.

Back, A.L., Arnold, R.M., Baile, W.F. et al. (2007). Efficacy of communication skills training for giving bad news and discussing transitions to palliative care. *Archives of Internal Medicine*, 167: 453–60.

Badr, H., Acitelli, L.K. and Carmack Taylor, C.L. (2007). Does couple identity mediate the stress experienced by caregiving spouses? *Psychology & Health*, 22: 211–30.

Badr, H., Carmack, C.L., Kashy, D.A. et al. (2010). Dyadic coping in metastatic breast cancer. *Health Psychology*, 29:169–80.

Badr, H. and Taylor, C.L.C. (2008). Effects of relationship maintenance on psychological distress and dyadic adjustment among couples coping with lung cancer. *Health Psy- chology*, 27: 616–27.

Baile, W.F., Buckman, R., Lenzi, R. et al. (2000). SPIKES-A six-step protocol for delivering bad news: application to the patient with cancer. *The Oncologist*, 5: 302–11.

Bair, M.J., Matthias, M.S., Nyland, K.A. et al. (2009). Barriers and facilitators to chronic pain self-management: a qualita- tive study of primary care patients with comorbid musculoskeletal pain and depression. *Pain Medicine*, 10: 1280–90.

Baird, B.M., Lucas, R.E. and Donnellan, M.B. (2010). Life satisfaction across the lifespan: findings from two nationally representative panel studies. *Social Indicators Research*, 99: 183–203.

Bajko, Z., Szekeres, C.C., Kovacs, K.R. et al. (2012). Anxiety, depression and autonomic nervous system dysfunction in hypertension, *Journal of Neurological Science*, 317: 112–16.

Bąk-Sosnowska, M., Wyszomirska, J. and Daniel-Sielańczyk, A. (2021). Selected psychological factors and medication adherence in patients with rheumatoid arthritis. *Reumato- logia*, 59(2): 90–7.

Baker E., Lester L.H., Bentley R. et al. (2016). Poor housing quality: prevalence and health effects. *Journal of Prevention and Intervention in the Community*, 44: 219–32.

Baker, K.L., Robertson, N., and Connelly, D. (2010). Men caring for wives or partners with dementia: Masculinity, strain and gain. *Aging & Mental Health*, 14: 319–27.

Bakhshaie, J., Bonnen, M., Asper, J., et al. (2020). Emotional disclosure and cognitive processing in couples coping with head and neck cancer. *Journal of Behavioral Medicine*, 43: 411–25.

Bala, M., Strzeszynski, L. and Cahill, K. (2008). Mass media interventions for smoking cessation in adults. *Cochrane Database of Systematic Reviews*, 1: CD004704.

Balanyuk, I., Ledonne, G., Provenzano, M. et al. (2018). Distraction technique for pain reduction in peripheral venous catheterization: randomized, controlled trial. *Acta Biomedica*, 89(4-S): 55–63.

Balaswamy, S., Richardson, V. and Price, C.A. (2004). Investigating patterns of social support used by widowers during bereavement. *The Journal of Men's Studies*, 13: 67–84.

Baldassar, L (2007). Transnational families and aged care: The mobility of care and the mifgrancy of ageing, *Journal of Ethnic and Migrant Studies*, 33: 275–97.

Balldin, J., Berglund, M., Borg, S. et al. (2003). A 6-month controlled naltrexone study: combined effect with cognitive behavioral therapy in outpatient treatment of alcohol dependence. *Alcoholism Clinical and Experimental Research*, 27: 1142–9.

Baltes, P.B. and Baltes, M.M. (1990). *Successful Aging: Perspectives from the Behavioral Sciences*. New York: Cambridge University Press.

Band, R., Barrowclough, C. and Wearden, A. (2014). The impact of significant other expressed emotion on patient outcomes in chronic fatigue syndrome. *Health Psychology*, 33, 1092–101.

Band, R., Wearden, A., and Barrowclough, C. (2015) Patient outcomes in association with significant other responses to chronic fatigue syndrome: a systematic review of the literature, *Clinical Psychology: Science and Practice*, 22: 29–46 doi:10.1111/cpsp.12093

Bandolier (1999). Transcutaneous electrical nerve stimulation (TENS) in postoperative pain. *Bandolier*, July. Available from www.bandolier.com.

Bandolier (2003). Acute pain. *Bandolier* extra, February. Avail- able from www.ebandolier.com.

Bandura, A. (1977). Self-efficacy: toward a unifying theory of behavioral change. *Psychological Review*, 84: 191–215.

Bandura, A. (1986). *Social Foundations of Thought and Action*. Upper Saddle River, NJ: Prentice Hall.

Bandura, A. (1997). *Self-Efficacy: The Exercise of Control*. New York: W.H. Freeman.

Bandura, A. (2001). Social cognitive theory: an agentic perspective. *Annual Review of Psychology*, 52: 1–26.

Banthia, R., Malcarne, V.L., Varni, J.W. et al. (2003). The effects of dyadic strength and coping styles on psychological distress in couples faced with prostate cancer. *Journal of Behavioral Medicine*, 26: 31–52.

Barber, S.E., Clegg, A.P. and Young, J.B. (2012). Is there a role for physical activity in preventing cognitive decline in people with mild cognitive impairment? *Age and Ageing*, 41: 5–8.

Bardel, A., Wallander, M.A., Wedel, H., and Svärdsudd, K. (2009). Age-specific symptom prevalence in women 35–64 years old: a population-based study. *BMC Public Health*, 9: 37.

Bardia, A., Tleyjeh, I.M., Cerhan, J.R. et al. (2008). Efficacy of antioxidant supplementation in reducing primary cancer incidence and mortality: a systematic review and meta- analysis. *Mayo Clinic Proceedings*, 83: 23–34.

Barnard, D., Street, A., Love, D.W. et al. (2006). Relationships between stressors, work support and burnout among cancer nurses. *Cancer Nursing*, 29: 338–45.

Barnett N.L., Leader I., Easthall C. et al. (2019). Developing person-centred consultation skills within a UK hospital pharmacy service: evaluation of a pilot practice-based support package for pharmacy staff. *European Journal of Hospital Pharmacy*, 26: 93–100.

Barratt, J., and Thomas, N. (2018). Nurse practitioner consultations in primary health care: patient, carer, and nurse practitioner qualitative interpretations of communication processes. *Primary Health Care Research and Development*, 20: 1–9.

Barrett, S., Begg, S., O'Halloran, P. et al. (2018). Integrated motivational interviewing and cognitive behaviour therapy for lifestyle mediators of overweight and obesity in community-dwelling adults: a systematic review and meta- analyses. *BMC Public Health*, 18: 1160.

Barrett, S. and Heubeck, B.G. (2000). Relationships between school hassles and uplifts and anxiety and conduct problems in Grades 3 and 4. *Journal of Applied Developmental Psychology*, 21: 537–54.

Barsdorf, A.I., Schiaffino, K.M., Imundo, L.F. and Levy, D. M. (2009). Pilot study of the Illness Perception Questionnaire- Revised (IPQ-R) in children with juvenile idiopathic arthritis (JIA) [abstract]. *Arthritis & Rheumatism*, 60 Suppl. 10: 237, doi: 10.1002/art.25320

Barskova, T., and Oesterreich, R. (2009). Post-traumatic growth in people living with a serious medical condition and its relations to physical and mental health: A systematic review. *Disability and Rehabilitation*, 31:1709–33.

Barth, J., Schneider, S. and von Känel, R. (2010). Lack of social support in the etiology and the prognosis of coronary heart disease: a systematic review and meta-analysis. *Psychosomatic Medicine*, 72: 229–38.

Bartlett, L., Martin, A., Neil, A.L. et al. (2019) A systematic review and meta-analysis of workplace mindfulness train- ing randomized controlled trials. *Journal of Occupational Health Psychology*, 24: 108–126.

Bartley, C.E. and Roesch, S.C. (2011). Coping with daily stress: the role of conscientiousness. *Personality and Indi- vidual Differences*, 50: 79–83.

Bartley, M., Sacker, A. and Clarke, P. (2004). Employment

status, employment conditions, and limiting illness: prospective evidence from the British household panel survey 1991–2001. *Journal of Epidemiology and Community Health*, 58: 501–6.

Barton, M.B., Morley, D.S. and Moore, S. (2004). Decreasing women's anxieties after abnormal mammograms: a controlled trial. *Journal of the National Cancer Institute*, 96: 529–38.

Bartsch, S.M., et al. (2020). Vaccine efficacy needed for a COVID-19 coronavirus vaccine to prevent or stop an epidemic as the sole intervention, *American Journal of Preventive Medicine*, 59: 493–503.

Bastawrous, M., Gignac, M.A., Kapral, M.K., and Cameron, J.I. (2014). Adult daughters providing post-stroke care to a parent: a qualitative study of the impact that role overload has on lifestyle, participation and family relationships. *Clinical Rehabilitation*, September, e-pub, doi:10.1177/0269215514552035

Baum, A. (1990). Stress, intrusive imagery and chronic distress. *Health Psychology*, 9: 665–75.

Baum, A., Garofalo, J.P. and Yali, A.M. (1999). Socioeconomic status and chronic stress. Does stress account for SES effects on health? *Annals of the New York Academy of Science*, 896: 131–44.

Bauman, B. (1961). Diversities in conceptions of health and fitness. *Journal of Health and Human Behavior*, 2: 39–46.

Baumeister, R.F., Vohs, K.D., Aaker, J.L. and Garbinsky, E.N. (2013). Some key differences between a happy life and a meaningful life. *Journal of Positive Psychology*, 8: doi: 10.1080/17439760.2013.830764

Baumer, Y., Farmer, N., Premeaux, T.A. et al. (2020). Health Disparities in COVID-19: Addressing the role of social determinants of health in immune system dysfunction to turn the tide. *Frontiers in Public Health*, 8: 559312.

Bayer, U.C., Achtziger, A., Gollwitzer, P.M., and Moskowitz, G.B. (2009). Responding to subliminal cues: do if-then plans facilitate action-preparation and initiation without conscious intent? *Social Cognition*, 27: 183–201.

Beach, S.R., Schulz, R., Lee, J.L. et al. (2000). Negative and positive health effects of caring for a disabled spouse: longitudinal findings from the Caregiver Health Effects study. *Psychology and Aging*, 15: 259–71.

Beadsmoore, C.J. and Screaton, N.J. (2003). Classification, staging and prongosis of lung cancer. *European Journal of Radiology*, 45: 8–17.

Bean, D., Cundy, T. and Petrie, K. (2007) Ethnic differences in illness perceptions, self efficacy and diabetes self care. *Psychology and Health*; 22: 787–811.

Beard, E., West, R., Lorencatto, F., Gardner, B., Michie, S., Owens, L., & Shahab, L. (2019). What do cost-effective health behaviour-change interventions contain? A comparison of six domains. *PloS One*, 14: e0213983.

Beauchemin, M., Murray, M.T., Sung, L. et al. (2019). Clinical decision support for therapeutic decision-making in cancer: A systematic review. *International Journal of Medical Informatics*, 130, 103940.

Beck, A.T. (1976). *Cognitive Therapy and the Emotional Disorders*. New York: International Universities Press.

Beck, A. (1977). *Cognitive Therapy of Depression*. New York: Guilford Press.

Beck, A.T., Ward, C.H., Mendelson, M. et al. (1962). Reliability of psychiatric diagnoses: 2. A study of consistency of clinical judgements and ratings. *American Journal of Psychiatry*, 119: 351–7.

Beck, A.T., Wight, F.D., Newman, C.F. and Liese, B.S. (1993). *Cognitive Therapy for Substance Abuse*. New York: Guilford Press.

Becker, M.H. (ed.) (1974). The health belief model and personal health behavior, *Health Education Monographs*, 2: 324–508.

Becker, E.R. and Granzotti, M. (2019). Trends in in-hospital coronary artery bypass surgery mortality by gender and race/ethnicity –1998–2015: Why do the differences remain?, *Journal of the National Medical Association*, 111: 527–39.

Becker, M.H., Haefner, D.P. and Maiman, L.A. (1977). The health belief model in the prediction of dietary compliance: a field experiment. *Journal of Health and Social Behavior*, 18: 348–66.

Becker, M.H. and Rosenstock, I.M. (1984). Compliance with medical advice. In A. Steptoe and A. Mathews (eds), *Health Care and Human Behavior*. London: Academic Press.

Becker, S., Navratilova, E., Nees, F. et al. (2018). Emotional and motivational pain processing: current state of knowledge and perspectives in translational research. *Pain Research and Management,* 5457870.

Beecher, H.K. (1946). Pain in men wounded in battle. *Annals of Surgery*, 123: 96–105.

Been, J.V., Nurmatov, U.B., Cox, B. et al. (2014). Effect of smoke-free legislation on perinatal and child health: a systematic review and meta-analysis. *The Lancet*, 383, 1549–60.

Beerendrakumar, N., Ramamoorthy, L., and Haridasan, S. (2018). Dietary and fluid regime adherence in chronic kidney disease patients. *Journal of Caring Sciences*, 7: 17–20.

Bei, E., Zarzycki, M., Morrison, V. and Vilchinsky, N. (2021). Motivations and willingness to provide care from a geographic distance, and the impact of distance care on caregivers' mental and physical health: A mixed method systematic review protocol. *BMJ Open*. Retrieved from http://bmjopen.bmj.com/cgi/content/full/bmjopen- 2020-045660 (accessed 15 September 2021).

Beiter, R. Nash, M. McCrady, D. et al. (2015). The prevalence and correlates of depression, anxiety, and stress in a sample of college students, *Journal of Affective Disorders*, 173: 90–6.

Belanger-Gravel, A., Godin,G. and Amireault, S. (2013).

A meta-analytic review of the effect of implementation intentions on physical activity. *Health Psychology Review*, 7: 23–54.

Bell, D.E. (1982). Regret in decision-making under uncertainty. *Operations Research*, 21: 961–81.

Bellaby, P. (2003). Communication and miscommunication of risk: understanding UK parents' attitudes to combined MMR vaccination. *British Medical Journal*, 327: 725–8.

Bellbhuder U. and Stanfliet J.C. (2014). Clinicians ignore best practice guidelines: prospective audit of cardiac injury marker ordering in patients with chest pain. *South Africa Medical Journal,* 104: 305–6.

Benavides, F. G., Benach, J., Diez-Roux, A. V. et al. (2000.) How do types of employment relate to health indicators? Findings from the Second European Survey on Working Conditions. *Journal of Epidemiology and Community Health*, 54: 494–50.

Bendsten, L., Evers, S., Linde, M. et al. (2010). EFNS guideline on the treatment of tension-type headache -report of an EFNS task force. *European Journal of Neurology*, 17: 1318–25.

Benedetti, F., Lanotte, M., Lopiano, L. et al. (2007). When words are painful: unraveling the mechanisms of the nocebo effect. *Neuroscience*, 147: 260–71.

Benefield, L.E., and Beck, C. (2007). Reducing the distance in distance-caregiving by technology innovation, *Clinical Interventions in Aging*, 2: 267–72.

Bennett, E.J , Tennant, C., Piesse, C., et al. (1998). Level of chronic life stress predicts clinical outcome in irritable bowel syndrome, *Gut*, 43: 256–61.

Bennett, K.M. (2007). 'No sissy stuff': Towards a theory of masculinity and emotional expression in older widowed men. *Journal of Aging Studies*, 21: 347–56.

Bennett, P. (2000). *Introduction to Clinical Health Psychology*. Oxford: Oxford University Press.

Bennett, P. (2005a). Gastric and duodenal ulcers. In S. Ayers, A. Baum, C. McManus, et al. (eds), *Cambridge Handbook of Psychology, Health and Medicine*, 2nd edn. Cambridge: Cambridge University Press.

Bennett, P. (2005b). Irritable bowel syndrome. In S. Ayers, A. Baum, C. McManus, et al. (eds), *Cambridge Handbook of Psychology, Health and Medicine*, 2nd edn. Cambridge: Cambridge University Press.

Bennett P. (2021). *Clinical Psychology, Research and Practice*. Buckingham: Open University Press.

Bennett, P. and Connell, H. (1999). Dyadic responses to myocardial infarction. *Psychology, Health and Medicine*, 4: 45–55.

Bennett, P. and Lowe, R. (2008). Emotions and their cognitive precursors: responses to spontaneously identified stressful events among hospital nurses, *Journal of Health Psychol- ogy*, 13: 537–46.

Bennett, P., Gruszczynska E. and Marke, V. (2015). Dietary and exercise change following acute cardiac syndrome: a latent class growth modelling analysis. *Journal of Health Psychology*, 21: 2347–56.

Bennett P., Lowe R., Mathews V et al. (2001). Stress in nurses: coping, managerial support and work demand, *Stress and Health*, 17: 55–63.

Bennett, P., Owen, R.L., Koutsakis, S. et al. (2002). Personality, social context and cognitive predictors of post- traumatic stress disorder in myocardial infarction patients. *Psychology and Health*, 17: 489–500.

Bennett, P., Parsons, E., Brain, K. et al. (2010). Living at risk: a long-term follow-up study of women at intermediate risk of familial breast cancer. *Psycho-Oncology*, 19: 390–8.

Bennett, P., Phelps, C., Brain, K. et al. (2007). A randomised controlled trial of a brief self-help coping intervention designed to reduce distress when awaiting genetic risk information. *Journal of Psychosomatic Research*, 63, 59–64.

Bennett, P., Phelps, C., Hood, K. et al. (2012). Concerns and coping during cancer genetic risk assessment. *Psycho- Oncology,* 21, 611–17

Bennett, P., Wilkinson, C., Turner, J. et al. (2008). Psychological factors associated with emotional responses to receiving genetic risk information. *Journal of Genetic Counseling,* 17, 234–41.

Bennett, P., Williams, Y., Page, N. et al. (2004). Levels of mental health problems among UK emergency ambulance personnel. *Emergency Medical Journal*, 21: 235–6.

Bensing, J.M., Tromp, F., van Dulmen, S. et al. (2006). Shifts in doctor–patient communication between 1986 and 2002: a study of videotaped general practice consultations with hypertension patients. *BMC Family Practice*, 25: 62.

Benyamini, Y., Leventhal, E.A. and Leventhal, H. (2003). Elderly people's ratings of the importance of health-related factors to their self-assessments of health. *Social Science and Medicine*, 56: 1661–7.

Berenbaum, E. and Latimer-Cheung, A.E. (2014). Examining the link between framed physical activity ads and behavior among women. *Journal of Sport and Exercise Psychology*, 36: 271–80.

Berg, A.I., Hassing, L., McClearn, G.E. and Johansson, B. (2006). What matters for life satisfaction in the oldest-old? *Aging and Mental Health*, 10: 257–64.

Bergland, A., Nicolaisen, M., and Thorsen, K. (2013). Predictors of subjective age in people aged 40–79 years: a five-year follow-up study.The impact of mastery, mental and physical health. *Ageing and Mental Health*, 18: 653–61.

Berglund, E., Lytsy, P., and Westerling, R. (2015). Health and wellbeng in informal caregivers and non-caregivers: a comparative cross-sectional study of the Swedish general population. *Health and Quality of Life Outcomes*, 13: 109. doi:10.1186/s12955-015-0309-2.

Berkman, L.F., Blumenthal, J., Burg, M. et al. (2003). Effects of treating depression and low perceived social support on clinical events after myocardial infarction: the Enhancing Recovery in Coronary Heart Disease (ENRICHD) patients randomized trial. *Journal of the American Medical Associa- tion*, 289: 3106–16.

Berkman, L.F. and Syme, S.L. (1979). Social networks, lost resistance and mortality: a nine-year follow-up of Alameda County residents. *American Journal of Epidemiology*, 109: 186–204.

Berlan, E.D and Bravender, T. (2009). Confidentiality, consent and caring for the adolescent. *Current Opinion in Pediatrics*, 21: 450–456.

Bermingham, S.L., Cohen, A., Hague, J., and Parsonage, P. (2010). The cost of somatisation among the working-age population in England for the year 2008–09. *Mental Health in Family Medicine*, 7: 71–84.

Bernal, I., Domènech, E., Garcia-Planella, E. et al. (2006). Medication-taking behavior in a cohort of patients with inflammatory bowel disease. *Digestive Diseases and Sciences*, 51: 2165–9.

Bernstein, S.L., Cabral, L., Maantay, J. et al. (2009). Disparities in access to over-the-counter nicotine replacement products in New York City pharmacies. *American Journal of Public Health*, 99: 1699–704.

Berry, E., Davies, M., and Dempster, M. (2017). Exploring the effectiveness of couples interventions for adults living with chronic physical interventions: A systematic review. *Patient Education and Counseling*, 100:1287–303

Berry, E., Lockhart, S., Davies, M., Lindsay, J.R., and Demp- ster, M. (2015). Diabetes distress: Understanding the hidden struggles of living with diabetes and exploring intervention strategies, *Postgraduate Medical Journal*, 91: 278–83.

Bertogg, A., and Strauss, S. (2018). Spousal care-giving arrangements in Europe: the role of gender, socio-economic status and the welfare state. *Ageing and Society*, 40: 735–58

Bethune, G.R. and Lewis, H.J. (2009). Let's talk about smear tests: social marketing for the National Cervical Screening Programme. *Public Health*, 123 Suppl 1: e17–22.

BHF National Centre for Physical Activity and Health (2007). *Active for later life: promoting physical activity with older people: A resource for agencies and organisations*. Edinburgh: BHFNCPAH.

Bhopal, R., Hayes, L., White, M. et al. (2002). Ethnic and socio-economic inequalities in coronary heart disease, diabetes and risk factors in Europeans and South Asians. *Journal of Public Health Medicine*, 24: 95–105.

Bibace, R. and Walsh, M.E. (1980). Development of children's conceptions of illness. *Pediatrics*, 66: 912–17.

Biddle, S., Fox, K. and Boutcher, S. (2000). *Physical Activity and Psychological Wellbeing*. London: Routledge.

Biddle, S.J.H. and Mutrie, N. (2008). *Psychology of Physical Activity: Determinants, Wellbeing and Interventions*, 2nd edn. London: Routledge.

Biener, L., McCallum-Keeler, G. and Nyman, A.L. (2000). Adults' response to Massachusetts anti-tobacco television advertisements: impact of viewer and advertisement characteristics. *Tobacco Control*, 9: 401–7.

Biggam, F.H., Power, K.G., MacDonald, R.R. et al. (1997). Self-perceived occupational stress and distress in a Scottish police force. *Work and Stress*, 11: 118–33.

Bigman, C.A., Cappella, J.N. and Hornik, R.C. (2010). Effective or ineffective: attribute framing and the human papillomavirus (HPV) vaccine. *Patient Education and Counseling*, 81(suppl.): S70–6.

Bijttebier, P., Vercruysse, T., Vertommen, H. et al. (2001). New evidence on the reliability and validity of the pediatric oncology quality of life scale. *Psychology and Health*, 16: 461–9. Bingel, U., Colloca, L. and Vase, L. (2011). Mechanisms and clinical implications of the placebo effect: is there a potential for the elderly? A mini-review. *Gerontology*, 57: 354–363.

Bircher, J. (2005). Towards a dynamic definition of health and disease. *Medical Health Care Philosophy*, 8: 335–41.

Birch, J., Petty, R., Hooper, L., Bauld, L., Rosenberg, G & Vohra, J. (2018). Clustering of behavioural risk factors for health in UK adults in 2016: a cross-sectional survey. *Journal of Public Health*, 41: e226–36.

Birnie, K.A., Noel, M., Chambers, C.T. et al. (2018) Psycho- logical interventions for needle-related procedural pain and distress in children and adolescents. *Cochrane Database of Systematic Reviews*, 10: CD005179.

Bishop, G.D. and Teng, C.B. (1992). Cognitive organization of disease information in young Chinese Singaporeans. Paper presented at First Asian Conference in Psychology, Singapore.

Bishop, R., Lau, M., Shapiro, S. et al. (2004). Mindfulness: a proposed operational definition. *Clinical Psychology: Science and Practice*, 11: 230–41.

Bjärehaed, J., Sarkohi, A. and Andersson, G. (2010). Less posi- tive or more negative? Future-directed thinking in mild to moderate depression. *Cognitive Behavior Therapy*, 39, 37–45.

Bjordal, J.M., Johnson, M.I. and Ljunggreen, A.E. (2002). Transcutaneous electrical nerve stimulation (TENS) can reduce postoperative analgesic consumption: a metaanalysis with assessment of optimal treatment parameters for postoperative pain. *European Journal of Pain*, 7: 181–8.

Bjørge, T., Engeland, A., Tverdal, A. et al. (2008). Body mass index in adolescence in relation to cause-specific mortality: a follow-up of 230,000 Norwegian adolescents. *American Journal of Epidemiology*, 168: 30–7.

Black, D. S. and Slavich, G.M. (2016). Mindfulness meditation and the immune system: a systematic review of rand- omized controlled trials. *Annals of the New York Academy of Sciences*, 1373: 13–24.

Black, N. (2013). Patient reported outcome measures could help transform healthcare. *British Journal of Medicine*, 346: f167. Blakely, C., Blakemore, A., Hunter, C. et al. (2014). Does anxiety predict the use of urgent care by people with long term conditions? A systematic review with meta analysis. *Journal of Psychosomatic Research*, 77: 232–9.

Blane, D., Higgs, P., Hyde, M. and Wiggins, R.D. (2004). Life course influences on quality of life in early old age. *Social Science and Medicine*, 58: 2171–9.

Blaxter, M. (1987). Evidence on inequality in health from a national survey, *The Lancet*, ii: 30–3.

Blenkinsop, S., Boreham, R. and McManus, S. (NFER) (2003). *Smoking, Drinking and Drug Use among Young People in England in 2002*. London: Stationery Office.

Blok, D. J., de Vlas, S.J., van Empelen, P., and van Lenthe, F.J. (2017). The role of smoking in social networks on smoking cessation and relapse among adults: A longitudinal study. *Preventive Medicine*, 99: 105–10.

Blume, S. (2006). Anti-vaccination movements and their interpretations. *Social Science & Medicine*, 62: 628–42.

Blumenthal, J.A., Sherwood, A., Babyak, M.A. et al. (2005). Effects of exercise and stress management training on markers of cardiovascular risk in patients with ischemic heart disease: a randomized controlled trial. *Journal of the American Medical Association*, 293: 1626–34.

Blyth, F.M., March, L.M. and Cousins, M.J. (2003). Chronic pain-related disability and use of analgesia and health services in a Sydney community. *Medical Journal of Australia*, 179: 84–7.

Blythe, M.J., Fortenberry, J.D., Temkit, M. et al. (2006). Incidence and correlates of unwanted sex in relationships of middle and late adolescent women. *Archives of Pediatrics and Adolescent Medicine*, 160: 591–5.

Bodegård H., Helgesson G., Juth N. et al. (2019). Challenges to patient centredness - a comparison of patient and doctor experiences from primary care. *BMC Family Practice*, 20: 83.

Bodenmann, G. (1997). Dyadic coping –a systemic transactional view of stress and coping among couples: theory and empiricial findings. *European Review of Applied Psy- chology*, 47: 137–40.

Bodenmann, G., Ledermann, T. and Bradbury, T. (2007). Stress, sex and satisfcaction in marriage. *Personal Relationships*, 14: 551–69.

Boehm, J.K., and Kubzansky, L.D. (2012). The heart's content: The association between positive psychological wellbeing and cardiovascular health. *Psychological Bulletin*, 1138: 655–91

Boersma, S.N., Maes, S. and Joekes, K. (2005b). Goal disturbance in relation to anxiety, depression, and health-related quality of life after myocardial infarction. *Quality of Life Research*, 14: 2265–75.

Bogg, T. and Roberts, B.X. (2004). Conscientiousness and health-related behaviours: a meta-analysis of the leading behavioral contributors to mortality. *Psychological Bulletin*, 130: 887–919.

Boini, S., Briançon, S., Guillemin, F. et al. (2004). Impact of cancer occurrence on health-related quality of life: a longitudinal pre-post assessment. *Health and Quality of Life Outcomes*, 2: 4–19.

Bokan, J.A., Ries, R.K. and Katon, W.J. (1981). Tertiary gain and chronic pain. *Pain*, 10: 331–5.

Bolas, H., van Wersch, A. and Flynn, D. (2007). The well-being of young people who care for a dependent relative: an interpretative phenomenonological analysis. *Psychology & Health*, 22: 829–50.

Bolejko, A., Sarvik, C., Hagell, P. and Brinck, A. (2008). Meeting patient information needs before magnetic resonance imaging: development and evaluation of an information booklet. *Journal of Radiology Nursing*, 27: 96–102.

Bolejko A., Zackrisson S., Hagell P. et al. (2013). A roller coaster of emotions and sense – coping with the perceived psychosocial consequences of a false-positive screening mammography. *Journal of Clinical Nursing*, 23: 2053–62.

Bommelé J. Schoenmakers T.M., Kleinjan M. et al. (2017). Targeting hardcore smokers: The effects of an online tailored intervention, based on motivational interviewing tech- niques. *British Journal of Health Psychology*, 22: 644–60. Bond, G.E., Burr, R.L., Wolf, F.M. et al. (2010). The effects of a web-based intervention on psychosocial well-being among adults aged 60 and older with diabetes: a randomized trial. *Diabetes Education*, 36: 446–56.

Bond, J., H.O. Dickinson, F. Matthews, C. Jagger and C. Brayne (2006). Self-rated health status as a predictor of death, functional and cognitive impairments: A longitudinal cohort study. *European Journal of Ageing*, 3: 193–206.

Bonetti, D., & Johnston, M. (2008). Perceived control predicting the recovery of individual-specific walking behaviours following stroke: testing psychological models and constructs. *British Journal of Health Psychology*, 13: 463–78. Bonsu, A. and Ncama, B. (2019). Recognizing and appraising symptoms of breast cancer as a reason for delayed presentation in Ghanaian women: A qualitative study. *PLoS One*. Jan 9; 14(1): e0208773.

Boone, T. and Lefkowitz, E. (2004). Safer Sex and the Health Belief Model. *Journal of Psychology & Human Sexuality*, 16: 51–68.

Booth, A.R., Norman, P., Harris, P.R. and Goyder, E. (2014). Using the theory of planned behaviour and self identity to explain chlamydia testing intentions in young people living in deprived areas. *British Journal of Health Psychology*, 19: 101–12.

Boreham, R. and Shaw, A. (2001). *Smoking, Drinking and*

Drug Use Among Young People in England in 2000. London: Stationery Office.

Borland, R. (1997). Tobacco health warnings and smoking related cognitions and behaviours. *Addiction*, 92(11): 1427–35.

Bosch, J.A., Fischer, J.E. and Fischer, J.C. (2009). Psychologically adverse work conditions are associated with CD8+ T cell differentiation indicative of immunesenescence. *Brain Behavior and Immunity*, 23: 527–34.

Bose, N., Persson, C., Bjorling, H. et al. (2016). Evaluation of a coping effectiveness training intervention in patients with chronic heart failure – a randomized controlled trial. *European Journal of Cardiovascular Nursing*, 15: 537–48. doi:10.1177/1474515115625033.

Bouhuys, A.L., Flentge, F., Oldenhinkel, A.J. and van den Berg,

M.D. (2004). Potential psychosocial mechanisms linking depression to immune function in elderly subjects. *Psychiatry Research*, 127: 237–45.

Bourbeau, J. and Bartlett, S.J. (2008). Patient adherence in COPD. *Thorax*, 63: 831–8.

Bourbonnais, R., Brisson, C. and Vézina M. (2011). Long-term effects of an intervention on psychosocial work factors among healthcare professionals in a hospital setting. *Journal of Occupational and Environmental Medicine*, 68: 479–86.

Bourdeaudhuij, I. de. and Van Oost, P. (1998). Family characteristics and health behaviours of adolescents and families. *Psychology and Health*, 13: 785–804.

Bourdeaudhuij, I.D. (1997). Family food rules and healthy eating in adolescents. *Journal of Health Psychology*, 2: 45–56.

Bourgeois, M., Schulz, R. and Burgio, L. (1996). Interventions for caregivers of patients with Alzheimer's disease: a review and analysis of content, process and outcomes. *International Journal of Aging and Human Development*, 43: 35–92.

Bowden, A. and Fox-Rushby, J.A. (2003). A systematic and critical review of the process of translation and adaptation of generic health-related quality of life measures in Africa, Asia, Eastern Europe, the Middle East, South America. *Social Science and Medicine*, 57: 1289–306.

Bower, J.E., Crosswell, A.D., Stanton, A.L. et al. (2015). Mind-fulness meditation for younger breast cancer survivors: a randomized controlled trial. *Cancer*, 121(8): 1231–40.

Bowlby, J. (1969). *Attachment and Loss: Volume 1. Attachment*. New York:Basic Books.

Bowlby, J. (1973). *Attachment and Loss: Volume 2. Separation:Anxiety and Anger*. New York:Basic Books

Bowland, L., Cockburn, J., Cawson, J. et al. (2003). Counselling interventions to address the psychological consequences of screening mammography: a randomised trial. *Patient Education and Counseling*, 49: 189–98.

Bowling, A. (1991). *Measuring Health: A Review of Quality of Life*. Buckingham: Open University Press.

Bowling, A. (1995a). *Measuring Disease: A Review of Disease-specific Quality of Life Measurement Scales*. Buckingham: Open University Press.

Bowling, A. (1995b). The most important things in life. Comparisons between older and younger population age groups by gender. Results from a national survey of the public's judgements. *International Journal of Health Sciences*, 6: 169–75.

Bowling, A. (2005). *Measuring Health: A Review of Quality of Life Scales*, 3rd edn. Milton Keynes: Open University Press.

Bowling, A. and Iliffe, S. (2006). Which model of successful ageing should be used? Baseline findings from a British longitudinal survey of ageing. *Age and Ageing*, 35: 607–14.

Boyce, W.T., Chesney, M., Alkon, A., et al. (1995). Psychobiologic reactivity to stress and childhood respiratory illnesses: Results of two prospective studies, *Psychosomatic Medicine*, 57: 411–22.

BPS (undated) A career in health psychology. A guide for students. Leicester: BPS Retrieved from https://www.bps.org.uk/member-microsites/division-health-psychology/ resources (accessed 16 September 2021)

Brabin, L., Roberts, S.A., Farzaneh, F. et al. (2006). Future acceptance of adolescent human papillomavirus vaccination: a survey of parental attitudes. *Vaccine*, 24: 3087–94.

Bracken, P. and Thomas, P. (2002). Time to move beyond the mind–body split (editorial). *British Medical Journal*, 325: 1433–4.

Bradt, J., Dileo, C. and Potvin, N. (2013). Music for stress and anxiety reduction in coronary heart disease patients. *Cochrane Database of Systematic Reviews*, Dec 28;12:CD006577.

Braithwaite, D., Emery, J., Walter, F. et al. (2004). Psychological impact of genetic counselling for familial cancer: a systematic review and meta-analysis. *Journal of the National Cancer Institute*, 96: 122–33.

Braithwaite, D., Sutton, S. and Steggles, N. (2002). Intention to participate in predictive genetic testing for hereditary cancer: the role of attitude toward uncertainty. *Psychology and Health*, 17: 761–72.

Bramson, H., Des Jarlais, D.C., Arasteh, K. et al. (2015). State laws, syringe exchange, and HIV among persons who inject drugs in the United States: history and effectiveness. *Journal of Public Health Policy* 36: 212–30.

Brand, S.L., Thompson Coon, J., Fleming, L.E. et al. K. (2017). Whole-system approaches to improving the health and wellbeing of healthcare workers: A systematic review. *PloS One*, 12: e0188418.

Brandes K., Linn A.J., Butow P.N. et al. (2015). The characteristics and effectiveness of Question Prompt

List interventions in oncology: a systematic review of the literature. *Psychooncology*, 24: 245–52.

Brandes, K., and Mullan, B (2014). Can the common-sense model predict adherence in chronically ill patients? A meta-analysis. *Health Psychology Review*, 8: 129–53. doi: 10.1080/17437199.2013.820986.

Branney, P., Witty, K., and Eardley, I. (2014). Psychology, men and cancer. *The Psychologist*, 27: 410–14.

Brataas, H.V., Thorsnes, S.L. and Hargie, O. (2009). Themes and goals in cancer outpatient-cancer nurse consultations. *European Journal of Cancer Care*, 19: 184–91.

Braun, M., Mikulincer, M., Rydall, A., et al. (2007). Hidden morbidity in cancer: spouse caregivers. *Journal of Clinical Oncology*, 25, 4829–34.

Braun, V. and Clarke, V. (2006). Using thematic analysis in psychology, *Qualitative Research in Psychology*, 3(2): 77–101. doi.org/10.1191/1478088706qp063oa

Braverman, M.T., Aarø, L.E. and Hetland, J. (2007). Changes in smoking among restaurant and bar employees following Norway's comprehensive smoking ban. *Health Promotion International*, 23: 5–15.

Brawley, O.W. and Freeman, H.P. (1999). Race and outcomes: is this the end of the beginning for minority health research? *Journal of the National Cancer Institute*, 91: 1908–9.

Bray, N., Edwards, R.T.E., Squires, L., & Morrison, V. (2019). Perceptions of the impact of disability and impairment on health, quality of life and capability, *BMC Research Notes*, 12: 287.

Brena, S.F. and Chapman, S.L. (1983). *Management of Patients with Chronic Pain*. Great Neck, NY: PMA Publications.

Brengman, M., Wauters, B., Macharis, C. et al. (2010). Functional effectiveness of threat appeals in exercise promotion messages. *Psicologica*, 31: 577–604.

Breuer, N., Sender, A., Daneck, L., et al (2015). How do young adults with cancer perceive social support? *Journal of Psychsocial Oncology*, 35: 292–308

Brewer, B.W., Manos, T.M., McDevitt, A.V. et al. (2000). The effect of adding lower intensity work on the perceived aversiveness of exercise. *Journal of Sport and Exercise Psychology*, 22: 118–30.

Brewer, N. T., DeFrank, J. T., & Gilkey, M. B. (2016). Anticipated regret and health behavior: A meta-analysis. *Health Psychology*, 35(11), 1264–75.

Brewer, N.T., Salz, T. and Lillie, S.E. (2007). Systematic review: the long-term effects of false-positive mammograms. *Annals of Internal Medicine*, 146: 502–10.

Brewin, C., Dalgleish, T. and Joseph, S. (1996). A dual representation theory of post-traumatic stress disorder. *Psychological Review*, 103: 670–86.

Brewin, C.R. and Holmes, E.A. (2003). Psychological theories of posttraumatic stress disorder. *Clinical Psychology Review*, 23: 339–76.

Bridle, C., Riemsma, R.P., Pattenden, J. et al. (2005). Systematic review of the effectiveness of health behavior interventions based on the transtheoretical model. *Psychology & Health*, 20: 283–301.

Brindle, R.C., Ginty, A.T., Phillips, A.C. and Carroll, D. (2014). A tale of two mechanisms: A meta-analytic approach toward understanding the autonomic basis of cardiovascular reactivity to acute psychological stress. *Psychophysi- ology*, 51: 964–76.

Bristowe, K., Selman, L.E., Higginson, I.J. and Murtagh, F.E. (2019). Invisible and intangible illness: a qualitative interview study of patients' experiences and understandings of conservatively managed end-stage kidney disease. *Annals of Palliative Medicins*, 8(2): 121–129.

British Heart Foundation (2010). The National Audit of Cardiac Rehabilitation. Annual Statistical Report. London: British Heart Foundation.

British Heart Foundation (2012). *Coronary Heart Disease Statistics. A Compendium of Health Statistics*, 2012 edition, British Heart Foundation Health Promotion Research Group Department of Public Health, University of Oxford.

British Lung Foundation (2020). Pulmonary rehabilitation (PR). Retrieved from https://www.blf.org.uk/support-for-you/ keep-active/pulmonary-rehabilitation (accessed 15 Sep- tember 2021).

British Thoracic Society (1997). Guidelines for the management of chronic obstructive pulmonary disease. *Thorax*, 52(suppl. 5): 1–26.

Britton J. Smoke-free policy and child health (2017). Lancet Public Health 2017, 2: e392–e393.

Briviba, K., Pan, L. and Rechkemmer, G. (2002). Red wine polyphenols inhibit the growth of colon carcinoma cells and modulate the activation pattern of mitogen-activated protein kinases. *Journal of Nutrition*, 132: 2814–18.

Broadbent, E., Petrie, K.J., Alley, P.G. and Booth, R.J. (2003). Psychological stress impairs early wound repair following surgery. *Psychosomatic Medicine*, 65: 865–9.

Broadbent, A and Petrie, K. (2018). Symptom perception, in: C.D. Llewellyn et al (eds.), *The Cambbridge Handbook of Psychology, Health and Medicine*, 3rd edn Cambridge: Cambridge University Press, pp. 89–92.

Broadbent, E., Kahokehr, A., Booth, R. J., Thomas, J., Windsor, J. A., Buchanan, C. M., Wheeler, B. R., Sammour, T., & Hill, A. G. (2012). A brief relaxation intervention reduces stress and improves surgical wound healing response: a randomised trial. *Brain, behavior, and immunity*, 26(2): 212–217.

Broadbent, E. and Koschwanez, H. E. (2012). The psychology of wound healing. *Current Opinion in Psychiatry*, 25(2): 135–40.

Broadbent, E., Petrie, K.J., Main, J., and Weinman, J. (2006). The brief illness perception questionnaire, *Journal of Psychosomatic Research*, 60: 631–70.

Broadbent, E., Wilkes, C., Koschwanez, H. et al. (2015). A systematic review and meta-analysis of the Brief Illness

Perception Questionnaire, *Psychology and Health*, 30: 1361–85

Bronfenbrenner, U. (1979). *The Ecology of Human Development: Experiments by Nature and Design.* Harvard University Press.

Bronfenbrenner, U. (1986). Ecology of the family as a context for human development: Research perspectives. *Developmental Psychology,* 22: 723–742. doi.org/10.1037/0012-1649.22.6.723

Brose, L.S., Chong, C.B., Aspinall, E. et al. (2014). Effects of standardised cigarette packaging on craving, motivation to stop and perceptions of cigarettes and packs. *Psychology and Health*, 29: 849–60.

Brosschot, J.F., Gerin, W. and Thayer, J.F. (2006). Worry and health: the perseverative cognition hypothesis. *Journal of Psychosomatic Research*, 60: 113–24.

Brosschot, J.F., Pieper, S. and Thayer, J.F. (2005). Expanding stress theory: prolonged activation and perseverative cognition. *Psychoneuroendocrinology*, 30: 1043–9.

Brown, E.A., de Young, A., Kimble, R., and Kenardy, J. (2019). The role of parental acute psychological distress in perdiatric burn re-epithelialization, *British Journal of Health Psychology*, 24: 876–95.

Brown, G.W. and Harris, T.O. (1989). Life events and measurement. In G.W. Brown and T.O. Harris (eds). *Life Events and Illness*. London (NY): The Guilford Press, pp. 3–45.

Brown, J.S.L., Cochrane, R. and Hancox, T. (2000). Large-scale health promotion stress workshops for the general public: a controlled evaluation. *Behavioural and Cognitive Psychotherapy*, 28: 139–51.

Brown, L.F., and Kroenke, K. (2009). Cancer-related fatigue and its associations with depression and anxiety: a systematic review. *Psychosomatics*, 50: 440–7.

Brown, R. (2004). Psychological mechanisms of medically unexplained symptoms: an integrative conceptual mode. *Psychological Bulletin*, 130: 793–813.

Brown, R.J. (2013). Explaining the unexplained. *The Psychologist*, 26: 868–72.

Bruce, J. and van Teijlingen, E. (1999). A review of the effectiveness of Smokebusters: community-based smoking prevention for young people. *Health Education Research*, 14: 109–20.

Brug, J., Conner, M., Harre, N. et al. (2005). The transtheoretical model and stages of a change: a critique. Observations by five commentators on the paper by Adams, J. and White, M. Why don't stage-based activity promotion interventions work? *Health Education Research*, 20: 244–58.

Brugnoli, M. P., Pesce, G., Pasin, E. et al. (2018). The role of clinical hypnosis and self-hypnosis to relief pain and anxiety in severe chronic diseases in palliative care: a 2-year long-term follow-up of treatment in a nonrandomized clinical trial. *Annals of Palliative Medicine*, 7: 17–31.

Brunton, G., Harden, A., Rees, R. et al. (2003). *Children and Physical Activity: A Systematic Review of Barriers and Facilitators.* London: EPPI-Centre, Social Science Research Unit, Institute of Education, University of London. Buckley, J.P., Hedge, A., Yates, T. et al. (2015). The sedentary office: an expert statement on the growing case for change towards better health and productivity. *British Journal of Sports Medicine*, 49: 1357–62.

Buick, D. and Petrie, K. (2002). 'I know just how you feel': the validity of healthy women's perceptions of breast cancer patients receiving treatment. *Journal of Applied Social Psychology*, 32: 110–23.

Bullen, K., Edwards, S., Marke, V., and Matthews, S. (2010). Looking past the obvious:experiences of altered masculinity in penile cancer. *Psycho-Oncology*, 19: 933–40.

Bullinger, M. (1997). The challenge of cross-cultural quality of life assessment. *Psychology and Health*, 12: 815–26.

Burack, J.H., Barrett, D.C., Stall, R.D. et al. (1993). Depressive symptoms and CD4 lymphocyte decline among HIV infected men. *Journal of the American Medical Associa- tion*, 270(21): 2568–73.

Burford, O., Jiwa, M., Carter, O. et al. (2013). Internet-based photoaging within Australian pharmacies to promote smoking cessation: randomized controlled trial. *Journal of Medical Internet Research*, 15: e64.

Burgoyne, R. and Renwick, R. (2004). Social support and quality of life over time among adults living with HIV in the HAART era. *Social Science and Medicine*, 58: 1353–66.

Burke, V., Beilin, L., Cutt, H. et al. (2007). Moderators and mediators of behaviour change in a lifestyle program for treated hypertensives: a randomized controlled trial (ADAPT). *Health Education Research*, B: 583–91.

Burki T. (2020). The online anti-vaccine movement in the age of COVID-19. *The Lancet. Digital Health*, 2: e504–e505.

Burns, J.W., Kubilus, A., Bruehl, S. et al. (2003). Do changes in cognitive factors influence outcome following multidisciplinary treatment for chronic pain? A cross-lagged panel analysis. *Journal of Consulting and Clinical Psychology*, 71: 81–91.

Burns, V.E., Carroll, D., Drayson, M. et al. (2003). Life events, perceived stress and antibody response to influenza vaccination in young, healthy adults. *Journal of Psychosomatic Research*, 55: 569–72.

Burell, G. (1996). Group psychotherapy in project New Life: treatment of coronary-prone behaviors for patients who had coronary bypass graft surgery. In S. Scheidt and R. Allan (eds), *Heart and Mind*. American Psychological Association.

Burton, D., Graham, J.W., Johnson, C.A. et al. (2010). Perceptions of smoking prevalence by youth in countries with and without a tobacco advertising ban. *Journal of Health Communication*, 15: 656–64.

Bury, J., Morrison, V. and MacLachlan, S. (1992). *Working*

with Women and AIDS: Medical, Social and Counselling Issues. London: Routledge.

Busse, R., Blumel, M., Scheller-Kreinsen. and Zentner, A. (2010) *Tackling Chronic Disease in Europe: Strategies, Interventions and Challenges*. European Observatory on Health Systems and Policies, WHO, Regional Office for Europe.

Buunk, B.P., Zurriaga, R. and González, P. (2006). Social comparison, coping and depression in people with spinal cord injury. *Psychology & Health*, 21: 791–807.

Byker T., Myers C. and Graff M. (2019). Can a social media campaign increase the use of long-acting reversible contraception? Evidence from a cluster randomized control trial using Facebook. *Contraception*, 100: 116–22.

Byrne, D.G. and Espnes, G.A. (2008). Occupational stress and cardiovascular disease. *Stress & Health*, 24: 231–8.

Byrne, D.G. and Mazanov, J. (2003). Adolescent stress and future smoking behaviour: a prospective investigation. *Journal of Psychosomatic Research*, 54: 313–21.

Byrne L., Ogden K., Lee S. et al. (2019). Mixed-method evaluation of a community-wide physical activity program in Launceston, Australia. *Health Promotion Journal of Australia*. 30, Suppl 1: 104–15.

Byrne, P. and Long, B. (1976). *Doctors Talking to Patients: A Study of the Verbal Behaviour of General Practitioners Consulting in their Surgeries*. London: HMSO.

Cable, N., Bartley, M., Chandola, T. and Sacker, A. (2013). Friend are equally important to men and women, but family matters more for men's wellbeing. *Journal of Epidemiology and Community Health*, 67: 166–71.

Cacioppo, J.T., Andersen, B.L., Turnquist, D.C. et al. (1989). Psychophysiological comparison theory: on the experience, description and assessment of signs and symptoms. *Patient Education and Counselling*, 13: 257–70.

Cacioppo, J.T. and Patrick, B. (2008). *Loneliness: Human Nature and the Need for Social Connection*. New York: W.W. Norton.

Cagnacci, A., Della Vecchia, E. and Xholli, L. (2019). Chronic pelvic pain improvement: impact on quality of life and mood. *Gynecological Endocrinology*, 35: 502–5.

Cahill, K., Hartmann-Boyce, J. and Perera, R. (2015). Incentives for smoking cessation. *Cochrane Database of Systematic Reviews*, 5: CD004307.

Cai, Y., Hong, H., Shi, R. et al. (2008). Long-term follow-up study on peer-led school-based HIV/AIDS prevention among youths in Shanghai. *International Journal of STD and AIDS*, 19: 848–50.

Caire-Juvera, G., del Socorro Saucedo-Tsamayo, M., de Jesus Diaz-Lopez, K. et al. (2019). Adherence to a diet, physical activity and body weight program using motivational interviewing among breast cancer survivors. *Current Developments in Nutrition*, 3 suppl 1: nzz030.

Caldwell, T.M., Rodgers, B., Clark, C. et al. (2008). Life course socioeconomic predictors of midlife drinking patterns, problems and abstention: findings from the 1958 British Birth Cohort Study. *Drugs and Alcohol Dependence*, 95: 269–78.

Calhoun, L.G. and Tedeschi, R.G. (eds) (2007). *Handbook of Post-traumatic Growth: Research and Practice*. London: Lawrence Erlbaum Associates.

Calisanti, T., Pietila, I., Ojala, H., and King, N. (2013). Men, bodily control and health behaviours: The importance of age. *Health Psychology*, 32: 15–23.

Callaghan, P. and Li, H.C. (2002). The effect of pre-operative psychological interventions on post-operative outcomes in Chinese women having an elective hysterectomy. *British Journal of Health Psychology*, 7: 247–52.

Cameron, L. (2008). Illness risk representations and motivations to engage in protective behavior: the case of skin cancer risk. *Psychology & Health*, 23: 91–112.

Cameron, L.D. and Leventhal, H. (eds) (2003). *The Self-regulation of Health and Illness Behaviour*. London: Routledge. Campbell, J.D., Mauksch, H.O., Neikirk, H.J. and Hosokawa, M.C. (1990). Collaborative practice and provider styles in delivering health care. *Social Science and Medicine*, 30: 1359–65.

Campbell, M.K., Carr, C., Develis, B. et al. (2009). A randomized trial of tailoring and motivational interviewing to promote fruit and vegetable consumption for cancer prevention and control. *Annals of Behavioral Medicine*, 38: 71–85.

Campbell, R., Starkey, F., Holliday, J. et al. (2008). An informal school-based peer-led intervention for smoking prevention in adolescence (ASSIST): a cluster randomised trial. *Lancet*, 371: 1595–602.

Canada, A., Fawzy, N. and Fawzy, F. (2005). Personality and disease outcome in malignant melanoma. *Journal of Psychosomatic Research*, 58: 19–27.

Cancer Research UK (2011). http://info.cancerresearchuk.org/cancerstats/types/prostate/screening

Cancer Research UK (2021). https://www.cancerresearchuk.org/about-cancer/causes-of-cancer (accessed 15 September 2021).

Cancer Research UK (2021b). Can stress cause cancer? https://www.cancerresearchuk.org/about-cancer/causes-of-cancer/cancer-controversies/can-stress-cause-cancer

Cancer Research UK (2021c). Tobacco Statistics. Retrieved from https://www.cancerresearchuk.org/health-professional/cancer-statistics/risk/tobacco (accessed 16 September 2021).

Cano A, de C Williams AC. (2010). Social interaction in pain: reinforcing pain behaviors or building intimacy? *Pain*. 149: 9–11.

Cannon, W.B. (1932). *The Wisdom of the Body*. New York: W.W. Norton.

Cantarero-Prieto D., Pascual-Sáez M. and Blázquez-Fernández, C. (2018). Social isolation and multiple chronic diseases after age 50: A European macro-regional analysis.

PLoS One, 13: e0205062.

Capobianco, L., Faija, C., Husain, Z., & Wells, A. (2020). Metacognitive beliefs and their relationship with anxiety and depression in physical illnesses: A systematic review. *PLoS one*, 15(9), e0238457.

CasagrandeM., Boncompagni, I., MIngarelli, I. et al. (2019). Coping styles in indiviudals with hypertension of varying severity, *Stress and Health*, 35: 560–69.

Clair A. and Hughes A. (2019). Housing and health: new evidence using biomarker data. *Journal of Epidemiology and Community Health,* 73: 256–62.

Cantril, H. (1967). *The Pattern of Human Concerns*. New Brunswick, NJ: Rutgers University Press.

Carballo, E., Cadarso-Suarez, I., Carrera, J. et al. (2010). Assessing relationships between health-related quality of life and adherence to antiretroviral therapy. *Quality of Life Research*, 13: 587–99.

Cardano, M., Costa, G. and Demaria, M. (2004). Social mobility and health in the Turin longitudinal study. *Social Science and Medicine*, 58: 1563–74.

Carels, R.A., Darby, L., Cacciapaglia, H.M. et al. (2007). Using motivational interviewing as a supplement to obesity treatment: a stepped-care approach. *Health Psychology*, 26: 369–74.

Carers UK (2018). *State of Caring 2018*, London: Carers UK. Carers UK (2019). *State of Caring Survey 2019*, London: Carers UK. Retrieved from http://www.carersuk.org/images/ News_campaigns/CUK_State_of_Caring_2019_Report. pdf (accessed 16 September 2021).

Carfora, V., Caso, D. and Conner, M. (2016). The role of selfidentity in predicting fruit and vegetable intake, *Appetite*, 106: 23–29

Carling, C.L., Kristoffersen, D.T., Oxman, A.D. et al. (2010). The effect of how outcomes are framed on decisions about whether to take antihypertensive medication: a randomized trial. *Public Library of Science One*, 5: e9469.

Carlson, L.E., Doll, R., Stephen, J. et al. (2013). Randomized controlled trial of Mindfulness-based cancer recovery versus supportive expressive group therapy for distressed
survivors of breast cancer. *Journal of Clinical Oncology*, 31: 3119–26.

Carlson, L.E., Taenzer, P., Koopmans, J. et al. (2003). Predictive value of aspects of the transtheoretical model on smoking cessation in a community-based, large-group cognitive behavioral program. *Addictive Behaviors*, 28: 725–40.

Carlson, N. (2003). *Physiology of Behaviour*, 8th edn. Boston, MA: Allyn and Bacon.

Caro, J. J., Speckman, J. L., Salas, M., Raggio, G. and Jackson, J. D. (1999). Effect of initial drug choice on persistence with antihypertensive therapy: the importance of actual practice data. CMAJ : *Canadian Medical Asso- ciation journal = journal de l'Association medicale cana- dienne*, 160(1): 41–46.

Carod-Artal, J., Egido, J.A., González, J.L. et al. (2000). Quality of life among stroke survivors evaluated 1 year after stroke. *Stroke*, 31: 2995–3005.

Carpenter, C.J. (2010) A meta-analysis of the effectiveness of health belief model variables in predicting behavior, *Health Communications*, 25: 661–9 doi:10.1080/10410236/201 0/521906

Carr, A.J. and Higginson, I.J. (2001). Are quality of life measures patient centred? *British Medical Journal*, 322: 1357–60.

Carr, A.J., Gibson, B., and Robinson, P.G. (2001). Measuring quality of life: Is quality of life determined by expectations or experience? *British Medical Journal,* 322: 1240–3.

Carrico, A.W., Antoni, M.H., Weaver, K.E. et al. (2005). Cognitive-behavioural stress management with HIV-positive homosexual men: mechanisms of sustained reductions in depressive symptoms. *Chronic Illness*, 1: 207–15.

Carroll, A. J., Carnethon, M. R., Liu, K., et al. (2017). Inter-action between smoking and depressive symptoms with subclinical heart disease in the Coronary Artery Risk Development in Young Adults (CARDIA) study. *Health Psychol- ogy*, 36: 101–111.

Carroll, D., Davey-Smith, G. and Bennett, P. (1996a). Some observations on health and socioeconomic status. *Journal of Health Psychology*, 1: 1–17.

Carroll, D., Ebrahim, S., Tilling, K. et al. (2002). Admissions for myocardial infarction and World Cup football: database survey. *British Medical Journal*, 325: 1439–42.

Carroll, D., Tramèr, M., McQuay, H. et al. (1996b). Randomization is important in studies with pain outcomes: systematic review of transcutaneous electrical nerve stimulation in acute postoperative pain. *British Journal of Anaesthe- sia*, 77: 798–803.

Carroll, K.M., Libby, B., Sheehan, J. et al. (2001). Motivational interviewing to enhance treatment initiation in substance abusers: an effectiveness study. *American Journal of Addiction*, 10: 35–9.

Cartagena, R.G., Veugelers, P.J., Kipp, W. et al. (2006). Effectiveness of an HIV prevention program for second-ary school students in Mongolia. *Journal of Adolescent Health*, 39: 9–16.

Carter, S.E., Ong, M.L., Simons, R.L. et al. (2019). The effect of early discrimination on accelerated aging among African Americans. *Health Psychology*, 38: 1010–13.

Carver, C.S. and Scheier, M.F. (1998). *On the Self-regulation of Behaviour*. New York: Cambridge University Press.

Carver, C.S. and Scheier, M.F. (2000). Scaling back goals and recalibration of the affect system are processes in normal adaptive self-regulation: Understanding 'response shift' phenomena. *Social Science & Medicine*,

50: 1715–22.

Carver, C.S. and Scheier, M.F. (2005). Optimism. In C.R. Snyder and S.J. Lopez (eds), *Handbook of Positive Psychol- ogy*. Oxford: Oxford University Press, pp. 231–43.

Carver, C.S., Scheier, M.F. and Pozo, C. (1992). Conceptualizing the process of coping with health problems. In H.S. Friedman (ed.), *Hostility, Coping and Health*. Washington: American Psychological Association.

Carver, C.S., Scheier, M.F. and Weintraub, J.K. (1989). Assessing coping strategies: a theoretically based approach. *Journal of Personality and Social Psychology*, 56: 267–83.

Casey, D., De Civita, M. and Dasgupta, K. (2010). Understanding physical activity facilitators and barriers during and following a supervised exercise programme in Type 2 diabetes: a qualitative study. *Diabetic Medicine*, 27: 79–84.

Casier, A., Goubert, L., Huse, D., et al. (2011). Acceptance and well being in adolescents and young adults with cystic fibrosis: a prospective study. *Journal of Pediatric Psychology*, 36:476–87.

Casier, A., Goubert, L., Gebhardt, W.A., de Baets, F., et al. (2013). Acceptance, well-being and goals in adolescents with chronic illness: a daily process analysis. *Psychology & Health*, 28: 1337–51.

Cassel, J. (1974). An epidemiological perspective of psychosocial factors in disease etiology. *American Journal of Public Health*, 64: 1040–3.

Cassell, E.J. (1976). Disease as an 'it': concepts of disease revealed by patients' presentation of symptoms. *Social Science and Medicine*, 10: 143–6.

Cassell, E.J. (1982). Paracetamol plus supplementary doses of codeine. An analgesic study of repeated doses. *European Journal of Clinical Pharmacology*, 23: 315–19.

Casetta B., Videla A.J., Bardach A. et al. (2017) Association between cigarette smoking prevalence and income level: a systematic review and meta-analysis. *Nicotine and Tobacco Research*, 19: 1401–7.

Cassidy, T., Giles, M., and McLaughlin, M. (2014). Benefit finding and resilience in child caregivers. *British Journal of Health Psychology*, 19: 606–18.

Castillo-Richmond, A., Schneider, R.H., Alexander, C.N. et al. (2000). Effects of stress reduction on carotid atherosclerosis in hypertensive African Americans. *Stroke*, 31: 568–73. Catz, S.L., Gore-Felton, C. and McClure, J.B. (2002). Psychological distress among minority and low-income women living with HIV. *Behavioral Medicine*, 28: 53–60.

Cella, D.F., Tulsky, D.S., Gray, G. et al. (1993). The Functional Assessment of Cancer Therapy scale: development and validation of the general measure. *Journal of Clinical Oncology*, 11: 570–9.

The Centre for Social Justice, (2013). *No quick fix: Exposing the depth of Britain's drug and alcohol problem Central Statistics Office. Population and Labour Force Projection 2006–2036*. Dublin: Stationery Office; 2008.

Ceylan, M., Altıparmak, E. and Akçakoyun, F. (2016). The analysis of the relationship between personality traits of extreme athletes and sports consumption motives. *Journal of Human Sciences*, 13(1), 1745–54. Retrieved from https://j-humansciences.com/ojs/index.php/IJHS/article/view/3416 (accessed 15 September 2021).

Chacham, A.S., Maia, M.B., Greco, M. et al. (2007). Autonomy and susceptibility to HIV/AIDS among young women living in a slum in Belo Horizonte, Brazil. *AIDS Care*, 19(suppl. 1): S12–22.

Chadha, N.K. and Repanos, C. (2004). How much do healthcare professionals know about informed consent? A Bristol experience. *Surgeon*, 2: 328–33, 360.

Chadha, N.K. and Repanos, C. (2006). Patients' understanding of words used to describe lumps: a cross-sectional study. *Journal of Laryngology and Otology*, 120: 125–8.

Chaix, B., Rosvall, M. and Merlo, J. (2007). Neighborhood socioeconomic deprivation and residential instability: effects on incidence of ischemic heart disease and survival after myocardial infarction. *Epidemiology*, 18: 104–11. Chalder, T and Willis, C. (2017). Medically unexplained symptms. In Llewellyn, C.D., Ayers S. et al. (eds.) *Cambridge Handbook of Psychology, Health & Medicine*, 3rd edn, Cambridge: Cambridge University Press, pp. 78–83.

Chalmers, B. (1996). Western and African conceptualisations of health. *Psychology and Health*, 12: 1–10.

Champion, V. and Skinner, C.S. (2008). The Health Belief Model. In Glanz K, Rimer, B. and Viswanath, K. (eds). *Health Behavior and Health Education*, San Francisco CA: Jossey-Bass, pp. 45–65.

Chan, D.S., Callahan, C.W., Hatch-Pigott, V.B. et al. (2007). Internet-based home monitoring and education of children with asthma is comparable to ideal office-based care: results of a 1-year asthma in-home monitoring trial. *Pedi- atrics*, 119: 569–78.

Chan, D.S. and Fishbein, M. (1993). Determinants of women's intentions to tell their partner to use condoms. *Journal of Applied Social Psychology*, 23: 1455–70.

Chan, R., Parry-Jones, B., and Jackson, M. (2021). A meta-ethnography of the lived experiences and perspectives of renal patients who have opted for conservative kidney management. Psy Professional Doctorate, Bangor University).

Chang, H, Y., Keyes, K.M., Mok, Y. et al (2015). Depression as a risk factor for overall and hormone-related cancer: The Korean Cancer Prevention Study. *Journal of Affective Disorders*, 171: 1–8.

Chandrashekara, S., Jayashree, K., Veeranna, H.B. et al. (2007). Effects of anxiety on TNF-a levels during psychological stress. *Journal of Psychosomatic Research*, 63: 65–9.

Chapin, J. (2014). Adolescents and Cyber-bullying: The Precaution-Adoptions Process Model. *Education & Information Technology*, 21: 719–728.

Chapman, S. and Martin, M. (2011). Attention to pain words in irritable bowel syndrome: increased orienting and speeded engagement. *British Journal of Health Psychology*, 16: 47–60.

Chappell, N.L., Dujela, C., and Smith, A. (2014). Spousal and adult child differences in caregiver burden, *Canadian Journal on Ageing*, 33: 462–72.

Charles, G., Stainton, T., and Marshall, S. (2012). *Young Carers in Canada: The Hidden Costs and Benefits of Young Caregiving*. Ottawa, Canada:The Vanier Institute of the Family.

Charmaz, K. (1983). Loss of self: a fundamental form of suffering in the chronically ill. *Sociology of Health and Illness*, 5: 168–95.

Charmaz, K. (1991). *Good Days, Bad Days: The Self in Chronic Illness and Time*. New Brunswick, NJ: Rutgers University Press.

Charmaz, K. (1994). Identity dilemmas of chronically ill men. *Sociological Quarterly*, 35: 269–88.

Chartered Institute of Personnel Directors/Simplyhealth (2011). *Absence Management Survey*, CIPD.

Che, X., Cash, R., Ng, S.K. et al. (2018). A systematic review of the processes underlying the main and the buffering effect of social support on the experience of pain. *Clinical Journal of Pain*, 34: 1061–1076.

Cheing, G.L., Tsui, A.Y., Lo, S.K. et al. (2003). Optimal stimulation duration of TENS in the management of osteoarthritic knee pain. *Journal of Rehabilitation Medicine*, 35: 62–8.

Chen, J.Y., Fox, S.A., Cantrell, C.H. et al. (2007). Health disparities and prevention: racial/ethnic barriers to flu vaccinations. *Journal of Community Health*, 32: 5–20.

Chen, S.-L., Tsai, J.-C. and Lee, W.-L. (2008). Psychometric validation of the Chinese version of the Illness Perception Questionnaire-Revised for patients with hypertension. *Journal of Advanced Nursing*, 64: 524–34.

Cheng, C. (2000). Seeking medical consultation: perceptual and behavioural characteristics distinguishing consulters and nonconsulters with functional dyspepsia. *Psychosomatic Medicine*, 62: 844–52.

Chen L. and Yang X. (2018). Using EPPM to evaluate the effectiveness of fear appeal messages across different media outlets to increase the intention of breast self-examination among Chinese women. *Health Communication*, 6:1-8.

Cheng, T.L., Savageau, J.A., Sattler, A.L. et al. (1993). Confidentiality in health care: a survey of knowledge, perceptions, and attitudes among high school students. *Journal of the American Medical Association*, 269: 1404–7.

Cherkin, D.C., Sherman, K.J., Balderson, B.H. et al. (2016). Effect of mindfulness-based stress reduction vs cognitive behavioral therapy or usual care on back pain and functional limitations in adults with chronic low back pain: a randomized clinical trial. *Journal of the American Medical Association*, 315: 1240–9.

Chiriac, V.F., Baban, A. and Dumitrascu, D.L. (2018). Psychological stress and breast cancer incidence: a systematic review. *Medicine and Pharmacy Reports*, 91(1): 18–26.

Chida, Y., Hamer, M., Wardle, J. and Steptoe, A. (2008). Do stress-related spychosocial factors contribute to cancer incidence and survival? *Nature-Clinical Practice Oncology*, 5: 466–75

Chida, Y. and Steptoe, A. (2009). The association of anger and hostility with future coronary heart disease: A meta-analytic review of prospective evidence. *Journal of the American College of Cardiology*, 53: 936–46.

Chida, Y. and Vedhara, K. (2009). Adverse psychosocial factors predict poorer prognosis in HIV disease: a meta-analytic review of prospective investigations. *Brain, Behavior, and Immunity*, 23(4): 434–45.

Chida Y., Steptoe A., Hirakawa N. et al. (2007). The effects of psychological intervention on atopic dermatitis. A systematic review and meta-analysis. *International Archives of Allergy Immunology*, 144: 1–9.

Chilcot, J., Wellsted, D., and Farrington, K. (2010). Illness representations are associated with fluid nonadherence among heodialysis patient, *Journal of Psychosomatic Research*, 68: 203–12.

Cho, H. and Salmon, C.T. (2006). Fear appeals for individuals in different stages of change: intended and unintended effects and implications on public health campaigns. *Health Communication*, 20: 91–9.

Chochinov, H.M., Hack, T., Hassard, T. et al. (2002). Dignity in the terminally ill: a cross-sectional, cohort study. *Lancet*, 360: 2026–30.

Chochinov, H.M., Tataryn, D.J., Wilson, K.G. et al. (2000). Prognostic awareness and the terminally ill. *Psychosomat- ics*, 41: 500–4.

Choi, W.S., Harris, K.J., Okuyemi, K. et al. (2003). Predictors of smoking initiation among college-bound high school students. *Annals of Behavioral Medicine*, 26: 69–74.

Chong, Y.Y., Chien, W.T., Cheng H.Y. et al (2020). The role of illness perceptions, coping and self efficacy on adherence to precautionary measures for COVID-19. *International Journal of Environmental Research and Public Health*, 17: 6540–51.

Chorley, A.J., Marlow, L.A., Frster, A.S et al. (2017). Expereinces of cervical screening and barriers to participation in the cntext of an organised programme: a systematic review and thematic synthesis. *Psycho-Oncology*, 26: 161–72.

Choukas-Bradley, S., Giletta, M., Widman, L., Cohen, G. and Prinstein, M. (2014). Experimentally measured susceptibility to peer influence and adolescent sexual behavior trajectories: a preliminary study.

Developmental Psychology, 50: 22–27. https://doi.org/10.1037/a0037300.

Chou, R., Dana, T., Blazina, I. et al. (2016). Statins for prevention of cardiovascular disease in adults: evidence report and systematic review for the US Preventive Services Task Force. *Journal of the American Medical Association*, 316: 2008–24.

Chowdury, R., Warnakula, S, Kunutsor, S., et al. (2014). Association of dietary, circulating, and supplement fatty acids with coronary risk: a systematic review and meta-analysis. *Annals of Internal Medicine,* 160: 398–406.

Christensen, C., Larson, J.R., Jr, Abbott, A. et al. (2000). Decision making of clinical teams: communication patterns and diagnostic error. *Medical Decision Making*, 20: 45–50. Christie, D.and Khatun, H. (2012). Adjusting to life with chronic illness. *The Psychologist,* (Special feature on pediatric clini- cal psychology) 25: 194–97.

Christy, S.M., <osher, C.E., Rawl, S.M., and Haggstrom, D.A. (2014). Integrating men's health and masculinity theories to explain colorectal cancer creening behavior. *American Journal of Men's Health*, 8: 54–65.

Chronister, J. and Chan, F. (2006). A stress process model of caregiving for individuals with traumatic brain injury. *Rehabilitation Psychology*, 51: 190–201.

Chun, M., Knight, B.G. and Youn, G. (2007). Differences in stress and coping models of emotional distress among Korean, Korean American and White-American caregivers. *Aging and Mental Health*, 11: 20–9.

Cioffi, D. (1991). Beyond attentional strategies: a cognitiveperceptual model of somatic interpretation. *Psychological Bulletin*, 109: 25–41.

Cimarras-Otal, C., et al., (2014). Association between physical activity, multimorbidity, self-rated health and functional limitation in the Spanish population. *BMC Public Health*, 14: 1471–2458.

Cipolletta, S., Morrison, V. and Vilchinsky, N. (2020). Caregiving and social support in the context of chronic illness, *Editorial, Frontiers in Psychology*, 11: 3766.

Clare, P., Bradford, D., Courtney, R.J. et al. (2014). The relationship between socioeconomic status and 'hardcore' smoking over time – greater accumulation of hardened smokers in low-SES than high-SES smokers. *Tobacco Control*, 23: e85–e86.

Clark, A. (2003). 'It's like an explosion in your life . . . ': lay perspectives on stress and myocardial infarction. *Journal of Clinical Nursing*, 12: 544–53.

Clark, D.M., and Currie, K.C. (2009). Depression, anxiety and their relationship with chronic diseases: a review of the epidemiology, risk and reatment evidence, *Medical Journal of Australia*, 190: s54–s60.

Clark, K.L., Loscalzo, M., Trask, P.C. et al. (2010). Psychological distress in patients wth pancreatic cancer– an understudied group. *Psycho-Oncology*, 19: 1313–20.

Clark, R. and Gochett, P. (2006). Interactive effects of perceived racism and coping responses predict a school-based assessment of blood pressure in black youth. *Annals of Behavioral Medicine*, 32: 1–9.

Clark, S.L. and Stephens, M.A.P. (1996). Stroke patients' well-being as a function of caregiving spouses' helpful and unhelpful actions. *Personal Relationships*, 3: 171–84.

Clark-Carter, D. (2003). Effect sizes: the missing piece in the jigsaw. *The Psychologist*, 16: 636–8.

Claydon L.S., Chesterton L.S., Barlas P. et al. (2011). Dose-specific effects of transcutaneous electrical nerve stimulation (TENS) on experimental pain: a systematic review. *Clinical Journal of Pain*, 27: 635–47.

Clays, E., Leynen, F., De Bacquer, D. et al. (2007). High job strain and ambulatory blood pressure in middle-aged men and women from the Belgian job stress study. *Journal of Occupational and Environmental Medicine*, 49: 360–7.

Clifford, S., Barber, N. and Horne, R. (2008). Understanding different beliefs held by adherers, unintentional nonadherers, and intentional non-adherers: application of the Necessity-Concerns Framework. *Journal of Psychoso- matic Research*, 64: 41–6.

Cloute, K., Mitchell, A. and Yates, P. (2008). Traumatic brain injury and the constructuion of identitiy: a discursvive approach. *Neuropsychological Rehabilitation,* 18: 651–70. Coa, K.I., Augustson, E., and Kaufman, A. (2018). The Impact of Weight and Weight-Related Perceptions on Smoking Status Among Young Adults in a Text-Messaging Cessation Program, *Nicotine & Tobacco Research*, 20(5): 614–619.

Coates, T.J., McKusick, L., Kuno, R. et al. (1989). Stress management training reduced numbers of sexual partners but did not improve immune function in men infected with HIV. *American Journal of Public Health*, 79: 885–7.

Cobb, S. (1976). Social support as a moderator of life stress. *Psychosomatic Medicine*, 38: 300–14.

Coburn-Litvak, P.S., Pothakos, K., Tata, D.A. et al. (2003). Chronic administration of corticosterone impairs spatial reference memory before spatial working memory in rats. *Neurobiology, Learning & Memory*, 80: 11–23.

Cockburn, J., Paul, C., Tzelepis, F. et al. (2003). Delay in seeking advice for symptoms that potentially indicate bowel cancer. *American Journal of Health Behavior*, 27: 401–7. Cocks, K., King, M.T., Velikova, G. et al. (2008). Quality, interpretation and presentation of European Organisation for Research and Treatment of Cancer quality of life questionnaire core data in randomised controlled trials. *European Journal of Cancer*, 44: 1793–8.

Cocquyt, V.F., Blondeel, P.N., Depypere, H.T. et al. (2003). Better cosmetic results and comparable quality of life after skin-sparing mastectomy and immediate autologous breast reconstruction compared to breast conservative treatment. *British Association of Plastic Surgeons*, 56: 462–70.

Cohee, A., Johns, S. A., Alwine, J. S., et al. (2021). The

mediating role of avoidant coping in the relationships between physical, psychological, and social wellbeing and distress in breast cancer survivors. *Psycho-Oncology*, *30*(7), 1129–36.

Cohen, F. and Lazarus, R. (1979). Coping with the stresses of illness. In G.C. Stone, F. Cohen and N.E. Adler (eds), *Health Psychology: A Handbook*. San Francisco, CA: Jossey-Bass.

Cohen, H.J., Pieper, C.F., Harris, T. et al. (1997). The association of plasma IL-6 levels with functional disability in community-dwelling elderly. *Journal of Gerontology. A: Biological Science and Medical Science*, 52: M201–8.

Cohen, L.A. (1987). Diet and cancer. *Scientific American*, 102: 42–8.

Cohen, M., Hoffman, R.G., Cromwell, C. et al. (2002). The prevalence of distress in persons with human immunodeficiency virus infection. *Psychosomatics*, 43: 10–15.

Cohen, S. (1988). Psychosocial models of the role of social support in the etiology of physical disease. *Health Psychol- ogy*, 7: 269–97.

Cohen, S. (2004). Social relationships and health. *American Psychologist*, 59: 676–84.

Cohen, S. (2005). Keynote presentation at the eighth International Congress of Behavioral Medicine. *Journal of Behavioral Medicine*, 12: 123–1.

Cohen, S., Doyle, M.J., Skoner, D.P. et al. (1995). State and trait negative affect as predictors of objective and subjective symptoms of respiratory viral infections. *Journal of Personality and Social Psychology*, 68: 159–69.

Cohen, S., Doyle, W.J., Turner, R. et al. (2003). Sociability and susceptibility to the common cold. *Psychological Science*, 14: 389–95.

Cohen, S., Evans, G.W., Stokols, D. and Krantz, D.S. (1986). *Behavior, Health and Environmental Stress*. New York: Plenum.

Cohen, S., Frank, E., Doyle, W.J. et al. (1998). Types of stressors that increase susceptibility to the common cold in healthy adults. *Health Psychology*, 17: 214–23.

Cohen, S., Kamarck, T. and Mermelstein, R. (1983). A global measure of perceived stress. *Journal of Health and Social Behaviour*, 24: 385–96.

Cohen, S., Tyrell, D.A. and Smith, A.P. (1993a). Life events, perceived stress, negative affect and susceptibility to the common cold. *Journal of Personality and Social Psychol- ogy*, 64: 131–40.

Cohen, S., Tyrell, D.A. and Smith, A.P. (1993b). Psychological stress and susceptibility to the common cold. *New England Journal of Medicine*, 325: 606–12.

Cohen, S. and Wills, T.A. (1985). Stress, social support and the buffering hypothesis. *Psychological Bulletin*, 98: 310–57.

Cohn, M.A., and Fredrickson, B.L. (2009). Positive emotions. In S.J.Lopez and C.R. Snyder (eds), *Oxford Handbook of Positive Psychology*. Oxford University Press, pp.13–24. Colagiuri, B., Schenk, L.A., Kessler, M.D. et al. (2015). The placebo effect: from concepts to genes. *Neuroscience*, 307: 171–190.

Coleman, D.L. (1979). Obesity genes: beneficial effects in heterozygous mice. *Science*, 203: 663–5.

Coleman, J. S. (1988). Social capital in the creation of human capital, *American Journal of Sociology*, 94: S95–121

Coleman, P.G. (1999). Identity management in later life. In R.T. Woods (ed.), *Psychological Problems of Ageing: Assessment, Treatment and Care*. Chichester: Wiley.

Colen C.G., Ramey D.M., Cooksey E.C. et al. (2018). Racial disparities in health among nonpoor African Americans and Hispanics: the role of acute and chronic discrimination. *Social Science and Medicine*, 199: 167–80.

Collado, A., Felton, J.W., MacPherson, L. and Lejuez,C.W. (2014). Longitudinal trajectories of sensation seeking, risk taking propensity, and impulsivity across early to middle adolescence. *Additive Behaviors*, 36: 1580–1588.

Collicutt, J. (2011). Psychology, religion and spirituality. *The Psychologist*, 24: 250–1.

Colloca L. (2019). The placebo effect in pain therapies. *Annual Review of Pharmacology and Toxicology*, 59, 191–211.

Colloca, L. and Miller, F.G. (2011). How placebo responses are formed: a learning perspective. *Philosophical Transactions of the Royal Society of London B Biological Sciences*, 366: 1859–69.

Comeaux, S.J. and Jaser, S.S. (2010). Autonomy and insulin in adolescents with type 1 diabetes. *Pediatric Diabetes*, 11: 498–504.

COMMIT (1995). Community intervention trial for smoking cessation (COMMIT): II. Changes in adult cigarette smoking prevalence. *American Journal of Public Health*, 85: 193–200.

Committee on Understanding and Eliminating Racial and Ethnic Disparities in Health Care, Institute of Medicine, National Academy of Sciences, Smedley, B.D., Stith,

A.Y. and Nelson, A.R. (eds) (2002). *Unequal Treatment: Confronting Racial and Ethnic Disparities in Health Care*. Washington, DC: National Academy Press.

Compas, B.E., Jaser, S.S., Dunn, M.J. and Rodriguez, E.M. (2012). Coping with chronic illness in childhood and adolesecence. *Annual Review of Clinical Psychology*, 8: 455–80.

Conner, M. and Higgins, A.R. (2010). Long-term effects of implementation intentions on prevention of smoking uptake among adolescents: a cluster randomized controlled trial. *Health Psychology*, 29: 529–38.

Conner, M. and Norman, P. (1996). *Predicting Health Behaviour: Research and Practice with Social Cognition Models*. Buckingham: Open University Press.

Conner, M. and Norman, P. (Eds)(2015). Predicting and changing Health behavior: Research and Practice with Social Cognition Models. (3rd edn) Maidenhead: Open

University Press.

Conner, M. and Norman, P. (2017). Health behaviour: Current issues and challenges, *Psychology & Health*, 32(8): 895–906.

Conner, M. and Sparks, P. (2005). Theory of planned behaviour and health behaviour. In M. Conner and P. Norman (eds), *Predicting Health behaviour*. London: Open University Press, pp. 170–222.

Conner, M., Sutherland, E., Kennedy, F. et al. (2008). Impact of alcohol on sexual decision making: intentions to have unprotected sex. *Psychology & Health*, 23: 909–34.

Connor, J.L., Kypri, K., Bell, M.L. et al. (2010). Alcohol outlet density, levels of drinking and alcohol-related harm in New Zealand: a national study. *Journal of Epidemiology and Community Health*, 14 October.

Contrada, R.J., and Goyal, T.M. (2005). Individual differences, health and illness: The role of emotional traits and generalized expectancies, In: S.Sutton et al (eds), *SAGE Handbook of Heatlh psychology*, London: Sage, pp.143–68.

Consedine, N.S., Horton, D., Magai, C. et al. (2007). Breast screening in response to gain, loss, and empowerment framed messages among diverse, low-income women. *Journal of Health Care for the Poor and Underserved*, 18: 550–66.

Converso, D., Sottimano, I., Viotti, S., and Guideti, G. (2020). When I gro up, I'm going to be a. caregiver. Aging of the workforce, caregiver-employees, and family- to- work conflicts, *Frontiers Psychology*, 11:246.

Cook, B.J. and Hausenblas, H.A. (2008). The role of exercise dependence for the relationship between exercise behavior and eating pathology: mediator or moderator? *Journal of Health Psychology*, 13: 495–502.

Cook, R.F., Billings, D.W., Hersch, R. et al. (2007). A field test of a web-based workplace health promotion program to improve dietary practices, reduce stress, and increase physical activity: randomized controlled trial. *Journal of Medical Internet Research*, 9: e17.

Cooper, M.L., Agocha, V.S. and Sheldon, M.S. (2000). A motivational perspective on risky behaviours: the role of personality and affect regulatory processes. *Journal of Personality*, 68: 159–69.

Cope, C.D., Lyons, A.C., Donovan, V. et al. (2003). Providing letters and audiotapes to supplement a prenatal diagnostic consultation: effects on later distress and recall. *Prenatal Diagnosis*, 23: 1060–7.

Coppell, K.J., Abel, SL., Freer, T. et al. (2017). The effectiveness of a primary care nursing-led dietary intervention for prediabetes: a mixed methods pilot study. *BMC Family Practice*, 18:106.

Costa, E., Giardini, A., Savin, M. et al. (2015). Interventional tools to improve medication adherence: review of literature. *Patient Preference and Adherence*, 9: 1303–1314.

Costa, P.T., Jr and McCrae, R.R. (1987). Neuroticism, somatic complaints and disease: is the bark worse than the bite? *Journal of Personality*, 55: 299–316.

Costa, P.T. and McCrae, R.R. (1992a). Four ways five factors are basic. *Personality and Individual Differences*, 13: 653–65.

Costa, P.T. and McCrae, R.R. (1992b). *Revised NEO Personality Inventory (NEO PI-R) and NEO Fivefactor Inventory (NEO FFI) Professional Manual*. Odessa, FL: Psychological Assessment Resources.

Costanzo, E.S., Lutgendorf, S.K. and Roeder, S. (2011). Common-sense beliefs about cancer and health practices among women completing treatment for breast cancer *Psycho-Oncology*, 20: 53–61.

Costanzo, E.S., Lutgendorf, S.K., Bradley, S.L., Rose, S. and Anderson, B. (2005). Cancer attributions, distress, and health practices among gynaecologic cancer survivors. *Psychosomatic Medicine*, 67: 972–80.

Costanzo, E.S., Lutgendorf, S.K., Mattes, M.L. et al. (2007). Adjusting to life after treatment: distress and quality of life following treatment for breast cancer, *British Journal of Cancer*. 97: 1625–31.

Cotman, C.W. and Engesser-Cesar, C. (2002). Exercise enhances and protects brain function. *Exercise Sport Science Reviews*, 30: 75–9.

Coughlan, J.J., Mullins, C.F. and Kiernan, T.J. (2020). Diagnosing, fast and slow. *Post-graduate Medical Journal*, postgradmedj-2019-137412.

Coulson, N. S. (2013). How do online patient support communities affect the experience of inflammatory bowel disease? An online survey. *Journal of the RSM Short Reports*, 4: 8.

Coulson. N. S (2017). Affordance theory can help understanding of individuals' use of online support communities. *British Journal of Health Psychology*, 22: 379–382

Coulthard, H and Ahmed, S. (2017). Non taste exposure techniques to increase fruit and vegetable acceptance in children: Effects of task and stimulus type. *Food Quality and Preference*, 61: 50–4.

Courtenay, W.H. (2000). Constructions of masculinity and their influence on men's well-being: a theory of gender and health. *Social Science and Medicine*, 50: 1385–401. Courtenay, W. (2011). *Dying to be Men*. New York: Routledge Cowburn, G. and Stockley, L. (2005). Consumer understanding and use of nutrition labelling: a systematic review. *Pub- lic Health & Nutrition*. 8: 21–8.

Cowburn, G. and Stockley, L. (2006). Consumer understanding and use of nutrition labelling: a systematic review. *Journal of the American Dietetic Association*, 106: 917–20.

Cox, D.D., Huppert, F.A. and Whichelow, M.J. (1993). *The Health and lifestyle survey: seven years on: a longitudinal study of a nationwide sample, measuring changes in physical and mental health, attitudes and lifestyle*. Dartmouth Pub Co.

Cox, K. (2003). Assessing the quality of life of patients in phase I and II anti-cancer drug trials: interviews versus questionnaires. *Social Science and Medicine*, 56: 921–34. Cox, K.L., Gorely, T.J., Puddey, I.B. et al. (2003). Exercise behaviour change in 40- to 65-year-old women: the SWEAT study (Sedentary Women Exercise Adherence Trial). *British Journal of Health Psychology*, 8: 477–95.

Cox, W.M. and Klinger, E. (2004). A motivational model of alcohol use: determinants of use and change. In W.M. Cox and E. Klinger (eds), *Handbook of Motivational Counselling: Concepts, Approaches, and Assessments*. Chiches- ter: John Wiley, pp. 121–38.

Coyne, I. (2006). Children's experences of hospitalization, *Journal of Child Health Care*, 10: 326–36.

Coyne, J. and Fiske, V. (1992). Couples coping with chronic and catastrophic illness. In T.J. Akamatsu, M.A.P. Stephens, S.E. Hobfoll and J.H. Crowther (eds), *Family Health Psychology*. Washington, DC: Hemisphere Publishing.

Coyne, J.C. and Racioppo, M.W. (2000). Never the twain shall meet? Closing the gap between coping research and clinical intervention research. *American Psychologist*, 55: 655–64.

Coyne, J.C. and Smith, D.A.F. (1991). Couples coping with a myocardial infarction: a contextual perspective on wives' distress. *Journal of Personality and Social Psychology*, 61: 404–12.

Craig, A., Guest, R., Tran, Y. et al. (2017). Pain catastrophizing and negative mood states after spinal cord injury: transitioning from inpatient rehabilitation into the community. *Journal of Pain*, 18: 800–810.

Cramer, J.A. (2004). A systematic review of adherence with medications for diabetes. *Diabetes Care*, 27: 1218–24.

Cramp, F. and Daniel, J. (2008). Exercise for the management of cancer-related fatigue in adults. *Cochrane Database of Systematic Reviews*, issue 2, art. no.: CD006145.

Creed, F.H., Davis, I., Jackson, J. et al. (2012). The epidemiology of multiple somatic symptoms. *Journal of Psychosomatic Research,* 72: 311–17.

Crepaz, N., Pasin, W.F., Herbst, J.H. et al. (2008). Meta-analysis of cognitive behavioural interventions on HIV positive persons' mental health and immune functioning. *Health Psychology*, 27: 4–14.

Creuss, D.G., Antoni, M.H., McGregor, B.A. et al. (2000). Cognitive-behavioral stress management reduces serum cortisol by enhancing benefit finding among women being treated for early stage breast cancer. *Psychosomatic Med- icine*, 62: 304–8.

Crombez, G., Eccleston, C., De Vlieger, P. et al. (2008). Is it better to have controlled and lost than never to have controlled at all? An experimental investigation of control over pain. *Pain*, 137: 631–9.

Crosby, K., Santiago, S., Roditis, M.L. et al. (2019). Bringing "The Real Cost" to life through breakthrough, evidencebased advertising. *American Journal of Preventive Medi- cine*, 56, S16–S23.

Cross, A.J., Elliott, R.A., Petrie, K., et al. (2020). Interventions for improving medication-taking ability and adherence in older adults prescribed multiple medications. *The Cochrane Database of Systematic Reviews*, 5: CD012419. Crossley, M.L. (2000). *Rethinking Health Psychology*. Buckingham: Open University Press.

Croucher, K., Gilroy, R., Bevan, M., et al. (2020). The mobi-lites of care in later life: exploring the relationship between caring and mobility in the lives of older people, *Ageing Society*, 1-22.

Crous-Bou M., Fung T.T., Prescott J. et al. (2014). Mediterranean diet and telomere length in nurses' health study: population based cohort study, *BMJ*. 349: g6674, doi:10.1136/bmj.g6674

Crowe, F.L., Key, T.J., Appleby, P.N. et al. (2008). Dietary fat intake and risk of prostate cancer in the European: pro-spective investigation into cancer and nutrition. *American Journal of Clinical Nutrition*, 87: 1405–13.

Croyle, R.T. and Barger, S.D. (1993). Illness cognition. In S. Maes, H. Leventhal and M. Johnston (eds), *International Review of Health Psychology*, Vol. II. Chichester: Wiley.

Croyle, R.T. and Ditto, P.M. (1990). Illness cognition and behavior: an experimental approach. *Journal of Behavioral Medicine*, 13: 31–52.

Crowe, M., Whitehead, L., Seaton, P. et al. (2017). Qualitative meta-synthesis: the experience of chronic pain across conditions. *Journal of Advanced Nursing*, 73(5); 1004–16. Crush, E.A., Frith, E. and Loprinzi, P.D. (2018). Experimental effects of acute exercise duration and exercise recovery on mood states. *Journal of Affective Disorders*, 229: 282–7.

Csof, R.-M., Hood, R., Keler, B. et al. (2009). *Deconversion*. Goettingen: Vandenhoech & Ruprecht.

Cui, Z., Shah, S, Yan, L. et al. (2012) Effect of a school-based peer education intervention on physical activity and sedentary behaviour in Chinese adolescents: a pilot study. *BMJ Open* 2012; 2: e000721.

Culver, J.L., Arena, P.L., Wimberly, S.R. et al. (2004). Coping among African American, Hispanic, and non-Hispanic white women recently treated for early stage breast cancer. *Psychology and Health*, 19: 157–66.

Currie, C.L., Copeland, J.L., Metz, G.A. et al. (2020). Past-year racial discrimination and allostatic load among indigenous adults in Canada: the role of cultural continuity. *Psychosomatic Medicine*, 82: 99–107.

Curtis, J.R., Back, A.L., Ford, D.W. et al. (2014). Effect of communication skills training for residents and nurse practitioners on quality of communication with patients with serious illness: a randomized trial. *Journal of the American Medical Association*, 310: 2271–81.

Cutrona, C.E. (1996). *Social Support in Couples*. Thousand Oaks, CA: Sage.

Cutrona, C.E., Shaffer, P.A., Wesner, K.A. and Gardner, K.A. (2007). Optimally matching support and perceived spousal sensitivity, *Journal of Family Psychology*, 21: 754–8.

Dagan, M., Sanderman, R., Schokker, M.C. et al. (2011). Spousal support and changes in distress over time in couples coping with cancer: the role of personal control. *Journal of Family Psychology*, 25: 310–18.

Dahlhamer, J., Lucas, J., Zelaya, C. et al. (2018). Prevalence of chronic pain and high-impact chronic pain among adults – United States, 2016. *Morbidity and Mortality Weekly Report*, 67: 1001–6.

Dallery J., Raiff B.R. and Grabinski M.J. (2013). Internet-based contingency management to promote smoking cessation: A randomized controlled study. *Journal of Applied Behav- ior Analysis*, 46:750–64.

Daly, J.M., Hartz, A.J., Xu, Y. et al. (2009). An assessment of attitudes, behaviors, and outcomes of patients with type 2 diabetes. *Journal of the American Board of Family Medi- cine*, 22: 280–90.

Damjanovic, A.K., Yang, Y., Glaser, R. et al. (2007). Accelerated telomere erosion is associated with a declining immune function of caregivers of Alzheimer's disease patients. *Journal of Immunology*, 179: 4249–54.

Dancel, R., Liles, E. A. and Fiore, D. (2017). Acute pain management in hospitalized children. *Reviews on Recent Clini- cal Trials*, 12: 277–83.

Daniels, H. (ed.). (1996). *An Introduction to Vygotsky*. London: Routledge.

Danoff-Burg, S., and Revenson, TA. (2005). Benefit-finding among patients with rheumatoid arthritis: positive effects on interpersonal relationships. *Journal of Behavioral Medi- cine*, 28, 91–103.

Dantzer, R. and Kelley, K.W. (1989). Stress and immunity: an integrated view of relationships between the brain and the immune system. *Life Sciences*, 44: 1995–2008.

Darker, C.D., French, D.P., Eves, F.F., and Sniehotta, F.F. (2010). An intervention to promote walking amongst the general population based on an 'extended' theory of planned behavior: A waiting list randomized controlled trial. *Psychology & Health*, 25: 71–88.

Darnley, S.E., Kennedy, T., Jones, R. et al. (2002). A randomised controlled trial of the addition of cognitive behavioural therapy (CBT) to antispasmodic therapy for irritable bowel syndrome (IBS) in primary care. *Gastroenterology*, 122: A-69.

Dauchet, L., Amouyel, P. and Dallongeville, J. (2009). Fruits, vegetables and coronary heart disease. *Nature Reviews Cardiology*, 6: 599–608.

Davey, G.C. and Wells, A. (eds.) (2006). *Worry and its Psychological Disorders: Theory, Assessment and Treatment*. Chichester: Wiley.

Davey-Rothwell, M.A., Tobin, K., Yang, C. et al. (2011). Results of a randomized controlled trial of a peer mentor HIV/STI prevention intervention for women over an 18-month follow-up. *AIDS and Behavior*, 15:1654-63.

Davey-Smith, G., Ebrahim, S. and Frankel, S. (2001). How policy informs the evidence: 'evidence-based' thinking can lead to debased policy making (editorial). *British Medical Journal*, 322: 184–5.

Davidson, K.W., Gidron, Y., Mostofsky, E. and Trudeau, K.J. (2007). Hospitalization cost offset of a hostility intervention for coronary heart disease patients. *Journal of Consulting and Clinical Psychology*, 75: 657–62.

Davidson, K.W., MacGregor, M.E., Stuhr, J. et al. (2000). Constructive anger verbal behaviour predicts blood pressure in a population-based sample. *Health Psychology*, 19: 55–64.

Davidson, P.R. and Parker, K.C.H. (2001). Eye movement desensitization and reprocessing (EMDR): a meta-analysis. *Journal of Consulting and Clinical Psychology*, 69: 305–16. Davis, J.L., Buchanan, K.L., Katz, R.V. and Green, B.L. (2012). Gender differences in cancer screening beliefs, behaviors, and willingness to participate: implications for health promotion. *American Journal of Men's Health*, 6, 211.

Davis, M.C., Zautra, A.J., Wolf, L.D. et al. (2015). Mindfulness and cognitive-behavioral interventions for chronic pain: differential effects on daily pain reactivity and stress reactivity. *Journal of Consulting and Clinical Psychology*, 83: 24–35. Davison, S. N. (2010). End-of-life care preferences and needs: perceptions of patients with chronic kidney disease. *Clinical Journal of the American Society of Nephrology*, 5(2): 195–204. doi.org/10.2215/CJN.05960809

Davoren, M.P., Demant, J., Shiely, F and Perry, I.J. (2016). Alcohol consumption among university students in Ireland and the United Kingdom from 2002 to 2014: A systematic review. *BMC Public health*, 16: 1-13

Dawson, A.M., Brown, D.A., Cox, A. et al. (2014). Using motivational interviewing for weight feedback to parents of young children. *Journal of Paediatrics and Child Health*, 6: 461–70.

Dawson L. A. (2019). What factors affect adherence to medicines?, *Archives of Disease in Childhood. Education and Practice Edition*, 104: 49–52.

Deary, I.J., Clyde, Z. and Frier, B.M. (1997). Constructs and models in health psychology: the case of personality and illness reporting in diabetes mellitus. *British Journal of Health Psychology*, 2: 35–54.

deBruijn, M. and Johnston, M. (2012). Methods in health psychology: how do we know what we really know? *The European Health Psychologist*, 14: 107–112.

Deci, E.L. and Ryan, R.M. (2000). The 'what' and 'why' of goal pursuits: human needs and the self-determination of behavior. *Psychological Inquiry*, 11: 227–68.

Degenhardt, L., Peacock, A., Colledge, S., et al. (2017). Global prevalence of injecting drug use and sociodemographic characteristics and prevalence of HIV, HBV, and HCV in people who inject drugs: a multistage systematic review, *Lancet Glob Health*; 5: e1192–207

De Haes, H. and Koedoot, N. (2003). Patient centered decision making in palliative cancer treatment: a world of paradoxes. *Patient Education and Counselling*, 50: 43–9.

Dehghani, M., Sharpe, L. and Nicholas, M.K. (2003). Selective attention to pain-related information in chronic musculoskeletal pain patients. *Pain*, 105: 37–46.

Deimling, G.T., Bowman, K.F., Sterns, S. et al. (2006) Cancerrelated health worries and psychological distress among older adult long-term cancer survivors. *Psycho-Oncology*, 15: 306–20.

Dein, S. (2004). Explanatory models of and attitudis towards cancer in different culture, *The Lancet Oncology*, 5: 119–24.

de Jongh T., Gurol-Urganci I., Vodopivec-Jamsek V. et al. (2012). Mobile phone messaging for facilitating self-management of long-term illnesses. *Cochrane Database of Systematic Reviews*, 12: CD007459.

Delaney-Black, V., Chiodo, L.M., Hannigan, J.H. et al. (2010). Just say 'I don't': lack of concordance between teen report and biological measures of drug use. *Pediatrics*, 126: 887–93.

Demerouti, E., Bakker, A.B., Nachreiner, F. and Schaufeli, W.B. (2001). The job demands–resources model of burnout. *Journal of Applied Psychology*, 86: 499–512.

Dempster, M., Howell, D. and McCorry, N.K. (2015). Illness perceptions and coping in physical health conditions: a meta-analysis. *Journal of Psychosomatic Research*, 79: 506–13.

Dempster, M. and McCorry, N.K. (2011). The factor structure of the Revised Illness Perception Questionnaire in a population of oesophageal cancer survivors. *Psycho-Oncology*, 21: 524–30.

De Moor, C., Sterner, J., Hall, M. et al. (2002). A pilot study of the effects of expressive writing on psychological and behavioral adjustment in patients enrolled in a phase II trial of vaccine therapy for metastatic renal cell carcinoma. *Health Psychology*, 21: 615–19.

De Neve, K.M. and Cooper, H. (1998). The happy personality: A meta-analysis of 137 personality traits and subjective wellbeing. *Psychological Bulletin*, 124: 197–229.

Denissen, S.J., van der Aalst, C.M., Vonder, M. et al. (2109). Impact of a cardiovascular disease risk screening result on preventive behaviour in asymptomatic participants of the ROBINSCA trial. *European Journal of Preventive Cardiol- ogy*, 26: 1313–22.

Denollet, J. (1998). Personality and coronary heart disease: the type-D scale-16 (DS16). *Annals of Behavioral Medicine*, 20: 209–15.

Denscombe, M. (2001). Peer group pressure, young people and smoking: new developments and policy implications. *Drugs: Education, Prevention and Policy*, 8: 7–32.

de Nooijer, J., de Vet, E., Brug, J. and de Vries, N.K. (2006). Do implementation intentions help to turn good intentions into higher fruit intakes? *Journal of Nutrition Education and Behavior*, 38: 25–9.

de Nooijer, J., Lechner, L. and de Vries, H.A. (2001). Qualitative study on detecting cancer symptoms and seeking medical help: an application of Andersen's model of total patient delay. *Patient Education and Counseling*, 42: 145–57.

Department of Health (1999). Saving Lives: Our Healthier Nation. London: Department of Health.

Department of Health (2000a). *Health Survey for England*. London: National Centre for Social Research & the National Foundation for Educational Research.

Department of Health (2000b). Statistics on smoking: England 1978 onwards. *Statistical Bulletin* 200/17. London: Department of Health.

Department of Health (2001a). *The 2000 Health Survey for England: The Health of Older People (aged 65+)*. London: Department of Health.

Department of Health (2001b). *The Expert Patient: A New Approach to Chronic Disease Management for the 21st Century*. London: Department of Health.

Department of Health (2001c). *Involving Patients and the Public in Healthcare*. Retrieved from www.dh.gov.uk/PolicyAndGuidance/ OrganisationPolicy/ PatientAndPublicInvolvement/ InvolvingPatientsPublicHe- althcare/fs/en (accessed 21 September 2021).

Department of Health (2003). *Tackling Health Inequalities: A Programme for Action*. London: Department of Health.

Department of Health (2005). *Choosing Activity: A Physical Activity Action Plan*. London: UK Department of Health.

Department of Health (2007). Tackling Health Inequalities: 2007 Status Report on the Programme for Action. London: Department of Health.

Department of Health (2010). Recognised, valued and supported: Next steps for the Carer's Strategy: Response to the call for views. London: Department of Health.

Department of Health and Human Services (1996). Report of final mortality statistics, 1994. *Monthly Vital Statistics Report*, 45(3 suppl.). Hyattsville, MD: Public Health Service. Department of Health and Human Services (1998). *Health, United States, 1998: Socioeconomic Status and Health Chartbook*. Hyattsville, MD: National Center for Health Statistics.

Department of Health and Social Care (2019). UK Chief Medi- cal Officers Physical Activity Guidelines. Retrieved from https://assets.publishing.service.gov.uk/ government/ uploads/system/uploads/attachment_data/ file/832868/ uk-chief-medical-officers-physical-activity-guidelines.pdf (accessed 15 September 2021).

Department of Transportation (2003). *National Survey of Pedestrian and Bicyclist Attitudes and Behaviors-High- lights Report*. National Highway Traffic Safety Administration and Bureau of Transportation Statistics.

Derbyshire, S.W. (2000). Exploring the pain 'neuro-matrix'.

Current Reviews of Pain, 4: 467–77.

de Ridder, D., Geenen, R., Kuijer, R., and van Middendorp, H. (2008). Psychological adjustment to chronic disease, *The Lancet*, 372: 246–55.

de Ridder, D., Kroese, F., Evers, C., Adriaanse, M. and Gillebaart, M. (2017). Healthy diet: health impact, prevalence, correlates, and interventions. *Psychology & Health*, 32, 904–941.

de Ridder, D.T.D., Lensvelt-Mulders, G., Finkenauer, C., Stok, F.M. and Baumeister, R.F. (2012). Taking stock of selfcontrol: A meta-anaylsis of how trait selfcontrol relates to a wide range of behaviors. *Personality and Social Psychology Review*, 17: 76–99.

Derksen, F., Bensing, J., and Lagro-Janssen, A. (2013). Effectiveness of empathy in general practice: a systematic review. *British Journal of General Practice*, 63: e76–e84.

Deshler, A.M., Fee-Schroeder, K.C., Dowdy, J.L. et al. (2006). A patient orientation program at a comprehensive cancer center. *Oncology Nursing Forum*, 33: 569–78.

Detillion, C. E., Craft, T. K., Glasper, E. R., Prendergast, B. J. and DeVries, A. C. (2004). Social facilitation of wound healing. *Psychoneuroendocrinology*, 29(8): 1004–11.

Detmar, S.B., Aaronson, N.K., Wever, L.D. et al. (2000). How are you feeling? Who wants to know? Patients' and oncologists preferences for discussing health-related quality of life issues. *Journal of Clinical Oncology*, 18: 3295–301.

Devanesen, D. (2000). Traditional Aboriginal medicine practice in the Northern Territory. In *International Symposium on Traditional Medicine*, Awaji Islands, Japan. Retrieved from www.nt.gov.au/health/comm_health/abhealth_ strategy?Traditional%20 Aboriginal%20Medicine%20-%20 Japan%20Paper.pdf (accessed 15 September 2021).

De Vellis, R.F., Lewis, M.A. and Sterba, K.R. (2003). Interpersonal emotional processes in adjustment to chronic illness. In J. Suls and K.A. Wallston (eds), *Social Psycho- logical Foundations of Health and Illness*. Malden, MA: Blackwell.

De Vet, E., Gebhardt, W.A., Sinnige, J. et al. (2011). Implementation intentions for buying, carrying, discussing and using condoms: the role of the quality of the plans. *Health Education Research*, 26: 443–55.

De Visser, R.O., Badcock, P.B., Simpson, J.M. et al. (2014). Attitudes towards sex and relationships: The Second Australian Study of Health and Relationships, *Sex Health*, 11: 397–405.

Devi, R., Powell, J. and Singh, S. (2014). A web-based program improves physical activity outcomes in a primary care angina population: randomized controlled trial. *Journal of Medical Internet Research*, 16: e186.

Devine, C.M., Jastran, M., Jabs, J. et al. (2006). 'A lot of sacrifices': work–family spillover and the food choice coping strategies of low-wage employed parents. *Social Science and Medicine*, 63: 2591–603.

Devins, G.M., Mendelssohn, D.C., Barré, P.E. et al. (2003). Predialysis psychoeducational intervention and coping styles influence time to dialysis in chronic kidney disease. *American Journal of Kidney Diseases*, 42: 693–703.

de Vries, H., Candel, M., Engles, R. et al. (2006). Challenges to the peer influence paradigm: results for 12–13 year olds from six European countries from the European Smoking Prevention Framework Approach study. *Tobacco Control*, 15: 83–9.

Dew, M.A., Di Martini, A.F., Dabbs, A., de V. et al. (2007). Rates and risk factors for nonadherence to the medical regimen after adults solid organ transplantation. *Transplan- tation*, 83: 858–73.

Dey, P., Bundred, N., Gibbs, A. et al. (2002). Costs and benefits of a one stop clinic compared with a dedicated breast clinic: randomised controlled trial. *British Medical Journal*, 324: 507.

Deyo, R.A. (1986). Early diagnostic evaluation of lower back pain. *Journal of General Internal Medicine*, 1: 328–38.

Deyo, R.A., Walsh, N.E., Martin, D.C. et al. (1990). A controlled trial of transcutaneous electrical nerve stimulation (TENS) and exercise for chronic low back pain. *New England Journal of Medicine*, 322: 1627–34.

Dickens, C., Cherrington, A., Adeyemi, I. et al. (2013). Characteristics of psychological interventions that improve depression in people with coronary heart disease: a systematic review and meta-regression. *Psychosomatic Medicine*, 75:211–21.

Dickens, C., Katon, W., Blakemore, A., et al. (2012). Does depression predict the use of urgent and uscheduled care by people with long term conditions? A systematic review with meta analysis. *Journal of Psychosomatic Research* 73:334–42.

Dickens, L.R. (2017). Using gratitude to promote positive change: A series of meta-analyses investigatibg the effectiveness of gratitude interventions. *Basic and Applied Social Psychology,* 39: 193–208.

di Clemente, C.C., Prochaska, J.O., Fairhurst, S.K. et al. (1991). The process of smoking cessation: an analysis of precontemplation, contemplation, and preparation stages of change. *Journal of Consulting and Clinical Psychology*, 59: 295–304.

di Clemente, C.C. and Velicer, W.F. (1997). The transtheoretical model of health behavior change. *American Journal of Health Promotion*, 12: 11–12.

Dickman S.L., Himmelstein D.U. and Woolhandler S. (2017). Inequality and the health-care system in the USA. *Lancet,* 389: 1431–41.

Didlake, R.H., Dreyfus, K., Kerman, R.H. et al. (1988). Patient noncompliance: a major cause of late graft failure in cyclosporine-treated renal transplants. *Transplant Proceedings*, 20: 63–9.

Diener, E. (2000). Subjective well-being: The science of happiness and a proposal for a national index. *American Psychologist*, 55: 34–43.

Diener, E., Emmons, R.A., Larsen, R.J. and Griffen, S. (1985). The satisfaction with life scale. *Journal of Personality Assessment*, 49: 71–5.

Diener, E., Lucas, R.E. and Scollon, C.N. (2006). Beyond the hedonic treadmill: revising the adaptation theory of well- being. *American Psychologist*, 61(4): 305–14.

Diener, E., Oishi, S. and Lucas, R.E. (2009). Subjective well- being: the science of life happiness and life satisfaction. In: S.J. Lopez and C.R. Snyder (eds). *Oxford Handbook of Positive Psychology*. New York: Oxford University Press, pp. 187–94.

Diener, E. and Seligman, M.E.P. (2002). Very happy people. *Psychological Science*, 13: 81–4.

Digiusto, E. and Bird, K.D. (1995). Matching smokers to treatment: self-control versus social support. *Journal of Consulting and Clinical Psychology*, 63: 290–5.

Dijkstra, A. and Ballast, K. (2012). Personalization and perceived personal relevance in computer-tailored persuasion in smoking cessation. *British Journal of Health Psychology*, 17: 60–73.

Dilworth-Anderson, P., Williams, I.C. and Gibson, B.E. (2002). Issues of race, ethnicitiy and culture in caregiving research: a 20-year review. *The Gerontologist*, 42: 237–72.

DiMatteo, M.R. (2004a). Variations in patients' adherence to medical recommendations: a quantitative review of 50 years of research. *Medical Care*, 42: 200–9.

DiMatteo, M.R., Haskard, K.B. and Williams, S.L. (2007). Health beliefs, disease severity, and patients adherence: a meta-analysis. *Medical Care*, 45: 521–8.

DiMatteo, M.R., Haskard-Zolnierek, K.B. and Martin, L.R. (2012). Improving patient adherence: a three-factor model to guide practice. *Health Psychology Review*, 6: 74–91.

DiMatteo, M.R., Lepper, H.D. and Croghan, T.W. (2000). Depression is a risk factor for non-compliance with medical treatment: meta-analysis of the effects of anxiety and depression on patient adherence. *Archives of Internal Medicine*, 160: 2101–7.

Ditto, P.H., Druley, J.A., Moore, K.A. et al. (1996). Fates worse than death: the role of valued life activities in health state evaluations. *Health Psychology*, 15: 332–43.

Dobbin, A., Dobbin, J. and Ross, S.C. (2013). Randomised controlled trial of brief intervention with biofeedback and hypnotherapy in patients with refractory irritable bowel syndrome. *Journal of the Royal College of Physicians Edin- burgh*, 43: 15–23.

Dobbins, J.F. (2007). Connections of care: relationships and family caregiver narratives. In *The Meaning of Others: Narrative Studies of Relationships*, Josselson, R., Liblich, A. and McAdams, D.A. (eds). Washington, DC: American Psychological Association, pp. 189–211.

Dockray, S. and Steptoe, A. (2010). Positive affect and psychobiological processes. *Neuroscience and Behavioral Reviews*, 35: 69–75.

Doherty, S.R., Jones, P.D., Davis, L. et al. (2007). Evidence-based implementation of adult asthma guidelines in the emergency department: a controlled trial. *Emergency Medicine Australasia*, 19: 31–8.

Dolan A. (2011). 'You can't ask for a Dubonnet and lemonade!': working class masculinity and men's health practices. *Sociology of Health and Illness*, 33: 586–601.

Dolansky, M.A., Stepanczuk, B., Charvat, J.M. et al. (2010). Women's and men's exercise adherence after a cardiac event. *Research in Gerontological Nursing*, 3: 30–8.

Doll, R., Peto, R., Boreham, J. and Sutherland, I. (2004). Mortality in relation to smoking: 50 years' observations on male British doctors. *British Medical Journal*, 328: 1519–28.

Domchek, S.M., Bradbury, A., Garber, J.E. et al. (2013). Multiplex genetic testing for cancer susceptibility: out on the high wire without a net? *Journal of Clinical Oncology*, 31: 1267–70.

Domoff S.E. (2015) Dutch Eating Behavior Questionnaire (DEBQ). In: Wade T. (eds) *Encyclopedia of Feeding and Eating Disorders*. Springer, Singapore. doi. org/10.1007/978-981-287-087-2_127-1

Donaghy, M. and Durward, B. (2000). *A report on the clinical effectiveness of physiotherapy in mental health*. Research and Clinical Effectiveness Unit, Chartered Society of Physiotherapy.

Donaldson, L. (2009). Guidance on the Consumption of Alcohol by Children and Young People. Department of Health, London.

Dong, H.-J., Gerdle, B., Bernfort, L. et al. (2020). Pain catastrophizing in older adults with chronic pain: The mediator effect of mood using a path analysis approach. *Journal of Clinical Medicine*, 9: 2073.

Dooley, D., Fielding, J. and Levi, L. (1996). Health and unemployment. *Annual Review of Public Health*, 17: 449–65.

Douglas, S.L., Mazanec, P., Lipson, A., et al. (2016). Distance caregiving for a family member with cancer: a review of the literature on distance caregiving and recoomendations for future research, *World Journal of Clinical Oncology*, 7: 214.

Downs J.S., Ashcraft A.M., Murray P.J., et al. (2017). Video intervention to increase perceived self-efficacy for condom use in a randomized controlled trial of female adolescents. *J Pediatr Adolesc Gynecol*. 31: 291–298. e2.

Doyle, F., Rohde, D., Rutkowska, A. et al. (2014). Systematic review and meta-analysis of the impact of drepression on subsequent smoking cessation in patients with coronary heart disease, 1990-2014, *Psychosomatic Medicine*, 76: 44–57

Dragano N., Siegrist J., Nyberg S.T. et al. (2017). Effort-Reward imbalance at work and incident coronary heart disease: A multicohort study of 90,164 individuals.

Epide- miology, 28: 619–26.

Dragano, N., Verde, P.E. and Siegrist, J. (2005). Organisational downsizing and work stress: testing synergistic health effects in employed men and women. *Journal of Epidemiology and Community Health,* 59: 694–9.

Dreyer, G., Hull, S., Aitken, Z. et al. (2009) The effect of ethnicity on the prevalence of diabetes and associated chronic kidney disease. *Quarterly Journal of Medicine;* 102: 261–9.

Drinkaware (2019). UK Alcohol Unit Guidance: Chief medical Officer's Low Risk Drinking Guidelines. Retrieved from https://www.drinkaware.co.uk/alcohol-facts/alcoholic- drinks-units/latest-uk-alcohol-unit-guidance/ (accessed 15 September 2021).

Drotar, D. and Bonner, M.S. (2009). Influences on adherence to pediatric asthma treatment: a review of correlates and predictors. *Journal of Developmental and Behavioral Pediatrics,* 30: 574–82.

Dua, R., Vassiliou, L. and Fan, K. (2013). Common maxillofacial terminology: do our patients understand what we say? *Surgeon,* 13: 1–4.

Duclos, M., Gouarne, C. and Bonnemaison, D. (2003). Acute and chronic effects of exercise on tissue sensitivity to glucocorticoids. *Journal of Applied Physiology,* 94: 869–75.

Dundas, R., Morgan, M. and Redfern, J. (2001). Ethnic differences in behavioural risk factors for stroke: implications for health promotion. *Ethnicity and Health,* 6: 95–103.

Dunbar-Jacob, J., Burke, L.E. and Pucznski, S. (1995). Clinical assessment and management of adherence to medication regimens. In P.M. Nicassio and T.W. Smith (eds), *Managing Chronic Illness: A Bio-psychosocial Perspective.* Washington, DC: American Psychological Association.

Dunton, G.F. and Vaughan, E. (2008). Anticipated affective consequences of physical activity adoption and maintenance. *Health Psychology,* 27: 703–10.

DuPont, C.M., Weis, T.M., Manuck, S.B., Marsland, A.L., Matthews, K.A. and Gianaros, P.J. (2020). Does well-being associate with stress physiology? A systematic review and meta-analysis. *Health Psychology,* 39: 879–90.

Dutta-Bergman, M.J. (2003). A descriptive narrative of healthy eating: a social marketing approach using psychographics in conjunction with interpersonal, community, mass media and new media activities. *Health Marketing Quarterly,* 20: 81–101.

Dwyer, L.A., Bolger, N., Laurenceau, J.P., et al. (2017). Autonomous motivation and fruit/vegetable intake in parent-adolescenet dyads. *American Journal of Preventive Medicine,* 152: 863-871.

Dwyer, T., Pezic, A., Sun, C., et al. (2015). Objectively measured daily steps and subsequent long term all-cause mortality: the Tasped Prospective Cohort Study. *PLoS One,* 10:e0141274. doi:10.1371/journal.pone.0141274

Dzewaltowski, D.A. (1989). Toward a model of exercise motivation. *Journal of Sport and Exercise Psychology,* 11: 251–69.

Eagly, A.H. and Chaiken, S. (1993). *The Psychology of Attitudes.* Orlando, FL: Harcourt Brace Jovanovich.

Eaker, E.D., Sullivan, L.M., Kelly-Hayes, M. et al. (2004). Does job strain increase the risk for coronary heart disease or death in men and women? *American Journal of Epidemiol- ogy,* 159: 950–8.

Earl, A. and Albarracín, D. (2007). Nature, decay, and spiraling of the effects of fear-inducing arguments and HIV counseling and testing: a meta-analysis of the short- and long- term outcomes of HIV-prevention interventions. *Health Psychology,* 26: 496–506.

Ebrahim, S., Taylor, F., Ward, K., Beswick, A. et al. (2011). Multiple risk factor interventions for primary prevention of coronary heart disease. *Cochrane Database of Systematic Reviews,* (1): CD001561.

Ebrecht, M., Hextall, J., Kirtley, L-G., Taylor, A. M. Dyson, M. and Weinman, J. (2004). Perceived stress and cortisol levels predict speed of wound healing in healthy male adults. *Psychoneuroendrocrinology,* 29(6): 798–809.

Eccles, M.P., Grimshaw, J.M., MacLennan, G., et al. (2012). Explaining clinical behaviours using multiple theoretical models. *Implementation Science,* 7: 99–112

Eccleston, C. and Crombez, G. (1999). Pain demands attention: a cognitive-affective model of the interruptive function of pain. *Psychological Bulletin,* 125: 356–66.

Eccleston C., Palermo T.M., de C Williams A.C. et al. (2012). Psychological therapies for the management of chronic and recurrent pain in children and adolescents. *Cochrane Database of Systematic Reviews* 12: CD003968.

Eccleston C., Palermo T.M., Williams A.C. et al. (2014). Psychological therapies for the management of chronic and recurrent pain in children and adolescents. *Cochrane Database of Systematic Reviews* 5: CD003968.

ECDPC-European Centre for Disease Prevention and Control (2018). Vaccination coverage for first dose of a measles- and rubella-containing vaccine, EU/EEA. Retrieved from https://www.ecdc.europa.eu/en/publications-data/vacci- nation-coverage-first-dose-measles-and-rubella-containing-vaccine-eueea-2018 (accessed 15 September 2021).

Echteld, M.A., van Elderen, T. and van der Kamp, L.J.Th. (2003). Modeling predictors of quality of life after coronary angioplasty. *Annals of Behavioral Medicine,* 26: 49–60.

Eddy, D.M., Schlessinger, L. and Kahn, R. (2005). Clinical outcomes and cost-effectiveness of strategies for managing people at high risk for diabetes. *Annals of Internal Medicine,* 143: 251–64.

Eddy, P., Heckenberg, R., Wertheim, E.H. et al. (2016). A systematic review and meta-analysis of the effort-reward-imbalance model. Of workplace stress with indicators of immune function. *Journal of Psychosomatic Research*, 91: 1–8.

Edmonson, D., Omason, S., Falzon, L. et al. (2012). Postrtraumatic stress disorder prevalence and risk of recurrence in acute coronary syndrome pateints: a meta-analytic review. *PLoS One*, 7: e38915.

Edwards, A. and Elwyn, G. (2009). Shared Decision-making in Health Care. Achieving Evidence-based Patient Choice. Oxford: Oxford University Press.

Edwards, A., Elwyn, G., Covey, J. et al. (2001). Presenting risk information: a review of the effects of 'framing' and other manipulations on patient outcomes. *Journal of Health Communication*, 6: 61–82.

Edwards, A., Elwyn, G., Mulley, A. (2002). Explaining risks: turning numerical data into meaningful pictures. *British Medical Journal*, 324: 827–30.

Edwards, W. (1954). The theory of decision making. *Psychological Bulletin*, 51: 380–417.

Egan, G. (1998). *The Skilled Helper: Models, Skills, and Methods for Effective Helping*. Monterey, CA: Brooks/Cole.

Egan, G. (2013). *The Skilled Helper. A Problem-management and Opportunity Development Approach to Helping*. Belmont, CA: Brooks/Cole.

Eikelboom, E., Tak, L., Roest, A., and Rosmalen, J. (2016). A systematic review and meta-analysis of the percentage of revised diagnoses in functional somatic symptoms. *Journal of Psychosomatic Research*, 88: doi: 10.1016/j.jpsychores.2016.07.001

Eiser, C. (2004). Children with Cancer: Their Quality of Life. NJ: Lawrence Erlbaum.

Eiser, C. and Havermans, T. (1992). Mothers' and fathers' coping with chronic childhood disease. *Psychology and Health*, 7: 249–57.

Ejem, D., Bauldry, S., Bakitas, M. and Drentea, P. (2018). Caregiver burden, care recipient depressive symptomatology, and social exchange: Does race matter? *Journal of Palliative Care*, 33: 100–8

Ekkekakis, P., Hall, E.E. and Petruzello, S.J. (2008). The relationship between exercise intensity and affective responses demystified: to crack the 40-year-old nut, replace the 40-year-old nutcracker! *Annals of Behavioural Medicine*, 35: 136–49.

Elfström, M.L. and Kreuter, M. (2006). Relationships between locus of control, coping strategies, and emotional well-being in persons with spinal cord injury. *Journal of Clinical Psychology in Medical Settings*, 13: 93–103.

Elkin, A. (2013). *Stress Management for Dummies*. New York: Wiley.

Ellaway, A., McKay, L., Macintyre, S., Kearns, A. and Hiscock, R. (2004). Are social comparisons of homes and cars related to psychosocial health? *International Journal of Epidemiology*, 33: 1065–71.

Ellington, L. and Wiebe, D.J. (1999). Neuroticism, symptom presentation, and medical decision making. *Health Psy-chology*, 18: 634–43.

Elliot, A.J., Thrash, T.M. and Murayama, K. (2011). A longitudinal analysis of self-regulation and well-being: avoidance personal goals, avoidance coping, stress generation, and subjective well-being. *Journal of Personality*, 79: 643–74.

Ellis D.A., Carcone A.I., Slatcher R. et al. (2019). Efficacy of mindfulness-based stress reduction in emerging adults with poorly controlled, type 1 diabetes: A pilot randomized controlled trial. *Pediatric Diabetes*, 20: 226–34.

Elmer, P.J., Grimm, R., Jr, Laing, B. et al. (1995). Lifestyle intervention: results of the Treatment of Mild Hypertension Study (TOMHS). *Preventive Medicine*, 24: 378–88.

Elnegaard, S., Andersen, R.S., Pedersen, A.F., et al. (2015). Self-reported symptoms and healthcare seeking in the general population – exploring the 'Symptom Iceberg', *BMC Public Health*, 15: 685.

Elnegaard, S., Pedersen, A.F., Andersen, R.S., et al. (2017). What triggers healthcare-seeking behaviour when experiencing a symptom? Results from a population-based survey. *British Journal of General Practice Open*.

Elstein A.S. and Schwartz, A. (2002) Clinical problem solving and diagnostic decision making: selective review of the cognitive literature, *BMJ* March, 324: 729–32.

Elwyn G., Durand M.A., Song J. et al. (2017). A three-talk model for shared decision making: multistage consultation process. *British Medical Journal*, 359: j4891

Elwyn, G., Edwards, A., Kinnersley, P. et al. (2000). Shared decision making and the concept of equipoise: the competences of involving patients in healthcare choices. *British Journal of General Practice*, 50: 892–9.

Emanuel, L., Bennett, K. and Richardson, V.E. (2007). The dying role. *Journal of Palliative Medicine*, 10: 159–68.

EMCDDA, European Monitoring Centre for Drugs and Drug Addiction (2018). European Drug Report 2018: Trends and Developments, Publications Office of the European Union, Luxembourg. Retrieved from www.emcdda.europa.eu/publications/edr/trends-developments/2018_en (accessed 15 September 2021).

Emery, S., Wakefield, M.A., Terry-McElrath, Y. et al. (2007). Using message framing to promote acceptance of the human papillomavirus vaccine. *Health Psychology*, 26: 745–52.

Emler, N. (1984). Delinquency and reputation. *Progress in Experimental Personality Research*, 13: 174–230.

Emmons, R.A. (2004). The psychology of gratitude. In R.A. Emmons and M.E. McCullough (Eds.), *The Psychology of Gratitude* (pp3-16), New York: Oxford University Press.

Endler, N.S. and Parker, J.D.A. (1993). The multi-dimensional assessment of coping: concepts, issues, measurement. In G.L. Van Heck, P. Bonaiuto, I.J.

Deary and W. Nowack (eds), *Personality Psychology in Europe*, Vol. 4. Netherlands: Tilburg University Press.

Endler, N.S., Parker, J.D.A. and Summerfeldt, L.J. (1998). Coping with health problems: developing a reliable and valid multidimensional measure. *Psychological Assessment*, 10: 195–205.

Engbers, L.H., van Poppel, M.N., Chin, A. et al. (2006). The effects of a controlled worksite environmental intervention on determinants of dietary behavior and self-reported fruit, vegetable and fat intake. *BMC Public Health*, 6: 253.

Engel, G.L. (1977). The need for a new medical model: a challenge for biomedicine. *Science*, 196: 129–36.

Engel, G.L. (1980). The clinical application of the bio-psychosocial model. *American Journal of Psychiatry*, 137: 535–44.

Enget Jensen, T.M., Braaten, T., Jacobsen, B.K et al. (2018). Adherence to the Healthy Nordic Food Index in the Norwegian Women and Cancer (NOWAC) cohort. *Food and Nutrition Research*, 62: 10.29219.

Enns, V. (2021). Coping during COVID-19-Practicing resilience. *Psychology Today*, 7 May. Retrieved from www.psychologytoday.com/us/blog/resilience-and-connection/202105/coping-during-covid-19-practicing-resilience (accessed 16 September 2021)/

Epel, E.S. (2009). Telomeres in a life-span perspective: a new 'psychobiomarker'? *Current Directions in Psychological Science*, 18: 6–10.

Epton, T. and Harris, P.R. (2008). Self-affirmation promotes health behavior change, *Health Psychology*, 27: 746–52.
Erens, B., McManus, S., Prescott, A. et al. (2003). *National Survey of Sexual Attitudes and Lifestyles II: Reference Tables and Summary Report*. London: National Centre for Social Research.

Eriksen, H.R., Ihlebaek, C., Mikkelsen, A. et al. (2002). Improving subjective health at the worksite: a randomized controlled trial of stress management training, physical exercise and an integrated health programme. *Occupa- tional Medicine*, 52: 383–91.

Eriksen, J., Jensen, M.K., Sjogren, P. et al. (2003). Epidemiology of chronic non-malignant pain in Denmark. *Pain*, 106: 221–8.

Erikson, E.H. (1959). Identity and the life cycle. *Psychological Issues*, 1: 1–171.

Erikson, E.H. (1980). *Identity and the Life Cycle: A Reissue*. New York: W.W. Norton.

Erikson, E.H., Erikson, J.M. and Kivnick, H.Q. (1986). *Vital Involvement in Old Age: The Experience of Old Age in Our Time*. New York: W.W. Norton.

Esterling, B.A., L'Abate, L., Murray, E.J. et al. (1999). Empirical foundations for writing in prevention and psychotherapy: mental and physical health outcomes. *Clinical Psychology Review*, 19: 79–96.

Ettman, C.K., Abdalla, S.M., and Cohen, G.H. (2020). Prevalence of depression symptoms in US adults before and during the COVID-19 pandemic. *JAMA Netw Open*, 3: e2019686.

EUROFAMCARE (2006). Services for Supporting Family Carers of Dependent Older People in Europe: the Trans-European Survey Report (TEUSURE) – http://www.uke. de/extern/eurofamcare/deli.php.

Eurofound (2017). The European Quality of Life Survey, 2016: Quality of life, quality of public services, and quality of society, Publications Office of the European Union, Luxembourg. Retrieved from https://www.eurofound. europa.eu/publications/report/2017/fourth-european quality-of-life-survey-overview-report (accessed 16 Sep- tember 2021)

European Chronic Disease Agency (ECDA)(2019). Chronic Diseases in Europe. Retrieved from https://alliancechronicdiseases.org/wp-content/uploads/ Guide-for-European-Commissioner-for-Health-Chronic-diseases-in-Europe-ECDA-2019.pdf (accessed 15 September 2021).

European Commission (2008). *Long-term care in the European Union*. Brussels: European Commission.

European Commission (2018). Digital Single Market: Updated audiovisual rules, 7 June. Retrieved from http://europa.eu/ rapid/press-release_MEMO-18-4093_en.htm (accessed 15 September 2021).

European Commission (2020). Tobacco. Retrieved from https://ec.europa.eu/health/tobacco/overview_en (accessed 15 September 2021).

European Commission (2017). Attitudes of Europeans towards tobacco and electronic cigarettes, special *Eurobarometer* 458, Wave EB87.1, TNS opinion & social.

European Commission (2018). *Informal Care in Europe: Exploring Formalisation, vailability and Quality*. Luxembourg: Publications Office of the European Union

Euroqol Group (1990). Euroqol: a new facility for the measurement of health related quality of life. Health Policy, 16: 199–208.

EU Eurostat (2007). GP Utilisation. Retrieved from http://www.euphix.org

Eurostat (2015 File). Proportion of daily smokers of cigarettes, Eurostat, 2015.

EU Eurostat (2019). Mortality and life expectancy statistics. Retrieved from https://ec.europa.eu/eurostat/statistics explained/index.php?title=Mortality_and_life_expectancy_ statistics#Life_expectancy_at_birth (accessed 15 September 2021).

EU Eurostat (2020), Causes of death statistics, Statistics Explained, September 2020.

EU Eurostat (2020b) The life of women and men in Europe – a statistical portrait. Retrieved from https://ec.europa.eu/eurostat/cache/infographs/womenmen/bloc-1.html?lang=en (accessed 15 September 2021).

Evandrou, M. (2006). Inequalities among older people in London: the challenge of diversity. In V.R. Rodwin and M.K. Gusmano (eds), *Growing Older in World Cities: New York, London, Paris and Tokyo*. Nashville, TN: Vanderbilt University Press, pp. 173–98.

Evandrou, M., and Glaser, K. (2014). Family, work, and quality of life: changing economic and social roles through the lifecourse, *Ageing & Society*, 24: 771–91.

Evans, D. and Norman, P. (2002). Improving pedestrian road safety among adolescents: an application of the theory of planned behaviour. In D. Rutter and L. Quine (eds), *Changing Health Behaviour*. Buckingham: Open University Press.

Evans, G.W., Wener, R.E. and Phillips, D. (2002). The morning rush hour: predictability and commuter stress. *Environment and Behavior*, 34: 521–30

Evans, R. E. C., Brotherstone, H., Miles, A., and Wardle, J. (2005). Gender differences in early detection of cancer. *Journal of Men's Health & Gender*, 2, 209–17.

Evans, S., Fishman, B., Spielman, L. and Haley, A. (2003). Randomized trial of cognitive behaviour therapy versus supportive psychotherapy for HIV-related peripheral neuropathic pain. *Psychosomatics*, 44: 44–50.

Evans-Whipp, T.J., Bond, L., Ukoumunne, O.C. et al. (2010). The impact of school tobacco policies on student smoking in Washington State, United States and Victoria, Australia. *International Journal of Environmental Research and Public Health*, 7: 698–710.

Evers, A.W., Kraaimaat, F.W., van Riel, P.L. and de Jong, A.J. (2002). Tailored cognitive-behavioral therapy in early rheumatoid arthritis for patients at risk: a randomized controlled trial. *Pain*, 100: 141–53.

Evers, A., Colloca, L., Blease, C. et al. (2018). Implications of placebo and nocebo effects for clinical practice: expert consensus, *Psychotherapy and Psychosomatics*, 87: 204–10. Evers, A.W., Kraaimaat, F.W., Geenen, R. et al. (2003). Pain coping and social support as predictors of long-term functional disability and pain in early rheumatoid arthritis. *Behaviour Research and Therapy*, 41: 1295–310.

Everson, S.A., McKey, B.S. and Lovallo, W.R. (1995). Effects of trait hostility on cardiovascular responses to harassment in young men. *International Journal of Behavioral Medi- cine*, 2: 172–91.

Eves, F.F., Webb, O.J. and Mutrie, N. (2006). A workplace intervention to promote stair climbing: greater effects in the overweight. *Obesity (Silver Spring)*, 14: 2210–16.

Eysenck, H.J. (1970). *The Structure of Human Personality*, 3rd edn. London: Methuen.

Eysenck, H.J. (1982). *Personality, Genetics and Behaviour*. New York: Praeger.

Eysenck, H.J. (1985). Personality, cancer and cardiovascular disease: a causal analysis. *Personality and Individual Differences*, 6: 535–56.

Eysenck, H.J. (1991). Dimensions of personality: 16, 5, or 3? Criteria for a taxonomic paradigm. *Personality and Individual Differences*, 12: 773–90.

Ezer, H., Chachamovich, J.L.R. and Chachamovich, E. (2011). Do men and their wives see it the same way? Congruence within couples during the first year of prostate cancer. *Psycho-Oncology*, 20: 155–64.

Fagerli, R.A., Lien, M.E. and Wandel, M. (2007). Health worker style and trustworthiness as perceived by Pakistani-born persons with type 2 diabetes in Oslo, Norway. *Health (London)*, 11: 109–29.

Fahrenwald, N.L. and Walker, S.N. (2003). Application of the transtheoretical model of behavior change to the physical activity behavior of WIC mothers. *Public Health Nursing*, 20: 307–17.

Falconier, M. K., Nussbeck, F. and Bodenmann, G. (2013). Dyadic coping in Latino couples: validity of the Spanish version of the Dyadic Coping Inventory. *Anxiety, Stress, & Coping*, 26, 446–66.

Falconier, M.K., Nussbeck, F., Bodenmann, G. et al. (2015). Stress from daily hassles in couples: its effects on intradyadic stress, relationship satisfaction, and physical and psychological well-being. *Journal of Marital & Family Therapy*, doi: 10.1111/jmft.12073

Fali, T., Vallet, H. and Sauce, D. (2018). Impact of stress on aged immune system compartments: Overview from fundamental to clinical data. *Experimental gerontology*, 105: 19–26.

Fallowfield, L.J., Hall, A., Maguire, G.P. et al. (1990). Psychological outcomes of different treatment policies in women with early breast cancer outside a clinical trial. *British Medical Journal*, 301: 575–80.

Fallowfield, L. and Jenkins, V. (2004). Communicating sad, bad, and difficult news in medicine. *Lancet*, 363: 312–19. Fallowfield, L., Jenkins, V., Farewell, V. et al. (2002). Efficacy of a Cancer Research UK communication skills training model for oncologists: a randomised controlled trial. *The Lancet*, 359: 650–6.

Fallowfield, L., Ratcliffe, D., Jenkins, V. and Saul, J. (2001). Psychiatric morbidity and its recognition by doctors in patients with cancer. *British Journal of Cancer*, 84: 1011–15.

Family Heart Study Group (1994). Randomised controlled trial evaluating cardiovascular screening and intervention in general practice: principal results of British family heart study. *British Medical Journal*, 308: 313–20.

Farber, N.J., Urban, S.Y., Collier, V.U. et al. (2002). The good news about giving bad news to patients. *Journal of General Internal Medicine*, 17: 914–22.

Farinpour, R., Miller, E.N., Satz, P., Selnes, O.A., Cohen, B.A., Becker, J.T., Skolasky, R.L., Jr and Visscher, B.R. (2003). Psychosocial risk factors of HIV morbidity and mortality: findings from the Multicenter AIDS Cohort Study (MACS). *Journal of Clinical and Experimental Neuropsychology*, 25(5), 654–70.

Farrell, R. J., O'Regan, R., O'Neill, E. et al. (2020). Sociodemographic variables as predictors of adverse outcome in SARS-CoV-2 infection: an Irish hospital experience. *Irish Journal of Medical Science*, 1–11.

Farquhar, J.W., Fortmann, S.P., Flora, J.A. et al. (1990). Effects of community-wide education on cardiovascular disease risk factors. The Stanford Five-City Project.

Farquhar, J., Maccoby, N. and Wood, P. (1977). Community education for cardiovascular disease. *The Lancet*, 1: 1192–5.

Farrow, C and Haycraft, E. (2019). "*Do* play with your food!" *The Psychologist*, April: 22–25.

Fauerbach, J.A., Lawrence, J.W., Haythornthwaite, J.A. and Richter, L. (2002). Coping with the stress of a painful medical procedure. *Behaviour Research and Therapy*, 40: 1003–15.

Faulkner, A. (1998). *When the News is Bad*. Cheltenham: Stanley Thorne.

Faulkner, A., Argent, J., Jones, A. and O'Keeffe, C. (1995). Improving the skills of doctors in giving distressing information. *Medical Education*, 29: 303–7.

Fawzy, F.I. and Fawzy, N.W. (1998). Psychoeducational interventions. In J. Holland (ed.), *Textbook of Psycho-Oncol- ogy*. New York: Oxford University Press.

Fayaz, A., Croft, P., Langford, R.M. et al. (2016). Prevalence of chronic pain in the UK: a systematic review and metaanalysis of population studies. *BMJ Open, 6*: e010364.

Fazio, R.H. and Olson, M.A. (2003). Implicit measures in social cognition research: their meaning and use. *Annual Review of Psychology*, 54: 297–327.

Feeney, B.C. and Collins, N.L. (2001). Predictors of caregiving in adult intimate relationships: an attachment theoretical perspective. *Journal of Personality and Social Psychology,* 80: 972–94.

Feeney, B.C. and Collins, N.L. (2003). Motivations for caregiving in adult intimate relationships: influences on caregiving behavior and relationship functioning, *Personality and Social Pstychology Bulletin*, 29: 950–68.

Feldman, C.T., Bensing, J.M. and de Rujter, A. (2007). Worries are the mother of many diseases: general practitioners and refugees in the Netherlands on stress, being ill, and prejudice. *Patient Education and Counselling*, 65: 369–80. Felix, M., Ferreira, M., da Cruz, L.F. et al. (2019). Relaxation therapy with guided imagery for postoperative pain management: an integrative review, *Pain Management Nursing*, 20: 3–9.

Felsten, G. (2004). Stress reactivity and vulnerability to depressed mood in college students. *Personality and Individual Differences*, 36: 789–800.

Feng, Z., Liu, C., Guan, X. and Mor, V. (2013). China's rapidly aging population creates policy challenges in shaping a viable long-term care system. *Health Affairs,* 31: 2764–73. Fenton, J. J., Magnan, E. M., Jerant, A. et al. (2019). Patient characteristics associated with making requests during primary care visits. *Journal of the American Board of Family Medicine*, 32: 201–208.

Ferguson, E. (2000). Hypochondriacal concerns and the five factor model of personality. *Journal of Personality*, 68: 705–24.

Ferguson, E (2013). Personality is of central concern to understand health: towards a theoretical model for health psychology. *Health Psychology Review*, 7: S32-S70. doi:10. 1080/17437199.2010.547985

Ferguson, E. and Bibby, P.A. (2012). Openness to experience and all-cause mortality: a meta-analysis and r equivalent from risk ratios and odds ratios. *British Journal of Health Psychology*, 17: 85–102.

Ferguson, J., Bauld, L., Chesterman, J. and Judge, K. (2005). The English smoking treatment services: one year outcomes. *Addiction,* 100 (Suppl 2): 59–69.

Ferlay, J., Steliarova-Foucher, E., Lortet-Tieulent, J. et al. (2013). Cancer incidence and mortality patterns in Europe: Estimates for 40 countries in 2012. *European Journal of Cancer,* 49: 1374–1403.

Ferrer, R.A. and Mendes, W.B. (2018). Emotion, health decision making, and health behaviour, *Psychology & Health*, 33:1, 1–16.

Ferrucci, L., Baldasseroni, S., Bandinelli, D. et al. (2000). Disease severity and health-related quality of life across different chronic conditions. *Journal of the American Geriatrics Society*, 48: 1490–5.

Ferwerda, M., van Beugen, S., van Middendorp, H. et al. (2017). A tailored-guided internet-based cognitive-behavioral intervention for patients with rheumatoid arthritis as an adjunct to standard rheumatological care: results of a randomized controlled trial. *Pain*, 158: 868–78.

Festinger, L. (1954). A theory of social comparison processes. *Human Relations*, 7: 117–40.

Festinger, L. (1957). *A Theory of Cognitive Dissonance*. Stanford, CA: Stanford University Press.

Figueiras, M.J. and Weinman, J. (2003). Do similar patient and spouse perceptions of myocardial infarction predict recovery? *Psychology and Health*, 18: 201–16.

Finkelstein, D.M., Kubzansky, L.D., Capitman, J. et al. (2007). Socioeconomic differences in adolescent stress: the role of psychological resources. *Journal of Adolescent Health*, 40: 127–34.

Finkelstein, E.A., Khavjou, O. and Will, J.C. (2006). Cost-effectiveness of WISEWOMAN, a program aimed at reducing heart disease risk among low-income women. *Journal of Womens' Health*, 15: 379–89.

Finlay, B. L and, Syal, S. (2014). The pain of altruism. *Trends in Cognitive Sciences*, 18: 615–617.

Finlay, I., G., Higginson, I.J., Goodwin, D.M., et al. (2002). Palliative care in horpital, hospice, at home: Results from a systematic review, *Annals of Oncology*, 13 (Suppl. 4): 257–64

Finnegan, J.R., Jr, Meischke, H., Zapka, J.G. et al. (2000). Patient delay in seeking care for heart attack symptoms: findings from focus groups conducted in five U.S. regions. *Preventive Medicine*, 31: 205–23.

Finney, L.J. and Iannotti, R.J. (2002). Message framing and mammography screening: a theory-driven intervention. *Behavioral Medicine*, 28: 5–14.

Fischer, M., Scharloo, M., Abbink, J. et al. (2010). The dynamics of illness perceptions: testing assumptions of Leventhal's common-sense model in a pulmonary rehabilitation setting. *British Journal of Health Psychology*, 15: 887–903.

Fishbein, M. (1967). Attitude and the prediction of behavior. In M. Fishbein (ed.), *Readings in Attitude Theory and Meas- urement*. New York: Wiley.

Fishbein, M. and Ajzen, I. (1985). Belief, Attitude, Intention and Behavior: An Introduction to Theory and Research. Reading, MA: Addison-Wesley.

Fishbein, M. and Ajzen, I. (2010). *Predicting and Changing Behavior: The Reasoned action Approach*. New York: Psychology Press.

Fisher, J. and Chaudoir, S.R. (2010). The disclosure process model: understanding disclosure decision making and post disclosure outcomes among people living with a concealable stigmatized identity. *Psychological Bulletin*, 136: 236–56.

Fisher J.D, Fisher WA, Williams SS, Malloy TE. (1994). Empirical tests of an information-motivation-behavioral skills model of AIDS-preventive behavior with gay men and heterosexual university students. *Health Psychology*, 13:238–50

Fisher, J.D., Bell, P.A. and Baum, A. (1984). *Environmental Psychology*, 2nd edn. New York: Holt, Rinehart & Winston. Fisher, K.A., Bloomstone, S.J., Walder, T., et al. (2020) Attitudes toward a potential SARS-CoV-2 vaccine: a sutvey of U.S. adults, *Annals of Internal Medicine*, 173:964-973. Fisher J.D., Fisher W.A., Amico K.R. et al. (2006). An information-motivation-behavioral skills model of adherence to antiretroviral therapy. *Health Psychology*, 25: 462–473. Fisher, K. and Johnston, M. (1996). Experimental manipulation of perceived control and its effect on disability. *Psychology and Health*, 11: 657–69.

Fisher, K. and Johnston, M. (1996a). Emotional distress as a mediator of the relationship between pain and disability: an experimental study. *British Journal of Health Psychology*, 1: 207–18.

Fisher, K. and Johnston, M. (1998). Emotional distress and control cognitions as mediators of the impact of chronic pain on disability. *British Journal of Health Psychology*, 3: 225–36.

Fisher, L., Hessler, D.M., Polonsky, W.H., et al. (2012). When is dianetes distress clinically meaningful? Establishing cut points for the Diabetes Distress Scale. *Diabetes Care*, 35: 259–64

Fitzell, A. and Pakenham, K. (2010). Application of a stress-coping model to positive and negative adjustment outcomes in colorectal cancer caregiving. *Psycho-Oncology*, 19: 1171–8.

Flanagan, O. (2009). "Can do" attitudes: Some positive illusions are not misbeliefs. *Behavioral and Brain Sciences*, 32(6): 519–20.

Flegal, K.M., Kit, B.K., Orpana, H. and Graubard, B.I. (2013). Association of all-cause mortality with overweight and obesity using standardized body mass index categories: a systematic review and meta-analysis. *Journal of the American Medical Association*, 2,309: 71–82

Fleishman, J.A., Sherbourne, C.D., Cleary, P.D. et al. (2003). Patterns of coping among persons with HIV infection: configurations, correlates, and change. *American Journal of Community Psychology*, 32: 187–204.

Fleming, D.A., Chong, A., and Bejarano, H.D. (2014). Trust and reciprocity in the aftermath of natural disasters, *The Journal of Development Studies*, 50: 1482–93.

Flickinger, T.E., Saha, S., Roter, D. et al. (2016). Clinician empathy is associated with differences in patient-clinician communication behaviors and higher medication selfefficacy in HIV care. *Patient Education and Counseling*, 99: 220–226.

Flor, H., Breitenstein, C., Birbaumer, N. and Fuerst, M. (1995). A psychophysiological analysis of spouse solicitousness towards pain behaviours, spouse interaction and physical consequences. *Behavior Therapy*, 26: 255–72.

Flynn, B.S., Worden, J.K., Bunn, J.Y. et al. (2007). Youth audience segmentation strategies for smoking-prevention mass media campaigns based on message appeal. *Health Education and Behavior*, 34: 578–93.

Flynn B.S., Worden J.K., Bunn J.Y. et al. (2011). Evaluation of smoking prevention television messages based on the elaboration likelihood model. *Health Education Research*, 26: 976–87.

Foa, E.B., Rothbaum, B.O., Riggs, D.S. and Murdock, T.B. (1991). Treatment of posttraumatic stress disorder in rape victims: a comparison between cognitive and behavioural procedures and counselling. *Journal of Consulting and Clinical Psychology*, 59: 715–23.

Fofana, N. K., Latif, F., Sarfraz, S. et al. (2020). Fear and agony of the pandemic leading to stress and mental illness: An emerging crisis in the novel coronavirus (COVID-19) outbreak, *Psychiatry Research*, 291: 113230. Fogarty, L., Roter, D., Larson, S. et al. (2002). Patient adherence to HIV medication regimens: a review of published and abstract reports. *Patient Education and Counseling* 46: 93–108.

Foley, E., Baillie, A., Huxter, M. et al. (2010). Mindfulness-based cognitive therapy for individuals whose lives have been affected by cancer: a randomized controlled trial. *Journal of Consulting and Clinical Psychology*, 78: 72–9.

Folkman, S. (1984). Personal control and stress and coping processes: a theoretical analysis. *Journal of Personality and Social Psychology*, 46: 839–52.

Folkman, S. (2008). The case for positive emotions in the stress process. *Anxiety, Stress and Coping*, 21: 3–14.

Folkman, S. (2010). Stress, coping and hope. *Psycho-Oncology*, 19: 901–8.

Folkman, S. and Lazarus, R.S. (1980). An analysis of

coping in a middle-aged community sample. *Journal of Health and Social Behavior*, 21: 219–39.

Folkman, S. and Lazarus, R.S. (1985). If it changes it must be a process: study of emotion and coping during three stages of a college examination. *Journal of Personality and Social Psychology*, 48: 150–70.

Folkman, S. and Lazarus, R.S. (1988). *Manual for the Ways of Coping Questionnaire*. Palo Alto, CA: Consulting Psychologists Press.

Folkman, S.K. and Moskowitz, J.T. (2000). Positive affect and the other side of coping. *American Psychologist*, 55: 647–54.

Folkman, S. and Moskowitch, J.T. (2004). Coping: pitfalls and promise. *Annual Review of Psychology*, 55: 745–74.

Forbat L, E., Palce, M., Hubbard, G., et al. (2013). The role of interpersonal relationships in men's attendance in primary care: qualitative findings in a cohort of men with prostate cancer. PubMed NCBI. [online] ncbi.nlm.nih.gov.

Ford, S., Fallowfield, L. and Lewis, S. (1996). Doctor–patient interactions in oncology. *Social Science and Medicine*, 42: 1511–19.

Ford, S., Schofield, T. and Hope, T. (2003). What are the ingredients for a successful evidence-based patient choice consultation? A qualitative study. *Social Science and Medicine*, 56: 589–602.

Fordyce, W.E. (1976). *Behavioural Methods for Chronic Pain and Illness*. St Louis, MO: Mosby.

Fordyce, W.E. (1982). The modification of avoidance learning in pain behaviors. *Journal of Behavioral Medicine*, 5: 405–14. Fordyce, W.E. (1986). Learning processes in pain. In R.A. Sternbach (ed.), *The Psychology of Pain*, 2nd edn. New York: Raven Press.

Forrest, G., Plumb, C., Ziebland, S. et al. (2006). Breast cancer in the family-children's perceptions of their mother's cancer and its initial treatment: qualitative study. *British Medical Journal*, 332: 998–1003.

Forsberg-Wärleby, G., Möller, A. and Blomstrand, C. (2001). Spouses of first-ever stroke patients: psychological well- being in the first phase after stroke. *Stroke*, 32: 1646–56.

Fournier, M., de Ridder, D. and Bensing, J. (2002). Optimism and adaptation to chronic disease: the role of optimism in relation to self-care options in type 1 diabetes mellitus, rheumatoid arthritis and multiple sclerosis. *British Journal of Health Psychology*, 7: 409–32.

Franek, J. (2013). Self-management support interventions for persons with chronic disease: an evidence-based analysis. *Ontario Health Technology Assessment Series*, 13: 1–60. Frank D.A., Neault, N.B., Skalicky A. et al. (2006). Heat or eat: the Low Income Home Energy Assistance Program and nutritional and health risks among children less than 3 years of age. *Pediatrics*, 118: 1293–302.

Frankl, V.E. (2006). *Man's Search for Meaning* (Lasch, I. Trans., 5th edn). Boston, MA: Bacon Press (original work published in 1946).

Franks, H.M., and Roesch, S.C. (2006). Appraisals and cop- ing in people living with cancer: a meta-analysis. *Psycho- Oncology*. 15: 1027–37

Franzkowiak, P. (1987). Risk taking and adolescent development. *Health Promotion*, 2: 51–60.

Fraser, S.D. and Lock, K. (2011). Cycling for transport and public health: a systematic review of the effect of the environment on cycling, *European Journal of Public Health*, 21: 738–743.

Frattaroli, J. (2006). Experimental disclosure and its moderators: a meta-analysis. *Psychological Bulletin*, 132: 823–65. Frayling, T.M., Timpson, N.J., Weedon, M.N. et al. (2007). A common variant in the FTO gene is associated with body mass index and predisposes to childhood and adult obesity. *Science*, 316: 889–94.

Freda, M.C. (2005). The readability of American Academy of Pediatrics patient education brochures. *Journal of Pediatric Health Care*, 19: 151–6.

Fredman, L., Hawkes, W.G., Black, S. et al. (2006). Elderly patients with hip fracture with positive affect have better functional recovery over 2 years. *Journal of the American Geriatric Society*, 54: 1074–81.

Fredrickson, B.L. (2001). The role of positive emotions in positive psychology: the broaden-and-build theory of positive emotions. *American Psychologist*, 56: 218–26.

Fredrickson, B.L. (2013). Positive motions broaden and build. *Advances in Experimental Social Psychology*. 47: 1–53. Fredrickson, B.L., Maynard, K.E., Helms, M.J. et al. (2000). Hostility predicts magnitude and duration of blood pressure response to anger. *Journal of Behavioural Medicine*. 23: 229–43.

Frederiksen, Y., O'Toole, M.S., Mehlsen, M.Y. et al. (2017). The effect of expressive writing intervention for infertile couples: a randomized controlled trial, *Human Reproduction*, 32: 391–402.

Freedland, K.E., Carney, R.M., Hance, M.L. et al. (1996). Cognitive therapy for depression in patients with coronary artery disease. *Psychosomatic Medicine*, 58: 93.

Freedman, L.S., Kipnis, V., Schatzkin, A. et al. (2008). Methods of epidemiology: evaluating the fat-breast cancer hypothesis: comparing dietary instruments and other developments. *Cancer Journals* 14: 69–74.

Freidson, E. (1961). *Patients' Views of Medical Practice*. New York: Russell Sage Foundation.

French, D.P. (2013). Editorial: The role of self-efficacy in changing health-related behaviour: cause, effect or spurious association? *British Journal of Health Psychology*, 18: 237–43.

French, D.P., Cooper, A. and Weinman, J. (2006). Illness perceptions predict attendance at cardiac rehabiltation following acute myocardial infarction: a systematic review with meta-analysis. *Journal of Psychosomatic*

Research, 61: 757–67.

French, D.P., Senior, V., Weinman, J. and Marteau, T. (2001). Causal attributions for heart disease. *Psychology and Health*, 16: 77–98.

French, D.P., Marteau, T., Senior, V. et al. (2002). The structure of beliefs about the causes of heart attack: a network analysis. *British Journal of Health Psychology*, 7: 463–79.

Freud, S. and Breuer, J. (1895). Studies on hysteria. In J. Strachey (ed.), *The Standard Edition of the Complete Psychological Works of Sigmund Freud*. London: Hogarth Press.

Friedman, H.S. (2003). Healthy life-style across the lifespan: the heck with the Surgeon General! In J. Suls and K.A. Wallston (eds), *Social Psychological Foundations of Health and Illness*. Malden, MA: Blackwell.

Friedman, H.S. and Booth-Kewley, S. (1987). The 'disease-prone personality'. A meta-analytic view of the construct. *American Psychologist*, 42: 539–55.

Friedman, M. and Rosenman, R.H. (1974). *Type A Behavior and Your Heart*. New York: A.A. Knopf.

Friedman, M., Thoresen, C.E., Gill, J.J. et al. (1986). Alteration of Type A behavior and its effect on cardiac recurrences in post myocardial infarction patients: summary results of the Recurrent Coronary Prevention Project. *American Heart Journal*, 112: 653–65.

Friesner, S., Curry, D. and Moddeman, G. (2006). Comparison of two pain-management strategies during chest tube removal: relaxation exercise with opioids and opioids alone. *Heart and Lung*, 35 (4): 269–76.

Frost J., Gibson A., Ukoumunne O. et al. (2019). Does a simple web-based intervention facilitate the articulation of patients' unvoiced agenda for a consultation with their diabetologists? A qualitative study. *BMJ Open*, 9: e026588.

Fujimori, M., Akechi, T. and Uchitomi Y. (2017). Factors associated with patient preferences for communication of bad news. *Palliative Supportive Care*. 15: 328–35.

Fukui, S., Kugaya, A., Okamura, H. et al. (2000). A psychosocial group intervention for Japanese women with primary breast carcinoma. *Cancer*, 89: 1026–36.

Fulkerson, J.A. and French, S.A. (2003). Cigarette smoking for weight loss or control among adolescents: gender and racial/ethnic differences. *Journal of Adolescent Health*, 32: 306–13.

Funk, S.C. (1992). Hardiness: a review of theory and research. *Health Psychology*, 11: 335–45.

Gadsby, J.G. and Flowerdew, M.W. (2000). Transcutaneous nerve stimulation and acupuncture-like transcutaneous nerve stimulation for chronic low back pain. *Cochrane Database of Systematic Reviews*, 2: CD000210.

Gaffney, A. and McCormick, D. (2017). The Affordable Care Act: implications for health-care equity. *Lancet*, 389: 1442–52.

Gage-Bouchard, E.A., LaValley, S., Mollica, M. et al. (2018). Is cancer information exchanged on social media scientifically accurate? *Journal of Cancer Education*, 33: 1328–32

Gagnon, M.M., Hadjistavropoulos, T. and MacNab, Y.C. (2017). Contextual influences on pain communication in couples with and without a partner with chronic pain. *Pain*, 158: 1960–1970.

Galavotti, C., Pappas-DeLuca, K.A. and Lansky, A. (2001). Modeling and reinforcement to combat HIV: the MARCH approach to behavior change. *American Journal of Public Health*, 91: 1602–7.

Gall, T.L., and Bilodeau, C. (2017). "Why me?"- Women's use of spiritual causal attributions in making sense of breast cancer, *Psychology & Health*, 32: 709–27

Gall, T.L. and Cornblatt, M.W. (2002). Breast cancer survivors give voice: a qualitative analysis of spiritual factors in longterm adjustment. *Psycho-Oncology*, 11: 524–35.

Gall, T.L., Miguez de Renart, R.M. and Boonstra, B. (2000). Religious resources in long-term adjustment to breast cancer. *Journal of Psychosocial Oncology*, 18: 21–37.

Gallagher, S., Phillips, A.C., Drayson, M.T., and Carroll, D. (2009a). Caregiving for children with developmental difficulties is associated with a poor antibody response to influenza vaccination. *Psychosomatic Medicine*, 71; 341–4.

Gallagher, S., Phillips, A.C., Drayson, M.T. and Carroll, D. (2009b). Parental caregivers of children with developmental difficulties mount a poor antibody response to pneumococcal vaccination. *Brain Behavior and Immunity*, 23: 338–46.

Gallo, L.C., Fortmann, A.L., McCurley, J.L. et al. (2015). Associations of structural and functional social support. With diabetes prevalence in U.S. Hispanics/Latinos: Results from the HCHS/SOL Sociocultural Ancillary Study, *Journal of Behavioral Medicine*, 38: 160–70.

Gallo, W.T., Teng, H.M., Falba, T.A. et al. (2006). The impact of late-career job loss on myocardial infarction and stroke: a 10 year follow-up using the health and retirement survey. *Occupational and Environmental Medicine*, 63: 683–7.

Gamble, J., Fitzsimons, D., Lynes, D. et al. (2007). Difficult asthma: people's perspectives on taking corticosteroid therapy. *Journal of Clinical Nursing*, 16: 59–67.

Gander, P.H., Merry, A., Millar, M.M. et al. (2000). Hours of work and fatigue-related error: a survey of New Zealand anaesthetists. *Anaesthetics and Intensive Care*, 28: 178–83.

Gannoni, A.F. and Shute, R.H. (2010). Parental and child perspectives on adaptation to childhood chronic illness. *Clinical Child Psychology and Psychiatry*, 15:39–53.

Garcia-Huidobro, D., Bittner, M., Brahm, P. et al. (2011). Family intervention to control type 2 diabetes: a controlled clinical trial. *Family Practice*, 28: 4–11.

García-Pérez, L-E., Álvarez, M., DillaVicente, T. et al. (2013). Adherence to therapies in patients with Type 2 diabetes. *Diabetes Therapy*, 4: 175–94.

Gardner, B. and Tang, V. (2014). Reflecting on non-reflective action: an exploratory think-aloud study of self-report habit measures. *British Journal of Health Psychology*, 19: 258–73.

Gardner, B., Rebar, A.L. and Lally, P. (2019). A matter of habit: Recognizing the multiple roles of habit in health behavior, *British Journal of Health Psychology*, 24: 241–47

Gardner-Nix, J., Backman, S., Barbati, J. et al. (2008). Evaluating distance education of a mindfulness-based meditation programme for chronic pain management. *Journal of Telemedicine and Telecare*, 14: 88–92.

Garfin, D.R., Silver, R.C. and Holman, E.A. (2020). The novel coronavirus (COVID-2019) outbreak: Amplification of public health consequences by media exposure. *Health Psychology,* 39(5): 355–57. doi.org/10.1037/hea0000875 Garland, C.F., Gorham, E.D., Mohr, S.B. and Garland, F.C. (2009). Vitamin D for cancer prevention: global perspective. *Annals of Epidemiology*, 19: 468–83.

Garrouste-Orgeas, M., Flahault, C., Vinatier, I. et al. (2019). Effect of an ICU diary on posttraumatic stress disorder symptoms among patients receiving mechanical ventilation: a randomized clinical trial. *Journal of the American Medical Association*, 322: 229–239.

Garssen, B. (2004). Psychological factors and cancer development. Evidence after 30 years of research. *Clinical Psychology Review*, 24: 115–338.

Gathright, E.C., Goldstein, C/M., Jospehson, R.A., and Hughes, J.W. (2017). Depression increases the risk of mortality in patients with heart failure; a meta-analysis. *Journal of Psychosomatic Research*, 94: 82–9.

Gauce, A.M., Comer, J.P. and Schwartz, D. (1987). Long-term effect of a systems orientated school prevention program. *American Journal of Ortho-psychiatry*, 57: 127–31.

Gaughler, J.E., Davey, A., Pearlin, L.I. et al. (2000). Modeling caregiver adaptation over time: the longitudinal impact of behaviour problems. *Psychology and Aging*, 15: 437–50.

Gawande, A.A., Zinner, M.J., Studdert, D.M. et al. (2003). Analysis of errors reported by surgeons at three teaching hospitals. *Surgery*, 133: 614–21.

Geaney, F., Kelly, C., Di Marrazzo, J.S. et al. (2016). The effect of complex workplace dietary interventions on employees' dietary intakes, nutrition knowledge and health status: a cluster controlled trial. *Preventive Medicine*, 89: 76–83.

Gebhardt, C., Gorba, C., Oechsle, K. et al. (2017). Breaking bad news to cancer patients: content, communication preferences and psychological distress. *Psychotherapy and Psychosomatic Medical Psychology,* 67: 312–21.

Geessink, N. H., Ofstad, E. H., Olde Rikkert, M. et al. (2018). Shared decision-making in older patients with colorectal or pancreatic cancer: Determinants of patients' and observers' perceptions. *Patient Education and Counseling*, 101: 1767–74.

Geirdal, A.Ø., Reichelt, J.G., Dahl, A.A. et al. (2005). Psychological distress in women at risk of hereditary breast/ovarian or HNPCC cancers in the absence of demonstrated mutations. *Family Cancer*, 4: 121–6.

Gellert, G., Maxwell, R.M. and Siegel, B.S. (1993). Survival of breast cancer patients receiving adjunctive psychosocial support therapy: a 10-year follow-up study. *Journal of Clinical Oncology*, 11: 66–9.

Geneen, L.J., et al., (2017). Physical activity and exercise for chronic pain in adults: an overview of Cochrane Reviews. Cochrane Database Syst Rev, 14(1).

Georgie J. M., Sean H., Deborah M.C. et al. (2016). Peer-led interventions to prevent tobacco, alcohol and/or drug use among young people aged 11–21 years: a systematic review and meta-analysis. *Addiction*, 111: 391–407.

Gerbert, B. (1984). Perceived likeability and competence of simulated patients: influence on physician's management plans. *Social Science and Medicine*, 18: 1053–60.

Gere, J., Martire, L.M., Keefe, F.J. et al. (2014). Spouse confidence in self-efficacy for arthritis management predicts improved patient health. *Annals of Behavioral Medicine*, 48: 337–46.

Gerend, M.A., Aiken, L.S. and West, S.G. (2004). Personality factors in older women's perceived susceptibility to diseases of aging. *Journal of Personality*, 72: 243–70.

Ghawadra, S.F., Abdullah, K.L., Choo, W.Y. et al. (2019). Mindfulness-based stress reduction for psychological distress among nurses: A systematic review. *Journal of Clinical Nursing*, 28: 3747–58.

Ghazawy, E. R., Seedhom, A. E. and Mahfouz, E. M. (2015). Predictors of delay in seeking health care among myocardial infarction patients, Minia District, Egypt. *Advances in Preventive Medicine*, 342361. doi.org/10.1155/2015/342361.

Gibbons, C., Dempster, M. and Moutray, M. (2008). Stress and eustress in nursing students. *Journal of Advanced Nursing*, 61: 282–90.

Gibson, C.M., De Lemos, J.A., and Antman, E.M. (2004). Time is muscle in primary PCI: the strength of the evidence grows. *European Heart Journal*, 25: 1001–2

Gibson, P.G., Coughlan, J., Wilson, A.J. et al. (2000). Limited (information only) patient education programs for adults with asthma. *Cochrane Database Systematic Review*, issue 1, art. no.: CD001005.

Gibson, W., Wand, B.M., Meads, C. et al. (2019). Transcutaneous electrical nerve stimulation (TENS) for chronic painan overview of Cochrane Reviews. *Cochrane Database of Systematic Reviews*, 4: CD011890.

Ghielen, I., Rutten, S., Boeschoten, R.E. et al. (2019). The effects of cognitive behavioral and mindfulness-based therapies on psychological distress in patients with multiple sclerosis, Parkinson's disease and Huntington's disease: Two meta-analyses. *Journal of Psychosomatic Research*, 122: 43–51.

Giese-Davis, J., Koopman, C., Butler, L.D. et al. (2002). Change in emotion-regulation strategy for women with metastatic breast cancer following supportive – expressive group therapy. *Journal of Consulting and Clinical Psychol- ogy*, 70: 916–25.

Giga, S.I., Fletcher, I.J., Sgourakis, G. et al. (2018). Organisational level interventions for reducing occupational stress in healthcare workers, *The Cochrane Database of Systematic Reviews*, CD013014.

Gill, P., Kaur, J.S., Rummans, T. et al. (2003). The hospice patient's primary caregiver. What is their quality of life? *Journal of Psychosomatic Research*, 55: 445–51.

Gillam, S., Jarman, B., White, P. and Law, R. (1989). Ethnic differences in consultation rates in urban general practice. *British Medical Journal*, 299: 953–7.

Gilliam, M.B. and Schwebel, D.C. (2013). Physical activity in child and adolescent cancer survivors: a review. *Health Psychology Review*, 7: 92–110.

Gillen, P.A., Sinclair, M., Kernohan, W.G. et al. (2017). Interventions for prevention of bullying in the workplace. *The Cochrane Database of Systematic Reviews*, 1: CD009778.

Gilpin, E.A., Pierce, J.P., Johnson, M. et al. (1993) Physician advice to quit smoking: results from the 1990 California Tobacco Survey. *Journal of General Internal Medicine*, 8: 549–53.

Ginandes, C., Brooks, P., Sando, W. et al. (2003). Can medical hypnosis accelerate post-surgical wound healing? Results of a clinical trial. *American Journal of Clinical Hyp- nosis*, 45: 333–51.

Ginting, H., Näring, G. and Becker, E.S. (2013). Attentional bias and anxiety in individuals with coronary heart disease. *Psychology and Health,* 28: 1306–22.

Ginty, A. T., Kraynak, T. E., Fisher, J. P. and Gianaros, P. J. (2017). Cardiovascular and autonomic reactivity to psychological stress: Neurophysiological substrates and links to cardiovascular disease. *Autonomic Neuroscience: Basic & Clinical*, 207, 2–9.

Giummarra, M.J., Gibson, S.J., Georgiou-Karistianis, N. et al. (2007). Central mechanisms in phantom limb perception: the past, present, and future. *Brain Research Reviews*, 54: 219–32.

Giurgescu, C., Engeland, C.G., Templin, T.N.et al. (2016). Racial discrimination predicts greater systemic inflammation in pregnant African American women. *Applied Nursing Research*, 32: 98–103.

Glanz, K., Grove, J., Lerman, C. et al. (1999). Correlates of intentions to obtain genetic counseling and colorectal cancer gene testing among at-risk relatives from three ethnic groups. *Cancer Epidemiology Biomarkers and Prevention*, 8: 329–36.

Glanz, K., Lankenau, B., Foerster, S. et al. (1995). Envi- ronmental and policy approaches to cardiovascular disease prevention through nutrition: opportunities for state and local action. *Health Education Quarterly*, 22: 512–27.

Glaser, R. and Kiecolt-Glaser, J.K. (2005). Stress-induced immune dysfunction: implications for health. *National Reviews in Immunology*, 5: 243–51.

Glaser, R., Rice, J., Sheridan, J. et al. (1987). Stress-related immune suppression: health implications. *Brain, Behavior and Immunity*, 1: 7–20.

Glasgow, R.E., Boles, S.M., McKay, H.G. et al. (2003). The D-Net diabetes self-management program: long-term implementation, outcomes, and generalization results. *Preventive Medicine*, 36: 410–19.

Glasgow, R.E., Toobert, D.J. and Hampson, S.E. (1996). Effects of a brief office-based intervention to facilitate diabetes dietary self-management. *Diabetes Care*, 19: 835–42.

Glenton, C. (2002). Developing patient-centred information for back pain sufferers. *Health Expectations*, 5: 319–29.

Goddard, M. and Smith, P. (1998). *Equity of Access to Health Care*. York: University of York.

Godin, G., Conner, M., & Sheeran, P. (2005). Bridging the intention–behaviour gap: The role of moral norm, *British Journal of Social Psychology*, 44: 497–512.

Godin, G., Lambert, L.-D., Owen, N. et al. (2004). Stages of motivational readiness for physical activity: a comparison of different algorithms of classification. *British Journal of Health Psychology*, 9: 253–67.

Godin, G., Sheeran, P., Conner, M. and Germain, M. (2008). Asking questions changes behavior: mere measurement effects on frequency of blood donation. *Health Psychol- ogy*, 27: 179–84.

Goins, R.T., Spencer, S.M., McGuire, L.C. et al. (2011). Adult caregiving among American Indians: the role of cultural factors. *The Gerontologist*, 51: 310–20.

Gokee LaRose, J., Tate, D.F., Gorin, A.A. et al. Preventing weight gain in young adults: a randomized controlled pilot study. *American Journal of Preventive Medicine*, 39: 63–8.

Goldberg, D. (1997). *General Health Questionnaire (GHQ– 12)*. Windsor: NFER-Nelson.

Goldberg, D. and Williams, P. (1988). *A User's Guide to the General Health Questionnaire*. Windsor: NFER-Nelson.

Goli, Z., Asghari, A. and Moradi, A. (2016) Effects of mood induction on the pain responses in patients with migraine and the role of pain catastrophizing. *Clinical Psychology and. Psychotherapy*, 23: 66– 76.

Gollwitzer, P.M. (1999). Implementation intentions: strong effects of simple plans. *American Psychologist*, 54: 493–503.

Gollwitzer, P.M. and Brandstätter, V. (1997). Implementation intentions and effective goal pursuit. *Journal of Personality and Social Psychology*, 73: 186–99.

Gollwitzer, P.M. and Schaal, B. (1998). Metacognition in action: the importance of implementation intentions. *Personality and Social Psychology Review*, 2: 124–36.

Gollwitzer, P.M. and Sheeran, P. (2006). Implementation intentions and goal achievement: a meta-analysis of effects and processes. *Advances in Experimental Social Psychology*, 38: 69–119.

Gomez, C.R., Nomellini, V., Faunce, D.E. and Kovacs, E.J. (2008). Innate immunity and aging. *Experimental Gerontology*, 43: 718–28.

Good, A. and Abraham, C. (2007). Measuring defensive responses to threatening messages: a meta-analysis of measures, *Health Psychology Review*, 1: 208–29.

Goodkin, K., Baldewicz, T.T., Asthana, D. et al. (2001). A bereavement support group intervention affects plasma burden of human immunodeficiency virus type 1. Report of a randomized controlled trial. *Journal of Human Virology*, 4: 44–54.

Goodkin, K., Feaster, D.J., Ashana, D. et al. (1998). A bereavement support group intervention is longitudinally associated with salutary effects on the CD4 cell count and number of physician visits. *Clinical and Diagnostic Laboratory Immunology*, 5: 382–91.

Goodwin, D., Boggs, S. and Graham-Pole, J. (1994). Development and validation of the Pediatric Oncology Quality of Life Scale. *Psychological Assessment*, 6: 321–8.

Goodwin, P.J., Leszcz, M., Ennis, M. et al. (2001). The effect of group psychosocial support on survival in metastatic breast cancer. *New England Journal of Medicine*, 345: 1719–26.

Gordon, C.L., Arnette, R.A.N.M. and Smith, R.E. (2011). Have you thanked your spouse today? Felt and expressed gratitude among married couples. *Personality and Individual Differences*, 50: 3339–43.

Gorniewicz, J., Floyd, M., Krishnan, K. et al. (2017). Breaking bad news to patients with cancer: A randomized control trial of a brief communication skills training module incorporating the stories and preferences of actual patients. *Patient Education and Counseling*, 100: 655–66.

Goto, N. A., Van Loon, I. N., Boereboom, F. T., et al. (2019). Association of initiation of maintenance dialysis with functional status and caregiver burden. *Clinical Journal of the American Society of Nephrology*, 14(7): 1039–47.

Gottlieb, B.H. and Bergen, A.E. (2010). Social support concepts and measures. *Journal of Psychosomatic Research*, 69: 511–20.

Gouin, J.P., Kiecol-Glaser, J.K., Malarkey, W.B. and Glaser, R. (2008). The influence of anger expression on wound healing. *Brain, Behavior and Immunity*, 22: 699–708.

Goyder, E.C., McNally, P.G. and Botha, J.L. (2000). Inequalities in access to diabetes care: evidence from a historical cohort study. *Quality in Health Care*, 9: 85–9.

Graber, M.L., Franklin, N. and Gordon, R. (2005). Diagnostic error in internal medicine. *Archives of Internal Medicine*, 165: 1493–9.

Gracey, F., Palmer, S., Rus, B. et al. (2008). 'Feeling part of things': personal construction of self after brain injury. *Neuropsychological Rehabilitation*, 18: 627–50.

Graham, H. (1994). Gender and class as dimensions of smoking behaviour in Britain: insights from a survey of mothers. *Social Science and Medicine*, 38: 691–8.

Graham, J., Ramirez, A., Love, S. et al. (2002). Stressful life experiences and risk of relapse of breast cancer: observational cohort study. *British Medical Journal*, 324: 1420–3.

Graham, J.E., Christian, L.M. and Kiecolt-Glaser, J.K. (2006). Stress, age and immune function: toward a lifespan approach. *Journal of Behavioral Medicine*, 29: 389–400.

Grana, E., Benowitz, N., Glantz, S.A. (2014). E-cigarettes- a scientific review. *Circulation*, May 13; 129: 1972–86.

Grande, G., Romppel, M. and Barth, J. (2012). Association between type D personality and prognosis in patients with cardiovascular diseases: a systematic review and metaanalysis. *Annals of Behavioral Medicine*, 43: 299–310.

Gratton, L., Povey, R. and Clark-Carter, D. (2007). Promoting children's fruit and vegetable consumption: interventions using the Theory of Planned Behaviour as a framework. *British Journal of Health Psychology*, 12: 39–50.

Gray, J.A. (1983) A theory of anxiety: the role of the limbic system, *Encephale*, 9 (Suppl. 2): 161B–6B.

Gray, R.S., Hahn, L., Thapsuwanm S et al. (2016). Strength and stress: positive and negative impacts on caregivers for older adults in Thailand., *Australasian Journal of Ageing*, 35: E7-E12.

Gray, R.S., and Pattaravanich, U. (2019). Internal and external resources, tiredness and the subjective well-being of family caregivers of older adults, Southeast Asia: a case study. From western Thailand, Southeast Asia. *European Journal of Ageing*, 17: 349–59.

Gray, S.E. and Rutter, D.R. (2007). Illness representations in young people with chronic fatigue syndrome. *Psychology and Health*, 22: 159–74.

Greaves, C. J., Sheppard, K. E., Abraham, C. et al. and The IMAGE Study Group. (2011). Systematic review of reviews of intervention components associated with increased effectiveness in dietary and physical activity interventions. *BMC Public Health*, 11,119–130.

Grech A. and Allman-Farinelli M. (2015). A systematic literature review of nutrition interventions in vending machines that encourage consumers to make healthier choices. *Obesity Reviews*, 16:1030-41.

Greco, P., Pendley, J.S., McDonell, K. et al. (2001). A peer group intervention for adolescents with type 1 diabetes and their best friends. *Journal of Pediatric Psychology*, 26: 485–90.

Green, C.R., Baker, T.A., Sato, Y. et al. (2003). Race and chronic pain: a comparative study of young black and white Americans presenting for management. *Journal of Pain*, 4: 176–83.

Green, L. and Kreuter, M. (2005). *Health Program Planning: An Educational and Ecological Approach*, 4th edn. New York, NY: McGraw Hill.

Greenglass, E., Fiksenbaum, L. and Eaton, J. (2006). The relationship between coping, social support, functional disability and depression in the elderly. *Anxiety, Stress, and Coping*, 19: 5–31.

Greenhalgh, T., Collard, A., Campbell-Richards, D., et al. (2011). Storylines of self-management: narratives of people with diabetes from a multi-ethnic inner city population. *Health Services Research and Policy*, 16: 37–43.

Greenwood, N. and Smith, R. (2019). Motivations for being informal carers of people living with dementia: A systematic review of qualitative literature. *BMC Geriatrics*, 19(1). doi.org/10.1186/s12877-019-1185-0

Greer, S., Morris, T., Pettingale, K. and Haybittle, J. (1990). Psychological response to breast cancer and 15 year outcome. *The Lancet*, 335: 49–50.

Greeson, J.M. and Chin, G.R. (2018). Mindfulness and physical disease: a concise review. *Current Opinion in Psychology*, 28: 204–10.

Grey, M., Boland, E.A., Davidson, M. et al. (2000). Coping skills training for youths with diabetes mellitus has longlasting effects on metabolic control and quality of life. *Journal of Pediatrics*, 137: 107–13.

Griffin-Blake, C.S. and DeJoy, D.M. (2006). Evaluation of social-cognitive versus stage-matched, self-help physical activity interventions at the workplace. *American Journal of Health Promotion*, 20: 200–9.

Griffith, G.L., Morrison, V., Williams, J.M.G. and Tudor Edwards, R. (2009). Can we assume that research participants are utility maximisers? *European Journal of Health Economics*, 10: 187–96.

Griffiths, L.J., Cortina-Borja, M., Sera, F. et al. (2013). How active are our children? Findings from the Millennium Cohort Study. *BMJ Open*, 3:e002893.

Grigsby, A.B., Anderson, R.J., Freedland, K.E. et al. (2002). Prevalence of anxiety in adults with diabetes. A systematic review. *Journal of Psychosomatic Research*, 53: 1053–60.

Griva, K. and Joekes, K. (2003). UK teachers under stress: can we predict wellness on the basis of characteristics of the teaching job? *Psychology & Health*, 18: 457–471.

Grischow, J; Mfoafo-M'Carthy, M' Vermeyden, A & Cammaert, J. (2018). Physical disability, rights and stigma in Ghana: A review of literature. *Disability, CBR & Inclusive Development*, 29(4): 5–24.

Griva, K., Davenport, A., Harrison, M., and Newman, S.P. (2012). The impact of treatment transitions between dialysis and transplantation on illness cognitions and quality of life: a prospective study. *British Journal of Health Psychology*, 17: 812–27.

Griva, K., Myers, L.B. and Newman, S. (2000). Illness perceptions and self-efficacy beliefs in adolescents and young adults with insulin dependent diabetes mellitus. *Psychology and Health*, 15: 733–50.

Groarke, AM., Curtis, R., Groarke, J.M. et al, (2015). Post-traumatic growth in breast cancer: How and when do distress and stress contribute? *Psycho-Oncology* 26: 967–74.

Gross, A.L., Gallo, J.J., and Eaton, W.W. (2010). Depression and cancer risk: 24 years of follow-up of the Baltimore Epidemiologic Catchment Area sample. *Cancer Causes & Control*, 21: 191–9.

Gross, C.R., Kreitzer, M.J., Thomas, W. et al. (2010). Mindfulness-based stress reduction for solid organ transplant recipients: a randomized controlled trial. *Alternative Therapies in Health and Medicine*, 16: 36–44.

Grossardt, B.R., Bower, J.H., Geda, Y.E. et al. (2009). Pessimistic, anxious, and depressive personality traits predict all-cause mortality: the Mayo Clinic cohort study of personality and ageing. *Psychosomatic Medicine*, 71: 491–500.

Grossarth-Maticek, R., Bastiaans, J. and Kanazir, D.T. (1985). Psychosocial factors as strong predictors of mortality from cancer, ischemic heart disease and stroke: the Yugoslav prospective study. *Journal of Psychosomatic Research*, 29: 167–76.

Grossarth-Maticek, R and Eysenck, H.J. (1991). Creative novation behaviour therapy as a prophylactic treatment for cancer and coronary heart disease Part I: Description of treatment. *Behaviour Research and Therapy*, 29: 1–16.

Grundy, E. and Bowling, A. (1999). Enhancing the quality of extended life years: identification of the oldest old with a very good and very poor quality of life. *Aging and Mental Health*, 3: 199–212.

Grunfeld, E.A., Hunter, M.S., Ramirez, A.J. et al. (2003). Perceptions of breast cancer across the lifespan. *Journal of Psychosomatic Research*, 54: 141–6.

Gu, J., Strauss, C., Bond, R., & Cavanagh, K. (2015). How do mindfulness-based cognitive therapy and mindfulnessbased stress reduction improve mental health and wellbeing? A systematic review and meta-analysis of mediation studies. *Clinical Psychology Review*, 37, 1–12.

The Guardian (2021). The social biome: how to build nourishing friendships – and banish loneliness, Jeffery Hall, 24 March. Retrieved from https://www.theguardian.com/lifeandstyle/2021/mar/24/the-social-biome-how-to-build-nourishing-friendships-and-banish-loneliness (accessed 16 September 2021).

Gudmunsdottir, H., Johnston, M., Johnston, D. et al. (2001). Spontaneous, elicited and cued causal attributions in the year following a first myocardial infarction. *British Journal of Health Psychology*, 6: 81–96.

Guidetti, M., Cavazza, N. and Graziani, A.R. (2014). Healthy at home, unhealthy outside: Food groups associated with family and friends and the potential impact on attitude and consumption, *Journal of Social and Clinical Psychology*, 33: 343–64.

Guthold, R., Stevens, G.A., Riley, L.M., and Bull, F.C. (2020). Global trends in insufficient physical activity among adoles-cents: a pooled analysis of 298 population-based surveys with 1·6 million participants, *The Lancet Child & Adolescent Health*, 4(1): 23–35.

Gulliksson, M., Burell, G., Vessby, B. et al. (2011). Randomized controlled trial of cognitive behavioral therapy vs standard treatment to prevent recurrent cardiovascular events in patients with coronary heart disease: Secondary Prevention in Uppsala Primary Health Care project (SUPRIM). *Archives of Internal Medicine*, 171:134–40.

Guthrie, E. Gastrointestinal disorders. In, G. Lloyd and E. Guthrie (eds.) (2007). *Handbook of Liaison Psychiatry*. Cambridge: Cambridge University Press.

Guthrie, R.M. (2001). The effects of postal and telephone reminders on compliance with pravastatin therapy in a national registry: results of the first myocardial infarction risk reduction program. *Clinical Therapeutics*, 23: 970–80.

Gutteling, J.J., Darlington, A-S.E., Janssen, H.L.A. et al. (2008). Effectiveness of health-related quality of life measurement in clinical practice: a prospective, randomized controlled trial in patients with chronic liver disease and their physicians. *Quality of Life Research*, 17: 195–205.

Haan, M.N. and Kaplan, G.A. (1985). The contribution of socio-economic position to minority health. In M. Heckler (ed.), *Report of the Secretary's Task Force on Black and Minority Health: Crosscutting Issues in Health and Human Services*. Washington, DC: US Department of Health and Human Services.

Haas, D.C., Davidson, K.W., Schwartz, D.J. et al. (2005). Depressive symptoms are independently predictive of carotid atherosclerosis. *American Journal of Cardiology*, 95: 547–50.

Haberman, D. and Bloomfield, D.S.F. (1988). Social class differences in mortality in Great Britain around 1981. *Journal of the Institute of Actuaries*, 115: 495–517.

Habra, M.E., Linden, W., Anderson, J.C. et al. (2003). Type D personality is related to cardiovascular and neuroendocrine reactivity to acute stress. *Journal of Psychosomatic Research*, 55: 235–45.

Hack, T.F. and Degner, L.F. (2004). Coping responses following breast cancer diagnosis predicts psychological adjustment 3 years later. *Psycho-Oncology*, 13: 235–47.

Hackett, M.L., and Pickles, K. (2014). Part 1: Frequency of depression after strokean updated systematic review and meta-analysis of observationsal studies, *International Journal of Stroke*, 9: 1017–25

Hadjistavropoulos T., Craig K.D,. Duck S. et al. (2011). A biopsychosocial formulation of pain communication. *Psychological Bulletin*, 137: 910–39.

Hagedoorn, M., Dagan, M., Puterman, E. et al. (2011). Relationship satisfaction in couples confronted with colorectal cancer: the interplay of past and current spousal support. *Journal of Behavioral Medicine*.

Hagedoorn, M., Sanderman, R., Bolks, H.N. et al. (2008). Distress in couples coping with cancer: A meta-analysis and critical review of role and gender effects. *Psychological Bulletin*, 134: 1–30.

Hagedoorn, M., Sanderman, R., Buunk, B.P. et al. (2002). Failing in spousal caregiving: the 'identity-relevant stress' hypothesis to explain sex differences in caregiver distress. *British Journal of Health Psychology*, 7: 481–94.

Hagger, M. (2010). Editorial: Self-regulation: an important construct in health psychology research and practice. *Health Psychology Review*, 4: 57–65.

Hagger, M.S., Gucciardi, D.F., Turrell, A.S. and Hamilton, K. (2019). Self-control and halth-related behaviour: The role of implicit slef-control, trait self-control, and lay beliefs in self-control. *British Journal of Health Psychology*, 24: 764–86.

Hagger, M.S., Koch, S., Chatzisarantis, N.L.D., and Orbell, S. (2017). The common sense model of self-regulation: meta-analysis and test of a process model. *Psychological Bulletin*, 143: 1117–54.

Hagger, M. and Luszczynska, A. (2014). Implementation Intention and Action Planning Interventions in Health Contexts: State of the Research and Proposals for the Way Forward. *Applied Psychology, Health and well-being*, 6: 1–47.

Hagger, M., Chatzisarantis, N., Biddle, S.J.H. et al. (2001). Antecedents of children's physical activity intentions and behaviour: predictive validity and longitudinal effects. *Psychology and Health*, 16: 391–407.

Hagger, M., Chatzisarantis, N., Biddle, S.J.H. (2002). A meta-analytic review of the theories of reasoned action and planned behavior in physical activity: predictive validity and the contribution of additional variables. *Journal of Sport and Exercise Psychology*, 24: 3–28.

Hagger, M.S. and Orbell, S. (2003). A meta-analytic review of the common-sense model of illness representations. *Psychology and Health*, 18: 141–84.

Hagger, M.S., Wood, C., Stiff, C. and Chatzisarantis, N.L.D. (2009). The strength model of self-regulation failure and health-related behaviour. *Health Psychology Review*, 3: 208–38.

Hagger, M., Wood, C., Stiff, C. and Chatzisarantis, N.L. (2010). Ego depletion and the strength model of self-control: a meta-analysis. *Psychological Bulletin*, 136: 495–525.

Hagger-Johnson, G., Bell, S., Britton, A., Cable, N., et al. (2013). Cigarette smoking and alcohol drinking in a representative sample of English school pupils: Cross-sectional and longitudinal associations. *Preventive Medicine*, 56: 304–8.

Hagger-Johnson, G., Sabia, S., Nabi, H., et al. (2012). Low conscientiousness and risk of all-cause, cardiovascular and cancer mortality over 17 years: Whitehall II cohort study. *Journal of Psychosomatic Research*, 73(2), 98–103.

Hagger-Johnson, G.E., Sabia, G.E., Nabi, H. et al. (2013). Low conscientiousness and risk of all-cause, cardiovascular and cancer mortality over 17 years: Whitehall II cohort study. *Journal of Psychosomatic Research*, 73: 98–103.

Hajek, P., Phillips-Waller, A., Przulj, D., Pesola, F., et al. (2019). A randomized trial of e-cigarettes versus Nicotine Replacement therapy. *New England Journal of Medicine*, 380: 629–37. doi: 10.1056/NEJMoa1808779.

Hakama, M., Coleman, M.P., Alexe, D.M. and Auvien, A. (2008). Cancer screening: evidence and practice in Europe 2008. *European Journal of Cancer*, 44: 1404–13

Hale, G. (1996). The social construction of grief. In N. Cooper, C. Stevenson and G. Hale (eds), *Integrating Perspectives on Health*. Buckingham: Open University Press.

Hale, S., Grogan, S. and Willott, S. (2007). Patterns of selfreferral in men with symptoms of prostate disease. *British Journal of Health Psychology*, 12: 403–19.

Hale, S., Grogan, S. and Willott, S. (2010) Male GPs' views on men seeking medical help: a qualitative study. *British Journal of Health Psychology*, 15: 697–713.

Halford, J.C.G. and Blundell, J.E. (2000). Serotonin drugs and the treatment of obesity. In T.G. Heffner and D.H. Lockwood (eds), *Obesity: Pathology and Therapy*. Berlin: Springer Verlag.

Hall, A.M., Kamper, S.J., Maher, C.G. et al. (2011). Symptoms of depression and stress mediate the effect of pain on disability, *Pain*, 152: 1044–51.

Hall, E.E., Ekkekakis, P. and Petruzzello, S.J. (2002). The affective beneficence of vigorous exercise revisited. *British Journal of Health Psychology*, 7: 47–66.

Hall, J.A., Roter, D.L. and Katz, N.R. (1988). Meta-analysis of correlates of provider behavior in medical encounters. *Medical Care*, 26: 657–75.

Hall, K.L. and Rossi, J.S. (2008). Meta-analytic examinations of the strong and weak principles across 48 health behaviours. *Preventive Medicine*, 46: 266–74.

Hall, N., & Birt, L., Banks, J., et al (2015). Symptom appraisal and healthcare-seeking for symptoms suggestive of colorectal cancer: a qualitative study. BMJ Open, 5:e008448. Hall, P.A. and Fong, G.T. (2007). Temporal self-regulation theory: a model for individual health behavior. *Health Psychology Review*, 1: 6–52.

Hall, S.M., Humfleet, G.L., Muñoz, R.F. et al. (2009). Extended treatment of older cigarette smokers. *Addiction*, 104: 1043–52.

Hall, S. and Marteau, T.M. (2003). Causal attributions following serious unexpected negative events: a systematic review. *Journal of Social and Clinical Psychology*, 22: 515–36.

Hall, S.M., Tunstall, C., Rugg, D. et al. (1985). Nicotine gum and behavioral treatment in smoking cessation. *Journal of Consulting and Clinical Psychology*, 53: 256–8.

Hallal, P.C., Victora, C.G., Azevedo, M.R. et al. (2006). Adolescent physical activity and health: a systematic review. *Sports Medicine*, 36: 1019–30.

Hallaråker, E., Arefjord, K., Havik, O.E. and Maeland, J.G. (2001). Social support and emotional adjustment during and after a severe life event: a study of wives of myocardial infarction patients. *Psychology and Health*, 16: 343–56.

Halpern, S. D., French, B., Small, D.S. et al. (2015). Randomized trial of four financial-incentive programs for smoking cessation, *New England Journal of Medicine*, 372: 2108–2117.

Hamer, M. and Karageorghis, C. (2007). Psychological mechanisms of exercise dependence. *Sports Medicine*, 37: 477–85.

Hamilton, J.G., Lobel, M. and Moyer, A. (2009). Emotional distress following genetic testing for hereditary breast and ovarian cancer: a meta-analytic review. *Health Psychology*, 28: 510–18.

Hammerfald, K., Eberle, C., Grau, M. et al. (2006). Persistent effects of cognitive-behavioral stress management on cortisol responses to acute stress in healthy subjects: a randomized controlled trial. *Psychoneuroendocrinology*, 31: 333–9.

Hämmig, O., Gutzwiller, F. and Bauer, G. (2009). Work–life conflict and associations with work- and nonwork-related factors and with physical and mental health outcomes: a nationally representative cross-sectional study in Switzer- land. *BMC Public Health*, 30: 435.

Hampson, S.E., Vollrath, M.E., and Júlíusson, P.B. (2015). Personality and overweight in 6–12-year-old children. *Pediatric Obesity*, 10: 5–7.

Hampton, S.N., Nakonezny, P.A., Richard, H.M. et al. (2019). Pain catastrophizing, anxiety, and depression in hip pathology. *Bone and Joint Journal*, 101-B: 800–807.

Han, K.S. (2002). The effect of an integrated stress management program on the psychologic and physiologic stress reactions of peptic ulcer in Korea. *International Journal of Nursing Studies*, 39: 539–48.

Han, E., Haldane, V., Koh, J. J. K., et al. (2019). Perspectives on decision making amongst older people with end-stage renal disease and caregivers in Singapore: A qualitative study. *Health Expectations*, 22(5), 1100–10.

Hankonen, N., Absetz, P., Ghisletta, P. et al. (2010). Gender differences in social cognitive determinants of exercise adoption. *Psychology & Health*, 25: 55–69.

Hankonen, N., Kinnunen, M., Absetz, P., & Jallinoja, P. (2014). Why do people high in self-control eat more healthily? Social cognitions as mediators. *Annals of Behavioral Medicine*, 47: 242–48.

Hanlon, P., Daines, L., Campbell, C. et al. (2017). Telehealth interventions to support self-management of long-term conditions: a systematic metareview of diabetes, heart failure, asthma, chronic obstructive pulmonary disease, and cancer. *Journal of Medical Internet Research*, 19: e172.

Hanson, R.W. and Gerber, K.E. (1990). *Coping with Chronic Pain. A Guide to Patient Self-management*. New York: Guilford Press.

Harburg, E.J.C., Chape, C., Erfurt, J.C. et al. (1973). Socio-ecological stressor areas and black and white blood pressure: Detroit. *Journal of Chronic Disease*, 26: 595–611.

Harcourt, D. (2017). Physical disfigurement. In: C.D. Llewellyn et al (eds.), *The Cambridge Handbook of Psychology, Health and Medicine*, 3 edn, Cambridge: Cambridge University Press, pp. 483–4.

Harding, S. and Maxwell, R. (1997). Differences in mortality of migrants. In F. Drever and M. Whitehead (eds), *Health Inequalities: Decennial Supplement*. London: HMSO.

Härkäpää, K., Järvikoski, A., Mellin, G. et al. (1991). Health locus of control beliefs and psychological distress as predictors for treatment outcome in low-back pain patients: results of a 3-month follow-up of a controlled intervention study. *Pain*, 46: 35–41.

Harland, J., White, M., Drinkwater, C. et al. (1999). The Newcastle Exercise Project: a randomised controlled trial of methods to promote physical activity in primary care. *British Medical Journal*, 319: 828–32.

Harris, A.H., Thoresen, C.E., Humphreys, K. et al. (2005). Does writing affect asthma? A randomized trial. *Psychosomatic Medicine*, 67: 130–6.

Harris, D.M. and Guten, S. (1979). Health-protective behaviour: an exploratory study. *Journal of Health and Social Behavior*, 20: 17–29.

Harris, R. (20019). *ACT Made Simple: An Easy-to-read Primer on Acceptance and Commitment Therapy*. Oakland, CA: New Harbinger Publications.

Harris, T., Ferrucci, L., Tracy, R. et al. (1999). Associations of elevated interleukin-6 and C-reactive protein levels with mortality and the elderly. *American Journal of Medicine*, 106: 506–12.

Harrison, L., Wilson, S., Heron, J. et al. (2016). Exploring the associations shared by mood, pain-related attention and pain outcomes related to sleep disturbance in a chronic pain sample. *Psychology and Health*, 31: 565–77.

Harrison, M.O., Koenig, H.G., Hays, J.C. et al. (2001). The epidemiology of religious coping: a review of recent litera- ture. *International Reviews in Psychiatry*, 13: 86–93.

Hart, H., Bilo, H., Redekop, W. et al. (2003). Quality of life in patients with type 1 diabetes mellitus. *Quality of Life Research*, 12: 1089–97.

Hart, C. G., Saperstein, A., Magliozzi, D et al. (2019). Gender and health: beyond binary categorical measurement. *Journal of Health and Social Behavior*, 60: 101–18.

Hartford, K., Wong, C. and Zakaria, D. (2002). Randomized controlled trial of a telephone intervention by nurses to provide information and support to patients and their partners after elective coronary artery bypass graft surgery: effects of anxiety. *Heart and Lung*, 31: 199–206.

Haseth, S: Solem, S; Stian, S., et al (2019). Group Meta-cognitive Therapy for Generalized Anxiety Disorder: A Pilot Feasibility Trial, *Frontiers in Psychology*, 10: 290.

Hasson-Ohayon, I., Goldzweig, G., Sela-Oren, T. et al. (2013). Attachment style, social support and finding meaning among spouses of colorectal cancer pateints: gender dif- ferences. *Palliative and Supportive Care*.

Haste, H. (2004). *My Body, My Self: Young People's Values and Motives about Healthy Living, Report 2*. London: Nestlé Social Research Programme.

Hatava, P., Olsson, G.L. and Lagerkranser, M. (2000). Preoperative psychological preparation for children undergoing ENT operations: a comparison of two methods. *Paediatric Anaesthesia*, 10: 477–86.

Hatchette, J.E., McGrath, P.J., Murray, M. and Finey, G.A. (2008). The role of peer communication in the socialization of adolescents' pain experiences: a qualitative investigation. *BMC Pediatrics*, 8: 2.

Haugland, B.S.M., Hysing, M., and Sivertsen, B. (2020). The burden of care: a national survey on the prevalence, demographic characteristics and health problems among young adult carers attending higher education in Norway. *Frontiers Psychology*, 10: 2859.

Hauken, M.A. and Larsen, T.M.B. (2019). Yound adult cancer patients' experience of private social network support during cancer treatment, *Journal of Clinical Nursing*. 28: 2953–65.

Haus E.L. and Smolensky, M.H. (2013). Shift work and cancer risk: potential mechanistic roles of circadian disruption, light at night, and sleep deprivation. *Sleep Medicine Review*, 17: 273–84.

Hausenblas, H.A. and Fallon, E.A. (2006). Exercise and body image: a meta-analysis. *Psychology & Health*, 21: 33–47.

Hausenblas, H.A. and Symons Downs, D. (2002). How much is too much? The development and validation of the Exercise Dependence Scale. *Psychology and Health*, 17: 387–404.

Hayes, N. and Joseph, S. (2003). Big 5 correlates of three measures of subjective wellbeing. *Personality and Individual Differences*, 34: 723–7.

Hayes, S.C., Strosahl, K.D., Bunting, K. et al. (2004). What is acceptance and commitment therapy? In S.C. Hayes and K.D. Strosahl (eds), *A Practical Guide to Acceptance and Commitment Therapy*. New York: Springer.

Haynes, B. and Haines, A. (1998). Barriers and bridges to evidence-based clinical practice. *British Medical Journal*, 317: 273–6.

Haynes, R.B., Ackloo, E., Sahota, N. et al. (2008). Interventions for enhancing medication adherence. *Cochrane Database of Systematic Reviews*, 4, CD000011.

Haynes, R.B., McKibbon, A. and Kanani, R. (1996). Systematic review of randomized trials of interventions to assist patients to follow prescriptions for medications. *The Lan- cet*, 384: 383–5.

Haynes, S.G., Feinleib, M. and Kannel, W.B. (1980). The relationship of psychosocial factors to coronary heart disease in the Framingham study. III. Eight year incidence of coronary heart disease. *American Journal of Epidemiology*, 111: 37–58.

Head K.J., Noar S.M., Iannarino N.T. et al. (2013). Efficacy of text messaging-based interventions for health promotion: a meta-analysis. *Social Science and Medicine*, 97: 41–8.

Health Development Agency Magazine (2005). *Smoking Out Pregnant Teenagers*, Issue 25, Feb/March.

Health Foundation (2017). Healthy Lives For People in the UK, London: The Health Foundation. Retrieved from https:// www.health.org.uk/publications/healthy-lives-for-people- in-the-uk (accessed 15 September 2021).

Health Survey for England (2004). Volume 1. The Health of Ethnic Minority Groups. The Health and Social Care Information Centre (HSCIC), 2006. http://www.hscic.gov.uk/ pubs/hse04ethnic

Health Survey for England (2018). Health Survey for England. Retrieved from http://healthsurvey.hscic.gov.uk/support- guidance/public-health/health-survey-for-england-2018/ key-findings.aspx (accessed 21 September 2021).

Healy, C.M. and McKay, M.F. (2000). Nursing stress: the effects of coping strategies and job satisfaction in a sample of Australian nurses. *Journal of Advanced Nursing*, 31: 681–8.

Heathcote, L.C., and Eccleston, C. (2017). Pain and cancer survival: a cognitive-affective model of symptom appraisal and the uncertain threat of disease recurrence, *Pain*, 158: 1187–91.

Hecimovic, K., Barrett, S.P., Darredeau, C. and Stewart, S.H. (2014). Cannabis use motives and personality risk factors. *Addictive Behaviors*, 39: 729–32.

Hefler, M., Kerrigan, V., Freeman, B. et al. (2019). Using Facebook to reduce smoking among Australian Aboriginal and Torres Strait Islander people: a participatory grounded action study. *BMC Public Health*, 19: 615.

Heijmans, M. and de Ridder, D. (1998). Structure and determinants of illness representation in chronic disease: a comparison of Addison's disease and chronic fatigue syndrome. *Journal of Health Psychology*, 3: 523–37.

Heijmans, M., de Ridder, D. and Bensing, J. (1999). Dissimilarity in patients' and spouses' representations of chronic illness: explorations of relations to patient adaptation. *Psychology and Health*, 14: 451–66.

Heilmayr, D., and Friedman, H. (2018). Personality and health, in C.D. Llewellyn et al (eds.), *The Cambbridge Handbook of Psychology, Health and Medicine*, 3rd edition Cambridge: Cambridge University Press, pp. 127–30.

Heiman H., Keinki C. and Huebner J. (2018). Working Group Prevention and Integrative Oncology of the German Cancer Society. EHealth literacy in patients with cancer and their usage of web-based information. *Journal of Cancer Research and Clinical Oncology*, 144: 1843–50.

Heitzler, C.D., Lytle, L.A., Erickson, D.J. et al. (2010). Evaluating a model of youth physical activity. *American Journal of Health Behavior*, 34: 593–606.

Heitzler, C.D., Martin, S.l., Duke, J. and Huhman, M. (2006). Correlates of physical activity in a national sample of children aged 9–13 years. *Preventive Medicine*, 42: 254–60. Helder, D.I., Bakker, B., deHeer, P. et al. (2004). Quality of life in adults following bone marrow transplantation during childhood. *Bone Marrow Transplantation*, 33: 329–36.

Helgeson, V.S. (2010). Survivor centrality among breast cancer survivors: implications for wellbeing. *Psycho-Oncol- ogy*, 20: 517–24.

Helgeson, V.S., and Novak, S.A. (2007). Illness centrality and well-being among male and female early adolescents with diabetes. *Journal of Pediatric Psychology*, 32: 260–272.

Helgeson, V.S., Reynolds, K.A. and Tomich, P.L. (2006). A meta-analytic review of benefit-finding and growth. *Journal of Consulting and Clinical Psychology*, 74: 797–816.

Helman, C. (1978). Feed a cold starve a fever: folk models of infection in an English suburban community and their relation to medical treatment. *Culture, Medicine and Psy- chiatry*, 2: 107–37.

Heloma, A. and Jaakola, M.S. (2003). Four-year follow-up of smoke exposure, attitudes and smoking behaviour following enactment of Finland's national smoke-free work-place law. *Addiction*, 98: 1111–17.

Helliwell, J.F., Huang, H., and Wang, S. (2016). New evidence on trust and wellbeing. https://www.nber.org/papers/ w22450.pdf

Henderson V.P., Massion A.O., Clemow L. et al. (2013). A randomized controlled trial of mindfulness-based stress reduction for women with early-stage breast cancer receiv-ing radiotherapy. *Integrated Cancer Therapy*, 12: 404–13. Henkel, D. (2011). Unemployment and substance use: a review of the literature (1990–2010). *Current Drug Abuse Reviews*, 4: 4–27.

Henriksson, C., Larsson, M., Arnetz, J. et al. (2011). Knowledge and attitudes towards seeking medical care for AMI-symptoms. *International Journal of Cardiology*, 147: 224–7.

Hennein, R., Hwang, S-J., Au, R. et al. (2018). Barriers to medication adherence and links to cardiovascular disease risk factor control: The Framingham Heart Study. *Internal Medicine Journal*, 48: 414–21.

Hennessy, D.A., Lanni-Manley, E. and Maiorana, N. (2006). The effects of fatal vision goggles on drinking and driving intentions in college students. *Journal of Drug Education*, 36: 59–72.

Henselmans, I., Fleer, J., de Vries, J. et al. (2010). The adaptive effect of personal control when facing breast cancer: cognitive and behavioural mediators. *Psychology & Health*, 25: 1023–40.

Herman, P.M. and Walsh, M.E. (2010). Hospital admissions for acute myocardial infarction, angina, stroke, and asthma after implementation of Arizona's comprehensive Statewide Smoking Ban. *American Journal of Public Health*, 101: 491–6.

Herrman, C. and Wortman, C. (1985). Action control and the coping process. In J. Kuhl and J. Beckman (eds), *Action Control: From Cognition to Behavior*. New York: Springer-Verlag.

Herman, W.H., Hoerger, T.J., Brandle, M. et al. (2005). The cost-effectiveness of lifestyle modification or metformin in preventing type 2 diabetes in adults with impaired glucose tolerance. *Annals of Internal Medicine*, 142: 323–32

Hersey, J.C., Wohlgenant, W.C., Arsenault, J.E., et al.(2013). Effects of front-of-package and shelf nutrition labeling sys- tems on consumers, *Nutrition Reviews*, 71: 1–14

Herttua, K., Tabák, A.G., Martikainen, P. et al. (2013). Adherence to antihypertensive therapy prior to the first presentation of stroke in hypertensive adults: population based study. *European Heart Journal*, 34: 2933–9.

Herzlich, C. (1973). *Health and Illness: A Social Psychological Analysis*. London: Academic Press.

Herzog, T.A. (2008). Analysing the transtheoretical model using the framework of Weinstein, Rothman and Sutton (1998): the example of smoking cessation. *Health Psychol- ogy*, 27: 548–56.

Hesketh, I. and Cooper, C. (2019). *Well-being at work: How to Design, Implement and Evaluate an Effective Strategy*. London: Kogan Page.

Heuser, C., Diekmann, A., Kowalski, C. et al (2019). Health literacy and patient participation in multidisciplinary tumor conferences in breast cancer care: a multilevel modeling approach. *BMC Cancer*, 19: 330.

Hewitt, D., McDonald, M., Portenoy, R. et al. (1997). Pain syndromes and etiologies in ambulatory AIDS patients. *Pain*, 70: 117–23.

Hibell, B., Guttormson, U., Ahlstrom, S., et al. (2012). *The 2011 ESPAD Report: Substance Use Among Students in 35 European countries*. The Swedish Council for Information on Alcohol and Other Drugs, Stockholm.

Hiemstra, M., Otten, R., van Schayck, O.C.and Engels, R.C. (2012). Smoking-specific communication and children's smoking onset: an extension of the theory of planned behaviour. *Psychology & Health*, 27: 1100–17.

Higgins, O., Sixsmith, J., Barry, M.M. and Domegan, C. (2011). *A Literature Review on Health Information-seeking Behaviour on the Web: A Health Consumer and Health Professional Perspective*. Stockholm: ECDC; 2011.

Higginson, I.J. and Carr, A.J. (2001). Using quality of life measures in the clinical setting. *British Medical Journal*, 322: 1297–300.

Hilbrecht, M., Lero, D.S., Scryer, E., et al. (2017). Understanding the association between time spent care-giving and well-being among employed dults: testing a model of work-life fit and sense of community. *Community, Work & Family,* 20: 162–80

Hill, J.O. and Peters, J.C. (1998). Environmental contributions to the obesity epidemic. *Science*, 280: 1371–74.

Hillier, S.M. and Jewell, J.A. (1983). *Health Care and Traditional Medicine in China, 1800–1982*. London: Routledge.

Hilton, L., Hempel, S., Ewing, B.A. et al. (2017). Mindfulness meditation for chronic pain: systematic review and metaanalysis. *Annals of Behavioral Medicine*, 51: 199–213.

Himmelstein, M.S. and Sanchez, D.T. (2016). Masculinity in the doctor's office: masculinity, gendered doctor preference and doctor-patient communication. *Preventive Medicine*, 84: 34–40.

Hinkley, T., Crawford, D., Salmon, J., et al. (2008). Preschool children and physical activity: a review of correlates. *American Journal of Preventative Medicine*, 34: 435–41.

Hitchman, S.C., Fong, G.T., Zanna, M.P et al. (2014). Socioeconomic status and smokers' number of smoking friends: findings from the International Tobacco Control (ITC) Four Country Survey. *Drug and Alcohol Dependence*, 143: 158–166.

Hiscock, R., Branston, J.R., Partos, T.R., McNeill, A. et al (2019). UK tobacco price increases:driven by industry or public health? *Tobacco Control* 28: e148–150

Hittner, J.B. and Swickert, R. (2006). Sensation seeking and alcohol use: a meta-analytic review. *Addictive Behaviors*, 31: 1383–401.

Ho, S.M.Y., Chan, C.L.W. and Ho, R.T.H. (2004). Post-traumatic growth in Chinese cancer survivors. *Psycho-Oncology*, 13: 377–89.

Hoare, J. and Flatley, J. (2008). *Drug Misuse Declared: Findings from the 2007/08 British Crime Survey*. Home Office Statistical Bulletin 13/08. London: Home Office. Available from: http://www.homeoffice.gov.uk/rds/pdfs08/ hosb1308.pdf.

Hobfoll, S.E. (1989). Conservation of resources: a new attempt at conceptualizing stress. *American Psychologist*, 44: 513–24.

Hobfoll, S. (1991). Traumatic stress: a theory based on rapid loss of resources. *Anxiety Research*, 4: 187–97.

Hobfoll, S.E., Johnson, R.J., Ennis, N. et al. (2003). Resource loss, resource gain, and emotional outcomes among inner city women, *Journal of Personality and Social Psychology*, 84: 632–43

Hodgson, S. and Maher, E. (1999). *A Practical Guide to Human Cancer Genetics*. Cambridge: Cambridge Univer- sity Press.

Hoffman, S., O'Sullivan, L.F., Harrison, A. et al. (2006). HIV risk behaviors and the context of sexual coercion in young adults' sexual interactions: results from a diary study in rural South Africa. *Sexually Transmitted*

Diseases, 33: 52–8.

Hofmann, W., Baumeister, R.F., Forster, G., & Vohs, K.D. (2012). Everyday temptations: An experience sampling study of desire, conflict, and self-control. *Journal of Personality and Social Psychology,* 102: 1318–35.

Hofmann, W., Friese, M. and Wiers, R.W. (2007). Impulsive versus reflective influences on health behavior: a theoretical framework and empirical review. *Health Psychology Review*, 2: 111–37.

Høie, M., Moan, I. and Rise. J. (2010). An extended version of the theory of planned behavour: Prediction of intentions to quit smoking using past behaviour as moderator. *Addiction Research & Theory*, 18: 572–85.

Højskov, I. E., Moons, P., Egerod, I. et al. (2019). Early physical and psycho-educational rehabilitation in patients with coronary artery bypass grafting: A randomized controlled trial, *Journal of Rehabilitation Medicine*, 51: 136–43.

Holland, J.C. and Gooen-Piels, J. (2000). Principles of psycho-oncology. In J.C. Holland and E. Frei (eds), *Psychological Care of the Patient with Cancer.* New York: Oxford University Press.

Holland, W.W. and Stewart, S. (2005). *Screening in Disease Prevention: What Works?* Oxford: Radcliffe.

Hollands, G.J., French, D.P., Griffin, S. J. et al. (2016). The impact of communicating genetic risks of disease on riskreducing health behaviour: systematic review with meta- analysis. *British Medical Journal*, 352: i1102.

Holm, M., Schioler, L., Andersson, E., Forsberg, B., et al. (2017). Predictors of smoking cessation: A longitudinal study in a large cohort of smokers, *Respiratory Medicine*, 132, 164–9.

Holmbeck, G.N. (2002). A developmental perspective on adolescent health and illness: an introduction to the Special Issues. *Journal of Pediatric Psychology*, 27: 409–15.

Holmes, E.A.F., Hughes, D.A. and Morrison, V. (2014). Predicting adherence to medications using health psychology theories: a systematic review of 20 years of empirical research. *Value in Health*, 17: 863–76.

Holmes, T.H. and Masuda, M. (1974). Life change and illness susceptibility. In B.S. Dohrenwend and B.P. Dohrenwend (eds), *Stressful Life Events: Their Nature and Effects.* New York: Wiley.

Holmes, T.H. and Rahe, R.H. (1967). The social readjustment rating scale. *Journal of Psychosomatic Research*, 11: 213–18.

Holroyd, K.A. and Lipchik, G.L. (1999). Psychological management of recurrent headache disorders: progress and prospects. In R.J. Gatchel and D.C. Turk (eds), *Psychosocial Factors in Pain.* New York: Guilford Press.

Holt-Lunstad, J., Smith, T.B., and Layton, J.B. (2010). Social relationships and mortality risks. *PLoS Medicine*, 27: e0000316.

Holt-Lunstad, J., Smith, T.W., and Uchino. B.N. (2008). Can hostility interfere with the health benefits of giving and receiving social support? The impact of cynical hostility on cardiovascual reactivity during social support interactons among friends. *Annals of Behavioral Medicine*, 35: 319–30. Holt-Lunstad, J., Smith, T.B., Baker, M et al. (2015). Loneliness and social isolation as risk factors for mortality: A meta-analytic review. *Perspectives on Psychological Sciences*, 10: 227–37.

Holtzman, S., Newth, S. and DeLongis, A. (2004). The role of social support in coping with daily pain among patients with rheumatoid arthritis. *Journal of Health Psychology*, 9: 749–67.

Holzner, B., Kemmler, G., Cella, D. et al. (2004). Normative data for functional assessment of cancer therapy: general scale and its use for the interpretation of quality of life scores in cancer survivors. *Acta Oncologica*, 43: 153–60. Hong, S. and Collins, A. (2006). Societal responses to familiar versus unfamiliar risk: Comparisons of influenza and SARS in Korea. *Risk Analysis*, 26: 1247–57.

Hooker, K., Monahan, D., Shifren, K. et al. (1992). Mental and physical health of spouse caregivers: the role of personal- ity. *Psychology and Aging*, 7: 367–75.

Hooper, L., Bartlett, C., Davey-Smith, G. et al. (2002). Systematic review of long-term effects of advice to reduce dietary salt in adults. *British Medical Journal*, 325: 628–32. Horgan, R.P. and Kenny, L.C. (2007). Management of teenage pregnancy. *The Obstetrician and Gynaecologist*, 9: 153–8.

Horne, P.J., Greenhalgh, J., Erjavec, M., Lowe, C.F., Viktor, S. and Whitaker, C.J. (2011). Increasing pre-school children's consumption of fruit and vegetables. A modelling and rewards intervention. *Appetite*, 56: 375–85.

Horne, P.J., Hardman, C.A., Lowe, C.F. et al. (2009). Increasing parental provision and children's consumption of lunchbox fruit and vegetables in Ireland: the Food Dudes intervention. *European Journal of Clinical Nutrition*, 63: 613–18.

Horne, P.J., Tapper, K., Lowe, C.F. et al. (2004). Increasing children's fruit and vegetable consumption: a peer modelling and rewards-based intervention. *European Journal of Clinical Nutrition*, 58: 1649–60.

Horne, R. (1999). Patients' beliefs about treatment: the hidden determinant of treatment outcome? *Journal of Psycho- matic Research*, 47: 491–5.

Horne, R. (2001). Compliance, adherence and concordance. In K. Taylor and G. Harding (eds). *Pharmacy Practice.* London: Taylor & Francis, pp. 165–84.

Horne, R. and Weinman, J. (1999). Patients' beliefs about prescribed medicines and their role in adherence to treatment in chronic physical illness. *Journal of Psychosomatic Research*, 47: 555–67.

Horne, R. and Weinman, J. (2002). Self-regulation and self-management in asthma: exploring the role of illness perceptions and treatment beliefs in explaining non-adherence to preventer medication. *Psychology and Health*, 17: 17–32.

Hosseinpoor, A.R., Stewart Williams, J.A., Itani, L. et al. (2012). Socioeconomic inequality in domains of health: results from the World Health Surveys, *BMC Public Health*, 19: 198.

Hoth, K.F., Wamboldt, F.S., Bowler, R. et al. (2011). Attributions about cause of illness in chronic obstructive pulmonary disease. *Journal of Psychosomatic Research*, 70: 465–72.

Hotopf, M., Chidgey, J., Addington-Hall, J. and Ly, K.L. (2002). Depression in advanced disease: a systematic review. Part 1: Prevalence and case finding. *Palliative Medicine*, 16: 81–97.

Houck, C.D. Barker, D., Rizzo, C. et al. (2014). Sexting and sexual behavior in at-risk adolescents, *Pediatrics*, 133, e276. doi: 10.1542/peds.2013–1157

Housman, J and Dorman, S. (2005). The Alameda County Study: a systematic, chronological review. *American Journal of Health Educa*tion, 36: 302–8.

Houston, M. (2004). Commissioner denies plans for a Europewide smoking ban. *British Medical Journal*, 328: 544.

Howick, J., Bishop, F.l., Heneghan, C. et al. (2013). *Placebo Use in the United Kingdom: Results from a National Survey of Primary Care Practitioners*. PLoS One 8(3): e58247.

Howren, M.B. and Suls, J. (2011). The symptom perception hypotheses revised: depression and anxiety play different roles in concurrent and retrospective symptom reporting. *Journal of Personality and Social Psychology*, 100: 182–95.

Hoyt, M.A. (2009). Gender role conflict and emotional approach coping in men with cancer. *Psychology & Health*, 24: 981–96

Hu, F.B. (2003). Overweight and obesity in women: health risks and consequences. *Journal of Women's Health* 12: 163–72.

Hu, F.B., Willett, W.C., Colditz, G.A. et al. (1999). Prospective study of snoring and risk of hypertension in women. *American Journal of Epidemiology*, 150: 806–16.

Hu, F.B., Willett, W.C., Manson, J.E. et al. (2000). Snoring and risk of cardiovascular disease in women. *Journal of the American College of Cardiology*, 35: 308–13.

Hua, SV, Kimmel, L, Van Emmenes, M. et al. (2017). Health promotion and healthier products increase vending purchases: a randomized factorial trial. *Journal of Academic Nutrition and Diet*, 117: 1057–65.

Huang, T., Yang, B., Zheng, J. et al. (2012). Cardiovascular disease mortality and cancer incidence in vegetarians: a meta-analysis and systematic review, *Annals of Nutrition & Metabolism*, 60: 233–40.

Huber, M., Knottnerus, J.A., Green, L. et al. (2011). How should we define health? *British Medical Journal*, 343.

Huberty, J., Dodge, T., Peterson, K.R. et al. (2012). Creating a movement for active living via a media campaign. *American Journal of Preventive Medicine*, 43, Suppl 4: S390–1. Huberty, J.L., Ransdell, L.B., Sidman, C. et al. (2008). Explaining long-term exercise adherence in women who complete a structured exercise program. *Research Quarterly for Exercise & Sport*, 79: 374–84.

Hudson, J.L., Bundy, C., Coventry, P.A. and Dickens, C. (2013). Exploring the relationship between cognitive illness representations and poor emotional health and their combined association with diabetes self-care. A systematic review with meta-analysis. *Journal of Psychosomatic Research*, 76: 265–74.

Huerta, M.C. and Borgonovi, F. (2010). Education, alcohol use and abuse among young adults in Britain. *Social Science & Medicine*, 71: 143–51.

Huffington Post (2013). Sexually transmitted diseases on the rise in England. *Huffington Post*. Retrieved from www.huffingtonpost.co.uk/2013/06/05/sexually-transmitted-dise_n_3388161.html (accessed 4 September 2021).

Huffman, J.C., Feig, E.H., Millstein, R.A. et al. (2019). Usefulness of a positive psychology-motivational interviewing intervention to promote positive affect and physical activity after an acute coronary syndrome. *American Journal of Cardiology*, 123: 1906–14.

Hughes, G., Bennett, K.M. and Hetherington, M. (2004). Old and alone: barriers to healthy eating in older men living on their own. *Appetite*, 43: 269–76.

Hughes, N., Locock, L. and Ziebland, S. (2013). Personal identity and the role of 'carer' among relatives and friends of people with multiple sclerosis. *Social Science & Medi- cine*, 96: 78–85.

Hulbert-Williams, N.J., Morrison, V., Wilkinson, C and Neal, R.D. (2013). Investigating the cognitive precursors of emotional response to cancer stress: re-testing Lazarus's transactional model. *British Journal of Health Psychology*, 18: 97–121.

Humphrey, A., Bliuc, A-M., and Molenberghs, P. (2019). The social contract revisitied: a re-examination of the influences individualistic and collectivistic value systems have on the psychological wellbeing of young people, *Journal of Youth Studies*, 23, 160–69

Humphrey, N. (2002). Great expectations: the evolutionary psychology of faith-healing and the placebo effect. In C. von Hofsten and L. Bäckman (eds), *Psychology at the Turn of the Millennium, Vol. 2: Social, Developmental, and Clinical Perspectives*. Hove: Psychology Press.

Hunt, S.M., McEwan, J. and McKenna, S.P. (1986). *Measuring Health Status*. Beckenham: Croom Helm.

Hunter, R.F., de la Haye, K., Murray, J.M. et al. (2019). Social network interventions for health behaviours and outcomes: a systematic review and meta-analysis. PLoS Medicine, 16: e1002890.

Hunter, M.S., Grunfeld, E.A. and Ramirez, A.J. (2003). Help-seeking intentions for breast-cancer symptoms: a comparison of self-regulation model and the theory of planned behaviour. *British Journal of Health Psychology*, 8: 319–34.

Huskisson, E.C. (1974). Measurement of pain. *Lancet*, Nov 9; 2(7889): 1127–31.

Hyland, A., Wakefield, M., Higbee, C. et al. (2006). Antitobacco television advertising and indicators of smoking cessation in adults: a cohort study. *Health Education Research*, 21: 296–302.

Hyland, M.E., Bellesis, M., Thompson, P.J. and Keenyon, C.A.P. (1996). The constructs of asthma quality of life: psychometric, experimental and correlational evidence. *Psychology and Health*, 12: 101–21.

Ickes, W. and Decety, J. (eds). (2009). *The Social Neuroscience of Empathy*. Cambridge, MA: MIT Press.

Ilic, D., Djulbegovic, M., Jung, J.H. et al (2013). Prostate cancer screening with prostate-specific antigen (PSA) testa systematic review and meta-analysis. *British Medical Journal*, 362: k3519.

Ilvig, P.M., Bredahl, T.V.G., Justesen, J.B. et al. (2018). Attendance barriers experienced by female health care workers voluntarily participating in a multi-component health promotion programme at the workplace. *BMC Public Health*, 18: 1340.

Ingledew, D.K. and Ferguson, E. (2007). Personality and riskier sexual behaviour: motivational mediators. *Psychology & Health*, 22: 291–315.

Insel, K.C., Einstein, G. O., Morrow, D. G. et al. (2016). Multifaceted prospective memory intervention to improve medication adherence. *Journal of the American Geriatrics Society*, 64: 561–68.

Institute for Government (2010). *MINDSPACE; Influencing Behaviour Through Public Policy.* London: Institute for Government, the Cabinet Office.

Iribarren, C., Darbinian, J.A., Lo, J.C. et al. (2006). Value of the sagittal abdominal diameter in coronary heart disease risk assessment: Cohort study in a large, multiethnic population. *American Journal of Epidemiology*, 164: 115–59.

Irvine, J., Basinski, A., Baker, B., et al. (1999). Depression and risk of sudden cardiac death after acute myocardial infarction: testing for the confounding effects of fatigue. *Psychosomatic Medicine,* 61: 729–37.

Islam, M.F., Cotler, J. and Leonard, A.J (2020) Post-viral fatigue and COVID-19: lessons from past epidemics, Fatigue: Biomedicine, Health & Behavior, 8: 2, 61–9.

Ison, E. (2009). The introduction of health impact assessment in the WHO European Healthy Cities Network. *Health Promotion International*, 24(suppl. 1): i64–i71.

Israel, S., Weisel, O., Ebstein, R.P. and Bornstein, G. (2012). Oxytocin, but not vasopressin, increases both parochial and universal altruism. *Psychoneuroendicrinology*, 37: 1341–4.

Iversen, M.D., Hammond, A. and Betteridge, N. (2010). Selfmanagement of rheumatic diseases: state of the art and future perspectives. *Annals of Rheumatic Disease*, 69: 955–63.

Iwasaki, M., Otani, T., Sunaga, R. et al. (2002). Social networks and mortality based on the Komo–Ise cohort study in Japan. *International Journal of Epidemiology*, 31: 1208–18.

Izzi, B., Tirozzi, A., Cerletti, C., et al. (2020). Beyond Haemostasis and Thrombosis: Platelets in Depression and Its Co- Morbidities. International *Journal of Molecular Sciences*, 21: 8817.

Jackson, P.L., Meltzoff, A.N. and Decety, J. (2005). How do we perceive the pain of others? A window into the neural processes involved in empathy. *NeuroImage*, 24: 771–9.

Jacobs, D.R., Jr, Luepker, R.V., Mittelmark, M.B. et al. (1986). Community-wide prevention strategies: evaluation design of the Minnesota Heart Health Program. *Journal of Chronic Diseases*, 39: 775–88.

Jacobs, J. M., Maaravi, Y., & Stessman, J. (2021). Optimism and longevity beyond age 85. *Journals of Gerontology*. Series A, Biological sciences and medical sciences, glab051.

Jacobs, S.A., de Beer, H. and Larney, M. (2010). Adult consumers' understanding and use of information on food labels: a study among consumers living in the Potchefstroom and Klerksdorp regions, South Africa. *Public Health Nutrition*, 13: 1–13.

Jacobsen, P.B. and Hahn, D.M. (1998). Cognitive behavioral programmes. In J. Holland (ed.), *Textbook of Psycho-Oncology*. New York: Oxford University Press.

Jacobson, E. (1938). *Progressive Relaxation.* Chicago, IL: University of Chicago Press.

Jaffe, H. (1997). Dying for dollars. *Men's Health*, 12: 132–7.

Jaffe, L., Lutter, J.M., Rex, J. et al. (1999). Incentives and barriers to physical activity for working women. *American Journal of Health Promotion*, 13(4): 215–18.

Jaffe, M.G., Lee, G.A., Young, J.D. et al. (2013). Improved blood pressure control associated with a large-scale hypertension program. *Journal of the American Medical Association*, 310: 699–705.

Jago, R., Baranowski, T., Zakeri, I. et al. (2005). Observed environmental features and the physical activity of adolescent males. *American Journal of Preventive Medicine*, 29: 98–104.

Jalal Z., Antoniou S., Taylor D. et al. (2019). South Asians living in the UK and adherence to coronary heart disease medication: a mixed method study. *International Journal of Clinical Pharmacology*, 41: 122–30.

Jamal, A., Khan, S.A., AlHumud, A et al. (2015). Association of online health information-seeking behavior and self-care Activities among Type 2 diabetic patients in Saudi Arabia. *Journal of Medical Internet Research*, 17: e196.

James, J.E. (2004). Critical review of dietary caffeine and blood pressure: a relationship that should be taken more seriously. *Psychosomatic Medicine*, 66: 63–71.

James, J.E. and Hardardottir, D. (2002). Influence of attention focus and trait anxiety on tolerance of acute pain. *British Journal of Health Psychology*, 7: 149–62.

James, J., Thomas, P. and Kerr, D. (2007). Preventing childhood obesity: two year follow-up results from the Christchurch obesity prevention programme in schools (CHOPPS). *British Medical Journal*, 335: 841.

James, P.B., Wardle, J., Steel, A. et al. (2018). Traditional, alternative and complementary medicine use in Sub-Saharan Africa: A systematic review. *BMC Global Health*, 3: e000895.

James, S.A., LaCroix, A.Z., Kleinbaum, D.G. and Strogatz, D.S. (1984). John Henryism and blood pressure differences among black men. II. The role of occupational stressors. *Journal of Behavioral Medicine*, 7: 259–75.

Jandackova, V. K., Koenig, J., Jarczok, M. N., et al. (2017). Potential biological pathways linking Type-D personality and poor health: A cross-sectional investigation. *PloS one*, *12*(4), e0176014.

Janicki-Deverts, D., Cohen, S. and Doyle, W. J. (2016). Dispositional affect moderates the stress-buffering effect of social support on risk for developing the common cold. *Journal of Personality*, 85: 675–86.

Janlert, U., Asplund, K. and Weinehall, L. (1992). Unemployment and cardiovascular risk indicators. Data from the MONICA survey in northern Sweden. *Journal of Social Medicine*, 20: 14–18.

Janse, A.J., Gemke, R.J.B.J., Uiterwaal, C.S.P.M. et al. (2004). Quality of life: patients and doctors don't always agree. *Journal of Clinical Epidemiology*, 57: 653–61.

Janssen, V., de Gucht, V., Dusseldorp, E. and Maes,S. (2013). Lifestyle modification programmes for patients with coronary heart disease: A systematic review and meta-analysis of randomized controlled trials. *European Journal of Preventive Cardiology*, 20: 620–40.

Janzon, E., Hedblad, B., Berglund, G. and Engstrom, G. (2004). Changes in blood pressure and body weight following smoking cessation in women. *Journal of Internal Medicine*, 255: 266–72.

Jarvis, M.J. (2004). Why people smoke. *British Medical Journal*, 328: 277–9.

Jarrett, C. (2019). The placebo effect, *The Psychologist*, May, 22–24.

Jaser, S. S., Patel, N., Xu, M. et al (2017). Stress and coping predicts adjustment and glycemic control in adolescents with type 1 diabetes, *Annals of Behavioral Medicine*, 51: 30–8

Jaser, S. S., Whittemore, R., Choi, L. et al. (2019). Randomized trial of a positive psychology intervention for adolescents with Type 1 diabetes. *Journal of Pediatric Psychology,* 44: 620–9.

Jatoi, I., Zhu, K., Shah, M. et al. (2006). Psychological distress in U.S. women who have experienced false-positive mammograms. *Breast Cancer Research and Treatment*, 100: 191–200.

Jean-Pierre, P., Roscoe, J.A., Morrow, G.R. et al. (2010). Race-based concerns over understanding cancer diagnosis and treatment plan: A URCC CCOP Study.

Journal of the National Medical Association, 102: 184–9.

Jefferson, A., Bortolotti, L., & Kuzmanovic, B. (2017). What is unrealistic optimism? *Consciousness and Cognition,* 50: 3–11

Jefferson, L., Bloor, K., Birks, Y. et al. (2013). Effect of physicians' gender on communication and consultation length: a systematic review and meta-analysis. *Journal of Health Service Research and Policy*, 18: 242–8.

Jefferson L., Bloor K. and Hewitt, C. (2015). The effect of physician gender on length of patient consultations: observational findings from the UK hospital setting and synthesis with existing studies. *Journal of the Royal Society of Medicine*, 108: 136–41.

Jellinek, E.M. (1960). *The Disease Concept of Alcoholism*. New Haven, CT: Hillhouse Press.

Jenkins, P.R., Jenkins, R.A., Nannis, E.D. et al. (2000). Reducing risk of sexually transmitted disease (STD) and human immunodeficiency virus infection in a military STD clinic: evaluation of a randomized preventive intervention trial. *Clinical Infectious Diseases*, 30: 730–5.

Jenkins, R.L., Lewis, G. and Bebbington, P. (1997). The National Psychiatric Morbidity Surveys of Great Britain: initial findings from the household survey. *Psychology and Medicine*, 27: 775–89.

Jenkinson, C., Fitzpatrick, R., Garrat, A. et al. (2001). Can item response theory reduce patient burden when measuring health status in neurological disorders? Results from Rasch analysis of the SF36 physical functioning scale (PF- 10). *Journal of Neurology, Neurosurgery and Psychiatry*, 71: 220–4.

Jensen, J.D. (2011). Can worksite nutritional interventions improve productivity and from profitablility? A literature review. *Perspectives in Public Health*, 131: 184–92.

Jensen M.P. & Turk D.C. (2014). Contributions of psychology to the understanding and treatment of people with chronic pain: why it matters to ALL psychologists. *American Psychologist,* 69: 105–18.

Jensen, M.P., Turner, J.A. and Romano, J.M. (2001). Changes in beliefs, catastrophizing, and coping are associated with improvement in multidisciplinary pain treatment. *Journal of Consulting and Clinical Psychology*, 69: 655–62.

Jeon, E. and Park, H.A. (2019). Experiences of patients with a diabetes self-care app developed based on the information-motivation-behavioral skills model: before-and-after study, *JMIR Diabetes*, 4: e11590.

Jerant, A., Chapman, B., Duberstein, P. et al. (2011). Personality and medication non-adherence among older adults enrolled in a six-year trial. *British Journal of Health Psychology*, 16: 151–69.

Jerusalem, M. and Schwarzer, R. (1992). Self-efficacy as a resource factor in stress appraisal process. In R. Schwarzer (ed.), *Self Efficacy: Thought Control of Action*. Washington, DC: Hemisphere.

Jessop, D.C., Herberts, C. and Soloman, L. (2005). The impact of financial circumstances on student mental health. *British Journal of Health Psychology*, 10: 421–39. Jewell, J. and Hupp, S.D. (2005). Examining the effects of fatal vision goggles on changing attitudes and behaviors related to drinking and driving. *Journal of Primary Prevention*, 26: 553–65.

Jha P., Ramasundarahettige C., Landsman V., et al. (2013). 21st century hazards of smoking and benefits of cessation in the United States. *New England Journal of Medicine*, 368: 341–50

Jia, Y., Li, F., Liu, Y.F., et al. (2017). Depression and cancer risk: a systematic review and meta-analysis, *Public Health,* 149: 138–148

Jilcott Pitts S.B., Keyserling T.C., Johnston L.F. et al. (2015). Associations between neighborhood-level factors related to a healthful lifestyle and dietary intake, physical activity, and support for obesity prevention polices among rural adults. *Journal of Community Health*, 40: 276–84.

Jin, L. and Acharya, L. (2016). Cultural beliefs underlying medication adherence in people of Chinese descent in the United States. *Health Communication*, 31: 513–21.

Jirojanakul, P., Skevington, S.M. and Hudson, J. (2003). Predicting young children's quality of life. *Social Science and Medicine*, 57: 1277–88.

Johnson, C.L. and Barer, B.M. (1997). *Life Beyond 85 Years: The Aura of Survivorship*. New York: Springer.

Johnson, E.L. and Beal, J. R. (2013). Impact of a comprehensive smoke-free law following a partial smoke-free law on incidence of heart attacks at a rural community hospital, *Nicotine & Tobacco Research*,15: 745–747.

Johnson, J.V., Hall, E.M. and Theorell, T. (1989). Combined effects of job strain and social isolation on cardiovascular disease morbidity and mortality in a random sample of the Swedish male working population. *Scandinavian Journal of Work, Environment, and Health*, 15: 271–9.

Johnson, M.I. (2001). Transcutaneous electrical nerve stimulation (TENS) and TENS-like devices: do they provide pain relief? *Pain Reviews*, 8: 121–58.

Johnson, M.I., Claydon, L.S. et al. (2017). Transcutaneous electrical nerve stimulation (TENS) for fibromyalgia in adults. *The Cochrane Database of Systematic Reviews*, 10: CD012172.

Johnson, S.B. (1999). Commentary: psychologists' resistance to showcasing the profession's accomplishments: what is all the fuss about? *Journal of Pediatric Psychology*, 24: 329–30.

Johnson, W.D., Diaz, R.M., Flanders, W.D. et al. (2008) Behavioral interventions to reduce risk for sexual transmission of HIV among men who have sex with men. *Cochrane Database of Systematic Reviews*, 3 : CD001230.

Johnsson, K.O. and Berglund, M. (2003). Education of key personnel in student pubs leads to a decrease in alcohol consumption among patrons: a randomized controlled trial. *Addiction*, 98: 627–33.

Johnston, B.C., Zeraatkar, D., Han, M.A., Vernooij, R.W.M., et al. (2019). Unprocessed Red Meat and Processed Meat Consumption: Dietary Guideline Recommendations From the NutriRECS Consortium, *Annals of Internal Medicine*, 171: 756–64

Johnston, D.W. (2002). Acute and chronic psychological processes in cardiovascular disease. In K.W. Schaie, H. Leventhal and S.L. Willis (eds), *Effective Health Behavior in Older Adults*. New York: Springer, pp. 55–64.

Johnston, D.W. (2007). Emotions and the heart: psychological risk factors for cardiovascular disease. *European Health Psychologist*, 1: 9–11.

Johnston, L.D., O'Malley, P.M.,Bachman, J.G. and Schulenberg, J. (2009). *Monitoring the Future: National Survey Results on Drug Use 1975–2008: Vol 1. Secondary school students*. Bethesda, MD: National Institute on Drug Abuse. Johnston, M., Bonetti, D., Joice, S. et al. (2007). Recovery from disability after stroke as a target for a behavioural intervention: results of a randomised controlled trial. *Dis-ability and Rehabilitation*, 29: 1117–27. Johnston, M., Foster, M., Shennan, J. et al. (2008). The effectiveness of an Acceptance and Commitment Therapy self-help intervention for chronic pain. *Clinical Journal of Pain*, 26: 393–402.

Johnston, M., Morrison, V., MacWalter, R. and Partridge, C. (1999). Perceived control, coping and recovery from disability following stroke. *Psychology and Health*, 14: 181–92.

Johnston, M. and Pollard, B. (2001). Consequences of disease: testing the WHO International Classification of Impairments, Disability and Handicap (ICIDH) model. *Social Science and Medicine*, 53: 1261–73.

Johnston, M., Pollard, B., Morrison, V. and MacWalter, R. (2004). Functional limitations and survival following stroke: psychological and clinical predictors of 3 year outcome. *International Journal of Behavioral Medicine*, 11: 187–96. Johnston, M. and Vögele, C. (1993). Benefits of psychological preparation for surgery: a meta-analysis. *Annals of Behavioral Medicine,* 15: 245–56.

Joice, S., Johnston, M., Bonetti, D. et al. (2010) Stroke survivors' evaluations of a stroke workbook-based intervention designed to increase perceived control over recovery. *Health Education Journal*, 71: 17–29.

Jokela, M., Batty, G.D., Nyberg, S.T. et al. (2013). Personality and all-cause mortality: individual-participant meta-analysis of 3,947 deaths in 76,150 adults. *American Journal of Epidemiology*, 178: 667–75.

Jolly, K., Taylor, R., Lip, G.Y. et al. (2007). The Birmingham Rehabilitation Uptake Maximisation Study (BRUM). Homebased compared with hospital-based cardiac rehabilitation in a multi-ethnic population: cost-effectiveness and patient adherence. *Health Technology Assessment*, 11: 111–18.

Jones, B.A., Buchanan, H., and Harcourt, D. (2015). The experiences of older adults living with an appearance altering burn injury: an exploratory qualitative study. *Journal of Health Psychology*, 22: 364–74.

Jones, B.A., Reams, K., Calvocoressi, L. et al. (2007). Adequacy of communicating results from screening mammograms to African American and White women. *American Journal of Public Health*, 97: 531–8.

Jones, C.L., Jensen, J.D., Scherr, C.L., et al. (2015). The Health Belief Model as an explanatory framework in communication research: Exploring parallel, serial and moderated mediation. *Health Communication*, 30: 566–76.

Jones, F.A., Burke, R.J. and Westman, M. (eds) (2006). *Work Life Balance: A Psychological Perspective*. New York: Psychology Press.

Jones, J.M., Haslam, S.A., Jetten, J. et al. (2011). That which doesn't kill us can make us stronger (and more satisfied with life): the contribution of personal and social changes to well-being after acquired brain injury. *Psychology & Health*, 26: 353–69.

Jones, M.A. and Johnston, D.W. (2000). A critical review of the relationship between perception of the work environment, coping and mental health in trained nurses, and patient outcomes. *Clinical Effectiveness in Nursing*, 4: 74–85.

Jones, M., Jolly, K., Raftery, J. et al. (2007). 'DNA' may not mean 'did not participate': a qualitative study of reasons for non-adherence at home- and centre-based cardiac rehabilitation. *Family Practice*, 24: 343–57.

Jones, J.R., Huxtable, C.S., Hodgson, J.T. et al. (2003). *Self-reported Illness in 2001/02: Results from a Household Survey*. London: Health and Safety Executive.

Jones, R., Pearson, J., McGregor, S. et al. (2002). Does writing a list help cancer patients ask relevant questions? *Patient Education and Counseling*, 47: 369–71.

Jones, R.A. (1990). Expectations and delay in seeking medical care. *Journal of Social Issues*, 46: 81–95.

Jørgensen, K.J. and Gøtzsche, P.C. (2004). Presentation on websites of possible benefits and harm from screening for breast cancer: a cross-sectional study. *British Medical Journal*, 328: 148–53.

Jouleh, B., Erdal, M., Eagan, T.M. et al. (2018). Guideline adherence in hospital recruited and population based COPD patients. *BMC Pulmonary Medicine*, 18: 195.

Joyal-Desmarais, K., Lenne, R.L., Panos, M.E., et al. (2019). Interpersonal effects of parents and adolescents on each other's health behaviours: a dyadic extension of the theory of planned behavior. *Psychology & Health*, 34: 569–89.

Joyce, C., Hickey, H., McGee, H. et al. (2003). A theory-based method for the evaluation of individual quality of life: the SEIQoL. *Quality of Life Research*, 12: 275–80.

Joyner, C., Rhodes, R.E. and Loprinzi, P.D. (2018). The prospective association between the five factor personality model with health behaviors and health behavior clusters, *European Journal of Psychology*, 14: 880–96.

Joyner, C. and Loprinzi, P.D. (2018). Longitudinal effects of personality on physical activity among college students: examining executive function as a potential moderator. *Psychological Reports*, 121: 344–55.

Judd, M. J., Dorozenko, K. P., and Breen, L. J. (2017). Workplace stress, burnout and coping: a qualitative study of the experiences of Australian disability support workers, *Health and Social Care in the Community*, 25: 1109–17.

Kabat-Zinn, J. (2013). Full Catastrophe Living, Revised Edition: How to Cope with Stress, Pain and Illness Using Mindfulness. London: Piatkus.

Kachur S., Lavie C.J., Morera R. et al. (2019). Exercise training and cardiac rehabilitation in cardiovascular disease. *Expert Reviews in Cardiovascular Therapy*, 17: 585–96.

Kagan, J. (2016). Why stress remains an ambiguous concept: Reply to McEwen & McEwen (2016) and Cohen et al. (2016). *Perspectives on Psychological Science*, 11: 464–65.

Kagee, A. and Deport, T. (2010). Barriers to adherence to antiretroviral treatment: the perspectives of patient advocates. *Journal of Health Psychology*, 15: 1001–11.

Kahn, K.L., Pearson, M.L., Harrison, E.R. et al. (1994). Health care for black and poor hospitalized Medicare patients. *Journal of the American Medical Association*, 271: 1169–74.

Kain Z.N., Caldwell-Andrews, A.A., Mayes, L.C. et al. (2007). Family-centered preparation for surgery improves perioperative outcomes in children: a randomized controlled trial. *Anesthesiology*, 106: 65–74.

Kalichman, S.C., Benotsch, E.G., Weinhardt, L. et al. (2003). Health-related internet use, coping, social support, and health indicators in people living with HIV/AIDS: preliminary results from a community survey. *Health Psychology*, 22: 111–16.

Kalichman, S.C., Cherry, C. and Browne-Sperling, F. (1999). Effectiveness of a video-based motivational skills-building HIV risk-reduction intervention for inner-city African American men. *Journal of Consulting and Clinical Psychology*, 67: 959–66.

Kalichman, S.C., Cherry, C., Cain, D. et al. (2006). Internet-based health information consumer skills intervention for people living with HIV/AIDS. *Journal of Consulting and Clinical Psychology*, 74: 545–54.

Kalnins, I.H.C., Ballantyne, P. and Quartaro, G. (1994). School-based community development as a health promotion strategy for children. *Health Promotion International*, 9: 269–79.

Kalra, L., Evans, A., Perez, I. et al. (2004). Training carers of stroke patients: randomised controlled trial. *British*

Medical Journal, 328: 1099–104.

Kang, J.H., Cook, N.R., Manson, J.E. et al. (2009). Vitamin E, vitamin C, beta carotene, and cognitive function among women with or at risk of cardiovascular disease: the Women's Antioxidant and Cardiovascular Study. *Circulation*, 119: 2772–80.

Kanner, A.D., Coyne, J.C., Schaefer, C. and Lazarus, R.S. (1981). Comparison of two models of stress management: daily hassles and uplifts versus major life events. *Journal of Behavioral Medicine*, 4: 1–39.

Kaplan, G. and Baron-Epel, O. (2003). What lies behind the subjective evaluation of health status? *Social Science and Medicine*, 56: 1669–76.

Kaplan, G.A. and Reynolds, P. (1988). Depression and cancer mortality and morbidity: prospective evidence from the Alameda County study. *Journal of Behavioral Medicine*, 11: 1–14.

Kaptein, A.A., Hughes, B.M., Scharloo, M. et al (2008). Illness perceptions about asthma are determinants of outcome, *Journal of Asthma*, 45: 459–64.

Kaptein, A.A., Bijsterbosch, J., Scharloo, M. et al. (2010). Using the common-sense model of illness perceptions to examine osteoarthritis change: a 6-year longitudinal study. *Health Psychology*, 29: 56–64.

Karasek, R.A., Baker, D., Marxer, F. et al. (1981). Job decision latitude, job demands and cardiovascular disease: a prospective study of Swedish men. *American Journal of Public Health*, 71: 694–705.

Karasek, R.A. and Theorell, T. (1990). *Healthy Work: Stress, Productivity and the Reconstruction of Working Life*. New York: Basic Books.

Karasz, A. and McKinley, P.S. (2007). Cultural differences in conceptual models of fatigue. *Journal of Health Psychology*, 12: 613–26.

Kardas, P., Lewek, P and Matyjazsczyck, M. (2013). Determinants of adherences: a review of systematic reviews. *Frontiers in Pharmacology*, 4: 91.

Karimzade, A., and Besharat, M.A. (2011). An investigation of the relationship between personality dimensions and stress coping styles, *Procedia – Social and Behavioral Sciences*, 30: 797–802.

Karlamangla, A.S., Merkin, S.S., Crimmins, E.M. et al. (2010). Socioeconomic and ethnic disparities in cardiovascular risk in the United States, 2001–2006. *Annals of Epidemiology*, 20: 617–28.

Kasl, S.V. (1996). Theory of stress and health. In C.L. Cooper (ed.), *Handbook of Stress, Medicine and Health*. London: CRC Press.

Kasl, S.V. and Cobb, S. (1966a). Health behavior, illness behavior, and sick role behavior I. Health and illness behavior. *Archives of Environmental Health*, 12: 246–66.

Kasl, S.V. and Cobb, S. (1966b). Health behavior, illness behavior, and sick role behavior II. Sick role behavior. *Archives of Environmental Health*, 12: 531–41.

Katbamna, S., Ahmad, W., Bhakta, P. et al. (2004). Do they look after their own? Informal support for the South Asian carer. *Health & Social Care in the Community*, 12: 398–406.

Katikireddi SV, Der G, Roberts C, *et al.* (2016). Has childhood smoking reduced following smoke-free public places legislation? A segmented regression analysis of cross-sectional UK school-based surveys. *Nicotine and Tobacco research,* 18:1670–4.

Katon, W., Lin, E. and Kroenke, K. (2007). The association of depression and anxiety with medical symptom burden in patients with chronic medical illness. *General Hospital Psychiatry*, 29: 147–55.

Katz, D.L. and Meller, S. (2014). Can we say what diet is best for health? *Annual Review of Public Health*, 35: 83–103.

Kauff, N.D., Satagopan, J.M., Robson, M.E. et al. (2002). Risk-reducing Salpingo-oophorectomy in women with a BRCA1 or BRCA2 mutation. *New England Journal of Medicine*, 346: 1609–15.

Kearins, O., Walton, J., O'Sullivan, E. et al. (2009). Invitation management initiative to improve uptake of breast cancer screening in an urban UK Primary Care Trust. *Journal of Medical Screening*, 16: 81–4.

Keats, M.R., Culos-Reed, S.N., Courneya, K.S. et al. (2007). Understanding physical activity in adolescent cancer survivors: an application of the theory of planned behavior. *Psycho-Oncology*, 16: 448–57.

Kecklund, G. and Axelsson, J. (2016). Health consequences of shift work and insufficient sleep. *British Medical Journal*, 355: i5210.

Keller, C., and Siegrist, M. (2015). Does personality influence eating styles and food choices? Direct and indirect effects. *Appetite,* 84: 128–38.

Kelly, J.A., Murphy, D.A., Sikkema, K.J. et al. (1997). Randomised, controlled, community-level HIV-prevention intervention for sexual-risk behaviour among homosexual men in US cities. *Lancet*, 350: 1500–5.

Kelly, P.A. and Haidet, P. (2007). Physician overestimation of patient literacy: a potential source of health care disparities. *Patient Education and Counseling*, 66: 119–22.

Kelly, S., Olanrewaju, O., Cowan, A., Brayne, C. and Lafortune, L. (2018). Alcohol and older people: A systematic review of barriers, facilitators and context of drinking in older people and implications for intervention design. *PLoS ONE*, 13(1): e0191189.

Kemeny, M.E. (2003). The psychobiology of stress. *Current Directions in Psychological Science*, 12: 124–9.

Kennedy, T., Jones, R., Darnley, S. et al. (2005). Cognitive behaviour therapy in addition to antispasmodic treatment for irritable bowel syndrome in primary care: randomised controlled trial. *British Medical Journal*, 331: 435.

Kenny, D.A., Kashy, D.A., & Cook, W.L. (2016). *Dyadic data analysis*. New York, NY: Guilford Press.

Kentsch, M., Rodemerk, U., Muller-Esch, G. et al. (2002).

Emotional attitudes toward symptoms and inadequate coping strategies are major determinants of patient delay in acute myocardial infarction. *Zeitschrift zu Kardiologie*, 91: 147–55.

Keogh E. and Cochrane M. (2002). Anxiety sensitivity, cognitive biases, and the experience of pain. *Journal of Pain*, 3: 320–9.

Kern, M.L. and Friedman, H.S. (2008). Do conscientious individuals live longer? A quantitative review. *Health Psychology*, 27: 505–12.

Khan AA, Khan A, Harezlak J, Tu W, Kroenke K. (2003). Somatic symptoms in primary care: etiology and outcome. *Psychosomatics* 2003; 44: 471–8.

Khan, S. A., Shahzad, U., Zarak, M. S., Channa, J., Khan, I. and Ghani, M. (2020). Association of Depression with Subclinical Coronary Atherosclerosis: a Systematic Review. Journal of cardiovascular translational research. Doi: 10.1007/s12265-020-09985-4.

Khaw, K.T., Wareham, N., Bingham, S. et al. (2008). Combined impact of health behaviours and mortality in men and women: the EPIC-Norfolk prospective population study. *PLoS Medicine*, 5: e12.

Kickbusch, I. (2003). The contribution of the World Health Organization to a new public health and health promotion. *American Journal of Public Health*, 93: 383–8.

Kiechl, S., Egger, G., Mayr, M. et al. (2001). Chronic infections and the risk of carotid atherosclerosis: prospective results from a large population study. *Circulation*, 103: 1064–70. Kiecolt-Glaser, J.K., Dura, J.R., Speicher, C.E. et al. (1991). Spousal caregivers of dementia victims: longitudinal changes in immunity and health. *Psychosomatic Medicine*, 53: 345–62.

Kiecolt-Glaser, J.K., Garner, W., Speicher, C. et al. (1984). Psychosocial modifiers of immunocompetence in medical students. *Psychosomatic Medicine*, 46: 7–14.

Kiecolt-Glaser, J.K., Glaser, R., Gravenstein, S. et al. (1996). Chronic stress alters the immune response to influenza virus vaccination in older adults. *Proceedings of the National Academy of Science USA*, 93: 3043–7.

Kiecolt-Glaser, J.K., Malarkey, W.B., Cacioppo, J.T. and Glaser, R. (1994). Stressful personal relationships: immune and endocrine function. In R. Glaser and J.K. Kiecolt- Glaser (eds), *Handbook of Human Stress and Immunity*. San Diego, CA: Academic Press.

Kiecolt-Glaser, J.K., McGuire, L., Robles, T.F. et al. (2002). Psychoneuroimmunology: psychological influences on immune function and health. *Journal of Consulting and Clinical Psychology*, 70: 537–47.

Kiecolt-Glaser, J.K. and Newton, T.L. (2001). Marriage and health: his and hers. *Psychological Bulletin*, 127: 472–503. Kiecolt-Glaser, J.K., Preacher, K.J., MacCallum, R.C. et al. (2003). Chronic stress and age-related increases in the pro-inflammatory cytokine IL-6. *Proceedings of the National Academy of Science*, 10: 9090–5.

Kiecolt-Glaser, J.P., Gouin, J.P., Weng, N. et al. (2011). Childhood adversity heightens the impact of later-life care-giving stress on telomere length and inflammation. *Psychosomatic Medicine*, 73: 16–22.

Kim. H., Chang, M., Rose, K., and Kim, S. (2012). Predictors of caregiver burden in caregivers of individuals with dementia, *Journal of Advanced Nursing*, 68: 846–55.

Kim, H.S., Sherman, D.K. and Taylor, S.E. (2009). Culture and social support. *American Psychologist*, 63: 518–26.

Kim, Y., Carver, C.S., Deci, E.L., et al. (2008). Adult attachment and psychological well-being in cancer caregivers: The mediational role of spouses' motives for caregiving. *Journal of Health Psychology*, 27, S144–S154.

Kim, Y., Pavlish, C., Evangelista, L.S. et al. (2012). Racial/ ethnic differences in illness perceptions in minority patients undergoing maintenance hemodialsis. *Nephrology Nursing Journal*, 39: 39–49.

King, K.M., Pullmann, M.D., Lyon, A.R. et al. (2019). Using implementation science to close the gap between the optimal and typical practice of quantitative methods in clinical science. *Journal of Abnormal Psychology*, 128: 547–62.

Kinman, G. and Jones, F. (2005). Lay representations of work stress: what do people really mean when they say they are stressed? *Work & Stress*, 19: 101–20.

Kinmonth, A.L., Woodcock, A., Griffin, S. et al. (1998). Ran-domised controlled trial of patient-centred care of diabetes in general practice: impact on current wellbeing and future disease risk. The Diabetes Care from Diagnosis Research Team. *British Medical Journal*, 317: 1202–8.

Kinney, J.M., Stephens, M.A.P., Franks, M.M. and Norris, V.K. (1995). Stresses and satisfactions of family caregivers to older stroke patients. *The Journal of Applied Gerontology*, 14: 3–21.

Kirkcaldy, B.D., Athanasou, J.A. and Trimpop, R. (2000). The idiosyncratic construction of stress: examples from medical work settings. *Stress Medicine*, 16: 315–26.

Kirsch, I. (2018). Placebo and nocebo. In: C.D. Llewellyn et al (eds.), *The Cambridge Handbook of Psychology, Health and Medicine*, 3rd edn, Cambridge: Cambridge University Press, pp 93–7.

Kisely, S.R., Campbell, L.A., Yelland, M.J. et al. (2012). Psychological interventions for symptomatic management of non-specific chest pain in patients with normal coronary anatomy. Cochrane Database of Systematic Reviews, 6: CD004101.

Kitayama, S. and Cohen, D. (eds) (2007). *Handbook of Cultural Psychology*. New York: Guildford Press.

Kivimäki, M., Elovainio, M., Kokko, K. et al. (2003). Hostility, unemployment and health status: testing three theoretical models. *Social Science and Medicine*, 56: 2139–52.

Kivimäki M. and Kawachi I. (2015). Work stress as a risk factor for cardiovascular disease. *Current Cardiology*

Reports, 17: 630.

Kivimäki, M., Leino-Arjas, P., Luukkonem, R. et al. (2002). Work stress and risk of cardiovascular mortality: prospective cohort study of industrial employees. *British Medical Journal*, 325: 857–60.

Kivimäki, M., Nyberg S.T., Batty, G.D. et al. (2012). Job strain as a risk factor for coronary heart disease: a collaborative metaanalysis of individual participant data. *Lancet*, 380, 1491–7. Kiviniemi, M.T., and Duangdao, K.M. (2009). Affective associations mediate the influence of cost-benefit beliefs on fruit and vegetable consumption, *Appetite*, 52: 771–75.

Kiviniemi, M.T., Ellis, E.M., Hall, M.G. et al. (2018). Mediation, moderation, and context: Understanding complex relations among cognition, affect, and health behavior. *Psychology & Health*, 33: 98–116.

Klassen, A.F., Gulati, S., Granek, L. et al. (2012). Understanding the health impact of caregiving: a qualitative study of immigrant parents and single parents of a child with cancer. *Quality of Life Research*, 21: 1585–695.

Klatsky, A.L. (2008). Alcohol, wine, and vascular diseases: an abundance of paradoxes. *American Journal of Physiology: Heart and Circulatory Physiology*, 63: 582–3.

Klein, C.T.F. and Helweg-Larsen, M. (2002). Perceived control and the optimistic bias: a meta-analytic review. *Psychology and Health*, 17: 437–46.

Kleinsinger F. (2018). The unmet challenge of medication nonadherence, *The Permanente Journal*, 22, 18–033.

Klemenc-Ketiš, Z., Krizmaric, M. and Kersnik, J. (2013). Age and gender-specific prevalence of self-reported symptoms in adults, *Central European Journal of Public Health*, 21: 160–4.

Kline, K.N. and Mattson, M. (2000). Breast self-examination pamphlets. A content analysis grounded in fear appeals research. *Health Communication*, 12: 1–21.

Kline, P. (1993). *Personality: the Psychometric View*. London: Routledge.

Klinger, R., Stuhlreyer, J., Schwartz, M., Schmitz, J., & Colloca, L. (2018). Clinical use of placebo effects in patients with pain disorders. *International Review of Neurobiology*, 139: 107–28.

Kluger B.M., Krupp, L.B., Enoka, R.M. (2013). Fatigue and fatigability in neurologic illnesses: proposal for a unified taxonomy. *Neurology*, 80(4): 409–16.

Knapp, P., Raynor, D.K. and Jebar, A.H. et al. (2005). Interpretation of medication pictograms by adults in the UK. *Annals of Pharmacotherapy*, 39: 1227–33.

Knight, B.G., Robinson, G.S., Longmire, C.F., et al. (2002). Cross cultural issues in caregiving for persons with dementia: Do familism values reduce burden and distress? *Age- ing International*, 27: 70–94.

Knight, B.G., and Sayegh, P. (2011). Cultural values and caregiving: the updated sociocultural stress and coping model. *Journal of Gerontology: Psychological Sciences* 65B: 5–13

Knighton, A.J., McLaughlin, M., Blackburn, R. et al. (2019). Increasing adherence to evidence-based clinical practice. *Quality Management in Health Care*, 28: 65–67.

Knoerl, R., Lavoie Smith, E. M, and Weisberg, J. (2016). Chronic pain and cognitive behavioral therapy: an integrative review. *Western Journal of Nursing Research*, 38: 596–628.

Knott, C.S., Coombs, N, Stamatakis, E. and Biddolph, J.P. (2015). All cause mortality and the case for age specific alcohol consumption guidelines: pooled analyses of up to 10 population based cohorts, *British Medical Journal*, 350: h384.

Knowler, W.C., Barrett-Connor, E., Fowler, S.E. et al. (2002). Reduction in the incidence of type 2 diabetes with lifestyle intervention or metformin. *New England Journal of Medicine*, 346: 393–403.

Kobasa, S.C. (1979). Stressful life events, personality and health: an inquiry into hardiness. *Journal of Personality and Social Psychology*, 37: 1–11.

Kobasa, S.C., Maddi, S. and Kahn, S. (1982). Hardiness and health: a prospective study. *Journal of Personality and Social Psychology*, 42: 168–77.

Kobayashi, Y. and Kondo, N. (2019). Organizational justice, psychological distress, and stress-related behaviors by occupational class in female Japanese employees. *PLoS One*, 14: e0214393.

Koenig, H.G., McCullough, M.E. and Larson, D.B. (2001). *Handbook of Religion and Health*. Oxford: Oxford University Press.

Koenig, H.G., Weslund, R.E., George, L.K., et al. (1993). Abbreviating the Duke Social Support Index for use in chronically ill elderly individuals, *Psychosomatics*, 34: 61–9.

König, L.M., Sproesser, G., Schupp, H.T., Renner, B. (2018). Describing the Process of Adopting Nutrition and Fitness Apps: Behavior Stage Model Approach, *JMIR Mhealth Uhealth*, 6(3): e55.

Koes, B.W., van Tulder, M.W. and Thomas, S. (2006). Diagnosis and treatment of low back pain. *British Medical Journal*, 332: 1430–34.

Koffman, D.M., Lee, J.W., Hopp, J.W. et al. (1998). The impact of including incentives and competition in a workplace smoking cessation program on quit rates. *American Journal of Health Promotion*, 13: 105–11.

Koinis-Mitchell, D., McQuaid, E.L., Seifer, R. et al. (2009). Symptom perception in children with asthma: cognitive and psychological factors. *Health Psychology*, 28: 226–37.

Kole-Snijders, A.M.J., Vlaeyen, J.W.S. and Goossens, M.E.J. et al. (1999). Chronic low back pain: what does cognitive coping skills training add to operant behavioural treatment? Results of a randomized trial. *Journal of Consulting and Clinical Psychology*, 67: 931–44.

Kolk, A.M., Hanewald, G.J.F.P., Schagen, S. and Gijsbers van Wijk, C.M.T. (2003). A symptom perception approach to common physical symptoms. *Social Science and Medicine*, 57: 2343–54.

Kompf J. (2020). Implementation intentions for exercise and physical activity: who do they work for? A systematic review. *Journal of Physical Activity & Health*, 17: 349–59. Kong T., Feulefack J., Ruether K. et al. (2017). Ethnic differences in genetic ion channelopathies associated with sudden cardiac death: a systematic review and metaanalysis. *Annals of Clinical Laboratory Science*, 47: 481–90.

Konkolÿ Thege, B., Bachner, Y.G., Kushnir, T. and Kopp, M. (2009). Relationship between meaning in life and smoking status: results of a national representative survey. *Addictive Behaviours*, 34: 117–20.

Koob, G.F. (1999). Corticotropin-releasing factor, norepinephrine, and stress. *Biological Psychiatry*, 46: 1167–80.

Koopman, H.M., Baars, R.M., Chaplin, J. and Zwinderman, K.H. (2004). Illness through the eyes of a child: the development of children's understanding of the causes of illness. *Patient Education and Counselling*, 55: 363–70.

Koordeman R., Anschutz D.J. and Engels R.C. (2012). Alcohol portrayals in movies, music videos and soap operas and alcohol use of young people: current status and future challenges. *Alcohol and Alcoholism*, 47: 612–23.

Korfage I.J., Essink-Bot M.L., Westenberg S.M. et al. (2014). How distressing is referral to colposcopy in cervical cancer screening?: a prospective quality of life study. *Gynecologic Oncology*, 132: 142–8.

Korotkov, D. and Hannah, T.E. (2004). The five factor model of personality: strengths and limitations in predicting health status, sick role and illness behaviour. *Personality and Individual Differences*, 36: 187–99.

Kosmider, S., Shedda, S., Jones, I.T. et al. (2009). Predictors of clinic non-attendance: opportunities to improve patient outcomes in colorectal cancer. *Internal Medicine Journal*, 40: 757–63.

Kowolski, C.M. and Schermer, J.A. (2018). Hardiness, perseverative cognition, anxiety and health-related outcomes: a case for, and against, psychological hardiness. *Psychological Reports*, 122: 2096–118.

Kramer, B.J. (1997). Gain in the caregiving experience. Where are we? What next? *The Gerontologist*, 37: 218–32.

Krantz, D.S. and Manuck, S.B. (1984). Acute psychophysiological reactivity and risk of cardiovascular disease: a review and methodological critique. *Psychological Bulletin*, 96: 435–64.

Krantz, G. and Orth, P. (2000). Common symptoms in middleaged women: their relation to employment status, psychosocial work conditions and social support in a Swedish setting. *Journal of Epidemiology and Community Health*, 54: 192–9.

Kreek, M. J., Nielsen, D. A., Butelman, E. R. and LaForge, K. S. (2005). Genetic influences on impulsivity, risk taking, stress responsivity and vulnerability to drug abuse and addiction. *Nature Neuroscience*, 8: 1450.

Kretchy, I., Owusu-Daaku, F., and Danquah, S. (2013). Spiritual and religious beliefs: do they matter in the medication adherence behaviour of hypertensive patients? *Biopsychosocial Medicine*, 7:15.

Krigsman, K., Nilsson, J.L. and Ring, L. (2007). Adherence to multiple drug therapies: refill adherence to concomitant use of diabetes and asthma/COPD medication. *Pharmacoepidemiology and Drug Safety*, 16: 1120–8.

Krischer, M.M., Xu, P., Meade, C.D. et al. (2007). Self-administered stress management training in patients undergoing radiotherapy. *Journal of Clinical Oncology*, 25: 4657–62.

Kritsotakis, G. Psarrou, M., Vassilaki, M. (2016). Gender differences in the prevalence and clustering of multiple health risk behaviours in young adults, *Journal of Advanced Nursing*, 72: 2098–211.

Kroenke, C.H., Michael, Y.L., Poole, E.M. et al. (2017). Postdiagnosis social networks and breast cancer mortality in the After Breast Cancer Pooling Project. *Cancer*, 12:1228–37. Krohne, H.W. (1993). Vigilance and cognitive avoidance as concepts in coping research. In H.W. Krohne (ed.), *Attention and Avoidance: Strategies in Coping with Aversiveness*. Seattle, WA: Hogrefe and Huber.

Krol, Y., Grootenhuis, M.A., Destrée-Vonk, A. et al. (2003). Health-related quality of life in children with congenital heart disease. *Psychology and Health*, 18: 251–60.

Krones, T., Keller, H., Sönnichsen, A. et al. (2008). Absolute cardiovascular disease risk and shared decision making in primary care: a randomized controlled trial. *Annals of Family Medicine*, 6: 218–27.

Kroon F.P., van der Burg L.R., Buchbinder R. et al. (2014). Self-management education programmes for osteoarthritis. *Cochrane Database of Systematic Reviews*, 1:CD008963.

Kruithof, W.J., vanMierlo, M.L., Visser-Meily, J.M.A., et al. (2013). Associations between social support and stroke survivors' health-related quality of life- A systematic review. *Patient Education and Counseling*, 93: 169–76.

Kruk, J., Aboul-Enein, B., and Gronostaj, M. (2019). Psychological stress and cellular aging in cancer: A meta-analysis. *Oxidative medicine and cellular longevity*. doi.org/10.1155/2019/1270397

Krukowski, R.A., Harvey-Berino, J. and Kolodinsky, J. (2006). Consumers may not use or understand calorie labeling in restaurants. *Journal of the American Dietetic Association*, 107: 33–4.

Kubler-Ross, E. (1969). *On Death and Dying*. New York: Macmillan.

Kuenzler, A., Hodgkinson, K., Zindel, A. et al. (2010). Who cares, who bears, who benefits? Female spouses vicariously carry the burden after cancer diagnosis. *Psychology and Health*, 26: 337–52.

Kuntsche, E., Kuntsche, S., Thrul, J. and Gmel, G. (2017). Binge drinking: Health impact, prevalence, correlates, and interventions. *Psychology & Health*, 32, 976–1017. doi: 10.1080/ 08870446.2017.1325889.

Kumar, A., Das, S., Chauhan, S. et al. (2019). Perioperative anxiety and stress in children undergoing congenital cardiac surgery and their parents: effect of brief intervention- a randomized control trial. *Journal of Cardiothoracic and Vascular Anesthesia*, 33: 1244–50.

Kumar, P.J. and Clark, K.L. (2012). *Clinical Medicine*. Oxford: W.B. Saunders.

Kuntzleman, C.T. (1985). Enhancing cardiovascular fitness of children and youth: the Feelin' Good Program. In J.E. Zins, D.I. Wagner and C.A. Maher (eds), *Health Promotion in the Schools: Innovative Approaches to Facilitating Physical and Emotional Well-being*. New York: Hawthorn Press.

Kuper, H., Adams, H.O. and Trichopoulos, D. (2000). Infections as a major preventable cause of human cancer. *Journal of Internal Medicine*, 248: 171–83.

Kuper, H. and Marmot, M. (2003). Job strain, job demands, decision latitude, and risk of coronary heart disease within the Whitehall II study. *Journal of Epidemiology and Community Health*, 57: 147–53.

Kupper, N., & Denollet, J. (2018). Type D Personality as a Risk Factor in Coronary Heart Disease: a Review of Current Evidence. *Current cardiology reports*, *20*(11), 104. doi. org/10.1007/s11886-018-1048-x.

Kurtz, M.A., Kurtz, J.C., Given, C.W. and Given, B.A. (2008). Patient optimism and mastery – do they play a role in cancer patients' management of pain and fatigue? *Journal of Pain and Symptom Management*, 36: 1–10.

Kurtz, S. and Silverman, J. (1996). The Calgary–Cambridge observation guides: an aid to defining the curriculum and organising the teaching in communication training programmes. *Medical Education*, 30: 83–9.

Kwasnicka, D., Dombrowski, S.U., White, M., and Sniehotta, F. (2016). Theoretical explanations for maintenance of behaviour change: A systematic review of behaviour theories. *Health Psychology Review*, 10: 277–96.

Kurtz, S.M., Silverman, J.D., Benson, J. et al. (2003) Marrying content and process in clinical method teaching: enhancing the Calgary-Cambridge Guides. *Academic Medicine*, 78: 802–9.

Kyle, R.G., MacMillan, I., Forbat, L. et al. (2014). Scottish adolescents' sun-related behaviours, tanning attitudes and associations with skin cancer awareness: a cross-sectional study. *BMJ Open*, 4: e005137. doi: 10.1136/bmjopen-2014-005137

Kyngaes, H., Mikkonen, R., Nousiainen, E.M. et al. (2001). Coping with the onset of cancer. Coping strategies and resources of young people with cancer. *European Journal of Cancer Care*, 10: 6–11.

Laceulle, O.M., van Aken, M.A.G., Ormel, J. and Nederhof, E. (2014).Stress-sensitivity and reciprocal associations between stressful events and adolescent temperament. *Personality & Individual Differences*, 81: 76–83.

Lachance, C. C., and McCormack, S. (2019). *Mindfulness training and yoga for the management of chronic non-malignant pain: a review of clinical effectiveness and cost-effectiveness*. Canadian Agency for Drugs and Tech- nologies in Health.

Lachman, M.E. and Weaver, S.L. (1998). The sense of control as a moderator of social class differences in health and well-being. *Journal of Personality and Social Psychology*, 74: 763–73.

Ladin, K., Pandya, R., Kannam, A., et al. (2018). Discussing conservative management with older patients with CKD: an interview study of nephrologists. *American Journal of Kidney Diseases, 71*(5), 627–35.

Lahelma, E., Martikainen, P., Rahkonen, O. and Silventoinen, K. (1999). Gender differences in ill-health in Finland: patterns, magnitude and change. *Social Science and Medicine*, 48: 7–19.

Lai, D.T., Cahill, K., Qin, Y. et al. (2010). Motivational interviewing for smoking cessation. *Cochrane Database of Systematic Reviews*, issue 3, art. no.: CD006936.

Laine, C., Cotton, D., and Moyer, D.V. (2021). COVID-19 vaccine: promoting vaccine acceptance. *Annals of Internal Medicine*, 174: 252–53.

Lally, P., Bartle, N. and Wardle, J. (2011). Social norms and diet in adolescents. *Appetite,* 57: 623–7.

Lam C.C., Cheung F. and Wu A.M.S. (2019). Job insecurity, occupational future time perspective, and psychological distress among casino employees. *Journal of Gambling Studies,* 35: 1177–91.

Lam M.H.B., Wing, Y.K., Yu, M.W.M. et al. (2009). Mental morbidities and chronic fatigue in severe acute respiratory syndrome survivors: long-term follow-up. *Archives of Internal Medicine*, 169: 2142–7.

Lan C.W., Scott-Sheldon L.A., Carey K.B. et al. (2017). Prevalence of alcohol use, sexual risk behavior, and HIV among Russians in high-risk settings: a systematic review and meta-Analysis. *International Journal of Behavioral Medicine*, 24: 180–90.

Lamden, K.H. and Gemmell, I. (2008). General practice factors and MMR vaccine uptake: structure, process and demography. *Journal of Public Health*. 30: 251–7.

Lamers, S.M.A., Bolier, L., Westerhof, G.J. et al. (2012). The impact of emotional well-being on long-term recovery and survival in physical illness: a meta-analysis. *Journal of Behavioral Medicine*, 35: 538–47.

Lancaster, T., Silagy, C., Fowler, G. and Spiers, I. (1999). Training health professionals in smoking cessation. In *The Cochrane Library*, issue 1. Oxford: Update Software.

Landmark, B.T. and Wahl, A. (2002). Living with newly diagnosed breast cancer: a qualitative study of 10 women with newly diagnosed breast cancer. *Journal of Advanced Nursing*, 49: 112–21.

Lane, D., Carroll, D., Ring, C. et al. (2001). Predictors of attendance at cardiac rehabilitation after myocardial infarction. *Journal of Psychosomatic Research*, 51: 497–501.

Lane, D., Carroll, D., Ring, C. et al. (2002b). The prevalence and persistence of depression and anxiety following myocardial infarction. *British Journal of Health Psychology*, 7: 11–21.

Lane, R.D. (2014). Is it possible to bridge the Biopsychosocial and Biomedical models? *BioPsychoSocial Medicine*, 8: 3.

Lang, T., Nicaud, V., Slama, K. et al. (2000). Smoking cessation at the workplace. Results of a randomised controlled intervention study. Worksite physicians from the AIREL group. *Journal of Epidemiology and Community Health*, 54: 349–54.

Langer, S.L., Rudd, M.E. and Syrjala, K.L. (2007). Protective buffering and emotional desynchrony among spousal caregivers of cancer patients. *Health Psychology* 26: 635–43.

Langewitz, W.A., Loeb, Y., Nübling, M. et al. (2009). From patient talk to physician notes – comparing the content of medical interviews with medical records in a sample of outpatients in Internal Medicine. *Patient Education and Counseling*, 76: 336–40.

Langford, R., Bonell, C.P., Jones, H.E. et al. (2014). The WHO Health Promoting School framework for improving the health and well-being of students and their academic achievement. *Cochrane Database of Systematic Reviews*, 4: CD008958.

Larsson, G., Lundell, E., Svensén, S. et al. (2021). Interrelationship of emotional stability, hassles, uplifts, coping and stress-related symptoms in Swedish female and male military veterans, *Scandinavian Journal of Psychology*, 62: 217–26.

Larsson, G., Mattsson, E. and von Essen, L. (2010). Aspects of quality of life, anxiety and depression among persons diagnosed with cancer during adolescence: a long-term follow-up study. *European Journal of Cancer*, 46: 1062–8.

Latimer, P., Sarna, S., Campbell, D. et al. (1981). Colonic motor and myoelectric activity: a comparative study of normal subjects, psychoneurotic patients and patients with the irritable bowel syndrome. *Gastro-enterology*, 80: 893–901.

Laslett, P. (1991). *A Fresh Map of Life: The Emergence of the Third Age* (paperback ed.). London: George Wiedenfield and Nicholson.

Lau, J.T., Lee, A.L., Tse, W.S., et al. (2016). A randomized control trial for evaluating efficacies of two online cognitive interventions with and without fear-appeal imagery approaches in preventing unprotected anal sex among Chinese men who have sex with men. *AIDS and Behav- ior*, 20: 1851–62.

Lau J.T., Tsui H.Y. and Lau M.M. (2013). A pilot clustered randomized control trial evaluating the efficacy of a networkbased HIV peer-education intervention targeting men who have sex with men in Hong Kong, China. *AIDS Care*, 25: 812–9.

Lau, J.Y.F., Sprecher, E., Haas, S. et al. (2019). Greater response interference to pain faces under low perceptual load conditions in adolescents with impairing pain: a role for poor attention control mechanisms in pain disability? *Journal of Pain*, 20: 453–61.

Lauby, J.L., Smith, P.J., Stark, M. et al. (2000). A commnity-level HIV prevention intervention for inner-city women: results of the Women and Infants Demonstration Projects. *American Journal of Public Health*, 90: 216–22.

Laugesen, M. and Meads, C. (1991). Tobacco restrictions, price, income and tobacco consumption in OECD countries, 1960–1986. *British Journal of Addiction*, 86: 1343–54.

Law, G.U., Walsh, J., Queralt, V., et al (2013).Adolescent and parent diabetes distress in type 1 diabetes: the role of self efficacy, perceived consequences, family responsibility and adolescent-parent discrepancies, *Journal of Psychosomatic Research*, 74: 334–39.

Lawlor, D.A., Ebrahim, S. and Davey Smith, G. (2002). Role of endogenous oestrogen in aetiology of coronary heart disease: analysis of age related trends in coronary heart disease and breast cancer in England and Wales and Japan. *British Medical Journal*, 325: 311–2.

Lawrence, E., Bunde, M., Barry, R.A. et al. (2008). Partner support and marital satisfaction: support amount, adequacy, provision and solicitation. *Personal Relationships*, 15: 445–63.

Lawrence, V., Murray, J., Samsi, K. and Banarjee, S. (2008). Attitudes and support needs of Black Caribbean, Asian and White British carers of people with dementia in the UK. *The British Journal of Psychiatry*, 193: 240–6.

Lawson, V.L., Lyne, P.A., Bundy, C. et al. (2007). The role of illness perceptions, coping and evaluation in care-seeking among people with type 1 diabetes. *Psychology and Health*, 22: 175–91.

Lawton, R., Conner, M. and McEachan, R. (2009). Desire or reason: Predicting health behavior from affective and cognitive attitudes, *Health Psychology*, 28: 56–65.

Lazarus, R.S. (1966). *Psychological Stress and the Coping Process*. New York: McGraw-Hill.

Lazarus, R.S. (1984). Puzzles in the study of daily hassles. *Journal of Behavioral Medicine*, 7: 375–89.

Lazarus, R.S. (1991a). *Emotion and adaptation*. New York: Oxford University Press.

Lazarus, R.S. (1991b). Psychological stress in the workplace. In P. Perrewe (ed.), *Handbook on Job Stress*. Special issue of *Journal of Social Behavior and Personality*, 6: 1–13.

Lazarus, R.S. (1993a). From psychological stress to the emotions: a history of changing outlooks. *Annual Review of Psychology*, 44: 1–21.

Lazarus, R.S. (1993b). Coping theory and research: past,

present and future. *Psychosomatic Medicine*, 55: 234–47.

Lazarus, R.S. (1999). *Stress and Emotion: A New Synthesis*. New York: Springer Verlag.

Lazarus, R.S. (2000). Toward better research on stress and coping. *American Psychologist*, 55: 665–73.

Lazarus, R.S. and Folkman, S. (1984). *Stress, Appraisal, and Coping*. New York: Springer Verlag.

Lazarus, R.S. and Launier, R. (1978). Stress related transactions between person and environment. In L.A. Pervin and M. Lewis (eds), *Perspectives in International Psychology*. New York: Plenum.

Lear, S.A. Ignaszewski, A., Linden, W. et al. (2003). The Extensive Lifestyle Management Intervention (ELMI) following cardiac rehabilitation trial. *European Heart Journal*, 24: 1920–7.

Learmonth, Y., and Motl, R. (2016). Physical activity and exercise training in multiple sclerosis: a review and content analysis of qualitative research identifying perceived determinants and consequences. *Disability and Rehabilitation*, 38:1–16.

Lee, A., Cheng, F.F., Fung, Y. et al. (2006a). Can health promoting schools contribute to the better health and wellbeing of young people? The Hong Kong experience. *Journal of Epidemiology and Community Health*, 60: 530–6.

Lee, B.T., Chen, C., Yueh, J.H. et al. (2010). Computer-based learning module increases shared decision making in breast reconstruction. *Annals of Surgical Oncology*, 17: 738–43.

Lee, C. (2001). Experiences of family caregiving among older Australian women. *Journal of Health Psychology*, 6: 393–404.

Lee, E.-H., Chun, M., Kang, S. et al. (2004). Validation of the Functional Assessment of Cancer Therapy-General (FACT-G) scale for measuring the health-related quality of life in Korean women with breast cancer. *Japanese Journal of Clinical Oncology*, 34: 393–9.

Lee, I., Shiroma, E.J., Kamada, M. et al. Association of Step Volume and Intensity With All-Cause Mortality in Older Women. *JAMA Internal Medicine,* 179: 1105–12.

Lee, H. J., Lee, J. H., Cho, E. Y. et al. (2019). Efficacy of psychological treatment for headache disorder: a systematic review and meta-analysis. *Journal of Headache and Pain*, 20: 17.

Lee, I.-M., Rexrode, K.M., Cook, N.R. et al. (2001). Physical activity and coronary heart disease in women: is 'no pain, no gain' passé? *Journal of the American Medical Associa- tion*, 285: 1447–54.

Lee, S.J., Back, A.L., Block, S.D. and Stewart, S.K. (2002). Enhancing physician–patient communication. *Hematology*, 464–83.

Lee, V., Cohen, S.R., Edgar, L. et al. (2006). Meaning-making intervention during breast and colorectal cancer treatment improves self-esteem, optimism, and self-efficacy. *Social Science & Medicine*, 62: 3133–45.

Leeks, K.D., Hopkins, D.P., Soler, R.E. et al. (2010). Worksitebased incentives and competitions to reduce tobacco use: a systematic review. *American Journal of Preventive Medi- cine*, 38(2 Suppl): S263–74.

Lefkowitz, R.J. and Willerson, J.T. (2001). Prospects for cardiovascular research. *Journal of the American Medical Association*, 285: 581–7.

Lehman, B. J., David, D. M., & Gruber, J. A. (2017). Rethinking the biopsychosocial model of health: Understanding health as a dynamic system. *Social and Personality Psychology Compass, 11*(8), e12328.

Leigh, B.C. (2002). Alcohol and condom use: a meta-analysis of event level studies. *Sexually Transmitted Diseases*, 29: 476–82.

Lench, H. C., Levine, L. J., Dang, V., Kaiser, K. A., Carpenter, Z. K., Carlson, S. J., Flynn, E., Perez, K. A. and Winckler, B. (2021). Optimistic expectations have benefits for effort and emotion with little cost. *Emotion*. Advance online publication. https://doi.org/10.1037/emo0000957.

Lenferink, A., Brusse-Keizer, M., van der Valk, P.D. et al. (2017). Self-management interventions including action plans for exacerbations versus usual care in patients with chronic obstructive pulmonary disease. *The Cochrane Database of Systematic Reviews,* 8: CD011682.

Lengacher, C.A., Kip, K.E., Post-White, J. et al. (2013). Lymphocyte recovery after breast cancer treatment and mindfulness-based stress reduction (MBSR) therapy. *Biological Research for Nursing*, 15: 37–47.

Leon, D.A. and McCambridge, J. (2006). Liver cirrhosis mortality rates in Britain from 1950 to 2002: an analysis of routine data. *Lancet*, 367: 52–6.

Leonard, M.T., Cano, A. and Johansen, A.B. (2006). Chronic pain in a couples context: a review and integration of theoretical models and empirical evidence. *Journal of Pain*, 7: 377–90.

Leonhardt, C., Margraf-Stiksrud, J., Badners, L. et al (2014). Does the 'Teddy bear Hospital' enhance pre-school children's knowledge? A pilot study with pre/post-case control design in Germany. *Journal of Health Psychology*, 19: 1250–60.

Lépine, J.P. and Briley, M. (2004). The epidemiology of pain in depression. *Human Psychopharmacology*, 19: S3–7.

Lepore, S.J., Fernandez-Berrocal, Ragan, J., and Ramos, N. (2004). It's not that bad: Social challenges to emotional disclosure enhance adjustment to stress, *Stress, Anxiety and Coping*, 4: 341–61.

Lerman, C. and Croyle, R. (1994). Psychological issues in genetic testing for breast cancer susceptibility. *Archives of Internal Medicine*, 154: 609–16.

Lerman, C., Hughes, C., Croyle, R.T. et al. (2000). Prophylactic surgery and surveillance practices one year following BRCA1/2 genetic testing. *Preventative Medicine*, 1: 75–80.

Leslie, W.S., Hankey, C.R., Matthews, D. et al. (2004). A transferable programme of nutritional counselling for rehabilitation following myocardial infarction: a randomised controlled study. *European Journal of Clinical Nutrition*, 58: 778–86.

Leung, P.Y., Chan, C.L.W. and Ng, S.M. (2007). Tranquil acceptance coping: Eastern cultural beliefs as a source of strength among Chinese women with breast cancer. Paper presented at the International Psycho-Oncology Society (IPOS) conference, London, September 2007.

Leung, Y. W., Flora, D. B., Gravely, S. et al. (2012). The impact of premorbid and postmorbid depression onset on mortality and cardiac morbidity among patients with coronary heart disease: meta-analysis. *Psychosomatic Medicine*, 74, 786–801.

Leveälahti, H., Tishelman, C. and Öhlén, J. (2007). Framing the onset of lung cancer biographically: narratives of continuity and disruption. *Psycho-Oncology*, 16: 466–73.

Levenstein, S., Prantera, C., Varvo V. et al. (2000). Stress and exacerbation in ulcerative colitis: a prospective study of patients enrolled in remission, *American Journal of Gastroenterology*, 95: 1213–20.

Leventhal, E.A., Hansell, S., Diefenbach, M., Leventhal, H. and Glass, D.C. (1996). Negative affect and self-report of physical symptoms: two longitudinal studies of older adults. *Health Psychology*, 15: 193–9.

Leventhal, H. and Coleman, S. (1997). Quality of life: a process view. *Psychology and Health*, 12: 753–67.

Leventhal, H. and Diefenbach, M. (1991). The active side of illness cognition. In J.A. Skelton and R.T. Croyle (eds), *Mental Representations in Health and Illness*. New York: Springer Verlag.

Leventhal, H., Brissette, I and Leventhal, E. (2003). The common-sense model of self-regulation of health and illness. In L.D Cameron & H. Leventhal (Eds.), *The Self-Regulation of Health and Illness Behaviour* (pp. 42–65). London: Routledge.

Leventhal, H., Diefenbach, M. and Leventhal, E. (1992). Illness cognition: using common sense to understand treatment adherence and effect cognitive interactions. *Cognitive Therapy and Research*, 16: 143–63.

Leventhal, H., Easterling, D.V., Coons, H. et al. (1986). Adaptation to chemotherapy treatments. In B. Anderson (ed.), *Women with Cancer*. New York: Springer Verlag.

Leventhal, H., Meyer, D. and Nerenz, D. (1980). The common sense model of illness danger. In S. Rachman (ed.), *Medical Psychology*, Vol. 2. New York: Pergamon.

Leventhal, H., Nerenz, D.R. and Steele, D.J. (1984). Illness representations and coping with health threats. In A. Baum, S.E. Taylor and J.E. Singer (eds), *Handbook of Psychology and Health: Social Psychological Aspects of Health*, Vol. 4. Hillsdale, NJ: Lawrence Erlbaum, pp. 219–52.

Leventhal, H., Phillips, L.A., and Burns, E. (2016). The Common-Sense Model of Self-Regulation (CSM): A dynamic framework for understanding illness self-management. *Journal of Behavioral Medicine*, 39: 935–46.

Leventhal, H. and Tomarken, A. (1987). Stress and illness: perspectives from health psychology. In S.V. Kasl and C.L. Cooper (eds), *Research Methods in Stress and Health Psychology*. London: Wiley.

Levine, R.M. and Reicher, S. (1996). Making sense of symptoms: self categorization and the meaning of illness/injury. *British Journal of Social Psychology*, 35: 245–56.

Levy, D., Warner, K., Cummings, H., et al. (2021) Examining the relationship of vaping to smoking initiation amongst US youth and youg adults: a reality check. 28: 629–35.

Lewin, B., Robertson, I.H., Irving, J.B. and Campbell, M. (1992). Effects of self-help post-myocardial-infarction rehabilitation on psychological adjustment and use of health services. *The Lancet*, 339: 1036–40.

Lewis, C.L. and Brown, S.C. (2002). Coping strategies of female adolescents with HIV/AIDS. *The Association of Black Nursing Faculty*, 13: 72–7.

Lewis, G., Bebbington, P., Brugha, T. et al. (1998). Socio-economic status, standard of living, and neurotic disorder. *Lancet*, 352: 605–9.

Lewis, S.C., Dennis, M.D., O'Rourke, S.J. and Sharpe, M. (2001). Negative attitudes among short-term stroke survivors predict worse long-term survival. *Stroke*, 32: 1640–5. Ley, P. (1988). *Communicating with Patients. Improving Communication, Satisfaction, and Compliance*. London: Chap- man Hall.

Ley, P. (1997). Compliance among patients. In A. Baum, S. Newman, J. Weinman, R. West and C. McManus (eds), *Cambridge Handbook of Psychology, Health and Medicine*. Cambridge: Cambridge University Press.

Li, C., Xu, D., Hu, M. et al. (2017). A systematic review and meta-analysis of randomized controlled trials of cognitive behavior therapy for patients with diabetes and depression. *Journal of Psychosomatic Research*, 95:44-54.

Li, M., Mao, W., Chi, I. et al. (2019). Geographical proximity and depressive symptoms among adult child caregivers: social support as a moderator. *Ageing & Mental Health*, 23: 205–13.

Li, Q. and A. Y. Loke (2014). A systematic review of spousal couple-based intervention studies for couples coping with cancer: direction for the development of interventions. *Psychooncology*, 23: 731–39.

Lichtenberg, P., Heresco-Levy, U. and Nitzan, U. (2004). The ethics of the placebo in clinical practice. *Journal of Medical Ethics*, 30: 551–4.

Lichtman, J.H., Bigger, J.T., Blumenthal, J., et al. (2008). Depression and coronary heart disease: recommebda-tions for screening, referral, and treatment. *Circulation*, 118: 1768–75

Licqurish, S.M., Cook, O.Y., Pattuwage, L.P. et al. (2019). Tools to facilitate communication during physician-patient consultations in cancer care: an overview of systematic reviews. *CA: A Cancer Journal for Clinicians*, 69: 497–520.

Lilly M.B. (2008). Medical versus social work-places: constructing and compensating the personal support worker across health care settings in Ontario, Canada. *Gender, Place and Culture: A Journal of Feminist Geography* 15: 285–99.

Lim, A.S.H. and Bishop, G.D. (2000). The role of attitudes and beliefs in differential health care utilisation among Chinese in Singapore. *Psychology and Health*, 14: 965–77.

Lim, J., Maclurcan, M., Price, M., et al. (2004). Experiences of receiving genetic mutation status for women at increased risk for hereditary breast cancer. *Journal of Genetic Counselling*, 13: 113–15.

Lim, M.M., and Young, L.J. (2006). Neuropeptidergic regulation of affiliative behavior and social bonding in animals, *Hormones and Behavior*, 50: 506–17. (Erratum in: *Hormones and Behavior*, 51: 292).

Lima, M. P., Moret-Tatay, C. and Irigaray, T. Q. (2021). Locus of control, personality, and depression symptoms in cancer: testing a moderated mediation model. *Clinical Psychology & Psychotherapy*, 1–12.1002/cpp.2604.

Lin, E.H.B., Katon, W., von Korff, M. et al. (2004). Relationship of depression and diabetes self care, medication adherence and preventive care. *Diabetes Care*, 27: 2154–60.

Lincoln, K.D., Chatters, L.M. and Taylor, R.J. (2003). Psychological distress among Black and White Americans: differential effects of social support, negative interaction and personal control. *Journal of Health and Social Behavior*, 44: 390–407.

Linden, W., Gerin, W. and Davidson, K. (2003). Cardiovascular reactivity: status quo and a research agenda for the new millennium. *Psychosomatic Medicine*, 65: 5–8.

Linden, W., Phillips, M.J. and Leclerc, J. (2007). Psychological treatment of cardiac patients: a meta-analysis. *European Heart Journal*, 28: 2972–84.

Lindsay, S., Smith, S., Bellaby, P. et al. (2009). The health impact of an online heart disease support group: a comparison of moderated versus unmoderated support. *Health Education Research*, 24: 646–54.

Linegar, J., Chesson, C. and Nice, D. (1991). Physical fitness gains following simple environmental change. *American Journal of Preventive Medicine*, 7: 298–310.

Link, B.G., Susser, E.S., Factor-Litvak, P. et al. (2017). Disparities in self-rated health across generations and through the life course. *Social Science & Medicine*, 174: 17–25.

Liossi, C., White, P., Franck, L. et al. (2007). Parental pain expectancy as a mediator between child expected and experienced procedure-related pain intensity during painful medical procedures. *The Clinical Journal of Pain*, 23: 392–9.

Liossi, C., White, P. and Hatira, P. (2006). Randomised clinical trial of a local anaesthetic versus a combination of selfhypnosis with a local anaesthetic in the management of paediatric procedure-related pain. *Health Psychology*, 25: 307–15.

Liossi, C., White, P. and Hatira, P. (2009). A randomized clinical trial of a brief hypnosis intervention to control venepuncture-related pain of paediatric cancer patients. *Pain*, 142: 255–63.

Little, M. and Sayers, E.-J. (2004). While there's life . . . hope and the experience of cancer. *Social Science and Medi- cine*, 59: 1329–37.

Livney, H. (2019). The use of generic avoidant coping scales for psychosocial adaptation to chronic illness and disability: a systematic review, *Health Psychology Open*, July- Dec: 1–17

Llewellyn, C.D., McGurk, M. and Weinman, J. (2007). The relationship between the Patient Generated Index (PGI) and measures of HR-QoL following diagnosis with head and neck cancer: are illness and treatment perceptions determinants of judgment-based outcomes? *British Journal of Health Psychology*, 12: 421–37.

Lo, B. (2006). HPV vaccine and adolescents' sexual activity. *British Medical Journal*, 332: 1106–7.

Lo, B. (2007). Human papillomavirus vaccination programmes. *British Medical Journal*, 335: 357–8.

Lo, S.F., Hayter M., Hsu M. et al. (2010). The effectiveness of multimedia learning education programs on knowledge, anxiety and pressure garment compliance in patients undergoing burns rehabilitation in Taiwan: an experimental study. *Journal of Clinical Nursing*, 19: 129–37.

Locke, E.A. and Latham, G.P. (2002). Building a practically useful theory of goal setting and task motivation: a 35-year odyssey. *American Psychologist*, 57: 705–17.

Locke E. A., Latham G. P. (2004). What should we do about motivation theory? Six recommendations for the 21st cen- tury. *Academic Management Review*; 29: 388–403.

Locke, G.R., III, Weaver, A.L., Melton, L.J., III and Talley, N.J. (2004). Psychosocial factors are linked to functional gastrointestinal disorders: a population based nested casecontrol study. *American Journal of Gastroenterology*, 99: 350–7.

Lodder, L., Frets, P.G., Trijsburg, R.W. et al. (2001). Psychological impact of receiving a BRCA1/BRCA2 test result. *American Journal of Medical Genetics*, 98: 15–24.

Loeffen, E., Mulder, R.L., Font-Gonzalez, A. et al. (2020). Reducing pain and distress related to needle procedures in children with cancer: A clinical practice guideline. *European Journal of Cancer*, 131: 53–67.

Loewenthal, K.M. (2007). *Religion, Culture and Mental Health*. Cambridge: Cambridge University Press.

Löf, M., Sardin, S. Lagiou, P. et al. (2007). Dietary fat and breast cancer risk in the Swedish women's lifestyle and health cohort. *British Journal of Cancer*, 97: 1570–6.

Lofters A.K., Vahabi M., Kim E. et al. (2017). Cervical Cancer Screening among Women from Muslim-Majority

Countries in Ontario, Canada. *Cancer Epidemiology, Biomarkers and Prevention*, 26:1493-1499.

Logie, C. H., Lacombe-Duncan, A., Poteat, T. et al. (2017). Syndemic Factors mediate the relationship between sexual stigma and depression among sexual minority women and gender minorities. *Women's Health Issues*, 27: 592–99.

Lomas, J. (1991). Words without action? The production, dissemination, and impact of consensus recommendations. *Annual Reviews in Public Health*, 12: 41–65.

Longabaugh, R. and Morgenstern, J. (1999). Cognitive-behavioural coping-skills therapy for alcohol dependence. *Alcohol Research and Health*, 23: 78–85.

Longo, D.R., Johnson, J.C., Kruse, R.L. et al. (2001). A pro- spective investigation of the impact of smoking bans on tobacco cessation and relapse. *Tobacco Control*, 10: 267–72.

Lopez, S.J., Pedrotti, J.T. and Snyder, C.R. (eds) (2014). *Positive Psychology: The Scientific and Practical Exploration of Human Strengths*. 3rd edn. Los Angeles: Sage.

Lorentzen, C., Ommundsen, Y. and Hole, I. (2007). Psycho-social correlates of stages of change in physical activity in an adult community sample. *European Journal of Sports Science*, 7: 93–106.

Lorenz, F.O., Wickrama, K.A.S., Conger, R.D. and Elder, G.H. Jr. (2006). The short-term and decade-long effects of divorce on women's midlife health. *Journal of Health and Social Behavior*, 47: 111–25.

Lotrean, L.M., Dijk, F., Mesters, I. et al. (2010). Evaluation of a peerled smoking prevention programme for Romanian adolescents. *Health Education Research*, 25: 803–14.

Lou, S., Carstensen, K., Jogensen, C.R., and Nielsen, C.P. (2017). Stroke patients' and oinformal carers' experiences with life after stroke: an overview of qualitative systematic reviews, *Disability and Rehabilitation*, 39: 301–13.

Loucks, E.B., Huang, Y.T., Agh, a G. et al. (2016). Epigenetic Mediators Between Childhood Socioeconomic Disadvantage and Mid-Life Body Mass Index: The New England Family Study. *Psychosomatic Medicine*, 78: 1053–65.

Louria, D. (1988). Some concerns about educational approaches in AIDS prevention. In R. Schinazi and A. Nahmias (eds), *AIDS Children, Adolescents and Heterosexual Adults*. New York: Elsevier Science.

Lovallo, W.R. (2005). *Stress and Health: Biological and Psychological Interactions*. Newbury Park, CA: Sage.

Lovallo, W. R. (2011). Do low levels of stress reactivity signal poor states of health? *Biological Psychology*, 86: 121–128. Lovallo, W.R., Pincomb, G.A., Brackett, D.J. et al. (1990). Heart rate reactivity as a predictor of neuroendocrine responses to aversive and appetitive challenges. *Psychosomatic Medicine*, 52: 17–26.

Love, A., Street, A., Rar, R. et al. (2005). Social aspect-sof care-giving for people living with motor neurone disease:their relationships to carer wellbeing. *Palliative and Supportive Care*, 3: 33–8.

Lovegrove, E., Rumsey, N., Harcourt, D. et al. (2000). Factors implicated in the decision whether or not to join the tamoxifen trial in women at high familial risk of breast cancer. *Psycho-Oncology*, 9: 193–202.

Lowe, C.F., Horne, P.J., Tapper, K. et al. (2004). Effects of a peer-modelling and rewards based intervention to increase fruit and vegetable consumption in children. *European Journal of Clinical Nutrition*, 58: 510–22.

Lowe, R., Norman, P. and Bennett, P. (2000). Coping, emotion and perceived health following myocardial infarction. *British Journal of Health Psychology*, 5: 337.

Loza, O., Mangadu, T., Ferreira-Pinto, J.B. et al. (2020). Differences in substance use and sexual risk by sexual orientation and gender identity among university and community young adults in a U.S.-Mexico border city. *Health Promotion Practice*, 22: 559–73.

Luck, A., Pearson, S., Maddern, G. et al. (1999). Effects of video information on pre-colonoscopy anxiety and knowledge: a randomised trial. *Lancet*, 354: 2032–5.

Lumley, M.A., Leisen, J.C.C., Partridge, R.T. et al. (2011). Does emotional disclosure about stress improve health in rheumatoid arthritis? Randomized, controlled trials of written and spoken disclosure. *Pain*, 152: 866–77.

Luszczynska, A., Diehl, M., Gutiérrez-Doña, B. et al. (2004). Measuring one component of dispositional self-regulation: attention control in goal pursuit. *Personality and Individual Differences*, 37: 555–66.

Luszczynska, A. and Cieslak, R. (2009). Mediated effects of social support for healthy nutrition: fruit and vegetable intake across 8 months after myocardial infarction. *Behavioral Medicine*, 35: 30–8.

Luszczynska, A., Gutiérrez-Doña, B. and Schwarzer, R. (2005). Self-efficacy in various domains of human functioning: evidence from five countries. *International Journal of Psychology*, 40: 80–9.

Luszczynska, A. and Schwarzer, R. (2003). Planning and self-efficacy in the adoption and maintenance of breast self-examination: a longitudinal study on self-regulatory cognitions. *Psychology and Health*, 18: 93–108.

Luszczynska, A. and Schwarzer, R. (2015). Social Cognitive Theory. In M. Conner and P. Norman (eds) (2015). *Predicting and Changing Health behavior: Research and Practice with Social Cognition Models* (3rd edn). (pp. 225–51). Maidenhead: Open University Press.

Luszczynska, A., Sobczyk, A. and Abraham, C. (2007). Planning to lose weight: randomized controlled trial of an implementation intention prompt to enhance weight reduction among overweight and obese women. *Health Psychology*, 26: 507–12.

Lutgendorf, S,K. and Sood, A.K. (2011). Biobehavioral factors and cancer progression: physiological pathways and mechanisms. *Psychosomatic Medicine*, 73: 724–30.

Lv, J., Liu, Q.M., Ren, Y.L. et al. (2014). A community-based multilevel intervention for smoking, physical activity and diet: short-term findings from the Community Interventions for Health programme in Hangzhou, China. *Journal of Epi- demiology and Community Health*, 68: 333–9.

Lyonette, C. and Yardley, L. (2003). The influence on carer wellbeing of motivations to care for older people and the relationship with the care recipient. *Ageing & Society*, 23: 487–506. Lyons, K.S., Zarit, S.H., Sayer, A.G. and Whitlatch, C.J. (2002). Caregiving as a dyadic process: perspectives from caregiver and receiver. *Journal of Gerontology: Psychological Sciences*, 57B: 195–204.

MacDonald, N. E. and SAGE Working Group on Vaccine Hesitancy (2015). Vaccine hesitancy: Definition, scope and determinants. *Vaccine*, 33: 4161–64.

MacBryde, C.M. and Blacklow, R.S. (1970). *Signs and Symptoms: Applied Pathologic Physiology and Clinical Interpretation*, 5th edn. Philadelphia, PA: Lippincott.

MacInnes J. (2013). Relationships between illness representations, treatment beliefs and the performance of self-care in heart failure: a cross-sectional survey. *European Journal of Cardiovascular Nursing*, 12: 536–43.

MacInnes, J. (2013a). An exploration of illness representations and treatment beliefs in heart failure. *Journal of Clinical Nursing*, 23: 1249–56.

Macintyre, S. (1986). The patterning of health by social position in contemporary Britain: directions for sociological research. *Social Science and Medicine*, 23: 393–415.

Macintyre, S. and Ellaway, A. (1998). *Ecological Approaches: Rediscovering the Role of the Physical and Social Environment*. Oxford: Oxford University Press.

Macintyre, S., Hunt, K and Sweeting, H (1996). Gender differences in health: are things really as simple as they seem? *Social Science & Medicine*, 42: 617–24.

MacKellar, D., Gallagher, K.M., Finlayson, T. et al. (2007). Surveillance of HIV risk and prevention behaviors of men who have sex with men – a national application of venue based, time-space sampling. *Public Health Reports*, 122 (Suppl.1), 39–47.

Mackenzie, J. (2006) 'Stigma and dementia-East European and South Asian family carers negotiating stigma in the UK', *Dementia: The International Journal of Social Research and Practice*, 5(2): 233–48.

MacLeod, C., Ross, A., Windle, G., Netuveli, G. and Sacker, A. (2016). *Measuring Later Life Social Exclusion in Understanding Society* (pp. 1–14). The International Centre for Lifecourse Studies in Society and Health (ICLS): University College London.

Macleod, J., Davey Smith, G., Heslop, P., Metcalfe, C., Carroll, D. and Hart, C. (2002). Psychological stress and cardiovascular disease: empirical demonstration of bias in a prospective observational study of Scottish men. *BMJ (Clinical research ed.)*, 324(7348): 1247–51.

Macleod, J., Davey Smith, G., Metcalfe, C. and Hart, C. (2005). INTERHEART. *Lancet*, 365: 118–20.

MacNicol, S.A.M., Murray, S.M. and Austin, E.J. (2003). Relationships between personality, attitudes and dietary behaviour in a group of Scottish adolescents. *Personality and Individual Differences*, 35: 1753–64.

Maddern, L., Cadogan, J.C. and Emerson, M. (2006). 'Outlook': a psychosocial service for children with a different appearance. *Clinical Child Psychology & Psychiatry*, 11: 431–43.

Maddux, J.E. (2009). Self-efficacy: the power of believing you can. In S.J. Lopez and C.R. Snyder (eds), *Oxford Handbook of Positive Psychology*. New York: Oxford University Press, pp. 335–44.

Maes, S. and van der Doef, M. (2004). Worksite health promotion. In A. Kaptein and J. Weinman (eds), *Health Psychology*. Oxford: BPS Blackwell, pp. 358–83.

Magar, E.C.E., Phillips, L.H. and Hosie, J.A. (2008). Self-regulation and risk-taking. *Personality & Individual Differences*, 45: 153–9.

Magarey, A., Daniels, L., Boulton, T. et al. (2003). Predicting obesity in early adulthood from childhood and parental obesity. *International Journal of Obesity*, 27: 505–13.

Magee, C.A., Heaven, P.C., and Miller, L.M. (2013). Personality change predicts self-reported mental and physical health. *Journal of Personality*, 81: 324–34.

Mager, W.M. and Andrykowski, M.A. (2002). Communication in the cancer 'bad news' consultation: patient perceptions and psychological adjustment. *Psycho-Oncology*, 11: 35–46.

Magklara, E., Burton, C. and Morrison, V. (2014) Does selfefficacy influence recovery and well-being in osteoarthritis patients undergoing joint replacement? A systematic review. *Clinical Rehabilitation*, 28: 835–46.

Magklara, E., and Morrison, V. (2015). The association of illness perceptions and self-efficacy with psychological well-being of pateints in preparation for joint replacement surgery. *Psychology, Health & Medicine*, 21: 735–42.

Magnusson, J.E. and Becker, W.J. (2003). Migraine frequency and intensity: relationship with disability and psychological factors. *Headache*, 43: 1049–59.

Magni, G., Moreschi, C., Rigatti-Luchini, S. et al. (1994). Prospective study on the relationship between depressive symptoms and chronic musculoskeletal pain. *Pain*, 56: 289–97.

Magri, F., Cravello, L., Barili, L. et al. (2006). Stress and dementia: the role of the hypothalamic-pituitary-adrenal axis. *Aging & Clinical Experimental Research*, 18: 167–70.

Maguire, P. and Faulkner, A. (1988). How to improve the counselling skills of doctors and nurses in cancer care. *British Medical Journal*, 297: 847–9.

Maguire, P. and Pitceathly, C. (2002). Key communication

skills and how to acquire them. *British Medical Journal*, 325: 697–700.

Mahalik, J.R., Burns, S.M. and Syzdek, M. (2007). Masculinity and perceived normative health behaviors as predictors of men's health behaviors. *Social Science & Medicine*, 64: 2201–9.

Mahat, G. and Scoloveno, M.A. (2018). Effectiveness of adolescent peer education programs on reducing HIV/STI Risk: An integrated review. *Research and Theory in Nursing Practice*, 32: 168–98.

Mahler H.I.K., Kulik, J.A., Gerrard, M. and Gibbons, F.X. (2013). Effects of photoaging information and UV photo on sun protection intentions and behaviours: a cross-regional comparison. *Psychology & Health*, 28: 1009–32.

Malfetti, J. (1985). Public information and education sections of the report of the Presidential Commission on Drunk Driving: a critique and a discussion of research implication. *Accident Analysis and Prevention*, 17: 347–53.

Maliski, S.L., Heilemann, M.V. and McCorkle, R. (2002). From 'death sentence' to 'good cancer': couples' transformation of a prostate cancer diagnosis. *Nursing Research*, 51: 391–7.

Malkin, C.J., Pugh, P.J., Morris, P.D. et al. (2010). Low serum testosterone and increased mortality in men with coronary heart disease. *Heart* 96: 1821–5.

Maly, M.R., Costigan, P.A. and Olney, S.J. (2007). Self-efficacy mediates walking performance in older adults with knee osteoarthritis. *Journal of Gerontology A: Biological Sciences and Medical Sciences*, 62: 1142–6.

Mandelblatt, J. and Kanesky, P.A. (1995). Effectiveness of interventions to enhance physician screening for breast cancer. *Journal of Family Practice*, 40: 162–71.

Maniadakis, N. and Gray, A. (2000). The economic burden of back pain in the UK. *Pain*, 84: 95–103.

Manigault A.W., Shorey R.C., Hamilton K., et al. (2019). Cognitive behavioral therapy, mindfulness, and cortisol habituation: A randomized controlled trial. *Psychoneuroendocrinology*, 104: 276–85.

Mann, T., de Ridder, D. and Fujita, K. (2013). Self regulation of health behavior: social psychological approaches to goal setting and goal striving. *Health Psychology*, 32: 487–98. Manne, S.L., Norton, T.R., Ostroff, J.S. et al. (2007). Protective buffering and psychological distress among couples coping with breast cancer: the moderating role of relationship satisfaction. *Journal of Family Psychology* 21: 380–8.

Mannino, D.M. (2003). Chronic obstructive pulmonary disease: definition and epidemiology. *Respiratory Care*, 48: 1185–91.

Mantyselka, P., Kumpusalo, E., Ahonen, R. et al. (2001). Pain as a reason to visit the doctor: a study in Finnish primary health care. *Pain*, 89: 175–80.

Marahrens L., Kern R., Ziemssen T. et al. (2017). Patients' preferences for involvement in the decision-making process for treating diabetic retinopathy. *BMC Ophthalmology*, 17: 139.

Marcell, A.V., Ford, C.A., Pleck, J.H. et al. (2007). Masculine beliefs, parental communication, and male adolescents' health care use. *Pediatrics*, 119: 966–75.

Meredith, P., Ownsworth, T. and Strong, J. (2008). A review of the evidence linking adult attachment theory and chronic pain: presenting a conceptual model. *Clinical Psychology Review*, 28: 407–29.

Marewski J.N. and Gigerenzer G. (2012). Heuristic decision making in medicine. *Dialogues in Clinical Neuroscience*, 14: 77–89.

Marinus, J., Ramaker, C., van Hilten, J.J. and Stiggelbout, A.M. (2002). Health related quality of life in Parkinson's disease: a systematic review of disease specific instruments. *Journal of Neurology, Neurosurgery and Psychiatry*, 72: 241–8.

Marke, V. and Bennett, P. (2013). Predicting post-traumatic stress disorder following first onset acute coronary syndrome: testing a theoretical model, *British Journal of Clinical Psychology*, 52: 70–81.

Markovitz, J.H., Matthews, K.A., Kannel, W.B. et al. (1993). Psychological predictors of hypertension in the Framingham study: is there tension in hypertension? *Journal of the American Medical Association*, 270: 2439–43.

Marks, D.F., Murray, M., Evans, B. and Willig, C. (2000). *Health Psychology: Theory, Research and Practice*. London: Sage.

Marks, I., Lovell, K., Noshirvani, H. et al. (1998). Treatment of post-traumatic stress disorder by exposure and/or cognition restructuring. *Archives of General Psychiatry*, 55: 317–25.

Marks, J.T., Campbell, M.K., Ward, D.S. et al. (2006). A comparison of Web and print media for physical activity promotion among adolescent girls. *Journal of Adolescent Health*, 39: 96–104.

Marlatt, A. (1996). Taxonomy of high-risk situations for alcohol relapse: evolution and development of a cognitive-behavioral model. *Addiction*, 91: 37–50.

Marlatt, G.A., Baer, J.S., Donovan, D.M. and Kivlahan, D.R. (1986). Addictive behaviors: etiology and treatment. *Annual Review of Psychology*, 39: 223–52.

Marlow, L.A.V., Wardle, J., and Waller, J. (2015). Understanding cervical screening non-attendance among ethnic minority women in England, *British Journal of Cancer*, 113: 833–39. doi:10.1038.bjc.2015.248

Marmot, M. (2005). Social determinants of health inequalities. *Lancet*, 365: 1099–104.

Marmot, M., Atinmo, T., Byers, T. et al. (2007). *Food, Nutrition, Physical Activity, and the Prevention of Cancer: A Global Perspective*. Washington, DC: American Institute for Cancer Research.

Marmot, M., Ryff, C.D., Bumpass, L.L. et al. (1997). Social inequalities in health: next questions and converging evidence. *Social Science and Medicine*, 44: 901–10.

Marmot, M.G., Shipley, M.J. and Rose, G. (1984). Inequalities in health: specific explanations of a general pattern? *Lancet*, i, 1003–6.

Marroquin, B., Nolen-Hoeksema, S., Clark, M.S., and Stanton, A. (2019). Social influences on cognitive processing in enacted social support: effects on receiver's cognitive appraisals, emotion and affiliation. *Anxiety, Stress and Coping*, 32: 457–75.

Marsh, A., Smith, L., Piek, J. and Saunders, B. (2003). The Purpose in Life scale: psychometric properties for social drinkers and drinkers in alcohol treatment. *Educational & Psychological Measurement*, 63: 859–71.

Marsland, A.L., Bachen, E.A., Cohen, S. et al. (2002). Stress, immune reactivity and susceptibility to infectious diseases. *Physiology & Behaviour*, 77: 711–16.

Marteau, T.M., Kidd, J., Cuddeford, L. and Walker, P. (1996). Reducing anxiety in women referred for colposcopy using an information booklet. *British Journal of Health Psychology*, 1: 181–9.

Marteau, T.M. and Kinmouth, A.L. (2002). Screening for cardiovascular risk: public health imperative or matter for individual informed choice? *British Medical Journal*, 325: 78–80.

Martin, F., Camfield, L., Rodham, K. et al. (2007). Twelve years' experience with the Patient Generated Index (PGI) of quality of life: a graded systematic review. *Quality of Life Research*, 16(4): 705–15.

Martin, P., Rosa, G., Siegler, I.C. et al. (2006). Personality and longevity: findings from the Georgia centenarian study. *Age*, 28: 343–52.

Martin, R. and Hewstone, M. (2003). Majority versus minority influence: When, not whether, source status instigates heuristic or systematic processing. *European Journal of Social Psychology*, 33: 313–30.

Martin, R., Lemos, C., Rothrock, N. et al. (2004). Gender disparities in common-sense models of illness among myocardial infarction victims. *Health Psychology*, 23: 345–53.

Martin, R. and Leventhal, H. (2004). Symptom perception and health-care seeking behavior. In J.M. Raczynski and L.C. Leviton (eds), *Handbook of Clinical Health Psychology*, Vol. 2. Washington, DC: American Psychological Association, pp. 299–328.

Martin, R., Rothrock, N., Leventhal, H. and Leventhal, E. (2003). Common sense models of illness: implications for symptom perception and health-related behaviours. In J. Suls and K.A. Wallston (eds), *Social Psychological Foundations of Health and Illness*. Oxford: Blackwell.

Martin Ginis, K.A., Burke, S.M. and Gauvin, L. (2007). Exercising with others exacerbates the negative effects of mirrored environments on sedentary women's feeling states. *Psychology & Health*, 22: 945–62.

Maslach, C. (1997). Burnout in health professionals. In A. Baum, S. Newman, J. Weinman, R. West and C. McManus (eds), *Cambridge Handbook of Psychology, Health and Medicine*. Cambridge: Cambridge University Press.

Massie, M.J. (2004). Prevalence of depression on patients with cancer. *Journal of the National Cancer Institute Monographs*, 32, 57–71.

Masson, H. (2021). Cervical pap smears and pandemics: The effect of COVID-19 on screening uptake and opportunities to improve. *Women's Health*, 17: 1–5.

Masui, Y., Gondo, Y., Inagaki, H. and Hirose, N. (2006). Do personality characteristics predict longevity? Findings from the Tokyo centenarian study. *Age*, 28: 353–61.

Matano, R.A., Futa, K.T., Wanat, S.F. et al. (2000). The Employee Stress and Alcohol Project: the development of a computer-based alcohol abuse prevention program for employees. *Journal of Behavioral Health Services Research*, 27: 152–65.

Matarazzo, J.D. (1980). Behavioral health and behavioral medicine: frontiers for a new health psychology. *American Psychologist*, 35: 807–17.

Matarazzo, J.D. (1984). Behavioral health: a 1990 challenge for the health sciences professions. In J.D. Matarazzo, N.E. Miller, S.M. Weiss, J.A. Herd and S.M. Weiss (eds), *Behavioral Health: A Handbook of Health Enhancement and Disease Prevention*. New York: Wiley.

Mathews, C., Guttmacher, S.J., Coetzee, N. et al. (2002). Evaluation of a video based health education strategy to improve sexually transmitted disease partner notification in South Africa. *Sexually Transmitted Infections*, 78: 53–7.

Matthews, K. A. and Gallo L.C. (2011). Psychological perspectives on pathways linking socioeconomic status and physical health. *Annual Review of Psychology*, 62, 501–630.

Matthews K.A., Räikkönen K, Gallo L. and Kuller L.H. (2008). Association between socioeconomic status and metabolic syndrome in women: testing the reserve capacity model. *Health Psychology*, 27: 576–583.

Matthews, K. A., Raikkonen, K., Sutton-Tyrrell, K. and Kuller, L. H. (2004). Optimistic attitudes protect against progression of carotid atherosclerosis in healthy middle-aged women. *Psychosomatic Medicine*, 66: 640–44

Mattocks, C., Ness, A., Deere, K. et al. (2008). Early life determinants of physical activity in 11 to 12 year olds: cohort study. *British Medical Journal*, 336: 26–9.

Matza, L.S., Swensen, A.R., Flood, E.M. et al. (2004). Assessment of health-related quality of life in children: a review of conceptual, methodological, and regulatory issues. *Value in Health*, 7: 79–92.

Mayhew, A, Mullins T.L.K., Ding, L. et al. (2014). Risk perceptions and subsequent sexual behaviors after HPV vaccination in adolescents. *Pediatrics*, 133, 404–11.

Maynard, K., Llagan, C., Bharati, S., et al. (2018). Gender-based analysis of working-carer men: a North American scoping review, *International Journal of Care and Caring*, 2: 27–48.

McCabe, K.M., Yeh, M., Lau, A. et al. (2005). Racial/ethnic differences in caregiver strain and perceived social support among parents of youth with emotional and behavioral problems. *Mental Health Services Research*, 5: 137–47.

McCabe, M.P., Ebacioni, K.J., Simmons, R., et al. (2014). Unmet education, psychological and peer support needs of people with Mutiple Sclerosis, *Journal of Psychosomatic Research*, doi:10.1016/j.psychores.2014.05.010

McCaffery, J.M., Papandonatos, G.D., Stanton, C. et al. (2008). Depressive symptoms and cigarette smoking in twins from the National Longitudinal Study of Adolescent Health. *Health Psychology*, 27: S207–S215.

McClenahan, R. and Weinman, J. (1998). Determinants of carer distress in non-acute stroke. *International Journal of Language and Communication Disorders*, 33: 138–43.

McCracken, L.M. and Eccleston, C. (2003). Coping or acceptance: what to do about chronic pain? *Pain*, 105: 197–204.

McCracken LM, Hoskins J, Eccleston C. (2006). Concerns about medication and medication use in chronic pain. *Journal of Pain*, 7: 726–34

McCracken, L.M., Sato, A. and Taylor, G.J. (2013). A trial of a brief group-based form of acceptance and commitment therapy (ACT) for chronic pain in general practice: Pilot outcome and process results. *Journal of Pain*, 14: 1398–406.

McCrae, R.E. and Costa, P.T. (1987). Validation of the five-factor model of personality across instruments and observers. *Journal of Personality and Social Psychology*, 52: 81–90.

McCrae, R.E. and Costa, P.T. (1990). *Personality in Adulthood*. New York: Guilford Press.

McCrae, R.E., Costa, P.T., Ostendorf, F. et al. (2000). Nature over nurture: temperament, personality and life-span development. *Journal of Personality and Social Psychol- ogy*, 78: 173–86.

McCrae, R.R., Terracciano, A., de Fruyt, F., et al. (2010). The validity and structure of culturelevel personality scores: data from ratings of young adults, *Journal of Personality*, 78: 815–38.

McCrae, R.R. (1990). Controlling neuroticism in the measurement of stress. *Stress Medicine*, 6: 237–40.

McCubbin, H.I. and Patterson, J.M. (1982). Family adaptations to crisis. In H.I. McCubbin, A. Cauble and J. Patterson (eds), *Family Stress, Coping and Social Support*. Springfield, IL: Charles Thomas.

McCubbin, H.I. and Patterson, J.M. (1983). The family stress process: the double ABCX model of adjustment and adaptation. In H.I. McCubbin, M.B. Sussman and J.M. Patterson (eds), *Social Stress and the Family: Advances and Developments in Family Stress Theory and Research*. New York: Haworth Press.

McCurley, J.L., Funes, C.J., Zale, E.L. (2019). Preventing chronic emotional distress in stroke survivors and their informal caregivers. *Neurocritical Care*, 30: 581–89.

McDowell, I. (2010). Measures of self-perceived well-being. *Journal of Psychosomatic Research*, 69: 69–79.

McEachan, R.R.C., Conner, M., Taylor, N., & Lawton, R.J. (2011). Prospective prediction of health-relted behaviours with the theory of planned behavior: A meta-analysis. *Health Psychology Review*, 5: 97–144

McEwan, M.J., Espie, C.A. and Metcalfe, J. (2004). A systematic review of the contribution of qualitative research to the study of quality of life in children and adolescents with epilepsy. *Seizure*, 13: 3–14.

McEwen, B.S. (2008). Central effects of stress hormones in health and disease: understanding the protective and damaging effects of stress and stress mediators. *European Journal of Pharmacology*, 583: 174–85.

McGill, H.C. and Stern, M.P. (1979). Sex and atherosclerosis. *Atherosclerosis Review*, 4: 157–248.

McGowan, L.J., Devereux-Fitzgerald, A., Powell, R. and French, D.P (2018). How acceptable do older adults find the concept of being physically active? A systematic review and meta-synthesis, *International Review of Sport and Exercise Psychology*, 11:1, 1–24.

McKee, H., Ntoumanis, N. and Smith, B. (2013). Weight maintenance: self-regulatory factors underpinning success and failure. *Psychology & Health*, 28: 1207–23.

McKenna, S.P. (2004). Assessing the quality of life in phases I and II anti-cancer drug trials: interviews versus questionnaires by Cox, K. (letter to the editor). *Social Science and Medicine*, 58: 659–60.

McKenna, S.P., Whalley, D. and Doward, L.C. (2000). Which outcomes are important in schizophrenia trials? *International Journal of Methods in Psychiatric Research*, 9 (suppl. 1): S58–67.

McKinley S., Moser D. K., and Dracup K. (2000). Treatmentseeking behavior for acute myocardial infarction symptoms in North America and Australia. *Heart and Lung*, 29(4): 237–47. doi: 10.1067/mhl.2000.106940.

McLeod, J.D. and Kessler, R.C. (1990). Socioeconomic status differences in vulnerability to undesirable life events. *Journal of Health and Social Behaviour*, 31: 162–72.

McManus, J. (2014) Promoting psychology in public health. *The Psychologist*, 27: 66.

McNeill, L.H., Viswanath, K., Bennett, G.G. et al. (2007). Feasibility of using a web-based nutrition intervention among residents of multiethnic working-class neighborhoods. *Preventing Chronic Disease*, 4: A55.

McQuaid, E.L., Koinis-Mitchell, D., Walders, N. et al. (2007). Pediatric asthma morbidity: the importance of symptom perception and family response to symptoms. *Journal of Pediatric Psychology*, 32: 167–77.

McQuay, H.J. and Moore, R.A. (2005). Placebo. *Postgraduate Medical Journal*, 81: 155–60.

McVey, D. and Stapleton, J. (2000). Can anti-smoking television advertising affect smoking behaviour? Controlled trial of the Health Education Authority for England's antismoking TV campaign. *Tobacco Control*,

9: 273–82.

McWilliams, L.A., Kowal, J., Verrier, M.J., et al. (2017). Do pain-related support preferences moderate relationships between chronic pain patients' reports of support received and psychosocial fiunctioning? *Pain Medicine*, 18: 2331–9.

McVicar, A. (2003). Workplace stress in nursing: a literature review. *Journal of Advanced Nursing*, 44: 633–42.

Mead, G.E., Morley, W., Campbell, P. et al. (2009). Exercise for depression (intervention review). *Cochrane Library*, 2009, Issue 3.

Mechanic, D. (1962). The concept of illness behavior. *Journal of Chronic Disease*, 15: 189–94.

Medina-Perucha, L., Yousaf, O., Hunter, M.S., and Grunfeld, E. A. (2017). Barriers to medical help-seeking among older men with prostate cancer. *Psycho-Oncology*, 35: 531–43

Medley, A., Kennedy, C., O'Reilly, K. et al. (2009). Meta-analysis of peer education in developing countries. *AIDS Education and Prevention*, 21, 181–206.

Meechan, G., Collins, J. and Petrie, K. (2002). Delay in seeking medical care for self-detected breast symptoms in New Zealand women. *New Zealand Medical Journal*, 115: U257.

Meenan, R.F. and Mason, J.H. (1990). *AIMS2 Users Guide*. Boston University School of Medicine, Department of Public Health.

Meeuwesen, L., Harmsen, J.A., Bernsen, R.M. et al. (2006). Do Dutch doctors communicate differently with immigrant patients than with Dutch patients? *Social Science and Medicine*, 63: 2407–17.

Mehta, V. and Langford, R.M. (2006). Acute pain management for opioid dependent patients. *Anaesthesia*, 61: 269–76.

Meichenbaum, D. (1985). *Stress Inoculation Training*. New York: Pergamon Press.

Meijer, A., Conradi, H. J., Bos, E. H., et al. (2013). Adjusted prognostic association of depression following myocardial infarction with mortality and cardiovascular events: individual patient data meta-analysis. *The British Journal of Psychiatry: The Journal of Mental Science*, 203(2): 90–102.

Meiser, B. (2005). Psychological impact of genetic testing for cancer susceptibility: an update of the literature. *Psycho- Oncology*, 14: 1060–74.

Melchior, M., Berkman, L.F., Niedhammer, I. et al. (2003). Social relations and self-reported health: a prospective analysis of the French Gazel cohort. *Social Science and Medicine*, 56: 1817–30.

Meldahl, M.L., Acaster, S. and Hayes, R.P. (2012). Exploration of oncologists' attitudes toward and perceived value of patient-reported outcomes. *Quality of Life Research*, 22: 725–31.

Mellins, C.A., Brackis-Cott, E., Dolezal, C. et al. (2004). The role of psychosocial and family factors in adherence to antiretroviral treatment in human immunodeficiency virus- infected children. *Pediatric Infectious Disease Journal*, 23: 1035–41.

Melzack, R. (1973). *The Puzzle of Pain*. London: Penguin Education.

Melzack, R. and Wall, P.D. (2016). *The Challenge of Pain*. London: Penguin.

Melzack, R. (1975). The McGill pain questionnaire: major properties and scoring methods. *Pain*, 1: 277–99.

Melzack, R. (1999). From the gate to the neuromatrix. *Pain*, suppl. 6: S121–6.

Melzack, R. (2005). Evolution of the neuromatrix theory of pain. The Prithvi Raj Lecture: presented at the third World Congress of World Institute of Pain, Barcelona 2004. *Pain Practice*, 5: 85–94.

Melzack, R. and Wall, P.D. (1965). Pain mechanisms: a new theory. *Science*, 50: 971–9.

Mendlowicz, M.V. and Stein, M.B. (2001). Quality of life in individuals with anxiety disorders. *American Journal of Psychiatry*, 157: 669–82.

Mendlowicz, V., Garcia-Rosa, M. L., Gekker, M., et al. (2021). Post-traumatic stress disorder as a predictor for incident hypertension: a 3-year retrospective cohort study. *Psychological Medicine*, 1–8.

Mennino, S.F., Rubin, B.A. and Brayfield, A. (2016). Home to-job and job-to-home spillover: impact of company policies and workplace culture. *The Sociological Quarterly,* 46, 107–35.

Mercken, L., Candel, M., van Osch, L and de Vries, H. (2011). No smoke without fire: the impact of future friends on adolescent smoking behaviour. *British Journal of Health Psychology*, 16: 170–88.

Merkin, S.S., Basurto-Dávila, R,.Karlamangla, A. et al. (2009). Neighborhoods and cumulative biological risk profiles by race/ethnicity in a national sample of U.S. adults: NHANES III. *Annals of Epidemiology*, 19: 194–201.

Merluzzi, T.V., Philip, E.J., Dominic, O.V. and Heitzmann, C.A. (2011). Assessment of self-efficacy for caregiving: the critical role of self-care in caregiver stress and burden. *Palliative and Supportive Care*, 9: 15–24.

Merskey, H. and Bogduk, N. (1994). *Classification of chronic pain.* 2nd edn. Seattle: IASP Press.

Merzel, C. and D'Afflitti, J. (2003). Reconsidering community-based health promotion: promise, performance, and potential. *American Journal of Public Health*, 93: 557–74.

Messerotti, A., Banchelli, F., Ferrari, S. et al. (2020). Investigating the association between physicians self-efficacy regarding communication skills and risk of "burnout". *Health and Quality of Life Outcomes*, 18: 271.

Meyer, J.M. and Stunkard, A.J. (1993). Genetics and human obesity. In A.J. Stunkard and T.A. Wadden (eds), *Obesity: Theory and Therapy*. New York: Raven Press.

Meyer-Weitz, A., Reddy, P., Van Den Borne, H.W. et al. (2000). The determinants of health care seeking behaviour of adolescents attending STD clinics in South

Africa. *Journal of Adolescence*, 23: 741–52.

Meyler, D., Stimpson, J.P. and Peek, M.K. (2007). Health concordance within couples: a systematic review. *Social Science & Medicine*, 64: 2297–310

Mezquita, L., Bravo, A.J., Morizot, J. et al. (2019). Cross-cultural examination of the Big Five Personality Trait Short Questionnaire: Measurement invariance testing and associations with mental health, *PLoS ONE*, 14(12): e0226223.

Michel, J.S., Kotrba, L.M., Mitchelson, J.K. et al. (2011). Antecedents of work-family conflict: A meta-analystic review. *Journal of Organizational Behavior*, 32: 689–725.

Michetti P., Weinman J., Mrowietz U. et al. (2017). Impact of treatment-related beliefs on medication adherence in immune-mediated inflammatory diseases: results of the Global ALIGN Study. *Advances in Therapy*, 34: 91–108.

Michie, S., Carey, R.N., Johnston, M. et al. (2018). From theory-inspired to theory-based interventions: a protocol for developing and testing a methodology for linking behaviour change techniques to theoretical mechanisms of action. *Annals of Behavioral Medicine*, 52: 501–512.

Michie, S. and Prestwich, A. (2010) Are interventions theorybased? Development of a theory coding scheme. *Health Psychology*, 29: 1–8.

Michie, S., Ashford, S., Sniehotta, F.F. et al. (2011). A refined taxonomy of behaviour change techniques to help people change their physical activity and health eating behaviours: the CALO-RE. *Psychology and Health*, 26: 1479–98.

Michie, S, Hyder, N., Walia, A and West, R. (2011). Development of a taxonomy of behaviour change techniques used in individual behavioural support for smoking cessation. *Addictive Behaviors*, 36: 315–9.

Michie, S., Free, C. and West, R. (2012). Characterising the Txt2Stop smoking cessation text messaging intervention in terms of behaviour change techniques. *Journal of Smoking Cessation*, 7: 55–60.

Michie, S., Smith, J.A., Senior, V. and Marteau, T.M. (2003). Understanding why negative genetic test results sometimes fail to reassure. *American Journal of Medical Genetics*, 119A: 340–7.

Michie, S., West, R. and Amlot, R. (2020). Behavioural strategies for reducing covid-19 transmission in the general population, *thebmjopinion*, 3 March.

Michie, S., van Stralen, M.M. and West, R. (2011). The behaviour change wheel: a new method for characterising and designing behaviour change interventions. *Implementation Science*, 6: 42.

Michie, S., Richardson, M., Johnston, M. et al. (2013). The behavior change technique taxonomy (v1) of 93 hierarchically clustered techniques: building an international consensus for the reporting of behavior change interventions, *Annals of Behavioral Medicine, 46*: 81–95.

Michielsen, H.J., DeVries, J. and van Heck. (2003). Psycho-metric qualities of a brief self-rated fatigue measure:the Fatigue Assessment Scale. *Journal of Psychosomatic Research*, 54: 345–52.

Miller, S.M. (1987). Monitoring and blunting: validation of a questionnaire to assess styles of information seeking under threat. *Journal of Personality and Social Psychology*, 52: 345–53.

Miller, S.M., Brody, D.S. and Summerton, J. (1987). Styles of coping with threat: implications for health. *Journal of Personality and Social Psychology*, 54: 142–8.

Miller, T.Q., Smith, T.W., Turner, C.W. et al. (1996). A metaanalytic review of research on hostility and physical health. *Psychological Bulletin*, 119: 322–48.

Miller, W. and Rollnick, S. (2002). *Motivational Interviewing: Preparing People to Change Addictive Behaviour*. New York: Guilford Press.

Miller, W. and Rollnick, S. (2012). *Motivational Interviewing: Helping People Change*. New York: Guilford Press.

Miller, W., Rollnick, S. and Butler, C. (2008). *Motivational Interviewing in Health Care: Helping Patients Change Behavior*. New York: Guilford Press.

Ming, E.E., Adler, G.K., Kessler, R.C. et al. (2004). Cardiovascular reactivity to work stress predicts subsequent onset of hypertension: the Air Traffic Controller Health Change Study. *Psychosomatic Medicine*, 66: 459–65.

Ministry of Health (2003). *A Longer Healthy Life* (in Dutch). Den Haag: Ministry of Health, Welfare and Sport.

Mino, Y., Babazono, A., Tsuda, T. et al. (2006). Can stress management at the workplace prevent depression? A randomized controlled trial. *Psychotherapy and Psychosomatics*, 7: 177–82.

Mir, G. and Tovey, P. (2002). Cultural competency: profesional action and South Asian carers. *Journal of Management in Medicine*, 16: 7–19.

Mirosevic, S., Jo, B., Kraemer, H. C. et al. (2019). Not just another meta-analysis: sources of heterogeneity in psychosocial treatment effect on cancer survival. *Cancer Medicine*, 8: 363–373.

Mishra, S., Bhatnagar, S., Gupta, D. et al. (2007). Incidence and management of phantom limb pain according to World Health Organization analgesic ladder in amputees of malignant origin. *American Journal of Hospice and Palliative Care*, 24: 455–62.

Mistry, R., McCarthy, W.J. and Yancey, A.K. (2009) Resilience and pattern of health risk behaviours in California adolescents. *Preventive Medicine,* 48: 291–7.

Mitchell, A.J. and Kakkadasam, V. (2011). Ability of nurses to identify depression in primary care, secondary care and nursing homes: a meta-analysis of routine clinical accuracy. *International Journal of Nursing Studies*, 48: 359–68.

Mitchell, J.B., Ballard, D.J., Matchar, D.B. et al. (2000). Racial variation in treatment for transient ischemic attacks: impact of participation by neurologists. *Health Services Research*, 34: 1413–28.

Mitchell S.H., Schoel C., Stevens, A.A. (2008). Mechanisms underlying heightened risk taking in adolescents as compared with adults. *Psychonomic Bulletin & Review*. 15(2): 272–7.

Mittermaier, C., Dejaco, C., Waldhoer, T. et al. (2006). Impact of depressive mood on relapse in patients with inflammatory bowel disease: a prospective 18-month follow-up study, *Psychosomatic Medicine*, 66: 79–84.

Moldofsky, H. and Chester, W.J. (1970). Pain and mood patterns in patients with rheumatoid arthritis: a prospective study. *Psychosomatic Medicine*, 32: 309–18.

Mollica, R.F., Fernando, D.B., and Augusterfer, E.F. (2021). Beyond burnout: responding to the COVID-19 pandemic challenges to self-care, *Current Psychiatry Reports*, 23: 21.

Molloy, G.J., Dixon, D., Hamer, M. and Sniehotta, F.F. (2010). Social support and regular physical activity: does planning mediate this link? *British Journal of Health Psychology*, 15: 859–70.

Molloy, G.J., Johnston, M., Johnston, D.W. et al. (2008). Spousal caregiver confidence and recovery from ambulatory activity limitations in stroke survivors. *Health Psychology* 27: 286–90.

Molloy, G.J., O'Carroll, R.E. and Ferguson, E. (2014). Conscientiousness and medication adherence: a meta-analysis. *Annals of Behavioral Medicine*, 47: 92–101.

Molyneux, A., Lewis, S., Leivers, U. et al. (2003). Clinical trial comparing nicotine replacement therapy (NRT) plus brief counselling, brief counselling alone, and minimal intervention on smoking cessation in hospital inpatients. *Thorax*, 58: 484–8.

Mommersteeg, P.M., Vermetten, E., Kavelaars, A. et al. (2008). Hostility is related to clusters of T-cell cytokines and chemokines in healthy men. *Psychoneuroendicrinology*, 33: 1041–50.

Montano, D., Hoven, H. and Siegrist, J. (2014). Effects of organisational-level interventions at work on employees' health: a systematic review. *BMC Public Health,* 14: 135. Montazeri, A., Jarvandi, S., Haghighat, S. et al. (2001). Anxiety and depression in breast cancer patients before and after participation in a cancer support group. *Patient Edcation and Counseling*, 45: 195–8.

Montgomery, G.H., Bovberg, D.H., Schnur, J.B. et al. (2007). A randomized clinical trial of a brief hypnosis intervention to control side effects in breast surgery patients. *Journal of the National Cancer Institute*, 99: 1304–12.

Montgomery, M. and McCrone, S.H. (2010). Psychological distress associated with the diagnostic phase for suspected breast cancer: a review. *Journal of Advanced Nursing*, 66: 2372–90.

Montgomery, R.J.V. and Kosloski, K.D. (2000). Family caregiving: change, continuity and diversity. In P. Lawton and R. Rubenstein (eds), *Alzheimer's Disease and Related Dementias: Strategies in Care and Research*. New York: Springer. 2009

Montgomery, S., Udumyan, R., Magnuson, A. et al. (2013). Mortality following unemployment during an economic downturn: Swedish register-based cohort study. *BMJ Open*, 3: e003031.

Montpetit, M.A. and Bergeman, C.S. (2007). Dimensions of control: mediational analyses of the stress–health relationship. *Personality and Individual Differences*, 43: 2237–48. Moodie, C.S. and Mackintosh, A.M. (2013). Young adult women smokers' response to using plain cigarette packaging: a naturalistic approach. *BMJ Open* 14: 812.

Moon, H & Dilworth-Anderson, P. (2015). Baby boomer caregiver and dementia caregiving: findings from the National Study of Caregiving, *Age and Ageing*, 44: 300–6.

Moons, P., Apers, S., Kovacs, A.H. et al. (2021). Sense of coherence in adults with congenital heart disease in 15 countries: Patient characteristics, cultural dimensions and quality of life. *European Journal of Cardiovascular Nursing*, 20: 48–55.

Moore, D., Aveyard, P., Connock, M. et al. (2009). Effectiveness and safety of nicotine replacement therapy assisted reduction to stop smoking: systematic review and metaanalysis. *British Medical Journal*, 338: b1024.

Moore, L. (2001). Are fruit tuck shops in primary schools effective in increasing pupils' fruit consumption? A randomised controlled trial. Abstract available from http://www.cf.ac.uk/socsi/whoswho/moore-tuckshop.html

Moore, L., Paisly, C.M. and Dennehy, A. (2000). Are fruit tuck shops in primary schools effective in increasing pupils' fruit consumption? A randomised controlled trial. *Nutrition and Food Science*, 30: 35–8.

Moore, P.M., Rivera, S., Bravo-Soto, G.A. et al. (2018) Communication skills training for healthcare professionals working with people who have cancer. *Cochrane Database of Systematic Reviews,* 7:CD003751.

Moore R.K., Groves D.G., Bridson J.D. et al. (2007) A brief cognitive-behavioral intervention reduces hospital admissions in refractory angina patients. *Journal of Pain and Symptom Management*, 33: 310–6.

Moore, S., Murphy, S., Tapper, K. et al. (2010). From policy to plate: barriers to implementing healthy eating policies in primary schools in Wales. *Health Policy*, 94: 239–45.

Moos, R.H. and Schaefer, A. (1984). The crisis of physical illness: an overview and conceptual approach. In R.H. Moos (ed.), *Coping with Physical Illness: New Perspectives*, Vol. 2. New York: Plenum.

Mor, V., Malin, M. and Allen, S. (1994). Age differences in the psychosocial problems encountered by breast cancer patients. *Journal of the National Cancer Institute Monographs*, 16: 191–7.

Mora, P.A., Halm, E., Leventhal, H., and Ceric, F. (2007).

Elucidating the relationship between negative affectivity and symptoms: the role of illness-specific affective responses. *Annals of Behavioral Medicine*, 34: 77–86

Morawska, A., Mitchell, A.E., Burgess, S. et al. (2016). Effects of Triple P parenting intervention on child health outcomes for childhood asthma and eczema: Randomised controlled trial. *Behaviour Research and Therapy*, 83: 35–44.

Morgan, J., Roufeil, L., Kaushik, S. et al. (1998). Influence of coping style and precolonoscopy information on pain and anxiety of colonoscopy. *Gastrointestinal Endoscopy*, 48: 119–27.

Morley, S., Eccleston, C. and Williams, A. (1999). Systematic review and meta-analysis of randomized controlled trials of cognitive behaviour therapy and behaviour therapy for chronic pain in adults, excluding headache. *Pain*, 80: 1–13.

Morlion, B., Schäfer, M., Betteridge, N. et al. (2018). Non-invasive patient-controlled analgesia in the management of acute postoperative pain in the hospital setting. *Current Medical Research and Opinion*, 34: 1179–86.

Morone, N.E., Greco, C.M. and Weiner, D.K. (2008). Mindfulness meditation for the treatment of chronic low back pain in older adults: a randomized controlled pilot study. *Pain*, 134: 310–19.

Morris, C.D. and Carson, S. (2003). Routine vitamin supplementation to prevent cardiovascular disease: a summary of the evidence for the US Preventive Services Task Force. *Annals of Internal Medicine*, 139: 56–70.

Morris, D.B. (1999). Sociocultural and religious meanings of pain. In R.J. Gatchel and D.C. Turk (eds), *Psychosocial Factors in Pain*. New York: Guilford Press.

Morris, J.N., Clayton, D.G., Everitt, M.G. et al. (1990). Exercise in leisure time: coronary attack and death rates. *British Heart Journal*, 63: 325–34.

Morris, N., Moghaddam, N., Tickle, A and Biswas, S. (2018). The relationship between coping style and psychological distress in people with ehad and neck cancer: a systematic review. *Psycho-Oncology*, 27: 734–47

Morrish, L. (2018). Pressure vessels; the epidemic of poor mental health among Higher Education staff. HEPI Occasional Paper 20, www.hepi.ac.uk

Morrison, L.G., Yardley, L., Powell, J., et al. (2012). What design features are used in effective e-Health interventions? A review using techniques from critical interpreta- tive synthesis. *Journal of Telemedicine and Telecare*, 18: 137–44.

Morrison, V. (1999). Predictors of carer distress following a stroke. *Reviews in Clinical Gerontology*, 9: 265–71.

Morrison, V. (2001). The need to explore discrepant illness cognitions when predicting patient outcomes. *Health Psychology Update*, 10: 9–13.

Morrison, V. (2003). Furthering the socio-cognitive explanation of addiction. *Neuro-Psychoanalysis*, 5: 39–42.

Morrison, V., and Williams K. (2020). Gaining longitudinal accounts of carers' experiences using IPA and photograph elicitation. *Frontiers in Psychology*, 11: 521382.

Morrison, V., Ager, A. and Willock, J. (1999). Perceived risk of tropical diseases in Malawi: evidence of unrealistic pessimism and the irrelevance of beliefs of personal control? *Psychology, Health and Medicine*, 4: 361–8.

Morrison, V., Henderson, B.J., Zinovieff, F. et al. (2011). Common, important, and unmet needs of cancer patients. *European Journal of Oncology Nursing*, 16: 115–23.

Morrison, V., Johnston, M. and MacWalter, R. (2000b). Predictors of distress following an acute stroke: disability, control cognitions and satisfaction with care. *Psychology and Health*, 15: 395–407.

Morrison, V., Pollard, B., Johnston, M. and MacWalter, R. (2005). Anxiety and depression 3 years following stroke: demographic, clinical and psychological predictors. *Journal of Psychosomatic Research*, 59: 209–13.

Morrison, V., Holmes, E., Parveen, S., et al. (2015) Association of low self-efficacy and a high number of perceived barriers with non-adherence to antihypertensive medicines: A multinational, cross-sectional survey. *Value Health*, 18(2): 206–16. Morrison, V., Henderson, B., Taylor, C. et al. (2010). The impact of information order on intentions to undergo predictive genetic testing: an experimental study. *Journal of Health Psychology*, 15: 1082–92.

Morrison, V.L. (1991a). The impact of HIV upon injecting drug users: a longitudinal study. *AIDS Care*, 3: 197–205.

Morse, J.M. and Johnson, J.L. (1991). Towards a theory of illness. The illness constellation model. In J.M. Morse and

J.L. Johnson (eds), *The Illness Experience: Dimensions of Suffering*. Newbury Park, CA: Sage.

Moskowitz, J.T., Hult, J.R., Busolari, C. and Acree, M. (2009). What works in coping with HIV? A meta-analysis with implications for coping with serious illness. *Psychological Bulletin*, 135: 121–41.

Moss, E.L., Tobin, L.N., Campbell, T.S. et al. (2017). Behavioral weight-loss treatment plus motivational interviewing versus attention control: lessons learned from a randomized controlled trial. *Trials*, 18: 351.

Moss, S., Thomas, I., Evans, A. et al. (2005). Randomised controlled trial of mammographic screening in women from age 40: predicted mortality based on surrogate outcome measures. *British Journal of Cancer*, 92: 955–60.

Moss-Morris, R. and Chalder, T. (2003). Illness perceptions and levels of disability in patients with chronic fatigue syndrome and rheumatoid arthritis. *Journal of Psychosomatic Research*, 55: 305–8.

Moss-Morris, R., Deary, V., and Castell, B. (2013). Chapter

25: Chronic fatigue syndrome, *Handbook of Clinical Neurology*, 110: 303–14.

Moss-Morris, R., McAlpine, L., Didsbury, L.P. et al. (2010). A randomized controlled trial of a cognitive behavioural therapy-based self-management intervention for irritable bowel syndrome in primary care. *Psychological Medicine*, 40: 85–94.

Moss-Morris, R., Weinman, J., Petrie, K.J. et al. (2002). The revised Illness Perception Questionnaire (IPQ-R). *Psychology and Health*, 17: 1–16.

Motta, M., Callaghan, T. and Sylvester, S. (2018). Knowing less but presuming more: Dunning-Kruger effects and the endorsement of anti-vaccine policy attitudes. *Social Science and Medicine*, 211: 274–81.

Motl, R.W., Gliottoni, R.C. and Scott, J.A. (2007). Self-efficacy correlates with leg muscle pain during maximal and submaximal cycling exercise. *Journal of Pain*, 8: 583–7.

Mowery, R.L. (2007). The family, larger systems, and end-oflife decision making. In D. Balk, C. Wogrin, G. Thornton and D. Meagher (eds), *Handbook of Thanatology: The Essential Body of Knowledge for the Student of Death, Dying, and Bereavement*. Northbrook, IL: Association for Death Education and Counseling, pp. 93–102.

Moustakas, J., Bennett, P. N. and Tranter, S. (2015). The information needs of older people who choose supportive care over dialysis: a case study approach. *Renal Society of Australasia Journal*, 11: 6.

Mozaffarian, D., Afshin, A., Benowitz, N.L. et al. (2012). Population approaches to improve diet, physical activity, and smoking habits: a scientific statement from the American Heart Association. *Circulation*, 126: 1514–63.

Mujtaba B.G. and Cavico F.J. (2013). Corporate wellness programs: implementation challenges in the modern American workplace. *International Journal of Health Policy and Management* 6: 193–9.

Mukuria, C., and Brazier, J. (2013). Valuing the EQ-5D abd the SF-6D health states using ssubjective well-being: a secondary analysis of patient data. *Social Science & Medicine*, 77: 97–105.

Mund, M., and Mitte, K. (2012). The costs of repression: A meta-analysis on the relatib between repressive copibg and somatic diseases. *Health Psychology*, 31: 640–9.

Munaf, M.R. and Johnstone, E.C. (2008). Genes and cigarette smoking. *Addiction*, 103: 893–904.

Murnaghan, D.A., Blanchard, C.M., Rodgers, W.M. et al. (2010). Predictors of physical activity, healthy eating and being smoke-free in teens: a theory of planned behaviour approach. *Psychology & Health*, 25: 925–41.

Murphy, B., le Grande, M., Alvarenga, M. et al. (2020). Anxiety and depression after a cardiac event: prevalence and predictors. *Frontiers in Psychology*, 10: 3010.

Murphy, M.H., Nevill, A.M., Murtagh, E.M. and Holder, R.L. (2007). The effect of walking on fitness, fatness and resting blood pressure. *Preventive Medicine*, 44: 377–85.

Murphy, J., Vallières, F., Bentall, R.P., et al. (2021). Psychological characteristics associated with COVID-19 vaccine hesitancy and resistance in Ireland and the United King- dom. *Nature Communications,* 12(1): 29.

Murray, E., Pollack, L., White, M. et al. (2007). Clinical decision-making: physicians' preferences and experiences. *BMC Family Practice*, 8: 10.

Murray, M. (1997). A narrative approach to health psychology: background and potential. *Journal of Health Psychology*, 2: 9–20.

Murray, M. and Campbell, C. (2003). Beyond the sidelines: towards a more politically engaged health psychology. *Health Psychology Update*, 12: 12–17.

Murrell, R. (2001). Assessing the quality of life of individuals with neurological illness. *Health Psychology Update*, 10.

Mutambudzi M., Javed Z., Kaul S. et al. (2017). Effects of work-family conflict and job insecurity on psychological distress. *Occupational Medicine,* 67: 637–40.

Myers, L.B. and Reynolds, D. (2000). How optimistic are repressors? The relationship between repressive coping, controllability, self-esteem and comparative optimism for health-related events. *Psychology and Health*, 15: 677–87. Myrtek, M. (2001). Meta-analyses of prospective studies on coronary heart disease, type A personality, and hostility. *International Journal of Cardiology*, 79: 245–51.

Nachega, J.B., Mugavero, M.J., Zeier, M. et al. (2010). Treatment simplification in HIV-infected adults as a strategy to prevent toxicity, improve adherence, quality of life and decrease `healthcare costs. *Journal of Patient Preference and Adherence*, 5: 357–67.

Nagasako, E.M., Oaklander, A.L. and Dworkin, R.H. (2003). Congenital insensitivity to pain: an update. *Pain*, 101: 213–19.

Naamany E., Reis D., Zuker-Herman R. et al. (2019). Is there gender discrimination in acute renal colic pain management? A retrospective analysis in an Emergency Department setting. *Pain Management Nursing*, 18: S1524-9042(18)30226-1.

Nahin, R. L., Sayer, B., Stussman, B. J. et al. (2019). Eighteen-year trends in the prevalence of, and health care use for, noncancer pain in the United States: data from the Medical Expenditure Panel Survey. *Journal of Pain*, 20: 796–809.

Naliboff, B.D., Munakata, J., Chang, L. et al. (1998). Toward a biobehavioral model of visceral hypersensitivity in irritable bowel syndrome. *Journal of Psychosomatic Research*, 45: 485–93.

Nandi, A., Glymour, M.M. and Subramanian, S.V. (2014). Association among socioeconomic status, health behaviors, and all-cause mortality in the United States. *Epidemiology*, 25: 170–7.

Narevic, E. and Schoenberg, N.E. (2002). Lay explanations for Kentucky's 'Coronary Valley'. *Journal of*

Community Health, 27: 53–62.

Nathan, J.P., Zerilli, T., Cicero, L.A. et al. (2007). Patients' use and perception of medication information leaflets. *Annals of Pharmacotherapy*, 41: 777–82.

National AIDS Trust, (2018). HIV outbreak in Glasgow, July. nat.org.uk, accessed 12 August 2019

National Cancer Institute, (2009). *SEER Cancer Statistics Review*, 1975–2005. Retrieved from http://seer.cancer.gov/csr/1975_2005/index.html (accessed 15 September 2021).

National Cancer Institute (2016). *Risk Factors for Cancer*. Rockville, MD: National Institutes of Health,

National Collaborating Centre for Chronic Conditions (2004). Chronic obstructive pulmonary disease. National clinical guidelines on management of chronic obstructive pulmonary disease in adults in primary and secondary care. *Thorax*, 59(suppl. 1): 1–232.

National Diet and Nutrition Survey Report. www.food.gov.uk/ multimedia/pdfs/.../ndnsreport0809year1results.pdf.

National Institute for Health and Care Excellence (2019). Hypertension in adults: diagnosis and management Cost-effectiveness analysis: Treatment initiation threshold for people with stage 1 hypertension. NG136. London: NICE.

National Union of Students (2018). *Alcohol Impact: Students and Alcohol National Survey 2017–18,* Retrieved from https://nusdigital.s3-eu-west-1.amazonaws.com/document/documents/44084/c5afccb00e925d-92b14a8454606fb210/2018731_NUS_Students_and_Alcohol_National_FINAL.PDF (accessed 15 September 2021).

Naughton, F., Jamison, J., Boase, S. et al. (2014). Randomized controlled trial to assess the short-term effectiveness of tailored web- and text-based facilitation of smoking cessation in primary care (iQuit in Practice). *Addiction,* 109: 1184–93.

Navas-Nacher, E.L., Colangelo, L., Beam, C. et al. (2001). Risk factors for coronary heart disease in men 18 to 39 years of age. *Annals of Internal Medicine*, 134: 433–9.

Neal, R.D., Ali, N., Atkin, K. et al. (2006). Communication between South Asian patients and GPs: comparative study using the Roter Interactional Analysis System. *British Journal of General Practice*, 56: 869–75.

Neff, L.A. and Karney, B.R. (2005). Gender differences in social support: a question of skill or responsiveness? *Journal of Personality & Social Psychology*, 88: 79–90.

Nelson, D.V., Baer, P.E. and Cleveland, S.E. (1998). Family stress management following acute myocardial infarction: an educational and skills training intervention program. *Patient Education and Counseling*, 34: 135–45.

Nesoff, E.D., Dunkle, K. and Lang D. (2016). The impact of condom use negotiation self-efficacy and partnership patterns on consistent condom use among college-educated women. *Health Education and Behavior*, 43: 61–7.

Nelson, K.M., Bennett, P. and Rance, J. (2019) The experiences of giving and receiving social support for men with localised prostate cancer and their partners. *Ecancermedicalscience*, 13: 989.

Newton, T.L., Watters, C.A., Philhower, C.L. et al. (2005). Cardiovascular reactivity during dyadic social interaction: the roles of gender and dominance. *International Journal of Psychophysiology*, 57: 219–28.

Ng, B., Dimsdale, J.E., Rollnick, J.D. and Shapiro, H. (1996). The effect of ethnicity on prescriptions for patient-controlled anaesthesia for post-operative pain. *Pain*, 66: 9–12. NHS (2018). TENS (transcutaneous electrical nerve stimulation). https://www.nhs.uk/conditions/transcutaneous- electrical-nerve-stimulation-tens/

NHS Centre for Reviews and Dissemination (1999). *Effective Healthcare: Getting Evidence into Practice.* NHS CRD, Vol. 5, No. 1. London: Royal Society of Medicine Press.

NHS Digital (2018). Health Survey for England 2017. Retrieved from https://digital.nhs.uk/data-and-information/publica- tions/statistical/health-survey-for-england/2017 (accessed 16 September 2021).

NHS Digital (2019). Health Survey for England 2017. https://digital.nhs.uk/data-and-information/publications/statistical/health-survey-for-england/2017; accessed 4 September 2021.

NHS Digital. (2020). Statistics on Obesity, Physical Activity and Diet, England, 2020. Surrey: NHS Digital. Retrieved from https://digital.nhs.uk/data-and-information/publications/ statistical/statistics-on-obesity-physical-activity-and-diet/ england-2020/part-4-childhood-obesity-cop

NHS Digital (2020a). NHS Sickness absence rates, April 2020, Provisional Statistics. NHS Digital. Retrieved from https://digital.nhs.uk/data-and-information/publications/ statistical/nhs-sickness-absence-rates/april-2020-provi- sional-statistics (accessed 16 September 2021).

NHS Executive (1996). *Patient Partnership: Building a Collaborative Strategy*. Leeds: NHS Executive.

NICE (2020). *COVID-19 Rapid Guideline: Managing the Longterm Effects of COVID-19*. London: NICE. https://www. nice.org.uk/guidance/ng188

NHS England (2019). Retrieved from nhs.uk https://www.england.nhs.uk/statistics/2019/07/11/gp-patient-survey-2019/ (accessed 16 September 2021).

NHS Improving quality (2015). End of Life Care in Advanced Kidney Disease: A Framework for Implementation.

Niamark, S., and Shahar, M.Z. (2015). The impact of a Webbased app (eBalance) in promoting healthy lifestyles: randomized controlled trial. *Journal of Med Internet Res.* 2 March. 17(3): e56. doi: 10.2196/jmir.3682.

NICE (2007). National Institute for Health and Clinical

Excellence. *Management of Depression in Primary and Secondary Care*. Retrieved from http://www.nice.org.uk/nicemedia/pdf/CG023fullguideline.pdf 2007 (accessed 15 September 2021).

NICE (2007b) Behaviour change: general approaches. London: NICE.Retrieved from https://www.nice.org.uk/Guidance/PH6 (accessed 16 September 2021).

NICE (2007c) Acutely ill patients in hospital. Recognition of and response to acute illness in adults in hospital. London: NICE. Retrieved from https://www.nice.org.uk/guidance/cg50/evidence/full-guideline-195219037 (accessed 16 September 2021).

NICE (2009a). Medicines adherence: involving patients in decisions about prescribed medicines and supporting adherence. Clinical guideline [CG76]. London: NICE. Retrieved from https://www.nice.org.uk/guidance/cg76 (accessed 16 September 2021).

NICE (2014). *Behaviour change: individual approaches. Public health guideline [PH49]*. NICE: London https://www.nice.org.uk/guidance/ng28, accessed 4 September 2021 NICE (2016). Cardiovascular disease: risk assessment and reduction, including lipid modification. Clinical guideline [CG181]. London: NICE.

NICE (2017a). *Type 2 diabetes in adults: management. NICE guideline [NG28]*. London: NICE. Retrieved from https://www.nice.org.uk/Guidance/CG181 (accessed 15 September 2021).

NICE (2017b). *Irritable bowel syndrome in adults: diagnosis and management. Clinical guideline [CG61]*. Retrieved from https://www.nice.org.uk/Guidance/CG61 (accessed 15 September 2021).

NICE (2019a). *Hypertension in adults: diagnosis and management. NICE guideline [NG136]*. London: NICE. Retrieved from https://www.nice.org.uk/Guidance/CG136 (accessed 15 September 2021).

NICE (2019b). *Hypertension in adults: diagnosis and management. NICE guideline [NG136]*. London: NICE. Retrieved from https://www.nice.org.uk/Guidance/CG136 (accessed 15 September 2021).

NICE (2020). *Rheumatoid arthritis in adults: management. NICE guideline [NG100]*. London: NICE. Retrieved from https://www.nice.org.uk/guidance/ng100 (accessed 15 September 2021).

NICE (2012). Shared decision making. London: NICE. Retrieved from https://www.nice.org.uk/guidance/ng197 (accessed 16 September 2021).

Nicolaisen, A., Hagedoorn, M., Hansen, D. G. et al. (2018). The effect of an attachment-oriented couple intervention for breast cancer patients and partners in the early treatment phase: A randomised controlled trial. *Psychooncology*, 27, 922–928.

Nichols, K. (2003). Psychological Care for the Ill and Injured: A Clinical Handbook. Maidenhead: Open University Press. Nicholson, N., Soane, E., Fenton-O'Creevy, M. et al. (2005). Personality and domain-specific risk-taking. *Journal of Risk Research*, 8: 157–76.

Niederhoffer, K.G. and Pennebaker, J.W. (2005). Sharing one's story: on the benefits of writing or talking about emotional experience. In C. Snyder and S.J. Lopez, *Handbook of Positive Psychology*. New York: Oxford University Press, pp. 573–83.

Niemcryk, S.J., Speer, M.A., Travis, L.B. et al. (1990). Psychosocial correlates of haemoglobin A1c in young adults with type I diabetes. *Journal of Psychosomatic Research*, 34: 617–27.

Nijboer, C., Tempelaar, R., Triemstra, M. et al. (2001). Dynamics in cancer caregiver's health over time: gender-specific patterns and determinants. *Psychology and Health*, 16: 471–88.

Nikoloudakis I.A., Crutzen R., Rebar A.L. et al. (2018). Can you elaborate on that? Addressing participants' need for cognition in computer-tailored health behavior interventions. *Health Psychology Review*, 12: 437–52.

Nimnuan C, Hotopf M, Wessely S. (2001). Medically unexplained symptoms: an epidemiological study in seven specialities. *Journal of Psychosomatic Research*, 51: 361–7. Noblet, A.J. and LaMontagne, A. (2006). The role of workplace health promotion in addressing job stress. *Health Promotion International*, 21: 346–53.

Nochaiwong, S., Ruengorn, C., Thavorn, K., et al. (2021). Global prevalence of mental health issues among the general population during the coronavirus disease-2019 pandemic: a systematic review and meta-analysis. *Scientific Reports*, 11: 10173.

Noguchi, K., Albarracín, D., Durantini, M.R. et al. (2007). Who participates in which health promotion programs? A meta-analysis of motivations underlying enrolment and retention in HIV-prevention interventions. *Psychological Bulletin*, 133: 955–75.

Noh, S., Kaspar, V. and Wickrama, K. A. (2007). Overt and subtle racial discrimination and mental health: preliminary findings for Korean immigrants, *American Journal of Public Health*, 97: 1269–1274.

Noordman J., Post B., van Dartel A.A.M. et al. (2019). Training residents in patient-centred communication and empathy: evaluation from patients, observers and residents. *BMC Medical Education*, 19: 128.

Norberg, A.L., Lindblad, F. and Boman, K.K. (2005). Coping strategies in parents of children with cancer. *Social Science and Medicine*, 60: 965–75.

Norman, J. and Basu, S. (2018). Evaluating an intervention addressing stress in emergency department clerical staff. *Occupational Medicine*, 68: 638–40.

Norman, P., Bennett, P., Smith, C. and Murphy, S. (1998). Health locus of control and health behaviour. *Journal of Health Psychology*, 3: 171–80.

Norman, P. and Brain, K. (2005). An application of an extended health belief model to the prediction of breast self examination among women with a family history of breast cancer, *British Journal of Health Psychology*, 10: 1–16.

Norman, P., Webb, T.L. and Millings, A. (2019). Using the theory of planned behaviour and implementation intentions to reuce binge drinking in new university students, *Psychology & Health*, 12: 1–19.

Normandeau, S., Kalnins, I., Jutras, S. et al. (1998). A description of 5 to 12 year old children's conception of health within the context of their daily life. *Psychology and Health*, 13(5): 883–96.

Norris, S.L., McNally, K., Zang, X. et al. (2011). Published norms underestimate the health-related quality of life among persons with type 2 diabetes. *Journal of Clinical Epidemiology*, 64: 358–65.

Norris, V.K., Stephens, M.A. and Kinney, J.M. (1990). The influence of family interactions on recovery from stroke: help or hindrance? *The Gerontologist*, 30: 535–42.

Norrsell, U., Finger, S. and Lajonchere, C. (1999). Cutaneous sensory spots and the 'law of specific nerve energies': history and development of ideas. *Brain Research Bulletin*, 48: 457–65.

Norström, T. and Skog, O.J. (2005). Saturday opening of alcohol retail shops in Sweden: an experiment in two phases. *Addiction*, 100: 767–76.

Northouse, L.L., Mood, D.W., Schafenacker, A. et al. (2007). Randomized clinical trial of a family intervention for prostate cancer patients and their spouses. *Cancer*, 110: 2809–18.

Noyes, R., Jr (2001). Hypochondriasis: boundaries and comorbidities. In G.J.G. Asmundson, S. Taylor and B.J. Cox (eds), *Health Anxiety: Clinical and Research Perspectives on Hyponchondriasis and Related Conditions*. New York: John Wiley & Sons, pp. 132–60.

Nudelman, G., Kalish, Y. and Shiloh, S. (2019). The centrality of health behaviours: A network analytic approach. *British Journal of Health Psychology*, 24: 215–36.

Nuffield Trust (2021). Cancer Screening, Qualty Watch. https://www.nuffieldtrust.org.uk/resource/breast-and-cervical-cancer-screening, accessed June 15th 2021.

Oaten, M. and Cheng, K. (2006). Improved self-control: the benefits of a regular program of academic study. *Basic & Applied Social Psychology*, 28(1): 1–16.

Obieglo, I. Uchmanowicz, M. Wleklik, B. et al. (2015). The effect of acceptance of illness on the quality of life in patients with chronic heart failure. *European Journal of Cardiovascular Nursing*, 15: 241–7.

O'Boyle, C.A., McGee, H., Hickey, A. et al. (1993). *The Schedule for the Evaluation of Individual Quality of Life (SEIQoL): Administration Manual*. Dublin: Department of Psychology, Royal College of Surgeons.

O'Brien, L., Burls, A., Townsend, M., and Ebden, M. (2011). Volunteering in nature as a way of enabling people to reintegrate into society, *Perspectives in Public Health*, 131: 71–81.

O'Carroll, R.E., Smith, K.B., Grubb, N.R. et al. (2001). Psychological factors associated with delay in attending hospital following a myocardial infarction. *Journal of Psychosomatic Research*, 51: 611–14.

Ocay, D.D., Otis, A., Teles, A.R. et al. (2018). Safety of patient- controlled analgesia after surgery in children and adolescents: concerns and potential solutions. *Frontiers in Pediatrics*, 6: 336.

O'Cleirigh, C., Ironson, G., Antoni, M. et al. (2003). Emotional expression and depth processing of trauma and their relation to long-term survival in patients with HIV/AIDS. *Journal of Psychosomatic Research*, 54: 225–35.

O'Connell, K., Skevington, S. and Saxena, S. et al. (2003). Preliminary development of the World Health Organization's Quality of Life HIV instrument (WHOQOL-HIV): analysis of the pilot version. *Social Science and Medicine*, 57: 1259–75.

O'Connor, D.B. (2014). Health disclosure, *The Psychologist*, 28: 40–41.

O'Connor, D.B.,Conner, M., Jones, F., McMillan, B., and Ferguson, E. (2009). Exploring the benefits of conscientiousness: an investigation of the role of daily stressors and health behaviors, *Annals of Behavioral Medicine*, 37: 184–96.

O'Connor, E.J., McCabe, M.P. and Firth, L. (2008). The impact of neurological illness on marital relationships. *Journal of Sex and Marital Therapy*, 34: 115–132.

O'Donovan, P.J. and Livingston, D.M. (2010). BRCA1 and BRCA2: breast/ovarian cancer susceptibility gene products and participants in DNA double-strand break repair. *Carcinogenesis*, 31: 961–7.

O'Dwyer, M.C.T., Dune, T., Bidewell, J. and Liamputtong, P. (2019). Critiquing the Health Belief Model and Sexual Risk Behaviours among Adolescents: A Narrative Review of Familial and Peer Influence, *International Journal of Social Science Studies*, 7: 62–70.

OECD (2012). *Health at a Glance: Europe 2012*. Paris: OECD Publishing. doi.org/10.1787/9789264183896-en.

OECD (2017). *Preventing Ageing Unequally*. Paris: OECD Publishing. doi.org/10.1787/9789264279087-en.

OECD/EU (2018). *Health at a Glance: Europe 2018: State of Health in the EU Cycle*. Paris: OECD Publishing. doi.org/10.1787/health_glance_eur-2018-en

OECD/EU (2020). *Health at a Glance: Europe 2020: State of Health in the EU Cycle*. Paris: OECD Publishing. Retrieved from https://www.oecd-ilibrary.org/social-issues-migration-health/health-at-a-glance-europe-2020_82129230-en (accessed 15 September 2021).

O'Farrell, T.J. and Fals-Stewart, W. (2000). Behavioral couples therapy for alcoholism and drug abuse. *Journal of Sub- stance Abuse Treatment*, 18: 51–4.

Office for National Statistics (2012) *Measuring National Wellbeing, Health 2012* (Dunstan, S. ed.), London: ONS.

Office for National Statistics (2017). Retrieved from https://www.ons.gov.uk/ peoplepopulationandcommunity/ healthandsocialcare/ drugusealcoholandsmoking/ bulletins/ opinionsandlifestylesurveyadultdrinkinghabitsingreatbritain/ 2017 (accessed 15 September 2021).

Office for National Statistics (2018). *Living Longer: how our population is changing and why it matters.* ONS 2018-08-13.

Office for National Statistics (2019). *Health state life expectancies by national deprivation deciles, England and Wales: 2015–2017.* London: HMSO.

Office of National Statistics (2020). *Labour market overview, UK: November 2020.* Retrieved from https://www.ons.gov.uk/employmentandlabourmarket/peopleinwork/ employmentandemployeetypes/bulletins/uklabourmarket/ november2020 (accessed 15 September 2021).

Office for National Statistics (2020a). People with long-term health conditions, UK: January to December 2019. 14 July.

Office for National Statistics (2020b). Dementia and Alzheimer's disease deaths including comorbidities, England and Wales: 2019 registrations, Statistical Bulletin, December, London: ONS.

Office for National Statistics (2021) Coronavirus and vaccination rates in people aged *70 years and over by socio-demographic characteristic, England*: 8 December 2020–9 May 2021. Retrieved from https://www.ons.gov.uk/releases/coronavirusandvaccinationratesinpeopleaged70yearsandoverbysociodemographiccharacteristicengland8december2020to9may2021 (accessed 15 September 2021).

Ogden, J. and Clementi, C. (2011). The experience of being obese and the many consequences of stigma. *Journal of Obesity*, 429098, Open Access.

Ohayon, M.M., Guilleminault, C., Priest, R.G. et al. (2000). Is sleep-disordered breathing an independent risk factor for hypertension in the general population (13,057 subjects)? *Journal of Psychosomatic Research*, 48: 593–601.

Okamoto, K. (2006). Life expectancy at the age of 65 years and environmental factors: an ecological study in Japan. *Archives of Gerontology and Geriatrics*, 43: 85–91.

O'Keefe, L., DiNicolantonio, J., O'Keefe, H., and Lavie, C.J. (2018). Alcohol and CV Health: Jekyll and Hyde J-Curves. *Progress in Cardiovascular Diseases*, 61: 68–75.

Okelo, S.O., Wu, A.W., Merriman, B. et al. (2007). Are physician estimates of asthma severity less accurate in black than in white patients? *Journal of General Internal Medi- cine*, 22: 976–81.

O'Leary, D., Suri, G. and Gross, J. (2017). Reducing behavioural risk factors for cancer: an affect regulation perspective. *Psychology & Health*, 33:17 and 39.

O'Leary, D., Suri, G. and Gross, J. (2017). Reducing behavioural risk factors for cancer: an affect regulation perspective. *Psychology & Health*, 33: 17–39

Oliver, G., Wardle, J. and Gibson, E.L. (2000). Stress and food choice: a laboratory study. *Psychosomatic Medicine*, 2: 853–65.

Oliver, S. and Kemps, E. (2018). Motivational and implicit processes contribute to incidental physical activity. *British Journal of Health Psychology*, 23: 820–42.

Olson, D.H. and Stewart, K.L. (1991). Family systems and health behaviours. In H.E. Schroeder (ed.), *New Directions in Health Psychology Assessment.* New York: Hemisphere.

Olson J.S., Hummer R.A. and Harris K.M. (2017). Gender and health behavior clustering among U.S. young adults. *Biodemography and Social Biology*, 63: 3–20.

Olson R., Anger W.K., Elliot D.L. et al. (2009). A new health promotion model for lone workers: results of the Safety andamp; Health Involvement For Truckers (SHIFT) pilot study. *Journal of Occupational and Environmental Medicine*, 51: 1233–46.

O'Neil A., Taylor B., Hare D.L. et al. (2014). Long-term efficacy of a tele-health intervention for acute coronary syndrome patients with depression: 12-month results of the MoodCare randomized controlled trial. *European Journal of Preventive Cardiology*, 22: 1111–20.

O'Neill, M. and Simard, P. (2006). Choosing indicators to evaluate Healthy Cities projects: a political task? *Health Promotion International*, 21: 145–52.

Ong, J., Miller, P.S., Appleby, R. et al. (2009). Effect of a preoperative instructional digital video disc on patient knowledge and preparedness for engaging in postoperative care activities. *Nursing Clinics of North America*, 44, 103–15.

Onwuteaka-Phillipsen, B., van der Heide, A., Koper, D. et al. (2003). Euthanasia and other end-of-life decisions in The Netherlands in 1990, 1995 and 2001. *Lancet*, 362: 395–9. O'Riordan, A., Howard, S., Brown, E. and Gallagher, S. (2020). Type D personality and cardiovascular reactivity to acute stress: The mediating effects of social support and negative social relationships. *Psychophysiology*, 57(11),e13660.

Orbell, S. and Gillies, B. (1993). What's stressful about caring?*Journal of Applied Social Psychology*, 23: 272–90.

Orbell, S., Hopkins, N. and Gillies, B. (1993). Measuring the impact of informal caregiving. *Journal of Community and Applied Social Psychology*, 3: 149–63.

Ornish, D., Lin, J., Chan, J.M., et al. (2013). Effect of comprehensive lifestyle changes on telomerase activity and telomere length in men with biopsy-proven low-risk prostate cancer: 5-year follow-up of a descriptive pilot study. The Lancet Oncology, 14: 1112–20.

Ortega, F.B., Cadenas-Sanchez, C., Migueals, J.H. et al. (2018). Role of physical activity and fitness. In the characterization and prognosis of the metabolilly healthy obese phenotype: a systematic review and meta-analysis. *Progress in Cardiovascular Diseases*, 61: 190–205.

Orth-Gomér, K., Undén, A.-L. and Edwards, M.-E. (1988). Social isolation and mortality in ischemic heart disease. *Acta Medica Scandinavica*, 224: 205–15.

Osborn, M. and Rodham, K. (2010). Insights into pain: a review of qualitative research. *Reviews in Pain*, 4: 2–7.

Oshio T., Inoue A. and Tsutsumi A. (2017). Examining the mediating effect of work-to-family conflict on the associations between job stressors and employee psychological distress: a prospective cohort study. *BMJ Open*, 7: e015608.

Osse, B.H.P., Myrra, J.F.J., Vernooj-Dassen, E.S. et al. (2002). Problems to discuss with cancer patients in palliative care: a comprehensive approach. *Patient Education and Coun- seling*, 47: 195–204.

Ossip-Klein, D.J., McIntosh, S. et al. (2000). Smokers aged 50+: who gets physician advice to quit? *Preventive Medi- cine*, 31: 364–9.

Ouanes, S., and Popp, J. (2019). High cortisol and the risk of dementia and Alzheimer's Disease: a review of the literature. *Frontiers in Aging Neuroscience*, 11: 43.

Outcalt, S.D., Ang, D.C., Wu, J. et al. (2014). Pain experience of Iraq and Afghanistan Veterans with comorbid chronic pain and posttraumatic stress. *Journal of Rehabilitation Research and Development*, 51: 559–70.

O'Súilleabháin, P. S., Turiano, N. A., Gerstorf, D., et al (2021). Personality pathways to mortality: Interleukin-6 links conscientiousness to mortality risk. *Brain, Behavior, and Immunity*, 93: 238–244.

O'Sullivan, E.D. and Schofield, S.J. (2018). Cognitive bias in clinical medicine. *Journal of the Royal College of Physi- cians of Edinburgh*, 48: 225–32.

Oyebode, O., Gordon-Dseagu, V., Walker, A. and Mindell, J.S. (2013). Fruit and vegetable consumption and all-cause, cancer and CVD mortality: analysis of Health Survey for England data. *Journal of Epidemiology & Community Health*, 68: 856–62.

Pachter, L.M. (1994). Culture and clinical care: folk illness beliefs and behaviours and their implications for health care delivery. *Journal of the American Medical Association*, 7: 690–4.

Padela A.I., Peek M., Johnson-Agbakwu C.E. et al. (2014). Associations between religion-related factors and cervical cancer screening among Muslims in greater Chicago. *Journal of Low Genital Tract Disease,* 18: 326–32.

Page, A.S., Cooper, A.R., Griew, P. et al. (2010). Independent mobility, perceptions of the built environment and children's participation in play, active travel and structured exercise and sport: the PEACH Project. *International Journal of Behavioral Nutrition and Physical Activity* 7:17.

Pakenham., K.I., and Cox, S.D. (2018). Effects of benefit-finding, social support and caregiving on youth adjustment in a parental illness context, *Journal of Child and Family Studies*, 27: 2491–506.

Pakenham, K. I., and Fleming, M. (2011). Relations between acceptanmce of MS and positive and negative adjustment, *Psychology & Health*, 26: 1292–309.

Pal, K., Eastwood, S.V., Michie, S. et al. (2014). Computer-based interventions to improve self-management in adults with type 2 diabetes: a systematic review and meta-analysis. *Diabetes Care*, 37: 1759–66.

Palesh, O., Butler, L.D., Koopman, C. et al. (2007). Stress history and breast cancer recurrence. *Journal of Psychosomatic Research*, 63: 233–9.

Palmer, S. and Glass, T.A. (2003). Family function and stroke recovery: a review. *Rehabilitation Psychology*, 48: 255–65. Pampel, F.C., Krueger, P.M. and Denney, J.T. (2010). Socioeconomic disparities in health behaviors. *Annual Review of Sociology* 36: 349–70.

Pan, A., Sun, Q., Okereke, O.I. et al. (2011). Depression and risk of stroke morbidity and mortality: A meta-analysis and systematic review, *JAMA*, 306:1241–9.

Pan, Y., Cai, W., Cheng, Q., et al. (2015). Association between anxiety and hypertension: a systematic review and metaanalysis of epidemiological studies. *Neuropsychiatric Dis- ease and Treatment*, 11: 1121–30.

Panagopoulou, E., Kersbergen, B. and Maes, S. (2002). The effects of emotional (non-) expression in (chronic) disease: a metaanalytic review. *Psychology and Health*, 17: 529–45.

Panagopoulou, E., Vedhara, K., Gaintarzti, C. et al. (2006). Emotionally expressive coping reduces pregnancy rates in patients undergoing in vitro fertilization. *Fertility and Sterility*, 86: 672–7.

Pandey, M., Sarita, G.P., Devi, N. et al. (2006). Distress, anxiety and depression in cancer patients undergoing chemotherapy. *World Journal of Surgical Oncology*, 4: 68.

Panter, J.R., Jones, A.P., van Sluijs, E.M.F. et al. (2010). Attitudes, social support and environmental perceptions as predictors of active commuting behaviour in school chil- dren. *Journal of Epidemiology and Community Health*, 64: 41–8.

Papanicolaou, D.A., Wilder, R.L., Manolagas, S.C. and Chrousos, G.P. (1998). The pathophysiologic roles of interleukin-6 in human disease. *Archives of Internal Medicine*, 128: 127–37.

Pappa, S., Ntella, V., Giannakas, T. et al. (2020). Prevalence of depression, anxiety, and insomnia among healthcare workers during the COVID-19 pandemic: A systematic review and meta-analysis. *Brain, Behavior, and Immunity*, 88: 901–7.

Parasher A. (2020). COVID-19: Current understanding of its pathophysiology, clinical presentation and treatment. *Postgraduate Medical Journal*, 97: 312–20.

Pargament, K.I., Koenig, H.G. and Perez, L.M. (2000). The many methods in religious coping: development and initial validation of the RCOPE. *Journal of Clinical Psychology*, 56: 519–43.

Parkinson, J., David, P., and Rundle-Thiely, S. (2017). Self efficacy or perceived behavioural control: Which influences consumer's physical activity and healthful eating behaviour maintenance? *Journal of Consumer Behaviour*, 16:10.1002/cb.1641

Park, C.L. (2010). Making sense of the meaning literature: an integrative review of meaning making and its effects on adjustment to stressful life events. *Psychological Bulletin*, 136: 257–301.

Park, C.L. (2006). Exploring relations among religiousness, meaning, and adjustment to lifetime and current stressful encounters in later life. *Anxiety, Stress, and Coping*, 19: 33–45.

Park, C.L. and Folkman, S. (1997). Meaning in the context of stress and coping. *Reviews in General Psychology*, 2: 115–44.

Park, C.L. and Lechner, S.C. (2007). Measurement issues in assessing growth following stressful life experiences. In L.G. Calhoun and R.G. Tedeschi (eds) (2007), *Handbook of Post-traumatic Growth: Research and Practice*. London: Lawrence Erlbaum Associates, pp. 47–67.

Park, H.I., Jacob, A.C., Wagner, S.H. and Baiden, M. (2014). Job control and burnout: a meta-analytic test of the conservation of resources model. *Applied Psychology*, 63: 607–42.

Park, J.E., Kim, K.I., Yoon, S.S. et al. (2010). Psycholgical distress as a negative survival factor for patients with hematologic malignancies who underwent allogeneic hematopoeitic stem cell transplantation. *Pharmacotherapy*, 30: 1239–46.

Park, P., Simmons, R.K., Prevost, A.T. et al. (2010). A randomized evaluation of loss and gain frames in an invitation to screening for type 2 diabetes: effects on attendance, anxiety and self-rated health. *Journal of Health Psychology*, 15: 196–204.

Partinen M. (2021). Sleep research in 2020: COVID-19-related sleep disorders, *Lancet Neurology*, 20: 15–17.

Partinen, M., Bjorvatn, B., Holzinger, B. et al. (2021). Sleep and circadian problems during the coronavirus disease 2019 (COVID-19) pandemic: the International COVID-19 Sleep Study (ICOSS), *Journal of Sleep Research*, 30: e13206.

Partridge, C. and Johnston, M. (1989). Perceived control of recovery from physical disability: measurement and prediction. *British Journal of Clinical Psychology*, 28: 53–9.

Partridge, J and Pearson, A. (2008). 'Don't worry. . .it's the inside that counts.', *The Psychologist, (Special Issue on Visible Difference)* 21: 490–1.

Parveen, S. and Morrison, V. (2009). Predictors of familism in the caregiver role: a pilot study. *Journal of Health Psychology*, 14: 1135–43.

Parveen, S. and Morrison, V. (2012). Predicting caregiver gains: a longitudinal study. *British Journal of Health Psychology*, 17: 711–23.

Parveen, S., Morrison, V. and Robinson, C.A. (2011). Ethnic variations in the caregiver role: a qualitative study. *Journal of Health Psychology*, 16, 862–72.

Parveen, S., Morrison, V. and Robinson, C.A. (2013): Ethnicity, familism and willingness to care: important influences on caregiver mood?, *Aging & Mental Health*, 17(1): 115–24

Parveen, S., Morrison, V. and Robinson, C.A. (2014). Does coping mediate the relationship between familism and caregiver outcomes, *Ageing & Mental Health,* doi.org/10.108 0/13607863.2013.827626

Parveen, S., Morrison, V. and Robinson, C. (2011). Ethnic variations in the caregiver role: a qualitative study. *Journal of Health Psychology*, 18: 255–59.

Pascoe, L and Edvardsson, D. (2013). Benefit finding in cancer: a review of influencing factors and health outcomes. *European Journal of Oncology Nursing*, 17: 760-66.

Pasterfield, D., Wilkinson, C., Finlay, I.G. et al. (2006). GPs' views on changing the law on physician-assisted suicide and euthanasia, and willingness to prescribe or inject lethal drugs: a survey from Wales. *British Journal of General Practice*, 56: 450–2.

Patten, S.B., Marrie, R.A. and Carta, M.G. (2017). Depression in multiple sclerosis. *International Review of Psychiatry*, 29: 463–72.

Patterson, D.R. and Jensen, M.P. (2003). Hypnosis and clinical pain. *Psychological Bulletin*, 129: 495–521.

Patrick, D.L. and Peach, H. (1989). *Disablement in the Community*. Oxford: Oxford University Press.

Paunonen, S.V. and Ashton, M.C. (2001). Big five factors and facets and the prediction of behavior. *Journal of Personality and Social Psychology*, 91: 524–37.

Payaprom, Y., Bennett, P., Alabaster, E. et al. (2011). Using the Health Action Process Approach and implementation intentions to increase flu vaccine uptake in high risk Thai individuals: a randomised controlled study. *Health Psychology*, 30: 492–500.

Pbert, L., Madison, J.M., Druker, S et al. (2012). Effect of mindfulness training on asthma quality of life and lung function: a randomised controlled trial. *Thorax*, 67: 769–76.

Pbert, L., Osganian, S.K., Gorak, D. et al. (2006). A school nurse-delivered adolescent smoking cessation intervention: a randomized controlled trial. *Preventive Medicine*, 43: 312–20.

Pearlin, L.I., Mullan, J.T., Semple, S.J. and Skaff, M.M. (1990). Caregiving and the stress process: an overview of concepts and their measures. *The Gerontological Society of America*, 30: 583–94.

Pearlin, L.I. and Schooler, C. (1978). The structure of coping. *Journal of Health and Social Behavior*, 19: 2–21.

Pearson, S., Maddern, G. and Hewett, P. (2005). Interacting effects of pre-operative information and patient choice in adaptation to colonoscopy: a randomised trial. *Diseases of the Colon and Rectum*. 48: 2047–54.

Pederson-Fischer, A., Zacchariae, R. and Bovbjerg-Howard, D. (2009). Psychological stress and antibody response to influenza vaccination: a meta-analysis. *Brain, Behavior and Immunity*, 23: 427–33.

Pellegrini, C.A., Steglitz, J., and Hoffman, S.A. (2014). E-Health intervention development: a synopsis and comment on "What design features are used in effective e-Health interventions? A review using techniques from critical interpretative synthesis". *Telemedicine Journal and e-Health*, 4: 342-345.

Pelosi, A.J. (2019). Personality and fatal diseases: revisiting a scientific scandal, *Journal of Health Psychology*, 24: 421–39.

Pendleton, D., Schofield, T., Tate, P. and Havelock, P. (1984). *The Consultation: An Approach to Learning and Teaching*. Oxford: Oxford University Press.

Penedo, F.J., Molton, I., Dahn, J.R. et al. (2006). Randomized clinical trial of group-based cognitive-behavioral stress management in localized prostate cancer: development of stress management skills improves quality of life and benefit finding. *Annals of Behavioral Medicine*, 31: 261–70.

Penley, J.A. and Tomaka, J. (2002). Associations among the Big Five, emotional responses and coping with acute stress. *Personality and Individual Differences*, 32: 1215–28. Pennebaker, J.W. (1982). Social and perceptual factors affect- ing symptom reporting and mass psychogenic illness. In

M.J. Colligan, J.W. Pennebaker and L.R. Murphy (eds), *Mass Psychogenic Illness: A Social Psychological Analysis*. Hillsdale, NJ: Lawrence Erlbaum.

Pennebaker, J.W. (1992). *The Psychology of Physical Symptoms*. New York: Springer Verlag.

Pennebaker, J.W. (1993). Putting stress into words: health, linguistic and therapeutic implications. *Behavioral Research Therapy*, 31: 539–48.

Pennebaker, J.W. and Beall, S. (1986). Confronting a traumatic event: toward an understanding of inhibition and disease. *Journal of Abnormal Psychology*, 95: 274–81.

Pennebaker, J.W., Colder, M. and Sharp, L.K. (1990). Accelerating the coping process. *Journal of Personality and Social Psychology*, 58: 528–37.

Pennebaker, J.W., Kiecolt-Glaser, J. and Glaser, R. (1988). Disclosure of trauma and immune function: health implications for psychotherapy. *Journal of Consulting and Clinical Psychology*, 56: 239–45.

Pennebaker, J.W. and Skelton, J.A. (1981). Selective monitoring of bodily sensations. *Journal of Personality and Social Behaviour*, 35: 167–74.

Penning, M.J., and Wu, Z. (2016). Caregiver stress and mental health: impact of caregiver relationship and gender. *The Gerontologist*, 58: 1102–13.

Penninx, B., Guralnik, J.M., Pahor, M. et al. (1998). Chronically depressed mood and cancer risk in older persons. *Journal of the National Cancer Institute*, 90: 1888–93.

Penwell, L.M. and Larkin, K.T. (2010). Social support and risk for cardiovascular disease and cancer: a qualitative review examining the role of inflammatory processes. *Health Psychology Review*, 4: 42–55.

Pereira, M.G., Ramos, C., Lobarinhas, A. et al. (2018). Satisfaction with life in people with lower limb amputation: the importance of active coping and acceptance. *Scandinavian Journal of Psychology*, 59: 414–21.

Pereira-Miranda, E., Costa, P.R., Queiroz, V.A. et al. (2017). Overweight and obesity associated with higher depression prevalence in adults: a systematic review and meta-analysis. *Journal of the American College of Nutrition*, 10: 1–11. Perini W., Agyemang C., Snijder M.B. et al. (2017). Ethnic disparities in educational and occupational gradients of estimated cardiovascular disease risk: The Healthy Life in an Urban Setting Study. *Scandinavian Journal of Public Health*, 46: 204–13.

Perkins, H.W., Haines, M.P. and Rice, R. (2005). Misperceiving the college drinking norm and related problems: a nationwide study of exposure to prevention information, perceived norms and student alcohol misuse. *Journal of Studies on Alcohol*, 66: 470–8.

Perna, F.M., Craft, L., Carver, C.S. and Antoni, M.H. (2008). Negative affect and barriers to exercise among early stage breast cancer patients. *Health Psychology*, 27: 275–9.

Perry, C.L. and Grant, M. (1988). Comparing peer-led to teacher-led youth alcohol education in four countries. (Australia, Chile, Norway and Swaziland). *Alcohol Health and Research World*, 12: 322–6.

Perry, K., Petrie, K.J., Ellis, C.J. et al. (2001). Symptom expectations and delay in acute myocardial infarction patients. *Heart*, 86: 91–2.

Perry, M., Baumbauer, K., Young, E.E. et al. (2019). The influence of race, ethnicity and genetic variants on postoperative pain intensity: an Integrative literature review. *Pain Management Nursing*, 20: 198–206.

Pertl, M. (2019). Caregiver choice and caregiver outcomes: A longitudinal study of Irish spousal dementia caregivers, *Frontiers Psychology*, 10: 1801.

Perugini, M. and Bagozzi, R.P. (2001). The role of desires and anticipated emotions in goal-directed behaviours: broadening and deepening the theory of planned behaviour. *British Journal of Social Psychology*, 40: 79–98.

Peters, S.L., Yao, C.K. and Philpott, H. (2016). Randomised clinical trial: the efficacy of gut-directed hypnotherapy is similar to that of the low FODMAP diet for the treatment of irritable bowel syndrome. *Alimentary Pharmacology and Therapeutics*, 44: 447–59.

Peto, R. and Lopez, A.D. (1990). Worldwide mortality from current smoking patterns. In B. Durston and K. Jamrozik (eds), *Tobacco and Health 1990: The Global War*. Proceedings of the 7th World Conference on Tobacco and Health. Perth: Health Department of Western Australia.

Petrie, K.J., Buick, D.L., Weinman, J. and Booth, R.J. (1999). Positive effects of illness reported by myocardial infarction and breast cancer patients. *Journal of*

Psychosomatic Research, 47: 537–43.

Petrie, K.J., Faasse, K., Crichton, F. and Greay, A. (2014). How common are symptoms? Evidence from a New Zealand national telephone survey, *BMJ Open*, 4: e005374

Petrie, K.J., Fontanilla, I., Thomas, M.G. et al. (2004). Effects of written emotional expression on immune function in patients with human immunodeficiency virus infection: a randomized trial. *Psychosomatic Medicine*, 66: 272–5.

Petrovich, M., and Gaggioli, A. (2020). Digital Mental Health Tools for Caregivers of Older Adults—A Scoping Review, *Frontiers in Public Health* 8: 128.

Petter, M., Blanchard, C., Kemp, K.A. et al. (2009). Correlates of exercise among coronary heart disease patients: review, implications and future directions. *European Journal of Cardiovascular Prevention and Rehabilitation*, 16: 515–26.

Petticrew, M., Bell, R. and Hunter, D. (2002). Influence of psychological coping on survival and recurrence in people with cancer: a systematic review. *British Medical Journal*, 325: 1066.

Petty R.E. and Cacioppo J.T. (1986). The Elaboration Likelihood Model of Persuasion, *Advances in Experimental Social Psychology*, 19: 123–205.

Petty, R. E., Barden, J., & Wheeler, S. C. (2009). The elaboration likelihood model of persuasion: Health promotions that yield sustainable behavioral change. In R. J. DiClemente,

A. Crosby, & M. C. Kegler (Eds), *Emerging theories in health promotion pratice and research* (pp. 185–214). San Francisco: Josey-Bass.

Pfeifer, G. (2009). Factors in food choice. *The Psychologist*, 22: 588–9.

Phelps, P., Bennett, P., Hood, K. et al. (2013). A self-help coping intervention can reduce anxiety and avoidant health behaviours whilst waiting for cancer genetic risk information: results of a phase III randomised trial. *Psycho-Oncology*, 22: 837–44.

Phillips, A.C., Der, G. and Carrolll, D. (2008). Stressful life-events exposure is associated with 17-year mortality, but it is health-related events that prove predictive. *British Journal of Health Psychology*, 13: 647–57.

Phillips I.G., Felt, D., Ruprecht, M.M. et al. (2020). Adressing the disproportionate impacts of the COVID-19 pandemic on sexual and gender minority populations in the United States: actions toward equity. *LGBT Health*, 7: 279–82.

Phillips, L.A., Cohen, J., Burns, E., Abrams, J. and Renninger, (2016). Self-management of chronic illness: the role of 'habit' versus reflective factors in exercise and medication adherence. *Journal of Behavioral Medicine*, 39:1076–91

Piaget, J. (1930). *The Child's Conception of Physical Causality*. London: Routledge and Kegan Paul.

Piaget, J. (1970). Piaget's theory. In P.H. Mussen (ed.), *Carmichael's Manual of Child Psychology*, 3rd edn, Vol. 1. New York: Wiley.

Pickard, L. (2015). A growing care gap? The supply of unpaid care for older people by adult children in England to 2032, *Ageing and Society*, 35: 96–123

Pietromonaco, P.R., Uchino, B. and Dunkel Schetter, C. (2013) Close relationship processes and health: implications of attachment theory for health and disease. *Health Psychology*, 32: 499–513.

Piette, J.D., Weinberger, M. and McPhee, S.J. (2000). The effect of automated calls with telephone nurse follow-up on patient-centered outcomes of diabetes care: a randomized controlled trial. *Medical Care*, 38: 218–30.

Pinel, J.P.J. (2003). *Biopsychology*, 5th edn. Boston, MA: Allyn and Bacon.

Pinel, J.P.J., Assanand, S. and Lehman, D.R. (2000). Hunger, eating and ill-health. *American Psychologist*, 55: 1105–16.

Pinheiro, M.B., Oliveira, J., Bauman, A. *et al.* (2020). Evidence on physical activity and osteoporosis prevention for people aged 65+ years: a systematic review to inform the WHO guidelines on physical activity and sedentary behaviour. *International Journal of Behavioral Nutrition and Physical Activity*, 17: 150.

Pinquart, M. and Sörensen, S. (2003). Differences between caregivers and noncaregivers in psychological health and physical health: a meta-analysis. *Psychology and Aging*, 18: 250–67.

Pinquart, M. and Sörensen, S. (2005). Ethnic differences in stressors, resources, and psychological outcomes of family caregiving: a meta-analysis. *The Gerontologist*, 45: 90–106.

Pinquart, M. and Sörensen, S. (2006). Gender differences in caregiver stressors, social resources and health: an updated meta-analysis. *Journal of Gerontology: Psychological Sciences*, 61B: 33–45.

Pirozzo, S., Summerbell, C., Cameron, C. and Glasziou, P. (2003). Advice on low-fat diets for obesity. *Cochrane Data- base of Systematic Reviews*, 2: CD003640.

Pisanti, R. (2012). Job Demands-Control-Social Support Model and coping strategies: predicting burnout and wellbeing in a group of Italian Nurses. *Med Lav*, 103(6): 466–81.

Pisinger, C. and DØssing, M. (2014). A systematic review of health effects of electronic cigarettes. *Preventive Medicine*, 69: 248–60.

Pisinger, C. and Jorgensen, T. (2007). Weight concerns and smoking in a general population: The Inter99 study. *Preventive Medicine*, 44: 283–9.

Pisters, M.F., Veenhof, C., de Bakker, D.H. et al. (2010). Behavioural graded activity results in better exercise adherence and more physical activity than usual care in people with osteoarthritis: a cluster-randomised trial. *Journal of Physiotherapy*, 56: 41–7.

Plante, T.G. and Rodin, J. (1990). Physical fitness and enhanced psychological health. *Current Psychology*

Research and Reviews, 9: 3–24.

Plassman, B.L., Williams, J.W., Burke, J.R. et al. (2010). Systematic review: factors associated with risk for and possible prevention of cognitive decline in later life. *Annals of Internal Medicine*, 153(3): 182–93.

Plotnikoff, R.C., Brunet, S., Courneya, K.S. et al. (2007). The efficacy of stage-matched and standard public health materials for promoting physical activity in the workplace: the Physical Activity Workplace Study (PAWS). *American Journal of Health Promotion*, 21: 501–9.

Plotnikoff, R.C., Lippke, S., Courneya, K. et al. (2010). Physical activity and diabetes: an application of the theory of planned behaviour to explain physical activity for type 1 and type 2 diabetes in an adult population sample. *Psychology & Health*, 25: 7–23.

Plotnikoff, R.C., Lubans, D.R., Penfold, C.M. and Courneya, K.S. (2014). Testing the utility of three social-cognitive models for predicting objective and self-report physical activity in adults with type 2 diabetes. *British Journal of Health Psychology*, 19: 329–46.

Pollock, K., Wilson, E., Porock, D. et al. (2007). Evaluating the impact of a cancer supportive care project in the community: patient and professional configurations of need. *Health and Social Care in the Community*, 15: 520–9.

Polsky, D., Doshi, J.A., Marcus, S. et al. (2005). Long-term risk for depressive symptoms after a medical diagnosis. *Archives of Internal Medicine*, 165: 1260–6.

Pomp, S., Fleig, Schwarzer, R and Lippke, S. (2012). Depressive symptoms interfere with post-rehabilitation exercise: outcome expectancies and experience as mediators. *Psychology, Health and Medicine*, 17: 698–708.

Posadzki, P., Lewandowski, W., Terry, R. et al. (2012). Guided imagery for non-musculoskeletal pain: a systematic review of randomized clinical trials. *Journal of Pain and Symptom Management*, 44: 95–104.

Post, S.G. (ed.) (2007). *Altruism and Health: Perspectives From Empirical Research*. New York, NY: Oxford University Press.

Potard, C., Caballero, E., and Courtois, R. (2017). Determinants of condom use among young adults: the role of preparatory behavioral strategies in the theory of planned behavior, *Behavioral Psychology*, 25: 109–26.

Potter, J., Hami, F., Bryan, T. and Quigley, C. (2003). Symptoms in 400 patients referred to palliative care services: prevalence and patterns. *Palliative Medicine*, 17: 310–14.

Poulin, M.J., Brown, S.L., Dillard, A.J. and Smith, D.M. (2013). Giving to others and the association between stress and mortality. *American Journal of Public Health*; 103: 1649– 55. doi: 10.2105/AJPH.2012.300876

Poulin, M.J., Brown, S.L., Ubel, P. et al. (2010). Does a helping hand mean a heavy heart? Helping behavior and wellbeing among spouse caregivers. *Psychology and Aging*, 25: 108–17.

Poulin M.J. and Holman, E.A. (2013). Helping hands, healthy body? Oxytocin receptor gene and prosocial behavior interact to buffer the association between stress and physical health. *Hormones and Behavior*; 63: 510–17. doi. org/10.1016/j.yhbeh.2013.01.004

Pound, P., Britten, N., Morgan, M. (2005). Resisting medicines: a synthesis of qualitative studies of medicine taking, *Social Science and Medicine*, 61: 133–55

Pourmand, A., Davis, S., Marchak, A. et al. (2018). Virtual Reality as a Clinical Tool for Pain Management. *Current Pain and Headache Reports*, 22: 53.

Powell, H. and Gibson, P.G. (2003). Options for self-management education for adults with asthma. *Cochrane Database of Systematic Reviews*, CD004107.

Powell, R., Scott, N.W., Manyande, A. et al. (2016). Psychological preparation and postoperative outcomes for adults undergoing surgery under general anaesthesia. *Cochrane Database of Systematic Reviews*, 5: CD008646.

Powers, J.R., Goodger, B. and Byles, J.E. (2004). Assessment of the abbreviated Duke Social Support Index in a cohort of older Australian women. *Australian Journal on Ageing*, 23: 71–6.

Pradhan, E.K., Baumgarten, M., Langenberg, P. et al. (2007). Effect of mindfulness-based stress reduction in rheumatoid arthritis patients. *Arthritis and Rheumatism*, 57: 1134–42.

Prestwich, A., Sniehotta, F. F., Whittington, C. et al. (2014). Does theory influence the effectiveness of health behavior interventions? Meta-analysis, *Health Psychology*, 33: 465–474.

Price, M.A., Bell, M.L., Sommeijer, D.W. et al. (2013). Physical symptoms, coping styles and quality of life in recurrent ovarian cancer: a prospective population-based study over the last year of life, *Gynaecologic Oncology*; 130: 162–8.

Price, R.A. and Gottesman, I.I. (1991). Body fat in identical twins reared apart: roles for genes and environment. *Behavioral Genetics*, 21: 1–7.

Probst, T., Neumeier, S., Altmeppen, J. et al. (2016). Depressed mood differentially mediates the relationship between pain intensity and pain disability depending on pain duration: a moderated mediation analysis in chronic pain patients. *Pain Research and Management*, 3204914.

Probyn, K., Bowers, H., Mistry, D. et al. (2017). Non-pharmacological self-management for people living with migraine or tension-type headache: a systematic review including analysis of intervention components. *BMJ Open*, 7: e016670.

Prochaska, J.O. (1994). Strong and weak principles for progressing from precontemplation to action based on twelve problem behaviours. *Health Psychology*, 13: 47–51.

Prochaska, J.O. and di Clemente, C.C. (1986). Towards a comprehensive model of change. In B.K. Houston and N. Heather (eds), *Treating Addictive Behaviours: Processes of Change*. New York: Plenum.

Prochaska, J.O. and Marcus, B.H. (1994). The transtheoretical model: applications to exercise. In R.K. Dishman (ed.), *Advances in Exercise Adherence*. Champaign, IL: Human Kinetics.

Prochaska, J.O. and Velicer, W.F. (1997). The Transtheoretical Model of health behavior change. *American Journal of Health Promotion*, 12: 38–48.

Prochaska, J.O., Velicer, W.F., Rossi, J.S. et al. (1994). Stages of change and decisional balance for 12 problem behaviours. *Health Psychology*, 13: 39–46.

Provençal, S.C., Bond, S., Rizkallah, E. et al. (2018). Hypnosis for burn wound care pain and anxiety: a systematic review and meta-analysis. *Burns*, 44: 1870–1881.

Public Health England, (2015). Evidence and recommendations: NHS Population screening. Retrieved from https://www.gov.uk/guidance/evidence-and-recommendations-nhs-population-screening#evidence-review-proces (accessed 21 September 2021).

Public Health England (2016). *The Eatwell Guide*. London, UK: Public Health England; 2016. Retrieved from www.gov.uk/ government/publications/the-eatwell-guide (accessed 15 September 2021).

Public Health England (2016). Sexually transmitted infections (STIs): annual data tables. Public Health England, London.

Public Health England (2017). Health profile for England: 2017. London: Public Health England.

Pubic Health England (2021). Better Health. Retrieved from https://campaignresources.phe.gov.uk/resources/campaigns/109-better-health/overview (accessed 8 April 2021).

Public Health England. (2020). *Childhood obesity: applying All Our Health*. Public Health England. Retrieved from https:// www.gov.uk/government/publications/childhood-obesity- applying-all-our-health/childhood-obesity-applying-all-our- health (accessed 15 September 2021).

Public Health England & Food Standards Agency (2020) National Diet and Nutrition Survey Rolling programme Years 9 to 11 (2016/2017 to 2018/2019). Retrieved from https:// www.gov.uk/government/statistics/ndns-results-from- years-9-to-11-2016-to-2017-and-2018-to-2019 (accessed 15 September 2021).

Pulford, A., Gordon, R., Graham, L. et al. (2018). Do patients who die from an alcohol-related condition 'drift' into areas of greater deprivation? Alcohol-related mortality and health selection theory in Scotland. *Journal of Epidemiology and Community Health*, 72: 109–12.

Putnam, R.D. (2001). Social Capital: Measurement and consequences. In J.F. Helliwell (Ed.), The Contribution of Human and Social Capital to Sustained Economic Growth and Wellbeing. Proceedings of the OECD/HRDC Conference, Quebec. 19–20 March 2000, HRDC 2001.

Pysklywec, A., Plante, M., Auger, C., et al. (2021). The positive effects of caring for family carers of older adult: a scoping review. *International Journal of Care and Caring*, 4: 349–75.

Queenan, J.A.E., Gottlieb. B.H., Feldman-Stewart, D., Hall, S.F., Irish, J. and Groome, P.A. (2016). Symptom appraisal, help seeking, and lay consultancy for symptoms of head and neck cancer. *PubMed – NCBI*. [online] ncbi.nlm.nih. gov.

Quentin, W., Neubauer, S., Leidl, R. et al. (2007). Advertising bans as a means of tobacco control policy: a systematic literature review of time-series analyses. *International Journal of Public Health*, 52: 295–307.

Quinn, C., Clare, L., McGuinness, T., & Woods, R. T. (2012). The impact of relationships, motivations, and meanings on dementia caregiving outcomes. *International Psychogeriatrics*, 24(11), 1816–26. doi. org/10.1017/ S1041610212000889

Quinn, C., Clare, L. and Woods, R. T. (2010). The impact of motivations and meanings on the wellbeing of caregivers of people with dementia: A systematic review. *International Psychogeriatrics*, 22: 43–55.

Quinn, F., Johnston, M. and Johnston, D. (2013). Testing an integrated behavioural and biomedical model of disability in N-of-1 studies with chronic pain. *Psychology & Health*, 12: 1391–406.

Radley, A. (1994). *Making Sense of Illness: The Social Psychology of Health and Disease*. London: Sage.

Rafferty, Y., Friend, R. and Landsbergis, P.A. (2001). The association between job skill discretion, decision authority and burnout. *Work and Stress*, 15: 73–85.

Rahimi, A.R., Spertus, J.A., Reid, K.J. et al. (2007). Financial barriers to health care and outcomes after acute myocardial infarction. *Journal of the American Medical Associa- tion*, 297: 1063–72.

Rai, T, Clement, A., Bukach, C., et al. (2007). What influences men's decisions to have a prostate-specific antigen test? A qualitative study. *Family Practice*, 24: 365–71.

Rains, J.C., Penzien, D.B., McCrory, D.C. et al. (2005). Behavioral headache treatment: history, review of the empirical literature, and methodological critique. *Headache*, 45: S91–S108.

Raleigh, V. (2018), Stalling life expectancy in the UK, *British Medical Journal*, 362, 27 September.

Ramer, S.J., McCall, N.N., Robinson-Cohen, C. et al. (2018). Health outcome priorities of older adults with advanced CKD and concordance with their nephrology providers' perceptions. *Journal of the American Society of Nephrology,* 29(12): 2870–8.

Ramnarayan, P., Winrow, A., Coren, M. et al. (2006). Diagnostic omission errors in acute paediatric practice:

Ramo, D.E., Young-Woolff, K.C. and Prochaska, J.J. (2015). Prevalence and correlates of electronic-cigarette use in young adults: Findings from three studies over five years. *Addictive Behaviors,* 41: 142–7.

Rampersaud, E., Mitchell, B.D., Pollin, T.I. et al. (2008). Physical activity and the association of common FTO gene variants with body mass index and obesity. *Archives of Internal Medicine*, 168: 1791–7.

Rao, R., & Roche A. (2017). Substance misuse in older people. *BMJ,* 358: j3885. pmid:28830858

Rapp, S.R. and Chao, D. (2000). Appraisals of strain and of gain: effects on psychological wellbeing of caregivers of dementia patients. *Aging & Mental Health*, 4: 142–7.

Rasmussen, H.N., Scheier, M.F., and Greenhouse, J.B. (2009). Optimism and physical health: A meta-analytic review, *Annals of Behavioral Medicine*, 37: 239–56.

Rasulo, D., Bajekal, M. and Yar, M. (2007). Inequalities in health expectancies in England and Wales: small area analysis from the 2001 Census. *Health Statistics Quarterly*, 34: 35–45.

Rathleff, M.S., Roos, E.M., Olesen, J.L. et al. (2013). High prevalence of daily and multi-site pain: a cross-sectional population-based study among 3000 Danish adolescents. *BMC Pediatrics*, 13: 191.

Rauthmann, J.F. (2021). Capturing interactions, correlations, fits, and transactions: a person-environment relations model. In, J.F. Rauthmann (ed.), *The Handbook of Personality Dynamics and Processes,* London: Academic Press. Rawl, S.M., Menon, U., Burness, A. and Breslau, E.S. (2012). Interventions to promote colorectal cancer screening: an integrative review. *Nursing Outlook*, 60: 172–81.

RCN (2002). Royal College of Nursing Congress 2002 Report summaries. *Nursing Standard*, 16: 4–9.

Reeb, B.T., Chan, S.Y.S., Conger, K.J. et al. (2015). Prospective effects of family cohesion on alcohol-related problems in adolescence: Similarities and differences by race/ethnic- ity. *Journal of Youth and Adolescence*, 44: 1941–53.

Rees, A., Dodd, G.F., and Spencer, J.P. E. (2018). The effects of flavonoids on cardiovascular health: a review of human intervention trials and implications for cerebrovascular function. *Nutrients*, 10(12): 1852. doi.org/10.3390/ nu10121852

Reeve, J., Menon, D. and Corabian, P. (1996). Trans-cutaneous electrical nerve stimulation (TENS): a technology assessment. *International Journal of Technology Assessment in Health Care*, 12: 299–324.

Reid, R. C. (2016). Additional challenges and issues in defining compulsive sexual behavior as an addiction. *Addiction* 111: 2111–2113.

Reniers, R.L.E.P., Murphy, L., Lin, A., Bartolome, S.P. and Wood, S.J. (2016). Risk perceotion and risk-taking behavior during adolescence: The influence of personality and gender. *PLoS ONE*, 11: e0153842. doi:10.1371/journal. pone.0153842

Renner, B., Kwon, S., Yang, B.-H. et al. (2008). Social-cognitive predictors of dietary behaviors in South Korean men and women. *International Journal of Behavioral Medi- cine*, 15(1): 4–13.

Renner, B. and Schwarzer, R. (2003). Social-cognitive factors in health behaviour change. In J. Suls and K. Wallston (eds), *Social Foundations of Health and Illness*. Oxford: Blackwell.

luszRenner, B., Spivak, Y., Kwon, S. and Schwarzer, R. (2007). Does age make a difference? Predicting physical activity of South Koreans. *Psychology & Ageing*, 22: 482–93.

Renzi, A., Solano, L., Di Trani, M. et al. (2020). The effects of an expressive writing intervention on pregnancy rates, alexithymia and psychophysical health during an assisted reproductive treatment. *Psychology and Health*, 35: 718–33.

Resendes, L.A. and McCorkle, R. (2006). Spousal responses to prostate cancer: an integrative review. *Cancer Investigations*, 24: 192–8.

Resnicow, K., Jackson, A., Wang, T. et al. (2001). Motivational interviewing intervention to increase fruit and vegetable intake through black churches: results of the Eat for Life trial. *American Journal of Public Health*, 91: 1686–93.

Reynolds, J. P., Webb, T. L., Benn, Y., Chang, B. P. and Sheeran, P. (2017). Feeling bad about progress does not lead people want to change their health behaviour. *Psychology & Health*, 33, 1–7.

Rhodes, R., Janssen, I., Bredin, S., Warburton, D., & Bauman, A. (2017). Physical activity: Health impact, prevalence, correlates and interventions. *Psychology & Health*, 32: 942–75.

Rhodes, R.E., and Kates, A. (2015). Can the affective response to exercise predict future motives and physical activity behavior? A systematic review of published evidence. *Annals of Behavioral Medicine*, 49: 715–31

Rhodes, R.E. and de Bruijn, G. (2013). How big is the physical activity intention-behaviour gap? A meta-analysis using the action control framework. *British Journal of Health Psychology*, 18: 296–309.

Rhodes, R.E. and Dickau, L. (2012). Meta-analysis of experimental evidence for the intention-behaviour relationship in the physical activity domain, *Health Psychology*, 31: 724–7.

Rice, P.L. (1992). *Stress and Health*. Pacific Grove, CA: Brooks/Cole.

Richards, S.H., Anderson, L., Jenkinson, C.E. et al. (2017). Psychological interventions for coronary heart disease. *Cochrane Database of Systematic Reviews*, 4(4), CD002902.

Richards, J., Fisher, P. and Conner, F. (1989). The warnings on cigarette packages are ineffective. *Journal of the American Medical Association*, 261: 45.

Richardson, J. (2000). The use of randomised control trials in complementary therapies: exploring the issues. *Journal of Advanced Nursing*, 32: 398–406.

Richardson, K.M. and Rothstein, H.R. (2008). Effects of occupational stress management intervention programs: a meta-analysis. *Journal of Occupational Health Psychology*, 13: 69–93.

Richmond, R.L., Kehoe, L. and de Almeida Neto, A.C. (1997). Effectiveness of a 24-hour transdermal nicotine patch in conjunction with a cognitive behavioural programme: one year outcome. *Addiction*, 92: 27–31.

Rieger, M. (2020). Triggering altruism increases the willingness to get vaccinated against COVID-19. *Social Health and Behavior*, 3(3): 78–82.

Riemsma, R.P., Taal, E. and Rasker, J.J. (2003). Group education for patients with rheumatoid arthritis and their partners. *Arthritis and Rheumatism*, 49: 556–66.

Rigby, K., Brown, M., Anagnostou, P. et al. (1989). Shock tactics to counter AIDS: the Australian experience. *Psychology and Health*, 3: 145–59.

Rijken, M., Hujala, A., van Ginneken., et al. (2018). Managing multimorbidity: Profiles of integrated care approached targeting people with multiple chronic conditions in Europe, *Health Policy*, 122: 45–52

Riley, J.L., III, Wade, J.B., Myers, C.D. et al. (2002). Racial/ethnic differences in the experience of chronic pain. *Pain*, 100: 291–8.

Rise, J. Sheeran, P. Skalle, S. (2006). *The role of self-identity in the theory of planned behavior: a meta-analysis.* Unpub- lished manuscript, Norwegian Institute for Alcohol and Drug Research, Oslo.

Ritchie, H and Roser, M (2019) "Substance Use". *Published online at OurWorldInData.org.* Retrieved from: https://ourworldindata.org/substance-use (accessed 15 September 2021).

Robb, K.A., Bennett, M.I., Johnson, M.I. et al. (2008). Transcutaneous electric nerve stimulation (TENS) for cancer pain in adults. *Cochrane Database of Systematic Reviews*, 3: CD006276.

Robb, K., Oxberry, S.G., Bennett, M.I. et al. (2009). A Cochrane systematic review of transcutaneous electrical nerve stimulation for cancer pain. *Journal of Pain and Symptom Management*, 37: 746–53.

Robertson, M., Moir, J., Skelton, J. et al. (2011). When the business of sharing treatment decisions is not the same as shared decision making: a discourse analysis of decision sharing in general practice. *Health (London)*, 15: 78–95.

Robinson, M.S. and Alloy, L.B. (2003). Negative cognitive styles and stress-reactive rumination interact to predict depression: a prospective study. *Cognitive Therapy and Research*, 27: 275–92.

Rochelle, T.L. (2019). Cross-cultural differences in the relationship between conformity to masculine norms and health behavior among men in Hong Kong. *British Journal of Health Psychology*, 24: 159–74

Roberts, S., Barry, E., Craig, D. et al. (2017). Preventing type 2 diabetes: systematic review of studies of cost-effectiveness of lifestyle programmes and metformin, with and without screening, for pre-diabetes. *BMJ Open*, 7: e017184.

Roesch, S.C., Adams, L., Hines, A. et al. (2005). Coping with prostate cancer: a meta-analytic review. *Journal of Behavioural Medicine*, 28: 281–93.

Roesch, S.C. and Weiner, B. (2001). A meta-analytic review of coping with illness: do causal attributions matter? *Journal of Psychosomatic Research*, 50: 205–19.

Rogers, E. (1983). *Diffusion of Innovations*. New York: Free Press.

Rogers, G., Curry, M., Oddy, J. et al. (2003). Depressive disorders and unprotected casual anal sex among Australian homosexually active men in primary care. *HIV Medicine*, 4: 271–5.

Rogers, M. A., Lemmen, K., Kramer, R. et al. (2017). Internet- delivered health interventions that work: systematic review of meta-analyses and evaluation of website availability. *Journal of Medical Internet Research*, 19: e90.

Rohr, MK. and Lang, F.R. (2014). The role of anticipated gains and losses on preferences about future caregiving. *Journal of Gerontology, Series B: Psychological Sciences and Social Sciences*, doi:10.1093/geronb/gbu145

Rokach, A. (2011). From loneliness to belonging: A review. *Psychology Journal*, 8: 70–81.

Rokach, A. and Parvini, M. (2011). Experience of adults and children in hospitals. *Early Child Development and Care*, 18: 707–15.

Rolland, J.S. (2012). Mastering family challenges in serious illness and disability. In Walsh, F (ed.), *Normal Family Processes*, 4th edn, New York: Guilford Press, pp. 452–82.

Rolland, J.S. and Williams, J.K. (2005). Towards a biopsychosocial model for 21st century genetics. *Family Process*, 44: 3–24.

Romano, J. M., Jensen, M. P., Schmaling, K. B. et al. (2009). Illness behaviors in patients with unexplained chronic fatigue are associated with significant other responses. *Journal of Behavioral Medicine*, 32, 558–69. doi:10.1007/s10865–009–9234–3

Roodman, D. (2020). The impacts of alcohol taxes: a replication review, *General Economics*, 34491513.

Rood, J. A. J., Van Zuuren, F. J., Stam, F., et al (2015), Cognitive coping style (monitoring and blunting) and the need for information, information satisfaction and shared decision making among patients with haematological malignancies. *Psycho-Oncology*, 24, 564– 571.

Rook, K.S (2015). Social networks in later life: weighing positive and negative effects on health and wellbeing. *Current Directions in Psychological Science, pp. 123– 35.*

Rook, K. S., August, K. J. and Sorkin, D. H. (2011). Social network functions and health. In R. Contrada and A. Baum (eds), *Handbook of Stress Science: Biology, Psychology, and Health*. NewYork, NY: Springer, pp. 123–35.

Ropka, M.E., Wenzel, J., Phillips, E.K. et al. (2006). Uptake rates for breast cancer genetic testing: a systematic review. *Cancer Epidemiology, Biomarkers and Prevention*, 15: 840–55.

Rosamond, W.D., Chambless, L.E., Heiss, G. et al. (2012) Twenty-two year trends in incidence of myocardial infarction, CHD mortality, and case-fatality in four US communities, 1987 to 2008. *Circulation*, 125: 1848–57.

Rosco, J.A., Morrow, G.R., Aapro, M.S. et al. (2010). Anticipatory nausea and vomiting. *Supportive Care in Cancer*, 19: 1533–8.

Rose, S., Bisson, J. and Wessely, S. (2001). Psychological debriefing for preventing post traumatic stress disorder (PTSD). *Cochrane Database Systematic Review*, 3.

Rose-Davis, B., Van Woensel, W., Stringer, E. et al. (2019). Using an artificial intelligence-based argument theory to generate automated patient education dialogues for families of children with juvenile idiopathic arthritis. *Studies in Health Technology and Informatics*, 264:1337-1341.

Rosendal, M., Jarbøl, D.E., Pedersen, A.F. et al. (2013). Multiple perspectives on symptom interpretation in primary care research, *BMC Family Practice*, 14: 167.

Rosenfeld, B., Breitbart, W., McDonald, M.V. et al. (1996). Pain in ambulatory AIDS patients II: impact of pain on psychological functioning and quality of life. *Pain*, 68: 323–8. Rosengren, A., Hawken, S., Ounpuu, S. et al. (2004). Association of psychosocial risk factors with risk of acute myocardial infarction in 11119 cases and 1364 controls from 52 countries (the INTERHEART study): case-control study. *Lancet*, 364: 953–92.

Rosenman, R.H. (1978). Role of Type A pattern in the pathogenesis of ischaemic heart disease and modification for prevention. *Advances in Cardiology*, 25: 34–46.

Rosenman, R.H. (1996). Personality, behavior patterns, and heart disease. In C. Cooper (ed.), *Handbook of Stress, Medicine and Health*. Boca Raton, FL: CRC Press.

Rosenman, R.H., Brand, R.J., Sholtz, R.I. et al. (1976). Multivariate prediction of coronary heart disease during 8.5 year follow-up in the Western Collaborative Group study. *The American Journal of Cardiology*, 37: 903–10.

Rosenstock, I.M. (1966). Why people use health services. *Milbank Memorial Fund Quarterly*, 44: 94–124.

Rosenzweig, Leiman and Breedlove (1996: 272). Biological Psychology: An Introduction to Behavioral, Cognitive, and Clinical Neuroscience, Sinauer Associates, Inc. (Rosenzweig, M.R., Leiman, A. and Breedlove, S.M. 1996) p. 272.

Rosenzweig, S., Greeson, J.M., Reibel, D.K. et al. (2010). Mindfulness-based stress reduction for chronic pain conditions: variation in treatment outcomes and role of home meditation practice. *Journal of Psychosomatic Research*, 68: 29–36.

Ross, D.A., Dick, B. and Ferguson, J. (eds) (2006). Preventing HIV/AIDS in young people. A systematic review of the evidence from developing countries. Geneva: World Health Organization.

Ross, L., Boesen, E.H., Dalton, S.O. and Johansen, C. (2002). Mind and cancer: does psychosocial intervention improve survival and psychological well-being? *European Journal of Cancer*, 38: 1447–57.

Ross, M.W., Harzke, A.J., Scott, D.P. et al. (2006). Outcomes of Project Wall Talk: an HIV/AIDS peer education program Implemented within the Texas state prison system. *AIDS Education and Prevention*, 18: 504–17.

Rossettini, G., Carlino, E. and Testa, M. (2018). Clinical relevance of contextual factors as triggers of placebo and nocebo effects in musculoskeletal pain. *BMC Musculoskeletal Disorders*, 19(1): 27.

Roth, D.L., Fredman, L. and Haley, W.E. (2015). Informal caregiving and its impact on health: a reappraisal from population-based studies. *The Gerontologist*, 55: 309–19.

Roth, S. and Cohen, L.J. (1986). Approach avoidance and coping with stress. *American Psychologist*, 41: 813–19.

Rothman, A.J., Sheeran, P. and Wood, W. (2009). Reflective and automatic processes in the initiation and maintenance of dietary change. *Annals of Behavioral Medicine*, 38: 4–17.

Rothermund, K. and Brandstädter, J. (2003). Coping with deficits and losses in later life: from compensatory action to accommodation. *Psychology & Aging*, 18: 896–905.

Röttele, N., Schöpf-Lazzarino, A.C., Becker, S. et al. (2020). Agreement of physician and patient ratings of communication in medical encounters: a systematic review and meta-analysis of interrater agreement. *Patient Education and Counseling*, 10: 1873–82.

Rotter, J.B. (1966). Generalized expectancies for the internal versus external control of reinforcement. *Psychological Monographs*, 90: 1–28.

Roussi, P. and Milller, S.M. (2014). Monitoring style of coping with cancer related threats: a review of the literature. *Journal of Behavioral Medicine*; 37: 931–54.

Rovito, M.J., Adams, W.B., Craycraft, M., et al. (2021). The association between testicular self-examination and stages of testicular cancer diagnosis: A cross-sectional analysis. *Journal of Adolescent and Young Adult Oncology*, doi.ord/10.1089/jayao.2021.0020, retrieved 18 June 2021

Roy, R., Symonds, R.P., Kymar, D.M. et al. (2005). The use of denial in an ethnically diverse British cancer population: a cross-sectional study. *British Journal of Cancer*, 91: 1–5. Roy, T. and Lloyd, C.E. (2012). Epidemiology of depression and diabetes: a systematic review. *Journal of Affective Disorders*, 142: S8–S21.

Royal College of Physicians (1995). *Alcohol and the Public Health*. London: Macmillan.

Royal College of Psychiatrists (2003). *The Mental Health of Students in Higher Education*. London: RCPsych.

Royal College of Psychiatrists: Alcohol and older people. London. 2012. Retrieved from http://www.rcpsych.ac.uk/ healthadvice/problemsdisorders/alcoholandolderpeople. aspx (accessed 15 September 2021).

Royal Osteoporosis Society (2019). *Exercise and Physical Activity for Osteoporosis and Bone Health*. Retrieved from https://theros.org.uk/information-and-support/osteoporosis/living-with-osteoporosis/exercise-and-physical-activity- for-osteoporosis/ (accessed 21 September 2021).

Roye, C., Perlmutter Silverman, P. and Krauss, B. (2007). A brief, low-cost, theory-based intervention to promote dual method use by black and Latina female adolescents: a randomized clinical trial. *Health Education and Behavior*, 34: 608–21.

Rubinstein, M.L., Delucchi, K., Benowitz, N.L. and Ramo, D.E. (2018). Adolescent exposure to toxic volatile organic chemicals from e-cigarettes. *Pediatrics*, 141(4): e20173557.

Rueger, J., Dolfsma, W., and Aalbers, R. (2021). Perception of peer advice in online health communities: Access to lay expertise. *Social Science & Medicine*, 277: 113–17.

Ruiter, R.A.C. and Kok, G. (2005). Saying is not (always) doing: cigarette warning labels are useless. *European Journal of Public Health*, 15: 329.

Ruiter, R.A.C. and Kok, G. (2006). Response to Hammond et al. Showing leads to doing, but doing what? The need for experimental pilot-testing. *European Journal of Public Health*, 16: 225.

Rumsey, N. and Harcourt, D. (2005). *The Psychology of Appearance*. Milton Keynes: Open University Press.

Russell, D.W., Clavél, F.D., Cutrona, C.E. et al. (2018). Neighborhood racial discrimination and the development of major depression, *Journal of Abnormal Psychology*, 127: 150–9.

Russell, M.A., Wilson, C. and Baker, C.D. (1979). Effect of general practitioners' advice against smoking. *British Medical Journal*, 2: 231–5.

Rutter, D. and Quine, L. (2002). *Changing Health Behaviour*. Buckingham: Open University Press.

Ryff, C.D. (1989). Happiness is everything, or is it? Explorations on the meaning of psychological well-being. *Journal of Personality & Social Psychology*, 57: 1069–81

Rystedt, L.W., Devereux, J. and Furnham, A.F. (2004). Are lay theories of work stress related to distress? A longitudinal study in the British workforce. *Work & Stress*, 18: 245–54. Sabaté, E. (2003). *Adherence to Long-term Therapies: Evidence for Action*. Geneva: World Health Organization.

Sacker, A., Ross, A., MacLeod, C.A., Netuveli, G., and Windle, G. (2017). Health and social exclusion in older age: evidence from Understanding Society, the UK Household Longitudinal Study, *Journal of Epidemiology & Community Health*, 71: 681–90.

Saffari, M., Lin, C-Y., Chen, H., et al. (2019). The role of religious coping and social support on medication adherence and quality of life among the elderly with type 2 diabetes, *Quality of Life Research*, 28: 2183–93.

Safren, S.A., Gonzalez, J.S., Wexler, D.J. et al. (2014). A randomized controlled trial of cognitive behavioral therapy for adherence and depression (CBT-AD) in patients with uncontrolled type 2 diabetes. *Diabetes Care*, 37: 625–33. Safren, S.A., Radomsky, A.S., Otto, M.W. et al. (2002). Predictors of psychological well-being in a diverse sample of HIV-positive patients receiving highly active antiretroviral therapy. *Psychosomatics*, 43: 478–84.

Salander, P. (2007). Attributions of lung cancer: my own illness is hardly caused by smoking. *Psycho-Oncology*, 16: 587–92.

Salari, N., Hosseinian-Far, A., Jalali, R. et al. (2020). Prevalence of stress, anxiety, depression among the general population during the COVID-19 pandemic: a systematic review and meta-analysis. *Globalization and Health*, 16: 57.

Salovey, P., Rothman, A.J., Detweiler, J.B. et al. (2000). Emotional states and physical health. *American Psychologist*, 55: 110–21.

Sallis, J.F., Prochaska, J.J. and Taylor, W.C. (2000). A review of correlates of physical activity of children and adolescents. *Medicine & Science in Sports and Exercise*, 32: 963–75.

Samji, H., Cescon, A., Hogg, R.S. et al. (2013) Closing the gap: increases in life expectancy among treated HIV-positive individuals in the United States and Canada. *PLoS ONE* 8: e81355.

Samkoff, J.S. and Jacques, C.H. (1991). A review of studies concerning effects of sleep deprivation and fatigue on residents' performance. *Academic Medicine*, 66: 687–93. Sanaeinasab, H., Saffari, M., Valipour, F. et al. (2018). The effectiveness of a model-based health education intervention to improve ergonomic posture in office computer workers: a randomized controlled trial. *International Archives of Occupational Environmental Health*, 91: 951–62.

Sandel, M., Sheward, R., Ettinger de Cuba, S. et al. (2018). Unstable housing and caregiver and child health in renter families. *Pediatrics*, 141: e20172199.

Sandberg, T. and Conner, M. (2008). Anticipated regret as an additional predictor in the theory of planned behaviour: a meta-analysis. *British Journal of Social Psychology*, 47: 589–606.

Sanders, S.H., Brena, S.F., Spier, C.J. et al. (1992). Chronic low back pain patients around the world: cross-cultural similarities and differences. *Journal of Clinical Pain*, 8:

317–23.

Sandhu, H., Adams, A, Singleton, L.et al. (2009). The impact of gender dyads on doctor-patient communication: a systematic review. *Patient Education and Counseling*, 76: 348–55.

Sannes, T.S., Dolan, E., Albano, D. et al. (2015). Stress management reduces intraindividual cortisol variability, while not impacting other measures of cortisol rhythm, in a group of women at risk for breast cancer. *Journal of Psychosomatic Research*, 79: 412–9.

Sapey, E., Gallier, S., Mainey, C., Nightingale, P. et al. (2020). Ethnicity and risk of death in patients hospitalised for COVID-19 infection in the UK: an observational cohort study in an urban catchment area. *BMJ Open Respiratory Research*, 7: e000644.

Sapolsky, R.M. (1994). *Why Zebras Don't Get Ulcers*. New York: W.H. Freeman.

Sargent-Cox, K.A., Anstey, K.J. and Luszcz, M.A. (2010). Patterns of longitudinal change in older adults' self-rated health: the effect of the point of reference. *Heath Psychology*, 29: 143–52.

Sargent, J.D., Dalton, M. and Beach, M. (2000). Exposure to cigarette promotions and smoking uptake in adolescents: evidence of a dose-response relation. *Tobacco Control*, 9: 163–8.

Sarkar, U., Piette, J.D., Gonzales, R. et al. (2007). Preferences for self-management support: findings from a survey of diabetes patients in safety-net health systems. *Patient Education and Counseling*, 70: 102–10.

Sarkeala, T., Heinavaara, S. and Anttila, A. (2008). Organised mammography screening reduces breast cancer mortality: a cohort study from Finland. *International Journal of Cancer*, 122: 614–19.

Sarkisian, C.A., Liu, H.H., Ensrud, K.E. et al. (2001). Correlates of attribution of new disability to 'old age'. *Journal of the American Geriatric Society*, 49: 134–41.

Saunders, C. and Baines, M. (1983). *Living with Dying: The Management of Terminal Disease*. Oxford: Oxford University Press.

Sawyer, A., Ayers, S., and Field, A. (2010). Posttraumatic growth and adjustment among individuals with cancer or HIV/AIDS: A meta-analysis. *Clinical Psychology Review*, 30:436–47.

Schache, K., Consedine, N., Hofman, P., and Serlachius, A. (2019). Gratitude- more than just a platitude? The science behind gratitude and health. *British Journal of Health Psychology*, 24: 1–9.

Schakel, L., Veldhuijzen, D. S., Crompvoets, P. I., et al. (2019). Effectiveness of dtress-reducing interventions on the response to challenges to the immune system: a meta- analytic review. *Psychotherapy and Psychosomatics*, 88: 274–86.

Scheffler, R.M., Brown, T.T., Syme, L. et al. (2008). Community-level social capital and recurrence of acute coronary syndrome. *Social Science and Medicine*, 66: 1603–13.

Scheier, M.F. and Carver, C.S. (1992). Effects of optimism on psychological and physical well-being: theoretical overview and empirical update. *Cognitive Therapy Research*, 16: 201–28.

Scheier, M.F., Carver, C.S. and Bridges, M.W. (1994). Distinguishing optimism from neuroticism (and trait anxiety, self-mastery, and self-esteem): a reevaluation of the Life Orientation Test. *Journal of Personality & Social Psychology*, 67: 1063–78.

Scheier, M.F., Weintraub, J.K. and Carver, C.S. (1986). Coping with stress: divergent strategies of optimists and pessimists. *Journal of Personality and Social Psychology*, 51: 1257–64. Scheier, M.F. and Carver, C.S. (2018). Dispositional optimism and physical health: A long look back, a quick look forward, *American Psychologist*, 73: 1082–94.

Scheier, M.F., Swanson, J.D., Barlow, M A., et al. (2020). Optimism versus pessimism as predictors of physical health: A comprehensive reanalysis of dispositional optimism research, *American Psychologist*, 76: 529–48.

Schell, L.K., Monsef, I., Wöckel, A. et al. (2019). Mindfulnessbased stress reduction for women diagnosed with breast cancer. *Cochrane Database of Systematic Reviews*, 3: CD011518.

Scherwitz, L., Perkins, L., Chesney, M. et al. (1992). Hostility and health behaviours in young adults: the CARDIA study. *American Journal of Epidemiology*, 136: 136–45.

Schiaffino, K.M. and Cea, C.D. (1995). Assessing chronic illness representations: the implicit models of illness questionnaire. *Journal of Behavioral Medicine*, 18: 531–48.

Schipper, K., Abma, T.A., Koops, C. et al. (2014). Sweet and sour after renal transplantation: a qualitative study about the positive and negative consequences of renal transplantation. *British Journal of Health Psychology*, 19: 580–91

Schlenk, E.A., Dunbar-Jacob, J. and Engberg, S. (2004). Medication non-adherence among older adults: a review of strategies and interventions for improvement. *Journal of Gerontological Nursing*, 30: 33–43.

Schlyter M, Leosdottir M, Engström G. et al. (2016). Smoking cessation after acute myocardial infarction in relation to depression and personality factors. *International Journal of Behavioral Medicine*, 23: 234–42.

Schmaling, K.B., Smith, W.R. and Buchwald, D.S. (2000). Significant other responses are associated with fatigue and functional status among patients with chronic fatigue syndrome. *Psychosomatic Medicine*, 62: 444–50.

Schmid Mast, M., Hall, J.A. and Roter, D.L. (2007). Disentangling physician sex and physician communication style: their effects on patient satisfaction in a virtual medical visit. *Patient Education and Counseling*, 68: 16–22.

Schmidt, B., Schneider, M., Seeger, P. et al. (2019). A comparison of job stress models: associations with employee wellbeing, absenteeism, presenteeism and associated costs. *Journal of Occupational and Environmental Medicine*, 61: 535–44.

Schnipper, H.H. (2001). Life after breast cancer. *Journal of Clinical Oncology*, 19: 3581–4.

Schoeppe, S., Alley, S., Van Lippevelde, W., Bray, N.A., et al. (2016). Efficacy of interventions that use apps to improve diet, physical activity and sedentary behaviour: a systematic review. *International Journal of Behavior Nutrition and Phys Activity*, 7 December, 13(1): 127.

Schoenberg, N.E., Drew, E.M., Stoller, E.P and Kart, C.S (2008). Situating stress: lessons from lay discourse on diabetes. *Medical Anthropology Quarterly: International Journal for the Analysis of Health*, 19: 171–93

Schofield, I., Kerr, S. and Tolson, D. (2007). An exploration of the smoking-related health beliefs of older people with chronic obstructive pulmonary disease, *Journal of Clinical Nursing*, 16: 1726–35.

Schofield, M.J., Lynagh, M. and Mishra, G. (2003). Evaluation of a Health Promoting Schools program to reduce smoking in Australian secondary schools. *Health Education and Research*, 18: 678–92.

Schofield, P.E., Butow, P.N., Thompson, J.F. et al. (2003). Psychological responses of patients receiving a diagnosis of cancer. *Annals of Oncology*, 14: 48–56.

Schofield, P., Jefford, M., Carey, M. et al. (2008). Preparing patients for threatening medical treatments: effects of a chemotherapy educational DVD on anxiety, unmet needs, and self-efficacy. *Support Care in Cancer*, 16: 37-45.

Scott, S.E., Walter, F.M., Webster, A., Sutton, S. and Emery, J. (2013). The model of pathways to treatment: Conceptualization and integration with existing theory. *British Journal of Health Psychology*, 18: 45–65.

Schou, I., Ekeberg, Ø. and Ruland, C.M. (2005). The mediating role of appraisal and coping in the relationship between optimism–pessimism and quality of life. *Psycho-Oncology*, 14: 718–27.

Schou, I., Ekeberg, O., Rulan, C.M. et al. (2004). Pessimism as a predictor of emotional morbidity one year following breast cancer surgery. *Psycho-Oncology*, 13: 309–20.

Schulz, D.N., Kremers, S.P., Vandelanotte, C. et al. (2014). Effects of a web-based tailored multiple-lifestyle intervention for adults: a two-year randomized controlled trial comparing sequential and simultaneous delivery modes. *Journal of Medical Internet Research*, 16: e26.

Schulz, R., Beach, S.R., Cook, T.B., Martire, L.M., Tomlinson, J.M. and Monin, J.K. (2012). Predictors and consequences of perceived lack of choice in becoming ninformal caregiver *Aging & Mental Health*, 16: 712–21.

Schulz, R., Bookwala, J., Knapp, J.E. et al. (1996). Pessimism, age, and cancer mortality. *Psychology and Aging*, 11: 304–9.

Schulz, R., and Sherwood, P.R. (2008). Physical and mental health effects of family caregiving. *American Journal of Nursing*, 108: 23–7.

Schulz, R., Tompkins, C.A. and Rau, M.T. (1988). A longitudinal study of the psychosocial impact of stroke on primary support persons. *Psychology and Aging*, 3: 131–41

Schulz, U. and Mohamed, N.E. (2004). Turning the tide: benefit finding after cancer surgery. *Social Science and Medicine*, 59: 653–62.

Schur, E.A., Sanders, M. and Steiner, H. (2000). Body dissatisfaction and dieting in young children. *International Journal of Eating Disorders*, 27: 74–82.

Schwartz, B.S., Stewart, W.F., Simon, D. et al. (1998). Epidemiology of tension-type headache. *Journal of the American Medical Association*, 279: 381–3.

Schwartz, C., Sprangers, M., Carey, A. et al. (2004). Exploring response shift in longitudinal data. *Psychology & Health*, 9: 161–80.

Schwartz, G.E. and Weiss, S. (1977). What is behavioral medicine? *Psychosomatic Medicine*, 36: 377–81.

Schwarzbold, M., Diaz, A., Martins, E.T. et al. (2008). Psychiatric disorders and traumatic brain injury. *Neuropsychiatric Disorders and Treatment*, 4: 797–816.

Schwarzer, R. (1992). Self efficacy in the adoption and maintenance of health behaviours: theoretical approaches and a new model. In R. Schwarzer (ed.), *Self Efficacy: Thought Control of Action*. Washington, DC: Hemisphere.

Schwarzer, R. (1994). Optimism, vulnerability, and self-beliefs as health-related cognitions: a systematic overview. *Psy- chology and Health*, 9: 161–80.

Schwarzer, R. (2001). Social-cognitive factors in changing health-related behavior. *Current Directions in Psychologi- cal Science*, 10: 47–51.

Schwarzer, R. and Hallum, S. (2008). Perceived teacher self- efficacy as a predictor of job stress and burnout-mediation analyses. *Applied Psychology: An International Review*, 57: 152–71. Schwarzer, R. and Knoll, N. (2007). Functional roles of social support within the stress and coping process: a theoretical and empirical overview. *International Journal of Psychol- ogy*, 42: 243–52.

Schwarzer, R. and Luszczynska, A. (2008). How to overcome health-compromising behaviours: the Health Action Process approach. *European Psychologist*, 13(2): 141–51.

Schwarzer, R., Luszczynska, A., Ziegelmann, P. et al. (2008). Social-cognitive predictors of physical exercise adherence: three longitudinal studies in rehabilitation. *Health Psychology*, 27: 854–63.

Schwarzer, R., Schuz, B., Ziegelmann, J.P. et al. (2007). Adoption and maintenance of four health behaviors: theoryguided longitudinal studies on dental flossing, seat belt use, dietary behavior and physical activity. *Annals of Behavioral Medicine*, 33: 156–66.

Schemer, L., Schroeder, A., Ørnbøl, E et al. (2019). Exposure and cognitive-behavioural therapy for chronic back pain: An RCT on treatment processes. *European Journal of Pain*, 23: 526–538.

Scott et al (2013) Pathways to Treatment model.

Scully, J.A., Tosi, H. and Banning, K. (2000). Life events checklists: revisiting the Social Readjustment Rating Scale after 30 years. *Educational and Psychological Measure- ment*, 60: 864–76.

Seager, M. and Wilkins, D. (2014). Being a man – putting life before death. *The Psychologist,* 27: 404–5.

Seah, A. S., Tan, F., Srinivas, S., Wu, H. Y. and Griva, K. (2015). Opting out of dialysis–exploring patients' decisions to forego dialysis in favour of conservative non-dialytic management for end-stage renal disease. *Health Expectations, 18*(5), 1018–29. doi.org/10.1111/hex.12075

Sears, S.F., Sowell, L.D., Kuhl, E.A. et al. (2007). The ICD shock and stress management program: a randomized trial of psychosocial treatment to optimize quality of life in ICD patients. *Pacing and Clinical Electrophysiology*, 30: 858–64.

Segal, Z.V., Williams, J.M.G. and Teasdale, J.D. (2002). Mindfulness-Based Cognitive Therapy for Depression: A New Approach to Preventing Relapse. New York: Guilford.

Segan, C.J., Borland, R. and Greenwood, K.M. (2002). Do transtheoretical model measures predict the transition from preparation to action in smoking cessation? *Psychol- ogy and Health*, 17: 417–35.

Segestrom, S.C. (2005). Optimism and immunity: do positive thoughts always lead to positive effects? *Brain, Behavior and Immunity*, 19: 195–200.

Segerstrom, S.C. and Miller, G.E. (2004). Psychological stress and the human immune system: a meta-analytic study of 30 years of enquiry. *Psychological Bulletin*, 130: 601–30.

Segerstrom, S.C. and Smith, T.W. (2006). Physiological pathways from personality to health: the cardiovascular and immune systems. In M.E. Vollrath (ed.), *Handbook of Personality and Health*. Chichester: Wiley, pp. 175–94.

Seifart, C., Hofmann, M., Bär, T. et al. (2014). Breaking bad news-what patients want and what they get: evaluating the SPIKES protocol in Germany. *Annals of Oncology*, 25: 707–11.

Seligman, M.E.P. (2003). Positive psychology: fundamental assumptions. *The Psychologist*, 16: 126–7.

Seligman, M.E.P. and Csikszentmihalyi, M. (2000). Positive psychology: an introduction. *American Psychologist*, 55: 5–14.

Selman, L.E., Bristowe, K., Higginson, I. J. and Murtagh, F.E. (2019). The views and experiences of older people with conservatively managed renal failure: a qualitative study of communication, information and decision-making. *BMC Nephrology*, 20: 1–12.

Selye, H. (1956). *The Stress of Life*. New York: McGraw-Hill. Selye, H. (1974). *Stress without Distress*. Philadelphia, PA: Lipincott.

Selye, H. (1991). History and present status of the stress concept. In A. Monat and R.S. Lazarus (eds), *Stress and Coping*. New York: Columbia University Press.

Semmer, N.K. (2006). Personality, stress, and coping. In M.E. Vollrath (ed.), *Handbook of Personality and Health*. London: Wiley, pp. 73–113.

Serido, J., Almeida, D. M., & Wethington, E. (2004). Chronic stressors and daily hassles: unique and interactive relationships with psychological distress, *Journal of Health and Social Behavior*, 45: 17–33.

Serour, M., Alqhenaei, H., Al-Saqabi, S. et al. (2007). Cultural factors and patients' adherence to lifestyle measures. *British Journal of General Practice*, 57: 291–5.

Shahid, S., Bleam, R., Bessarab, D. and Thompson, S.C. (2010). 'If you don't believe it, it won't help you': use of bush medicine in treating cancer among Aboriginal people in Western Australia. *Journal of Ethnobiology and Ethnomedicine*, 6: 18.

Shakeshaft, A.P., Bowman, J.A. and Sanson-Fisher, R.W. (1999). A comparison of two retrospective measures of weekly alcohol consumption: diary and quantity/frequency index. *Alcohol and Alcoholism*, 34: 636–45.

Shand, L.K., Cowlishaw, S., Brooker, J.E., et al. (2015). Correlates of post-traumatic stress symptoms and growth in cancer pateints: a systematic review and meta-analysis. *Psycho-Oncology,* 24: 624–34

Shankar, A., McMunn, A. and Steptoe, A. (2010). Health-related behaviors in older adults' relationships with socioeconomic status. *American Journal of Preventive Medicine*, 38: 39–46.

Shapiro, F. (1995). *Eye Movement Desensitisation and Repro cessing: Basic Principles*. New York: Guilford Press.

Sharkey, J.R., Dean, W.R., Nalty, C.C. et al. (2013). Con-venience stores are the key food environment influence on nutrients available from household food supplies in Texas Border Colonias, *BMC Public Health*, 13: 45.

Sharma, S., Malarcher, A.M., Giles, W.H. et al. (2004). Racial, ethnic and socioeconomic disparities in the clustering of cardiovascular disease risk factors. *Ethnicity and Disease*, 14: 43–8.

Sharot, T., & Garrett, N. (2016). Forming beliefs: Why valence matters. *Trends in Cognitive Sciences*, 20: 25–33.

Sharpe, L. and Curran, L. (2006). Understanding the process of adjustment to illness. *Social Science & Medicine*, 62: 1153–66.

Sharpe P.A., Wilcox S., Schoffman D.E. et al. (2017). Partici pation, satisfaction, perceived benefits, and maintenance of behavioral self-management strategies in a self-directed exercise program for adults with arthritis. *Evaluation and Program Planning*, 60: 143–150.

Sharp, T.J. (2001). Chronic pain: a reformulation of the cognitive-behavioural model. *Behaviour Research and Therapy*, 39: 787–800.

Sharratt, D., Jenkinson, E., Moss, T., et al. (2019). Experiences of living with visible difference: Individual and social reflections. *Health Psychology Update*, 28: 16–26.

Sheeran, P. (2002). Intention–behaviour relations: a conceptual and empirical review. In M. Hewstone and W. Stroebe (eds), *European Review of Social Psychology*, Vol. 11. Chichester: Wiley.

Sheeran, P., Milne, S., Webb, T.L. and Gollwitzer, P.M. (2005). Implementation intentions and health behavior. In M Conner and P Norman (eds) *Predicting Health Behavior,* (2nd edn. Buckingham: Open University Press, pp. 276–323.

Sheeran, P. and Orbell, S. (2000). Using implementation intentions to increase attendance for cervical cancer screening. *Health Psychology*, 19: 283–9.

Sheffield, D., Biles, P.L., Orom, H. et al. (2000). Race and sex differences in cutaneous pain perception. *Psychosomatic Medicine*, 62: 517–23.

Shen, Q., Wang, Y., Wang, Z. (2019). Understanding condom use among unmarried female migrants: a psychological and personality factors modified information-motivation- behavioral skills model. *BMC Public Health*, 19: 223.

Shepperd, J.A., Klein, W.M.P., Waters, E.A. and Weinstein, N.D. (2013). Taking stock of unrealistic optimism. *Perspectives on Psychological Science*, 8, 395–411.

Sheps, D.S. (2007). Psychological stress and myocardial ischemia: understanding the link and implications. *Psychosomatic Medicine*, 69: 491–2.

Sherman, A.C. and Simonton, S. (2001). Coping with cancer in the family. *The Family Journal: Counselling and Therapy for Couples and Families*, 9: 193–200.

Sherman, K.A., Kasparian, N.A. and Mireskandari, S. (2010). Psychologcal adjustment among male partners in response to women's breast/ovarian cancer risk: a theoretical review of the literature. *Psycho-Oncology*, 19: 1–11.

Sherman SM, Nailer E (2018) Attitudes towards and knowledge about Human Papillomavirus (HPV) and the HPV vaccination in parents of teenage boys in the UK. *PLoS ONE*, 13(4): e0195801.

Sherr, L., Lampe, F.C., Clucas, C. et al. (2010). Self-reported non-adherence to ART and virological outcome in a multiclinic UK study. *AIDS Care*, 23: 1–7.

Shewchuck, R.M., Richards, J.S. and Elliott, T.R. (1998). Dynamic processes in health outcomes among caregivers of patients with spinal cord injuries. *Health Psychology*, 17: 125–9.

Shi, L., Liu, J., Fonseca, V. et al. (2010). Correlation between adherence rates measured by MEMS and self-reported questionnaires: a meta-analysis. *Health and Quality of Life Outcomes*, 8: 99. doi:10.1186/1477-7525-8-99.

Shields, G.S., Spahr, C.M. and Slavich, G.M. (2020). Psychosocial interventions and immune system function: a systematic review and meta-analysis of randomized clinical trials. *JAMA Psychiatry*, 77: 1031–43.

Shifren, K. and Hooker, K. (1995). Stability and change in optimism: a study among spouse caregivers. *Experimental Aging Research*, 21: 59–76.

Shinar, D., Schechtman, E. and Compton, R. (1999). Trends in safe driving behaviors and in relation to trends in health maintenance behaviors in the USA: 1985–1995. *Accident Analysis and Prevention*, 31: 497–503.

Shipley, B.A., Weiss, A., Der, G., Taylor, M.D. and Deary, I.J. (2007). Neuroticism, extraversion and mortality in the UK Health and Lifestyle Survey: a 21-year prospective cohort study. *Psychosomatic Medicine*, 69: 923–31.

Shimazu A., Bakker A.B. and Demerouti E. (2009). How job demands affect an intimate partner: a test of the spillover crossover model in Japan. *Journal of Occupational Health*, 51: 239–48.

Shiri, S., Feintuch, U., Lorber-Haddad, A. et al. (2012). Novel virtual reality system integrating online self-face viewing and mirror visual feedback for stroke rehabilitation: ration- ale and feasibility. *Topics in Stroke Rehabilitation*, 19(4): 277–86.

Siegel, K. and Gorey, E. (1997). HIV infected women: barriers to AZT use. *Social Science and Medicine*, 45: 15–22. Siegman, A.W., Townsend, S.T., Civelek, A.C. and Blumen thal, R.S. (2000). Antagonistic behaviour, dominance, hostility and cornonary heart disease. *Psychosomatic Medicine*, 62: 248–57.

Siegrist, J., Dagmar Starke, D., Chandola, T. et al. (2004). The measurement of effort–reward imbalance at work: European comparisons. *Social Science and Medicine*, 58: 1483–99.

Siegrist, J., and Li, J. (2017). Work stress and altered biomarkers: a synthesis of findings based on the effort-reward imbalance model, *International Journal of Environmental Research and Public Health*, 14: 1373.

Sieverding, M., Weidner, G., von Volkmann, B. et al. (2005). Cardiovascular reactivity in a simulated job interview: the role of gender role self-concept. *International Journal of Behavioral Medicine*, 12: 1–10.

Sikkema, K.J., Kelly, J.A., Winett, R.A. et al. (2000). Outcomes of a randomized community-level HIV-prevention intervention for women living in 18 low-income housing developments. *American Journal of Public Health*, 90: 53–7.

Silverman, D. (1987). *Communication and Medical Practice: Social Relations and the Clinic*. London: Sage.

Silver, R.C., Holman, E.A., Andersen, J.P. et al. (2013). Mental and physical-health effects of acute exposure to media images of the September 11, 2001 attacks and the Iraq War. *Psychological Science*, 24: 1623–34.

Simmons, V.N., Heckman, B.W., Fink, A.C. et al. (2013). Efficacy of an experiential, dissonance-based smoking intervention for college students delivered via the Internet. *Journal of Consulting and Clinical Psychology*, 81: 810–20.

Simon, J.A., Carmody, T.P., Hudes, E.S. et al. (2003). Intensive smoking cessation counseling versus minimal counseling among hospitalized smokers treated with transdermal nic- otine replacement: a randomized trial. *American Journal of Medicine*, 114: 555–62.

Simoni, J.M., Nelson, K.M., Franks, J.C. et al. (2011). Are peer interventions for HIV efficacious? A systematic review. *AIDS and Behavior*, 15: 1589–95.

Simoni, J.M., Pantalone, D.W., Plummer, M.D. et al. (2007). A randomized controlled trial of a peer support intervention targeting antiretroviral medication adherence and depres- sive symptomatology in HIV-positive men and women. *Health Psychology*, 26: 488–95.

Singh, R.B., Sharma, J.P., Rastogi, V. et al. (1997). Prevalence of coronary artery disease and coronary risk factors in rural and urban populations of north India. *European Heart Journal*, 18: 1728–35.

Singh, R.K., Panday, H.P. and Singh, R.H. (2003). Irritable bowel syndrome: challenges ahead. *Current Science*, 84: 1525–33.

Singh-Manoux, A., Marmot, M.G. and Adler, N.E. (2005) Does subjective social status predict health and change in health status better than objective status? *Psychosomatic Medi- cine*, 67: 855–61.

Sivell, S., Iredale, R., Gray, J. and Coles, B. (2007). Cancer genetic risk assessment for individuals at risk of familial breast cancer. *Cochrane Database of Systematic Reviews*, issue 2, art. no.: CD003721.

Skaalvik, E.M. and Skaalvik, S. (2009). Does school context matter? Relations with teacher burnout and job satisfac- tion. *Teaching and Teacher Education*, 25: 518–24.

Skarstein, J., Aass, N., Fossa, S.D. et al. (2000). Anxiety and depression in cancer patients: relation between the Hospital Anxiety and Depression Scale and the European Organization for Research and Treatment of Cancer Core Quality of Life Questionnaire. *Journal of Psychosomatic Research*, 49: 27–34.

Skov-Ettrup, L.S., Dalum, P., Ekholm, O. et al. (2014). Reach and uptake of Internet and phone-based smoking cessation interventions: results from a randomized controlled trial. *Preventive Medicine*, 62C: 38–43.

Slavin, S., Batrouney, C. and Murphy, D. (2007). Fear appeals and treatment side-effects: an effective combination for HIV prevention? *AIDS Care*, 19: 130–7.

Sloper, P. (2000). Predictors of distress in parents of children with cancer: a prospective study. *Journal of Pediatric Psychology*, 25: 79–92.

Smalley, K.B., Warren, J.C. and Barefoot, K.N. (2016). Differences in health risk behaviors across understudied LGBT subgroups. *Health Psychology*, 35: 103–114.

Smee, C., Parsonage, M., Anderson, R. et al. (1992). Effects of Tobacco Advertising on Tobacco Consumption: A discussion Document Reviewing the Evidence. London: Department of Health.

Smets, E.M., van Heijl, M., van Wijngaarden, A.K. et al. (2012) Addressing patients' information needs: a first evaluation of a question prompt sheet in the pretreatment consultation for patients with esophageal cancer. *Diseases of the Esophagus*, 25: 512–19.

Smith, A. and Roberts, K. (2003). Interventions for posttraumatic stress disorder and psychological distress in emergency ambulance personnel: a review of the literature. *Emergency Medical Journal*, 20: 75–8.

Smith, C.A. and Lazarus, R.S. (1993). Appraisal components, core relational themes, and the emotions. *Cognition and Emotion*, 7: 233–69.

Smith, D.A., Ness, E.M., Herbert, R. et al. (2005). Abdominal diameter index: a more powerful anthropometric measure for prevalent coronary heart disease risk in adult males. *Diabetes, Obesity and Metabolism*, 7: 370–80.

Smith, D.M., Loewenstein, G., Jankovic, A. and Ubel, P.A. (2009). Happily hopeless: adaptation to a permanent, but not to a temporary, disability. *Health Psychology*, 28: 787–91.

Smith, D., Lovell, J., Weller, C. et al. (2017). A systematic review of medication non-adherence in persons with dementia or cognitive impairment. *PLoS One*, 12: e0170651.

Smith, H., Gooding, S., Brown, R. et al. (1998). Evaluation of readability and accuracy of information leaflets in general practices for patients with asthma. *British Medical Journal*, 317: 264–5.

Smith, K. L., Tran, D. and Westra, B. L. (2016). Sinusitis treatment guideline adherence in the e-visit setting: a performance improvement project. *Applied Clinical Informatics*, 7: 299–307.

Smith, L.A. and Foxcroft, D.R. (2009). The effect of alcohol advertising, marketing and portrayal on drinking behaviour in young people: systematic review of prospective cohort studies. *BMC Public Health*, 9: 51.

Smith, L.E., Amlôt, R., Weinman, J. et al. (2017). A systematic review of factors affecting vaccine uptake in young children, Smith, M.Y., Redd, W.H., Peyer, C. et al. (1999). Posttraumatic stress disorder in cancer: a review. *Psycho- Oncology*, 8: 521–37.

Smith, P.J., Humiston, S.G., Marcuse, E.K., et al. (2011). Parental delay or refusal of vaccine doses, childhood vaccination coverage at 24 months of age, and the Health Belief Model. *Public Health Report*, 126: 135–46.

Smith, T.W. (2006) Personality as risk and resilience in physical health. *Current Direction in Psychological Science* 15: 227–31.

Smith, T.W. (1994). Concepts and methods on the study of anger, hostility and health. In A.W. Siegman and T.W. Smith (eds), *Anger, Hostility and the Heart*. Hillsdale, NJ: Lawrence Erlbaum.

Smith, T.W., Gallo, L.C. and Ruiz, J.M. (2003). Toward a social psychophysiology of cardiovascular reactivity: interpersonal concepts and methods in the study of stress and coronary disease. In J. Suls and K. Wallston (eds), *Social Psychological Foundations of Health and Illness*. Oxford: Blackwell.

Smith, T.W., and Parkhurst, K.A. (2018). Personality and health. In: Reveson, T.A. and Gurung, R.A.R (Eds). *Handbook of Health Psychology*. New York, Routledge, pp. Chapter 14

Smolderen, K.G. and Vingerhoets, A. (2010). Hospitalisation and stressful medical procedures. In D. French, K. Vedhara, A.A. Kaptein and J. Weinamn (eds), *Health Psychology*, 2nd edn. Chichester: Wiley, pp. 232–44.

Smolderen, K. G., et al. (2017). Depression treatment and 1-year mortality after acute myocardial infarction: insights from the TRIUMPH Registry (Translational Research Investigating Underlying Disparities in Acute Myocardial Infarction Patients' Health Status). *Circulation*, 135: 1681–89.

Smyth, C., Blaxland, M. and Cass, B. (2011). 'So that's how I found out I was a young carer and that I had actually been a carer most of my life'. Identifying and supporting hidden young carers. *Journal of Youth Studies*, 14: 145–60.

Smyth, J.M., Stone, A.A., Hurewitz, A. and Kaell, A. (1999). Effects of writing about stressful experiences on symptom reduction in patients with asthma or rheumatoid arthritis: a randomized trial. *Journal of the American Medical Associa- tion*, 281: 1304–9.

Sniehotta, F. F. (2009). Towards a theory of intentional behaviour change: plans, planning, and self-regulation. *British Journal of Health Psychology*, 14, 261–73.

Sniehotta, G.F., Presseau, J. and Araujo-Soares, V. (2014). Time to retire the theory of planned behavior. *Health Psychology Review*, 8: 1–7.

Sniehotta, F.F., Scholz, U., Schwarzer, R. (2005). Bridging the intention–behavior gap: planning, self-efficacy and action control in the adoption and maintenance of physical exercise. *Psychology & Health*, 20: 143–60.

Sniehotta, F.F., Scholz, U., Schwarzer, R. et al. (2005b). Long-term effects of two psychological interventions on physical exercise and self-regulation following coronary rehabilitation. *International Journal of Behavioral Medicine*, 2: 244–55.

Snoek F.J., Hogenelst M.H. (2008). [Psychological implications of diabetes mellitus]. *Ned Tijdschr Geneeskd* [Dutch] 152: 2395–9.

Snoek, H.M., Engels, R.C., Janssen, J.M. et al. (2007). Parental behaviour and adolescents' emotional eating. *Appetite*, 49: 223–30.

Snow, P.C. and Bruce, D.D. (2003). Cigarette smoking in teenage girls: exploring the role of peer reputations, self concept and coping. *Health Education Research*, 18: 439–52.

Snowdon, C.J. (2010). *The Spirit Level Delusion: Fact-checking the Left's new Theory of Everything*. London: Democracy Institute/Little Dice.

Snyder, C.R., Harris, C., Anderson, J.R. et al. (1991a). The will and the ways: development and validation of an individual differences measure of hope. *Journal of Personality and Social Psychology*, 60: 570–85.

Snyder, C.R., Irving, L.M. and Anderson, J.R. (1991b). Hope and health. In D.R. Forsyth and C.R. Snyder (eds), *Handbook of Social and Clinical Psychology: The Health Perspective*. Elmsford, NY: Pergamon Press, pp. 285–305.

Snyder, C.R., Lehman, K.A., Kluck, B. et al. (2006). Hope for rehabilitation and vice versa. *Rehabilitation Psychology*, 51: 89–112.

Social Market Foundation (2018). *Caring for Carers*. London: The Social Market Foundation.

Solberg Nes, L., Carlson, C.R., Crofford, L.J. et al. (2011). Individual difference and self-regulatory fatigue: optimism, conscientiousness, and self-consciousess. *Personality and Individual Differences*, 50: 475–80.

Solberg Nes, L. and Segestrom, S.C. (2006). Dispositional optimism and coping: a meta-analytic review. *Personality and Social Psychology Review*, 10: 235–51.

Solmes, M. and Turnbull, O.H. (2002). *The Brain and the Inner Mind: An Introduction to the Neuroscience of Subjective Wellbeing*. New York: Other Press/Karnac.

Soo, H., Burney, S. and Basten, C. (2009). The role of rumination in affective distress in people with a chronic physical illness: a review of the literature and theoretical formulation. *Journal of Health Psychology*, 14: 956–66.

Soons, P. and Denollet, J. (2009). Medical psychology services in Dutch general hospitals: state of the art developments and recommendations for the future. *Journal of Clinical Psychology in Medical Settings*, 16: 161–8.

Sorensen, G., Morris, D.M., Hunt, M.K. et al. (1992). Worksite nutrition intervention and employees' dietary habits: the Treatwell program. *American Journal of Public Health*, 82: 877–80.

Sorensen, G., Stoddard, A., Hunt, M.K. et al. (1998). The effects of a health promotion–health protection intervention on behavior change: the WellWorks Study. *American Journal of Public Health*, 88: 1685–90.

Sorensen, G., Stoddard, A., Peterson, K. et al. (1999). Increasing fruit and vegetable consumption through worksites and families in the Treatwell 5-a-day study. *American Journal of Public Health*, 89: 54–60.

Sorensen, G., Stoddard, A., Quintiliani, L. et al. (2010). Tobacco use cessation and weight management among motor freight workers: results of the gear up for health study. *Cancer Causes and Control*, 21(12): 2113–22.

Soria, R., Legido, A., Escolano, C. et al. (2006). A

randomised controlled trial of motivational interviewing for smoking cessation. *British Journal of General Practice*, 56: 768–74. Sorkin, D.H. and Rook K.S. (2006) Dealing with negative social exchanges in later life: Coping responses, goals, and effectiveness. *Psychology and Aging.* 21: 715–24. doi: 10.1037/0882-7974.21.4.715 [PubMed: 17201492]

Sorkin, D.H., Mavadadi, S., Rook, K, et al. (2014). Dyadic collaboration in shared health behavior change: the effects of a randomized trial to test a lifestyle intervention for high-risk Latinas. *Health Psychology*, 33: 566–75.

Sorlie, P.D., Backlund, E. and Keller, J.B. (1995). US mortality by economic, demographic, and social characteristics: the National Longitudinal Mortality Study. *American Journal of Public Health*, 85: 949–56.

Soulsby, L. and Bennett, K. (2015). How relationships help us to age well. *The Psychologist*; 28: 110–113.

Sparks, P., Conner, M., James, R. et al. (2001). Ambivalence about health-related behaviours: an exploration in the domain of food choice. *British Journal of Health Psychology*, 6: 53–68.

Sparrenberger, F., Cichelero, F. T., Ascoli, A. M., Fonseca, F. P., Weiss, G., Berwanger, O., Fuchs, S. C., Moreira, L. B., & Fuchs, F. D. (2009). Does psychosocial stress cause hypertension? A systematic review of observational studies. *Journal of Human Hypertension*, 23(1): 12–19.

Spear LP (2018). Effects of adolescent alcohol consumption on the brain and behaviour. *Nature Rev Neurosci.* 19: 197–214. www.nature.com/doifinder/10.1038/nrn.2018.10. Speca, M., Carlson, L.E., Goodey, E. et al. (2000). A randomized wait-list controlled clinical trial: the effect of mindful- ness meditation-based stress reduction program on mood and symptoms of stress in cancer patients. *Psychosomatic Medicine*, 62: 613–22.

Speisman, J.C., Lazarus, R.S., Mordkoff, A. et al. (1964). Experimental reduction of stress based on ego defense theory. *Journal of Abnormal and Social Psychology*, 68: 367–80.

Spence, M.J. and Moss-Morris, R. (2007). The cognitive behavioural model of irritable bowel syndrome: a prospective investigation of patients with gastroenteritis. *Gut*, 56: 1066–71.

Spiegel, D. (2001). Mind matters: coping and cancer progression. *Journal of Psychosomatic Research*, 50: 287–90.

Spiegel, D., Butler, L.D., Giese-Davis, J. et al. (2007). Effects of supportive-expressive group therapy on survival of patients with metastatic breast cancer: a randomized prospective trial. *Cancer*, 110: 1130–1138

Spiegel, D., Bloom, J.R. and Yalom, I. (1981). Group support for patients with metastatic cancer: a randomized outcome study. *Archives of General Psychiatry*, 38: 527–33. Spiegel, D., Butler, L.D., Giese-Davis, J. et al. (2007). Effects of supportive-expressive group therapy on survival of patients with metastatic breast cancer: a randomized prospective trial. *Cancer*, 110: 1130–8.

Spiegel, D. and Giese-Davis, J. (2003). Depression and cancer: mechanisms and disease progression. *Biological Psychiatry*, 54: 269–82.

Spiller, R., Aziz, Q., Creed, F. et al. (2007). Clinical Services Committee of The British Society of Gastroenterology. Guidelines on the irritable bowel syndrome: mechanisms and practical management. *Gut*, 56: 1770–98.

Spolentini, I., Gianni, W., Repetto, L. et al. (2008). Depression and cancer: an unexplored and unresolved emergent issue in elderly patients. *Critical Reviews in Oncology/Hematol- ogy*, 65: 143–55.

Squires, L.A., Williams. N., and Morrison, V.L. (2019). Matching and accepting assistive technology in multiple sclerosis: a focus group study with people with multiple sclerosis, carers and occupational therapists, *Journal of Health Psychology*, 24:480-494

Sreeramareddy, C.T., Shankar, R.P., Sreekumaran, B.V. et al. (2006). Care seeking behaviour for childhood illness: a questionnaire survey in western Nepal. *BioMedCentre International Health & Human Rights*, 6: 7. Published online 23 May. doi: 10.1186/1472–698X-6–7.

Stacey, D., Légaré, F., Lewis, K. et al. (2017). Decision aids for people facing health treatment or screening decisions. *Cochrane Database of Systematic Reviews*, 5: CD001413. Stagl, J.M., Bouchard, L.C., Lechner, S.C. et al. (2015). Longterm psychological benefits of cognitive-behavioral stress management for women with breast cancer: 11-year follow-up of a randomized controlled trial. *Cancer*, 121: 1873–81.

Stainton Rogers, W. (1991). *Explaining Health and Illness: An Exploration of Diversity.* London: Wheatsheaf.

Stamler, J., Daviglus, M.L., Garside, D.B. et al. (2000). Relationship of baseline serum cholesterol levels in 3 large cohorts of younger men to long-term coronary, cardiovascular and all-cause mortality, and to longevity. *Journal of the American Medical Association*, 19: 284(3): 311–18.

Stanczyk, N., Bolman, C., van Adrichem, M. et al. (2014) Comparison of text and video computer-tailored interventions for smoking cessation: randomized controlled trial. *Journal of Medical Internet Research*, 16: e69.

Stansfeld, S.A., Bosma, H., Hemingway, H. et al. (1998). Psychosocial work characteristics and social support as predictors of SF-36 health functioning: the Whitehall II study. *Psychosomatic Medicine*, 60: 247–55.

Stanton, A.L., Collins, C.A. and Sworowski, L.A. (2001). Adjustment to chronic illness: theory and research. In A. Baum, T.A. Revenson and J.E. Singer (eds), *Handbook of Health Psychology*. Maah, NJ: Lawrence Erlbaum, pp. 387–403.

Stanton, A.L., Danoff-Burg, S. and Huggins, M.E. (2002a). The first year after breast cancer diagnosis: hope and coping strategies as predictors of adjustment. *Psycho-Oncology*, 11: 93–102.

Stanton, A.L., Danoff-Burg, S., Sworowski, L.A. et al. (2002b). Randomized, controlled trial of written emotional expression and benefit finding in breast cancer patients. *Journal of Clinical Oncology*, 20: 4160–8.

Stanton, A.L., Ganz, P.A., Rowland, J.H. et al. (2005). Promoting adjustment after treatment for cancer. *Cancer*, 104: 2608–13.

Stanton, A.L., Kirk, K.B., Cameron, C.L. et al. (2000). Coping through emotional approach: scale construction and validation. *Journal of Personality and Social Psychology*, 78: 1150–69.

Stanton, A.L., Revenson, T.A. and Tennen, H. (2007). Health psychology: psychological adjustment to chronic disease. *Annual Review of Psychology*, 58: 565–92.

Starace, F., Bartoli, L., Aloisi, M.S. et al. (2000). Cognitive and affective disorders associated to HIV infection in the HAART era: findings from the NeuroICONA study. Cognitive impairment and depression in HIV/AIDS. *Acta Psychiatria Scandinavica*, 106: 20–6.

Stautz, K. and Cooper, A. (2013). Impulsivity-related personality traits and adolescent alcohol use: a meta-analytic review. *Clinical Psychology Review*, 33: 574–92.

St Clair, L., Clift, A., and Dumbleton, L. (2008). How do i know what i feel? Evidence for the role of self-categorisation in symptom perceptions, *European Journal of Social Psy- chology*, 38: 173–1186

Stead, L.F., Bergson, G. and Lancaster, T. (2008). Physician advice for smoking cessation. *Cochrane Database of Systematic Reviews*, 2: CD000165.

Steadman, L. and Quine, L. (2004). Encouraging young males to perform testicular self-examination: a simple, but effective, implementations intervention. *British Journal of Health Psychology*, 9: 479–88.

Steadman, L., Rutter, D.R. and Field, S. (2002). Individually elicited versus modal normative beliefs in predicting attendance at breast screening: examining the role of belief salience in the theory of planned behaviour. *British Journal of Health Psychology*, 7: 317–30.

Steel, Z., Marnane, C., Iranpour, C. et al. (2014). The global prevalence of common mental disorders: a systematic review and meta-analysis 1980–2013. *International Journal of Epidemiology*, 43: 476–93

Steinberg L. (2008). A Social Neuroscience Perspective on Adolescent Risk-Taking. *Developmental Review*, 28: 78–106.

Steinbrook, R. (2006). The potential of human papillomavirus vaccines. *New England Journal of Medicine*, 354: 1109–12.

Steinkopf, L. (2016). An evolutionary perspective on pain communication. *Evolutionary Psychology*. doi.org/10.1177/1474704916653964

Steinmetz, D. and Tabenkin, H. (2001). The 'difficult patient' as perceived by family physicians. *Family Practice*, 18: 495–500.

Stenner, P.H.D., Cooper, D. and Skevington, S. (2003). Putting the Q into quality of life: the identification of subjective constructions of health-related quality of life using Q methodology. *Social Science and Medicine*, 57: 2161–72. Stephen, J.E., Rahn, M., Verhoef, M. and Leis, A. (2007). What is the state of the evidence on the mind-cancer survival question, and where do we go from here? A point of view. *Supportive Care in Cancer*, 15: 923–30.

Stephens, C., Long, N. and Miller, N. (1997). The impact of trauma and social support on post traumatic stress disorder: a study of New Zealand police officers. *Journal of Criminal Justice*, 25: 303–14.

Stephens, M.R., Gaskell, A.L., Gent, C. et al. (2008). Prospective randomised clinical trial of providing patients with audiotape recordings of their oesophagogastric cancer consultations. *Patient Education and Counselling*, 72: 218–22.

Stephenson, J., Bauman, A., Armstrong, T. et al. (2000). *The Costs of Illness Attributable to Physical Inactivity in Australia: A Preliminary Study*. Canberra: Commonwealth Government of Australia.

Steptoe, A., Demakakos, P. and Oliveira, C de. (2012). The psychological wellbeing, health and functioning of older people in England. In Banks, J., Nazroo, J. and Steptoe, A. (eds). *The Dynamics of Ageing: Evidence from the English Longitudinal Study of Ageing 2002–10 (Wave 5)*. London: Institute for Fiscal Studies.

Steptoe, A., Doherty, S., Rink, E. et al. (1999). Behavioural counselling in general practice for the promotion of healthy behaviour among adults at increased risk of coronary heart disease: randomised trial. *British Journal of Medicine*, 319: 943–7.

Steptoe, A., O'Donnell, K., Marmot, M. and Wardle, J. (2008). Positive affect and psychosocial processes related to health. *British Journal of Psychology*, 99: 211–27.

Steptoe, A., Owen, N., Kunz-Ebrecht, S.R. and Brydon, L. (2004b). Loneliness and neuroendocrine, cardiovascular, and inflammatory stress responses in middle-aged men and women. *Psychoneuroendocrinology*, 29: 593–611.

Steptoe, A. and Poole, L. (2016). Control and Stress. Chapter 9 in Fink, G. (Ed.), *Stress: Concepts, Cognitions, Emotion, and Behaviour. Handbook of Stress Series, Volume* 1, pp. 73–80.

Steptoe, A., Siegrist, J., Kirschbaum, C. and Marmot, M. (2004a). Effort–reward imbalance, overcommittment, and measures of cortisol and blood pressure over the working day. *Psychosomatic Medicine*, 66, 323–9.

Steptoe, A. and Wardle, J. (2001). Locus of control and health behaviour revisited: A multivariate analysis of young adults from 18 countries, *British Journal of*

Psychology, 92: 659–72

Steptoe, A. and Wardle, J. and Marmot, M. (2005). Positive affect and health-related neuroendocrine, cardiovascular, and inflammatory processes. *Proceedings of the National Academy of Sciences USA*, 102: 6508–12.

Steptoe, A., Willemsen, G., Owen, N. et al. (2001). Acute mental stress elicits delayed increases in circulating inflammatory cytokines. *Clinical Science* (London), 101: 185–92.

Sterba, K.R., DeVellis, R.F., Lewis, M. et al. (2008). Effect of couple illness perception congruence on psychological adjustment in women with rheumatoid arthritis. *Health Psychology*, 27: 221–9.

Sterling, P. and Eyer, J. (1988). Allostasis: a new paradigm to explain arousal pathology. In S. Fisher and J. Reason (eds), *Handbook of Life Stress, Cognition and Health*. Oxford: John Wiley, pp. 629–49.

Sternberg, L. (2008). A social neuroscience perspective on adolescent risk-taking. *Developmental Review*, 28: 78–106.

Sterne, J.A.C. and Davey-Smith, G. (2001). Sifting the evidence – what's wrong with significance tests? *British Medical Journal*, 322: 226–31.

Stevenson, M., Palamara, P., Rooke, M. et al. (2001). Drink and drug driving: what's the skipper up to? *Australia and New Zealand Journal of Public Health*, 25: 511–13.

Stewart, A.L. and Ware, J.E. (eds) (1992). *Measuring Functioning and Well-being: The Medical Outcomes Study Approach*. Durham, NC: Duke University Press.

Stewart-Knox, B.J., Sittlington, J., Rugkasa, J. et al. (2005). Smoking and peer groups: results from a longitudinal qualitative study of young people in Northern Ireland. *British Journal of Social Psychology*, 44: 397–414.

Stice, E., Presnell, K. and Sprangler, D. (2002). Risk factors for binge eating onset in adolescent girls: a 2-year prospective investigation. *Health Psychology*, 21: 131–8.

Stiegelis, H.E., Hagedoorn, M., Sanderman, R. et al. (2004). The impact of an informational self-management intervention on the association between control and illness uncertainty before and psychological distress after radiotherapy. *Psycho-Oncology*, 13: 248–59.

Stinson, J. Ahola Kohut, S., Forgeron, P. et al. (2016). The iPeer2Peer Program: a pilot randomized controlled trial in adolescents with pediatric rheumatology. *Pediatric Rheumatology Online Journal*, 14:48.

Stocks, N.P., Ryan, P., McElroy, H. et al. (2004). Statin prescribing in Australia: socioeconomic and sex differences. A cross sectional study. *Medical Journal of Australia*, 180: 229–31. Stok, F.M., de Ridder, D.T.D., de Vet, E. and de Wit, J.B.F. (2014). Don't tell me what I should do, but what others do: the influence of descriptive and injunctive peer norms on fruit consumption in adolescents. *British Journal of Health Psychology*, 19: 52–64.

Stokols, D. (1992). Establishing and maintaining health environments. *American Psychologist*, 47: 6–22.

Stolzenberg, L. and D'Alessio, S.J. (2007). Is nonsmoking dangerous to the health of restaurants? The effect of California's indoor smoking ban on restaurant revenues. *Evalu- ation Review*, 31: 75–92.

Stone, A.A., Bovbjerg, D.H., Neale, J.M. et al. (1993). Development of common cold symptoms following experimental rhinovirus infection is related to prior stressful life events. *Behavioral Medicine*, 8: 115–20.

Stone, L. (2014). Blame, shame and hopelessness: medically unexplained symptoms and the 'heartsink' experience [online]. *Australian Family Physician*, 43: 191–5.

Strack, F. and Deutsch, R. (2004). Reflective and impulsive determinants of social behavior. *Personality and Social Psychology Review*, 8: 220–47.

Strang, S. and Strang, P. (2002). Questions posed to hospital chaplains by palliative care patients. *Journal of Palliative Medicine*, 5: 857–64.

Strauss, A. and Corbin, J. (1998). *Basics of Qualitative Research Techniques and Procedures for Developing Grounded Theory*, 2nd edn. London: Sage Publications.

Strecher, V.J. and Rosenstock, I.M. (1997). The health belief model. In A. Baum, S. Newman, J. Weinman, R. West and C. McManus (eds), *Cambridge Handbook of Psychology, Health and Medicine*. Cambridge: Cambridge University Press.

Street, R.L., O'Malley, K.J., Cooper, L.A. et al. (2008) Understanding concordance in patient–physician relationships: personal and ethnic dimensions of shared identity. *Annals of Family Medicine*, 6: 198–205.

Strickhouser, J.E., Zell, E. and Krizan, Z. (2017). Does personality predict health and wellbeing? A meta-synthesis. *Health Psychology*, 36: 797–810.

Strike, P.C. and Steptoe, A. (2005). Behavioral and emotional triggers of acute coronary syndromes: a systematic review and critique. *Psychosomatic Medicine*, 67: 179–86.

Stroebe, W., Zech, E., Stroebe, M.D. et al. (2005). Does social support help in bereavement? *Journal of Social and Clinical Psychology*, 24: 1030–50.

Stringhini, S., Dugravot, A., Shipley, M. et al. (2011). Health behaviours, socioeconomic status, and mortality: further analyses of the British Whitehall II and the French GAZEL prospective cohorts. *PLoS Medicine*, 8: e1000419.

Stronks, K., VandeMheen, H., VandenBos, J. et al. (1997). The interrelationship between income, health and employment status. *International Journal of Epidemiology*, 16: 592–600.

Strosahl, K.D., Hayes, S.C., Wilson, K.G. et al. (2004). An ACT primer. Core therapy processes, intervention strategies, and therapist competencies. In S.C. Hayes and K.D. Strosahl (eds), *A Practical Guide to Acceptance and Commitment Therapy*. New York: Springer.

Stuckey, S.J., Jacobs, A. and Goldfarb, J. (1986). EMG biofeedback training, relaxation training, and placebo for

the relief of chronic back pain. *Perceptual and Motor Skills*, 63: 1023–36.
Stuifbergen, A., Becker, H., Blozis, S., et al. (2008). Conceptualization and development of the acceptance of chronic health conditions scale, *Issues in Mental Health Nursing*, 29: 101-114.
Stürmer, T., Hasselbach, P. and Amelang, M. (2006). Personality, lifestyle, and risk of cardiovascular disease and cancer: follow-up of population based cohort. *British Medical Journal*, 332: 1359.
Suchman, A.L. and Ader, R. (1992). Classic conditioning and placebo effects in crossover studies. *Clinical Pharmacology and Therapeutics*, 52: 372–7.
Suls, J. and Bunde, J. (2005). Anger, anxiety and depression as risk factors for cardiovascular disease: the problems and implications of overlapping affective dispositions. *Psychological Bulletin*, 131: 260–300.
Suls, J. and Fletcher, B. (1985). The relative efficacy of avoid- ant and nonavoidant coping strategies: a meta-analysis. *Health Psychology*, 4: 249–88.
Suls, J. and Martin, R. (2005). The daily life of the gardenvariety neurotic: reactivity, stressors exposure, mood spillover, and maladaptive coping. *Journal of Personality*, 73: 1–25.
Suls, J. and Rittenhouse, J.D. (eds) (1987). Personality and Physical Health (Special Issue). *Journal of Personality*, 55: 155–393.
Suls, J., and Rothman, A (2004). Evolution of the biopsychosocial model: Prospects and challenges for health psychology. *Health Psychology*, 23: 119–25.
Sumner, J. A., Kubzansky, L. D., Elkind, M. S., et al. (2015). Trauma Exposure and Posttraumatic Stress Disorder Symptoms Predict Onset of Cardiovascular Events in Women. *Circulation*, 132: 251–259.
SuperioCabuslay, E., Ward, M.M. and Lorig, K.R. (1996). Patient education interventions in osteo-arthritis and rheumatoid arthritis: a meta-analytic comparison with nonsteroidal antiinflammatory drug treatment. *Arthritis Care and Research*, 9: 292–301.
Surtees, P.G., Wainwright, N.W.J., Luben, R.N. et al. (2008). Depression and ischemic heart disease mortality: evidence from the EPIC-Norfolk United Kingdom Prospective Cohort Study. *American Journal of Psychiatry*, 165: 515–23.
Surwit, R.S. and Schneider, M.S. (1993). Role of stress in the etiology and treatment of diabetes mellitus. *Psychosomatic Medicine*, 55: 380–93.
Surwit, R.S., van Tilburg, M.A., Zucker, N. et al. (2002). Stress management improves long-term glycemic control in type 2 diabetes. *Diabetes Care*, 25: 30–4.
Suter, P.B. (2002). Employment and litigation: improved by work, assisted by verdict. *Pain*, 100: 249–57.
Sutton, L.C.S., and White, K.M. (2016). Predicting sun protective intentions and behaviours using the theory of planned behaviour: a systematic review and meta-analysis, *Psychology & Health*, 31: 1272–93

Sutton, S. (2004). Determinants of health-related behaviours: Theoretical and methodological issues. In S. Sutton, A. Baum and M. Johnston (eds). *The Sage Handbook of Health Psychology*. London: Sage, pp. 94–126.
Sutton, S. (2005). Another nail in the coffin of the transtheoretical model? A comment on West (2005). *Addiction*, 100: 1043–6.
Sutton, S. (2007). Transtheoretical model of behaviour change, in S. Ayers et al. (eds), *Cambridge Handbook of Psychology, Health and Medicine*, 2nd ed, Cambridge: Cambridge University Press, pp. 228–32.
Sutton, S. (2010). Using social cognition model to develop health behaviour interventions: the theory of planned behaviour as an example. In *Health Psychology*, 2nd edn. Oxford: BPS/Blackwell Publishing Ltd, pp. 122–34.
Sutton, S., Kinmouth, A., Hardeman, W. et al. (2014). Does electronic monitoring influence adherenec to medication? Randomized controlled trial of measurement reactivity. *Annals of Behavioral Medicine*, 48: 293–9.
Suurmeijer, T.P.B.M., Reuvekamp, M.F. and Aldenkamp, B.P. (2001). Social functioning, psychological functioning, and quality of life in epilepsy. *Epilepsia*, 42: 1160–8.
Swami, V., Arteche, A., Chamorro-Premuzic, T. et al. (2009). Lay perceptions of current and future health, the causes of illness, and the nature of recovery: explaining health and illness in Malaysia. *British Journal of Health Psychology* 14: 519–40.
Swartz, L.H., Noell, J.W., Schroeder, S.W. et al. (2006). A randomised control study of a fully automated internet based smoking cessation programme. *Tobacco Control*, 15: 7–12.
Swartzman, L.C. and Lees, M.C. (1996). Causal dimensions of college students' perceptions of physical symptoms. *Journal of Behavioral Medicine*, 19: 85–110.
Swendsen, J., Conway, K. P., Degenhardt, L., Glantz, M., Jin, R., Merikangas, K. R., ... and Kessler, R. C. (2010). Mental disorders as risk factors for substance use, abuse and dependence: results from the 10-year follow- up of the National Comorbidity Survey. *Addiction*, 105: 1117–1128.
Szczepura A. (2005) Access to health care for ethnic minority populations. *Postgraduate Medical Journal*, 81: 141–7. Taaffe, D.R., Harris, T.B., Ferrucci, L. et al. (2000). Cross sectional and prospective relationships of interleukin-6 and C-reactive protein with physical performance in elderly per- sons: MacArthur Studies of Successful Aging. *Journal of Gerontology. A: Biological Science and Medical Science*, 55: M709–15.
Tak, N.I., Te Velde, S.J. and Brug, J. (2007). Ethnic differences in 1-year follow-up effect of the Dutch Schoolgruiten Project: promoting fruit and vegetable consumption among primary-school children. *Public Health Nutrition*, 10: 1497–507.

Tak, N.I., Te Velde, S.J. and Brug, J. (2009). Long-term effects of the Dutch Schoolgruiten Project: promoting fruit and vegetable consumption among primary-school children. *Public Health Nutrition*, 12: 1213–23.

Takao, S., Tsutsumi, A., Nishiuchi, K. et al. (2006). Effects of the job stress education for supervisors on psychological distress and job performance among their immediate subordinates: a supervisor-based randomized controlled trial. *Journal of Occupational Health*, 48: 494–503.

Takkouche, B., Regueira, C., Gestal-Otero, J.J. and Jesus, J. (2001). A cohort study of stress and the common cold. *Epidemiology*, 12: 345–9.

Tamayo, T., Christian, H. and Rathmann, W. (2010). Impact of early psychosocial factors (childhood socioeconomic factors and adversities) on future risk of type 2 diabetes, metabolic disturbances and obesity: a systematic review. *BMC Public Health*, 10: 525.

Tan, G., Rintala, D.H., Jensen, M.P. et al. (2015). A randomized controlled trial of hypnosis compared with biofeedback for adults with chronic low back pain. *European Journal of Pain*, 19: 271–280.

Tang, N.K.Y., Salkovksis, P.M., Hodges, A. et al. (2008). Effects of mood on pain responses and pain tolerance: an experimental study in chronic back pain patients. *Pain*, 138: 392–401.

Tang, P.C. and Newcomb, C. (1998). Informing patients: a guide for providing patient health information. *Journal of the American Medical Informatics Association*, 5: 563–70.

Tang, Y. (2006). *Obligation of filial piety, adult child caregiver burden, received social support and psychological wellbeing of adult child caregivers for frail elderly in Guangzhou, China* (Unpublished doctoral dissertation). The University of Hong Kong, Hong Kong.

Tannenbaum, M.B., Hepler, J. and Zimmerman, R.S. (2015). Appealing to fear: A meta-analysis of fear appeal effectiveness and theories. *Psychological Bulletin*, 141: 1178–204.

Tapper, K., Horne, P. and Lowe, C.F. (2003). The Food Dudes to the rescue! *The Psychologist*, 16: 18–21.

Targ, E.F. and Levine, E.G. (2002). The efficacy of a mind–body–spirit group for women with breast cancer: a randomized controlled trial. *General Hospital Psychiatry*, 24: 238–48.

Tarsitani, L., Vassalini, P., Koukopoulos, A. et al. (2021). Posttraumatic stress disorder among COVID-19 survivors at 3-month follow-up after hospital discharge. *Journal of General Internal Medicine*, 36: 17027.

Tatar, O., Shapiro, G.K., Perez, S., Wade, K. and Rosberger, Z. (2019). Using the precaution adoption process model to clarify human papillomavirus vaccine hesitancy in Canadian parents of girls and parents of boys, *Human Vaccines & Immunotherapeutics*, 15: 7–8, 1803–1814.

Taylor, A., Chittleborough, C., Gill, T. et al. (2012) Relationship of social factors including trust, control over life decisions, problems with transport and safety, to psychological distress in the community. *Society of Psychiatry and Psychiatric Epidemiology*, 47: 465–73.

Taylor, C., Graham, J., Potts, H.W. et al. (2005). Changes in mental health of UK hospital consultants since the mid 1990s. *The Lancet*, 366: 742–4.

Taylor, C.B., Bandura, A., Ewart, C.K. et al. (1985). Exercise testing to enhance wives' confidence in their husbands' cardiac capability soon after clinically uncomplicated acute myocardial infarction. *American Journal of Cardiology*, 55: 635–8.

Taylor, S. (1983). Adjustment to threatening events: a theory of cognitive adaptation. *American Psychologist*, 38: 1161–73.

Taylor, S.E. (2006). Tend and befriend: biobehavioral bases of affiliation under stress. *Current Directions in Psychological Science*, 15: 273–7.

Taylor, S. (2011). Social support and health: a review. In Friedman, H.S. (ed.), *Oxford Handbook of Health Psychology*, Oxford Unversity Press, Chapter 9, pp. 189–214.

Taylor, S.E. (2012). Tend and befriend theory, In: P.A.M. van Lange, A.W. Kruglanski and E.T. Higgins (eds.), *Handbook of Theories of Social Psychology* (Vol 1.), London:Sage (pp 32-94).

Taylor, S.E. and Armor, D.A. (1996). Positive illusions and coping with adversity. *Journal of Personality*, 64: 873–98.

Taylor, S.E., Repetti, R.L. and Seeman, T. (1997). Health psychology: what is an unhealthy environment and how does it get under the skin? *Annual Reviews in Psychology*, 48: 411–47.

Taylor, S.E. and Seeman, T.E. (1999). Psychosocial resources and the SES–health relationship. *Annals of the New York Academy of Science*, 896: 210–25.

Taylor, S.E., Saphire-Bernstein, S., and Seeman, T.E. (2009). Plasma oxytocn in women and plasma vasopressin in men are markers of distress in primary relationships, *Psychological Science*, 21: 3–7.

Taylor, S.E., Sherman, D.K., Kim, H.S. et al. (2004). Culture and social support: who seeks it and why? *Journal of Personality and Social Psychology*, 87: 354–62.

Taylor, S.E. and Stanton, A.L. (2008). Coping resources, coping processes, and mental health. *Annual Review of Clinical Psychology*, 3: 377–401.

Taylor, S.E., Welch, W., Kim, H.S. and Sherman, D.K. (2007). Cultural differences in the impact of social support on psychological and biological stress responses. *Psychological Science*, 18: 831–7.

Tedeschi, R.G. and Calhoun, L.G. (2004). Post-traumatic growth: conceptual foundations and empirical evidence. *Psychological Enquiry*, 15: 1–18.

Tedeschi, R.G. and Calhoun, L.G. (2008). Beyond the concept of recovery: growth and the experience of loss. *Death Studies*, 32: 27–39.

Temoshok, L. (1987). Personality, coping style, emotion and cancer: towards an integrative model. *Social Science and Medicine*, 20: 833–40.

Temoshok, L. and Dreher, H. (1993). *The Type C connection: The Behavioral Links to Cancer and Your Health*. New York: Penguin.

Temoshok, L. and Fox, B.H. (1984). Coping styles and other psychosocial factors related to medical status and to prognosis in patients with cutaneous malignant melanoma. In B.H. Fox and B. Newberry (eds), *Impact of Psychoendocrine Systems in Cancer and Immunity*. Toronto: C.J. Hogrefe.

Tennant, C. (2002). Life events, stress and depression: a review of recent findings. *Australia and New Zealand Journal of Psychiatry*, 36: 173–82.

Tennen, H., Affleck, G., Armeli, S. et al. (2000). A daily process approach to coping: linking theory, research, and practice. *American Psychologist*, 55: 620–5.

Tenney, E. R., Logg, J. M.and Moore, D. A. (2015). (Too) optimistic about optimism: The belief that optimism improves performance. *Journal of Personality and Social Psychology*, 108: 377–399.

Teo, C.H., Ng, C.J., Booth, A., and White, A. (2016). Barriers and facilitators to health screening in men: a systematic review. *Social Science and Medicine*, 165: 168–76.

Tessier, P., Blanchin, M., and Sebille, V. (2017). Does the relationship between health-related quality of life and subjective well-being change over time? An exploratory study among breast cancer patients, *Social Science and Medicine*, 174: 96–103.

Thackeray, R., Crookston, B.T. and West, J.H (2013). Correlates of health-related social media use among adults, *Journal of Medical Internet research*, 15 doi:10.2196/jmir.2297

The Health Foundation (2017). *Healthy lives for people in the UK*. London: The Health Foundation.

The Women's Health Initiative Steering Committee. (2004) Effects of conjugated equine estrogen in postmenopausal women with hysterectomy. The Women's Health Initiative Randomized Controlled Trial. *Journal of the American Medical Association*, 291: 1701–12.

Theisen, M.E., MacNeill, S.E., Lumley, M.A. et al. (1995). Psychosocial factors related to unrecognized acute myocardial infarction. *American Journal of Cardiology*, 75: 1211–13. Thomas, D.B., Gao, D.L., Ray, R.M. et al. (2002). Randomized trial of breast self-examination in Shanghai – final results. *Journal of the National Cancer Institute*, 94: 1445–57.

Thomas, R.E., McLellan, J., Perera, R. et al. (2015). Effectiveness of school-based smoking prevention curricula: systematic review and meta-analysis. *BMJ Open*, 5: e006976. Thomas, V.N., Saleem, T. and Abraham R. (2005). Barriers to effective uptake of cancer screening among black and minority ethnic groups. *International Journal of Palliative Nursing*, 11: 562–71.

Thompson, S.C., Galbraith, M., Thomas, C. et al. (2002). Caregivers of stroke patient family members: behavioural and attitudinal indicators of overprotective care. *Psychology and Health*, 17: 297–312.

Thompson, S.C. and Pitts, J.C. (1992). In sickness and in health: chronic illness, marriage and spousal caregiving. In S. Spacapan and S. Oskamp (eds), *Helping and Being Helped: Naturalistic Studies*. Newbury Park, CA: Sage.

Thompson, S.C., Sobolew-Shubin, A., Galbraith, M.E. et al. (1993). Maintaining perceptions of control: finding perceived control in low-control circumstances. *Journal of Personality and Social Psychology*, 64: 293–304.

Thompson, W.G., Longstreth, G. and Drossman, D.A. (2000). Functional bowel disorders and functional abdominal pain. In D.A. Drossman, E. Corazziari, N. Talley et al. (eds), *Rome II: The Functional Gastrointestinal Disorders*, 2nd edn. McLean, VA: Degnon Associates.

Thomson, H., Thomas S., Sellstrom E. et al. (2013). Housing improvements for health and associated socio-economic outcomes. *Cochrane Database of Systematic Reviews*, 28: CD008657.

Thorneloe, R.J., Bundy, C., Griffiths, C.E.M. et al. (2017). Nonadherence to psoriasis medication as an outcome of limited coping resources and conflicting goals: findings from a qualitative interview study *British Journal of Dermatology*, 176: 667–76

Thrasher, J.F., Hammond, D., Fong, G.T. et al. (2007). Smokers' reactions to cigarette package warnings with graphic imagery and with only text: a comparison between Mexico and Canada. *Salud Publica Mexico*, 49 Suppl 2: S233–40.

Thuné-Boyle, I.C.V., Stygall, J., Keshtgar, M.R.S. and Newman, S.P. (2006). Do religious/spiritual coping strategies affect illness adjustment in patients with cancer? A systematic review of the literature. *Social Science & Medicine*, 63: 151–64.

Thurstone, L.L. (1928). Attitudes can be measured. *American Journal of Sociology*, 33: 529–44.

Timmermans, I., Denolley, J., Pedersen, S.S. et al. (2018). Patient-reported causes of heart failure in a large European sample. *International Journal of Cardiology*, 258: 179–84 Timperio, A., Ball, K., Salmon, J. et al. (2006). Personal, family, social and environmental correlates of active commuting to school. *American Journal of Preventive Medicine*, 30: 45–51.

Tjora, T., Hetland, J., AarØ, L.E. and Øverland, S. (2011). Distal and proximal family predictors of adolescents' smoking initiation and development: a longitudinal latent curve model analysis. *BMC Public Health*, 11: 911–20.

Tobias, M. and Yeh, L.C. (2006). Do all ethnic groups in New Zealand exhibit socio-economic mortality gradients? *Australian and New Zealand Journal of Public Health*, 30: 343–9.

Tobin, D.L., Holroyd, K.A., Baker, A. et al. (1988). Development and clinical trial of a minimal contact, cognitive- behavioral treatment for tension headache. *Cognitive Therapy and Research*, 12: 325–39.

Todorova, I.L., Falcón, L.M., Lincoln, A.K. et al. (2010). Perceived discrimination, psychological distress and health. *Sociology of Health and Illness*, 32: 843–61.

Todorovic, J., Terzic-Supic, Z., Djikanovic, B. et al. (2109). Can social media intervention improve physical activity of medical students? *Public Health*, 174: 69–73.

Tøge, A.G. (2016). Health effects of unemployment in Europe (2008-2011): a longitudinal analysis of income and finan- cial strain as mediating factors. *International Journal of Equity in Health*, 15: 75.

Toise S.C., Sears S.F., Schoenfeld M.H. et al. (2014). Psychosocial and cardiac outcomes of yoga for ICD patients: a randomized clinical control trial. *Pacing and Clinical Electrophysiology*, 37: 48–62.

Toljamo, M. and Hentinen, M. (2001). Adherence to self care and social support. *Journal of Clinical Nursing*, 10: 618–27.

Tomé-Pires C. and Miró J. (2012). Hypnosis for the man- agement of chronic and cancer procedure-related pain in children. *International Journal of Clinical Experimental Hypnosis*, 60: 432–57.

Tomich, P.L. and Helgeson, V.S. (2004). Is finding something good in the bad always good? Benefit-finding among women with breast cancer. *Health Psychology*, 23: 16–23.

Touzet, S., Réfabert, L., Letrilliart, L. et al. (2007). Impact of consensus development conference guidelines on pri- mary care of bronchiolitis: are national guidelines being followed? *Journal of Evaluation of Clinical Practice*, 13: 651–6.

Traa, M.J., de Vries, J., Bodenamnn, G. and den Oudsten, B.L. (2015). Dyadic coping and relationship functioning in couples coping with cancer: a systematic review. *British Journal of Health Psychology*, 20: 85–114.

Tran, S.T., Grotkowski, K., Miller, S.A. et al. (2020). Hassles predict physical health complaints in undergraduate students: a dynamic structural equation model analysis of daily diary data, *Psychology & Health*, 11: 1–19.

Triantafillou, J., Naditch, M., Repkova, K. et al. (2010). *Informal Care in the Long Term Care System: Euro- pean Overview Paper*. http://www.euro.centre.org/data/1278594816_84909.pdf.Downloaded 6/04/2015

Trichopoulou A., Bamia C., Trichopoulos D. (2009). Anatomy of health effects of Mediterranean diet: Greek EPIC prospective cohort study. *British Medical Journal*, 338: b2337. Tromp, D.M., Brouha, X.D.R., DeLeeuw, J.R.J. et al. (2004). Psychological factors and patient delay in patients with head and neck cancer. *European Journal of Cancer*, 40: 1509–16.

Troy, A.S., Wlhelm, F.H., Shallcross, A.J. and Mauss, I.B. (2010). Seeing the silver lining: cognitive reappraisal ability moderates the relationship between stress and depressive symptoms. *Emotion*, 10: 783–95.

Trufelli, D.C., Bensi, C.G., Garcia, J.B. et al. (2008). Burnout in cancer professionals: a systematic review and metaanalysis. *European Journal of Cancer Care*, 17: 524–31.

Tsarenko, Y. and Polonsky, M.J. (2011). 'You can spend your life dying or you can spend your life living': identity transition in people who are HIV-positive. *Psychology & Health*, 26: 465–83.

Tudor-Smith, C., Nutbeam, D., Moore, L. et al. (1998). Effects of the Heartbeat Wales programme over five years on behavioural risks for cardiovascular disease: quasi-experimental comparison of results from Wales and a matched reference area. *British Medical Journal*, 316: 818–22.

Tunney, A.M. and Boore, J. (2013). The effectiveness of a storybook in lessening anxiety in children undergoing tonsillectomy and adenoidectomy in Northern Ireland. *Issues in Comprehensive Pediatric Nursing*, 36: 319–35.

Turk, D.C. (1986). *Workshop on Pain Management*. Birmingham, UK.

Turk, D.C. & Gatchel, R.J. (2018). *Psychological Approaches To Pain Management: A Practitioner's Handbook*. New York: Guilford Press.

Turk, D.C. and Okifuji, A. (1999). Assessment of patients' reporting of pain: an integrated perspective. *The Lancet*, 353: 1784–8.

Turk, D.C. and Okifuji, A. (2001). Pain terms and taxonomies of pain In, J.J. Bonica, J.D Loeser, C.R. Chapman, et al. (eds.). *Bonica's management of pain*. Hagerstwon, MD: Lippincott Williams and Wilkins.

Turner, B. and Madi, H. (2019). Consultations with patients for whom English is not their first language. *Practical Neurol- ogy*, 19: 536–540.

Turner, J.A. and Clancy, S. (1988). Comparison of operant behavioral and cognitive-behavioral group treatment for chronic low back pain. *Journal of Consulting and Clinical Psychology*, 56: 261–6.

Turner, J.A., Holtzman, S. and Mancl, L. (2007). Mediators, moderators, and predictors of therapeutic change in cognitive-behavioral therapy for chronic pain. *Pain*, 127: 276–86.

Turner, J.C., Hogg, M.A., Oakes, P.J. et al. (1987). *Redis- covering the Social Group: A Self-categorization Theory*. Oxford: Blackwell.

Turner-Cobb, J. (2014). *Child Health Psychology: A Biopsychosocial Perspective*. London: Sage.

Turner-Cobb, J.M., Sephton, S.E., Koopman, C. et al. (2000). Social support and salivary cortisol in women with metastatic breast cancer. *Psychosomatic Medicine*, 62: 337–45.

Turunen, J.H., Mäntyselkä, P.T., Kumpusalo, E.A. et al. (2005). Frequent analgesic use at population level: prevalence and patterns of use. *Pain*, 115: 374–81.

Tytherleigh, M.Y., Webb, C., Cooper, C. L., and Rickets,

C. (2005).Occupational stress in UK Higher Education insti- tutions: a comparative study of all staff categories. *Higher Education Research & Development,* 24: 41–61
Uchida, Y., Takahashi, Y., and Kawahara, K. (2014). Changes in hedonic and eudaimonic wellbeing after a severe nationwide disaster; the case of the great East Japan earthquake, *Journal of Happiness Studies,* 15: 207–21.
Uchino, B.N. (2006). Social support and health: a review of physiological processes potentially underlying links to disease outcomes. *Journal of Behavioral Medicine,* 29: 377–87.
Uchino, B.N. (2009). Understanding the links between social support and physical health: A life-span perspective with an emphasis on the separabilityof perceived and received support. *Perspectives in Psychological Science,* 4: 236–255.
Uchino, B.N., Bowen, K., Carlisle, M et al. (2012). Psychological pathways linking social support to health outcomes: A visit with 'ghosts' of research past, present and future. *Social Science & Medicine,* 74: 949–57.
UNAIDS (2020). Retrieved from https://www.unaids.org/sites/default/files/media_asset/UNAIDS_FactSheet_en.pdf (accessed 15 September 2021).
UNAIDS (2014). *The Gap Report.* Geneva: UNAIDS. Retrieved from https://www.unaids.org/sites/default/files/media_ asset/UNAIDS_Gap_report_en.pdf (accessed 21 Sep- tember 202)
United Nations Office on Drugs & Crime (2014). *World Drugs Report 2014,* United Nations: New York. Downloaded on August 15th 2014: http://www.unodc.org/documents/ wdr2014/World_Drug_Report_2014_web.pdf
United Nations Statistics Division (2014). *Population and Vital Statistics Report,* downloaded on 6 March 2014: http:// unstats.un.org/unsd/demographic/products/vitstats/Sets/ Series_A_2014.pdf
United Nations (2015). *Transforming our World: The 2030 Agenda for Sustainable Development.* United Nations Unrod, M., Smith, M., Spring, B. et al. (2007). Randomized
controlled trial of a computer-based, tailored intervention to increase smoking cessation counseling by primary care physicians. *Journal of General Internal Medicine,* 22: 478–84.
Uman, L.S., Chambers, C.T., McGrath, P.J. and Kisely, S. (2008). A systematic review of randomized controlled trials examining psychological interventions for needle-related procedural pain and distress in children and adolescents: an abbreviated Cochrane review. *Journal of Pediatric Psychology,* 33: 842–54.
Umberson, D., Crosnoe, R and Reczek, C. Social relationships and health behavior across the life course, *Annual Review of Sociology,* 36: 139–57.
University of Cyprus, (2020). COVID-19 Impact Survey. Retrieved from https://ucy.ac.cy/acthealthy/en/covid-19-impact-survey (accessed 16 November 2021).
Urizar, G.G. Jr., Yim, I.S., Rodriguez, A. et al. (2019). The SMART Moms Program: A randomized trial of the impact of stress management on perceived stress and cortisol in low-income pregnant women. *Psychoneuroendocrinol- ogy,* 104: 174–84.
US Centers for Disease Control and Prevention (1996). Community-level prevention of human immunodeficiency virus infection among high-risk populations: the AIDS Community Demonstration Projects. *MMWR Morbidity and Mortality Weekly Reports,* 45 (RR-6): 1–24.
US Department of Health and Human Services (1997). *Ninth Special Report to the U.S. Congress on Alcohol and Health, June 1997.* US Department of Health and Human Services, NIH, NIAAA.
US Department of Health and Human Services (2016). *E-Cigarette Use AmongYouth and Young Adults: A Reportof the Surgeon General—Executive Summary.* Atlanta, GA: US Department of Health and Human Services, Centers for Disease Control and Prevention, National Center for Chronic Disease Prevention and Health Promotion, Office on Smoking and Health.
US Department of Health and Human Services (2015). *2015– 2020 Dietary Guidelines for Amer icans.* Washington, DC,
U.S. Department of Health and Human Services.
US Institute of Medicine (2002). *Unequal Treatment: Confronting Racial and Ethnic Disparities in Health Care.* Washington, DC: Institute of Medicine.
US Preventive Services Task Force (USPSTF) (2003). Routine vitamin supplementation to prevent cancer and cardiovascular disease: recommendations and rationale. *Annals of Internal Medicine,* 139: 51–5.
Ussher, J.M. and Sandoval, M. (2008). Gender differences in the construction and experience of cancer care. The consequence of gender positioning of carers. *Psychology and Health,* 23, 945–63.
Utz, R.L., Swenson, K.L., Caserta, M., Lund, D. and de Vries, B. (2013). Feeling lonely versus being alone: loneliness and social support among recently bereaved persons. *Journals of Gerontology Series B: Psychological Sciences and Social Sciences,* 69: 85–94.
Vagnoli, L., Bettini, A., Amore, E. et al. (2019). Relaxation-guided imagery reduces perioperative anxiety and pain in children: a randomized study. *European Journal of Paediatrics,* 178: 913–921.
Valente, S.M. (2003). Depression and HIV disease. *Journal of Association of Nurses in AIDS Care,* 14: 41–51.
Valentine, A., Buchanan, H. and Knibb, R. (2010). A preliminary investigation of 4 to 11-year old children's knowledge and understanding of stress. *Patient Education and Coun- selling,* 79: 255–7.
Vallejo-Vaz, A.J., Robertson M., Catapano, A.L., Watts, G.F., et al. (2017). Low-Density Lipoprotein Cholesterol Lowering for the Primary Prevention of Cardiovascular

Disease Among Men With Primary Elevations of Low-Density Lipoprotein Cholesterol Levels of 190 mg/dL or Above : Analyses From the WOSCOPS (West of Scot- land Coronary Prevention Study) 5-Year Randomized Trial and 20-Year Observational Follow-Up. Circulation. 2017;136:1878–1891.

van Cappellen, P., Rice, E.L., Catalino, L.I. and Fredrickson,B.L. (2018). Positive affective processes underlie positive health behavior change, *Psychology & Health,* 33: 77–97. van Damme, S., Legrain, V., Vogt, J. et al. (2010). Keeping pain in mind: a motivational account of attention to pain.

Neuroscience and Biobehavioral Reviews, 34: 204–13. van Aerden, K., Gadeyne, S. and Vanroeles, C. (2017).

Any job better than no job at all? Studying the relations between employment types, unemployment and subjective health in Belgium. *Archives of Public Health,* 75: 55.

van de Creek, L., Paget, S., Horton, R. et al. (2004). Religious and non-religious coping methods among persons with rheumatoid arthritis. *Arthritis and Rheumatology,* 51: 49–55.

van den Heuvel, E.T.P., de Witte, L.P., Schure, L.M. et al. (2001). Risk factors for burn-out in caregivers of stroke patients, and possibilities for intervention. *Clinical Rehabilitation,* 15: 669–77.

van den Hout, J.H.C., Vlaeyen, J.W.S., Peters, M.L. et al. (2000). Does failure hurt? The effects of failure feedback on pain report, pain tolerance and pain avoidance. *European Journal of Pain,* 4: 335–46.

van der Geest, S. and Whyte, S. (1989). The charm of medicines: metaphors and metonyms. *Medical Anthropology Quarterly,* 3: 345–67.

van der Heide, A., Deliens, L., Faisst, K. et al. (2003). End-of life decision-making in six European countries: descriptive study. *The Lancet,* 361: 345–50.

van der Lee, J., Bakker, T.J.EM., Duivenvoorden, H.J., and Dröes, R-M. (2014). Multivariate models of subjective caregiver burden in dementia: A systematic review. *Ageing Research Reviews,* 15: 76–93.

van der Meer, V., van Stel, H.F., Detmar, S.B. et al. (2007). Internet-based self-management offers an opportunity to achieve better asthma control in adolescents. *Chest,* 132: 112–19.

van der Pligt, J. and de Vries, N.K. (1998). Expectancy-value models of health behaviour: the role of salience and anticipated affect. *Psychology and Health,* 13: 289–305.

van der Riet, P., Levett-Jones, T., Aquino-Russell, C. (2018). The effectiveness of mindfulness meditation for nurses and nursing students: An integrated literature review. *Nurse Education Today,* 65: 201–11.

van de Velde, S., Heselmans, A., Delvaux, N. et al. (2018). A systematic review of trials evaluating success factors of interventions with computerised clinical decision support. *Implement Science,* 13: 114.

van der Waerden, J.E., Hoefnagels C., et al. (2013). A randomized controlled trial of combined exercise and psycho-education for low-SES women: short- and long-term outcomes in the reduction of stress and depressive symptoms. *Social Science and Medicine,* 91: 84–93.

van Dixhoorn, J., & White, A. (2005). Relaxation therapy for rehabilitation and prevention in ischaemic heart disease: a systematic review and meta-analysis. *European Journal of Cardiovascular Prevention and Rehabilitation,* 12: 193–202.

van Eck, M., Berkhof, H., Nicolson, N. et al. (1996). The effects of perceived stress, traits, mood states, and stressful daily events on salivary cortisol. *Psychosomatic Medicine,* 58: 508–14.

Vangeli, E. and West, R. (2008). Sociodemographic differences in triggers to quit smoking: findings from a national survey. *Tobacco Control,* 17: 410–15.

Vangeli, E., Stapleton, J., Smit,E.S., Borland, R. and West, R. (2011). Predictors of attempts to stop smoking and their success in adult general population samples: a systematic review, *Addiction,* 106: 2110–2121.

van Gils, A., Schoevers, R.A., Bonvanie. I.J. et al. (2016) Selfhelp for medically unexplained symptoms: a systematic review and meta-analysis. *Psychosomatis Medicine,* 78: 728–39.

Van Hecke, A., Grypdonck, M. and Defloor, T. (2009). A review of why patients with leg ulcers do not adhere to treatment. *Journal of Clinical Nursing,* 18: 337–49.

van Koningsbruggen, G.M., Das, E. and Rosos-Ewoldse, D.R. (2009). How self-affirmation reduces defensive processing of threatening health information: evidence at the implicit level. *Health Psychology,* 28: 563–8.

van Stralen, M.M., De Vries, H., Mudde, A.N. et al. (2009). Determinants of initiation and maintenance of physical activity among older adults: a literature review. *Health Psychology Review,* 3: 147–207.

van Strien, T., Engels, R.C.M.E., van Leeuwe, J. and Snoek, H.M. (2005). The Stice model of overeating: tests in clinical and non-clinical samples. *Appetite,* 45: 205–13.

van Strien, T., Frijters, J.E.R., Bergers, G.P.A. and Defares, P.S. (1986). The Dutch Eating Behavior Questionnaire (DEBQ) for assessment of restrained, emotional and external eating behavior. *International Journal of Eating Disorders,* 5: 295–315.

van Strien, T., van de Laar, F.A., van Leeuwe, J.F.J. et al. (2007). The dieting dilemma in patients with newly diagnosed Type 2 diabetes: does dietary restraint predict weight gain 4 years after diagnosis? *Health Psychology,* 1: 105–12.

van't Riet, J., Ruiter, R.A., Werrij, M.Q. and de Vries, H. (2010). Investigating message-framing effects in the context of a tailored intervention promoting physical activity. *Health Education Research,* 25: 343–54.

van't Riet, J., and Ruiter, R.A. (2013). Defensive reactions to health-promoting information: An overview and implica- tions for future research. *Health Psychology*

Review, 7: 104–36.

van Tulder, M.W., Ostelo, R.W.J., Vlaeyen, J.W.S. et al. (2003). Behavioural treatment for chronic low back pain. In *The Cochrane Library*, issue 1. Oxford: Update Software.

van Vegchel, N., de Jonge, J., Bosma, H. and Schaufeli, W. (2005). Reviewing the effort–reward imbalance model: drawing up the balance of 45 empirical studies. *Social Science and Medicine*, 60: 1117–31.

van Wijk, C.M.T.G. and Kolk, A.M. (1997). Sex differences in physical symptoms: the contribution of symptom perception theory. *Social Science & Medicine*, 45: 231–46.

Vaughan, P.W., Rogers, E.M., Singhal, A. et al. (2000). Entertainment-education and HIV/AIDS prevention: a field experiment in Tanzania. *Journal of Health Communication*, 5: 81–100.

Vaughn, L.M., Jacquez, F., Baker, R.C. (2009). Cultural health attributions, beliefs, and practices: effects on healthcare and medical education. *The Open Medical Education Journal*, 2: 64–74.

Vedhara, K. and Irwin, M.R. (eds) (2005). *Human Psychoneuroimmunology*. Oxford: Oxford University Press.

Vedhara, K., McDermott, M.P., Evans, T.G. et al. (2002). Chronic stress in nonelderly caregivers. Psychological, endocrine and immune implications. *Journal of Psychosomatic Research*, 53: 1153–61.

Vedhara, K., Tallon, D., Gale, L. et al. (2003). Psychological determinants of wound healing in diabetic patients with foot ulceration. Paper presented at the European Health Psychology conference, Kos, August 2003.

Veehof, M.M., Trompetter, H.R., Bohlmeijer, E.T. et al. (2016). Acceptance- and mindfulness-based interventions for the treatment of chronic pain: a meta-analytic review. *Cognitive Behaviour Therapy*, 45: 5–31.

Ventura, M. T., Casciaro, M., Gangemi, S., & Buquicchio, R. (2017). Immunosenescence in aging: between immune cells depletion and cytokines up-regulation. *Clinical and Molecular Allergy: CMA*, 15, 21.

Verbakel, E., Tamlagsrønning, S., Winstone, L., et al. (2017). Informal care in Europe: findings from the European Socia Survey (2014) special module on the social determinabnts of health. *European Journal of Public Health*, 27, S1: 90–95.

Verbrugge, L.M. and Steiner, R.P. (1985). Prescribing drugs to men and women. *Health Psychology*, 4: 79–98.

Vereecken, C., Rovner, A. and Maes, L.(2010). Associations of parenting styles, parental feeding practices and child characteristics with young children's fruit and vegetable consumption. *Appetite*, 55: 589–96.

Vestling, M., Tfvesson, B. and Iwarsson, S. (2003). Indicators for return to work after stroke and the importance of work for subjective well-being and life satisfaction. *Journal of Rehabilitation Medicine*, 35: 127–31.

Vickrey, B.G., Samuels, M.A. and Ropper, A.H. (2010). How neurologists think: a cognitive psychology perspective on missed diagnoses. *Annals of Neurology*, 67: 425–33.

Vidacek, N.S., Nanic, L., Ravlic, S et al. (2018). Telomeres, Nutrition, and Longevity: Can We Really Navigate Our Aging? *J Gerontol A Biol Sci Med Sci*, 73: 39–47 doi:10.1093/gerona/glx082

Vikman, S., Airaksinen, K.E., Tierala, I. et al. (2004). Improved adherence to practice guidelines yields better outcome in high-risk patients with acute coronary syndrome without ST elevation: findings from nationwide FINACS studies. *Journal of Internal Medicine*, 256: 316–23.

Vilà, I., Carrero, I. and Redondo, R1. (2017). Reducing fat intake using implementation intentions: A meta-analytic review. *British Journal of Health Psychology*, 22:281-294. Vilchinsky, N., Dekel, R., Leibowirtz, M., Reges, O., et al. (2011). Dynamics of support perceptions among couples coping with cardiac illness: the effect on recovery outcomes. *Health Psychology*, 230: 411–19

Vilchinsky, N., Dekel, R., Revenson, T.A. et al. (2014). Caregivers' burden and depressive symptoms: the moderational role of attachment orientations. *Health Psychology*, dx.doi.org/10.1037/hea0000121.

Vilchinsky, N., Ginzburg, K., Fait, K., et al. (2017). Cardiacdisease-induced PTSD: A systematic review. *Clinical Psychology Reviews*, 55: 92–106.

Vilhauer, R.P., McClintock, M.K. and Matthews, A.K. (2010). Online support groups for women with metastatic breast cancer: a feasibility pilot study. *Journal of Psychosocial Oncology*, 28: 560–86.

Vinall-Collier, K., Madill, A. and Firth, J. (2016). A multi-centre study of interactional style in nurse specialist- and physician-led Rheumatology clinics in the UK, *International Journal of Nursing Studies*, 59: 41–50.

Vindegaard, N., and Benros, M. E. (2020). COVID-19 pandemic and mental health consequences: systematic review of the current evidence. *Brain, Behavior, and Immunity*, 89: 531–542.

Viner, R. and Taylor, B. (2007). Adult outcomes of binge drinking in adolescence: findings from a UK national birth cohort. *Journal of Epidemiology and Community Health*, 61: 902–7.

Virtanen, M., Vahtera, J., Kivimaki, M. et al. (2002). Employment security and health. *Journal of Epidemiology and Community Health*, 56: 569–74.

Visser, M.J. (2007). HIV/AIDS prevention through peer education and support in secondary schools in South Africa. *Sahara Journal*, 4: 678–94.

Visser, de R.O. and Smith, J.A. (2007). Alcohol consumpton and masculine identity among young men. *Psychology & Health*, 22: 595–614.

Visser-Meily, A., van Heugten, C., Post, M. et al. (2005). Intervention studies for caregivers of stroke survivors: a critical review. *Patient Education and Counselling*, 56:

847

257–67.

Vitolins, M.Z., Rand, C.S., Rapp, S.R. et al. (2000). Measuring adherence to behavioral and medical interventions. *Controlled Clinical Trials*, 21(5 suppl.): 188S–94S.

Vlaeyen, J.W., Kole-Snijders, A.M., Boeren, R.G. et al. (1995). Fear of movement/(re)injury in chronic low back pain and its relation to behavioral performance. *Pain*, 62: 363–72.

Vögele, C. (1998). Serum lipid concentrations, hostility and cardiovascular reactions to mental stress. *International Journal of Psycophysiology*, 28: 167–79.

Vögele, C., Jarvis, A. and Cheeseman, K. (1997). Anger suppression, reactivity, and hypertension risk: gender makes a difference. *Annals of Behavioral Medicine*, 19: 61–9.

Vögele, C. and Steptoe, A. (1993). Anger inhibition and family history as moderators of cardiovascular responses to mental stress in adolescent boys. *Journal of Psychosomatic Research*, 37: 503–14.

Vogt, T.M., Mullooly, J.P., Ernst, D. et al. (1992). Social networks as predictors of ischemic heart disease, cancer, stroke and hypertension: incidence, survival and mortality. *Journal of Clinical Epidemiology*, 45: 659–66.

Voils, C.I., Geirisch, J.M., Yancy, W.S., Sandelowski, M., et al (2014). Differentiating behavior initiation and maintenance: Theoretical framework and proof of concept, *Health Education and Behavior*, 41: 325–36.

Vollrath, M. (2006). *Handbook of Personality and Health*. Chichester: Wiley.

Vollrath, M., Torgersen, S. and Torgersen, L. (2018). Associations of children's Big 5 personality with eating behaviors. *BMC Research Notes*, 11: 654.

Volpp, K.G., Troxel, A.B., Mehta, S.J. et al. (2017). Effect of electronic reminders, financial incentives, and social support on outcomes after myocardial infarction: The Heart- Strong Randomized Clinical Trial. *Journal of the American Medical Association: Internal Medicine*, 177: 1093–1101.

von Philipsborn, P., Stratil, J. M., Burns, J. et al. (2019). Environmental interventions to reduce the consumption of sugar-sweetened beverages and their effects on health. *Cochrane Database of Systematic Reviews*, 6: CD012292.

Vrijens, B., De Geest, S., Hughes, D. et al. for the ABC project team (2012). A new taxonomy for describing and defining adherence to medications. *British Journal of Clinical Pharmacology*, 73: 691–705.

Wagenaar, A.C., Salois, M.J. and Komro, K.A. (2009). Effects of beverage alcohol price and tax levels on drinking: a meta-analysis of 1003 estimates from 112 studies. *Addiction*, 104: 179–90.

Wakefield, A.J., Murch, S.H., Anthony, A. et al. (1998). Ileallymphoid nodular hyperplasia, non-specific colitis and pervasive developmental disorder in children. The *Lancet*, 351: 637–41.

Wakefield, M.A., Loken, B. and Hornik, R.C. (2010). Use of mass media campaigns to change health behaviour. *Lancet*, 376: 1261–71.

Walburn, J., Vedhara, K., Hankins, M., et al. (2009). Psychological stress and wound healing in humans: a systematic review and meta-analtysis. *Journal of Psychosomatic Research*, 67: 253–71. doi.org/10.1016/j.jpsychores.2009.04.002

Walker, A.J., Pratt, C.C., Shin, H., et al. (2019). Motives for parental caregiving and relationship quality, *Family Relations*, 39:51-56.

Walker, C., Papadopoulos, L., Lipton, M. et al. (2006). The importance of children's illness beliefs: the Children's Illness Perception Questionnaire (CIPQ) as a reliable assessment tool for eczema and asthma. *Psychology, Health & Medicine*, 11: 100–7.

Walker, J.G., Jackson, H.J. and Littlejohn, G.O. (2004). Models of adjustment to chronic illness: using the example of rheumatoid arthritis. *Clinical Psychology Review*, 24: 461–88.

Wall, P.D. (1979). On the relation of injury to pain. The John J. Bonica Lecture. *Pain*, 6: 253–64.

Wallander, J.L. and Varni, J.W. (1998). Effects of pediatric chronic physical disorders on child and family adjustment. *Journal of Child Psychology and Psychiatry*, 39: 29–46.

Wallston, K.A. and Smith, M.S. (1994). Issues of control and health: the action is in the interaction. In G. Penny, P. Bennett and M. Herbert (eds), *Health Psychology: A Lifespan Perspective*. London: Harwood Academic.

Wallston, K.A., Wallston, B.S. and deVellis, R. (1978). Development of the multidimensional health locus of control (MHLC) scale. *Health Education Monographs*, 6: 160–70. Walsh, D., Bendel, N, Jones, R. et al. (2010). It's not 'just deprivation': why do equally deprived UK cities experience
different health outcomes? *Public Health*, 124: 487–95.

Walsh, D.A. and Radcliffe, J.C. (2002). Pain beliefs and perceived physical disability of patients with chronic low back pain. *Pain*, 97: 23–31.

Walsh, J., Lynch, M., Murphy, A. and Daly, K. (2004). Factors influencing the decision to seek treatment for symptoms of acute myocardial infarction:an evaluation of the Self- Regulatory Model of illness behaviour, *Journal of Psycho- somatic Research*, 56: 67–73.

Walsh, J., Comar, M., Folan. J. et al. (2021 in review). Understanding COVID-19 vaccine hesitancy: Psychosocial predictors of vaccine intention, *Acta Psychologica*.

Walter, F., Webster, A., Scott, S. and Emery, J. (2012). The Andersen Model of Total Patient Delay: A systematic review of its application in cancer diagnosis. *Journal of Health Services Research and Policy*, 17(2): 110–18. doi.org/10.1258/jhsrp.2011.010113.

Walton, K.G., Schneider, R.H. and Nidich, S. (2004).

Review of controlled research on the transcendental meditation program and cardiovascular disease: risk factors, morbidity, and mortality. *Cardiology Review*, 12: 262–6.

Wamala, S., Merlo, J., Bostrom, G. et al. (2007). Socioeconomic disadvantage and primary non-adherence with medication in Sweden. *International Journal for Quality in Health Care*, 19: 134–40.

Wan, M., Luo, X., Wang, J. et al. (2020). The impact on quality of life from informing diagnosis in patients with cancer: a systematic review and meta-analysis. *BMC Cancer*, 20: 618.

Wandeler, G., Johnson, L.F. and Egger, M. (2016). Trends in life expectancy of HIV-positive adults on antiretroviral therapy across the globe: comparisons with general population. *Current Opinion in HIV and AIDS*, 1: 492-500.

Wang, H.W., Leineweber, C., Kirkeeide, R. et al. (2007). Psychosocial stress and atherosclerosis: family and work stress accelerate progression of coronary disease in women: the Stockholm Female Coronary Angiography Study. *Journal of Internal Medicine*, 261: 245–54.

Wang, J.L., Lesage, A., Schmitz, N. and Drapeau, A. (2008). The relationship between work stress and mental disorders in men and women: results from a population-based study. *Journal of Epidemiology and Community Health*, 62: 42–7.

Wang, X., Ouyang, Y., Liu, J. et al. (2014). Fruit and vegetable consumption and mortality from all causes, cardiovascular diseases and cancer: systematic review and doseresponse meta-analysis of prospective studies. *British Medical Journal*, 349: g4490.

Wang, X., Ouyang, Y.Y., Liu, J. and Zhao, G. (2014) Flavonoid intake and risk of cvd: A systematic review and meta-analysis of prospective cohort studies. *Br. J. Nutr.* 111: 1–11.

Wang, X., Wang, N., Zhong, L., et al. (2020). Prognostic value of depression and anxiety on breast cancer recurrence and mortality: a systematic review and meta-analysis of 282,203 patients. *Molecular Psychiatry*, 25: 3186–97.

Wang Y., Hunt K., Nazareth I., et al. (2013). Do men consult less than women? An analysis of routinely collected UK general practice data, *BMJ Open*, 3: e003320.

Warburton, D.E.R., and Bredin, S.S.D. (2016). Reflections on physical activity and health: What should we recommend? *Canadian Journal of Cardiology*, 32: 495–504.

Wardle, J. and Johnson, F. (2002). Weight and dieting: examining levels of weight concern in British adults. *International Journal of Obesity*, 26: 1144–9.

Wardle, J. and Steptoe, A. (2003). Socioeconomic differences in attitudes and beliefs about healthy lifestyles. *Journal of Epidemiology and Community Health*, 57: 440–3.

Ware, M (2017, November 13th) What are the health benefits of vitamin D? *Medical News Today*. Retrieved from https://www.medicalnewstoday.com/articles/161618.php.

Warner, B.J., Curnow, L.J., Polglase, A.L. and Debinski, H.S. (2005). Factors influencing uptake of genetic testing for colorectal cancer risk in an Australian Jewish population. *Journal of Genetic Counselling*, 14: 387–94.

Warner, L., Klausner, J.D., Rietmeijer, C.A. et al. (2008). Effect of a brief video intervention on incident infection among patients attending sexually transmitted disease clinics. *Public Library of Science Medicine*, 5: e135.

Warner, L.J., Lumley, M.A., Casey, R.J. et al. (2006). Health effects of written emotional disclosure in adolescents with asthma: a randomized, controlled trial. *Journal of Pediatric Psychology*, 31: 557–68.

Warren, L. and Hixenbaugh, P. (1998). Adherence and diabetes. In L. Myers and K. Midence (eds), *Adherence to Treatment in Medical Conditions*. The Netherlands: Harwood Academic.

Watson, D. and Clark, L.A. (1984). Negative affectivity: the disposition to experience aversive emotional states. *Psychological Bulletin*, 96: 465–90.

Watson, D. and Pennebaker, J.W. (1989). Health complaints, stress and distress: exploring the central role of negative affectivity. *Psychological Review*, 96: 234–54.

Watson, M., Buck, G., Wheatley, K. et al. (2004a). Adverse impact of bone marrow transplantation on quality of life in acute myeloid leukaemia patients: analysis of the UK Medical Research Council AML 10 Trial. *European Journal of Cancer*, 40: 971–8.

Watson, M., Foster, C., Eeles, R. et al. (2004b). Psychosocial impact of breast/ovarian (BRCA1/2) cancer-predictive genetic testing in a UK multi-centre clinical cohort. *British Journal of Cancer*, 91: 1787–94.

Watson, M., Haviland, J.S., Greer, S. et al. (1999a). Influence of psychological response on survival in breast cancer: a population-based cohort study. *The Lancet*, 9187: 1331–6.

Watson, M., Homewood, J., Haviland, J. et al. (2005). Influence of psychological response on breast cancer survival: 10-year follow-up of a population-based cohort. *European Journal of Cancer*, 41: 1710–14.

Watson, M., Lloyd, S., Davidson, J. et al. (1999b). The impact of genetic counselling on risk perception and mental health in women with a family history of breast cancer. *British Journal of Cancer*, 79: 868–74.

Wearden, A.G., Dunn, G., Dowrick, C. and Morriss, R. (2012). Depressive symptoms and pragmatic rehabilitation for chronic fatigue syndrome. *British Journal of Psychiatry*, 201: 227–32.

Webb, J. (2013). 'Chose to be agents of change, not just victims', Austerity Psychology-Opinion. *The Psychologist*, 26: 645.

Webb, O.J. and Eves, F.F. (2007). Effects of environmental changes in a stair climbing intervention: generalization to stair descent. *American Journal of Health Promotion*,

22: 38–44.

Webb, O. J., Eves, F. F. and Smith, L. (2011) Investigating behavioural mimicry in the context of stair/escalator choice. *British Journal of Health Psychology*, 16: 373–85.

Webb, T. L., Joseph, J., Yardley, L., & Michie, S. (2010). Using the internet to promote health behavior change: A systematic review and meta-analysis of the impact of theoretical basis, use of behavior change techniques, and mode of delivery on efficacy. *Journal of Medical Internet Research*, 12: e4. doi: 10.2196/jmir.1376

Webb T. L., Sheeran P. and Luszczynska A. (2009) Planning to break unwanted habits: habit strength moderates implementation intention effects on behavior change. *British Journal of Social Psychology*; 48: 507–23.

Webb, T.L., Sniehotta, F.F. and Michie, S. (2010). Using theories of behaviour change to inform interventions for addictive behaviours. *Addiction*, 105:1879–92.

Weber, A. and Lehnert, G. (1997). Unemployment and cardiovascular diseases: a causal relationship? *International Archives of Occupational and Environmental Health*, 70: 153–60.

Weber, B.A., Roberts, B.L., Yarandi, H. et al. (2007). The impact of dyadic social support on self-efficacy and depression after radical prostatectomy. *Journal of Aging and Health*, 19: 630–45.

Weber, M.A. and Julius, S. (1998). The challenge of very mild hypertension: should treatment be sooner or later? *American Journal of Hypertension*, 11: 1495–6.

Weiland, A., van de Kraats, R.E., Bllankenstein, A.H. et al. (2012). Encounters between medical specialists and patients with medially unexplained physical symptoms; influences of communication on patient outcomes and use of healthcare: a literature overview. *Perspectives in Medical Education*, 1: 192–206.

Weiner, B. (1986). *An Attributional Theory of Motivation and Emotion*. New York: Springer.

Weinman, J., Ebrecht, M., Scott, S. et al. (2008). Enhanced wound healing after emotional disclosure intervention. *British Journal of Health Psychology*, 13: 95–102.

Weinman, J. and Petrie, K.J. (1997). Illness perceptions: a new paradigm for psychosomatics? (editorial). *Journal of Psychosomatic Research*, 42: 113–16.

Weinman, J., Petrie, K.J., Moss-Morris, R. et al. (1996). The Illness Perception Questionnaire: a new method for assessing the cognitive representation of illness. *Psychology and Health*, 11: 431–55.

Weinman, J., Petrie, K.J., Sharpe, N. et al. (2000). Causal attributions in patients and spouses following first-time myocardial infarction and subsequent life changes. *British Journal of Health Psychology*, 5: 263–74.

Weinstein, N.D. (1982). Unrealistic optimism about susceptibility to health problems. *Journal of Behavioral Medicine*, 2: 125–40.

Weinstein, N. (1984). Why it won't happen to me: perceptions of risk factors and susceptibility. *Health Psychology*, 3: 431–57.

Weinstein, N. (1987). Unrealistic optimism about illness susceptibility: conclusions from a community-wide sample. *Journal of Behavioral Medicine*, 10: 481–500.

Weinstein, N.D. (1988). The precaution adoption process. *Health Psychology*, 7: 355–86.

Weinstein, N.D. (2003). Exploring the links between risk perception and preventive health behaviour. In J. Suls and K.A. Wallston (eds), *Social Psychological Foundations of Health and Illness*. Malden, MA: Blackwell.

Weinstein, N.D. and Klein, W.M. (1996). Unrealistic optimism: present and future. *Journal of Social and Clinical Psychology*, 15: 1–8.

Weinstein, N.D., Lyon, J.E., Sandman, P.M. and Cite, C.L. (1998). Experimental evidence for stages of precaution adoption. *Health Psychology*, 17: 445–53.

Weinstein, N.D., Rothman, A.J. and Sutton, S.R. (1998). Stage theories of health behavior: conceptual and methodological issues. *Health Psychology*, 17: 290–9.

Weinstein, N.D. and Sandman, P.M. (1992). A model of the precaution adoption process: evidence from home radon testing. *Health Psychology*, 11: 170–80.

Weinstein, N. and Sandman, P.M. (2002). Reducing the risk of exposure to radon gas: an application of the Precaution Adoption Process model. In D. Rutter and L. Quine (eds). *Changing Health Behaviour*. Buckingham: Open University Press, pp. 66–86.

Weinstein, N.D., Sandman, P.M. and Blalock, S.J. (2008). The precaution adoption process model. In K. Glanz, B.K. Rimer and K. Wiswanath (eds), *Health Behavior and Health Education: Theory, Research and Practice*, 4th edn. San Francisco, CA: Jossey-Bass, pp. 123–47.

Weisenberg, M., Raz, T. and Hener, T. (1998). The influence of film-induced mood on pain perceptions. *Pain*, 76: 365–75.

Weisse, C.S., Turbiasz, A.A. and Whitney, D.J. (1995). Behavioral training and AIDS risk reduction: overcoming barriers to condom use. *AIDS Education and Prevention*, 7: 50–9.

Weller, S.C. and Davis-Beaty, K. (2007). Condom effectiveness in reducing heterosexual HIV transmission. *Cochrane Database of Systematic Reviews*, issue 4, art. no.: CD003255. doi: 10.1002/14651858.CD003255.

Wellings, K., Nanchahal, K., Macdowall, W. et al. (2001). Sexual behaviour in Britain: early heterosexual experience. *The Lancet*, 358/9296: 1843–50.

Wells, A. (2000). *Emotional Disorders and Metacognition: Innovative Cognitive Therapy*. Chichester: Wiley.

Wells, A. (2011). *Metacognitive Therapy for Anxiety and Depression*. New York: Guilford Press.

Wells, D. (2011). The value of pets for human health. *The Psychologist*, March: 172–6.

Wells, M.E., McQuellon, R.P., Hinkle, J.S. et al. (1995). Reducing anxiety in newly diagnosed cancer patients: a pilot program. *Cancer Practice*, 3: 100–4.

Wen, L.M., Thomas, M., Jones, H. et al. (2002). Promoting physical activity in women: evaluation of a 2-year community-based intervention in Sydney, Australia. *Health Promotion International*, 17: 127–37.

Wengreen, H.J., Madden, G.J., Aguilar, S.S. et al. (2013). Incentivizing children's fruit and vegetable consumption: results of a United States pilot study of the Food Dudes program. *Journal of Nutrition Education and Behavior*, 45: 54–9.

Wepf, H., Joseph, S. and Leu, A. (2021). Benefit finding moderates the relationship between young carer experiences and mental wellbeing. *Psychology & Health*, ahead of print, June 2021. doi.org/10.1080/08870446.2021.1941961

Werner, E.E. and Smith, R.S. (1982). *Vulnerable But Invincible: A Study of Resilient Children.* New York: McGraw Hill.

Werner, E.E. and Smith, R.S. (1992). *Overcoming The Odds: High Risk Children From Birth To Adulthood.* Ithaca, NY: Cornell University Press.

Wessely, S., Rose S. and Bisson, J. (1999). A systematic review of brief psychological interventions ('debriefing') for the treatment of immediate trauma related symptoms and the prevention of post-traumatic stress disorder. In *The Cochrane Library*. Oxford: Update Software.

West, R. (1992). Nicotine addiction: a re-analysis of the arguments. *Psychopharmacology*, 108: 408–10.

West, R. (2005). Time for a change: putting the transtheoretical (stages of change) model to rest. *Addiction*, 100: 1036–9.

West, R (2006). *Theory of Addiction*. Oxford: Blackwell.

West, R. and Brown, J. (2013). *Theory of Addiciton* (2nd edn), Oxford: Wiley Blackwell Press.

West, R. (2017). Tobacco smoking: Health impact, prevalence, correlates and interventions. *Psychology & Health*, 32, 1018–1036.

West, R. and Shiffman, S. (2016). *Smoking Cessation* (3rd edn). Abingdon: Health Press.

West, R., Edwards, M. and Hajek, P.A. (1998). Randomized controlled trial of a 'buddy' system to improve success at giving up smoking in general practice. *Addiction*, 93: 1007–11.

Weston, S.J., Hill, P.L., and Jackson, J.J. (2014). Personality traits predict the onset of disease. *Social Psychological and Personality Science*, 6: 309–17.

Westwood, S., Willis, P., Fish, J. et al. (2020). Older LGBT+ health inequalities in the UK: setting a research agenda. *Journal of Epidemiology and Community Health*, 74: 408–11.

White, J. and Bero, L.A. (2004). Public health under attack: the American Stop Smoking Intervention Study (ASSIST) and the tobacco industry. *American Journal of Public Health*, 94: 240–50.

White, P.D., Goldsmith, Johnson, A.L. et al. (2011). Comparison of adaptive pacing therapy, cognitive behavour therapy, graded exercise therapy, and specialist medica care for chronic fatigue syndrome (PACE): a randomised trial. *Lancet*, 377: 823–36.

Whiteman, M.C. (2006). Personality, cardiovascular disease and public health. In M.E. Vollrath (ed.), *Handbook of Personality and Health*. Chichester: John Wiley & Sons, pp. 13–34.

Whittal, A., Atkins, L. and Herber, O.R. (2020). What the guide does not tell you: reflections on and lessons learned from applying the COM-B behavior model for designing real life interventions. *Translational Behavioral Medicine*, ibaa116. Whooley, M. and Browner, W.S. (1998). Associations between depressive symptoms and mortality on older women. *Archives of Internal Medicine*, 158: 2129–35.

WHO Europe (2017), European Food and Nutrition Action Plan 2015–2020, WHO Regional Office for Europe, Copenhagen, www.euro.who.int/__data/assets/pdf_file/0008/253727/64wd14e_FoodNutAP_140426.pdf.

WHOQOL Group (1993). Study protocol for the World Health Organization project to develop a quality of life assessment instrument (WHOQOL). *Quality of Life Research*, 2: 153–9. WHOQOL Group (1994). Development of the WHOQOL: rationale and current status. Monograph on quality of life assessment: cross-cultural issues 2. *International Journal of Mental Health*, 23: 24–56.

WHOQOL Group (1998). The World Health Organization Quality of Life Assessment (WHOQOL): development and psychometric properties. *Social Science and Medicine*, 46: 1569–85.

Widows, M.R., Jacobsen, P.B. and Fields, K.K. (2000). Relation of psychological vulnerability factors to posttraumatic stress disorder symptomatology in bone marrow transplant recipients. *Psychosomatic Medicine*, 62: 873–82.

Wiers, R.W. and Hofmann, W. (2010). Implicit cognition and health psychology: changing perspectives and new interventions. *The European Health Psychologist*, 12: 4–6.

Wilbert-Lampen, U., Leistner, D., Greven, S. et al. (2008). Cardiovascular events during World Cup soccer. *New England Journal of Medicine*, 358: 475–83.

Wiles, R., Ashburn, A., Payne, S. et al. (2004). Discharge from physiotherapy following stroke: the management of disappointment. *Social Science and Medicine*, 59: 1263–73.

Wilkinson, M. (1992). Income distribution and life expectancy. *British Medical Journal*, 304: 165–8.

Wilkinson, R.G. (1990). Income distribution and mortality: a 'natural' experiment. *Sociology of Health and Illness*, 12: 391–412.

Wilkinson, R. and Pickett, K. (2010). The Spirit Level: Why More Equal Societies Almost Always Do Better. London: Penguin.

Wilkinson, R. and Pickett, K. (2018). *The Inner Level: How More Equal Societies Reduce Stress, Restore Sanity And*

Improve Everyone's Well-Being. Harlow: Penguin.

Wille, B., de Fruyt, F. and Feys, M. (2013). Big Five traits and intrinsic success in the new career era: A 15-year longitudinal study on employability and work – family conflict. *Applied Psychology: An International Review*, 62: 124–56.

Williams, E.D., Stamatakis, E., Chandola, T., et al. (2011). Assessment of physical activity levels in South Asians in the UK: findings from the Health Survey for England, *Jour- nal of Epidemiology and Community Health*, 65: 517–22.

Williams, A.C., Eccleston, C. and Morley, S. (2012). Psychological therapies for the management of chronic pain (excluding headache) in adults. *Cochrane Database of Systematic Reviews*, 11: CD007407.

Williams EC, Hahn JA, Saitz R, Bryant K, Lira MC, Samet JH (2016). Alcohol use and human immunodeficiency virus (HIV) infection: current knowledge, implications, and future direction. *Alcoholism: Clinical and Experimental Research*, 40: 2056–20

Williams, E.D., Stamatakis, E., Chandola, T. et al. (2011). Assessment of physical activity levels in South Asians in the UK: findings from the Health Survey for England. *Journal of Epidemiology & Community Health*, 65: 517–22.

Williams, J., Wake, M., Hesketh, K. et al. (2005). Health-related quality of life of overweight and obese children. *Journal of the American Medical Association*, 293: 1–5.

Williams, J.E., Paton, C.C., Siegler, I.C. et al. (2000). Anger proneness predicts coronary heart disease risk: prospective analysis from Atherosclerosis Risk in Communities (ARIC) study. *Circulation*, 1010: 2034–9.

Williams, K., Morrison, V. and Robinson, C. (2014) Exploring caregiving experiences: Caregiver coping and making sense of illness. *Ageing & Mental Health*, 18: 600–9.

Williams, N.H., Hendry, M., France, B. et al. (2007). Effectiveness of exercise-referral schemes to promote physical activity in adults: systematic review. *British Journal of General Practitioners*, 57: 979–86.

Williams, P.G. (2006). Personality and illness behaviour. In M.E. Vollrath (ed.), *Handbook of Personality and Health*. Chichester: Wiley, pp. 157–73.

Williamson, D., Robinson, M.E. and Melamed, B. (1997). Pain behaviour, spouse responsiveness, and marital satisfaction in patients with rheumatoid arthritis. *Behavioral Modi- fication*, 21: 97–118.

Williamson, E.J., Walker, A.J., Bhaskaran, K. et al. (2020). Factors associated with COVID-19-related death using OpenSAFELY. *Nature*, 584: 430–436.

Williamson, G.M., Shaffer, D.R. and Schulz, R. (1998). Activity restriction and prior relationship history as contributors to mental health outcomes among middle-aged and older spousal caregivers. *Health Psychology*, 17: 152–62.

Williamson, S. and Wardle, J. (2002). Increasing participation with colorectal cancer screening: the development of a psychoeducational intervention. In D. Rutter and L. Quine (eds), *Changing Health Behaviour*. Buckingham: Open University Press.

Wills, T.A. (1981). Downward comparison principles in social psychology. *Psychological Bulletin*, 90: 245–71.

Wilson, J.F., Moore, R.W., Randolph, S. and Hanson, B.J. (1982). Behavioral preparation of patients for gastrointestinal endoscopy: information, relaxation and coping style. *Journal of Human Stress*, 8: 13–23.

Wilson, P.W.F., D'Agostino, R.B., Sullivan, L. et al. (2002). Overweight and obesity as determinants of cardiovascular risk. *Archives of Internal Medicine*, 162: 1867–72.

Windle, M., Spear, L., Fuligni, A et al. (2008). Transitions into underage and problem drinking: developmental processes and mechanisms between 10 and 15 years of age. *Pediatrics*. 121(Suppl 4): S273–89.

Winett, R.A., Anderson, E.S., Wojcik, J.R. et al. (2007). Guide to health: nutrition and physical activity outcomes of a group-randomized trial of an Internet-based intervention in churches. *Annals of Behavioral Medicine*, 33: 251–61.

Wing, R.R., Phelan, S. and Tate, D. (2002). The role of adherence in mediating the relationship between depression and health outcomes. *Journal of Psychosomatic Research*, 53: 877–81.

Winkleby, M., Fortmann, S. and Barrett, D. (1990). Social class disparities in risk factors for disease: eight year prevalence patterns by level of education. *Preventive Medicine*, 19: 1–12.

Winkley, K., Upsher, R., Stahl, D. et al. (2020). Psychological interventions to improve glycemic control in adults with type 2 diabetes: a systematic review and meta-analysis. *BMJ Open: Diabetes Research and Care*, 8: e001150.

Witham, M.D., Crighton, L.J. and McMurdo, M.E. (2007). Using an individualised quality of life measure in older heart failure patients. *International Journal of Cardiology*, 16: 40–5.

Witte, K. (1992). Putting the fear back into fear appeals: the extended parallel process model. *Communication Monographs*, 59: 329–49.t

Witte, K. and Allen, M. (2000). A meta-analysis of fear appeals: implications for effective public health campaigns. *Health Education and Behavior*, 27: 591–615.

Woicik, P.B., Stewart, S.H., Pihl, P.O. and Conrod, P.J. (2009). The Substance Use Risk Profile Scale: A scale measuring traits linked to reinforcement-specific substance use profiles. *Addictive Behaviors*, 34: 1042–55.

Wolff, D.L., Waldorff, F. B., von Plessen, C. et al. (2019). Rate and predictors for non-attendance of patients undergoing hospital outpatient treatment for chronic diseases: a register-based cohort study. *BMC Health Services Research*, 19: 386.

Wolfs, K., Bos, A.E.R., Mevissen, F.E.F. et al.(2019). Sexual Arousal and Implicit and Explicit Determinants of Condom Use Intentions, *Archives of Sexual Behavior*, 48: 469.

Wong, Y.J., Ho, R.M., Shin, M. and Tsai, P. (2011). Chinese Singaporeans' lay beliefs, adherence to Asian values, and subjective well-being. *Personality and Individual Differ- ences*, 50: 822–7.

Wood, F., Robling, M., Prout, H. et al. (2010). A question of balance: a qualitative study of mothers' interpretations of dietary recommendations. *Annals of Family Medicine*, 8: 51–7.

Wood, W. and Neal, D. T. (2009). The habitual consumer. *Journal of Consumer Psychology*; 19: 579–92.

Woodgate, R.L. (2006). The importance of being there: Perspectives of social support by adolescents with cancer. *Journal of Pediatric Oncology Nursing*, 23: 122-134.

Woods, R. (2008). Introduction. In R. Woods and L. Clare (eds), *Handbook of the Clinical Psychology of Ageing*, 2nd edn. London: Wiley, pp. 1–16.

Woodward, M., Oliphant, J., Lowe, G. et al. (2003). Contribution of contemporaneous risk factors to social inequality in coronary heart disease and all causes mortality. Preventive Medicine, 36: 561–8.

Woodward-Kron, R., Fitzgerald, A, Shahbal, I. et al. (2014). Final report for Postgraduate Medical Council Victoria: reducing complaints about communication in the emergency department. www.scribd.com/document/260292005/ PMCV-Finalreport-RWoodwardKron-23Feb14.

Woolf, S.H. (1996). Immunizations. In S.H. Woolf, S. Jonas and R.S. Lawrence (eds), *Health Promotion and Disease Prevention in Clinical Practice*. Baltimore, OH: Williams & Wilkins.

World Bank (2019). *Life expectancy at birth*. https://data.worldbank.org/indicator/SP.DYN.LE00.IN, accessed 4 September 2021.

World Bank (2021). https://data.worldbank.org/indicator/SP.DYN.LE00.IN retrieved March 24th 2021

World Cancer Research Fund (2017). *Prostate Cancer*. https://www.wcrf-uk.org/uk/preventing-cancer/cancer-types/prostate-cancer?gclid=EAIaIQobChMI8-zri-OHq8gIVhu7tCh3NxQ44EAAYASAAEgLvyPD_BwE

World Cancer Research Fund (2019). *American Institute for Cancer Research. Meat, fish and dairy products and the risk of cancer. Continuous Update Project Expert Report 2019*. Retrieved from www.wcrf.org/dietandcancer (accessed 15 September 2021).

World Cancer Research Fund (2021). https://www.wcrf-uk. org/uk/preventing-cancer/uk-cancer-statistics?gclid=Cj wKCAjwn6GGBhADEiwAruUcKpPxfZX06yaxC6kBsBllD- NqHXiwNABQPl3Xd-3kcJb-J95yzF0JLqMRoCZeYQAvD_ BwE retrieved June 18th 2021

World Economic Forum (2008). *Working Towards Wellness – practical steps for CEOs* (World Economic Forum, Geneva 2008).

World Economic Forum (2015). *Why gender and income inequality are linked*. Retrieved from https://www.weforum.org/agenda/2015/10/why-gender-and-income-inequality-are-linked/ (accessed 15 September 2021).

World Health Organization (1947). *Constitution of the World Health Organization*. Geneva: WHO.

World Health Organization (1980). International Classification of Impairments, Disabilities and Handicaps (ICIDH). A Manual of Classification Relating to the Consequences of Disease. Geneva: WHO.

World Health Organization (2000). *Obesity: Preventing and Managing the Global Epidemic*. Report of a WHO consultation. World Health Organization Technical Report Series 894, 1–253.

World Health Organisation (2001). *International Classification of Functioning, Disability and Health (ICF)*. Geneva: WHO. World Health Organization (2002a). *The World Health Report: Reducing Risks, Promoting Healthy Life*. Copenhagen: WHO Regional Office for Europe.

World Health Organization (2002b). Towards a Common Language for Functioning, Disability and Health. Geneva: WHO.

World Health Organization (2009a). World Health Organization (2009) Global Health Risks: Mortality and Burden of Disease Attributable to Selected Major Risks. Geneva: WHO.

World Health Organization (2009b). *Patient Adherence*. Retrieved from http://www.who.iny/topics/patient-adherence/en/index.html (accessed 15 September 2021).

World Health Organization (2010). *Global Recommendations on Physical Activity for Health*. Geneva: WHO.

World Health Organization (2013). Retrieved from http://www.who.int/gho/publications/world_health_statistics/EN_WHS2013_Full.pdf (accessed 15 September 2021).

WHO (2014). *WHO position paper on mammography screening*, WHO: Geneva. https://apps.who.int/iris/bitstream/handle/ 10665/137339/?sequence=1

World Health Organization (2016). *World Health Statistics 2016: Monitoring health for the SDGs*. Annex B: tables of health statistics by country, WHO region and globally.

WHO (2018). World Health Statistics (2018). *Monitoring Health for the SDGs, Sustainable Development Goals*. Geneva: WHO. Licence: CC BY-NC-SA 3.0 IGO.

WHO (2018b). *Global action plan on physical activity 2018– 2030: more active people for a healthier world*. Geneva: World Health Organization. Retrieved from https://apps.who.int/ iris/bitstream/handle/10665/272722/9789241514187- eng.pdf?sequence=1&isAllowed=y (accessed 15 Sep- tember 2021).

WHO (2018c). *Human papillomavirus (HPV) and cervical cancer – Key facts*, WHO: Geneva. Retrieved from www.who.int/en/news-room/fact-sheets/detail/human-papillomavirus-(hpv)-and-cervical-cancer (accessed 15

September 2021).
World Health Organization (2019). *Thirteenth General Programme of Work 2019–2023: Promote Health, Keep the world safe, Serve the vulnerable*. Geneva: WHO.
World Health Organization (2014, May 1st). *What do we Mean by "Sex" and "Gender"?*, Retrieved from http://www.who.int/gender/whatisgender/en/ (accessed 15 September 2021).
World Health Organization (2018). *Global Status Report on Alcohol and Health: Factsheet*. Retrieved from www.who.int/en/news-room/fact-sheets/detail/ (accessed 15 Sep-tember 2021).
World Health Organization (2019). Retrieved from https://www.who.int/news-room/spotlight/ten-threats-to-global- health-in-2019 (accessed 15 September 2021).
World Health Organization (2020). *Factsheet: The Top Ten Causes of Death*. Retrieved from https://www.who.int/ news-room/fact-sheets/detail/the-top-10-causes-of-death (accessed 15 September 2021).
World Health Organization [WHO] International (2020b), April 1st. *Obesity and overweight*. Retrieved, August 25th 2020 from https://www.who.int/news-room/fact-sheets/detail/ obesity-and-overweight
World Health Organization (2020c). WHO convenes expert group for behaviour change. Geneva: WHO. https://www.who.int/news/item/03-09-2020-who-convenes-expert- group-for-behaviour-change
World Health Report (2008). http://www.who.int/research/en/.
World Population Review (2021). Retrieved from https://worldpopulationreview.com/country-rankings/standard-of-living-by-country (accessed 16 September 2021).
Wozney, L., Turner, K., Rose-Davis, B. et al. (2019). Facebook ads to the rescue? Recruiting a hard to reach population into an Internet-based behavioral health intervention trial. *Internet Interventions*, 17:100246.
Wright, A.J. (2010). The impact of perceived risk on risk-reducing behaviours. In D. French, K. Vedhara, A.A. Kaptein and J. Weinman (eds), *Health Psychology*, 2nd edn. London: BPS Blackwell, pp. 111–21.
Wright, T.M., and Kiropoulos, L.A. (2017). Intimate relationship quality, self-concept and illness acceptance in those with multiple sclerosis. *Psychology, Health & Medicine*, 22: 212–26.
Wrosch, C. and Scheier, M.F. (2003). Personality and quality of life: the importance of optimism and goal adjustment. *Quality of Life Research*, 12 (S1): 59–72.
Wu, A.W., Snyder, C.F., Huang, I.C. et al. (2006). A randomized trial of the impact of a programmable medication reminder device on quality of life in patients with AIDS. *AIDS Patient Care and STDS*, 20: 773–81.
Wurm, S., Tomasik, M.J. and Tesch-Roemer, C. (2010). On the importance of a positive view on ageing for physical exercise among middle aged and older adults: cross- sectional and longitudinal findings. *Psychology & Health*, 25: 25–42.

Yan, H. and Sellick, K. (2004). Quality of life of Chinese patients newly diagnosed with gastrointestinal cancer: a longitudinal study. *International Journal of Nursing Studies*, 41: 309–19.
Yardley, L. and Dibb, B. (2007). Assessing subjective change in chronic illness: an examination of response shift in health-related and goal-oriented subjective status. *Psychology & Health*, 22: 813–28.
Yates, T., Davies, M.J., Gray L.J. et al. (2010). Levels of physical activity and relationship with markers of diabetes and cardiovascular disease risk in 5474 white European and South Asian adults screened for type 2 diabetes. *Preventive Medicine*, 51: 290–4.
Ye, X.X., Huang, H., Li, S.H. et al. (2009). HIV/AIDS education effects on behaviour among senior high school students in a medium-sized city in China. *International Journal of STD and AIDS*, 20: 549–52.
Yee, J.L. and Schulz, R. (2000). Gender differences in psychiatric morbidity among family caregivers: a review and analysis. *The Gerontologist*, 40: 147–64.
Yeh, H.Y., Ma, W.F., Huang, J.L. et al. (2016) Evaluating the effectiveness of a family empowerment program on family function and pulmonary function of children with asthma: a randomized control trial. *International Journal of Nursing Studies*, 60:133–44.
Yih, J., Kirby, L.D., Spitzer, E.G. et al. (2020). Emotion as a process: appraisal, emotion, and coping patterns over time, *Motivation Science*, 6: 221–34.
York Health Economics Consortium & University of London, (2010). *Evaluation of the Scale, Causes and Costs of Waste Medicines*. Final Report to Funders, York Health Economics Consortium & University of London ISBN 978 090 293 620 1.
Young, J.M., D'Este, C. and Ward, J.E. (2002). Improving family physicians' use of evidence-based smoking cessation strategies: a cluster randomization trial. *Preventive Medicine*, 35: 572–83.
Young, J.T. (2004). Illness behaviour: a selective review and synthesis. *Sociology of Health and Illness,* 26: 1–31.
Yousaf, O., Grunfeld, E.A., and Hunter, M. (2015). A systematic review of the factors associated with delays in medical and psychological help-seeking among men, *Health Psychology Review*, 9: 264–76.
Yousuf, A., Mohd Arifin, S. R., Musa, R. and Md Isa, M. L. (2019). Depression and HIV disease progression: a minireview, *Clinical Practice and Epidemiology in Mental Health*, 15: 153–9.
Yurgelun-Todd, D. (2007). Emotional and cognitive changes during adolescence. *Current Opinion in Neurobiology*, 17: 251–7.
Yusuf, S., Hawken, S., Ôunpuu, S. et al. (2004). Effects of potentially modifiable risk factors associated with myocardial infarction in 52 countries (the INTERHEART study): case-control study. *The Lancet*, 364: 937–52.
Yzer, M.C., Fisher, J.D., Bakker, A.B. et al. (1998). The

effects of information about AIDS risk and self-efficacy on women's intentions to engage in AIDS preventive behavior. *Journal of Applied Social Psychology*, 28: 1837–52.

Yzer, M.C., Siero, F.W. and Buunk, B.P. (2001). Bringing up condom use and using condoms with new sexual partners: intention or habitual? *Psychology and Health*, 16: 409–21.

Zabora, J., BrintzenhofeSzoc, K., Curbow, B. et al. (2001). The prevalence of psychological distress by cancer site. *Psycho-Oncology*, 10: 19–28.

Zachariae, R., Pedersen, C.G., Jensen, A.B. et al. (2003). Association of perceived physician communication style with patient satisfaction, distress, cancer-related self-efficacy, and perceived control over the disease. *British Journal of Cancer*, 88: 658–65.

Zakowski, S. (1995). The effects of stressor predictability on lymphocyte proliferation in humans. *Psychology and Health*, 10: 409–25.

Zakowski, S.G., Ramati, A., Morton, C. and Flanagan, R. (2004). Written emotional disclosure buffers the effects of social constraints on distress in cancer patients. *Health Psychology*, 23: 555–63.

Zarit, S., Reever, K. and Bach-Peterson, J. (1980). Relatives of the impaired elderly: correlates of feelings of burden. *The Gerontologist*, 20: 649–55.

Zarzycki, M and Morrison, V. (2021). Getting back or giving back: understanding caregiver motivations and willingness to provide informal care, *Health Psychology & Behavioral Medicine*. doi.org/10.1080/21642850.2021.1951737.

Zautra, A.J., Davis, M.C., Reich, J.W. et al. (2008). Comparison of cognitive behavioral and mindfulness meditation interventions on adaptation to rheumatoid arthritis for patients with and without history of recurrent depression. *Journal of Consulting and Clinical Psychology*, 76: 408–21.

Zborowski, M. (1952). Cultural components in response to pain. *Journal of Social Issues*, 8: 16–30.

Zeidersal, K.H., Hoyt, L.T. and Adam A.K. (2014). Associations between self-reported discrimination and diurnal cortisol rhythms among young adults: The moderating role of racial–ethnic minority status. *Psychoneuroendocrinology*, 50: 280–88.

Zelter, L. and LeBaron, S. (1982). Hypnosis and nonhypnotic techniques for reduction of pain and anxiety during painful procedures in children and adolescents with cancer. *Journal of Pediatrics*, 101: 1032–5.

Zervas, I.M., Augustine, A. and Fricchione, G.L. (1993). Patient delay in cancer: a view for the crisis model. *General Hospital Psychiatry*, 15: 9–13.

Zhang, Y., Proenca, R., Maffie, M. et al. (1994). Positional cloning of the mouse obese gene and its human homologue. *Nature*, 372: 425–32.

Zhang, C.-Q., Zhang, R., Schwarzer, R. and Hagger, M.S. (2019). A meta-analysis of the health action process approach. *Health Psychology*, 38(7), 623–637. doi.org/10.1037/hea0000728

Zhang, W. Y., Nan, N., Song, X. T., et al. (2019). Impact of depression on clinical outcomes following percutaneous coronary intervention: a systematic review and meta-analysis. *BMJ Open*, 9: e026445.

Zhu L., Ranchor A.V., Helgeson V.S. et al. (2018). Benefit finding trajectories in cancer patients receiving psychological care: predictors and relations to depressive and anxiety symptoms. *British Journal of Health Psychology*, 23: 238–52.

Zimmer-Gembeck, M.J. and Skinner, E.A. (2011). Review: The development of coping across childhood and adolescence: an integrative review and critique of research. *International Journal of Behavior Development*. 35: 1–17.

Zimmers, E., Privette, G., Lowe, R.H. and Chappa, F. (1999). Increasing use of the female condom through video instruction. *Perceptual and Motor Skills*, 88: 1071–7.

Zinovieff, F., Morrison, V., Coles, A. and Cartmell, R. (2005). Are the needs of cancer patients and their carers generic? Paper presented to the European Health Psychology Soci- ety annual conference, Galway, September.

Zisopoulos, G., Roussi, P., & Mouloudi, E. (2020). Psychological morbidity a year after treatment in intensive care unit. *Health Psychology Research*, 8: 8852.

Zohar, D. and Dayan, I. (1999). Must coping options be severely limited during stressful events: testing the interaction between primary and secondary appraisals. *Anxiety, Stress and Coping*, 12: 191–216.

Zola, I.K. (1973). Pathways to the doctor: from person to patient. *Social Science and Medicine*, 7: 677–89.

Zorrilla, E.P., McKay, J.R., Luborsky, L. and Schmidt, K. (1996). Relation of stressors and depressive symptoms to clinical progression of viral illness. *American Journal of Psychiatry*, 153: 626–35.

Zucker, A. (2007). Ethical and legal isues and end-of-life decision making. In D. Balk, C. Wogrin, G. Thornton and D. Meagher (eds), *Handbook of Thanatology: The Essential Body of Knowledge for the Student of Death, Dying, and Bereavement*. Northbrook, IL: Association for Death Education and Counseling, pp. 103–12.

Zucker, D., Hopkins, R.S., Sly, D.F. et al. (2000). Florida's 'truth' campaign: a counter-marketing, anti-tobacco media campaign. *Journal of Public Health Management Practice*, 6: 1–6.